临床外科疾病处置与并发症防治

（上）

任　雷等◎主编

吉林科学技术出版社

图书在版编目（CIP）数据

临床外科疾病处置与并发症防治/ 任雷，赵忠伟，
王熙宸主编. -- 长春 :吉林科学技术出版社，2016.6
ISBN 978-7-5578-0908-9

Ⅰ．①临… Ⅱ．①任… ②赵…③王…Ⅲ．①外科—
疾病—诊疗②外科手术—并发症—防治Ⅳ．①R6

中国版本图书馆CIP数据核字(2016) 第133587号

临床外科疾病处置与并发症防治

Linchuang waike jibing chuzhi yu bingfazheng fangzhi

主　　编　任　雷　赵忠伟　王熙宸
出 版 人　李　梁
责任编辑　许晶刚　陈绘新
封面设计　长春创意广告图文制作有限责任公司
制　　版　长春创意广告图文制作有限责任公司
开　　本　787mm×1092mm　1/16
字　　数　793千字
印　　张　32.5
版　　次　2016年6月第1版
印　　次　2017年6月第1版第2次印刷

出　　版　吉林科学技术出版社
发　　行　吉林科学技术出版社
地　　址　长春市人民大街4646号
邮　　编　130021
发行部电话/传真　0431-85635177　85651759　85651628
　　　　　　　　　　85652585　85635176
储运部电话　0431-86059116
编辑部电话　0431-86037565
网　　址　www.jlstp.net
印　　刷　虎彩印艺股份有限公司

书　　号　ISBN 978-7-5578-0908-9
定　　价　130.00元
如有印装质量问题　可寄出版社调换
因本书作者较多，联系未果，如作者看到此声明，请尽快来电或来函与编辑
部联系，以便商洽相应稿酬支付事宜。
版权所有　翻印必究　举报电话：0431-86037565

编委会

主　编:任　雷　赵忠伟　王熙宸
　　　　康世文　石　刚　杨　牧
副主编:艾克拜尔·艾力　艾孜买提·热合木吐拉　石运欣
　　　　李　鸣　于建伟　常　鹏
　　　　沙巴义丁·吐尔逊　韩富芸　曾　海
编　委:(按照姓氏笔画)

　　　于建伟　　　　　　　荣成市人民医院
　　　王　峰　　　　　　　山东滕州市工人医院
　　　王熙宸　　　　　　　兰州大学第二医院
　　　艾克拜尔·艾力　　　新疆维吾尔自治区人民医院
　　　艾孜买提·热合木吐拉　新疆医科大学附属肿瘤医院
　　　石　刚　　　　　　　辽宁省肿瘤医院
　　　石运欣　　　　　　　青岛市黄岛区人民医院
　　　田　华　　　　　　　中国人民解放军第 202 医院
　　　任　雷　　　　　　　山东省千佛山医院
　　　杨　牧　　　　　　　中国人民解放军第 255 医院
　　　李　鸣　　　　　　　郑州大学附属郑州市中心医院
　　　沙巴义丁·吐尔逊　　新疆医科大学附属中医医院
　　　赵忠伟　　　　　　　文登区人民医院
　　　常　鹏　　　　　　　中国人民解放军沈阳军区总医院
　　　康世文　　　　　　　荣成市石岛人民医院
　　　韩富芸　　　　　　　邯郸市第一医院
　　　曾　海　　　　　　　牡丹江医学院红旗医院

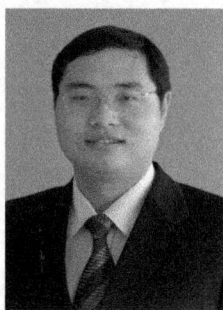

任雷，男，主治医师，医学博士，2006年毕业于西安交通大学医学院，同年进入山东省千佛山医院肝胆外科工作，先后荣获山东省卫生厅优秀共产党员、精神文明先进个人、个人三等功一次等荣誉，先后在上海交通大学附属第一人民医院、第二军医大学东方肝胆外科医院进修学习，对于肝癌的综合治疗等具有深入研究。擅长各种肝胆胰相关肿瘤疾病的外科手术治疗，胆石症腹腔镜微创手术治疗，胆道残石经胆道镜取石，肝脏肿瘤的射频消融治疗、介入综合治疗。

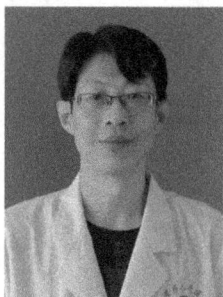

赵忠伟，男，1972年5月出生，威海市文登区人民医院外科主任，副主任医师。1996年毕业于潍坊医学院临床专业，学士学位，临床工作至今20年。主要从事普外科疾病的诊断和治疗，先后在省级以上杂志发表医学论文十余篇，编写论著二部，获得国家专利二项，兼文登区专家库成员。

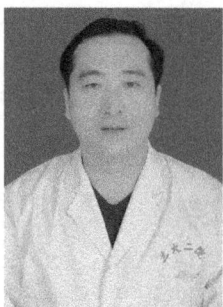

王熙宸，男1983年生，毕业于兰州大学，硕士，主治医师，现就职于兰州大学第二医院胃肠外科。擅长消化系肿瘤、肝、胆、胰疾病及术后并发症的诊断及治疗，已发表多篇相关论文。

前　　言

外科是主要研究通过外科手术方法帮助患者解除病原,获得健康的学科。外科医生需要了解疾病的病因病理、临床表现、诊断、分期、治疗,更重要的是掌握外科手术的适应证与禁忌证、术前评估、手术技巧及方法,以及术后并发症的防治。医学科技发展,帮助我们进一步了解疾病,更多更新的手术治疗方法、技巧、设备等伴随而来,逐渐应用于临床治疗中。鉴于临床外科的飞速发展,本编委会特编写此书,为广大外科一线临床医务人员提供借鉴与帮助。

本书共分为十六章,内容涉及临床各系统常见的外科疾病的诊治及术中常见并发症的处理,包括:心血管外科疾病、胸外科疾病、胃肠外科疾病、上消化道内镜治疗、胃十二指肠疾病手术并发症、肝胆外科疾病、肝胆疾病手术并发症、乳腺外科疾病、胰腺外科疾病、胰腺外科疾病手术并发症、肛肠外科疾病、大肠镜治疗技术、血管外科疾病、骨科创伤急救、整形外科以及泌尿外科疾病。

以上各科常见的外科疾病均于书中进行详细介绍,包括疾病的生理病理、病因、发病机制、临床表现、辅助检查方法、诊断标准、鉴别诊断方法、手术适应证与禁忌证、手术治疗的方法与技巧、手术并发症的防治、预后与预防等。内容重点放在介绍疾病的诊断方法与手术治疗方法和技巧上,旨在强调本书的临床实用价值,为临床外科医务人员提供参考,起到共同提高临床外科疾病治疗效果的目的。

为了进一步提高外科医务人员的临床诊疗水平,本编委会人员在多年外科临床治疗经验基础上,参考诸多书籍资料,认真编写了此书,望谨以此书为广大医务人员提供微薄帮助。

本书在编写过程中,借鉴了诸多外科相关临床书籍与资料文献,在此表示衷心的感谢。由于本编委会人员均身负外科临床治疗工作,故编写时间仓促,难免有错误及不足之处,恳请广大读者见谅,并给予批评指正,以更好地总结经验,以起到共同进步、提高外科医务人员诊疗水平的目的。

《临床外科疾病处置与并发症防治》编委会

2016 年 6 月

目　录

第一章　心血管外科疾病 ……………………………………………………（1）

第一节　房间隔缺损 ……………………………………………………（1）

第二节　房室间隔缺损 …………………………………………………（4）

第三节　三房心 …………………………………………………………（8）

第四节　肺静脉异位连接 ………………………………………………（11）

第五节　室间隔缺损 ……………………………………………………（18）

第二章　胸外科疾病 …………………………………………………………（25）

第一节　胸部外伤 ………………………………………………………（25）

第二节　肺部疾病 ………………………………………………………（41）

第三节　食管疾病 ………………………………………………………（56）

第四节　胸膜疾病 ………………………………………………………（69）

第五节　胸壁疾病 ………………………………………………………（78）

第六节　纵隔疾病 ………………………………………………………（88）

第三章　胃肠外科疾病 ………………………………………………………（97）

第一节　胃溃疡 …………………………………………………………（97）

第二节　胃和十二指肠异物 ……………………………………………（109）

第三节　胃扭转 …………………………………………………………（112）

第四节　胃憩室 …………………………………………………………（113）

第五节　十二指肠先天性疾病 …………………………………………（115）

第六节　十二指肠梗阻 …………………………………………………（130）

第四章　上消化道内镜治疗 …………………………………………………（137）

第一节　良性食管狭窄 …………………………………………………（137）

第二节　贲门失弛缓症 …………………………………………………（140）

第三节　食管癌的内镜姑息治疗 ………………………………………（143）

第四节　食管穿孔 ………………………………………………………（145）

第五节　胃及十二指肠狭窄、息肉和肿瘤 ……………………………（145）

第六节　异物 ……………………………………………………………（147）

第七节　急性上消化道出血 ……………………………………………（150）

第五章　胃十二指肠疾病手术并发症 ………………………………………（157）

第一节　胃大部切除术后近期并发症 …………………………………（157）

第二节　胃大部切除术后远期并发症 …………………………………（167）

第三节　急性胃扩张 ………………………………………………………………（172）

第四节　十二指肠憩室术后并发症 ………………………………………………（174）

第五节　肠系膜上动脉压迫综合征术后并发症 …………………………………（185）

第六章　肝胆外科疾病 ………………………………………………………………（187）

第一节　细菌性肝脓肿 ……………………………………………………………（187）

第二节　阿米巴肝脓肿 ……………………………………………………………（192）

第三节　肝结核 ……………………………………………………………………（194）

第四节　原发性肝癌 ………………………………………………………………（196）

第五节　胆石症 ……………………………………………………………………（210）

第六节　急性胆道感染 ……………………………………………………………（219）

第七节　先天性胆道疾病 …………………………………………………………（226）

第七章　肝胆疾病手术并发症 ………………………………………………………（234）

第一节　肝外伤手术并发症 ………………………………………………………（234）

第二节　肝脓肿手术并发症 ………………………………………………………（242）

第三节　肝囊肿手术并发症 ………………………………………………………（249）

第四节　先天性胆管疾病手术并发症 ……………………………………………（257）

第五节　胆管结石手术并发症 ……………………………………………………（259）

第六节　胆管良性肿瘤并发症 ……………………………………………………（262）

第七节　各种胆管手术并发症 ……………………………………………………（263）

第八节　经皮胆管引流术的并发症 ………………………………………………（267）

第八章　乳腺外科疾病 ………………………………………………………………（271）

第一节　急性乳腺炎 ………………………………………………………………（271）

第二节　乳腺结核 …………………………………………………………………（273）

第三节　乳腺脂肪坏死 ……………………………………………………………（274）

第四节　乳腺先天性疾病与发育异常 ……………………………………………（275）

第五节　乳腺增生性疾病 …………………………………………………………（286）

第六节　乳腺其他病变 ……………………………………………………………（294）

第七节　乳腺外科术后并发症的预防及处理 ……………………………………（298）

第九章　胰腺外科疾病 ………………………………………………………………（307）

第一节　急性胰腺炎 ………………………………………………………………（307）

第二节　慢性胰腺炎 ………………………………………………………………（309）

第三节　胰腺假性囊肿 ……………………………………………………………（311）

第四节　胰腺癌 ……………………………………………………………………（313）

第五节　胰岛素瘤 …………………………………………………………………（315）

第六节　胃泌素瘤 …………………………………………………………………（316）

第七节　胰高血糖素瘤 ………………………………………………… (318)

第八节　血管活性肠肽瘤 ………………………………………………… (318)

第十章　胰腺外科疾病手术并发症 ……………………………………… (320)

第一节　重症急性胰腺炎手术并发症 …………………………………… (320)

第二节　胰岛素瘤手术并发症 …………………………………………… (340)

第三节　胰十二指肠切除术后并发症 …………………………………… (341)

第十一章　肛肠外科疾病 ………………………………………………… (351)

第一节　肛门直肠周围脓肿 ……………………………………………… (351)

第二节　肛瘘 ……………………………………………………………… (357)

第三节　肛裂 ……………………………………………………………… (366)

第四节　直肠脱垂 ………………………………………………………… (372)

第五节　结肠癌 …………………………………………………………… (379)

第六节　直肠癌 …………………………………………………………… (389)

第七节　肛管及肛门周围癌 ……………………………………………… (401)

第十二章　大肠镜治疗技术 ……………………………………………… (407)

第一节　设备 ……………………………………………………………… (407)

第二节　息肉电凝切原理 ………………………………………………… (409)

第三节　息肉电切术的技术要领 ………………………………………… (411)

第四节　各种息肉的治疗 ………………………………………………… (415)

第五节　息肉切除标本的获取 …………………………………………… (422)

第六节　恶性息肉 ………………………………………………………… (424)

第七节　息肉切除术后并发症 …………………………………………… (425)

第八节　其他疾病肠镜治疗方法概述 …………………………………… (426)

第十三章　血管外科疾病 ………………………………………………… (427)

第一节　颈动脉狭窄 ……………………………………………………… (427)

第二节　椎动脉狭窄 ……………………………………………………… (430)

第三节　锁骨下动脉和头臂干狭窄 ……………………………………… (431)

第四节　颈动脉瘤 ………………………………………………………… (432)

第五节　颈动脉体瘤 ……………………………………………………… (433)

第六节　肾动脉狭窄及肾血管性高血压 ………………………………… (435)

第七节　肠系膜上动脉狭窄 ……………………………………………… (437)

第八节　颈动脉损伤 ……………………………………………………… (438)

第九节　四肢动脉损伤 …………………………………………………… (441)

第十节　血栓性浅静脉炎 ………………………………………………… (444)

第十一节　静脉血栓栓塞症 ……………………………………………… (446)

第十四章　骨科创伤急救 ·· (453)

　第一节　多发骨与关节损伤 ··· (453)

　第二节　骨筋膜室综合征 ·· (462)

　第三节　开放性骨折 ··· (466)

第十五章　整形外科 ·· (470)

　第一节　面部除皱 ·· (470)

　第二节　体表肿物及病变整形 ·· (474)

　第三节　自体组织移植 ·· (489)

第十六章　泌尿外科疾病 ·· (496)

　第一节　急性肾小球肾炎 ·· (496)

　第二节　急进性肾小球肾炎 ·· (498)

　第三节　肾病综合征 ··· (500)

　第四节　急性肾衰竭 ··· (503)

参考文献 ··· (506)

第一章 心血管外科疾病

第一节 房间隔缺损

一、概述

房间隔缺损(atrial septal defect,ASD)是心房间隔发育不全致左右心房之间遗留血流交通的先天性畸形,分为原发孔型房间隔缺损和继发孔型房间隔缺损。原发孔型房间隔缺损是指胚胎第 4~6 周,第一房间隔向心内膜垫方向生长,若第一房间隔或心内膜垫发育受阻,使两者不能汇合,从而形成的房间隔缺损。第二房间孔或继发间孔是指第一房间孔即将闭合时,第一房间隔上部自行吸收形成另一心房间孔,继续保持左、右心房间的交通。此时在第一房间隔右侧又出现一个第二间隔或继发隔。若第二房间孔形成过大,或第二房间隔发育不良,使第二房间孔不能被遮盖,从而形成的房间隔缺损称为继发孔型房间隔缺损。

继发孔型房间隔缺损是最常见的先天性心脏病之一,占先天性心脏病的 10%~20%,很少自然关闭,症状多在青壮年以后出现,自然寿命平均约 50 岁,个别报道有活到 90 岁以上者。

二、病理解剖

继发孔型房间隔缺损有时为单一的缺损,有时呈筛孔样,直径 2~3cm 最多见。根据其部位通常分为四种类型。

1. 中央型 又称卵圆孔型,约占继发孔型房间隔缺损的 70%,位于房间隔中部,相当于卵圆窝部位。

2. 下腔型 位于房间隔后下方,没有完整的下缘,与下腔静脉入口和左心房后壁相延续。

3. 上腔型 又称静脉窦型,位于房间隔后上方,没有完整的上缘,与上腔静脉入口相延续。

4. 混合型 同时兼有上述两种以上类型的巨大房间隔缺损。

三、病理生理

心房之间左向右分流量决定房间隔缺损的病理生理改变程度。出生后早期肺血管阻力较高,分流量较小,临床症状不明显。随着年龄增长,肺血管阻力下降,分流量逐渐增大,可出现临床症状,部分患者会发展成为肺动脉高压,此后病情迅速发展,甚至出现右向左为主的分流,即艾森曼格综合征。

四、临床表现及诊断

1. 症状 自觉症状多在 20 岁以后出现,婴幼儿期分流量大者可出现疲倦、气急、经常呼吸道感染等症状,极少数情况下可发生右心衰竭。晚期可出现室性早搏、心房颤动等心律紊乱及下肢水肿等。

2. 体征　生长发育大多不受影响。缺损较大者可出现心前区隆起,心脏搏动增强。胸骨左缘2～3肋间可闻及柔和的收缩期吹风样杂音,极少数伴有细震颤。肺动脉第2音增强并固定分裂是特征性体征。

3. 胸部X线检查　心脏扩大和肺血增多程度随分流量大小不同而有差异,可呈现大致正常的心肺X线表现。典型胸部X线征象为:右心房、右心室增大,肺动脉段凸出,肺血增多及主动脉结小。

4. 心电图　多表现为电轴右偏,右心室肥大,不完全性右束支传导阻滞。晚期可出现房颤、房扑等心律失常。

5. 超声心动图　是确定诊断和判断预后的主要手段,可确定缺损大小,位置,血液分流方向、分流速度和分流量,估计肺动脉压力等。

6. 右心导管检查　目前已较少应用,主要用于中、重度肺动脉高压患者,目的是测量肺动脉高压程度,了解肺血管阻力,以明确是否有手术适应证,并帮助判断预后,当诊断不能肯定或怀疑伴有其他畸形者亦可应用。右心房水平血氧含量超过上、下腔静脉平均血氧含量1.9%即有诊断意义。

五、手术适应证及禁忌证

(一)适应证

1. 分流量较小、无症状者可暂不手术。有反复呼吸道感染或心力衰竭史,右心扩大,左向右分流量占肺循环血流量30%以上,QP/Qs>1.5者,应考虑手术治疗。

2. 左向右分流为主,且肺动脉压低于体循环压的2/3,肺血管阻力小于全身血管阻力的2/3,对肺血管扩张剂或ASD关闭试验反应良好者可考虑关闭ASD。

3. 中央型房间隔缺损,无合并肺静脉异位连接等其他心脏畸形,可采用经皮介入封堵术。

(二)禁忌证

1. 不可逆性严重肺动脉高压。

2. 右心导管检查Qp/Qs<1.2,全肺血管阻力8～12Wood U。

六、术前处理

无自觉症状者,不需特别处理。有呼吸道感染或心力衰竭者,需予以控制。成人合并肺动脉高压者可给予吸氧、血管扩张药治疗,合并心功能不全者需给予强心、利尿等治疗。

七、手术方法及注意事项

房间隔缺损治疗方法:①经皮介入导管封堵术,适宜于有边缘的中央型房间隔缺损;②体外循环下直视修补术,目前仍是大型房间隔缺损最常用修复的方法,可采用心脏停搏或不停搏两种方法,后者有发生气栓的潜在危险;③体外循环下胸腔镜直视修补术。

手术方法:

(一)手术切口

1. 胸部正中切口　仰卧位,纵劈胸骨进胸,是最常用的方法,手术视野好、安全、易处理其他合并畸形。

2. 右侧腋下切口　优点是美观,但存在术野差、不易发现和处理其他合并畸形的缺点,对术者手术技巧和经验要求相对较高。一般选用左侧卧位或仰卧位，右侧垫高 30°～60°，经右侧第 4 肋间进胸，于右侧膈神经前 2cm 纵行切开心包，建立体外循环。

（二）建立体外循环

按常规建立体外循环，部分上腔型房间隔缺损需从上腔静脉插入直角管，以充分显露缺损上缘。下腔静脉插管，位置不可太高，以免缺损下缘显露不清，影响操作。

（三）房间隔缺损修补术

1.右心房斜切口，长度 2～3cm。

2.仔细探查心内结构，排除其他合并畸形。

3.修补房间隔缺损，缺损较小，左心房发育较好的中央型单纯缺损可直接缝合修补；缺损较大，上腔型缺损或合并肺静脉异位连接者，建议自体心包或涤纶补片修补。

4.常规心内排气，开放升主动脉，诱导心脏复跳。缝合右心房切口，开放上、下腔静脉。

（四）术中注意事项

1.缝合房间隔缺损时，要缝于缺损前后肌缘上，以免撕裂再通。

2.仔细心内探查，以免遗漏无顶冠状静脉窦、肺静脉异位连接、三房心等合并畸形，造成严重后果。

3.下腔静脉瓣可能误认为缺损下缘，需仔细辨认。

八、术后处理

1.明显肺动脉高压者，应用血管扩张药物治疗。

2.患者术后容易出现心动过缓，可预防性应用异丙肾上腺素。

3.心功能差的患者适当应用正性肌力药物及利尿药。

九、主要并发症及处理

1.残余分流　较少见，少量残余分流可暂不处理，随访观察，分流量较大时需再次修补或经皮介入封堵。

2.心律失常　多见于成人房间隔缺损较大者，术后早期多见，经对症治疗一般可恢复。

3.心功能不全　多为术前有心功能不全或成年患者，可适量给予正性肌力药物支持。

十、手术结果及随访

单纯房间隔缺损手术治疗效果良好，手术死亡率已逐渐接近至零，术后肺动脉高压和心功能不全是主要死亡原因。

单纯房间隔缺损修补远期疗效满意，大多可享受正常人的生活、工作和寿命，高龄患者术后可减轻症状，改善和提高生活质量。合并肺动脉高压和心功能不全者对生活质量存在不同程度影响。

（李鸣）

第二节 房室间隔缺损

一、部分性房室间隔缺损

(一)概述

部分性房室间隔缺损(partial atrio ventricular septal defect)是指胚胎发育过程中上、下心内膜垫未完全融合,形成原发孔房间隔缺损和(或)房室瓣畸形,多伴有二尖瓣关闭不全。无二尖瓣关闭不全或二尖瓣关闭不全较轻者,自然生存史与继发孔型房间隔缺损类似,但晚期多会出现心房颤动和心功能不全。合并中度以上二尖瓣关闭不全者,若不早期手术,预后较差。

(二)病理解剖

部分性房室间隔缺损分为三种类型。①单纯原发孔房间隔缺损;②原发孔房间隔缺损合并房室瓣畸形,多为二尖瓣裂隙;③共同心房,均合并二、三尖瓣畸形。部分性房室间隔缺损位于卵圆窝前下方,房室结向后下方移位至右心房后壁,位于冠状静脉窦口与室间隔嵴之内,His束起源于此,并穿过房室瓣环进入左心室。房室瓣为六个瓣叶,二尖瓣分为左上、左下和左侧瓣叶,左上和左下瓣叶可完全分开也可部分融合,其交界即称为二尖瓣裂隙。三尖瓣分为右上、右下和右侧瓣叶,部分患者三尖瓣发育受到影响,右上瓣叶不附于室间隔嵴上。

(三)病理生理

左向右分流往往较大,若二尖瓣关闭不全较轻,与继发孔房间隔缺损的病理生理类似,二尖瓣关闭不全较重时会引起心房内左向右分流增加,使左、右心室容量均加重,出现心脏扩大、充血性心力衰竭和肺动脉高压。

(四)临床表现及诊断

1.临床表现　临床症状取决于缺损大小和二尖瓣关闭不全程度。缺损较大,二尖瓣关闭不全明显者,婴幼儿期即可出现心悸、气短和充血性心力衰竭等临床症状。缺损不大,二尖瓣无关闭不全者,可无明显症状,生长发育多不受影响。主要体征为心前区隆起,心脏搏动增强,胸骨左缘2～3肋间可闻及收缩期柔和杂音,合并二尖瓣关闭不全者可在心尖区闻及收缩期杂音。

2.诊断

(1)胸部X线检查:二尖瓣关闭不全较轻者,胸部X线表现类似继发孔房间隔缺损,表现为右心房增大和肺动脉段凸出,肺血管纹理增粗。二尖瓣关闭不全明显者,左、右心影均增大,肺血管纹理增粗和肺动脉段凸出更加明显。

(2)心电图检查:电轴左偏,可有P波高尖,右心房、左心房或双心房增大,右心室肥厚,I度房室传导阻滞较常见。

(3)超声心动图检查:超声心动图是最有价值的检查方法,可明确缺损大小、左心室流出道情况、房室瓣发育及关闭不全程度、各房室腔发育状况和乳头肌、腱索位置等。

(4)右心导管检查:已较少应用,但对肺动脉高压诊断仍有价值,主要目的是了解肺血管阻力,明确手术适应证,并帮助判断预后。

(五)手术适应证和禁忌证

1.适应证

（1）出现充血性心力衰竭或反复呼吸道感染者应尽早手术。

（2）二尖瓣关闭不全较轻、症状不明显者，可在 1～2 岁择期手术，此时二尖瓣叶增厚，但卷缩尚不明显，有利于二尖瓣修复。

（3）二尖瓣出现明显关闭不全，即使无症状亦应尽早手术。

2.禁忌证 不可逆性严重肺动脉高压，肺血管阻力＞10Wood U。

（六）术前准备

1.有充血性心力衰竭者给予强心、利尿、扩血管等对症治疗，改善心脏功能，若药物治疗效果不佳，应尽早手术治疗。

2.伴有严重肺动脉高压者需给予降肺动脉压处理，如吸氧、药物治疗等。

3.伴有呼吸道感染者应控制感染，疗效不佳者尽早行心内畸形矫治手术。

（七）手术方法及注意事项

1.手术方法

（1）全身麻醉体外循环下直视修复手术是最常用方法。

（2）二尖瓣修复：缝合二尖瓣裂隙，一般采用间断缝合。如存在瓣环扩大，瓣叶脱垂等，根据情况做相应处理。左心室内注入冷生理盐水测试，确保二尖瓣修复满意。

（3）原发孔房间隔缺损修补：一般采用自体心包或人工补片，缺损下缘房室瓣环处可带垫片褥式缝合或连续缝合，其余各缘一般采用连续缝合，冠状静脉窦根据其位置隔入左心房或右心房。

（4）三尖瓣修复：经注水测试，若存在三尖瓣关闭不全应予相应修复。

2.术中注意事项

（1）妥善修复二尖瓣关闭不全是手术成败及预后的关键。二尖瓣裂隙缝合要牢固，以免撕裂，这是术后早期二尖瓣关闭不全复发的主要原因之一。

（2）避免损伤传导组织，造成高度房室传导阻滞，必要时可将冠状静脉窦隔入左心房。

（3）防止残余分流。房室环与室间隔嵴之间时常存在小的裂隙，缝合缺损下缘时需一并缝合关闭。

（八）主要并发症及处理

1.心功能不全 应给予强心、利尿、扩血管等对症治疗，注意容量负荷不宜过大。

2.二尖瓣关闭不全 轻度二尖瓣关闭不全可观察，同时注意减轻心脏前、后负荷，改善心脏功能。若二尖瓣关闭不全明显，必要时应再次手术修复。

3.完全性房室传导阻滞 由于外科技术的提高，近年已较少发生，可先应用临时心脏起搏器，若不能恢复窦性心律，需安放永久性心脏起搏器。

（九）手术结果及随访

手术死亡率 1％～3％，术后肺动脉压力不高及房室瓣关闭良好者远期疗效满意。注意随访残余房室瓣反流的发展状况，必要时需再次修补或行瓣膜置换术。

二、完全性房室间隔缺损

（一）概述

完全性房室间隔缺损（complete atrioventricular septal defect）是指胚胎发育过程中上、

下心内膜垫未融合,形成原发孔房间隔缺损、室间隔缺损和房室瓣发育异常的一组先天性畸形,常合并先天性愚症。自然生存史较差,不早期手术,易产生充血性心力衰竭和肺血管阻塞性病变,多于婴幼儿期死亡。

(二)病理解剖

同时存在原发孔房间隔缺损和房室瓣下室间隔缺损,房室瓣畸形,一个共同房室瓣环和瓣口,左心室流入道缩短,流出道延长,以及房室结和心脏传导束向下移位等构成完全性房室隔缺损的主要病理解剖。原发孔房间隔缺损位置、房室结位置及传导束走行与部分性房室隔缺损类似。室间隔呈勺状凹陷,缺损位于前、后桥瓣下腱索之间。房室瓣多为五个瓣叶,左心室流出道延长较部分性房室隔缺损更明显。通常分为 A 型、B 型和 C 型,其中 A 型最多见。A 型的前桥瓣分为左上和右上两个相等的瓣叶,两瓣叶下方为室间隔缺损,均有腱索附着在室间隔上。B 型前桥瓣裂隙偏向右侧,左上瓣叶的腱索附着在室间隔右侧乳头肌上。C 型前桥瓣无裂隙,无腱索附着在室间隔上,完全飘浮,下方形成大的室间隔缺损。

(三)病理生理

心房间和心室间分流往往较大,常伴有房室瓣关闭不全,婴儿期即可出现充血性心力衰竭和肺动脉压力增高,幼儿期即可出现肺血管阻塞性病变。

(四)临床表现及诊断

1.临床表现 婴儿期甚至新生儿期即可出现心悸、气短和充血性心力衰竭症状,生长发育差,随着年龄增大和肺动脉压力增高,出现发绀,甚至艾森曼格综合征。二尖瓣关闭不全明显者,药物治疗常常难以控制心力衰竭。主要体征:心前区隆起,心脏搏动增强,可在胸骨左缘 2～4 肋间闻及收缩期杂音,有二尖瓣关闭不全者可在心尖区闻及收缩期杂音。随着年龄增大和肺动脉压力增高,可出现发绀。

2.诊断

(1)胸部 X 线检查:心影增大,肺动脉段突出,肺血明显增多,肺血管纹理增粗。

(2)心电图检查:特征性表现为 I 度房室传导阻滞,同时电轴左偏,可有 P 波高尖,右心室肥厚和(或)左心室肥厚。

(3)超声心动图检查:超声心动图是确定诊断的主要检查方法,可明确缺损大小、房室瓣发育及关闭不全程度、各房室腔发育状况和乳头肌、腱索位置等。

(4)右心导管检查:已较少应用,但对肺动脉高压诊断仍有价值,主要目的是了解肺血管阻力,明确手术适应证,并帮助判断预后。

(五)手术适应证和禁忌证

1.适应证

(1)反复充血性心力衰竭和呼吸道感染者,应尽早手术。

(2)有明显充血性心力衰竭者,先药物控制,疗效不佳应尽早手术。

(3)有呼吸道感染者,先控制感染,难以控制时应尽早手术。

2.禁忌证 不可逆性严重肺动脉高压,肺血管阻力/体血管阻力＞0.7,肺血管阻力＞10Wood U。

(六)术前准备

1.有充血性心力衰竭者给予强心、利尿、扩血管治疗,改善心脏功能。若药物治疗效果不佳,应尽早手术。

2.伴有严重肺动脉高压者需给予降肺动脉压处理,如吸氧、药物治疗等。

3.伴有呼吸道感染者应控制感染,疗效不佳者尽早行心内畸形矫治手术。

(七)手术方法及注意事项

1.手术方法

(1)全身麻醉体外循环下直视手术是最常用的方法,个别小体重婴儿可采用深低温停循环。

(2)胸部正中切口。

(3)按常规方法建立体外循环,共同心房者可在上腔静脉插直角管,以利显露。

(4)房室瓣修复:缝合前、后桥瓣叶对合点,作为左、右侧房室瓣上下瓣叶的交界标志,缝合瓣叶裂隙,一般采用间断缝合。经二尖瓣于左心室内注入冷生理盐水,观察房室瓣修复效果。

(5)房、室间隔缺损修补:分为一片法和两片法,室间隔缺损间断或连续缝合均可。目的是妥善修复房、室间隔缺损,并合理分隔左右侧房室瓣而不发生反流和狭窄。一片法需在前、后桥瓣叶对合点处剪开,将剪开的左右侧瓣叶固定在一整块补片两侧,从而形成完整的左右两侧房室瓣。两片法是用半圆形补片先修补室间隔缺损,再用另一补片修补房间隔缺损,房间隔缺损补片下缘与左上和左下瓣叶呈"三明治"式固定于室间隔缺损补片上缘。

2.术中注意事项

(1)妥善修复二尖瓣关闭不全是手术成败及预后的关键。二尖瓣裂隙缝合要牢固,必要时可同时行瓣环成形。

(2)避免损伤传导组织,造成高度房室传导阻滞,必要时可将冠状静脉窦隔入左心房。

(3)缝合室间隔缺损后下缘时应远离室间隔嵴,以防止传导束损伤。

(4)防止残余分流。

(八)主要并发症及处理

1.心功能不全 应给予对症治疗,注意控制容量负荷。

2.二尖瓣关闭不全 轻度二尖瓣关闭不全可观察,同时注意减轻心脏前、后负荷,改善心脏功能。若二尖瓣关闭不全明显,必要时应再次手术修复。

3.肺动脉高压危象 近年已较少见。充分镇静、适当延长呼吸机辅助时间,过度通气避免二氧化碳蓄积,应用降肺动脉压药物治疗均是有效预防和治疗方法。

4.完全性房室传导阻滞 先应用临时心脏起搏器,必要时安放永久性心脏起搏器。

(九)手术结果及随访

由于手术时机的小龄化和外科技术的提高,完全性房室间隔缺损疗效逐渐提高,手术死亡率为1.5%～5%,再手术率为3%～7%,10年生存率为90%～92%,远期疗效主要取决于肺动脉压力及房室瓣关闭情况。

远期需注意观察房室瓣反流的发展情况,必要时需再次手术修复房室瓣或行瓣膜置换术。

(李鸣)

第三节　三房心

一、概述

三房心（cor triatriatum）是左或右心房被纤维隔或纤维肌隔分隔成两个心房的一种先天性心脏畸形，发病率占先天性心脏病的 0.1%～0.4%，左心房被分隔者为左型，右心房被分隔则为右型。典型三房心是指左型而言，占三房心总数的 90% 以上。左心房被纤维肌肉隔膜分隔为副房和真房，副房也称高压腔或近端腔，接受全部或部分肺静脉血，真房也称低压腔或远端腔，与左心耳和二尖瓣相连。

二、病理解剖及重要毗邻关系

由于左心房后壁过度生长，肺静脉共干和原始左心房融合发生错位，导致在原始左心房后壁出现纤维膜样间隔，并将其分隔为两部分，隔膜上有一个或多个开口。当隔膜孔呈闭锁状态，肺总静脉腔血液不能直接进入真性左心房，而是通过胚胎遗留的异常通道，经无顶冠状静脉窦或房间隔缺损由右心房与真性左心房交通，或肺总静脉经冠状窦、无名静脉或门静脉等异常通道汇入右心房，通过房间隔缺损再入真性左心房。

典型三房心（A 型）：左心房被异常纤维肌隔分隔为副房和真性左心房，副房接受 4 个肺静脉回流，真房含左心耳及二尖瓣，副房经隔膜孔与真房相通。分为：

Ⅰ型：卵圆孔位于副房。

Ⅱ型：卵圆孔位于真房。

Ⅲ型：卵圆孔已闭合无房间交通。

不典型三房心（B 型）：分隔左心房的隔膜完整，副房与真性左心房无直接交通，再分为两种亚型：

Ⅰ型：副房通过卵圆孔与右心房交通，可通过房缺与真性左心房相通。

Ⅱ型：副房血流通过肺总静脉干回流到冠状静脉窦或经心外体静脉异常通道连接右心房，再通过房间隔缺损与真性左心房相交通。

三房心副房由于压力较真房高，壁也较厚，腔也相对大。肺静脉一般不扩张，右心房和右心室扩大，左心房和左心室变小。除了肺静脉异位连接、无顶冠状静脉窦及左上腔静脉与真性左心房相连接畸形外，三房心常见的其他心脏合并畸形有动脉导管未闭、室间隔缺损、主动脉缩窄、冠状动脉窦型房间隔缺损、三尖瓣闭锁、房室间隔缺损、先天性二尖瓣关闭不全、法洛四联症和 Ebstein 畸形等。

三、病理生理

主要取决于左心房内纤维肌性隔膜交通口的大小、房间隔缺损的大小和位置并发畸形等。血流动力学一般类似二尖瓣狭窄，左隔膜孔道直径仅数毫米的病例，可引起肺静脉回流淤滞、肺淤血、肺水肿和肺动脉高压；并发部分肺静脉异常回流或房间隔缺损位于右心房与副心房之间则产生左向右的分流；如房间隔缺损与固有心房腔相通为右向左分流，临床有发绀。大多数三房心病例近侧心房与真左心房之间的隔膜孔通常较窄，因而大约 75% 的典型三房心的患者死于婴儿时期。

四、临床表现及诊断

1. 症状　孔道狭小的严重症例,生后不久即可出现重度肺淤血,表现为呼吸困难、气促、端坐呼吸;阵发性咳嗽;烦躁和哺乳困难;生长发育差,可伴有发绀。孔道较大,伴有房间隔缺损,则右心增大、肺血增多,肺静脉梗阻及右心衰的症状出现相对较晚。或类似房间隔缺损,仅在活动后稍有气促。

2. 体征　胸骨左缘第 2 肋间闻及喷射性收缩期杂音和舒张期杂音,有时可听到由于梗阻程度严重孔道近远端压力差所致连续性杂音,P2 亢进,常有分裂。也可无杂音。部分病例伴有收缩期细震颤,发绀病例可出现杵状指。

3. 心电图检查　电轴右偏,右心室肥大,P 波增高提示右心房肥大,可有完全或不完全右束支传导阻滞及 ST－T 改变等。

4. X 线检查　心脏轻至中度增大,以右心室肥大为主,有明显肺循环高压但左心房不大或仅轻度增大为其特征,上腔静脉扩张,肺间质水肿,如存在左向右分流,可见肺动脉充血征象,右心房、右心室增大,肺动脉段突出显示肺动、静脉高压症。主动脉结偏小,部分病例呈左心房扩大的双房影。

5. 二维超声心动图检查　发现左心房内的异常纤维肌性隔膜,常呈波浪形,一般较薄,而且运动的特征是舒张期朝向二尖瓣口,收缩期朝向相反方向。位于左心房侧壁偏上的位置,并附着在房间隔上。二尖瓣和隔膜之间有一定距离,由于舒张期左心房内湍流的影响,二尖瓣可能出现舒张期震颤。同时要注意探查四个肺静脉开口的位置有无异常。合并房缺时多普勒检查可发现有房间隔过隔血流。更重要的在于鉴别隔膜与左心耳的关系,在三房心,左心耳始终在真性心房,这是区别三房心与二尖瓣瓣上狭窄环的标志。左心耳的位置在心脏收缩期隔膜朝二尖瓣口相反方向运动时最清楚。彩色多普勒血流可显示有连续的血流通过隔膜,血流峰值舒张期大于收缩期。

6. 心导管及主动脉造影检查　仅在病情复杂、超声心动图难以确诊时,才进行此项检查。右心导管如测得肺动脉楔嵌压增高而真正的左心房压力低或正常为其特点。约 1/3 病例导管进入右心房后可通过房间隔缺损或卵圆孔进入左心房,左心房造影可显示左心房内存在异常隔膜,如能显示副房则可发现在心动周期不见收缩,保持恒定的形态。肺动脉造影可以明确有无肺静脉畸形引流和房间隔缺损,肺静脉造影显示副房较大,造影剂密度高于真房,并可见隔膜上的交通口。在真房造影,可以看到左心耳结构和房内隔膜。左心室造影有益于排除二尖瓣异常、室间隔缺损等病变。

五、手术适应证

副房与真房之间交通口狭窄,症状出现早,手术应在 1 岁以内进行。对一些复杂的三房心,当肺总静脉腔开口于右心房,肺总静脉腔与左心房之间存在严重梗阻或完全不通,或右心房与左心房之间仅存在一个小的卵圆孔未闭,非常有限的血液流向左心房和左心室,患儿常在生后几个月内出现严重症状,是急诊手术的指征。

六、术前准备

严重三房心在婴幼儿期即可出现充血性心力衰竭和反复呼吸道感染,对这类患者术前要注意改善心功能和控制肺部并发症。

七、手术方法及注意事项

(一)手术方法

采用正中切口纵劈胸骨,在常规体外循环和心脏停搏下进行手术。对婴幼儿在深低温停循环下手术术野更清楚,手术入路可经如下两种途径。

1. 房间沟左心房切口三房心矫正术　典型三房心不伴随其他心脏畸形,近侧心房扩大,手术可选左心房切口。对成人或大的儿童一般可获得满意的显露。

(1)从右肺静脉前方经房间沟切开左心房。用适当大小牵开器拉开切口,显露左心房腔内异常隔膜及肺静脉开口。

(2)向左下肺静脉开口方向剪开隔膜比较方便,以便改善对隔膜下真性左心房结构的显露。

(3)确认二尖瓣及左心耳后,将止于房壁及房间隔的异常隔膜切除,在切除靠近左心房外侧壁隔膜时,应注意上方有左肺静脉,下方有二尖瓣环,避免牵引力过大,损伤二尖瓣及左心房壁。

(4)异常隔膜切除后按常规缝合左心房切口。

2. 右心房切口三房心矫正术　当合并房间隔缺损(或卵圆孔未闭)时,经此手术径路显露异常隔膜更方便。

(1)在右心房前外侧平行房室沟斜切口进入右心房。检查右心房结构和房间隔缺损位置。

(2)缺损后缘纵行剪开房间隔,扩大缺损口,用小拉钩牵开房间隔切口前缘,充分显露隔膜上下方的副房及真性左心房内结构。

(3)确认四支肺静脉是否在副房,二尖瓣则在部分剪开隔膜后才能显露清楚。

(4)彻底切除隔膜。

(5)修复房间隔缺损。对大型房间隔缺损,经房缺将左心房内异常隔膜切除后,应用自体心包或涤纶补片修补房间隔缺损。

当大型房间隔缺损位置靠前,合并左上腔静脉开口于左心房,在异常隔膜切除后,必须应用补片将左上腔静脉开口从左心房腔隔入右心房,闭合房间隔缺损。

(6)按常规缝合右心房切口。

(二)术中注意事项

1. 三房心病理变异较多,且常合并多种心内畸形,术中要全面探查防止漏诊和误诊。在未全面弄清心脏畸形病理解剖特征之前,切勿匆忙着手处理个别病变,必须同期修复全部心内畸形。

2. 彻底切除左心房内隔膜是矫正血流动力异常的关键,也是避免远期狭窄的根本措施。

3. 切除左心房内纤维肌隔时,牵引张力不宜过大,否则在切除隔膜时可能损伤左心房壁。必要时可连续缝合隔膜残边,以防左心房壁破裂出血。

4. 经左心房切口,手术能从副房中清楚见到异常隔膜,但是见不到二尖瓣及左心耳。

八、主要并发症及处理

1. 残余梗阻　异常隔膜切除不充分,留下残余梗阻,在早期曾有报道,处理方法应再次手术切除。

2.心律失常 以室上性多见,如结性心律、房扑或快速房颤等,多为暂时性,一般不需处理,多可自行恢复。若引起血流动力学的改变,则应对症处理,如使用洋地黄类药物控制快速房颤,改善心脏功能等。

九、手术结果

一般手术结果十分理想,肺动脉压术后可能下降到正常。单纯三房心无手术死亡率,重症合并复杂心脏畸形在婴儿期手术死亡率增高。

(李鸣)

第四节　肺静脉异位连接

一、完全性肺静脉异位连接

(一)概述

肺静脉异位连接(anomalous pulmonary venous connection,APVC)是指一支、多支或全部肺静脉异常连接到体静脉或右心房的先天性心脏畸形,可分为完全性和部分性两种类型。

完全性肺静脉异位连接(total anomalous pulmonary venous connection,TAPVC)是所有肺静脉均不与左心房直接连接,肺循环回血通过各种异常径路,包括经过体循环静脉系统回流至右心房(如上腔静脉、冠状静脉窦和下腔静脉及其分支等)或直接连接于右心房。较少见,发病率占先天性心脏病的1.5%~3%。患有此病的婴儿能活到1岁的仅有20%,生后能存活3个月的约有50%,死亡时间多在生后几周或数月,患儿肺静脉有明显的梗阻、左或右垂直静脉较长而受压或者没有房缺而仅有小的卵圆孔未闭。能存活数月后的患儿并不表示预后良好,因为存活3个月之后的患儿仅有一半能活过1周岁。

(二)病理解剖及重要毗邻关系

按Darling分类法,将完全性肺静脉异位连接分为四种类型。

1.心上型 左、右肺静脉汇合后形成肺总静脉,与垂直静脉连接,经无名静脉汇入上腔静脉。肺总静脉通常在心包的后面,通常是横位的,垂直静脉位于心包外,左侧隔神经的前方。很少一部分患者肺总静脉与上腔静脉近心段连接,往往开口于上腔静脉与右心房连接处的后壁上。更为罕见的是肺总静脉与奇静脉连接后进入上腔静脉约占45%。

2.心内型 通常引入冠状静脉窦,两侧肺静脉在左心房后面连接到扩大的冠状静脉窦开口。另一种情况是两侧肺静脉分别或共同与右心房连接,肺静脉开口于右心房后壁的静脉窦部,约25%。

3.心下型 肺总静脉经垂直静脉在食管前下降,通过膈肌后到门静脉,再到下腔静脉进入右心房。亦可通过其他静脉,借着一管状静脉与胃网膜静脉、肝左、右静脉相连,再入下腔静脉,后入右心房,占25%。

4.混合型 全部肺静脉异位连接于两个不同的异常部位称为混合型,占5%。最为常见的是左肺静脉(多为左肺上叶)引流到垂直静脉,其余两个肺的剩余静脉引流入冠状静脉窦内。一侧肺静脉与体循环静脉连接,另一侧则与右心房或冠状静脉窦连接。

肺静脉梗阻可发生在任何部位,在心上型,狭窄可发生在垂直静脉与无名静脉的连接处,也可发生在肺静脉与肺总静脉干或和上腔静脉结合处。垂直静脉通过左肺动脉后面,走行于左支气管之间而受压也可形成狭窄。心内型时,总肺静脉干与冠状静脉窦连接处可形成狭窄或冠状静脉窦开口处本身狭窄。心下型异位连接时,垂直静脉穿过膈肌处或入门静脉处均可形成狭窄而造成不同程度的梗阻。左右肺静脉直接连接上腔静脉时,约有65%的病例在开口处形成狭窄;通过垂直静脉连接左无名静脉时可有40%的病例形成狭窄;在心下型异常连接均有明显的狭窄。心内型发生狭窄的较低,汇入冠状静脉窦约有20%发生狭窄。完全性肺静脉异位连接仅合并卵圆孔未闭而无房缺时,也可以看作功能性的肺静脉狭窄。

(三)病理生理

异位引流到右心房或体静脉的氧合血,与体静脉血混合,一部分经房间隔缺损到左心房,另一部分混合血经三尖瓣到右心室,为双向分流。异常连接的肺静脉有无狭窄及狭窄的程度,房间隔缺损的大小及有无合并其他心脏畸形都是影响双向分流的因素。大量的左向右分流使肺循环量明显增多,可达体循环血流量的2~4倍,从而使右心和肺动脉容量负荷和压力负荷明显加重,逐渐形成进行性肺动脉高压。右心房的混合血经房间隔缺损或卵圆孔未闭进入左心房,体循环血氧含量降低,因此多数患者有发绀。如无肺静脉异常连接的梗阻和房间隔缺损够大,则心脏四腔的血氧饱和度相同,体循环动脉血氧饱和度仅有轻度下降,可无明显发绀或轻度发绀。如房间隔交通口小,在右心房内的体、肺循环血混合多,加上层流原因在心上型下腔静脉血多从卵圆孔未闭或小的房间隔到左心房,而上腔静脉血氧饱和度高的血流,则经三尖瓣到右心室,在临床上有明显发绀。

(四)临床表现及诊断

1.症状 新生儿多在出生1个月或几周内有一系列症状,如呼吸急促、易患感冒和肺炎、哺乳困难,体重不增及出现发绀,有时缺乏典型症状及发绀。如果新生儿有原因不明的呼吸困难应怀疑此病的可能性。除伴有严重的肺静脉梗阻及粗大的动脉导管,一般发绀不明显,肺静脉严重梗阻者多见于心下型,生后症状重,可出现严重的酸中毒,并发生右心功能衰竭。

2.体征 可以出现奔马律及收缩期杂音,肺动脉瓣第2音亢进分裂。三尖瓣区也可听到关闭不全的收缩期杂音。较大的儿童除肺动脉高压外,呈类似房间隔缺损的体征。

3.心电图检查 电轴右偏,P波增高,右心房、右心室肥大,部分病例有不完全性右束支传导阻滞。

4.X线检查 有肺静脉狭窄者心脏近似正常;如肺循环血量明显增多,右心增大,肺动脉段突出,主动脉结偏小。如果是心上型,由于左垂直静脉存在及右上腔静脉扩张,上纵隔阴影增宽,X线片上显示为"8"字征,或称作"雪人征"。肺血管影增多,肺动脉总干凸出,右心室、右心房增大。

5.二维超声心动图检查 左心房内不显示肺静脉口,能见到异常肺静脉干及其异常连接位置和合并畸形。多普勒可显示异常连接的血流和右心房至左心房分流。左心房后壁的异常回声,是共同肺静脉干。胸骨旁长轴示:右心室增大,主动脉、左心腔内径缩小,室间隔与左心室后壁呈矛盾运动。心尖四腔位,可见数支肺静脉在左心房外侧汇合成一个无回声腔,再开口于右心房(心内型),并见房间隔回声中断。大动脉短轴切面发现上腔静脉明显增粗为心上型,在剑突下四腔位发现下腔静脉增粗为心下型。彩色多普勒超心动图可探及右心房与左心房之间的五彩分流束,证实连接的部位及血流方向。

6.心导管及心血管造影检查 右心导管自右心房直接多次进入肺静脉或自腔静脉进入肺静脉,但不能从左心房进入肺静脉。导管同时可通过卵圆孔未闭或房间隔缺损进入左心房。导管可测得右心房血氧含量高于腔静脉,心房、心室、肺动脉及主动脉的血氧含量相似,均为混合血,动脉血氧饱和度降低。右心房、右心室及肺动脉压力升高,右心房压力大于左心房。肺静脉造影见肺静脉于心脏后上方形成共同肺静脉干、异常血流的路径及连接的类型。心上型者显示出肺静脉与腔静脉之间由左向右的分流,左、右上腔静脉与无名静脉高度扩张。如肺静脉充盈时右心房或通过冠状静脉窦显影早于左心房,则为心内型的征象。造影另一征象有右向左分流,右心腔增大,左心腔偏小,左心房不与肺静脉相连。

(五)手术适应证及禁忌证

1.适应证 完全性肺静脉异位连接80%死于1岁之内,其中大部分死于3个月之内,因此,治疗原则为早期诊断、早期手术。

(1)完全性肺静脉异位连接仅有卵圆孔未闭或发生梗阻,一经诊断应立即手术。

(2)心力衰竭的患儿经儿内科治疗后,应在6个月之内考虑手术治疗。

(3)少部分患者既无肺静脉梗阻,也无肺动脉高压,也应该尽早手术。

(4)在新生儿时期有肺动脉高压和全肺阻力上升者,不是手术禁忌证。

2.禁忌证

(1)已有不可逆的肺血管病变,肺血管阻力>10WOOdU,全肺阻力与体循环阻力的比值>75%。

(2)合并不能修复的复杂先天性心脏畸形。

(六)术前准备

除按一般体外循环心内直视手术常规准备外,应注意以下几点。

1.生后几周即出现严重的呼吸困难,随后出现发绀、心力衰竭和进行性心脏增大,应高度怀疑有此种畸形。

2.心导管检查为测定心房、心室和肺动脉压力,计算出双向分流量和全肺阻力。明确房间交通的大小和有无肺静脉狭窄。

3.有肺静脉回流梗阻者,易产生肺炎和心力衰竭。术前应控制感染,应用强心、利尿药物,纠正水、电解质和酸碱平衡失调,以改善呼吸循环功能。新生儿术前常规给予维生素K治疗。

4.对于右心房压力明显高于左心房,症状重,暂时难以进行根治手术者,可采用球囊扩大房间交通,增加左心血流促进左心发育和改善全身情况,为以后施行矫治创造条件。但对有肺静脉梗阻的患者,单纯扩大房间交通并不能使肺淤血减轻,应尽早手术矫治。

(七)手术方法及注意事项

对新生儿和婴儿采用深低温低流量体外循环,也可用深低温停循环。如伴有动脉导管未闭,可以同时结扎或切断。

1.手术方法

(1)完全性肺静脉异位连接到左无名静脉(心上型)

1)经右心房横切口修复术:纵行劈开胸骨,常规升主动脉、上下腔静脉插管。游离出左垂直静脉并套阻断线,作右心房横切口,切断界嵴到左心房后壁,达左心耳根部。切开肺总静脉前壁,切口长3.5~4.5cm,用5—0或6—0聚丙烯线作左心房切口与肺总静脉切口侧侧吻合,先从靠近心耳的左端缝起,连续缝合,吻合切口的上下缘。如吻合口够大,用心包补片修补房间隔缺损。如吻合口不够大,用心包补片扩大吻合口进行连续缝合。用心包补片修补房间隔缺损,尽量扩大左心房容积。最后缝合右心房切口,结扎垂直静脉。

2)经心后径路修复术:心后径路吻合修复术显露清楚,吻合口够大,但必须抬起心尖,容易使吻合口扭曲。术前插管转机同前,心脏停搏后,将心脏翻转向头侧,暴露出左心房的后壁及肺总静脉干,切开左心房后壁及肺总静脉干前壁,两切口必须自然平行,否则心脏放回原位后易造成吻合口扭曲,两切口长短一致,用5-0或6-0聚丙烯线行连续缝合。

3)经右心房—房间隔缺损径路修复术:切开右心房前壁,扩大房间隔缺损,切开左心房后壁及后面的肺总静脉前壁,行侧侧吻合,修补房缺,缝合右心房切口。因手术野小、深、暴露差,吻合口切口受限,仅用于年龄较大的儿童合并大的房缺时应用。

4)经左心房顶修复术:在上腔静脉、主动脉之间平行切开左心房顶和肺总静脉,并用5-0或6-0聚丙烯线吻合。显露好,吻合方便,术后心律紊乱发生率低。在新生儿显露不充分,吻合口不够大的,可横断主动脉进行显露,行肺总静脉—左心房顶部吻合,然后再吻合切断的主动脉。

(2)完全性肺静脉异位连接到上腔静脉(心上型):向上游离上腔静脉,上腔静脉插入直角管。从上腔静脉内作纵切口,向下至右心房前壁,牵开右心房切口,在上腔静脉下端的后壁上可见到肺总静脉的开口,扩大房间隔缺损。用适当长度的聚四氟乙烯人造血管剪成一半,两端修成半圆形,将肺总静脉开口和房间隔缺损一起用无创缝合针线作连续缝合。用心包补片加宽腔静脉右心房切口。

(3)完全性肺静脉异常连接到冠状静脉窦(心内型):经右心房斜切口,暴露出冠状静脉窦开口和房间隔缺损,切除冠状静脉窦与房间隔缺损之间的房间隔组织,形成一个共同开口,用血管钳插入冠状静脉窦挑起,显露顶部在左心房后壁的位置,将冠状静脉窦的左心房侧壁切开,实际上形成了人造的无顶冠状静脉窦,以扩大冠状静脉窦与左心房的交通。用一大的心包片修补扩大化的房缺,并将冠状静脉窦开口一并补到左心房侧。

(4)完全性肺静脉异位连接到右心房(心内型):通过右心房切口,切除卵圆孔或房缺与肺总静脉开口间的房间隔组织,扩大房缺,用一较大的心包补片覆盖房缺及肺静脉开口,进行连续缝合,使肺静脉跨过房间隔缺损进入左心房。也可以通过右心房、扩大的房缺进入左心房,切开左心房后壁及肺总静脉前壁行侧侧吻合。用补片修补房缺及肺静脉开口,若是小的卵圆孔未闭也可以直接缝合。

(5)完全性肺静脉异位连接到膈下静脉(心下型):多采用后径路进行肺总静脉和左心房侧侧吻合,将心脏向上方抬起,显露出后方的肺总静脉和下降的垂直静脉,两侧的肺静脉相连成"Y"形或"T"形。横行切开肺总静脉前壁,向上延伸到左、右肺静脉,切开左心房的后壁,形状和方向、大小要和肺总静脉相似,但多为竖切口,用连续缝合法行侧侧吻合。在膈肌平面的上方结扎垂直静脉,经右心房切口修补房缺。

(6)混合型完全性肺静脉异位连接:手术方法视具体情况而定,主要根据异位肺静脉连接的部位,综合应用上述各种手术方法进行矫正。

2.术中注意事项

(1)防止肺淤血和肺水肿:在心上型完全性肺静脉异位连接,垂直静脉或无名静脉是肺静脉回流的唯一径路。手术中任何方式的压迫或阻断,均可造成肺淤血,甚至肺水肿。术中预防的方法有：①不作左侧心包的悬吊；②在阻断主动脉和垂直静脉后，立即切开肺总静脉减压或在左肺静脉上方经垂直静脉插入肺总静脉减压管，防止在垂直静脉结扎后和肺总静脉未切开前产生肺淤血；③术中控制入量；④作胸腺大部分切除。

（2）防止垂直静脉的撕裂

在儿童和成人心上型完全性肺静脉异位连接垂直静脉壁特别薄，最好在转流后垂直静脉内压力降低时，进行游离和套线，以防止撕裂。

（3）肺总静脉与左心房的吻合口要够大，防止阻塞：具体方法是：①于吻合口边缘缝好牵引线，作严密连续缝合，防止抽线过紧而产生狭窄。向右侧延长肺总静脉切口，应用心包片加以扩大。结扎左心耳尖作牵引，使左心房切口可延至左心耳的一部分。②在心上型完全性肺静脉异位连接至上腔静脉或心内型肺静脉异位连接至右心房的病例，均采用膨体聚四氟乙烯片作心内隧道，防止阻塞。③在心下型，要防止肺总静脉的扭曲，避免吻合口狭窄。

（4）分离垂直静脉及切开心包损伤膈神经

1）作右心房横切口扩大房间隔缺损时，特别要保护其他两支结间束，防止切断后结间束出现术后心律失常，影响长期效果。

2）左心房过小的病例术中一定要扩大。切除卵圆窝下部房间隔，将左心房后壁吻合口扩大到右心房后壁而与肺总静脉吻合，然后应用心包或涤纶补片作隧道覆盖在吻合口和房间隔缺损之上加以缝合。

3）如肺总静脉及左心房发育不良致吻合口偏小，造成术中急性肺水肿者，可松解垂直静脉结扎线。

4）对一叶肺静脉与上腔静脉或下腔静脉异常连接，可不作处理，对术后心功能影响不大。

5）连接到膈肌下肝静脉的垂直静脉，可不结扎，术后能自行闭合。

6）术终安放心外膜起搏导线，准备在术后发生心律失常时使用。

7）深低温开始时有的病例室颤过程中心肌变得很硬，这可能由于术前存有酸中毒，或因心室壁厚、心肌灌注不佳，若采用温血灌注效果较好。

（八）主要并发症及处理

1.急性肺水肿　急性肺水肿是术后早期常见而又严重的并发症。预防措施有：术中避免压迫垂直静脉，放置肺总静脉减压管，扩大肺总静脉与左心房吻合口，防止肺总静脉吻合口扭曲，扩大左心房容量等；术后避免输液过量和纠正心律失常，及时治疗低心排出量综合征等。一旦发生急性肺水肿，应用呼气末期正压 $0.8\sim1.0kPa(8\sim10cmH_2O)$ 呼吸，严格控制入量，强心、利尿，以及间断应用东莨菪碱以减少肺血管的渗出。

2.肺动脉高压危象　多发生在有肺静脉阻塞的婴幼儿，特别是新生儿，由于体外循环创伤反应和酸中毒，术后肺动脉压力和肺血管阻力高，易于产生肺动脉高压危象。酸中毒致肺小动脉痉挛是肺动脉高压危象的重要因素。需及时纠正酸中毒，除应用碱性药物外，应用机械辅助呼吸的过度通气降低动脉血 CO_2 分压。选用血管扩张剂，以扩张肺血管床。也可应用肌松剂或浅麻醉使患儿保持安静。

3.低心排出量综合征　部分患者左心发育不全术后容易产生。一旦发生，要适当延长机械辅助呼吸时间，强心、利尿，应用血管扩张药物，待病情平稳后脱离呼吸机。

4.心律失常　术中应尽量防止损伤心脏传导束，在作右心房、左心房横切口时，防止损伤结间束。作上腔静脉与右心房竖切口修补异常肺静脉，切口略偏向内侧，防止损伤窦房结，在心内型异常肺静脉连接修复时,冠状静脉窦开口应补到左心房,防止损伤传导束。心脏复跳后出现传导阻滞,心跳慢,首先应用异丙肾上腺素,若效果不佳,可安置心外膜起搏器。

5.肺静脉梗阻　有5%~10%发生吻合口狭窄,需要再次手术。术后肺静脉狭窄造成肺静脉不同程度的梗阻,可使患者致命。形成狭窄的原因是弥漫性纤维化和静脉壁变厚。狭窄处多在肺静脉与左心房结合处。手术后有肺静脉梗阻者,术后6~12个月可以再次手术。造成肺静脉梗阻的原因是吻合口狭窄或肺静脉狭窄。患者有呼吸困难的症状和肺静脉淤血的体征。超声在吻合口处或肺静脉可以看到血流加速和形成涡流,把心导管从左心房内插入肺静脉内给以逆行造影,可以显示狭窄的部位和程度,并能测定跨吻合口的压力阶差。

(九)手术结果及随访

近年来完全性肺静脉异位连接的外科治疗效果有了明显的提高,但在婴幼儿,特别是新生儿的手术死亡率仍很高。目前普遍认为影响外科疗效的因素是多方面的。完全性肺静脉异位连接的解剖类型不同,其手术死亡率也有明显差异。完全性肺静脉异位连接心下型预后差,多合并肺静脉梗阻,死亡率高于其他类型。年龄也与治疗效果有密切关系,1岁以内婴儿由于多有肺总静脉阻塞,症状出现早,心功能和全身情况差,且药物治疗无效不得不尽早手术。因此,手术死亡率明显高于其他年龄组。

二、部分性肺静脉异位连接

(一)概述

部分性肺静脉异位连接(partial anomalous pulmonary venous connection,PAPVC)是指四支肺静脉中的1~3支肺静脉未与左心房相连接而与体静脉或右心房相连接的心脏畸形。临床多见,约占肺静脉异位连接的2/3。临床患病率约为0.3%,尸检发现率约为0.6%。

镰刀综合征:PAPVC的一种特殊类型,以右肺静脉引流入下腔静脉为特征,因该静脉在X线片上状似"镰刀"而得名。临床上罕见,仅占出生率的0.001%~0.003%。主要畸形包括右肺静脉引流入下腔静脉;右肺动脉发育不全或畸形;右肺发育不全伴心脏右移;右下肺由腹主动脉的分支供血,此畸形亦可归并入肺隔离症。

(二)病理解剖及重要毗邻关系

根据异位引流的部位分为心内、心上和心下三种类型。

1.心内型　最常见的是右上、中肺静脉直接引流入上腔静脉-右心房结合部,其中95%合并上腔型ASD。其次是右肺静脉直接引入右心房,可为右上肺静脉单支或右上、中肺静脉双支直接引流入右心房。右下肺静脉引流入右心房者非常少见。右肺静脉直接引流入右心房可单独存在,也可合并ASD或卵圆孔未闭。心内型PAPVC中较少见的类型包括右肺静脉引流入冠状静脉窦,右上肺静脉与左肺静脉相连接后引流入冠状静脉窦或直接引流入上腔静脉-右心房结合部。

2.心上型　最常见,右上、中肺静脉直接异位引流入上腔静脉大多合并上腔型ASD。其他心上型PAPVC包括左上或左肺静脉引流入无名静脉,右上肺静脉引流入奇静脉和左上肺静脉引流入无名静脉的同时,右上肺静脉引流入上腔静脉等。

3.心下型　比较少见。主要表现为右下或右肺静脉引流入下腔静脉或肝静脉,常合并严重的右肺发育不良,可归入镰刀综合征一类。

(三)病理生理

右心系统容量负荷过重,肺血增多。其决定血流动力学变化的相关因素有异位连接的肺静脉支数,异位连接的肺静脉部位,是否存在房间隔缺损或合并其他心血管畸形,其中有无房间隔缺损及其缺损大小是最重要的决定因素。单支肺静脉的血流量约占全部肺静脉回心血量的20%。在单支肺静脉引流入体静脉系统或直接入右心房时,左向右分流所导致的血流动力学改变不大。但两支及两支以上的肺静脉异位引流入体静脉系统时,较大量的左向右分流将产生有意义的血流动力学改变,可导致右心房和右心室肥大。若同时合并房水平右向左分流,还有可能出现发绀。在腔静脉窦综合征同时合并上腔型 ASD 时,上腔静脉大多骑跨于房间隔上,部分上腔静脉血流直接入左心房,可导致右向左分流,而出现明显发绀。在镰刀综合征时,基本血流动力学是心房水平的左向右分流。部分 PAPVC 患者,因较大量的左向右分流长期存在,可导致肺动脉高压形成。

(四)临床表现及诊断

1.症状　单支 PAPVC 不合并其他心脏畸形时,往往没有明显症状,多支 PAPVC 或合并 ASD 等心脏畸形时,根据左向右分流量的大小,在婴幼儿时期也可没有症状,也可出现心衰的症状,如心悸和气急等。同时存在右向左分流的患者,可出现发绀。

2.体征　单纯 PAPVC 可没有体征,合并 ASD 时,可出现 ASD 的体征,如胸骨左缘第2肋间 $II \sim III/IV$ 级收缩期杂音,P_2 亢进、分裂等。

3.心电图检查　可为正常心电图,或者表现为电轴右偏,右束支传导阻滞,右心房、右心室肥厚增大。

4.X 线检查　肺血多,心脏增大。有时右上肺静脉影偏上,应考虑右上肺静脉异位引流入上腔静脉。平行于右心缘的新月形影即为"镰刀征",提示右肺静脉异位引流入下腔静脉;同时,还表现为右肺影小或右肺下叶异常。

5.二维超声心动图检查　能了解 PAPVC 的类型,肺静脉流入心脏的途径、方式和部位。

6.心导管及主动脉造影检查　右心导管自右心房直接多次进入肺静脉,或自腔静脉进入肺静脉。导管同时可通过卵圆孔未闭或房间隔缺损进入左心房。导管可测得右心房血氧含量高于腔静脉。右心房、右心室及肺动脉压力升高,右心房压力大于左心房。而肺动脉造影则能明确 PAPVC 的支数、途径和部位。如造影过程中提示右肺静脉引流入下腔静脉,应同时行大动脉造影,以明确是否存在胸或腹主动脉的异常动脉分支至右肺下叶。造影另一征象有右向左分流,右心腔增大,左心腔偏小,左心房没有全部与肺静脉相连。

(五)手术适应证及禁忌证

1.适应证　绝大多数合并其他心脏畸形,而需外科手术治疗。对单纯单支的 PAPVC 是否手术认识并不统一,有人认为当 Qp/Qs 小于 1.8 时,对人的正常生理影响较小,不需要外科手术治疗。镰刀综合征当左向右分流量大,合并心内畸形,或右下肺异常体动脉供血者,应考虑手术治疗。

2.禁忌证　重度肺动脉高压合并艾森曼格综合征。

(六)术前处理

由于各种类型的部分性肺静脉异位连接在病理解剖上差别较大,手术方法也不相同,所以,应充分做好术前准备。

(七)手术方法及注意事项

1.手术方法

（1）心内型：心内型大多采用常规上、下腔静脉插管和主动脉根部插管，中度低温体外循环。对合并大的 ASD 者，直接补片修补 ASD，同时将异位引流的肺静脉隔入左心房侧即可。对 ASD 较小或位置远离异位引流的右肺静脉右心房入口时，则需扩大 ASD 后再补片修补 ASD。

（2）心上型：对左肺静脉经垂直静脉－无名静脉－上腔静脉－右心房者，手术游离结扎垂直静脉，将异位引流的左肺静脉分支与左心房直接吻合，需要注意的是避免吻合口狭窄。右上肺静脉引流入上腔静脉者，作上腔静脉内侧竖切口至右心房，通过右心房内补片将右上肺静脉隔入左心房，同时通过上腔静脉、右心房切口加宽补片、扩大上腔静脉即可。

（3）心下型：需要体外循环、深低温停循环下手术。通过右心房、下腔静脉联合切口至异位引流的肺静脉入下腔静脉后外侧壁，将异位引流的肺静脉经内隧道隔入左心房，同时修补 ASD，同时补片加宽下腔静脉。对右肺静脉异位引流入右心房的开口靠近上或下腔静脉入右心房处者手术应注意避免造成上、下腔静脉入口处狭窄，有时需要补片加宽上或下腔静脉入口。

（4）镰刀综合征：根据右肺静脉引流情况，与左心房有无交通，是否合并心内畸形来选择手术方法。包括栓塞或结扎异常体动脉，隔离肺的切除，右肺静脉转流入左心房和合并心内畸形的矫治。最好于术前采用介入治疗。异常体动脉栓塞后，隔离肺可不切除；如在手术中处理异常体动脉，最好在体外循环开始前完成，以防灌注肺的发生。

2.术中注意事项　防止吻合口狭窄或肺静脉狭窄。

（八）主要并发症及处理

1.肺静脉梗阻　术后肺静脉狭窄或吻合狭窄可造成不同程度的梗阻，可使患者致命。狭窄处多在肺静脉与左心房结合处。可在术后 6～12 个月再次手术。

2.心律失常　术中应尽量防止损伤心脏传导束，在作右心房、左心房横切口时，防止损伤结间束。作上腔静脉与右心房竖切口，防止损伤窦房结。如果心脏复跳后，出现传导阻滞，首先应用异丙肾上腺素，效果不佳，安置心外膜起搏器。

（九）手术结果及随访

PAPVC 的手术效果良好，术后早期死亡率为 0～4％。PAPVC 的解剖类型不同并不是导致 PAPVC 手术死亡的危险因素，肺血管病变的轻重和严重程度才是影响术后早期死亡率和术后远期疗效的重要因素。

（李鸣）

第五节　室间隔缺损

一、单纯室间隔缺损

（一）概述

室间隔缺损（ventricular septal defect，VSD）是胚胎期心室间隔发育不全造成的左、右心室之间的异常交通，占先天性心脏病的 25％～30％。是临床最常见的先天性心内畸形，室间隔缺损多为单独的心脏畸形，也常合并其他心脏畸形，或作为某些复杂畸形的组成部分。

大室间隔缺损：是指室间隔缺损的直径等于或大于自身主动脉瓣口直径者。

　　小室间隔缺损：是指室间隔缺损的直径小于主动脉瓣口直径的1/3。

　　艾森曼格综合征（Eisenmengersyndrome）：指左向右分流肺动脉压增高，肺血管病变逐渐加重，当增高的肺循环阻力等于或大于体循环阻力时，导致心内双向或右向左分流，临床上出现静息发绀，形成的一系列临床征象。

　　（二）病理解剖及重要毗邻关系

　　1.膜周部间隔缺损　约占室间隔缺损总数的80％，膜部间隔从右心室面观在圆锥隔和流入道间隔之间，从左心室面观则位于左心室流出道部位。膜部间隔瘤和左心室－右心房通道均发生于这个部位。膜周型间隔缺损位于室上嵴下方，缺损常较大，已超出膜部界限而向前、向下或向上延伸的部分均为肌肉缘，提示未与膜部间隔融合。根据缺损累及的范围可再细分为流入道、肌小梁和流出道缺损。缺损上缘邻近主动脉瓣右叶，其后下缘常有部分残留的膜样组织，房室传导组织就从缺损后下缘左心室面的心内膜下肌肉组织中经过。

　　2.房室管型室间隔缺损　又称流入道型或隔瓣下型，室间隔缺损，位于三尖瓣隔瓣的下方，与三尖瓣隔瓣之间无肌肉组织，并邻近二尖瓣前瓣，房室传导束有时位于缺损的前上缘。

　　3.漏斗部间隔缺损　由于圆锥部间隔各部融合不全所致。又分两种类型，①干下型：缺损的上缘为半月瓣或瓣间纤维延续。干下型缺损大小不一，缺损可自肺动脉瓣下扩展至三尖瓣隔瓣下，构成干下膜周混合缺损。主动脉瓣的右瓣窦失去组织支撑，临床上较易合并主动脉瓣叶脱垂甚至关闭不全。②嵴内型：位于室上嵴结构之内，四周为完整的肌肉组织，血液直接分流入右心室流出道。传导束距间隔缺损位置较远。

　　4.肌部室间隔缺损　缺损的全部边缘都是心肌，无纤维组织。按缺损所在的部位，又分为流入道间隔、肌小梁间隔和流出道间隔缺损3种类型。形态和大小不一，可以单个或多发性。且流入道、肌小梁和流出道间隔均可累及。室间隔严重发育异常导致肌小梁间隔形成蜂窝状的多发室间隔缺损，临床称为"瑞士奶酪"缺损。

　　（三）病理生理

　　决定分流量大小的主要因素是室间隔缺损的大小和肺血管阻力。刚出生时因肺动脉血管阻力较高，限制了心内左向右分流。随着肺的发育、肺小动脉中层肌肉弹力层的退化和肺血管床的增加，肺循环阻力逐渐下降，心内左向右分流也相应增大，出现肺血增多和左心负荷加重。长期大量的左向右分流，使肺小动脉痉挛，中层增厚，出现肺动脉高压和肺血管病变，肺循环阻力逐渐增高，心内左向右分流量亦逐渐减少。当肺循环阻力与体循环阻力相当时，心内分流也随之消失或双向分流。当增高的肺循环阻力超过体循环阻力时最终导致心内右向左分流，临床上出现发绀，形成艾森曼格综合征。

　　（四）临床表现及诊断

　　1.症状　小室间隔缺损分流量小不产生任何症状，患儿生长、发育也正常。

　　中等或大室间隔缺损，左向右分流量大，患儿可出现心悸、呼吸困难、活动耐力减低、易发呼吸道感染。婴幼儿喂养困难，多汗及生长发育滞后。当肺动脉高压进一步加重时，通过室间隔缺损为双向分流或右向左分流为主，则表现有静息状态下发绀。

　　2.体征　于胸骨左缘第3～4肋间，可闻及Ⅲ/6级以上粗糙的全收缩期杂音，伴有震颤。肺动脉瓣第2音正常或稍增强。

　　大室间隔缺损分流量大，可出现肺部湿啰音、肝大等心衰征象。局部体征除杂音外，常有心尖区搏动增强及范围扩大。由于肺血流量大，舒张期流经二尖瓣的血流增多而致相对性二尖瓣狭窄,心尖区可出现舒张期杂音。干下型室间隔缺损,震颤与杂音位于胸骨左缘第 2~3 肋间。

重度肺动脉高压者,通过室间隔缺损的分流量显著减少,体表的震颤消失,收缩期杂音变得柔和,甚至可能完全消失。肺动脉第 2 音高亢,甚至可扪及拍击感,有时可闻及相对性肺动脉瓣关闭不全的 Graham—Steell 杂音。

3. 心电图检查 往往正常或有左心室高电压。大室间隔缺损表现有左心室肥厚、左心室舒张期负荷加重,心前区导联 R 波高和直立 T 波。随着肺血管阻力增高,可表现为双心室肥厚,右心房扩大及右束支传导阻滞。隔瓣下室间隔缺损常有不完全性右束支传导阻滞、电轴左偏及 I 度房室传导阻滞。

4. X 线检查 X 线正常或只有轻度左心室增大,肺血正常或稍增多。大室间隔缺损,心影普遍增大,以左、右心室增大为主,心胸比率增大,肺血明显增多。双向分流或右向左分流为主时,心影较前变小,以右心室增大为著,肺动脉结突出,甚至呈瘤样扩张,肺血变少,肺门血管呈残根状,近端显著扩张,远端纤细而稀少。

5. 二维超声心动图检查 能准确显示室间隔缺损部位、大小、形态及与相邻关系,彩色多普勒可以显示分流的部位,测定血流速度,估算心腔、大血管各部位的压力差。

6. 心导管及心血管造影检查 病情复杂的病例,心导管及心血管造影检查具有重大的价值。通过测量血氧含量、氧耗量及各个压力参数,计算出体循环与肺循环血流量,左向右或右向左的分流量、肺血管阻力等,对诊断、确定手术适应证及预后的判断具有重要价值。

(五)手术适应证及禁忌证

1. 适应证

(1)反复肺部感染合并顽固性心力衰竭和肺功能不全而危及生命,经积极药物治疗无效时,在生后 3 个月内或新生儿期就应进行手术治疗。

(2)有临床症状,心电图显示心室肥厚,胸片显示心脏增大和肺血增多,超声显示心室增大、心内左向右分流和肺动脉高压达到中等程度,心导管显示肺循环血量/体循环血量>2,或肺血管阻力<10Wood U。

(3)并发感染性心内膜炎药物治疗,抗感染及控制心力衰竭,稳定 3~6 个月后手术。若以上治疗未能控制,应在大量抗生素治疗下施行急症手术。

(4)干下室间隔缺损一般不能自愈,长期存在可能导致主动脉瓣关闭不全,一般主张尽早手术。

(5)室间隔缺损合并其他心内畸形加重血流动力学改变,如房间隔缺损、动脉导管未闭、房室瓣关闭不全等,应尽早手术。

(6)肺动脉高压以动力性为主者,平静时无发绀,动脉血氧饱和度大于 90%,肺体循环血流量比值大于 1.3。全肺阻力低于周围循环阻力,术前经 1~2 周扩血管药物治疗后,重复心导管检查,如全肺阻力下降,心室水平左至右分流量增加,可考虑手术治疗。

(7)单纯小室间隔缺损,无临床症状或心脏扩大者,有自行闭合的可能,婴幼儿期可予以观察,3 岁后未自然闭合者可进行介入室缺封堵治疗。

2. 禁忌证

(1)艾森曼格综合征。

(2)右向左分流为主,肺血管阻力>10Wood U,肺体循环阻力比值>0.75,而肺体循环血流量比值＜1.3。动脉血氧含量明显下降。

(3)肺组织活检显示 Heath 肺血管病变分级标准Ⅳ级以上的病理改变。

(六)术前准备

术前准备对伴有重度肺动脉高压者尤为重要。应常规应用扩血管药物。对伴有心力衰竭者,可应用强心、利尿等药物治疗;对伴有细菌性心内膜炎的患者,选用适当的抗生素治疗,有效者可待病情稳定后进行择期手术。对感染难以控制或心腔有赘生物,可在强有力的抗生素应用下进行手术治疗。

(七)手术方法及注意事项

1. 室间隔缺损的介入治疗

由于影像学、生物工程学等领域的进展,使心血管疾病的介入治疗有了迅速的发展。介入疗法的优点是免除剖胸手术的创伤与痛苦、恢复快、住院时间短,美容等。

2. 室间隔缺损的外科手术治疗

(1)手术方法

1)手术切口:常规采用正中切口进胸,也可选用胸骨部分切开的小切口或右侧胸部切口。在建立体外循环前应根据术前诊断,仔细做好各项术中探查。仔细触摸右心室和肺动脉,从震颤的位置和范围判断室间隔缺损的大致部位。对合并严重肺高压手术穿刺前后应分别测定肺动脉压或右心室压,以比较手术效果。对合并动脉导管未闭者,先经纵隔分离结扎或经肺动脉切口缝合处理。

2)手术入路:可经右心房、右心室、肺动脉及左心室等几种不同的径路。主要根据室间隔缺损的位置、大小及有无合并其他心内畸形来确定。①右心房径路:平行房室沟右心房切口,牵开三尖瓣显露室缺。适用于膜部、隔瓣下及室间隔中部肌部室间隔缺损的修补。优点是避免心室切口,减少对心功能的损害,对于重症病例尤为重要。右心房切口暴露满意,可经房间隔插入左心引流管,操作简便。术后发生右束支传导阻滞及室性心律失常的机会较右心室切口少。但此切口对嵴上型及低位近心尖区的缺损,暴露困难。②右心室径路:于右心室流出道作纵行或横行切口,注意勿损伤右冠状动脉及左冠状动脉前降支。牵开切口,将隔瓣轻轻提起,认清室间隔缺损的范围与相邻组织的关系。除肌型多发性缺损,此切口对各型室间隔缺损均可得到良好的暴露。对右心室流出道狭窄、肺动脉瓣狭窄、右心室双腔心、瓦氏窦瘤突入或破入右心室等合并畸形便于同时处理。但右心室切口造成的损伤与瘢痕对心功能有不良影响。术后发生右束支传导阻滞及室性心律失常较多。③肺动脉径路:缺损位置高,常伴有肺动脉主干及瓣窦扩张。于肺动脉主干前壁,用细线作二针牵引缝线,中间作纵行或横切口。注意勿损伤瓣环或瓣叶。用小拉钩将瓣膜牵引开,显露室间隔缺损。适用于干下型室间隔缺损,切口暴露满意,对心功能影响最小,而且操作简便、省时,并发症少。④左心室径路:于左前降支动脉外侧约 1cm 处,做靠近心尖纵切口向心尖部延长,向上延长切口不宜太大,以防损伤二尖瓣的前乳头肌。右心室肌小梁多,不易缝合严密。如选用左心室切口,则便于妥善修补。但是左心室切口对心功能损害较大,故宜审慎选用。

3)修补方法:室间隔缺损直径在 0.5cm 以下,缺损边缘有较坚实的纤维组织的,可用直接缝合修补方法。选用 3－0 或 4－0 涤纶或聚丙烯无创伤针线缝合,常加用小垫片,作褥式缝合。注意针距不宜过大而留有缝隙,结扎到位即可,不宜打结过紧而割裂组织。室间隔缺损直径在 0.5cm 以上或缺损紧靠肺动脉瓣与主动脉瓣者,宜采用补片修补法。补片材料多选用人造织物,如涤纶、聚四氟乙烯(Teflon)布片或毡片,也可选用生物材料,如自体心包或经戊二醛处理的牛心包片进行修补。缝合可应用 4-0 或 5-0 聚丙烯线连续缝合或带垫片褥式缝合。也可以危险区应用带垫片褥式缝合,其他边缘连续缝合。膜周部室间隔缺损注意避免传导束损伤,室缺后下缘缝在室间隔右心室面和隔瓣根部。干下型室缺应用带垫片褥式缝合时上缘垫片放在肺动脉瓣窦内。用 2～4 根带小垫片 3-0 或 4-0 涤纶或聚丙烯双头针线,自肺动脉瓣窦内经瓣环穿出,然后穿过补片上缘作褥式缝合,缝毕后将补片靠拢定位,缝线一一结扎,完成上缘的修补。室间隔缺损的其余边缘作连续或间断缝合。

(2)术中注意事项

1)无论采用何种手术进路和方法,都要确保缺损修复严密,避免邻近重要组织结构如传导系统、瓣膜等的损伤,维持修复部位正常的外观形态,以免术后残留杂音或血流动力学异常。

2)麻醉诱导,气管插管,心内外探查及心脏插管均易诱发心律紊乱。要防止缺氧,手术操作应轻柔。如发生心室颤动,可电击除颤,并迅速建立体外循环。

3)膜周部室间隔缺损后下缘缝线应缝在三尖瓣隔瓣根部和窦部室间隔之右心室面,其深度以不穿越室间隔厚度的 1/2～2/3 为度。应防止过度牵拉和钳夹缺损边缘。如出现完全性房室传导阻滞,怀疑因缝合损伤所致,应再次转流,拆除部分缝线。如考虑与牵拉损伤有关,可应用异丙肾上腺素和氟美松等药物。安放临时心肌起搏导线,行临时起搏。

4)巨大的膜周、肌部混合型缺损范围可同时累及流入道、肌小梁和流出道,修补时要注意补片大小适当,以避免术后室间隔的异常摆动。此外,最好采用不漏血的材料如自体心包、Gore-Tex 片等,以避免术后发生溶血。

5)高位室间隔缺损,尤其是干下型缺损多伴有不同程度的主动脉瓣脱垂,并可掩盖部分缺损的边缘。手术修补时,缝线应缝在主动脉瓣环上,其间距不宜过大,切勿缝到主动脉瓣上。术中一旦发现主动脉瓣关闭不全,必须及时拆除缝线,重新缝合。

6)修补完成后,要认真检查除外残余分流。要仔细触摸心表震颤是否消失。对有疑问者应及时经食管超声检查,如发现残余分流,应再次转机修复。

7)应防止损伤三尖瓣及其腱索。三尖瓣隔瓣根部缝线,距瓣环不要过远,间距勿过大。以补片修复时,应将补片推放到确切的位置,防止将三尖瓣压在补片下方。如行三尖瓣切开时,应妥善缝合和修复。

(八)主要并发症及处理

1.室间隔残余分流 多发室间隔缺损修补时遗漏、术中显露不良而漏缝,以及组织撕裂等均可导致术后残余分流。术中应尽早发现和处理。术中食管超声检查可提供直观的佐证。缝线撕脱多发生于术后 1～3 天。主要原因是手术修复时缝合过浅,三尖瓣隔瓣基底部瓣膜组织薄,结扎缝线时未扎紧,结扎线撕脱等。临床检查可发现心前区收缩期杂音,甚至有收缩期震颤。超声心动图检查可确定诊断。撕裂口较小,患者无症状,可暂不手术,密切观察,有时可自行闭合。否则应手术。

2.Ⅲ度房室传导阻滞 如出现Ⅲ度房室传导阻滞,可应用 654-2、阿托品或异丙肾上腺素等药物。如仍无效,可拆除可疑损伤传导束的缝线,重新缝合。安装心表起搏导线,用临时起搏调控心率,并加用提高心率、加快房室传导的药物。手术后 1 个月仍无改善者,应做电生理检查,必要时安装永久性起搏器。

3.低心排出量综合征　多由于心肌收缩力严重受抑制,应给予正性肌力药物,常用的是多巴胺、多巴酚酊胺及肾上腺素。心率慢时可应用异丙肾上腺素。以后改用洋地黄类药物,如西地兰,以增强心肌收缩力。

（九）手术结果及随访

由于麻醉、体外循环、心肌保护、手术技术及相关科技的发展,室间隔缺损手术治疗效果有了很大的提高。总的手术死亡率为 1%以下,而单纯性室间隔缺损手术死亡率已降低到接近于零。

二、左室右房通道

（一）概述

左心室－右心房通道(left ventricular－right atrial communication)系指膜样室间隔的缺损出现左心室至右心房分流的先天性心脏病。其发生率占先天性心脏病的 0.08%。心脏膜样间隔由于三尖瓣和二尖瓣环的附着而分隔成心房间隔和心室间隔两部分的,三尖瓣的附着部位低于二尖瓣。因此,这个部位的间隔为右心房和左心室所共有,而在这一部位发生缺损,分流即由左心室直接进入右心房。

（二）病理解剖及重要毗邻关系

左心室－右心房发生分流大致有以下几种情况:①右心房底的膜部间隔缺损,造成左心室与右心房直接交通;②膜部室间隔缺损缘与三尖瓣隔瓣缘粘连,且穿通造成左心室－右心房交通;③膜部室间隔缺损加三尖瓣隔瓣部分缺损引起。

左心室－右心房通道位于三尖瓣隔瓣之上和二尖瓣前瓣之下,缺损小,房室瓣通常无畸形。

（三）病理生理

左心室－右心房通道,缺损一般较小,因左心室的压力明显高于右心房,故为左心室向右心房分流,以右心房及右心室扩大为主要特征。肺循环血流量大于体循环血流量,肺血增多,左心负荷增加。

（四）临床表现及诊断

1.症状　小缺损因为分流量小而不产生任何症状,患儿生长、发育也正常。大缺损,分流量较大时患儿可出现心悸、活动耐力减低,易罹患呼吸道感染。

2.体征　局部体征明显,于胸骨左缘 3～4 肋间可闻及Ⅲ～Ⅳ以上粗糙的全收缩期杂音,伴有震颤,杂音位置表浅。肺动脉瓣第 2 音正常或稍增强。

3.心电图检查　往往正常或有左心室高电压,P 波高尖,电轴左偏及Ⅰ度房室传导阻滞。

4.X 线检查　提示右心房扩大或伴有右心室增大,肺动脉增宽,轻度左心室增大,肺血正常或稍增多。

5.二维超声心动图检查　能准确显示缺损部位、大小、形态及与相邻心脏结构的关系。彩色多普勒可以显示分流的部位。

6.心导管检查及心血管造影　不作为常规检查,但对于瓣膜病变及超声检查难以确定诊断者,是一项值得推荐的手段。

（五）手术适应证及禁忌证

1.适应证　由于左心室的压力明显高于右心房,左心室向右心房分流时限长,右心房压力增高,故一经诊断明确,均应手术治疗。

2.禁忌证　严重肝肾功能损害及感染活动期等。

(六)术前准备

对伴有心功能不全者,可应用强心、利尿等药物治疗;对伴有细菌性心内膜炎的患者,选用适当的抗生素治疗,有效者可待病情稳定后进行择期手术。有赘生物的病例,可尽早或急症手术治疗。

(七)手术方法及注意事项

1.手术方法

(1)胸部正中切口,按常规建立体外循环,主动脉根冷停跳液或冷氧合稀释血停搏液顺行灌注停搏。

(2)平行并距离房室沟1~2cm作右心房切口,应用宽拉钩将切口前壁向上牵拉,显露三尖瓣口。

(3)探查左心室一右心房通道并确定其病变情况和周围关系,应特别注意三尖瓣环及传导系统与这类缺损的关系。

(4)小缺损可用4-0带小垫片缝线作间断褥式缝合,0.6cm以上的缺损应用补片修补,缝合缺损后下缘时缝线要置于右心室面,避免损伤传导束。

(5)缝合右心房切口,可应用4-0缝线作间断褥式缝合或单纯连续缝合。

2.术中注意事项

(1)左心室一右心房通道伴三尖瓣隔瓣裂时,缝合到隔瓣裂的底部要注意防止传导束损伤,这部分缝线最好置于瓣叶裂基部两侧的组织上。

(2)左右心室之间的膜部组织不完整,三尖瓣环位于缺损的心室侧或同时有室间隔膜部缺损存在,房室传导束均从膜部间隔的后下缘通过,手术时应注意防止损伤。

(八)主要并发症及处理

1.Ⅲ度房室传导阻滞　准确掌握缺损与房室传导束的关系,术中避免对传导束部位钳夹、提拉、吸引、缝合。心脏复跳后,如出现Ⅲ度房室传导阻滞,宜应用654-2、阿托品或异丙肾上腺素等药物。如仍无效,可拆除可疑损伤传导束的缝线,重新缝合。手术后1个月仍无改善者,应做电生理检查,必要时安装永久性起搏器。

2.残余分流　术中应尽早发现和处理。缝线撕脱多发生于术后1~3天,主要是手术修复时缝合过浅,三尖瓣隔瓣基底部瓣膜组织薄,结扎缝线时未扎紧,结扎线撕脱等。超声心动图检查可确定诊断。撕裂口较小,无症状,可暂不手术,密切观察,否则应再次手术修复。

(九)手术结果及随访

手术治疗效果良好,术后杂音消失,心功能恢复。单纯性左心室一右心房通道手术死亡率已降低到接近零。

(李鸣)

第二章 胸外科疾病

第一节 胸部外伤

一、胸壁软组织损伤

（一）概述

胸壁软组织损伤是指胸壁的皮肤、皮下组织、胸肌及肋间组织在外力的作用下,造成的机械性损伤,占胸部损伤的40%～60%。表浅的软组织损伤如擦伤、挫伤等,一般在临床上无任何重要性,但是如果发生广泛挫裂伤或穿透伤,就可产生严重的影响。

胸壁软组织损伤按其皮肤有无破裂有开放和闭合性之分。开放性损伤中,根据胸壁伤口与胸膜腔或与纵隔有无相通,又分为穿透伤和非穿透伤。

（二）病因

闭合性损伤多因挤压伤、钝器打击伤、爆震伤等所致。轻者可导致胸壁软组织挫伤,重者造成胸壁肌纤维断裂和血管损伤。

开放性损伤可由锐器、钝器和火器等致伤物造成,常见的损伤有胸壁擦皮伤、挫裂伤、刺伤、切伤、火器伤。

（三）诊断与鉴别诊断

1.局限性疼痛,深呼吸、咳嗽时加剧。

2.闭合性损伤可见胸壁皮肤淤斑、局部血肿。开放性损伤可见胸壁伤口,伤口的类型因致伤物不同而表现各异。擦伤的伤口皮肤表面有擦痕,同时伴有组织液渗出,点状出血;挫裂伤的伤口边缘不整齐,周围组织挫伤较重;刺伤的伤口小而深,有时可见伤口内遗留的致伤物;切伤的伤口多呈直线状,边缘整齐,周围组织损伤较轻,出血较多;火器伤的伤口周围组织损伤较大,污染较重,致伤物可遗留在胸壁组织内。

3.其他如合并胸廓骨折、胸膜和胸内脏器的损伤,则有相应的症状和体征。

如有胸部创伤史,胸壁有淤斑、血肿或伤口,诊断即可确定。但要仔细判断受伤范围,实际损伤常较胸壁表面所显示的严重。

（四）治疗

1.闭合性胸壁损伤 轻度挫伤可不必治疗,重者可采取对症治疗:

(1)口服止痛剂。

(2)中药或中成药活血化瘀。

(3)处理合并症,如胸壁血肿可行穿刺抽出积血或切开引流。

(4)适量应用抗生素防治感染。

2.开放性胸壁损伤

(1)处理伤口:伤口周围以碘伏或75%乙醇溶液消毒,创面用3%过氧化氢溶液和无菌生理盐水棉球擦拭、反复冲洗,再用碘伏或新洁尔灭浸泡。伤口内异物和无生机的组织应全部清除,伤口污染不重时可做一期缝合,否则延期缝合。胸壁皮擦伤则在伤面清洗后,涂以碘伏或敷以凡士林纱布。

（2）口服或肌内注射止痛剂。

（3）除胸壁皮肤擦伤外，均应注射破伤风抗毒血清。

（4）适量应用抗生素。

3. 穿透性胸壁损伤　立即封闭伤口，可用凡士林纱布包扎 5～6 层，在患者深呼气末时封闭伤口，再用棉垫覆盖，加压包扎，待病情稳定后，进行清创缝合和胸腔闭式引流。如胸壁伤口较大，应在全麻下行清创术，并修补胸壁缺损，术后放置胸腔闭式引流。

二、气胸

（一）概述

胸部损伤时，空气经胸部伤口、肺、气管和食管破裂口进入和已存在的胸膜腔中，造成正常负压消失，称为气胸。气胸可分为闭合性、开放性和张力性 3 类。根据胸膜腔积气量及肺萎陷程度可分为小量、中量和大量气胸。小量气胸指肺萎陷在 30% 以下，中量气胸肺萎陷在 30%～50%，而大量气胸肺萎陷在 50% 以上。

（二）临床特点

1. 闭合性气胸（closed pneumothorax）　闭合性气胸多见于胸部钝伤，肋骨骨折端刺伤肺组织，或者胸壁穿透性损伤，伤口很小，空气进入胸膜腔后伤口闭合，气体不再增加。闭合性气胸的胸内压仍低于大气压，胸膜腔积气量决定伤侧肺萎陷的程度。临床表现取决胸膜腔内积气的量与速度，小量气胸患者可无症状或仅有轻度气短，中量和大量气胸呈现胸痛、胸闷和呼吸短促，重者可有明显的呼吸困难。

2. 开放性气胸（open pneumothorax）（吮吸性胸部创口）　枪弹、爆炸伤造成胸壁缺损，胸膜腔和外界沟通，伤侧肺即刻完全萎陷，纵隔推移至对侧，压迫健侧肺，通气不足，塌陷肺泡区域的血液不能氧合，肺动、静脉分流增加，引起全身缺氧及二氧化碳蓄积。吸气时伤侧肺内部分吸入健侧肺内，呼气时健侧肺部残气不能全部排出。空气出入量与胸壁伤口大小有密切关系，伤口大于气管口径时，空气出入量多，胸内压几乎等于大气压，伤侧肺将完全萎陷，丧失呼吸功能。伤侧胸内压显著高于健侧，纵隔向健侧移位，进一步使健侧肺扩张受限。呼、吸气时，两侧胸膜腔压力不均衡出现周期性变化，使纵隔在吸气时移向健侧，呼气时移向伤侧，称为纵隔扑动，影响回心血量及循环障碍。

3. 张力性气胸（tension pneumothorax）　因肺、支气管、胸壁损伤创口呈单通道活瓣膜作用，吸气时空气进入胸膜腔，呼气时活瓣关闭，造成空气只进不出现象，胸膜腔内压力逐渐增高。张力性气胸可见于人工呼吸机正压通气时及损伤的肋骨断端刺破肺时。急剧增高的胸内压力压迫患侧肺，推移纵隔，健侧肺也受压。气体交换严重受限，静脉回流受阻，心排血量下降，组织缺氧。患者伤侧胸廓饱满，多伴皮下气肿、严重呼吸困难、发绀和休克。

（三）诊断

1. 胸外伤时，闭合性气胸患者一般经胸部 X 片可确认。

2. 开放性气胸有明显的吮吸性胸部伤口时，气体通过创口发出有特征的声音，诊断并不困难。

3. 张力性气胸患者表现为严重或极度呼吸困难、烦躁、意识障碍、呼吸窘迫、发绀、大汗淋漓，气管明显健侧移位，颈静脉怒张，多有皮下气肿。在锁骨中线第 2 肋间刺入带注射器的粗针头,若针筒芯被空气顶出即可诊断,不少患者有脉细快、血压下降等循环障碍表现。

4.创伤性气胸根据肺受压的程度不一,可发现患侧胸部饱满,呼吸运动减弱,叩诊鼓音,气管移向健侧,呼吸音减低或消失。

5.病情允许应摄 X 线胸片,以了解气胸程度,排除血胸和胸内异物,作为治疗的参考。

6.必要时可做 CT、MRI 等检查。

(四)鉴别诊断

自发性气胸有时酷似其他心、肺疾患,应予鉴别。

1.支气管哮喘和阻塞性肺气肿 有气急和呼吸困难,体征亦与自发性气胸相似,但肺气肿呼吸困难是长期缓慢加重的,支气管哮喘患者有多年哮喘反复发作史。当哮喘和肺气肿患者呼吸困难突然加重且有胸痛,应考虑并发气胸的可能,X 线检查可以做出鉴别。

2.急性心肌梗死 急性心肌梗死患者亦有急起胸痛、胸闷,甚至呼吸困难、休克等临床表现,但常有高血压、动脉粥样硬化、冠心病史。体征、心电图、超声心动图和 X 线胸透有助于诊断。

3.肺栓塞 有胸痛、呼吸困难和发绀等酷似自发性气胸的临床表现,但患者往往有咯血和低热,并常有下肢或盆腔栓塞性静脉炎、骨折、严重心脏病、心房纤颤等病史,或发生在长期卧床的老年患者。体检和 X 线检查有助于鉴别。

4.肺大疱 位于肺周边部位的肺大疱有时在 X 线下被误为气胸。肺大疱可因先天发育形成,肺大疱也可因支气管内活瓣阻塞而形成张力性囊腔或巨型空腔,起病缓慢,气急不剧烈,从不同角度做胸部透视,可见肺大疱或支气管源囊肿为圆形或卵圆形透光区,在大疱的边缘看不到发线状气胸线,疱内有细小的条纹理,为肺小叶或血管的残遗物。肺大疱向周围膨胀,将肺压向肺尖区、肋膈角和心膈角,而气胸则呈胸外侧的透光带,其中无肺纹可见。肺大疱内压力与大气压相仿,抽气后,大疱容积无显著改变。CT 检查有助于鉴别诊断。

5.自发性气胸 胸膜腔由胸膜壁层和脏层构成,是不含空气的密闭的潜在性腔隙,任何原因使胸膜破损,空气进入胸膜腔,称为气胸。最常见的气胸是因肺部疾病使肺组织和脏层胸膜破裂,或者靠近肺表面的肺大疱、细小气肺泡自行破裂,肺和支气管内空气逸入胸膜腔,称为自发性气胸。

6.其他 如消化性溃疡穿孔、膈疝、胸膜炎和肺癌等,有时应鉴别因急起的胸痛、上腹痛和气急等。

(五)治疗

1.闭合性气胸

(1)发生气胸时间较长且积气量少(<20%)的患者,患者自觉症状不明显,可先不予特殊处理,观察治疗,待其自行吸收,胸腔内的积气一般可在 1~2 周内自行吸收。

(2)中等量以上者,尽早置入胸腔闭式引流管,使肺尽快复张,减少并发症。针刺抽气的成功率约 53%,闭式胸腔引流术有效率 97%。插管部位选择腋前线第 4、第 5 肋间,有利于引流和肺复张。置管后 48 小时,无气泡溢出,X 线胸片证实患肺膨胀良好,可拔出胸管。

(3)连枷胸并发少量气胸,使用人工呼吸机辅助前应预防性置胸管,防止正压呼吸加重气胸或形成张力性气胸。

2.开放性气胸

(1)应快速闭合胸壁缺损,恢复胸膜腔负压,使其变为闭合性气胸,赢得挽救生命的时间。

使用无菌凡士林纱布包扎 5～6 层,大小超过伤口边缘 4cm 以上,在患者用力呼气末覆盖伤口,再用棉垫敷料,加压包扎。暂时阻止开放性气胸的发展,应尽早进行清创缝合,或胸壁缺损修补。

(2)术后腋中线第 5、第 6 肋间隙置胸腔闭式引流管,接水封瓶,负压吸引,并给予抗生素,鼓励患者咳嗽排痰,预防感染,如疑有胸腔内脏器损伤或进行性出血,则需开胸探查。

3. 张力性气胸

(1)应立即排气减压,情况紧急,可在锁骨中线第 2 肋间插入粗针头排气。若患者有穿透性伤口,可用戴手套的手指或钳子深入创口,扩大以减压。这些措施使张力性气胸变为开放性气胸,病情稍加改善后,第 5、第 6 肋间隙腋中线置胸腔闭式引流管,负压吸引。

(2)如果病情已经发展到呼吸衰竭,置胸管后应当使用气管插管,人工呼吸机辅助和给氧。张力性气胸合并支管破裂者,胸腔引流瓶内大量气泡,患侧肺不张,需急诊开胸修补。

4. 闭式胸腔引流术的适应证

(1)中大量气胸,开放性气胸,张力性气胸。

(2)胸腔穿刺术治疗下气体增加者。

(3)需使用机械通气或人工通气的气胸或血胸者。

(4)拔出胸腔引流管后气胸或血胸复发者。

5. 闭式胸腔引流术的方式　气胸一般在胸壁锁骨中线第 2 肋间置入胸管,而血胸则选在腋中线或腋后线第 6 肋或第 7 肋间。常规消毒铺巾后,局部全层浸润麻醉所需切开的胸壁,切开皮肤,钝性分离肌层,经肋骨上缘置入 32F 胸腔引流管。引流管的侧孔应深入胸腔内 2～3cm,外接闭式引流装置。术后经常挤压引流管以保持管腔通畅,并记录每小时或 24 小时引流液量。

三、肺爆震伤

(一)概述

冲击波本身直接作用于人体所造成的损伤称为爆震伤。同时,冲击波的动压(高速气流冲击力)将人体抛掷和撞击以及作用于其他物体后再对人体造成间接损伤。冲击波的高温可引起体表或呼吸道烧伤。冲击波可使人体所有组织器官损伤,其中含气器官尤易损伤。组织器官损伤的程度取决于压力峰值的大小、正压作用时间长短以及压力上升速度快慢。

在理论上,冲击伤既包括冲击波的超压－负压引起的直接损伤即爆震伤,还包括动压引起的损伤和烧伤,但在临床上,冲击伤与爆震伤常混为一谈。

肺是冲击波作用的"靶器官",较之其他脏器损伤机会多,程度重,且有其不同的特点。肺爆震伤的主要病理改变是肺泡破裂和肺泡内出血,其次是肺水肿和气肿,有时伴肺破裂。肺出血可由斑点状至弥漫性不等,重者可见相当于肋间隙下的相互平行条状的肺实质出血。肺实质内血管破裂可形成血肿,甚至可出现血凝块堵塞气管而迅速致死。肺水肿轻者为间质性或肺泡腔内含有少量积液,重者可见大量的水肿液溢至支气管以至气管内,常混有血液,呈血性泡沫液。肺出血和水肿可致肺不张。肺气肿可为间质性或肺泡性,重者在胸膜下出现含有血和气的肺大疱,发生肺破裂时可引起血胸或血气胸。

肺爆震伤的受伤机制是,爆炸产生的高压气浪冲击胸部使胸壁撞击肺组织,紧随高压后的负压波使肺脏碰撞胸壁而产生肺挫伤,肺毛细血管出血,小支气管和肺泡破裂,肺组织广泛性渗出、肺水肿，严重者可有血气胸，危及生命。因此，伤后患者迅速出现呼吸困难和低氧血症，火药爆炸等原因所致的肺爆震伤多数复合重度烧伤、骨折等，构成严重的复合伤。

发生爆炸时产生的巨大气流（即冲击波）冲击患者的胸部、胸壁，撞击肺组织，因反作用原理，冲击波过后，肺脏再回撞胸壁，这两次加压和减压的损伤，引起肺实质毛细血管的破裂出血，与肋骨相对应的肺表面尤为明显。由于小支气管和肺泡也受影响，破裂后与血管相通，使肺泡为血和组织液充满，失去通气及弥散功能，严重缺氧；气体也可进入肺静脉，引起全身性空气栓塞，有些病例常因冠状动脉和脑血管气栓立即致死。

（二）临床特点

1.冲击伤的临床特点

（1）多处损伤，常为多发伤或复合伤，伤情复杂。

（2）外轻内重，体表可完好无损，但有明显的症状和严重内脏损伤。

（3）迅速发展，多在伤后 6 小时内也可在伤后 1～2 天发展到高峰，一旦机体代偿功能失调，伤情可急转直下，难以救治。

2.肺爆震伤的临床表现　因伤情轻重不同而有所差异。轻者仅有短暂的胸痛、胸闷或憋气感。稍重者伤后 1～3 天出现咳嗽、咯血或血丝痰，少数有呼吸困难，听诊可闻及变化不定的散在性湿啰音或捻发音。严重者可出现明显的呼吸困难、发绀、血性泡沫痰等，常伴休克。此外，常伴有其他脏器损伤的表现。血气检查可出现轻重不等的异常结果。

根据爆炸病史、临床表现和 X 线检查，肺爆震伤容易确诊，但应注意其外轻内重、迅速发展和常有合并伤的特点，慎勿误诊和漏诊。

3.在急诊检查患者时，胸壁或面额部均未发现外伤，但患者多处于昏睡状态，少言语不愿答话，呼吸极度困难，吐白沫痰，多数患者有咯血。

4.由于肺循环严重损坏，并发右心衰竭或因冠状动脉气栓并发急性心肌梗死，引起严重的心律失常和低血压。

5.爆炸的冲击波也可造成脑和脊髓挫伤。脑血管气栓、呼吸循环衰竭都造成脑缺血而引起昏迷。冲击波也可击破鼓膜和引起胃肠道出血。

（三）诊断

1.体征　有暴露于爆炸地点的病史，根据查体发现有上述各种症状和体征，应高度怀疑肺爆震伤。

2.影像学检查　病情允许做卧位 X 线胸片，即可发现全肺均有广泛的、不透明的斑点状阴影；胸部 CT 检查表现为密度增高的云絮状阴影，提示肺泡及肺间质出血。

3.实验室检查　血红蛋白和红细胞因肺及胃肠道广泛出血而降低，血气分析显示严重缺氧和酸中毒，心肌酶谱增高，即可证实诊断。

4.其他检查　心电图检查可发现房性或室性心律失常和心肌缺血。

（四）鉴别诊断

应注意其外轻内重、迅速发展和常有合并伤的特点，慎勿误诊和漏诊。

1.肺爆震伤的主要病理改变是肺泡破裂和肺泡内出血，其次是肺水肿和气肿，有时伴肺破裂。肺出血可由斑点状至弥漫性不等，重者可见相当于肋间隙下的相互平行条状的肺实质出血。肺实质内血管破裂可形成血肿，甚至可出现血凝块堵塞气管而迅速致死。肺水肿轻者为间质性或肺泡腔内含有少量积液，重者可见大量的水肿液溢至支气管以至气管内，常混有血液,呈血性泡沫液。肺出血和水肿可致肺不张。

2.肺气肿可为间质性或肺泡性,重者在胸膜下出现含有血和气的肺大疱,发生肺破裂时可引起血胸或血气胸。

(五)治疗

1.对肺爆震伤患者应给予特别护理,进行呼吸、血压、脉搏及血气的监测,安置鼻导管或面罩给予100%浓度的氧吸入,清洁并吸引口鼻腔及咽部的分泌物,以保持呼吸道通畅,插入鼻胃管以观察胃肠道出血情况,严格控制输液量以减轻肺水肿,尽可能安置中心静脉导管,持续进行中心静脉压监测,以便调整输入液量及其速度。

2.为预防肺部感染,在急诊室即开始静脉给予抗生素。

3.有人认为,肺爆震伤患者的小支气管和肺泡因破裂与肺小血管沟通,禁忌做人工辅助呼吸,否则可能引起严重的全身性气栓。

4.疑有痰痂阻塞气道时应立即进行纤维支气管镜检查,去除痰痂并做冲洗。对呼吸道内的出血点给予电凝止血,呼吸困难不见改善,低氧血症持续的患者应用呼吸机辅助呼吸,以高频通气或呼吸末正压通气模式辅助呼吸,尽量使 $PaO_2>80mmHg$,$SaO_2>90\%$,给予超声雾化吸入湿化气道,促进痰液排出,去除异物刺激,减少各种炎性介质的作用。呼吸机的使用应遵循"早上机、早撤机、个性化"的原则。

5.短期应用肾上腺皮质激素,可降低毛细血管通透性,改善病情。

6.患者应收住 ICU 病房,在有条件时应送入高压氧舱进行治疗。

(六)预防

在发现爆炸前,如来不及躲避,应立即就地或在附近凹地处卧倒,足向爆炸点。这样,处在扇形冲击波以外的死角区,可减轻或免遭冲击波的损伤。

本病的预防最主要是要积极地预防各种并发症的发生。如对于烧伤的患者,积极控制感染,防止肺部感染的发生。对需要上肺呼吸机的患者,应遵循呼吸机"早上机、早撤机、个性化"的原则。且应争取早日脱机,避免呼吸机依赖。对怀疑有呼吸道阻塞危险的患者,可提早进行气管切开。

四、气管和支气管损伤

(一)概述

胸部穿透伤或严重的钝性创伤均可造成气管或支气管撕裂或离断,交通事故是气管、支气管损伤的主要原因,且逐年上升。国内文献报道其发病率占胸外伤的 $0.8\%\sim1.7\%$,国外报道达 $3\%\sim6\%$。

本病根据致伤原因可分为开放性和闭合性损伤,也有人把开放性锐器伤所致的气管、支气管损伤与闭合性损伤所致的支气管断裂区别开来,因为两者发生支气管断裂的机制不同。前者多见于肺裂伤断面的细支气管损伤或支气管部分损伤;而后者是由于钝性暴力和腹腔压力升高及膈肌升高两者的相反作用力导致支气管断裂。

按损伤部位可分为胸膜腔型(断裂部位与胸膜腔相通)和纵隔内型(断裂口位于纵隔与胸膜腔不相通),前者临床上多见。左右两侧支气管的受累机会大致相等,气管和主支气管可以完全断裂,两断端间可有长达数厘米的距离,也可部分断裂,两端仍部分连接。

(二)发病机制

　　胸部钝性创伤所引起的气管和支气管损伤的发病机制尚不十分清楚，一般认为主要与胸部钝性创伤所引起的剪切力有关，气管被压于脊椎、声门关闭时呼吸道膨胀，气管和支气管突然垂直伸展等因素可能与此有关。

　　90％的撕裂口在距隆嵴2.5cm以内，典型的撕裂是环形和不完全的、罕见的撕裂是沿气管膜部与软骨环连结线垂直的撕裂。支气管完全离断常见，而气管离断极少见。

　　（三）诊断

　　1.类型　　气管和主支气管有多种类型的撕裂。临床症状取决于撕裂的位置、大小、支气管血管有否撕破和纵隔胸膜是否完整。这些患者可能有以下一个或多个症状，大咯血、呼吸道梗阻、进行性纵隔或皮下气肿、气胸或张力性气胸，持续漏气或大面积的肺萎陷。另有报道，发现82例支气管撕裂的患者中，只有55例有气胸，21例有张力性气胸，约50％的病例有皮下气肿，而胸部骨结构骨折只在1/4病例发现，91％超过30岁的病例有骨折，累及上3根肋骨。当两断端有组织相连时，胸腔闭式引流可能无明显气泡溢出，但患者出现进行性的肺不张。

　　2.临床特点

　　（1）胸部创伤后的支气管断裂在临床上主要表现为呼吸困难、颈部皮下或纵隔气肿、气胸或张力性气胸、血气胸、发绀。气胸患者在放入胸腔引流管之后，由于吸入气体直接从胸管溢出，反而使呼吸困难加重支气管损伤均合并不同程度的出血。

　　上述临床症状取决于撕裂的位置、大小、支气管血管有否撕破和纵隔胸膜是否完整，有人建议根据创伤性支气管断裂的损伤部位，将其分为两类即损伤的支气管近端开放于胸膜腔内（Ⅰ型）和近端不与胸膜腔相连（Ⅱ型）。Ⅰ型支气管断裂容易出现气胸、血胸等，而Ⅱ型支气管断裂则以纵隔气肿为主。

　　（2）当气管或支气管撕裂而纵隔胸膜完整，则产生纵隔和颈部皮下气肿，但纵隔撕破时就会引起气胸，通常表现为张力气胸或持续漏气的气胸。产生张力气胸的原因是由于离呼吸道裂口有一段距离的胸膜被撕破，形成一块活塞似的纵隔胸膜瓣，吸气时覆盖裂口，呼气时被冲开，所幸张力性气胸并不常见。

　　（3）另一个常见的形式是支气管完全离断，两残端分离相距数厘米（很快就被分泌物封闭），但其周围软组织完整无损。这样，气胸不会出现，也无皮下气肿或纵隔气肿。这些患者早期表现为完全性一侧肺不张，而后期并发支气管狭窄，很少有残肺感染的报道。

　　（四）鉴别诊断

　　1.对于存在以下情况者应高度怀疑支气管断裂：

　　（1）胸腔闭式引流术后肺仍不膨胀。

　　（2）有纵隔或颈部气肿。

　　（3）有上胸部肋骨骨折。

　　（4）伤侧肺被压缩并向心膈角区下垂。胸腔闭式引流有气体持续逸出也应考虑本病。

　　2.外伤性支气管断裂容易误诊或延误诊断，对怀疑有此损伤的患者，应加以注意。常见原因有：

　　（1）患者常合并多脏器，多部位严重创伤，就诊时医生只注意明显的其他脏器损伤，而忽视了症状隐蔽的支气管断裂。

　　（2）胸腔闭式引流使胸膜腔内减压，断裂的支气管残端未脱入胸膜腔内，在纵隔内回缩，完全分离,周围软组织收缩、粘连,加上近侧端被血凝块、分泌物、纤维素堵塞、填充,使漏气停止,症状缓解,转移了医师的注意力。

(3)部分性断裂与胸膜腔有极小的通道或无通道,迅速被封闭,气道仍能通畅,肺暂时扩张,但后期排痰受阻,表现出"延迟性肺萎陷"或感染形成肺炎、肺脓肿。

3.支气管撕裂均合并不同程度的出血,当患者来急诊室后,大多数患者的支气管出血已停止或未被咯出,只当大出血时,患者才出现咯血症状。胸部损伤后严重咯血症状不可忽视,即使无气管和支气管断离的其他指征,也应立刻考虑做支气管镜检查。

4.支气管撕裂后并发大咯血是胸外科急诊最难处理的一个并发症,应送患者到手术室,做好开胸准备,同时做X线胸片,如高度怀疑或可确诊,则迅速麻醉开胸,结扎或缝扎止血,一期修补支气管裂口。但不少病例由于做气管镜检或在麻醉诱导和气管插管过程中,由于血液堵塞呼吸道,未能及时排除而致死。因此,诊断性支气管镜检在并发大咯血的病例,必须十分慎重,尽可能不做手术。

5.对严重胸部钝性创伤的患者,来急诊时即有严重呼吸困难和发绀,查体发现张力性气胸、颈部或胸部严重皮下气肿或一侧肺不张体征。应先处理张力性气胸和气胸,安置胸腔闭式引流。发现大量气体持续外漏,随着吸气动作而加重,根据上述体征即可确诊。待病情平稳后,立即做X线胸片证实诊断。

6.对大多数无并发大咯血的病例,不必急于做支纤镜检查或其他检查。对于支气管断端软组织完整的患者,早期可无胸及皮下气肿的表现,但很快出现全肺不张,胸腔闭式引流管水柱波动大,但无气泡溢出,且不能使肺复张,此时应及早行纤支镜检查,明确诊断,尽早手术修补。

7.在对支气管损伤的诊断手段中,多排CT三维成像具有重要作用,但其可形成"伪影",造成假阳性的发生。应结合临床表现及其他检查加以鉴别。

8.当患者来急诊室后,大多数患者的支气管出血已停止或未被咯出,只当大出血时,患者才出现咯血症状,支气管断裂时部分肺的通气功能丧失造成较大的血液分流,故呼吸困难和发绀在两型支气管断裂均会出现。支气管断裂又可分为部分性断裂和完全性断裂两类,断裂近端可与胸膜腔相通或不与胸膜腔相遇。支气管部分性断裂气道仍有通气,但排痰受阻容易发生感染,如果处理不及时,将发生肺脓肿或脓气胸主支气管完全断裂,两残端分离相距数厘米,因断裂远端收缩后与外界隔绝或很快就被分泌物封闭,可不发生感染。患者早期表现为完全性一侧肺不张,而后期并发气管狭窄,很少有残肺感染的报道。可以保持数年、十数年当晚期手术时,吸除潴留的分泌物后,肺脏仍能复张,气管和主支气管可有多种类型的撕裂。

(五)治疗

1.急救措施 如发现患者大量咯血,血块引起呼吸道梗阻或发现张力性气胸,需采取急救措施。为清除积存在呼吸道的血液,争取做急诊气管切开术。为缓解张力性气胸,应立刻用大号针头,从前胸第2肋间刺入胸腔排气,此后应安放胸腔闭式引流,负压吸引,以排除胸膜腔内的气体。如有大量漏气,必须使用大号胸管(直径1~2cm)和有效地吸引系统,使漏入胸膜腔的气体全部排出。应严密观察病情,如漏气严重,患者一般情况不断恶化,应送手术室做开胸术,进行裂口修补。

纵隔气肿和皮下气肿,而无明显张力气胸的患者。初期处理,通常安置胸管做简单的水封瓶引流。如漏气多且持续,即使连续做负压吸引,也不能使肺复张。为明确诊断,应做支气管镜检,以进一步决定是否需早期修补。

2.手术治疗 如果只有 1/4～1/3 环形撕裂,或撕裂口直径<2.0cm,则不必手术处理,此种小的撕裂口都能自愈,且无狭窄并发症。另一种情况是所有大的、边缘不整的撕裂和支气管完全离断的病例,都应手术修补。

(1)修补术:近 10 年来,早期修补的好处愈发得到共识。对气管和支气管损伤急诊患者,一经确诊且有修补手术适应证,即送手术室。在伤侧开胸,找出气管或支气管裂伤口后,撕裂边缘做简单的清创,用吸收缝线做间断缝合,这种方法较牢靠,且可预防形成肉芽组织及术后引起狭窄。对完全离断的支气管两残端,经清创后,用 4—0 聚丙烯缝线做褥式连续缝合或"U"形间断缝合,外用纵隔胸膜加固。手术中遇到小的漏气,可用手指间断压迫,边压、边缝合撕裂伤口。如能使用双腔气管插管或术中将带套囊的单腔导管送入对侧,则可避免从支气管裂口漏气,利于手术操作。在修复广泛撕裂的病例,可考虑使用体外循环机,在心肺转流下进行修补术。对损坏严重的患者,可考虑用人工气管材料进行修补,国内有报道同种气管移植获得 6 年长期生存。

(2)术后处理:气管、支气管修补术后除常规应用皮质类固醇、雾化吸入外,术后前 3 天,每日均在气管表面麻醉下行纤维支气管镜检查,除吸取积存支气管腔分泌物外(术后不鼓励患者咳嗽),还可局部滴入药物避免剧烈咳嗽对吻合口愈合的不良影响。术后 7～8 天,在吸取分泌物同时剪除吻合口的肉芽组织,是使吻合口保持通畅的有效方法。术后 1 周内,大部分患者可有肺膨胀不全,但纤维支气管镜检查时见其吻合口通畅良好。原因可能为受伤肺末级支气管的分泌物较多,术中仅能吸取较大支气管的分泌物,待断端吻合通畅后小支气管分泌物才逐渐上移,咳出(或吸除)后肺才得以逐渐完全复张,因此要进行积极的呼吸道护理。

(六)预后

1.较大撕裂伤的病例,多因急性呼吸衰竭死于现场,而小的撕裂往往不经外科手术而自愈。

2.创伤后 24 小时内 2/3 支气管撕裂的病例可得到肯定的诊断,早期修补撕裂口的成功率高达 90%。未被诊断的患者,后期表现为支气管狭窄或其他延误的形式。

3.延期修补在技术上比较困难,因为在破裂口周围有炎性或瘢痕组织增生。由于手术困难,使某些人对晚期气管或支气管狭窄的病例采用扩张术后安置记忆金属支架,但对严重狭窄的病例,只要有条件,都应做缩窄段切除重新吻合。

4.有资料证明,如无感染,多年已完全萎陷的肺脏,在其主支气管断端再吻合后,肺的主要功能还可恢复。

五、胸导管损伤

(一)概述

胸导管位于后胸壁胸膜外,无论是胸部穿透伤或钝性创伤均可损伤胸导管。如胸膜同时破裂,乳糜液直接流入胸膜腔形成乳糜胸;如胸膜完整,流出的乳糜液先积聚在胸膜外,逐渐增多,压力增大,胀破胸膜,溢入胸腔再形成乳糜胸。损伤性乳糜胸的真正发病率可能比报道的要高,因为许多只有少量乳糜液的病例难以查出,而在诊断成立之前早已被吸收。

(二)病因

心胸外科手术和交通事故是损伤胸导管的主要原因,刀刺伤和枪弹穿透伤也可损伤胸导管,但较少见。因炎症、血丝虫病或肿瘤侵犯造成胸导管梗阻后,当轻微的外伤,甚至剧烈的咳嗽或用力排便,也可导致胸导管破裂。

(三)诊断

1. 胸导管损伤后,在早期可无症状。乳糜液积聚需要时间,一般在外伤3天后,才逐渐形成明显的乳糜胸。直至恢复饮食,胸腔内积聚的淋巴液变为白色,才考虑到此病。在此之前,大多数病例均按单纯胸腔积液处理。

2. 初期乳糜胸表现为全身性丧失含高蛋白质的液体及液体占据胸膜腔空间的影响。患者因丧失脂肪和蛋白质而产生营养不良,很快消瘦,体重减轻,皮下水肿。每日丧失 $500\sim1000ml$ 乳糜液,引起脱水症状,口渴,尿少。

3. 实验室检查发现血浆蛋白迅速下降。大量乳糜液压迫肺和纵隔器官,引起呼吸困难,阻碍静脉回流,导致颈静脉怒张和心输出量减少。患者可能有低热,但继发感染罕见(除非多次胸穿污染),可能乳糜有抗菌的特性。晚期持久的乳糜胸可引起纤维胸。

(四)鉴别诊断

1. 当患者在胸部创伤几天后,因严重呼吸困难来急诊,查体发现伤侧胸腔有积液体征,直立位X线胸片证实伤侧有胸腔积液后,应立即做诊断性胸穿,抽出乳白色液体,送显微镜检查排除脓胸后,就应高度怀疑乳糜胸。

2. 乳糜液呈白色,碱性,无菌生长,所含淋巴细胞计数增高,明显高于多核细胞,蛋白质含量可达 $40\sim50g/L$,显微镜检查可见许多可折射的脂肪小珠。如将乳糜液放入试管中,加进乙醚,摇混后,乳白色的液体即变为无色液体,可发现一层脂肪飘浮于液体上面。

3. 在某些胸膜的感染和肿瘤性疾病时,可以出现大量浑浊类似乳糜的胸液,即假性乳糜液。假性乳糜胸液含有卵磷脂蛋白复合物,外观也呈牛奶状,主要由细胞变性分解造成,但细胞变性物质中脂肪含量很少,苏丹Ⅲ染色阴性,比重 <1.012 ,此种胸液沉渣中有大量细胞,但淋巴细胞较少,蛋白和胆固醇水平也低于真正之乳糜液。某些结核性胸膜炎胆固醇胸膜炎之胸液外观也容易与乳糜混淆,其中脂肪含量均较低,苏丹Ⅲ染色即可鉴别,且发生在外伤和手术后也属罕见。

(五)治疗

不存在胸导管恶性梗阻或上腔静脉压力无异常的患者,其损伤的胸导管都会自愈。

1. 经急诊检查确诊后即收住院。可试用重复穿刺吸引,每次抽液不应超过1000ml,可隔日穿刺,要严格注意无菌技术。抽液当日,最少经静脉输入血浆400ml或白蛋白20g。穿刺抽液是为了减少对肺和纵隔的压迫,使肺复张,导致脏层与壁层胸膜接合,封闭胸膜腔,有利于胸导管裂口的愈合。

2. 为补偿丧失的蛋白质,建议给予静脉营养,但对一般患者可给予高蛋白质、低糖和低脂肪的食物,间断输血、补液,以维持营养和水电解质的平衡。如经2周治疗不奏效,应考虑手术治疗。

3. 有下列指征者应考虑手术

(1)因丢失含高蛋白质的大量液体,使患者一般情况恶化,例如5天内丧失1500ml乳糜液。

(2)已形成纤维胸,使肺萎陷,肺无法膨胀复张。

(3)经2周保守治疗无效。

手术操作:在全身麻醉下进行。经右下胸后外侧切口,吸除胸膜腔内积存的乳糜液,切开纵隔胸膜,寻找破裂口。如为裂口,则在其上、下方分别结扎;如为断裂,结扎下断端即可;如找不到裂口,则在膈上结扎胸导管。为易于发现胸导管及找出破裂口,可在主动脉膈肌孔周围的膈肌内,注入少量染料,即可见染料沿纵隔上升,发现染料溢出处即为裂口所在的位置。术前将一根长的硅胶管插入上段空肠,在开胸后,将蓝色植物染料缓慢滴入,也会收到上述效果。更为简便的方法是在开胸后,将少量蓝色染料注入下段食管壁。术前淋巴管造影和放射性核素扫描,均有助于了解破裂口的位置。

4.近年来,不断提出以胸管引流负压吸引治疗乳糜胸。其机制是促使肺尽早复张,使脏层和壁层胸膜黏合,消灭胸膜腔,有利裂口愈合,而且,可以减少由于多次胸穿可能引起的感染和预防形成纤维胸。虽然这些探讨性研究的经验尚有限,但最少在理论上有一定的参考价值。

六、乳糜胸

(一)概述

各种先天性、创伤性或梗阻性的因素影响了胸导管或其较大分支的回流,致胸膜腔内积存了乳糜液,称为乳糜胸。实际上它是淋巴管的内瘘。乳糜胸是一种少见病,近年来随着胸部创伤发生率的升高以及胸心手术的开展,乳糜胸的发生率亦随之增加,同时对于乳糜胸的诊断和处理也不断地增添了新的内容。目前,乳糜胸的发病率为 $0.25\%\sim0.50\%$。

(二)病因

引起乳糜胸的原因很多,创伤、手术、肿瘤、结核、静脉栓塞、丝虫病等都可能造成乳糜胸。各种原因引起的乳糜胸发生率不同。文献报道恶性肿瘤引起者占 50%,手术后乳糜胸占 25%,未查明原因者占 25%。随着胸心外科手术的进展,尤其是心脏外科心内直视手术的广泛开展,手术后乳糜胸的发生率较前有所增加。中心静脉置管输液引起上腔静脉梗阻而致乳糜胸的报道,近年来亦渐增多。一般来说,乳糜胸的病因可分为以下几种。

1.先天性乳糜胸　是淋巴系统先天性发育结构异常,多于出生后发现有单发或多发乳糜瘘。胸导管先天性缺如或胚胎期胸导管的连接部分未能很好完成,致胸导管狭窄、梗阻,淋巴管广泛扩张和破裂,乳糜液可从胸导管、壁层胸膜、脏层胸膜下的淋巴管向外漏出。新生儿分娩过程中的产伤亦可产生乳糜胸,Robinson 就报道了 3 例。

2.外科手术后(医源性)乳糜胸　在胸导管附近的手术操作均有可能损伤胸导管主干及其分支,最容易损伤的部位在上胸部,如胸部交感神经链手术;中上段食管手术;心血管外科中松动主动脉弓的手术,如主动脉缩窄切除术、Blalock－Taussig 分流术、动脉导管切断缝合术等。先天性膈疝修补术、食管静脉曲张内镜下注射硬化剂偶可造成乳糜胸。在 1967 年,Roy 等人报道 17000 例胸心外科手术后出现 5 例乳糜胸,这个发生率较低,实际情况可能较此要高,为 $0.3\%\sim0.5\%$。手术后乳糜胸的症状在进食后表现明显,多在 1 周左右发现。外科医师应当警惕的是在远离胸导管部位手术时也可能发生异常胸导管及其分支的损伤,如肺叶切除、胸骨正中劈开切口的手术等。

3.非外科手术(创伤)后乳糜胸

(1)锐器伤:颈部、胸部、上腹部子弹、刺刀穿入伤可能伤及胸导管及其主要分支。这些损伤在伤后多被附近其他重要脏器的损伤所掩盖,早期不容易发现。

（2）钝性伤：椎管内压力增高，椎体突然过度伸展，可造成膈上胸导管撕裂，以前曾有过损伤或疾病使胸导管固定于脊柱时更容易发生。此外，爆震伤、挤压伤或剧烈咳嗽偶亦可致胸导管破裂。

闭合性损伤所致胸导管破裂在受伤与临床症状出现前常有一个间隔期，2～10天，也可长达几周或几个月。胸导管破裂后在纵隔内形成胸膜外乳糜肿，此乳糜肿增大到一定体积后始破入胸膜腔。它多位于右下肺韧带基底部。闭合性损伤所致乳糜胸只有约50％能自行闭合，其余50％若不经外科手术治疗终不免导致死亡。

4.非创伤性乳糜胸

（1）良性肿瘤：胸导管良性淋巴管瘤呈类似肿瘤样包块，形成单个或多个囊腔充满乳糜液，它易破入胸膜腔和心包腔，形成乳糜胸或乳糜心包。良性淋巴管瘤多发生于年轻患者。

（2）原发性胸导管恶性肿瘤：鲜有报道，而纵隔淋巴瘤或腹腔淋巴瘤是造成乳糜胸的重要原因。胸导管是恶性肿瘤播散的重要途径，晚期肿瘤患者活体或尸检时收集胸导管内淋巴液，发现恶性肿瘤细胞的出现率为16％～23％。

胸内或腹内原发性恶性肿瘤通过淋巴管继发地侵犯胸导管，一旦侵入管腔即可通过栓子或浸润进一步播散。恶性肿瘤侵犯胸导管的发生率估计为3.6％～30％。恶性肿瘤侵犯胸导管最终发生乳糜漏出，它可能是胸导管管壁本身被肿瘤侵蚀，也可能是肿瘤压迫胸导管造成梗阻，使胸导管内压力增加，其较大分支扩张后破裂。另一种情况是肿瘤将胸导管固定于附近脏器，此时很简单的呼吸运动或心脏跳动即可造成胸导管撕裂。

有人曾在肿瘤所致乳糜胸患者术前、术中行淋巴管造影，发现造影剂顺利地通过胸导管或侧支，未见到梗阻，这种乳糜瘘是由于肿瘤侵蚀管壁造成筛状穿孔所致。

（3）肿瘤性乳糜胸：可为单侧或双侧，乳糜胸后发生乳糜腹常提示腹膜后肿瘤，胸膜的恶性肿瘤也可合并乳糜胸，它系肿瘤造成多个胸膜乳糜瘘。

1）特异性炎症：胸腔、腹腔的细菌可带入胸导管，引起胸导管的特异性炎症，如胸内结核、丝虫病侵犯阻塞胸导管引起乳糜胸。纵隔放疗后的纤维化亦可产生乳糜胸。

2）循环障碍：胸导管进入左锁骨下静脉和左颈总静脉交界处的梗阻可致乳糜胸。其原因可为栓塞、炎症、肿瘤、创伤或某些尚未清楚的因素。

（三）临床表现及诊断

1.胸腔穿刺或胸管引流　胸腔穿刺或胸管引流发现乳糜液即可诊断，但是乳糜胸的病因诊断常不容易，有时需数月、数年，有的甚至需要尸检时方才明确产生乳糜胸的病因。

2.病史　对诊断先天性和创伤性乳糜胸有重要价值。

（1）新生儿乳糜胸开始为胸腔积液，喂奶后才出现乳糜。

（2）手术后乳糜胸常在术后7～10天进食后出现。

（3）闭合性创伤后乳糜胸多有外伤史，症状出现前常有一间隔期。乳糜液中加入乙醚后摇动，脂肪溶解，牛奶样浑浊变澄清即可肯定诊断。苏丹Ⅲ染色后在显微镜下检查可见脂肪球对于乳糜胸有特殊诊断价值。

3.淋巴管造影　乳糜胸除表现胸腔积液外无特异性X线征象。淋巴管造影术自1963年由Heilman和Collins首次描述以来，应用不断增多。淋巴管造影能直接观察淋巴系统的形态改变，如狭窄梗阻，并能显示淋巴外漏的部位和范围，有时可以帮助病因诊断。淋巴管造影是一有创伤的检查，操作稍复杂，有一定的禁忌证，有可能引起某些并发症。近年来，利用放射性核素淋巴显像技术诊断乳糜胸的报道逐渐增多。核素淋巴显像借助淋巴系统对标记化合物胶体颗粒或大分子的渗透吸收、转运、摄取和吞噬等作用,以显示淋巴通路的形态结构与引流功能,是一种生理性的无创检查,简单易行,无不良反应或并发症,并可重复应用,对于乳糜外溢不仅定性也能做定位诊断,并可用以术后监测疗效或预后。

4.其他 理论上许多检查都能对乳糜胸做出诊断,也能确定胸导管瘘口的部位、范围、程度以及乳糜胸的病因。但是临床实际上却并非如此,有些乳糜胸,特别是非外伤性(自发性)乳糜胸,淋巴造影或核素淋巴显像对胸导管瘘口的定位常常是含糊不清。乳糜胸的病因确定常常无法明确,尽管进行了淋巴造影、核素淋巴显像、骨髓穿刺、肝活检、淋巴结活检甚至开胸活检,也未能获得确切的病因。对此种非创伤性乳糜胸,胸外科医师有时只有先处理乳糜胸,减轻患者的临床症状,病因诊断则放在第二位。

(四)鉴别诊断

在鉴别乳糜液时应区分假性乳糜。

假性乳糜常因肿瘤或感染引起,此种液中含有卵磷脂蛋白复合物,外观也呈牛奶状,而细胞变性产生的脂肪很少,用苏丹Ⅲ染色无脂肪球出现,比重<1.012,沉渣中有大量细胞,淋巴细胞不构成主要成分,蛋白质和胆固醇含量低于真正乳糜液。鉴别有困难时,可给患者进食混有亲脂性染料(苏丹Ⅲ)的液体,再抽胸水送检。某些结核病患者的胸水亦呈牛奶状,容易与乳糜胸混淆,此种胸水系胆固醇性质的胸腔积液,胸水中胆固醇结晶浓度很高。创伤性乳糜胸的胸液常混有血液,尤其开始时为血性,有时误认为结核病。

(五)治疗

1.保守治疗

(1)对于先天性和创伤性乳糜胸,大多数学者认为先行一个时期的保守治疗,当效果不佳时再施行手术为宜。保守治疗的时间以患者对于丧失乳糜液的耐受程度决定,当丢失量很大,保守治疗不应超过2~3周,以免发生严重的代谢紊乱和机体衰竭。医源性(外科手术后)乳糜胸,外科处理应更积极些,更早些进行结扎胸导管手术。由于对于液体、电解质和营养缺乏的深入理解,特别是静脉高营养的临床应用,有人认为严格积极的保守治疗,手术后乳糜胸很少需要外科手术。

(2)保守治疗一般包括持续胸腔穿刺,当效果不显著时改用大口径的胸管引流。胸腔内注入刺激性物质,除了上述的各种胸膜粘连刺激剂外,有人报道胸膜腔内注入纤维蛋白胶成功治疗乳糜胸。限制患者饮食,给予无脂肪高糖高蛋白的食物,尤其给予三酰甘油食物。有人采用禁食、胃肠抽吸、完全胃肠外营养,静脉输注全血、血浆蛋白、维生素、电解质,经肋间胸腔插管观察引流量及促使肺复张等。在保守治疗期间,每日测定血浆蛋白、电解质、血细胞和胸部 X 线检查。

2.手术治疗

(1)外科治疗的因素:在保守治疗无效时需考虑行外科手术治疗。是继续保守治疗还是改为外科处理应考虑到以下几个因素:

1)造成乳糜胸的病因。

2)乳糜瘘存在的时间长短。

3)每日胸腔引流量的多少。

4)营养缺乏和免疫功能损害的程度。

5)患者对于乳糜丢失的耐受能力。

（2）手术方法

1)外科处理乳糜胸有两种手术方法被普遍接受,即直接闭合胸导管瘘和直接缝扎膈上胸导管。

第一种情况单侧乳糜胸经有胸液的一侧进胸,特别是术后乳糜胸,此时直接处理损伤的胸导管比较容易。寻找胸导管瘘口是手术中的困难问题。由于解剖变异和纵隔内大量纤维素凝块沉着,广泛解剖纵隔不仅找不到瘘口,反而可使单侧乳糜胸变成为双侧乳糜胸。为此,有人建议术前3~4小时口服牛奶,或口服混有亲脂性染料的牛奶,食管壁内注射染料,开胸时自大腿注入1%的伊文思蓝,手术台上行淋巴管造影等方法以帮助手术时辨别瘘口。但有学者认为清亮乳白色乳糜液在手术台上能清楚显示,高浓度染料很容易逸出使很多组织着色,反而影响观察解剖结构。一旦发现瘘口,双重缝扎瘘口远近断端并缝合纵隔胸膜,最后缝扎膈上胸导管。

人们认为这三点是乳糜胸手术技术上的关键。但是临床上有时无法找到瘘口,特别当纵隔胸膜广泛浸渗乳糜时,此时仅在乳糜漏出的一处或多处缝合纵隔胸膜并于右侧膈上结扎胸导管即可。也有学者提出对于手术中未能找到胸导管瘘口的病例,可以行部分胸膜切除并适当胸腔引流,也可能达到治疗的目的。有人提出,单纯缝扎右膈上胸导管而不去处理胸导管瘘就能获得有效治疗,即不必企图找到胸导管瘘口,只要找到膈上胸导管予以牢靠的缝扎,继之严密缝合纵隔胸膜,用纱布涂揩壁层胸膜诱发术后胸膜腔内的粘连,绝大多数病例可获得手术成功,术后乳糜胸完全消失。因此,推荐单侧或双侧乳糜胸均经右侧进入胸膜腔为宜。最近,有人报道借助于体外压力泵行胸腹腔引流,将胸内乳糜液引流到腹腔,成功地治疗新生儿乳糜胸。

2)非创伤性乳糜胸治疗比较困难,主要原因是其病因难以确定。对于非创伤性乳糜胸的病例,已知病因者可以直接处理原发病和保守治疗,已知肿瘤引起者可用放疗或化疗。若原发病因并不明确,直接治疗原发病常无的放矢,保守治疗多费时费力,效果难以估计。因此,在这种情况下,结扎膈上胸导管不失为一减轻临床症状的权宜之计。对晚期肿瘤患者也可试用,但是恶性肿瘤患者结扎胸导管成功机会不大。除了结扎胸导管以外,壁层胸膜切除或应用胸膜刺激剂,如碘酊处理过的滑石粉,干纱布擦拭壁层胸膜,诱发胸膜产生粘连从而使胸膜腔闭塞,也是成功治疗乳糜胸的重要措施。由此可看出,原因未明的乳糜胸需尽力求得病因诊断,这需要全面体检和完全定量的化验检查,开胸探查仅为最后手段。若开胸探查不能切除病变,可行活组织检查,便于术后更合理地治疗。若未发现胸导管病变,此时手术可直接处理乳糜胸,包括胸导管结扎和壁层胸膜切除。

七、创伤性血胸

（一）概述

胸部穿透伤或非穿透伤均可引起胸壁和胸腔内任何器官受损出血,如与胸膜腔沟通液积聚在胸膜腔内称为血胸。

（二）病因

胸部穿透伤往往由于枪弹、爆炸片和锐器击伤,常同时存在气胸。胸部钝性伤致闭合性肋骨骨折,骨折断端刺破肋间血管、胸膜和肺形成血胸。血的来源:

1.肺组织撕裂伤出血　由于肺循环压力较低,肺组织内凝血物质含量较高和损伤周围肺组织造成萎陷,出血一般可自行停止。

2.胸壁血管出血　见于肋间动、静脉和胸廓内动、静脉损伤出血,若累及压力较高的动脉,出血量多,不容易自然停止。

3.肺门、纵隔血管受损和心脏破裂　出血量大而迅猛,快速进入休克状态,往往得不到抢救而死亡。

4.膈肌穿透伤　可合并腹腔脏器损伤,血胸被胆汁或胃肠内容物相混而污染。

(三)临床表现及诊断

1.临床表现

(1)取决于胸部损伤的严重程度、出血量和速度。胸部损伤患者呈现休克应首先考虑血胸的可能性,25%以上的血胸患者产生休克。胸部穿透伤患者,可见到有血液随着呼吸运动自伤口涌出。

(2)大量血液丢失可产生低血容量的失血性休克。随着胸膜腔内积血的增多,胸内压力增加,造成患侧肺受压萎陷、纵隔移位、呼吸困难。由于心、肺、膈运动所产生的去纤维蛋白作用,血液在胸膜腔内在较长时间内可保持不凝固状态。如短期内大量出血,去纤维蛋白作用不完全,可发生凝固而成为凝固性血胸。凝血块机化后形成纤维板,限制肺与胸廓活动,损害呼吸功能。

(3)血液是良好的培养基,胸部穿透伤时,经伤口或肺破裂口侵入的细菌迅速繁殖,或由于胸内异物存留或锐器不洁发生厌氧菌或孢子类真菌感染,引起感染性血胸,中毒症状严重,如炎症局限,可发生局部包裹性脓胸。

(4)少数患者因肋骨断端活动刺破肋间血管或血管破裂处血凝块脱落,发生延迟出现的胸腔内积血,称为迟发性血胸。

1)少量血胸:患者可无明显的症状和体征。这些患者往往有时间经 X 线胸片检查后再做处理。直立位 X 线胸片非常重要,含 1000ml 血胸的患者在卧位 X 线胸片上,可能见到轻微的弥漫性密度增高阴影,可误认为胸膜反应。某些情况下,<300ml 的血胸,即使在直立位 X 线胸片上也难以判断,胸部 B 型超声检查可帮助诊断。

2)中等量至大量血胸:患者除失血性休克表现外,检查可见伤侧呼吸运动明显减弱,肋间隙饱满,胸部叩诊浊音,气管、纵隔向健侧移位,呼吸音明显减弱或消失。胸腔穿刺抽出不凝固的血液即可明确诊断。病情危重者应立即进行抗休克治疗,同时置胸腔闭式引流管,待病情改善后,摄 X 线胸片,以确定出血的程度和排除其他合并损伤。

2.X 线胸片　可见伤侧胸膜腔内有积液阴影,纵隔向对侧移位,如合并气胸则可见气液平面。

(四)鉴别诊断

创伤性血胸的病理生理变化及临床表现取决于出血量和速度,以及伴发损伤的严重程度。

1.急性失血　可引起循环血容量减少,心排出量降低。多量积血可压迫肺和纵隔,引起呼吸和循环功能障碍。小量血胸指胸腔积血量在 500ml 以下,患者无明显症状和体征。X 线检查可见肋膈角变钝,在膈肌顶平面以下。

2.中量血胸　积血量 500～1500ml,患者可有内出血的症状,如面色苍白、呼吸困难、脉细而弱、血压下降等。查体发现伤侧呼吸运动减弱，下胸部叩诊浊音，呼吸音明显减弱。X线检查可见积血上缘达肩胛角平面或膈顶上 5cm。

3.大量血胸　积血量在 1500ml 以上，患者表现有较严重的呼吸与循环功能障碍和休克症状，躁动不安、面色苍白、口渴、出冷汗、呼吸困难、脉搏细数和血压下降等。查体可见伤侧呼吸运动明显减弱，肋间隙变平，胸壁饱满，气管移向对侧，叩诊为浊实音，呼吸音明显减弱以至消失。X线检查可见胸腔积液超过肺门平面甚至全血胸。

（五）治疗

1.如果患者处于休克状态，先要补充血容量。

2.用 16 号针头安置两条静脉输液通道，先快速输注晶体液 1000ml 和 706 代血浆 400ml（或同类品）。同时，抽查血色素和血常规，送血交叉配 5 个单位全血备用。

3.经中心静脉置管测压，可作为大量补充液体时的判断指标，也可发现胸部损伤后早期休克的原因，是否由于低血容量引起或有心脏压塞的可能。

4.胸腔积血超过 1000ml，确认胸腔内无污染、异物残留和无胃肠道合并伤，可考虑自体输血，采集时添加抗凝剂，输血过程中加以过滤。

（1）小量血胸（<500ml）：一般采用胸腔穿刺抽出积血，以解除胸内压迫，防止继发感染。反复胸腔穿刺引起 2.2% 的脓胸，胸腔闭式引流脉胸发生率<5%。小中等量血胸，如果没有继发感染也可自行吸收。

（2）中等量血胸（<1000ml）：目前多主张早期安置胸腔闭式引流管。腋中线第 6 肋间放置胸管，连接水封瓶，2.0kPa（20cmH$_2$O）负压持续吸引，使胸内积血尽快排出，肺及时膨胀，改善呼吸循环功能，并可通过胸腔引流观察出血的动态变化。

（3）大量血胸（>1000ml）：则考虑剖胸术，血胸引起休克的患者，经各种有效抢救措施无满意反应，应立即剖胸手术。

5.如果患者经补充血容量后血压尚能维持，有下列情况者也应剖胸手术：

（1）经胸腔闭式引流后 2～3 小时，每小时引流量仍在 150ml 以上。

（2）出血量仍持续增加，无减少趋势。

（3）胸腔内有大量凝血块。

（4）左侧血胸伴纵隔增宽，怀疑主动脉弓破裂可能。

（5）胸内异物，形状尖锐，位于大血管旁，有可能引起再次出血。

手术取后外侧切口，第 5 肋床进胸，在危重患者先不考虑胸壁出血。开胸后清除血凝块。在心脏和大血管区域寻找出血部位，如能手指压迫控制出血，则快速输血使血压回升至正常水平，处理缝闭出血点。肋间动脉或胸廓内动脉出血时用手指压迫控制的同时，缝扎出血部位远、近端。肺组织撕裂不能自行停止出血时，通常用缝合修补术。除非肺组织严重撕裂或大的肺门血管破裂，尽量不做肺叶切除。电视胸腔镜手术同样适于胸廓及肺表面活动性出血和凝固性血胸的早期清除。其优点为操作简便，损伤小，并可缩短住院时间，但需相应的设备和技术。经急诊室处理后，所有血胸患者都应住院治疗。

（赵忠伟）

第二节　肺部疾病

一、先天性肺疾病

(一)肺发育不全

肺发育不全是胚胎发育过程中某个阶段肺芽发育产生障碍引起的。大多数同时并发其他发育缺陷,较常见的有气管、支气管和肺动脉的发育不全和缺如、脊椎发育异常,以及腹内脏器经过胸腹膜疝入胸膜腔等畸形。

严重病例出生后即死亡。主要表现为呼吸困难,甚至呼吸窘迫,以及长期反复呼吸道感染,体检可见患侧胸廓塌陷,活动度减弱,叩诊呈浊音,听诊呼吸音减低或消失。先天性膈疝的婴儿 50%～80%死于肺功能衰竭,主要是由于先天性肺发育不全。

1. 临床表现及体征

(1)反复出现的呼吸道感染常常是就诊原因。需慎重与其他疾病鉴别。

(2)单侧肺发育不全患者常有轻微呼吸困难,体力及耐力较差,部分患者可因来自体循环的侧支循环而咯血,合并呼吸道感染的有呼吸困难加重、发绀、呼吸音粗,生长发育迟缓。伴有心脏、骨骼或其他脏器畸形的,可有相应的症状。

(3)患者的胸廓常无畸形,双侧对称或近乎对称,患侧呼吸运动弱,呼吸音减弱或消失,叩诊可以是实音或是过轻音,无特异性。伴发胸廓畸形的常有相应的体征。肺叶缺如患者临床症状较少,病情隐匿查体仅有患侧呼吸音减低,不做 X 线等检查极易漏诊。上述类型如伴有肺部感染患侧可出现呼吸音粗糙并啰音。

2. 检查

(1)X 线检查:一侧肺不发育可见患侧胸腔密度均匀致密,其内缺乏充气的肺组织以及支气管影和血管纹理的痕迹,心脏和纵隔结构均移向患侧,对侧正常肺呈不同程度的代偿性肺气肿。部分肺发育不全患者可在 X 线上显示肺组织充气,但肺纹理稀少,相比之下有时会被误认为是健侧支气管炎症或支气管扩张,须特别注意。

(2)胸部高分辨 CT 或支气管造影:可以显示患侧主支气管缺如,气管似乎直接与另一侧主支气管相连接,或主支气管呈发育不良畸形,或支气管分支的数目稀少。行肺血管造影检查可见患侧肺动脉主干发育不良或缺如,有助于确定诊断。

(3)肺动脉灌注扫描患侧显示肺血流减少或明显减少。

3. 治疗原则

(1)无明显临床症状的肺发育不全可以不做任何治疗。

(2)有反复咯血或肺部感染,甚至发育迟缓,且合并有残余肺有支气管或血管畸形者,须行肺叶或全肺切除,但全肺切除要非常慎重,必须确定健侧肺功能完全正常,否则会致残,甚至死亡。手术时要特别注意解剖变异,切勿损伤周围脏器。

(3)积极治疗合并畸形。合并心脏或大血管发育异常,术前充分评估,必要时手术中同时进行矫正。

(二)支气管肺囊肿

先天性肺囊性病(先天性肺囊肿)是较少见的先天性肺发育异常,是在胚胎发育期,因气管、支气管异常的萌芽或分支异常发育所致。包括支气管源性囊肿(肺囊肿)、肺泡源性囊肿、肺大叶气肿(肺大疱)、囊性腺瘤样畸形和先天性囊肿性支气管扩张等。先天性支气管源性囊肿指以支气管组织成分为囊壁、内含黏液或气体的先天性囊肿,曾被称为先天性囊性支气管扩张或先天性支气管源性囊肿。

该病病变可发生在支气管分支的不同部位和显示不同的发育阶段。囊肿常为多房性,也可为单房性,罕见双侧发病,既可位于肺内(肺内型,也被称为先天性肺囊肿),也可位于纵隔(纵隔型),以肺内者稍多见(占50%~70%),左肺多见,个别病例可异位在胸腔外。广泛多发的蜂窝状肺囊肿,被称为先天性囊性支气管扩张。囊壁厚薄不等,内膜由柱状或假复层纤毛上皮细胞组成,如果发生感染,则为扁平上皮所覆盖,也可以形成炎性肉芽组织,外层为结缔组织或平滑肌纤维、黏液腺、软骨组织。因囊肿无呼吸通气,故无痰末沉着,此为先天性囊肿的特征。

囊肿与支气管不通,称为闭合囊肿或液性囊肿;囊肿与支气管交通,则会引起囊肿感染,而通道状态也决定了囊肿的状态,如通道较小,囊内容物部分经支气管排出,气体进入囊腔,呈现气液平,形成厚壁的含气囊肿,囊内容物可为脓性或血性;如通道较大,内容物排净,囊肿完全充气,形成气性囊肿。如通道呈活瓣状,可能形成张力性囊肿。小的支气管囊肿在临床上不呈现症状,仅在X线胸部检查或尸检时才被发现。一旦囊性病变与小支气管沟通,引起继发感染或产生张力性气囊肿、液囊肿、液气囊肿或张力性气胸等压迫肺组织、心脏、纵隔和气管移位时,就可出现症状。

1. 临床表现及体征

(1)较小且没有感染的肺囊肿,多数没有症状,常常在健康查体时发现。

(2)较大的肺囊肿可以引起胸痛、咳嗽、咳痰、轻度呼吸困难,偶有咯血。

(3)继发感染后咳嗽、高热、咳脓痰,患侧湿啰音,叩诊浊音。

2. 检查

(1)X线多见有下叶圆形或椭圆形影,有时伴有液平。部分患者无症状,仅在X线检查时发现。多囊肺患者X线可见到多发阴影。

(2)CT检查是目前最佳的检查方法,准确率为95%~100%。主要表现为界线清楚的单房或多房囊性病变。含液囊肿的内容物可因反复感染、出血、蛋白质含量增高、钙化而密度不均匀,CT值高低不等,一般在0~20Hu左右,最高达100Hu,有时易误诊为实质性肿瘤。囊肿反复感染导致周围纤维化、囊肿壁增厚、实变应注意与慢性肺脓肿鉴别。

3. 治疗原则

(1)痰培养选用敏感抗生素,控制感染。

(2)体位排痰,以利消除炎症。

(3)肺囊肿不能自愈,易发生多种并发症甚至发生癌变,而且囊肿本身为一死腔,增加动静脉分流,不利于呼吸生理。因此多主张尽早外科手术治疗。只有病变广泛、肺功能严重受损或有其他手术禁忌时,才采用保守方法。有主张在1岁内手术为好,因其极少感染,更易行囊肿摘除术。如囊肿已感染,以控制感染3个月后手术为好。切除可治愈,无复发。

(4)临床拟诊本病时,应尽量避免做胸腔穿刺,以免引起胸腔感染或发生张力性气胸。仅在个别病例,表现为严重呼吸窘迫综合征、发绀、缺氧严重,又无条件做急诊手术时,才可做囊肿穿刺引流,达到暂时性减压,解除呼吸窘迫症状,作为术前一种临时性紧急措施。

（三）肺动静脉瘘

肺动静脉瘘是较为少见的先天性肺血管畸形，有家族遗传倾向，常常合并毛细血管扩张症。这种畸形是由各种不同大小和不等数目的肺动脉和静脉直接连接。血管扩大迂曲或形成海绵状血管瘤，肺动脉血液不经过肺泡直接流入肺静脉，肺动脉与静脉直接相通形成短路。常见者动脉1支、静脉2支。形成一个或多个血管瘤样囊肿，囊腔大小不一，巨大的肺动静脉瘘可以形成直径约10cm的血管瘤。

病变分布于一侧或二侧肺，单个或多个，大小可在1mm或累及全肺，常见右侧和二侧下叶的胸膜下区及右肺中叶，多位于脏层胸膜下。本病约6%伴有Rendu－Osler－Weber综合征（多发性动静脉瘘，支气管扩张或其他畸形，右肺下叶缺如和先天性心脏病）。肺动脉内未氧和的静脉血直接从肺动脉分流入肺动脉，其分流量可达18%～89%，以致动脉血氧饱和度下降，患者有明显发绀，红细胞增多症，又因肺、体循环直接交通，易致细菌感染、脑脓肿等并发症。

1.分类

（1）Ⅰ型多发性毛细血管扩张：为弥漫、多发性，由毛细血管末梢吻合形成，其短路分流量大。

（2）Ⅱ型肺动脉瘤：由较近中枢的较大血管吻合形成，因压力因素呈瘤样扩张，短路分流量更大。

（3）Ⅲ型肺动脉与左房交通：肺动脉显著扩大，短路分流量极大，右至左分流量可占肺血流量的80%，常伴肺叶、支气管异常。

2.临床表现及体征

（1）口唇明显发绀，杵状指（趾）。

（2）活动后气急、心悸、病变部位可以听到粗糙的连续性血管杂音。

（3）偶有咯血症状。

3.检查

（1）X线：心可以见到边缘清晰、分叶状不规则阴影，部分阴影可以有与肺门相连的条索影，是出入血管瘤的动、静脉，透视下可以见到血管瘤搏动。

（2）超声心动图见心内结构正常，声学造影可以证实有心外右向左分流。

（3）肺动脉造影可以证实有肺动静脉瘘。

4.治疗原则

（1）有症状、肺动静脉瘘局限在一叶或一侧肺的患者，应该手术治疗，切除一侧、一叶或局部肺组织。

（2）弥漫性尤其是两侧弥漫性肺动静脉瘘是肺叶或局部手术禁忌证。可以考虑肺移植手术。

（3）手术中要仔细处理血管，防治意外出血。

（4）较小且局限的肺动静脉瘘可以用介入方法行栓塞治疗，但要避免栓塞物脱落，误栓正常血管，造成合并症。

（5）婴幼儿症状不重者，可在儿童期手术。

（四）肺隔离症

肺隔离症，是临床上相对多见的先天性肺发育畸形，占肺部疾病的0.15%～6.4%，占肺切除的 1.1%～1.8%。为胚胎时期一部分肺组织与正常肺主体分离,单独发育并接受体循环动脉的异常动脉供血,所形成无呼吸功能囊性包块。分为叶内型和叶外型,前者位于脏胸膜组织内,其囊腔病变与正常的支气管相通或不相通,临床多见;后者被自己的胸膜包盖,独立于正常肺组织之外,囊腔与正常支气管不相通。无论叶外型与叶内型肺隔离症的主要动脉均来源于体循环的分支,主要是降主动脉,也可源于腹主动脉上部、腹腔动脉及其分支、升主或主动脉弓、无名动脉、锁骨下动脉、内乳动脉、肋间动脉、膈动脉或肾动脉等。多数经下肺韧带进入隔离肺内,常为 1 支,也有 2 支或多支的情况,动脉粗细不等,有的直径可达 1cm 左右。这些异常动脉壁极易发生粥样硬化。叶内型肺隔离症的血液回流入下肺静脉导致左-左分流,叶外型肺隔离症血液回流入半奇静脉、奇静脉、下腔静脉、无名静脉、肋间静脉等。隔离肺可有自己的支气管。肺隔离症常合并有其他先天性畸形,如:先天性支气管囊肿、先天性心脏病等。

1.临床表现及体征

(1)叶外型肺隔离症及与支气管不通的叶内型肺隔离症一般无明显症状。

(2)与支气管相通的叶内型肺隔离症常有反复呼吸道感染,发热、咳嗽、胸痛、咳脓痰甚至咯血。

(3)局部叩诊浊音、呼吸音减低,偶可闻及啰音,少数患者有杵状指(趾)。

2.检查

(1)X线胸片较难与肺囊肿相鉴别。

(2)手术前胸部 CT、血管造影等有时可以发现来自体循环的异常供血血管。但是经常是手术证实有体循环供血的异常血管。

3.治疗原则

(1)反复感染的肺隔离症应该手术治疗。

(2)手术行局部或肺叶切除时,要特别留意异常血管的处理,尤其是处理下肺韧带时要特别仔细,防治异常血管回缩造成出血。

(五)肺大疱

先天性肺大疱是由于先天性支气管发育异常,黏膜皱襞呈瓣膜状,软骨发育不良,引起活瓣作用所致。也可由于感染引起,小儿多见于金黄色葡萄球菌肺炎,由于细支气管炎症、水肿、黏液堵塞,形成局部阻塞活瓣作用。发生在胸膜下的称为胸膜下肺大疱,发生在肺内的成为肺内大疱。大疱壁薄,由扁平上皮组成,可以与肺气肿并存,大疱体积增大时压迫周围肺组织,形成肺不张。

根据病理形态将肺大疱分为三种类型。

Ⅰ型:狭颈肺大疱。突出于肺表面,并有一狭带与肺相连。多发生于中叶或舌叶,也常见于肺上叶。

Ⅱ型:宽基底部表浅肺大疱。位于肺表层,在脏层胸膜与气肿性肺组织之间。肺大疱腔内可见结缔组织间隔,但它不构成肺大疱的壁,可见于肺的任何部位。

Ⅲ型:宽基底部深位肺大疱。结构与Ⅱ型相似,但部位较深,周围均为气肿性肺组织,肺大疱可伸展至肺门,可见于任何肺叶。

1.临床表现及体征

(1)一般症状轻微,巨大肺大疱可以起胸闷、气短。

（2）肺大疱破裂可引起自发性气胸,产生呼吸困难、胸痛、咳嗽等。

（3）继发感染时可引起咳嗽、咳痰等症状。

2.检查

（1）X线可见到位于肺野边缘甚细薄的透亮空腔,可为圆形、椭圆形或较扁的长方形,大小不一。肺大疱与局限性气胸的鉴别要点是:肺大疱向四周膨胀,所以在肺尖区、肋膈角或心膈角区均可见到被压迫的肺组织;而局限性气胸则主要是将肺组织向肺内推压,通常可见被压迫的肺部边缘缩向肺门,肺大疱无这种现象。

（2）CT检查可发现胸膜下有普通胸片不易显示的直径在1cm以下的肺大疱。并可与气胸相鉴别。

3.治疗原则

（1）继发感染或合并支气管肺炎的患者需抗生素治疗。

（2）压迫周围肺组织或继发自发性气胸的肺大疱可以手术切除。

（3）手术切除可以选择胸腔镜或开放手术方式。

（4）较小的大疱可以行局部结扎、电烧,较大的可以用器械切除或止血钳钳夹切除后缝合基底正常肺组织。

（5）为减少自发性气胸的复发,可以涂擦胸膜,促进胸膜腔粘连。

（6）严重肺大疱、广泛肺大疱患者可以考虑肺移植。

二、肺部感染性疾病

（一）支气管扩张

支气管扩张是指一支或多支近端支气管和中等大小支气管管壁组织破坏造成不可逆性扩张。它是呼吸系统常见的化脓性炎症。主要致病因素为支气管的感染阻塞和牵拉,部分有先天遗传因素,如Kartagener综合征。患者多有童年麻疹、百日咳或支气管肺炎等病史。随着人民生活的改善,麻疹百日咳疫苗的预防接种,以及抗生素的应用等,本病已明显减少。

由于解剖学因素,支气管扩张左侧多于右侧,下叶多于上叶,最常见于左下叶支气管,由于舌段支气管管口与下叶较近,故左下叶支气管扩张常与舌叶支气管扩张同时存在。

病理:支气管扩张最常发生于肺段以下的3～4级支气管,根据扩张的形态可分为柱状、囊状、混合型扩张。

1.临床表现

（1）主要为咳嗽、脓痰、咯血、反复发作呼吸道和肺部感染。患者排痰量多,为黄绿色黏液性脓痰,甚至有恶臭。体位改变,尤其是清晨起床时可能诱发剧烈咳嗽,大量咳痰,这可能是由于扩张的支气管内积存的痰液引流到近端气道,引起刺激所致。

（2）咯血表现为反复或突然性。临床无症状而突然出现大咯血称为"干性支气管扩张"。

（3）病程久者可有贫血、营养不良、杵状指（趾）等征象。

（4）肺部听诊可闻及局限的湿啰音和呼气性啰音。

2.辅助检查

（1）X线:典型者可见病变区肺纹理增粗、紊乱、聚拢,可呈"双轨征"、"卷发征"或蜂窝状影。

（2）支气管碘油造影:可以确定支气管扩张的程度、范围,不过是一种有创检查。

（3）高分辨 CT：可以清楚显示支气管扩张的病变程度及范围，大有代替支气管碘油造影的趋势。

（4）纤维支气管镜：可鉴别咯血来源，排除肿瘤及其他引起支气管阻塞的因素（异物等）。

（5）痰液检查痰液细菌、霉菌培养及药敏，指导临床用药。

3.治疗原则　应采取综合治疗。包括去除原发病、抗生素控制感染、体位引流及支持治疗等，对经系统治疗后症状仍反复发作，影响工作及生活的患者或有大咯血者应考虑手术治疗。

（1）手术适应证

1）症状明显，病变局限于一叶、双叶或一侧肺，全身情况无手术禁忌。

2）双肺病变，若一侧肺的肺段或肺叶病变显著，而另侧病变轻微，估计咳痰或咯血主要来自病重的一侧，可做单侧肺段或肺叶切除术；双侧病变，若病变范围占总肺容量不超过 50％，切除后不致严重影响呼吸功能者，可根据情况对双侧病变行一期或分期手术。

3）反复咯血诊断明确，或咯血不止，积极内科治疗无效，能明确出血部位，可考虑切除出血的病肺以挽救生命。

（2）术前准备

1）痰培养和药物敏感实验，指导临床用药。

2）控制感染和减少痰量为了防止术中、术后并发窒息或吸入性肺炎，应在术前应用有效抗生素，指导患者进行体位引流及超声雾化吸入，有利于排痰，尽可能将痰液量控制在 50ml/d 以下。咯血患者不宜作体位引流术。

3）支持疗法：由于患者慢性消耗，常有营养不良，故宜给予高蛋白、高维生素饮食；纠正贫血。

4）大咯血急症手术的患者，术前行纤维支气管镜检查，明确出血部位。

（3）手术方式

1）病变局限于一段、一叶或多段者，行肺段或肺叶切除术。

2）病变若侵犯一侧多叶甚至全肺，对侧肺功能良好，可行复合肺叶甚至全肺切除。

3）双侧病变，若一侧肺的肺段或肺叶病变显著，而另侧病变轻微，估计痰或出血来自病重的一侧可作单侧肺段或肺叶切除术。

4）双侧病变，若病变范围不超过总肺容量的一半，估计肺功能可耐受，可一期或分期双侧手术。

5）双侧病变范围广泛，不宜手术。但大咯血内科无效时，可紧急切除出血的病肺以挽救生命。

（4）术后并发症：肺部感染、肺不张、支气管胸膜瘘、脓胸及胸内出血。

（二）肺结核

自 1882 年 Forlanini 首创人工气胸术治疗肺结核开始，至 20 世纪 40 年代高效抗结核药物出现前，外科手术一度是治疗肺结核的惟一方法。随着链霉素、对氨基水杨酸、异烟肼的广泛应用，尤其是高效药物乙胺丁醇及利福平的问世，肺结核外科治疗出现巨大变革。一方面，外科治疗在高效药物的辅助下安全性明显提高；另一方面，高效的药物治疗大大缩小了外科治疗的适应范围。而 20 世纪 80 年代后耐多药肺结核（MDR－PTB）的蔓延更使肺结核成为全球性的难题。由于单纯抗结核药物化疗的效果欠佳，外科手术成为耐多药肺结核综合治疗的重要组成部分。

1. 临床表现

(1)可有结核中毒症状,如午后低热、乏力、盗汗、消瘦、营养不良等。

(2)一般有咳嗽、咳痰、咯血、胸痛、呼吸困难等症状。

(3)体格检查可发现病变部位的相应体征。

2. 辅助检查

(1)胸片或 CT 可见不同类型的肺结核表现,如结核球、空洞、硬结等,好发于上叶尖后段或下叶背段。

(2)痰中可查到结核菌。

(3)可有红细胞沉降率快、结核菌素试验阳性等。

3. 治疗原则　目前,外科治疗只是作为肺结核综合治疗的一个组成部分,术前及术后均应接受规范的抗结核治疗。外科治疗主要适应证有:耐多药肺结核(MDR-TB);肺结核病变所致的肺部并发症或后遗症:如空洞、结核瘤、支气管扩张或狭窄、毁损肺、支气管胸膜瘘、结核性脓胸、肺曲菌球等;肺结核所致的急症主要是大咯血;肺结核难以除外肺癌等。

手术方式:目前常用的肺结核外科治疗方法有肺切除术和胸廓成形术。肺切除术能直接切除抗结核药物不能治愈的病肺组织,消灭传染源。另外,由于麻醉和外科技术的提高,尤其是有效抗结核药物的应用,使肺切除手术更加安全,所以肺切除术已经成为主要的手术方式。胸廓成形术是一种永久性的,不可复原的萎陷治疗方法。因病肺组织仍存在,有结核复发的可能,而且手术创伤大,可造成胸廓脊柱的严重畸形,目前应用很少,但对个别不适于肺切除的患者,仍是一种可行的办法。

(1)肺切除术

1)适应证

①空洞型肺结核:有空洞形成的肺结核患者,常有咳嗽、痰菌阳性或咯血,经全身抗结核治疗 6 个月以上,空洞不闭合者,应选择手术治疗。另外,在厚壁空洞、张力性空洞、巨大空洞、下叶空洞等情况下,空洞不易闭合,均为手术适应证。

②肺结核引起的支气管扩张或狭窄。

③结核球,直径大于 3cm 的结核球如正规化疗 3 个月无明显变化,即应手术切除。

④毁损肺:一侧毁损肺有广泛而不可逆的病灶,如支气管结核、支气管扩张、肺不张、肺纤维化、肺组织钙化、空洞及不同性质病变同时并存,肺功能损失殆尽,应在有效抗结核药物保护下及早手术治疗。

⑤耐多药肺结核(MDR-TB):耐多药肺结核治疗 4～6 个月后痰菌持续阳性和(或)耐药种类多,单纯化疗不可能治愈者可考虑手术治疗。

⑥肺结核合并大咯血肺结核合并大咯血(大于 600ml/24h),内科保守治疗效果不佳,病变局限,患者可耐受手术,应选择急诊行手术治疗。

⑦与肺癌难以鉴别:当肺部病灶表现为团块状、空洞等不能与肺癌鉴别时,均应考虑外科手术探查。

2)禁忌证

①活动期肺结核,患者全身症状较重者属于手术禁忌证。

②儿童和 70 岁以上的肺结核患者,身体虚弱者,手术应慎重考虑。

③呼吸功能不全的患者,特别有哮喘及重度肺气肿者、有其他重要脏器严重病变者应慎重选择手术治疗。

3)术前准备与术后处理:除按一般肺切除术处理外,还应注意:

①充分抗结核治疗,尽可能使病情稳定,尤其合并支气管内膜结核的患者,在肺切除前应将病情控制稳定后才可手术,以防发生支气管胸膜瘘;耐药性肺结核,术前应根据药敏选择敏感的药物。

②术后必须应用抗结核药物,治疗 9~12 个月才可停药。

4)术后并发症

①支气管胸膜瘘:为最严重而致命的并发症,发生率约为 1‰~3‰。常由于术前未能控制痰菌阳性或合并多种细菌感染,糖尿病控制不良,支气管残端存在内膜结核等原因,致愈合不良有关;患者出现发热、刺激性咳嗽,咳出血性痰液,X 线可见胸腔内有气液平,应疑为支气管胸膜瘘。向胸腔内注入美蓝液 1~2ml 后,如患者咳出蓝色痰液即可确诊。支气管镜检查可直接观察瘘口的位置和大小,明确诊断。

②脓胸:结核病的肺切除后遗留的残腔易并发感染引起脓胸,其发病率远较肺结核患者为高。诊疗原则同一般脓胸。

③结核播散:多发生在术后早期,主要由大量含结核菌的痰液外溢引起。痰菌阳性,痰量多,活动性结核未能有效控制,加上麻醉技术、术后排痰技术不当以及并发支气管胸膜瘘等因素,均可导致结核播散。

(2)胸廓成形术

1)适应证

①纤维空洞型肺结核,病变主要位于上叶,患者一般情况差不能耐受肺叶切除术者。

②一侧广泛肺结核病灶,痰菌阳性,药物治疗无效,一般情况差,不能耐受全肺手术,但支气管变化不严重者。

③肺结核合并脓胸者。

2)禁忌证

①第 4 后肋以下的空洞和结核病灶,如下叶背段空洞、张力性空洞、靠近纵隔的空洞。

②纤维干酪性病灶,支气管内膜结核,支气管狭窄,肺不张,多发厚壁空洞。

③伴有结核性支气管扩张,大量咯血或痰量较大者。

④青少年患者,因本手术后可引起胸廓或脊柱明显畸形,应尽量避免施行。

3)方法:胸廓成形术应自上而下分期切除肋骨,每次切除肋骨不超过 3~4 根,以减少反常呼吸运动。每期间隔 3 周左右。每根肋骨切除范围,后端包括胸椎横突,前端在第 1~3 肋应包括肋软骨,以下逐渐依次缩短,保留靠前面部分肋骨。切除肋骨的总数应超过空洞以下二肋。每次手术后应加压包扎胸部,避免胸廓反常呼吸运动。

(三)肺脓肿

肺脓肿是由于各种病原菌感染导致的肺部化脓性病变,早期为化脓性肺炎,继之组织坏死、液化,形成脓肿。肺脓肿的好发部位是上叶后段和下叶的背段,右侧较左侧多,最常见于右下肺。临床上以高热、咳嗽、咳大量脓臭痰为特征。自抗生素广泛应用以来,肺脓肿多能在急性期治愈,但如果治疗不及时,不彻底,形成慢性肺脓肿,则需手术治疗。

1.临床表现及体征

(1)初始发病,多表现为高热、寒战、咳嗽、咳脓性痰。若为厌氧菌感染则痰有腐臭味。炎症波及胸膜时可有胸痛、呼吸困难。

(2)发热1～2周后,脓液破溃入支气管,痰量大量增加,脓肿破溃到支气管,痰量大增,每日可达300～500ml,为脓性痰,静置后可分三层:上层为唾液,中层为黏稠脓痰,下层为坏死组织沉渣。随后体温可下降。约1/3患者有咯血。脓肿可穿破进入胸腔而引起急性张力性气胸或支气管胸膜瘘。

(3)全身中毒症状表现为心悸、气短、全身乏力、食欲减退等。

(4)慢性肺脓肿患者有慢性咳嗽、咳脓痰、反复咯血、不规则发热、贫血、消瘦等慢性消耗病态。

(5)肺脓肿早期,病变小或位于肺脏深部可无异常体征,待脓肿形成,周围有渗出,叩诊可呈浊音或实音,语颤增强,呼吸音增强,有湿性啰音。脓腔较大时,可有空瓮音。慢性患者多呈消耗病容、面色苍白、消瘦或浮肿。大多数患者有杵状指(趾),少数患者可发生肺性肥大性骨关节病。

2. 辅助检查

(1)血常规:血液白细胞计数及中性粒细胞均显著增高。慢性肺脓肿患者白细胞可无明显改变。但可有轻度贫血改变。

(2)血培养:急性期血液细菌培养对病原菌诊断有帮助。

(3)痰细菌培养:对排除其他微生物感染有帮助,如分枝杆菌属、革兰阳性及阴性菌、真菌感染等。

(4)当肺脓肿伴发脓胸时,应行胸腔引流,厌氧菌及真菌培养,并做胸液涂片,做细菌革兰染色。

(5)X线或CT:早期肺脓肿呈大片浓密模糊阴影,边缘不清。脓肿形成后,若脓液经支气管排出,胸片能显示液平面的圆形空洞,四周有较厚的云雾状炎性浸润。若支气管引流不畅,可形成张力性空洞,胸片表现为薄壁囊性空洞。急性期如引流通畅,空洞日渐缩小,周围炎症吸收。慢性肺脓肿,以厚壁空洞为主要表现,空洞大小和形态不一。空洞周围有纤维组织增生,边缘不整,四周可有放射状条索影,即所谓"长毛刺"。穿破胸膜时可出现液气胸。胸部CT可见类圆形的厚壁脓腔,并可见液平,脓腔内壁常表现为不规则,周围有模糊阴影。

(6)纤维支气管镜检查是鉴别肺脓肿、结核、肿瘤、异物等的重要方法。通过组织活检,分泌物的细菌及细胞学检查,对确诊有很大价值,同时也可有吸除脓痰,减轻感染的效果。

(7)食管钡餐造影可了解有无支气管食管瘘的存在。

3. 治疗原则

(1)抗生素治疗:急性期应用大剂量有效抗菌药物治疗,但开始治疗前应送血、脓液等细菌培养及厌氧菌培养和药物敏感试验。在菌培养及药敏结果报告前应尽早经验性应用抗生素。可采用广谱类抗生素联合第二代或第三代头孢菌素。抗生素总疗程6～8周,直至临床症状完全消失。

(2)体位引流及排液:按照脓肿的不同部位采用相应体位,3次/天,每次15～30分钟,辅以雾化吸入治疗。

(3)纤维支气管镜灌洗及注药:将纤维支气管镜插至病变处,先用负压将病变处的分泌物吸出送病原菌培养和药敏试验,然后用温生理盐水注入病变处的支气管内,每次注入10～

20ml,停留 2～3 分钟,反复多次冲洗,直至吸出液清晰为止,总用量不超过 150ml;最后将有效抗生素稀释液 20ml 注入病变处。患者每 2～3 天治疗 1 次,连续治疗 5～6 次。

(4)手术治疗:包括脓肿引流术和肺切除术。

1)肺脓肿引流术

①适应证:直径大于 4cm 的肺脓肿,内科治疗无效,患者发热、中毒症状明显,特别是引流支气管梗阻,脓液不能排除,脓肿逐渐扩大者;脓液量大,并因呼吸功能衰竭,需要人工呼吸机辅助呼吸,为防止在呼吸机正压下,脓液沿支气管扩散,也可考虑切开引流或穿刺插管引流。

②禁忌证:未形成脓腔的、多发的、小的肺脓肿,不宜做脓肿引流术。

2)肺切除术

①适应证:3 个月以上的慢性肺脓肿,非手术治疗不见好转,反复发作者;直径大于 6cm 的肺脓肿,药物不易治愈者;内科治疗无反应,脓肿不但不缩小反而持续增大,脓腔内液体增多,周围炎症不消退或合并败血症者;大咯血内科治疗无效者;肺脓肿破入胸膜腔,引起支气管胸膜瘘、脓胸,单纯胸腔引流难以控制病情发展者;不能除外肺癌者。

②术后并发症:血胸:术后应严密观察引流液的性状和引流量,如持续渗血或减少后再次增多,引流液变浓,应警惕活动性出血的可能,可先予以止血、扩容等治疗。若胸腔引流持续 4～6 小时,每小时出血超过 150～200ml,血压及血红蛋白进行性下降等,提示有活动性出血,应考虑及时开胸止血治疗。

支气管胸膜瘘:因肺脓肿的支气管有炎症改变及感染,黏膜愈合能力差,易在术后出现支气管胸膜瘘。

胸腔感染或脓胸:术中胸腔污染,胸腔冲洗不彻底、肺残面漏气、术后引流拔除过早等因素都可引起术后胸腔感染或脓胸。

(四)肺真菌病

肺真菌病:由真菌引起的肺部疾病,主要指肺和支气管的真菌性炎症或相关病变,广义地讲可以包括胸膜甚至纵隔。真菌性肺炎(或支气管炎):指真菌感染而引起的以肺部(或支气管)炎症为主的疾病,是肺部真菌病的一种类型,不完全等同于肺真菌病。侵袭性肺真菌病(invasive pulmonary mycosis):指真菌直接侵犯(非寄生、过敏或毒素中毒)肺或支气管引起的急、慢性组织病理损害所导致的疾病。播散性肺真菌病(disseminated pulmonary mycosis):指侵袭性肺真菌病扩散和累及肺外器官,或发生真菌血症,与原发于肺的系统性真菌病(systemic mycosis)大体同义。近年来,由于广谱抗生素、激素、细胞毒性药物和免疫抑制药的广泛应用,使机体免疫功能受抑制,真菌繁殖的机会增多。肺真菌病的感染途径有:①原发性感染:包括内源性感染,即在正常人口腔和上呼吸道寄生的真菌,如放射线菌、念珠菌,由于机体免疫功能低下而侵入肺部引起感染。②外源性感染,即吸入带有真菌孢子的粉尘而致病,如隐球菌、曲霉菌和白霉菌感染等。③继发性感染:由体内其他部位的真菌感染经血液或淋巴系统播散至肺,或邻近脏器的真菌感染直接蔓延到肺部。

肺真菌病常缺少特征性表现,可根据发病危险因素,临床特征,实验室检查做出确诊,临床诊断或拟诊。

1.发病危险因素

(1)外周血 WBC<$0.5×10^9$/L,中性粒细胞减少或缺乏,持续>10 天。

(2)体温>38℃或<36℃,并伴有下列情况之一:①此前 60 天内出现过持续的中性粒细

胞减少(≥10 天);②此前 30 天内曾接受或正在接受免疫抑制剂治疗;③有侵袭性真菌感染史;④AIDS 患者;⑤存在移植物抗宿主病;⑥持续应用糖皮质激素(简称激素)3 周以上;⑦有慢性基础疾病;⑧创伤、大手术、长期住 ICU、长时间机械通气、体内留置导管、全胃肠外营养和长期使用广谱抗生素等(任何 1 项)。

2. 临床特征

(1)主要临床特征:①侵袭性肺曲霉病:感染早期胸部 X 线和 CT 检查可见胸膜下密度增高的结节影,病灶周围可出现晕轮征;发病 10～15 天后,肺实变区液化、坏死,胸部 X 线和 CT 检查可见空腔阴影或新月征;②肺孢子菌肺炎:胸部 CT 检查可见毛玻璃样肺间质浸润,伴有低氧血症。

(2)次要临床特征:①持续发热>96 小时,经积极的抗生素治疗无效;②具有肺部感染的症状及体征:咳嗽、咳痰、咯血、胸痛和呼吸困难及肺部啰音或胸膜摩擦音等体征;③影像学检查可见除主要临床特征之外的、新的非特异性肺部浸润影。

3. 微生物学检查

(1)气管内吸引物或合格痰标本直接镜检发现菌丝,且培养连续≥2 次分离到同种真菌。

(2)支气管肺泡灌洗液(BALF)经直接镜检发现菌丝,真菌培养阳性。

(3)合格痰液或 BALF 直接镜检或培养发现新生隐球菌。

(4)乳胶凝集法检测隐球菌荚膜多糖抗原呈阳性结果。

(5)血清 1,3－β－D－葡聚糖抗原检测(G 试验)连续 2 次阳性。

(6)血清半乳甘露聚糖抗原检测(GM 试验)连续 2 次阳性。

4. 确诊 符合宿主发病危险因素≥1 项、具有肺真菌病的临床特征并具有肺组织病理学和(或)如下任何一项微生物学证据:

(1)无菌术下取得的肺组织、胸腔积液或血液标本培养有真菌生长,但血液标本曲霉或青霉(除外马尼菲青霉)培养阳性时,需结合临床排除标本污染的可能;

(2)肺组织标本、胸腔积液或血液镜检发现隐球菌;

(3)肺组织标本、BALF 或痰液用组织化学或细胞化学方法染色发现肺孢子菌包囊、滋养体或囊内小体。治疗应根据临床病情轻重、相关器官功能对药物的耐受程度等综合衡量后选择药物,疗程至少持续达到肺部病灶大部分吸收、空洞闭合。

5. 临床诊断 同时符合宿主发病危险因素≥1 项、侵袭性肺真菌病的 1 项主要临床特征或 2 项次要临床特征以及 1 项微生物学检查依据。治疗药物的选择和疗程与确诊病例基本相同。

6. 拟诊 同时符合宿主发病危险因素≥1 项、侵袭性肺真菌病的 1 项主要临床特征或 2 项次要临床特征。治疗属试验性的,理论上应选择强效、广谱而不良反应少的药物,以便尽快观察治疗反应和避免不良反应,但还应结合其他因素综合考虑。试验性治疗一般应持续 5～7 天,必要时可延长至 10 天,若仍不见效,应停止试验性治疗。

6. 治疗原则

(1)抗真菌药物及其应用:根据不同致病菌选择有效药物治疗。

(2)肺真菌病的外科治疗

1)手术适应证:①病变经抗真菌药物正规治疗 3～6 个月后无明显好转者。②危及生命的咯血或较严重的反复咯血,经药物治疗无效者。③肺部局限性病灶,如球形病灶、慢性空洞及肉芽肿。④肺孤立性病灶与肿瘤不能鉴别者,应积极手术探查及治疗。⑤病灶发生纤维化或钙化,并发中叶综合征、支气管结石等。⑥胸壁窦道、脓胸、支气管胸膜瘘形成者。⑦纵隔肉芽肿较大,有可能纤维化后引起上腔静脉压迫综合征、食管及气管狭窄等并发症者。

2)手术方法:通常做病变的肺叶切除,尽量避免全肺切除术。对位于肺周边的病灶,可行肺楔形切除术。如有并发症,应做相应手术,如真菌性脓胸应行胸腔穿刺或闭式引流,支气管胸膜瘘的病例,除胸腔引流外,必要时行胸廓成形或肺切除术。

(3)术后治疗:手术后继续抗真菌治疗2周。

(五)肺棘球蚴病

肺棘球蚴病也称肺包虫囊肿病,是细粒棘球绦虫幼虫在肺部寄生引起的疾病,是牧区很常见的一种人畜共患的肺部寄生虫病。在我国新疆、宁夏、青海、甘肃、西藏、内蒙古等地区发病率较高。细粒棘球绦虫的终宿主是犬类动物。虫卵被人或中间宿主吞食或吸入后,在消化道内六钩蚴脱壳而出,大多数幼虫寄生在肝内,形成肝包虫囊肿;部分幼虫通过肝脏经下腔静脉进入肺循环,在肺部形成肺包虫囊肿。肺包虫囊肿分内、外两囊,外囊是肺组织形成的一层纤维包膜,内囊是包虫囊肿的固有囊壁,又可分为两层:外层为角质层,呈乳白色粉皮状,质地脆弱,易破裂,有保护生发层细胞及吸收营养物质等作用;内层是紧贴在角质层的生发层,由一排细胞组成,繁殖能力强,并能产生育囊、原头蚴及囊液,有多种抗原存在于囊液中,囊液中含有头节及子囊。一旦囊肿破裂,囊液漏入胸膜腔时可产生不同程度的过敏反应,严重者可造成休克死亡。大量头节随囊液外溢,可形成继发性包虫囊肿。因此,疑为包虫病时应禁忌行诊断性胸腔穿刺。肺包虫囊肿约80%为周边型,而靠近支气管的中心型较少见。通常右肺多于左肺,下叶多于上叶。右肺下叶最多见。肺包虫囊肿常是单发,多发囊肿少见。由于肺组织较松软,血液循环丰富及胸腔负压等因素,因此肺包虫囊肿增长速度较肝、肾等包虫囊肿快,每年平均增大2～6cm。囊肿最大直径可达20cm,囊液重量可达3200g。肺包虫囊肿的病理变化主要是巨大囊肿机械性压迫肺组织,影响呼吸功能,使周围肺组织萎陷、纤维化当囊肿直径大于5cm时便可出现支气管受压、移位或管腔狭窄。囊肿巨大者可出现肺不张、肺淤血或阻塞性肺炎。肺包虫囊肿最常见的合并症为囊肿破裂和继发感染。一般直径超过6cm的囊肿容易发生破裂,破入支气管者约90%,破入胸腔可形成继发性胸膜包虫囊肿。少数可穿入心包、大血管、椎管或经胸壁破出体外。

1.临床表现

(1)有与牲畜接触史,感染至发病可长达3～4年。

(2)肺包虫病的临床表现主要取决于囊肿部位、体积的大小及囊肿的完整性。早期囊肿较小,常无症状。随着包虫囊肿增大,可出现干咳、胸闷、胸痛等刺激或压迫症状,有时少量咯血或发热。巨大囊肿压迫肺脏可出现呼吸困难,极少数患者可出现上腔静脉综合征和肺上沟瘤的症状。包虫囊肿破裂时,常破入支气管,引起剧烈呛咳、胸痛,咳出大量水样或粉皮状物,并可发生过敏反应,重者可出现过敏性休克,甚至死亡。大量囊液进入支气管可发生窒息。破入胸腔可发生液气胸,出现发热、剧烈胸痛、过敏反应,有的可形成脓胸和继发性包虫囊肿。无论肺内破裂或破入胸腔,均伴有支气管瘘,可形成肺脓肿或脓气胸。少数破入心包、大血管者常引起猝死。肺包虫囊肿破裂可使包虫头节进入附近组织或血液内,继发新的包虫囊肿。

2.辅助检查

(1)胸部X线检查:早期典型的影像是单发或多发的边缘整齐、界限清晰、密度均匀、圆形或类圆形或分叶状阴影。肺巨大包虫囊肿在透视下可见肺包虫囊肿随深呼吸纵向伸缩变形现象，或囊肿被胸膜粘连牵拉而成不规则变形，称为"包虫囊肿呼吸征"。肺包虫囊肿与小支气管相通内囊未破时，少量气体进内外囊之间，形成一弧形透明带，称谓"新月征"；空气进入内囊，出现液平，可在液平上方出现两个弧形阴影，分别为内囊和外囊，称为"双弓征"；内囊破裂塌陷并漂浮于囊液之上时，囊内液面上出现不规则阴影，称为"水上浮莲征"。CT下肿块呈圆形或不规则形，边缘稍毛糙，有棘状突起，无类似肺癌的细毛刺征，无或有浅分叶及脐凹征；肿块密度多不均匀，在肿块内可见弧线形或斑点状钙化，肿块内见类圆形液性低密度区；部分棘球蚴病可残存少量液气平面，囊壁厚度基本均匀，无明显凹凸不平。

（2）实验室检查

①从痰液、胸水中查到棘球绦虫的子囊、头节或囊壁即可确诊。

②包虫皮内过敏试验：操作简便，敏感性高，阳性率达90％。是目前最常用的免疫学检查。

③补体结合试验：80％的病例为阳性，完全被厚纤维层包裹的包虫囊肿，可呈阴性反应。

④B超包虫囊肿准确性高达90％以上，但对囊肿破裂、伴有感染者诊断欠准确。怀疑有肺包虫囊肿者，腹部超声或CT扫描都是必要的检查。这种检查对右肺病变的术前检查尤为重要，因为右肺及肝包虫囊肿可同时手术治疗。

3. 治疗原则

（1）药物治疗：对年轻、囊肿壁薄的小包虫有一定疗效，对壁厚较大包虫囊肿无明显效果。药物只作为辅助治疗，用于肺功能差不能手术或术中包虫破裂防止复发者。可选择药物有：大剂量肠虫清（阿苯达唑 20mg/kg）、甲苯达唑、批喹酮。

（2）手术治疗：肺棘球蚴病最有效的治疗仍是手术。肺棘球蚴病破裂合并感染发病率高，故宜在确诊后早期手术，行内囊摘除或肺叶切除术。术中一定要特别注意避免囊液外溢，污染周围组织，引起复发。术后继续应用抗生素治疗，防止肺部感染。术中有内囊破裂者，术后服用阿苯达唑 3~6 个月，预防复发。

1）手术方式

①全囊切除术：仅用于肺边缘小的囊肿。

②内囊穿刺摘除术：为传统手术方法，适用于伴有并发症或病变部位特殊，不宜行内囊摘除的病例。

③内囊完整摘除术：适用于囊肿突出肺表面达 1/3 以上，且无合并感染等并发症的病例。

④肺叶切除：仅适用于伴有明显支气管扩张、大咯血、严重感染、肺组织纤维化大部损毁或可以肺癌者。

2）外囊残腔的处理：内囊摘除后留下外囊残腔有几种处理方法，目前常采用以下两种方法：①肺蝶形手术；②残腔封闭缝合。

四、气管疾病

（一）气管狭窄

气管狭窄病因种类繁多，病程长短不一，可分为：①感染性炎症、韦格纳（Weg－ner）肉芽肿、气管淀粉样变、白喉、梅毒等。②先天性疾病，如气管隔膜或整段狭窄、先天性血管环压迫等。③损伤后病变，包括医源性如气管插管、气管切开及外伤疾患。④外压性病变，包括气管周围肿瘤(如甲状腺肿瘤)或术后出血压迫。⑤其他,如气管特发性狭窄。

1. 临床表现

(1)诱发病史:感染性疾病引起的气管病变可有感染史,如气管内膜结核病史、儿童时有白喉病史等;局部外伤史、吸入性烧伤史、气管插管或局部手术史等。

(2)呼吸困难及喘鸣:尤其气管内有分泌物时症状更加明显。患者胸透多"正常",常被误诊为哮喘。

(3)管腔被阻塞 1/2~2/3 时,出现明显的临床症状。继发感染可在数天内使病情迅速恶化,甚至窒息;外伤或手术后局部出血,压迫症状可在数小时内出现,多数疾患在数月或数年出现症状。

2. 辅助检查

(1)X 线检查:颈部病变应采取头仰侧位,胸部病变采取断层检查。

(2)CT 及 MRI 检查:可清晰发现病变部位及狭窄程度,并可了解与周围器官的关系。

(3)纤维支气管镜检查:可直接观察病变部位及范围,为手术提供直接依据。

3. 分级 按 Cotton(1989)标准,气管狭窄的程度可进行以下分级:Ⅰ级,气道阻塞＜70％;Ⅱ级,气道阻塞为 70％～90％;Ⅲ级,气道阻塞＞90％,但仍可见腔隙者;Ⅳ级,完全阻塞。

4. 治疗原则 气管狭窄症状严重或病情可能进一步发展而致患者呼吸困难时均应手术治疗。

(1)术前准备及注意事项

1)术前常规行喉镜及纤支镜检查,了解喉部功能,并除外气管软化、神经性声门功能失调等。

2)炎症性疾患应积极抗炎防止术后复发,如结核应在抗结核治疗后病情稳定的前提下手术。

3)先天性气管狭窄,根据病情尽可能采取保守治疗,等患儿长大后再手术较安全。

4)术前与麻醉科共同协商术中插管及手术操作顺序。

(2)手术方法

1)对部分环状狭窄的患者可试用扩张术,应用硬支气管镜在直视下进行逐步扩张。

2)常用的手术方式为环状狭窄段切除,端端吻合,切除的长度一般应少于 6cm,紧贴气管狭窄段的边缘,但须吻合在正常气管组织上,防止残留的瘢痕发生再狭窄。

3)高位狭窄手术操作困难,应斜行切开环状软骨下部,将气管缝在喉部,尽量使黏膜对合整齐。

(二)气管肿瘤

气管肿瘤分为原发性肿瘤及继发性肿瘤。原发性气管肿瘤是指起源于环状软骨至隆突平面的气管肿瘤,临床上非常少见。原发性气管肿瘤约占所有恶性肿瘤的 1％～3.5％,其发病率在呼吸系统肿瘤中约占 0.2％,男女之比约为 4∶1,多见于成人,儿童原发性气管肿瘤以良性居多,良性率可达 90％。与胸部的其他肿瘤,如肺癌、喉癌及食管癌的气管周围淋巴结转移和纵隔淋巴瘤侵犯气管相比,原发性气管肿瘤的发病率只有这些转移性病变的 0.1％。恶性肿瘤中以鳞癌最常见,其次是腺样囊性癌。前者好发于气管的下 1/3,男性吸烟者多见;后者常见于气管的上 1/3,与吸烟无关。良性肿瘤多发于后壁的膜部,常见肿瘤为软骨瘤、乳头瘤、纤维瘤及血管瘤。

继发性肿瘤多来自邻近器官，如喉、甲状腺、食管、支气管和肺等部位肿瘤的直接侵犯。

气管肿瘤来源于上皮细胞的有鳞癌、乳头瘤，来自上皮黏膜腺体的有腺样囊性癌；来自Kultschitzky 细胞的有类癌，来自中胚组织的有平滑肌瘤、软骨瘤、血管瘤、错构瘤、神经纤维瘤等，来自几个胚层组织的有畸胎瘤。

气管肿瘤按恶性程度可分为恶性、低度恶性及良性三种。恶性的有鳞癌、腺癌及分化不良型癌，以鳞癌最多见；低度恶性肿瘤有腺样囊性癌、黏液类上皮癌及类癌，以腺样囊性癌多见；良性气管肿瘤有平滑肌瘤、错构瘤、乳头瘤、神经纤维瘤、涎腺混合瘤、血管瘤等。气管良性肿瘤的比例不到 10%。

1. 临床表现　原发性气管肿瘤的早期症状不明显，缺乏特异性的症状和体征，常常被误诊为肺部感染、支气管哮喘等。常见的表现有：

(1)咳嗽是气管肿瘤最常见的症状。多为刺激性干咳，可痰中带少许血丝，1/4 的患者为咯血，大咯血少见。

(2)气急及喘息是气管肿瘤较典型的症状，通常气道堵塞至原来的 1/3 以上时才会出现。气腔小于 1cm 时，呼吸困难明显；小于 0.5cm 时，患者活动受限，出现明显的三凹征。

(3)呼吸困难多为吸气性，这区别于哮喘或肺气肿，症状通常逐渐加重。由于分泌物引流不畅，可反复发生呼吸道梗阻及肺感染。

(4)胸、颈部可有压迫感；喉返神经受累或声带侵犯可有声音嘶哑；食管受压表现为下咽困难；晚期伴有食欲下降、消瘦、贫血、发热等。

2. 辅助检查

(1)高电压胸片、断层片可了解气管内肿瘤的概况。

(2)螺旋 CT、MRI 有利于清晰准确地显示肿瘤位置，范围，浸润程度。

(3)纤维支气管镜可以直接看到肿物，并可取活检确定性质。对肿瘤较大者，纤支镜检查应慎重，既要预防肿瘤脱落引起气道梗阻，又要预防局部水肿导致窒息的可能。气管超声内镜可以提供更多气管壁厚和气管外肿瘤的侵犯情况的信息。

(4)由于气管与食管相邻，术前食管钡餐造影或食管镜应当提倡，尤其是气管膜部肿瘤，更应考虑到肿瘤侵犯食管的可能，该种情况应将食管检查列为常规。

(5)PET 的价值取决于肿瘤的类型和分级，鳞癌对示踪剂有不均一的高摄取，而腺样囊性癌和黏液表皮样癌的摄取则依赖于肿瘤的分化程度。

3. 病理分期　目前，气管原发性恶性肿瘤的病理分期尚无明确定义。Webb 等通过回顾分析 74 例气管原发性肿瘤病例，提出了一个简单实用的分型建议。T_1：肿瘤直径＜2cm，局限于气管内；T_2：肿瘤直径＞2cm，局限于气管内；T_3：起源于气管但侵犯至气管外，但无其他器官受累；T_4：肿瘤侵犯周围器官。此外有淋巴结转移为 N_1，没有为 N_0。有远处转移为 M_1，否则为 M_0。

4. 治疗原则　原发性气管肿瘤进展比较缓慢，大多数病例仅在其病程晚期才发生转移，因此对没有转移的气管肿瘤或(和)需要解除气道梗阻的患者都应争取外科手术切除治疗。气管肿瘤的治疗是以外科手术为主的综合治疗。

(1)手术治疗

1)肿瘤较小，局限于管壁局部，可行气管局部切除或窗形切除术。

2)气管袖式切除、端端吻合术为常用手术方式。气管切除长度应小于 6cm,切缘距肿瘤应大于 0.5cm,切缘游离不要超过上下各 1cm。

3)对于侵犯隆突的气管肿瘤,需行隆突重建术。隆突重建术主要有三种方式:将左右主支气管缝合成新的隆突,然后再将气管与此新隆突缝合重建;或将气管与一侧主支气管端端吻合,再将另侧主支气管与气管侧壁行端侧吻合;也可以将气管与一侧主支气管行端端吻合后,再将另侧主支气管与吻合后的主支气管行端侧吻合。

4)手术切除困难者行姑息切除手术,或人工气管置换术等,可缓解患者症状。

5)由于气管切除长度常常受限,因此,恶性气管肿瘤手术后无论切缘是否阳性都应行放射治疗。但类癌如切缘为阴性可不放疗。

6)术后一般保持颈部屈曲位 2 周,以减轻吻合口张力。

(2)放射治疗:对于不宜手术治疗的原发性气管肿瘤,只要患者条件允许,都应进行根治性放疗,一般而言气管腺样囊性癌对放射线比较敏感,鳞癌次之。术前新辅助放疗不被推荐,因为术前放疗影响支气管的血供,使吻合口愈合延迟,并增加导致吻合口裂开风险,特别是对于气管腔外肿物侵犯广泛而需要综合治疗的患者。如果患者进行术前放疗,则需要采取特别措施促进吻合口愈合,包括使用未受放射的血管丰富组织,如带蒂的大网膜包裹吻合口。对于不完全切除的中低分化的恶性肿瘤,推荐术后补充放疗。而高分化的肿瘤,如类癌和黏液表皮样癌,则不推荐放疗。考虑到吻合口的愈合,一般术后 2 个月以后才开始放疗,放射剂量一般为 50~70Gy。

(3)原发性气管肿瘤的其他治疗:气管肿瘤无手术治疗适应证者,为了减轻气道阻塞和肿瘤出血,可行气管镜下 YAG 激光电灼治疗、冷冻治疗以及气管腔内支架置入等姑息治疗。

(石运欣)

第三节 食管疾病

一、食管癌

食管癌是起源于食管黏膜上皮细胞的恶性肿瘤。食管受到各种刺激因素的长期作用,引起食管慢性炎症改变和上皮增生,最终发生癌变。

(一)病理

食管癌发生于黏膜上皮细胞的基底细胞,食管上皮与致癌和促癌因素接触后,由上皮轻度增生到重度不典型增生而癌变,原位癌周围都有不典型增生的基底细胞。

食管癌绝大多数是鳞状细胞癌(95%),多半发生在中段,其次是下段,上段最少见。病理形态分为髓质型、蕈伞型、溃疡型、窄缩型以及腔内型。

(二)临床表现

早期食管癌表现为轻度的下咽不适。吞咽时胸骨后灼烧感或胸骨后针刺样疼痛,吞咽时哽咽、咽部异物感,在早期也可出现。随着病情的加重,可以出现典型的食管癌症状。

1.进行性吞咽困难 最终仅可进流食。

2.呕吐 与肿瘤形成梗阻和食管上段扩张有关。

3.胸背部疼痛 多为在吞咽时出现的持续性疼痛,与肿瘤的外侵有关。

4.恶病质　晚期可出现消瘦、贫血、脱水等全身症状。

(三)特殊检查

1.食管镜检查　是食管癌诊断中最重要的手段之一,对于食管癌的定性定位诊断和手术方案的选择有重要的作用。食管镜可以直观地观察食管病变情况,可以发现微小的隆起、糜烂或充血,并表面取材活检,用于细胞学诊断。

2.上消化道造影　食管吞钡造影可显示食管病变的范围以及食管的动度,病变多呈黏膜破坏,充盈缺损。

3.胸部增强 CT　可以补充食管内镜检查、上消化道造影的检查结果。食管癌可表现为管腔内软组织包块,食管壁不规则增厚,管腔狭窄等。CT 可以确定食管肿瘤的大小和外侵情况,对手术选择有一定指导意义。

4.超声内镜　可以了解食管壁的各层结构及食管和胃腔外的淋巴结情况,有利于判断肿瘤侵蚀的范围和深度。

5.PET　在追踪远处转移及淋巴结转移方面,PET 优于一般诊断,但无法确定肿瘤侵犯食管壁的厚度。

(四)诊断要点

1.高危因素　食管癌高发区,年龄在 40 岁以上,有肿瘤家族史或者有食管癌的癌前疾病或癌前病变者。

2.病史　有典型的进行性吞咽困难症状。

3.辅助检查　影像学检查阳性发现。

4.食管镜　可取活检,经病理证实后获得组织学确诊。

(五)鉴别诊断

食管癌一般与下列疾病进行鉴别,如反流性食管炎、食管裂孔疝、食管憩室、外压性食管梗阻、食管良性肿瘤(食管平滑肌瘤好发)等。通过病史、影像学检查可以作出诊断,必要时可行食管镜检查加活检。

(六)治疗

食管癌一旦确诊,无明显手术禁忌,均应积极手术治疗。早期病例通过手术切除可获得完全治愈,中晚期病例将食管肿瘤切除并重建消化道后,仍可从中获益。

1.食管癌根治性切除

(1)手术方式的选择:传统的食管癌根治手术以开胸手术为主,手术创伤大,术后恢复时间长,手术风险较大;胸腔镜(VATS)下食管癌切除已经被部分技术先进的医院所采用,手术创伤、术后恢复时间均较开胸手术明显降低,但是食管位于后纵隔,VATS 下食管的暴露较开放手术更为困难,技术要求更高。

(2)手术径路的选择

1)经左胸食管癌切除:包括左后外侧一切口、左侧胸腹联合切口等术式,适用于胸中下段食管癌以及贲门癌。经左胸术式主动脉显露良好,胃的游离、中下段食管周围淋巴结的清扫较为方便,但不适于弓后和弓上病变,不便于清扫上纵隔淋巴结。

2)经右胸食管癌切除:包括右后外侧剖胸切口＋腹正中切口(Ivor－Lewis),右后外侧剖胸切口＋腹正中切口＋颈部切口等术式。经右胸术式无主动脉遮挡,游离食管较为方便,不切开膈肌,并可对食管周围淋巴结做更为细致、完全地清扫,术后生存率据文献统计优于左胸径路,是近年来更加主张采用的术式。

(3)重建消化道器官的选择

1)胃:胃与食管相接,血供良好,韧性、抗牵拉性好,与食管黏膜上皮有良好的相容性,是最常用的替代器官。可行全胃或管状胃替代,利用切割闭合器制作管状胃可减轻术后反流,减少胸腔容积的占用。

2)空肠:空肠血供丰富,但血管弓短,仅适用于贲门癌全胃切除后的食管替代。

3)结肠:结肠长度充足,移植后胃处于腹中,消化、营养维持较好,但手术操作复杂。

4)重建消化道径路:包括食管床、胸内、胸骨后隧道以及胸前皮下隧道等途径,其中食管床、胸内途径最为常见。

(4)系统性淋巴结清扫:提高患者术后 5 年生存率,并为食管癌的准确分期提供依据。目前主要采用的有食管癌二野淋巴结清扫以及三野淋巴结清扫,二野淋巴结清扫包括上腹部、中下纵隔及上纵隔淋巴结清扫,三野淋巴结清扫较二野加做颈部淋巴结清扫。

2.姑息性手术　晚期食管癌丧失根治机会,但可以通过姑息性手术解决进食困难等症状,并为放射治疗和药物治疗提供机会,包括:

(1)食管癌腔内置管术。

(2)胃或空肠造瘘术。

(3)食管转流吻合。

3.放射或化学药物治疗　食管鳞状细胞癌对放射治疗比较敏感,术前放疗可缩小肿瘤体积并提高切除率,但是对术后生存期无明显受益;术后放疗可延缓患者生命。化疗药物治疗食管癌效果不尽理想。

(七)预后

据大宗文献报道,食管癌术后 1 年生存率为 86.0%,3 年生存率为 52.0%,5 年生存率为40.6%。

二、食管化学性烧伤

食管化学性烧伤是因吞服各种化学腐蚀剂所引起的食管意外损伤。烧伤后如得不到及时处理,早期即可引起死亡,晚期可出食管瘢痕狭窄,后果相当严重。

(一)病理

食管化学烧伤的程度和转归,主要取决于腐蚀剂的种类、性质、浓度、吞服的剂量和组织接触时间长短。食管烧伤后病理过程分 3 个时期,即急性坏死期(1～4 天)、溃疡和肉芽形成期(10～12 天)、瘢痕和狭窄期(第 3 周开始到 3 个月)。

(二)临床表现

1.有吞服化学腐蚀剂病史。

2.症状可分为 3 个时期

(1)急性期,吞食化学腐蚀剂后立即出现口、咽、胸骨后疼痛,为化学烧伤消化道的症状,严重时发生喉头水肿、呼吸困难、坏死穿孔、休克,危及患者生命。

(2)慢性期,吞咽困难症状缓解,可进饮食,可缓解 2 周左右,实际上是黏膜坏死修复过程,也是瘢痕逐渐产生、食管狭窄的过程。

(3)狭窄期,食管损伤愈合,管腔狭窄且症状逐渐加重至咽水困难。

（三）特殊检查

1. X线检查　所有患者应早期行X线平片，一旦出现狭窄症状即进行X线造影检查，以确定食管狭窄部位。穿透性食管损伤的特征包括纵隔气肿和气胸。

2. 食管镜检查　要十分慎重，有可能引起穿孔。一般在损伤后2～3周，在食管造影后实施，明确口腔、咽喉部烧伤情况，食管狭窄的程度及上段食管瘢痕情况，以便作出治疗的选择。

（四）治疗

1. 早期治疗

（1）患者吞食液体腐蚀剂后，立即行温和的胃灌洗，灌洗液测定pH。

（2）早期处理的方式为留置鼻胃管。依病情立即进行抗休克治疗（止痛、解痉、禁食）。

（3）使用抗生素和激素。

（4）对症支持治疗。

2. 晚期治疗　针对吞咽困难、食管瘢痕狭窄进行处理，方法如下：

（1）食管扩张疗法

1）对于局限狭窄，可应用金属的硬质食管镜，引导插入金属或塑料探条进行扩张，每周1～2次。

2）经胃造瘘管口，进行逆行或口腔顺行带线牵线扩张。华中科技大学同济医学院附属同济医院采用经口－胃造瘘管口带线牵引扩张，收到了良好的效果。

（2）手术治疗

1）结肠代食管：经胸骨后隧道或胸骨前皮下隧道与颈段食管吻合，结肠下端同胃或空肠吻合（如果胃烧伤严重时）。

2）结肠间位代食管与胃吻合手术。

3）如果咽部和食管入口处烧伤，瘢痕严重，最好先做顺行牵引扩张，待扩张到一定程度再考虑手术，或许不需要再次手术。手术对吞咽功能会有一定的影响，要高度慎重。

三、食管平滑肌瘤

食管平滑肌瘤（esophageal leiomyoma）是最常见的食管良性肿瘤，占全部食管良性肿瘤的50%～80%。在全部消化道平滑肌瘤中，5%～10%为食管平滑肌瘤。多发于食管中段，可并发食管裂孔疝和食管憩室。

（一）病理

一般认为食管平滑肌瘤起源于食管壁内血管肌层，以纵行肌为主，也可能起源于食管壁内的黏膜肌层、固有肌层或血管的肌肉系统以及胚胎肌肉组织的变异结节。

食管平滑肌瘤质硬，表面光滑，与周围组织分界清楚，大体形态为圆形或椭圆形（卵圆形），也可呈螺旋形、哑铃形、姜块形等。单发或多发，大小不一，多为2～5cm。可环绕食管生长，呈马蹄形或环形阻塞食管腔。肿瘤表面多有完整包膜，切面可见纵横交错的肌束，血管稀少，呈灰白色。食管平滑肌瘤极少发生恶变。

（二）临床表现

1. 食管平滑肌瘤生长缓慢，半数以上的患者无任何临床症状，多因其他原因做胸部X线检查或上消化道钡餐造影检查时发现食管平滑肌瘤。如果患者有症状，其持续时间都比较长。

2. 较大的食管平滑肌瘤患者主要有吞咽不畅、疼痛或不适以及其他消化道症状,如吞咽困难、疼痛不适、反胃、恶心及呕吐等。

3. 食管平滑肌瘤患者偶有咳嗽、呼吸困难或哮喘等呼吸道症状,可能因误吸、肿瘤压迫气管或支气管,或巨大平滑肌瘤压迫肺组织所致。

(二)辅助检查

食管平滑肌瘤的临床诊断主要依靠食管钡餐造影和食管镜检查,查体和实验室检查无诊断意义。

1. 食管钡餐造影检查 钡剂在食管腔内沿肿瘤两侧向下流动并呈环形阴影,具有诊断意义;食管钡餐造影侧位片上,可见肿瘤阴影一半在食管腔内,另一半在食管腔外;肿瘤表面的正常黏膜皱襞变平或消失。

2. 食管镜检查 对食管平滑肌瘤有诊断意义。

3. CT 和 MRI 可确定肿瘤发生部位、侵犯范围。

(三)治疗

食管平滑肌瘤早期无症状,但生长后可出现梗阻症状,且可发生恶变,因此若无手术禁忌,无论肿瘤大小,均应行手术摘除肿瘤。手术途径与切除方法根据肿瘤部位及累及范围决定。除传统的开胸直视下手术,近年来主张在胸腔镜辅助下行食管平滑肌瘤切除术,手术方法包括以下几点:

1. 黏膜外肿瘤摘除术 绝大部分病例可选择此术式摘除肿瘤,手术效果明显,且术后并发症少。

2. 食管部分切除及食管胃吻合术 仅适用于巨大平滑肌瘤累及较多的肌层,无法行黏膜外肿瘤摘除术。

3. 息肉状平滑肌瘤摘除术。

4. 内镜黏膜下食管平滑肌瘤剥离术(endoscopic submucosal dissection,ESD) 是以内镜黏膜切除术为基础而发展起来的,对食管平滑肌瘤具有整块切除率高、便于病理学评估、复发率低、患者痛苦少、恢复快等优点,可达到与外科治疗相似的效果。

(四)预后

食管平滑肌瘤摘除术后效果好,偶可见食管胸膜瘘、食管狭窄或食管憩室等并发症。胸腔镜辅助手术效果及预后较传统开胸手术为好。

四、食管憩室

食管憩室(esophageal diverticulum)是食管壁局限的离心性外突所形成的与食管腔相通的覆盖上皮的盲袋。可单发或多发于食管的任何部位,最常见的好发部位是咽与食管的连接部、食管中段支气管分叉处附近和食管的隔上部分。

(一)病因

根据憩室形成的机制分为膨出型和牵引型。膨出型憩室是由于食管腔内的压力,使食管黏膜在管壁的某些薄弱点"疝出",形成囊袋,如咽、食管和隔上憩室。牵引型憩室系食管壁被向外牵拉所致,如食管中段憩室。有些憩室可两种情况同时存在。

(二)病理

膨出型憩室的囊壁由复层扁平上皮和伴有分散肌纤维的黏膜下层组织所围绕,囊壁缺乏正常的食管肌层,仅在憩室颈部有部分牵引的肌肉组织。牵引型憩室的囊壁均由食管全层构成,常有食物潴留,可并发炎症、出血、穿孔甚至癌变。

(三)临床表现

早期无症状,进食梗阻感、咽喉异物感、吞咽困难、反胃、夜间呛咳、胸闷、胸胀痛等。个别患者颈部出现包块,借助颈部活动按摩可缩小。口臭、声嘶,严重者甚至出现晕厥、休克、呼吸困难等。长期可发生营养不良、消瘦、水肿等。

(四)诊断

X线钡餐检查和食管镜检查可确诊。较小的牵引型憩室多无明显症状,难以发现。而膨出型食管憩室症状明显,较易诊断。

此外,由于食管憩室常伴有食管运动障碍,因此进行食管功能测定、标准酸反流试验、酸廓清试验以及 pH 监测等,对决定治疗方法和疗效判断均有一定帮助。测压术是下段食管括约肌功能不良和食管动力疾病的"金标准"诊断方法。

1.X线钡餐检查　食管X线钡餐造影检查是诊断食管憩室的主要方法,宜行正、侧位及双斜位摄片;一般为向外突出的圆形囊袋影,憩室内壁一般光滑规则,由于黏膜炎症变化,内壁可出现轻度的不规则阴影;若有明显的内壁或对侧壁不规则或伴有充盈缺损,应考虑囊内有异物或合并肿瘤的可能,须进一步检查。

2.食管镜检查　食管镜检查可见食管黏膜伸入憩室内。如伴炎症时可有充血、水肿和糜烂改变;食管镜虽可直视下检查憩室的大小及其并发症等情况,但有穿孔的危险,不宜列为常规措施。

(五)治疗

1.手术治疗　无症状者不需手术;若症状进行性加重或出血、穿孔、癌变则需手术治疗。可行憩室切除术、憩室固定术、抗反流术、微创手术、内镜手术,甚至食管部分切除术等。内镜手术具有安全可靠、手术时间短、恢复快、皮肤无损伤、症状缓解明显、复发率低和住院时间短的优点,治疗结果与外科手术相似,是一种值得推荐的手术方法。

2.保守治疗　不宜或不愿手术者可采取保守治疗。包括饭后饮清水冲洗,改变体位,活动颈部,促进憩室排空。应用抗感染、解痉药和黏膜保护剂可缓解症状。

(六)预后

手术治疗效果满意。

五、食管狭窄

食管狭窄(strictures of the esophagus)原因很多,可以由食管恶性病变引起,这类狭窄的诊断和治疗参见本书食管癌相关章节。除外恶性病变引起的狭窄为食管良性狭窄,但也有食管狭窄既可能是良性的,也可能是恶性的,即所谓 Barrett 食管,它实际上是食管黏膜修复过程中,鳞状上皮被柱状上皮取代,其中没有腺癌病灶者即为良性,有则为恶性。尽管有各种清除 Barrett 食管方法的报道,但均未获肯定,故要加强随访,对 Barrett 食管重点是早期识别异型增生,发现重度异型增生或早期食管癌时应及时手术切除。

下面重点谈食管良性狭窄,根据其病因不同,相应治疗也不同。

1.先天性因素　①先天性食管狭窄,一旦发现,即可手术切除狭窄,行对端吻合(切除在1cm 以下时),或行食管胃吻合,或行食管胃间位空肠代食管亦可。②特发性食管肌肥厚,可行食管肌层纵行切开术。③异位锁骨下动脉缠绕食管,可介入栓塞或手术处理。④Scharzki环食管,其发病机制不详,现多认为先天性起源,食管切开、Scharzki环切除术是本病的首选方法,术后效果良好。

2.食管外占位性病变　压迫食管,主要针对原发病进行处理。

3.食管良性病变　①食管化学性烧伤,参见本书相关章节。②食管术后狭窄,多以扩张疗法为主,若反复扩张疗效欠佳,可酌情行狭窄部切除,并以胃代(或空肠代、或结肠代)食管,进行消化道重建。③异物阻塞食管,如鱼刺、鸡骨等,多可在食管镜下取出,少数需开胸手术处理。

六、食管穿孔

(一)概述

食管穿孔或破裂较少见,早期诊断困难且容易误诊,病死率较高。最常见穿孔部位为颈段食管及胸段食管。颈段食管穿孔,预后较好。胸段食管穿孔由于消化液外溢至纵隔间隙或胸膜腔内,可造成严重的纵隔炎或脓胸,并可腐蚀大血管,如处理不及时,短期内可造成死亡。

食管穿孔的原因如下:

1.自发性食管破裂　是临床上最常见的食管穿孔原因,发病前多有饮酒后呕吐史。

2.异物性食管穿孔　常见的是鱼刺、鸡骨、假牙等。食管穿孔可为食管损伤后迟发性穿孔。

3.医源性食管穿孔　内镜检查或治疗后,如 ESD 或食管扩张术。手术原因,如因肿瘤外侵全喉切除或甲状腺切除时发生颈段食管穿孔;局部晚期肺癌中因肿瘤侵犯食管术后发生食管穿孔。

4.其他原因　外伤性、腐蚀性、食管癌放疗后等。

(二)临床表现

1.颈段食管穿孔表现为颈部疼痛及压痛,可伴有颈部肿胀、皮下气肿、呼吸困难、声嘶等。胸段穿孔表现为胸闷、胸痛等。

2.食管穿孔后,可表现吞咽疼痛、进食困难。合并纵隔感染或脓胸者可出现发热、白细胞计数增高。

3.腐蚀性或异物导致的食管穿孔,可引起食管主动脉瘘,发生致命大出血,患者病死率极高。

(三)诊断要点

1.病史　如饮酒后呕吐史,内镜检查或治疗病史,胸部手术史或外伤史,以及腐蚀剂误服史等。

2.症状及体征。

3.X 线检查　局限于纵隔内食管穿孔可发现颈胸部纵隔影增宽及气肿。穿孔破入胸腔者可见液气腔。

4.食管造影　可证实诊断及食管破裂部位。应选择水溶性造影剂,不用钡剂。

5.B 超检查及胸腔穿刺　口服亚甲蓝后,如胸腔内抽出蓝染胸液或食管残渣可明确诊断。

6.食管镜　可取出食管内异物,明确食管穿孔部位。

(四)治疗方案及原则

1.起病不到 24 小时的患者应争取手术治疗。经受累一侧胸腔进胸。一期行食管破口修补术。

2.对发病超过 24 小时的患者一般保守治疗　包括禁食水、胃管减压、胸腔闭式引流、空肠造瘘等措施,后期再酌情考虑是否手术处理。

3.华中科技大学同济医学院附属同济医院经验,对部分超过 24 小时病例,如合并有高热,纵隔脓肿形成,应手术治疗,充分引流脓肿,并行空肠造瘘以保证营养。术中视食管条件可直接双层修补,仍可取得满意效果。

七、食管结核

食管结核(esophageal tuberculosis)是临床极为少见的由结核杆菌引起的一种慢性传染病,食管结核确诊后应首选正规抗结核药物治疗,其治疗效果良好,一般不需要手术治疗。非手术治疗难以缓解的食管梗阻症状的病例应考虑手术治疗。食管结核的临床特征以及影像学检查同食管平滑肌瘤或食管癌的鉴别较为困难,通常是在术中或者是术后通过病理报告才能确诊。

(一)病因

结核病是人体与结核杆菌相互作用的结果,只有在侵入人体的细菌多、细菌毒力大及机体免疫功能低下致局部抵抗力下降时,才发生结核。

食管结核多是在患者原有疾病的基础上感染结核杆菌所致。易感因素包括以下几点:

1.机体抵抗力降低,如肺结核、糖尿病、恶性肿瘤等放、化疗及处于病程晚期等。

2.免疫功能低下,如器官移植、长期服用免疫抑制剂、AIDS 等。

3.原有食管疾病,如反流性食管炎、食管溃疡、食管狭窄等。

(二)病理

食管结核是由结核杆菌引起的食管慢性特异性炎性肉芽肿性病变。本病好发于食管中、上段,且多在气管分叉水平以上,病变范围多在距切齿 2～13cm 处,发生于下段者仅占 12%。这可能与气管分叉处淋巴结密集且同食管相邻密切有关。

(三)临床表现与诊断

食管结核临床表现多种多样,最常见的症状为吞咽困难,出现于 75% 的食管结核患者。食管结核结合病史、临床表现、实验室检查、X 线以及内镜检查,有可能作出诊断。其中主要依靠后两项检查。尤其是同时患有肺结核、脊椎结核、咽喉结核或纵隔淋巴结结核的患者,出现吞咽困难或进食时胸骨后疼痛,应疑有本病可能。

由于在临床当中食管结核较易误诊,除进行 X 线检查与食管镜检之外,还要做好以下几方面的工作:

1.对于高度可疑的患者可以采取诊断性的抗结核疗法。

2.要重视结核抗体以及 PPD 等结核病相关的检查方式,以助于进行鉴别诊断。

3.对于疑似患者要及早进行食管镜检,取得病理以及细菌学的诊断结果,在必要的时候可以重复进行检查。

4.全面询问患者的病史以及症状体征等,要避免遗漏结核病史。

(四)治疗

1.正规抗结核药物治疗 抗结核化疗适用于各型食管结核,但必须首先加强对肺结核或其他部位结核病灶的治疗。其治疗效果良好,对于单纯食管旁淋巴结结核压迫食管的患者也可仅给予抗结核治疗。

2.手术治疗 对于非手术治疗难以缓解的食管梗阻症状的病例,应考虑手术治疗。

(1)手术指征

1)食管病变纤维化,产生食管腔瘢痕性狭窄。

2)纵隔淋巴结结核压迫食管导致食管腔严重狭窄,正规抗结核药物治疗效果不明显或病情逐渐恶化者。

3)纵隔淋巴结结核瘢痕收缩引起的牵引性食管憩室,临床症状显著者。

4)已形成纵隔食管瘘或气管食管瘘,经正规抗结核化疗无效者可行手术修补。术式视具体病情而定。

(2)常用的术式有食管部分切除术、食管周围淋巴结结核病灶清除术、纵隔冷脓肿清除术及食管气管瘘修补术等。

(3)术后继续进行系统、正规的抗结核治疗,时间不应少于1年。

(五)预后

食管结核如能早期发现、早期诊断和早期治疗,其预后良好。手术治疗效果满意。

八、贲门黏膜撕裂症

剧烈干呕、呕吐或其他原因致腹内压骤然增加,造成胃贲门、食管远端的黏膜和黏膜下层撕裂,并发大量出血,称为食管贲门黏膜撕裂综合征(又称 Mallory－Weiss 综合征)。是上消化道出血少见的原因之一。

(一)诊断

典型病史为干呕或呕吐之后发生呕血,多为无痛性,严重者可导致休克或死亡。对呕血史的患者,问诊时应注意询问在呕血前有无饱餐,饮酒、服药、乘车等原因所致剧烈干呕或非血性呕吐史及呕血的特征,有无其他消化病史。

辅助检查:24 小时内可行急诊胃镜检查,可见胃、食管交界处的纵行黏膜撕裂或具有红色边缘的灰白色瘢痕。

(二)鉴别诊断

主要与食管自发性破裂、食管胃底静脉曲张破裂出血、消化性溃疡出血及糜烂性出血性胃炎等相鉴别。

(三)治疗

轻型者可自然愈合。出血显著者可给予如下治疗措施:

1.一般内科保守治疗 包括输血、输液及一般止血药物治疗。

2.内镜下止血 ①镜下直接喷洒 Monsell 溶液,喷洒前先用生理盐水冲洗创面,然后喷洒稀释 1 倍的 Monsell 溶液 3～5ml,见创面变白、渗血停止即可;②镜下喷洒凝血酶;③镜下注射血管硬化剂,如 1‰乙氧硬化醇在撕裂边缘分点小量注射;④镜下局部注射高渗盐水—肾上腺素溶液;⑤内镜下采用高频电凝或微波、激光照射止血。

3.手术治疗 大量出血,内科保守治疗无效时应行外科手术治疗,采用高位胃切开结扎破裂血管,连续深层缝合撕裂黏膜。

（四）预后

预后良好。

九、反流性食管炎

反流性食管炎（reflux esophagitis,RE）是指过多的胃、十二指肠内容物反流入食管引起胃灼热感、反酸、吞咽困难等症状，并导致食管黏膜糜烂、溃疡等病变的疾病。近年来发现，幽门螺杆菌感染与反流性食管炎有一定的关系。反流性食管炎的症状易与消化性溃疡相混淆，中老年人、肥胖、吸烟、饮酒及精神压力大是反流性食管炎的高发人群。

（一）病因

主要是由于食管下段括约肌压力低下，导致胃酸反流至食管，使食管暴露于胃酸时间过长而引起食管黏膜损害。如下疾病均可能导致反流性食管炎：

1.食管裂孔疝。

2.妊娠、呕吐、呃逆。

3.外科手术，如迷走神经切断术、食管下段肌层切开术、胃大部切除术等。

4.其他疾病 各种器质性疾病，如食管下段及贲门部肿瘤、硬皮病和各种造成幽门梗阻的疾病，均可造成反流性食管炎。

（二）病理

经食管镜检查及组织学活检，依黏膜及溃疡发生情况，可对食管炎症分为由轻到重的4个等级。

（三）临床表现

反流性食管炎早期可无任何症状，但是随着反流时间和程度的增加，患者会有不同程度的胃灼热感、胸骨后或心前区疼痛等症状，有些患者可出现吞咽困难。

1.胸骨后烧灼感 是由于反流的胃酸化学性刺激食管上皮下的感觉神经末梢造成的。典型的烧灼痛症状位于胸骨下方，并向上放射。反流发作时症状明显，弯腰、用力或平卧时亦可引起，直立位减轻。

2.吞咽困难及疼痛 早期吞咽时可有疼痛或梗阻，吞咽疼痛可由于食物团刺激发炎的食管或食管痉挛造成食物下咽时发生部分或全部梗阻，并不一定发生疼痛。

3.反酸 进食、用力或体位改变后均可能发生反酸。胃内容物可被吐出或咽下，在咽或口腔内残留一种酸味或苦味，造成口臭或味觉损害。

4.其他症状 反流并发症造成的症状，如炎性声带息肉、肺及支气管感染和食管溃疡穿孔及出血等相关症状长期反流也会对咽部和声带产生损伤，发生慢性咽炎、慢性声带炎和气管炎等。

（四）特殊检查

1.内镜检查 是诊断反流性食管炎最准确的方法，并能判断反流性食管炎的严重程度和有无并发症，结合活检可与其他原因引起的食管炎和其他食管疾病作鉴别。国内多采用 Los Angeles 分类法，分为 A～D 四级。A 级：黏膜破损局限于食管黏膜皱襞，长径<0.5cm;B 级：黏膜破损局限于食管黏膜皱襞，相互不融合，但长径>0.5cm;C 级：破损病灶在黏膜顶部有融合，但范围小于食管环周的 75%;D 级：破损融合，且范围大于食管环周的 75%。

2.X 线钡餐造影 可观察食管蠕动情况，并可发现食管憩室或肿瘤等病变，轻度食管炎在 X 线检查时无明显征象,严重的食管炎常位于食管的下段,表现为扩张受限,黏膜纹理不规则、紊乱或中断,蠕动能力减弱,并可出现点片状钡剂残留的溃疡龛影。

3. 24 小时食管 pH 测定　可提供食管是否存在过度酸反流的客观证据,并了解酸反流的程度及其与症状发生的关系。注意检查前 3 日应停用抑酸药与促胃动力药等。

4. 食管测压　有病理性反流的患者,食管下段的高压区静息压较正常者为低,有严重食管炎者可出现低振幅波或无蠕动波。由于食管下段压力有个体差异,故单从测压不能作出食管反流的诊断,但可作为抗反流手术后自身定量评价的依据。

(五)鉴别诊断

应与下列疾病相鉴别,如食管癌、冠心病、胆道疾病、消化性溃疡及真菌、疱疹、药物引起的食管炎等。

(六)治疗

1. 非手术治疗　反流性食管炎主要以内科非手术治疗为主,内科治疗的目的是减轻反流及减少胃分泌物对食管的刺激和腐蚀。

(1)一般治疗:肥胖患者应减轻体重,可降低腹内压并减少反流。避免持重、弯腰等动作,勿穿过紧衣裤。睡眠时抬高床头 15cm,睡前 6 小时勿进食,忌烟酒,避免增加胃酸的食物和液体,如咖啡、浓茶等。避免使用抗胆碱能药等,均可减轻食管反流的发作。

(2)药物治疗:①制酸剂,可用制酸剂中和胃酸,降低胃蛋白酶的活性。②促动力剂,对胃排空延长可用多潘立酮、西沙必利。③抑酸药,如 H_2 受体阻滞剂、质子泵抑制剂。④黏膜保护剂,如硫糖铝、胶体枸橼酸铋盐等。系统的内科治疗对大多数轻度食管炎患者有效。

(3)食管扩张术:因反流性食管炎形成的瘢痕性狭窄,对有吞咽困难症状者可行食管扩张术,可使部分患者的症状缓解,经多次扩张疗效不显著者仍需手术。

2. 手术治疗

(1)外科手术的适应证

1)充分而系统的药物治疗,历时半年至 1 年以上仍不能解除症状,或虽然缓解症状,但停药后症状复显者。

2)有并发症,如出血、反复发作性肺炎和哮喘等。

3)食管消化性狭窄。

4)Barrett 食管、食管上皮有轻度不典型增生、药物治疗无效者,应行抗反流手术,重度不典型增生则是手术切除病变食管的指征。

5)食管旁疝和混合型食管裂孔疝所导致的胃食管反流。

6)抗反流手术后复发。

7)儿童胃食管反流引起呼吸道并发症,如反复发作性肺炎和哮喘等。

8)短食管。

(2)术前准备:改善患者营养状态。有慢性呼吸道感染者给予抗生素及胸部理疗。拟行或可能行食管切除术者应进行肠道准备。为减少因麻醉诱导发生反胃或呕吐的危险,术前应注射 H_2 受体阻滞剂或用大口径胃管吸引胃内容物。

(3)手术治疗原则:治疗原发病(如食管裂孔疝等),并实施抗反流手术,有狭窄者应同时纠正。

(4)抗反流手术:目的是阻止胃内容物反流入食管。最有效的办法是恢复食管远端的腹内段及在食管与胃之间构成一单向活瓣组织。常用的手术方法有 Nissen 胃底折叠术(是被认为除食管短缩病例外适合大多数反流性食管炎患者的术式)、Belsey Mark Ⅳ 手术、Hill 手术、腹腔镜下胃底折叠术等。对伴有短食管病例可应用食管延长术(Collis 手术),再加 Belsey 手术或 Nissen 手术。

(5)解除食管狭窄的手术:包括食管狭窄部分切除端端吻合或食管部分切除和食管吻合术、Thal 手术以及食管切除肠段间植术等。

(6)微创手术:近年随着微创外科的蓬勃发展,腔镜下抗反流手术以其图像放大、光照良好、可在狭小间隙内操作的突出优势而迅速成为胃食管反流病的一种新的手术方式。

(七)预后

抗反流手术的疗效与内科治疗相当,疗效满意,手术病死率在 1% 以下。

十、食管吻合口瘘

吻合口瘘是食管癌术后最严重的并发症之一,包括胸内吻合口瘘和颈部吻合口瘘,前者发生率为 3%～5%,但病死率高;后者发生率高于前者,为 10%～20%,但预后明显好于胸内吻合。

(一)发生原因

1.吻合口部的血液供应不良、局部组织水肿或感染,食管游离太长(一般不要超过 2cm)。

2.吻合技术操作不当,吻合口边缘对合不良,缝合线结扎过紧、过松,或针距、边距掌握不当。

3.使用吻合器时食管撕裂,食管黏膜回缩,或钉合不严,吻合钉脱落。

4.吻合口处张力过大。

5.全身因素,如年老体弱,长期营养不良、贫血、低蛋白血症或维生素 C 缺乏等。

6.术中不慎损伤胃网膜右血管,或对胃壁的保护不够,动作粗暴,过度牵拉,在胃壁内形成小血栓或血肿。

7.胸腔积液浸泡吻合口。

8.术后处理不当,没有进行及时、充分、有效的胃肠减压,使胃过度膨胀,或进硬食过早。

9.其他一些因素,如合并有糖尿病、低氧血症等。

(二)临床表现及体征

多发生于术后 3～7 天,亦有发生于术后 3 天内的早期瘘,或发生于患者出院后的晚期瘘。

1.颈部吻合口瘘

颈部吻合口瘘多表现为颈部皮肤红肿、压痛、皮下气肿,并有腐臭脓液流出,切开引流后可见脓液,并可有食物残渣、口涎、胆汁等,患者伴或不伴有发热。颈部吻合口瘘因位置表浅,易及时发现及诊断。

2.一旦发生胸内吻合口瘘,患者多有明显的中毒症状。早期多有高热、剧烈胸痛、呼吸困难、术侧气胸、中毒性休克,不及时处理甚至可引起死亡。发生于术后 1 周以上的胸内吻合口瘘,因肺已复张并有胸膜粘连,瘘相对局限,患者全身中毒症状可不明显,但仍有发热、胸闷等症状,需注意观察,以期及时发现,及时处理。

(三)辅助检查

食管癌切除行胸内吻合术后,若患者体温持续较高,不能恢复正常,特别是出现胸痛、气急等症状者,要高度怀疑吻合口瘘的发生,需行进一步辅助检查以明确诊断。

1.胸部X线平片可表现为包裹性积液或液气胸,特别是出现液气胸的病例,结合临床症状,基本可以诊断为吻合口瘘。但对于吻合口后壁小的瘘口,比较局限的瘘口,或瘘入纵隔的病例,则胸部平片上可无明显表现。

2.食管造影对诊断吻合口瘘很有帮助,需在立位和卧位多方观察,可以看到造影剂从瘘口溢入胸腔或纵隔,并可观察瘘口的大小和位置。特别是对于小的瘘口,有时需反复多次造影,严密、细致观察才能发现,不要轻易排除吻合口瘘的可能。对于容易误咽入气管的患者,则推荐使用碘油或泛影葡胺造影,因钡剂易沉积于细小支气管深部而难以经咳嗽排出。食管造影未能证实者,可考虑行胸部CT检查,有时可发现瘘入纵隔的病例。

3.胃镜检查不是常规,但对高度怀疑吻合口瘘,经无创检查未能确诊者,则可考虑行胃镜检查。可以看到瘘口的位置、大小,并能鉴别是吻合口瘘还是胸胃坏死穿孔。确诊后还可在胃镜引导下于十二指肠内置入鼻饲管以行肠内营养治疗。

4.一旦发现有胸腔包裹性积液或液气胸,应及早进行胸腔穿刺,必要时在B超引导下穿刺,若能抽得脓性液,特别是口服亚甲蓝后抽出蓝色胸液者,可确诊为吻合口瘘。

(四)治疗原则

颈部吻合口瘘容易早期发现和诊断,处理较简单,经积极引流、禁食、营养支持,很快便能愈合。胸内吻合口瘘的处理原则是早期诊断、早期治疗,根据具体情况选择手术治疗或保守治疗,大部分患者以保守治疗为主。

1.保守治疗

(1)主要以禁食、持续胃肠减压、持续有效的胸腔闭式引流、营养支持、预防并治疗心肺并发症。

(2)在吻合口瘘发生的早期,患者有持续高热、全身中毒症状明显,或合并有肺部感染时,应使用有效的广谱抗生素。一旦诊断明确并进行有效的引流后,应考虑及时停用抗生素,此时患者体温可能会有反复,但不应再继续使用抗生素,以防出现耐药菌或二重感染。

(3)营养支持以肠内营养为主,早期患者肠道功能未完全恢复,或患者不能耐受肠内营养时,需适当地进行胃肠道外营养。

2.手术治疗 只有极少数患者需要再次手术治疗

(1)早期吻合口瘘,患者全身状况较好,胸腔感染不重,可积极行二次剖胸瘘口修补,或行吻合口切除重新吻合。

(2)瘘口较大且水肿、坏死、感染严重,行食管拖出外置,二期行结肠代食管,重建消化道。

(3)胸腔引流不畅,再次进胸冲洗,重新置管引流。

3.内镜下食管支架植入术 内镜下食管支架植入术的主要目的是打通狭窄或闭塞的食管,恢复进食功能,从而提高患者的生活质量,且支架本身压迫癌肿,防止出血,同时造成病变局部血供不良,减慢肿瘤生长速度,从而延长生存期。具有操作简单方便、行之有效和创伤小等优点。目前,食管支架植入术已成为食管吻合口瘘和食管恶性狭窄的主要治疗方法之一。

(五)预后

颈部吻合口瘘口预后佳,经积极处理后绝大多数很快便能愈合,但吻合口区或胃底大范围坏死者,瘘口靠瘢痕愈合后,易出现顽固性狭窄,严重影响患者的生活质量。

既往胸内吻合口瘘一旦发生,其病死率可高达 50% 以上。近年来随着吻合器的广泛应用,胸内吻合口瘘的发生率有所下降,而且随着肠内、肠外营养治疗的进展,其病死率已大大下降,为 10%～20%。

(康世文)

第四节　胸膜疾病

一、急性化脓性胸膜炎

急性化脓性脓胸是化脓菌引起的胸腔感染。

(一)病因和发病机制

1.多继发于化脓性肺部感染。

2.开放性胸外伤、胸内手术、食管损伤、脓血症是其他常见致病原因。

3.致病菌一般经破损的胸壁、肺、食管侵入胸腔,有时经淋巴或血液循环入侵。致病菌多为葡萄球菌和革兰阴性杆菌。

4.腐败性脓胸常继发于肺脓肿、膈下脓肿和食管穿孔,坏死组织多、脓液恶臭、中毒症状严重,多为化脓性球菌与肠杆菌、肠球菌的混合感染。

(二)诊断

1.有急性肺部感染病史。当肺炎症状逐渐好转时,患者再次高热、胸痛、大汗,检查可发现胸腔积液。

2.肺脓肿破溃或食管穿孔时,常突发胸痛、高热和呼吸困难。有时发绀、休克。

3.听诊患侧呼吸音减低,纵隔可向健侧移位。

4.X 线可见胸部大片模糊阴影。直立时可见下胸部 S 形线。有时脓腔内可见气液平。局限性脓胸可包裹在肺叶间裂、膈肌上或纵隔面。

5.肺炎经抗感染治疗后,仍然高热,胸片提示积液阴影,就要怀疑急性脓胸,行胸腔穿刺抽出脓液可明确诊断。

(三)治疗

1.控制感染,根据脓液培养和药敏试验给予相应抗菌治疗,同时给予全身支持疗法。

2.引流脓液。

3.促使受压的肺组织尽早复张。

4.手术要点及术后处理

(1)穿刺排脓术:患者反向坐背椅。病情重者可斜坡平卧位;取腋后线第 5～7 肋间穿刺,包裹性脓胸须根据 X 线、CT 或超声定位后穿刺,边刺入边抽脓,防止穿刺损伤肺或膈肌,尽量将脓液排净。拔针前,向胸内注入抗菌药物,脓液送检查。在穿刺中如有虚脱、出冷汗、血压低,应停止操作,立即平卧。脓液稀薄、经抽吸后脓液量减少、肺逐步扩张者,多能自愈。如果穿刺 1～2 次后症状无好转,肺扩张不佳,渗出量不减少,应改用更有效的引流措施。

(2)肋间插管闭式引流术:从腋后线第 5 肋间试穿刺,抽得脓液后,作 1.5cm 长切口。用止血钳钝性分离胸壁和肋间肌,再用止血钳将引流管送入胸腔。可行持续性 $-15\sim-10\mathrm{cmH_2O}$ 压力引流。

（3）部分肋骨切除闭式引流术：亦称开胸纤维素清除术，适于纤维素性脓胸。全麻下，以腋后线为中心，切除第 6 肋中段约 7～10cm 长肋骨，经肋骨床切开增厚胸膜。用手指钝性分离胸内粘连。插入粗引流管，清除所有沉积物和脓液，吸引器头搔刮清除胸膜面上的纤维素层。用含抗生素的温盐水反复清洗胸腔，最后胸管接水封瓶引流。

（4）胸腔镜脓胸清除引流术：适于纤维素性脓胸、包裹性脓胸。全麻下，以腋中线第 6～7 肋间作为观察孔，进镜观察，选择操作孔（多为肩胛下角线第 5 或 6 肋间和腋前线第 4 或 5 肋间），腔镜下分离胸内粘连，清除所有沉积物和脓液、胸膜面上的纤维素层。温盐水反复清洗胸腔，最后胸管接水封瓶引流。

（5）术后处理包括：

1）负压（$-25～-20\mathrm{cmH_2O}$）吸引 7～10 天。

2）术后可经冲洗管（另一胸管位于上方）间歇滴注温盐水，冲洗胸腔，3 天后可拔除冲洗管。

3）如引流液消失可拍胸片，如肺膨胀满意，可停负压吸引，观察 2～3 天后在引流管处行碘油窦道造影术。

4）如只在引流管周围见碘油，说明脓胸已愈合，可将引流管切断，改为开放引流。

5）每日冲洗窦道，并逐日剪短引流管 1～2cm，窦道容积小于 10ml 时，即可拔除引流管。

5.经积极治疗渗出期和纤维素脓性期脓胸，绝大多数患者（＞90％）1 个月左右病愈。慢性脓胸很少见。

（四）临床路径

1.询问病史　外伤史、肺炎史或手术史，有无发热、胸闷、胸痛、呼吸困难等症状。

2.体格检查　体温、脉搏、呼吸、血压。有无发绀，呼吸音有无减弱、消失，有无干、湿啰音。

3.补液，抗感染治疗。

4.辅助检查　胸部 X 线平片，胸部 CT。

5.穿刺抽取脓液，细菌培养加药敏试验。

6.胸腔闭式引流术或手术清除脓液。

二、慢性脓胸

（一）病因和发病机制

急性脓胸经 6～8 周后不愈，即转为慢性脓胸。脓液中的纤维素逐渐沉积于胸膜，形成纤维板，限制肺的扩张，脓腔不再缩小时，即形成慢性脓胸。慢性脓胸的发病机制有：

1.急性脓胸治疗不及时或治疗不当，如引流不畅，或过早拔除引流管。

2.同时合并支气管胸膜瘘或食管胸膜瘘，或肝脓肿、膈下脓肿。

3.异物存留。

4.真菌或结核分枝杆菌感染，一般抗生素不易控制。

（二）诊断

1.临床上有慢性咳嗽、咳脓痰、胸闷不适，并有消瘦、低热、贫血。

2.合并支气管胸膜瘘者，向健侧卧位时痰液容易咳出。

3.体格检查可发现患侧胸壁塌陷，呼吸受限。叩诊呈浊音或实音。听诊呼吸音明显减弱或消失。气管、纵隔及心脏向患侧偏移。并可有杵状指。

4. 依据急性脓胸病史,结合症状、体格检查、辅助检查诊断容易。

5. 胸片可见胸膜增厚及片状钙化影。患侧肋间隙变窄,气管及心影向患侧偏移。经胸壁引流窦道造影,可以确定脓腔的大小、部位。

（三）治疗

1. 消除脓腔、控制感染。定期进行细菌培养和药物敏感性试验,合理选用敏感的抗结核或抗菌药物,并加强脓腔的引流。

2. 纠正营养不良、贫血、低蛋白血症。进食高热量和高蛋白饮食,并少量多次输血,提高患者免疫功能。

3. 手术适应证及手术要点

(1)开放引流:适于小儿葡萄球菌脓胸或复杂性慢性脓胸以及全身情况难于耐受根治性手术者。术前超声检查结合胸片定位,也可行 CT 检查定位。可扩大引流口或另作经肋床引流。在脓腔底部沿肋间作一小切口,用手指或直视下探查脓腔,钝性分离脓腔间隔,清除坏死组织,在脓胸底部作粗引流管引流,术后逐渐将胸管剪短,引流一般持续数周。

(2)胸膜纤维板剥脱术:是较理想的根治性手术,适于开放引流术后仍有较大残腔者或引流不畅,呈多房性积脓者。纤维板剥除后,肺能扩张,从而消灭残腔。也可以仅剥脱脏层胸膜。脓胸时间长者,可从胸内筋膜与纤维板壁层之间进行胸膜外剥离。将壁层与脏层胸膜一起剥除。对被包裹的肺内病灶,如肺结核空洞、支气管扩张,可一并行肺局部切除、肺叶或全肺切除术。

(3)胸膜纤维板剥除后,肺仍不能完全复张,遗留残腔者,可做胸壁带蒂肌瓣移植手术或大网膜移植手术,消灭残腔或封闭支气管胸膜瘘。胸顶部或尖前区多采用胸大肌、前锯肌;胸后外侧多采用背阔肌;胸基底部常用腹直肌。肌瓣进胸途径,应不影响肌瓣血供或张力,一般需切去 4～5cm 长一段肋骨。肌瓣移植的关键是肌瓣必须完全填满整个脓腔。大网膜柔软,可用在任何间隙区域。用于修补支气管胸膜瘘时,对瘘口作加强缝盖。肌瓣填塞脓腔不足时,也可加用网膜移植消灭残腔。用大网膜前,必须明确患者无腹腔疾病史(包括结核性腹膜炎等),及无上腹腔手术史。

(4)胸膜内胸廓改形术:适于局限性慢性脓胸。仅剥脱壁层纤维板,清除脏层胸膜的肉芽和化脓组织,骨膜下切除部分肋骨,保留肋骨骨膜、肋间肌、肋间神经和肋间血管。将肋间束排列固定在脏层纤维板上。

（四）临床路径

1. 询问病史　急性脓胸病史,有无发热、胸闷、胸痛、呼吸困难、咳脓痰等症状。

2. 体格检查　定时测体温。检查有无胸廓畸形。叩诊呈浊音或实音。听诊呼吸音明显减弱或消失。纵隔及心脏向患侧偏移。并可有杵状指。

3. 辅助检查　胸部 X 线平片、胸部 CT、胸部 B 超检查。

三、结核性胸膜炎

（一）病因和发病机制

结核性胸膜炎是机体处于高度过敏状态,对结核分枝杆菌素和蛋白成分出现高度反应的胸膜炎症,是结核累及胸膜的结果。致病菌为结核分枝杆菌。结核分枝杆菌到达胸膜的途径有：①肺门淋巴结核的细菌循淋巴管逆流至胸膜；②结核病灶破溃，细菌直接进入胸膜腔；③血行播散。

（二）诊断及鉴别诊断

1.发热、干咳和胸痛。胸痛多位于腋前线或腋后线下方，深呼吸或咳嗽时明显。此时胸膜互相贴近摩擦，称"干性胸膜炎"，胸膜摩擦音为重要体征。少数人症状较轻，能自愈。

2.若病情发展，胸膜腔积液，称"渗出性胸膜炎"。此时胸痛减轻或消失，出现气短。常有乏力、食欲减退、午后低热，无痰或少量黏液痰。

3.体检　大量积液时，可有气管向健侧移位。患侧胸廓饱满；慢性期患侧胸廓低平，肋间隙变窄，语颤消失。患侧液平面以下叩诊浊音，听诊呼吸音减弱或消失。液平面上方呼吸音增强。

4.中等浓度纯蛋白衍生物（PPD）试验阳性或强阳性反应。

5.胸液多为草黄色，也可为红色血性。透明或微浊。比重在1.018以上，黏蛋白试验阳性，蛋白含量大于3g，pH在7.0～7.3之间，糖含量少于2.8mmol，白细胞总数常为（0.5～2）×10^9/L；急性期中性粒细胞占多数，慢性期则以淋巴细胞为主。胸液涂片或集菌均不易找到结核分枝杆菌，但结核分枝杆菌培养却可以阳性，胸膜活检见干酪样或非干酪肉芽肿组织。

6.X线可有肋膈角胸膜粘连，300ml以上积液时，肋膈角变钝；中等量积液可见其上缘呈下凹的弧形密度均匀阴影。大量积液时，患侧全为致密阴影，纵隔移向健侧。包裹性积液不随体位改变而移动。叶间积液侧位胸片呈梭形的叶间阴影。X线检查肺实质内多无明显病变。

7.CT检查可能发现轻微肺实质内结核病变。

8.超声波检查有助于明确积液的部位，可为抽液准确定位，同时可鉴别胸膜肥厚和实质性病变。

9.PPD试验有意义，胸膜活检和细菌学检查具有确诊价值。鉴别包括癌性胸腔积液，后者一般增长快，无中毒症状且常为血性胸液，结核分枝杆菌素试验阴性，抗结核治疗无效。癌性胸液细胞分类以小淋巴细胞为主，缺少嗜酸粒细胞。

（三）治疗

原则是治疗和预防活动性肺结核播散、解除症状和防止胸膜粘连。

1.治疗与肺结核治疗相同，口服异烟肼、乙胺丁醇和利福平，用药1～1.5年。服药期间注意药物的副作用。

2.中等量以上积液，每周抽胸液2～3次，每次抽液约1000ml左右。若出现头晕、出汗、脉弱、血压低，立即停止抽液，皮下注射0.1%肾上腺素0.5ml，同时静脉内注射地塞米松5～10mg，静脉输液，至症状完全消失。胸腔抽液时应防止抽吸速度过快、抽液过多发生复张性肺水肿。

3.胸腔积液吸收不满意或中毒症状重的患者可用强的松30mg/d，至胸液明显减少后逐渐减量。结核性胸膜炎如能及时得到正规抗结核治疗，预后良好。未经治疗的患者，5年内约有2/3出现结核病。结核性胸膜炎治疗不当，可形成慢性结核性脓胸。

（四）临床路径

1.询问病史　注意发热、盗汗、乏力、胸闷、胸痛、呼吸困难等症状。

2.体格检查　注意体温、脉搏、呼吸和血压。听诊呼吸音有无减弱、消失，有无干、湿啰音。

3.抗结核治疗。

4.辅助检查 胸部 X 线平片、胸部 CT、胸部超声波检查和 PPD 试验。

5.胸腔穿刺抽液送检,作细菌培养和药物敏感度试验。

四、乳糜胸

乳糜胸指胸腔内积有乳糜样液体。

(一)病因和发病机制

胸导管损伤发生在第 5 胸椎以上时乳糜胸在左侧,损伤在第 5 胸椎以下时乳糜胸在右侧。胸部开放性或闭合性损伤、胸心外科手术损伤、肿瘤侵蚀胸导管均可导致乳糜胸。其他病因包括胸部淋巴管先天性畸形或继发于胸部肿瘤的淋巴管扩张、破裂。丝虫病也可引起乳糜胸。

(二)诊断

1.乳糜液大量丧失使患者损失大量脂肪、蛋白质和淋巴细胞。导致脱水、消瘦、全身衰竭和免疫力低下。

2.大量胸腔积液可以压迫肺组织,造成呼吸困难和低血容量性休克。

3.体检和 X 线检查可显示胸腔积液。

4.胸腔穿刺可得乳白色混悬液。镜检苏丹Ⅲ染色见大量脂肪颗粒。将乙醚滴入乳糜液中,混浊的乳糜液立即变澄清。

5.鉴别诊断

(1)胸壁、纵隔或肺淋巴管破裂:后者引起的积液无色透明。进食高脂饮食后积液也不变为乳糜样液。

(2)假性乳糜胸:常因慢性感染或肿瘤导致,因其液体内含有卵磷脂蛋白复合物,致其外观也呈牛奶状,但其中脂肪成分较少,基于此点用苏丹Ⅲ染色可予以鉴别。另外,此种胸液内蛋白质和胆固醇含量低于真正的乳糜液,乳糜胸中的甘油三酯浓度往往更高,超过 110mg/dl。

(三)治疗

1.持续胸腔闭式引流,给以低脂、高蛋白、高糖饮食或完全静脉营养。3~4 周后约半数乳糜胸患者能够痊愈。

2.手术适应证 每日乳糜引流超过 1500ml,连续 5 天以上,或引流量虽少,但经 2~3 周治疗仍不减少者。

3.手术要点

(1)基本方法是结扎或缝扎破损的胸导管或胸壁、纵隔及肺的淋巴管。手术可以直接闭合瘘口、缝合纵隔渗漏以及在膈上结扎胸导管。一般采用胸导管结扎术。

(2)术前应控制感染,纠正营养不良、水电解质紊乱。对自发性双侧乳糜胸,或合并乳糜腹的乳糜胸患者,经足背淋巴管作淋巴系造影有助于术前查寻破口。术前也可行核素淋巴管显像,以确定胸导管瘘口的位置。术前 3~4 小时给高脂肪饮食,有助于寻找胸导管及其破损部位。

(3)右侧后外侧切口第 6 肋间开胸。沿胸导管上、下探查,如发现破损处,即在破损处两端结扎胸导管。如未发现破损处,可在纵隔最低部位结扎胸导管。

(4)胸导管结扎后应同时行胸膜固定术或壁层胸膜切除术,以促使瘘管闭合或淋巴的吸收,防止乳糜胸复发。

(5)胸膜固定术是通过物理方法摩擦壁层和脏层胸膜,或涂以药物(或黏合剂),促使胸膜粘连,帮助瘘管闭合。

(6)胸膜切除术,适用于淋巴管平滑肌瘤病,因此病导致淋巴管被阻塞,此时胸膜固定术已无助于乳糜胸的治疗,将壁层胸膜完全切除,增加淋巴管侧支循环的建立,有助于减少乳糜液的量。

(7)顽固的乳糜胸,可试行旁路手术,如胸膜腔右心房旁路手术,或胸腹腔沟通术。使乳糜直接回到体静脉系统,但疗效不佳。双侧乳糜胸应先探查右胸。

(8)术后处理:术后须继续胸腔闭式引流2~3周,并给予完全性静脉营养促进瘘口完全愈合。

(四)临床路径

1.询问病史 如手术史、肿瘤病史、结核病史、丝虫病史等,注意胸闷、胸痛等症状,以及胸液引流量和颜色。

2.体格检查 胸部叩诊呈浊音,听诊呼吸音减弱或消失,纵隔有无移位。

3.辅助检查 胸腔穿刺,穿刺液送检行苏丹Ⅲ染色、细菌学检查。胸部X线平片和胸部CT检查。

五、胸腔积液

除结核性胸膜炎以外,常见的胸腔积液类型有:

(一)肿瘤

肺癌、乳腺癌、淋巴瘤向胸膜或纵隔淋巴转移产生肿瘤性胸腔积液。少数情况下卵巢、胃、子宫、肉瘤等也导致胸腔积液。淋巴瘤导致的胸腔积液2/3为乳糜胸。积液的原因主要是肿瘤压迫淋巴管,使淋巴液回流受阻或胸导管受阻。其他原因是血管的通透性增加、低蛋白血症等。

1.诊断

(1)既往肿瘤病史。

(2)常有气促、消瘦、胸痛、乏力和食欲缺乏等临床症状,但多无发热。

(3)胸液多为血性,抽液后迅速生长。胸液中可找到癌细胞。胸膜活检阳性。

2.治疗 包括治疗原发性肿瘤;局部治疗可用顺铂或卡铂胸膜腔注射,每周1~2次,用黏合剂如滑石粉、四环素等促使胸膜粘连。

(二)免疫性疾病

1.类风湿性关节炎 半数可有胸腔积液。

(1)诊断

1)可反复发作。

2)胸液多为草黄色渗出性,蛋白含量>35g/L,白细胞$(1\sim3)\times10^9$/L,以T淋巴细胞为主。葡萄糖含量极低。胸水中CP-CH50和C3、C4补体成分低下。IgM与类风湿因子常阳性。胸水中可找到"类风湿关节炎细胞",即吞噬了IgM的巨噬细胞。

3)胸膜活检有助于诊断。

（2）治疗：少量胸液可自行吸收。肾上腺皮质激素治疗效果良好，必要时可加用环磷酰胺、硫唑嘌呤等免疫抑制剂。反复胸腔积液时，注入黏合剂可避免复发。

2.系统性红斑狼疮　约半数有少量或中等量积液。

（1）诊断

1)具有反复性。

2)胸痛、发热。

3)胸液为草黄色渗出液，白细胞含量少，以单核细胞为主，蛋白含量通常＞30g/L，葡萄糖含量＞3mmol，胸水中可检出狼疮细胞，抗核抗体可为阳性，补体C3、C4含量甚低。

（2）治疗

少量积液可自行吸收。肾上腺皮质激素治疗并穿刺抽液可使胸液迅速吸收。

3.嗜酸性胸腔积液

（1）诊断

1)胸液中含有多量嗜酸细胞称为嗜酸性胸液。嗜酸粒细胞占胸液内细胞的10％以上。本病约占胸腔积液的3％～10％。

2)与局部或全身的过敏刺激有关。

（2）治疗：以治疗原发病为主。预后良好。

（三）心力衰竭

心功能失代偿期可发生胸腔积液。此种类型的胸腔积液多为双侧胸腔积液。心衰完全纠正后胸腔积液消失。

（四）泌尿系统疾病

慢性肾衰竭进行透析时可以发生胸腔积液。其原因可能是循环免疫复合物使胸膜的通透性增加。

1.多数患者透析后胸水消失。腹膜透析后胸腔积液可能是透析液通过膈肌缺损入胸。

2.胸腔内注入肾上腺皮质激素有助胸液吸收。每次减少腹膜透析量和改用坐位或右侧向上的体位或改用血透。

（五）消化系统疾病

1.肝炎、肝脓肿、肝移植和肝硬化均可发生胸腔积液，原因为淋巴管内压力过大、奇静脉高压、低蛋白血症。积液通常为漏出液，量大。

治疗包括利尿、低钠饮食和适当的营养。

2.急慢性胰腺炎、胰腺假性囊肿、胰腺脓肿和胰腺癌都可出现胸腔积液。机制可能是：

（1）液体经过膈肌淋巴管进入胸腔。

（2）膈下假囊肿与胸腔直接沟通。

（3）膈肌下炎症扩展到胸腔。

胸液多为渗出液。类似化脓性胸液。有时有乳糜胸。胸液中淀粉酶含量很高。酯酶活性也很高。

同急性胰腺炎，少量胸液可自行吸收，大量胸液可抽液减压。

3.食管破裂 60％可合并胸腔积液

（1）诊断

1)食管破裂首先引起纵隔炎继而胸腔积液。

2)通过食管造影作出诊断。

(2)治疗:包括手术修补食管,纵隔和胸腔引流,大量抗生素控制感染。

(3)临床路径

1)询问病史:既往相关病史,胸闷、呼吸困难、咳嗽。

2)体格检查:患侧胸部叩诊呈浊音,听诊呼吸音明显减弱或消失。纵隔及心脏向健侧偏移。

3)辅助检查:胸部 X 线平片、胸部 CT、胸腔穿刺。

六、胸膜间皮瘤

(一)病因

恶性胸膜间皮瘤与石棉长期刺激胸膜有关,但良性间皮瘤与石棉无密切关系。

(二)诊断

1.弥漫型恶性间皮瘤　质韧、灰白色,沿胸膜表面及叶间呈浸润性生长,表面呈结节状,侵犯胸膜腔的大部分,甚至通过纵隔侵犯对侧胸膜腔,胸膜腔内有浆液性或纤维性渗出,最终为大量血性胸水,预后差。

(1)症状:弥漫型间皮瘤均为恶性,早期可胸闷、气短,渐出现剧烈胸痛、呼吸困难、消瘦、衰弱、咯血痰,胸腔内血性渗液。浸润邻近脏器时,可导致上腔静脉综合征,下腔静脉受压后出现肝大、腹水,喉返神经麻痹而声音嘶哑,脊椎、肋骨痛。

(2)胸液黏稠,胸穿细胞学可见大量间皮细胞。

(3)X 线表现主要为胸膜不规则增厚和胸腔积液,沿胸壁、纵隔和横膈可见有结节状、团块状阴影。由于间皮瘤块已使纵隔器官发生粘连固定,故纵隔不移位。晚期可侵蚀肋骨,侵及心包、纵隔。

2.局限型间皮瘤　生长缓慢,多数在脏层胸膜。常为分叶状、圆形、椭圆形的肿块,大小不等,包膜完整,有时多发。局限型间皮瘤多为良性。病理上分为纤维型、上皮型及混合型,良性者多为纤维型。本瘤的基底部可呈蒂样改变,向胸腔内生长,其卫星结节可种植于纵隔、横膈、肺、肋骨、胸壁及腹壁内,可以伴胸腔积液,术后可以复发、转移,本病属潜在恶性的肿瘤。

(1)局限型良性间皮瘤可长期无症状,常在体检作 X 线检查时才发现。

(2)X 线检查及 CT 扫描对胸膜间皮瘤的诊断有重要价值,局限型胸膜间皮瘤,常为边缘清楚的圆形或椭圆形软组织肿块,大小由数厘米到占满整个胸腔不等,呈分叶状,密度均匀。瘤体基底较宽,与胸壁成钝角。凡发现肿瘤来自胸膜并有蒂,一般考虑为本病。

3.局限型或弥漫型胸膜间皮瘤的 X 线表现多种多样,常需依靠胸膜或胸壁活检来确诊。

(三)治疗

1.良性的孤立性胸膜间皮瘤应积极手术。

2.弥漫型胸膜间皮瘤原则上一般不手术,如果病变限于一侧胸腔内,且无远处转移,可以考虑胸膜肺切除术。术后放疗、化疗及其他综合疗法。

3.已有远处转移、心肺功能差、病灶弥散、并发大量血性胸腔积液者,应保守治疗,禁忌手术。

4.手术要点

(1)肿瘤孤立且有完整包膜,与肺或纵隔等脏器无明显粘连时,可采用单纯肿瘤切除术。距其基底边缘约 2cm 处,绕肿瘤切开胸膜约 3～5cm。于胸膜切开处伸入手指或用纱布团至胸膜外间隙作钝性分离,使瘤体完全离开胸壁,将肿瘤完整切除。

(2)肿瘤基底部已侵及胸壁,单独游离肿瘤有困难,或肋骨亦有破坏时,应作肿瘤和局部胸壁整块切除,并行胸壁重建术。

(3)肿瘤已侵犯及或已转移至附近的肺内时,可作肿瘤合并肺切除术,一般多为肺叶切除,个别情况作全肺切除术。有时需切除部分心包或膈肌,并用人工材料修补缺损。术中应尽量切净病变组织,减少术后复发。

(四)临床路径

1.询问病史　注意有无胸闷、胸痛、呼吸困难、咯血等临床症状。

2.体格检查　患侧胸部叩诊呈浊音或实音,听诊呼吸音减弱或消失。

3.辅助检查　胸部 X 线平片、胸部 CT、胸水穿刺细胞学、胸膜或胸壁活检。

七、自发性气胸

由于肺实质和脏层胸膜破裂而引起的胸膜腔内有空气存在者称为自发性气胸。

(一)病因和发病机制

1.肺尖胸膜发育不全　胸膜下小气肿疱破裂。见于瘦长体型的青年男性,常无其他呼吸道疾病,称为特发性气胸。

2.肺气肿性大疱　见于慢性阻塞性肺疾病,多见于老年男性长期吸烟者。

3.肺结核及肺炎。

4.恶性肿瘤　多为血气胸。

5.其他少见疾病　如囊性肺纤维化、肺间质纤维化。

6.月经性气胸　发生于经期前、后 1～2 天。可能与子宫内膜异位有关。

7.自发性气胸发作诱因　咳嗽、大便、哮喘、机械通气,气胸发生与体力活动轻重并不完全一致,正常活动下也可发生。

(二)诊断

1.气胸多为单侧,约 10％为双侧。

2.患者突然胸部刺痛或刀割痛,吸气加剧,可放射到肩、背、上腹部,伴咳嗽、呼吸困难。张力性气胸时大汗,肢冷,呼吸增快,发绀,血压低,头颈、胸腹部可有皮下气肿。

3.胸部叩诊呈鼓音,呼吸音明显减弱或消失。

4.胸片显示均匀透亮的胸膜腔积气带,其中无肺纹理,内侧为线状肺压缩边缘。可有液气胸存在,大量积液时应警惕血气胸。纵隔及皮下有积气影。

5.CT 片上常能看到小气肿疱或大疱。

6.胸腔镜检查可发现气肿疱。

7.慢性自发性气胸表现为限制性通气功能障碍和肺顺应性降低。

8.心电图有助于鉴别心肌梗死。局限性包裹性气胸可与张力性肺大疱混淆,既往有肺大疱病史有助鉴别。

(三)治疗

1.休息、镇咳、止痛,有继发感染应给予抗生素,有发绀予以吸氧。

2.肺压缩<20%时不需抽气。

3.肺压缩>30%的气胸,处理的关键是抽气(或闭式引流)减压,促进肺尽早复张。

4.手术适应证及手术要点

(1)抽气部位通常在锁骨中线第2肋间或腋前线第3肋间,也可在腋中线3～4肋间。用50ml注射器抽气;急救时用消毒指套绑扎在穿刺针头的针栓上,指套端剪小孔,针头穿刺插入胸膜腔,呼气时胸内压升高将气体从指套排出,吸气时指套闭合空气不能进入胸腔。

(2)闭式引流术:应选用较粗质硬的硅胶管,以防扭曲、阻塞。引流后不再有气泡逸出,且管中液面随呼吸自然波动,表明肺破口愈合。继续观察24～48小时。然后钳夹排气管再观察24小时,病情稳定,胸片证实肺已复张,即可拔管。如管中液面不波动,可转动方向或稍微拔出排气管,或用消毒生理盐水冲洗,即可恢复波动。

(3)若闭式引流持续1周仍有气泡逸出,破口未愈合,可考虑加用负压吸引(−14～−3cmH$_2$O)再观察一周或直接考虑手术治疗。常采用的手术方式有胸腔镜手术、微创小切口手术或传统的开胸术,行肺大疱切除或部分肺切除,甚至肺叶或全肺切除术。

5.治疗原则是尽量保存肺组织并治疗原发病。术中用纱布摩擦胸膜表面,促进术后胸膜粘连固定。也可通过胸膜腔插管或在胸腔镜直视下,注入硬化剂(如滑石粉、50%葡萄糖、四环素等),使胸膜广泛粘连,防止气胸复发。

6.纵隔及皮下气肿数天内吸收。如皮下气肿严重,纵隔气肿产生压迫症状时,可用针头抽气。

7.早期及时处理预后良好,闭合性气胸90%可治愈。

(四)临床路径

1.询问病史　详细询问急性发作病史,注意有无胸闷、胸痛、呼吸困难、咳嗽等症状。

2.体格检查　患侧胸部叩诊呈鼓音。听诊呼吸音明显减弱或消失。纵隔及心脏向健侧偏移。

3.辅助检查　胸部X线平片、胸部CT、动脉血气分析。

4.张力性气胸应紧急处理。

(石运欣)

第五节　胸壁疾病

一、胸壁肿瘤

(一)病因和发病机制

胸壁肿瘤是发生在壁层胸膜、肌肉、血管、神经、骨膜、骨骼等胸壁深层组织的肿瘤,不包括皮肤、皮下组织及乳腺肿瘤。胸壁肿瘤分原发性和继发性两类。原发者又分良性及恶性,恶性者多为肉瘤,继发者几乎都是转移瘤。半数胸壁肿瘤为继发转移肿瘤。常见的良性软组织肿瘤有脂肪瘤、纤维瘤、神经纤维瘤及神经鞘瘤;常见的良性骨肿瘤有骨纤维结构不良、骨纤维瘤、软骨瘤、骨软骨瘤及骨囊肿等;常见的恶性软组织肿瘤有纤维肉瘤、神经纤维肉瘤、血管肉瘤及横纹肌肉瘤等;常见的恶性骨肿瘤有软骨肉瘤、骨肉瘤、Ewing肉瘤、骨软骨肉瘤、骨髓瘤、恶性骨巨细胞瘤等。

（二）诊断及鉴别诊断

1. 早期无症状，多偶然发现或在体检时发现。

2. 主要症状为局部疼痛和胸壁肿块。

3. 恶性肿瘤生长迅速并出现持续性局限性剧烈疼痛。

4. 瘤体压迫和浸润神经时，除有神经痛外，还可出现肢体麻木或霍纳综合征。

5. 瘤体向胸腔内生长，导致咳嗽、呼吸困难。

6. 肿瘤晚期可出现胸腔积液和远处转移症状。

7. 以下几点对临床医师可有一定帮助　①胸骨肿瘤几乎全为恶性；②软骨瘤多发生在肋骨、肋软骨交界处；③软骨肉瘤增大迅速；④肋骨纤维结构不良，多位于后部肋骨；⑤骨髓瘤患者尿液中本周蛋白可呈阳性；⑥有广泛骨质破坏的恶性肿瘤，血清碱性磷酸酶增高。

8. X线检查

（1）软组织肿瘤阴影密度不高，内缘清晰，外缘模糊。切线位像的瘤体中心位于侧胸壁，瘤体与胸壁成钝角，瘤体两端可见胸膜反折线。

（2）骨骼良性肿瘤一般为圆形、椭圆形，骨皮质无断裂。

1）骨软骨瘤常见顶部呈圆形或菜花状，境界锐利，有不规则的钙化软骨帽，瘤体内有密度减低区，但无骨膜反应。

2）软骨瘤的肿块阴影内密度均匀增高，有点状、斑驳状、形状不规则或环状钙化，受累骨膨胀变形，骨皮质变薄，但无骨质破坏。

3）骨纤维结构不良及骨化性纤维瘤，在X线片上均为病变处膨大、疏松，呈纺锤形或圆形，骨皮质变薄，骨密度呈毛玻璃样，内有紊乱交错的小梁，需与动脉瘤样骨囊肿及巨细胞瘤鉴别。

4）肋骨巨细胞瘤X线表现为局部膨大、变空，呈皂泡样透亮区，骨皮质薄如蛋壳。

（3）骨骼恶性肿瘤有明显的软组织肿块和侵蚀性骨破坏，呈筛孔样、虫蚀样，骨皮质缺损、中断或病理骨折。可有溶骨或成骨性改变，边缘较毛糙。

1）软骨肉瘤的特征是肋骨有破坏透亮像的同时，还伴有点状或斑状钙化灶。

2）骨肉瘤表现则分溶骨型、成骨型及混合型3种，成骨型有放射状排列的新生针状骨小梁。

3）Ewing肉瘤显示骨质破坏，髓腔增大，皮质增厚，骨膜骨质增生，形成层状结构，出现所谓"葱皮"样影像。

9. CT可以判断瘤体的部位、大小、范围及有无转移。

（三）诊断要点

1. 肿瘤坚硬，生长缓慢，多为良性骨或软骨性肿瘤。

2. 肿瘤硬度中等，边界不清，明显压痛或生长迅速的，可能是恶性肿瘤。

3. 既往有恶性肿瘤病史，出现多发胸壁肿瘤或同时出现其他部位肿瘤，应考虑恶性转移性肿瘤。

4. 定性诊断仍需病理学检查。

（四）治疗

1. 不论良性还是恶性胸壁肿瘤，一经诊断均应及时手术，既可明确诊断又能切除病灶。

2. Ewing 肉瘤、霍奇金病及淋巴瘤等对化疗及放疗敏感,在明确诊断后可行放疗化疗等综合疗法。

3. 胸壁继发肿瘤多预示肿瘤晚期,多不是外科治疗的适应证。当原发肿瘤已有效控制,胸壁出现单发孤立转移瘤时,可考虑手术切除。

4. 手术要点

(1)肿瘤局部有炎症或感染时,术前应予抗感染治疗。有慢性支气管炎的患者,需给予足量的抗生素治疗。

(2)预计需作胸壁大块切除时,术前应作好胸壁重建准备。

(3)生长迅速的恶性肿瘤,最好根据病理类型行术前放疗或化疗,控制肿瘤生长以后再行手术。

(4)麻醉采用气管插管静脉复合全身麻醉。良性及较小的肿瘤可用局麻。根据肿瘤的部位采用仰卧位或侧卧位。

(5)胸壁肿瘤切除术:

1)肿瘤未侵及浅层肌肉和皮层时,沿瘤体长径作切口。肿瘤已累及皮肤,应沿瘤体的长径作梭形切口,切缘距肿瘤 3cm 以外,将受累的皮肤肌层与肿瘤一并切除。胸壁良性肿瘤可行局部切除,多数良性肿瘤仅切除肿瘤组织或肿瘤侵犯的肋骨即可。

2)纤维瘤、软骨瘤、骨软骨瘤、骨巨细胞瘤容易复发及恶性变,对这些肿瘤应作大范围切除。

3)不能肯定肿瘤的良恶性以及恶性肿瘤,均应行广泛完整切除。在肿瘤旁正常的肋间切开,伸入手指,从胸腔内探查肿瘤的范围,连同病变肋骨、上下各一根肋骨、壁层胸膜、肋间组织及该区域的引流淋巴结整块切除,两端切断处应距肿瘤 5cm。病变已侵及肺表面,应作适当的肺楔状切除。

4)切除后胸壁缺损较小时,不需做特殊修补,将两侧的肌层拉拢缝合即可。胸壁缺损较大则需行胸壁重建。

5)胸骨肿瘤可作胸骨部分或全部切除术,必要时可连同两侧锁骨头一并切除。

(6)胸壁重建术:

1)小范围胸壁缺损,可用邻近肌肉覆盖,无需重建骨性胸廓。胸壁缺损范围较大,特别是位于前外侧胸壁者,需行胸壁重建术,防止胸壁软化产生反常呼吸运动。

2)修补胸壁缺损的人工材料要求有:①足够坚硬度,能防止胸壁浮动、反常呼吸的发生;②与机体相容性好;③易于塑形和灭菌;④能透过 X 线。胸壁重建材料有生物材料及人工材料。生物材料有骨(肋骨、肋软骨、胫骨、腓骨)、阔肌膜、肌肉瓣(背阔肌、胸大肌、腹直肌)、皮肤瓣、膈肌、大网膜和异体组织。临床上常利用带蒂胸大肌、背阔肌修补缺损。或将肺缝合在缺损的周边来修补。缺损位置低时可用膈肌来修补。女性患者有时可利用乳房修补缺损。生物材料支持力较弱,不适于大范围的胸壁缺损修补。人工材料包括 Marlex 网,有机玻璃、合金网、丝、板,合成纤维布(涤纶、尼龙等)。人工材料不受大小的限制,但有异物反应,并可能松脱、破裂。胸壁全层缺损时,可用 Marlex 网或其他硬性支撑材料缝合在缺损边缘。然后将肌肉瓣或取自腹部的带蒂网膜瓣覆盖缝合。国内多应用合成纤维布、有机玻璃板作为修复材料。我院近年来采用钛合金网修补大面积胸壁缺损十余例,均取得良好效果。

3)各种胸壁重建术后均应安放合适的引流,手术未进入胸腔者,于肌层间安放橡皮引流条,已进入胸腔者均安置闭式引流管。

(五)临床路径

1.询问病史　注意肿块出现的时间,大小的变化,既往有无肿瘤病史、手术史、结核史及有无正规抗结核治疗。

2.体格检查　患侧胸部呼吸音有无减弱、消失,有无干、湿啰音。

3.辅助检查　胸部 X 线平片,胸部 CT。疑诊骨髓瘤者检查尿本周蛋白。

4.拟行手术者,完善术前化验检查、心电图。准备胸壁修补材料。

5.术后处理　手术部位要作适当加压包扎,松紧应适度,防止积液及感染。常见并发症为术后早期胸壁反常运动,导致排痰困难及呼吸道感染,严重者可致呼吸功能不全。术后应重视呼吸道的管理,充分止痛,加强抗生素治疗,积极排痰,有明显异常呼吸时,应予以气管切开和辅助呼吸。

二、肋软骨炎

(一)分类

肋软骨炎(costal chondritis)是胸外科门诊常见疾病之一,分为化脓性和非化脓性肋软骨炎两种。化脓性肋软骨炎分为原发性和继发性。根据是否伴有肋软骨肿胀,非化脓性肋软骨炎分为单纯肋软骨炎和 Tietze 综合征,后者临床最常见。

(二)病因和发病机制

肋软骨炎一般为非特异性病变,患者多有上呼吸道感染史,可能与病毒感染有关,胸肋关节韧带慢性损伤也可能是病因之一,病理检查仅见骨组织增生及软骨骨膜纤维增厚。

(三)诊断

1.本病多见于成女性。

2.病变局部肿大隆起,伴疼痛及压痛,但是没有红、肿、热的炎症表现。好发于 2～4 肋软骨。

3.严重时活动、咳嗽或打喷嚏均可使局部疼痛加重。

4.症状时轻时重,可反复发作。

5.胸部 X 线检查多无异常发现,但是可用以与骨结核、骨肿瘤鉴别。

6.胸部 CT 检查也多无异常。

(四)治疗

1.对症治疗,主要是止痛。

2.症状重、局部隆起明显、不能排除肿瘤时可以考虑手术切除。

(五)临床路径

1.询问病史　有无外伤史,肿块出现的时间及发展情况。

2.体格检查　局部隆起,压痛,质地,与邻近软组织的关系。

3.辅助检查　胸部 X 线片及胸部 CT。了解胸内有无病变。

三、胸壁结核

胸壁结核是继发于肺或胸膜结核感染的肋骨、胸骨、胸壁软组织的结核病变。多发生于青壮年,可表现为结核性寒性脓肿或慢性胸壁窦道,原发结核病灶可与胸壁结核同时存在。

(一)病因和发病机制

胸壁结核是结核分枝杆菌侵犯胸壁软组织所致,结核菌的来源有以下三种途径:

1.原发结核病灶通过淋巴管累及胸骨旁、胸椎旁和肋间淋巴结,使之干酪样变,穿透肋间组织,在胸壁软组织中形成结核性脓肿。往往在肋间肌层里外各有一个脓腔,中间有孔道相通,形成葫芦状。

2.浅表的肺结核或胸膜结核,透过胸膜粘连直接扩散至胸壁。

3.结核分枝杆菌经血液循环进入肋骨或胸骨骨髓腔,引起结核性骨髓炎,然后穿破骨皮质而形成胸壁结核,此种感染途径相对较少见。

(二)临床特点

1.胸壁结核发病缓慢,全身症状一般不明显;若为活动性结核,则可有低热、盗汗、虚弱乏力等典型结核感染的全身症状,局部可出现疼痛不适。

2.胸壁结核脓肿好发于乳腺与腋后线之间的第3～7肋骨处,往往在肋间隙的内外形成哑铃形的脓腔。一端位于胸壁的深处,另一端位于胸壁浅层,脓腔可经数条窦道通向各方,在窦道远端又形成多个脓腔。脓肿可侵蚀破坏肋骨皮质。另一好发部位在沿胸廓内动脉走向的前胸壁。

3.胸壁结核脓肿呈半球形隆起,基底固定。开始质地稍硬,随增大逐渐变软,呈脓肿样改变,内为干酪样物及黄灰色脓汁。因其局部往往无红、肿、热、痛等表现,故称为冷脓肿或寒性脓肿。

4.扪诊有波动感。脓肿出现混合感染后,皮肤变薄发红,可自行破溃,或因切开引流而形成经久不愈的慢性窦道。

5.胸部 X 线平片多无明显异常发现,胸部 CT 可显示胸壁脓肿。

6.肿块穿刺可抽出无臭稀薄黄白色脓汁或干酪样物,培养无细菌生长,也不易查到结核分枝杆菌。

7.应注意与胸壁肿瘤相鉴别,胸壁肿瘤往往表现为实性肿块,B超可资鉴别。

(三)诊断与鉴别诊断

1.胸壁无红、肿、热、痛之肿块,若触诊有波动感,首先应考虑胸壁结核寒性脓肿可能;但合并细菌感染时,也可有局部红肿热痛。

2.若有肺结核、胸膜结核等病史时,需考虑到胸壁结核的可能。

3.穿刺若抽得脓液,涂片及细菌培养阴性,多可确定诊断:一般不易查到结核菌。穿刺部位应选在脓肿的上方,通过皮肤后宜变换方向再刺入脓腔,避免垂直刺入而致脓液沿针道流出形成瘘管。

4.胸部 X 线检查有时可发现肺、胸膜或肋骨结核病变。但 X 线检查结果阴性,并不能排除胸壁结核。胸部 CT 能更好地显示病变性质、范围、毗邻关系等细微结构,有助于诊断、治疗方案、手术方式及范围的确定。

5.若有溃破或窦道,可作活体组织检查明确诊断,常可发现结核病变。

6.应注意与化脓性肋骨、胸骨骨髓炎、外穿性结核性脓肿、椎旁脓肿、胸壁放线菌病以及胸壁肿瘤相鉴别。

(四)治疗

1.胸壁结核属全身结核病的一部分,应注意全身治疗,加强休息、营养及抗结核药物治疗。

2.如有活动性肺结核、纵隔或肺门淋巴结核者,应在病情稳定后再行胸壁结核的手术治疗。

3.手术治疗适应证 胸壁结核脓肿或慢性窦道,只要病情稳定,无进行性肺结核或胸膜结核者,均应进行病灶彻底清除。

4.手术禁忌证 病情不稳定,其他部位有进行性结核病灶者,暂不宜行手术处理。当脓肿内混合细菌感染,局部软组织明显红肿,处于急性感染期,暂不宜手术处理,可从皮肤健康的部位作脓腔穿刺抽脓,局部和全身应用抗生素,待细菌感染控制后再择期手术清除病灶。

5.术前改善机体营养状况并抗结核治疗。

6.采用气管内插管,静脉复合麻醉。

7.如皮肤及浅层肌肉未受病灶侵犯时,切口可沿脓肿的长轴走行切开。如皮肤已受累或已有瘘孔存在,应沿病灶的长轴梭形切除病变的皮肤及窦道口。将皮肤及肌层向两侧游离开,尽量完整切除脓腔,多数在解剖时脓腔已破,此时应彻底清除脓液和干酪样物。切除窦道及其邻近的肌肉组织,切除脓腔下的肋骨,用刮匙搔刮脓腔壁,不留残腔。由于窦道走行常常弯曲,所以应当用探针细心找寻窦道及肋骨下面的脓腔。有时病灶通向胸膜腔或累及肺,则需开胸清除病灶。冲洗脓腔后,游离邻近肌瓣,填充消灭残腔。

8.手术中若进入胸腔,应放置胸腔闭式引流管;切口内安置引流条。缝合切口后加压包扎。术后24~48小时拔除引流条,继续加压包扎,伤口无感染可按期拆线。

9.术后抗结核治疗至少半年。

10.单纯的寒性脓肿不应切开引流。若合并化脓性感染,可先切开引流,待感染完全控制后再按上述手术原则处理。

(五)临床路径

1.询问病史 注意肿块出现时间,变化情况。有无结核病史及抗结核治疗情况。

2.体格检查 肿块局部有无皮肤红肿、窦道,有无混合感染。听诊呼吸音有无减弱、消失,有无干、湿啰音。

3.辅助检查 胸部X线平片、胸部CT、结核PPD试验、结核抗体、血沉等测定。

4.完善术前各项常规检查。

5.术后继续抗结核治疗。

四、漏斗胸

(一)病因和发病机制

漏斗胸是胸骨中下部与其两侧肋软骨异常凹陷弯曲呈漏斗样的胸廓畸形。有些婴幼儿前胸壁在2~3岁之际呈凹陷并伴反常呼吸,以后自行消失,称之假性漏斗胸。下部肋软骨过度生长,向内凹陷,胸骨受牵拉而凹陷。另有人认为膈肌中心腱过短,牵拉剑突及胸骨下端导致漏斗胸。漏斗胸患者因胸椎前空隙减少,心脏受压,肺运动受限,影响气体交换,严重者可致心肺功能减退。

(二)诊断

1.学龄前儿童的漏斗胸呈对称性凹陷,尚能耐受心肺等脏器受压,不出现症状,但易发生上呼吸道感染。

2.12～15岁患者,多为不对称凹陷,严重者出现胸椎右突和腰椎左突的脊椎侧弯。患者除了前胸壁凹陷畸形外还可伴有颈肩部前冲、肚凸、驼背体型。年轻人常因体态缺陷而致消沉孤僻。

3.X线胸片检查后前位像显示心脏左移。心脏右缘与脊椎相齐、两下肺清晰度增强。侧位片示肋骨呈前下方向倾斜与体轴成锐角、胸骨体凹陷、胸骨与脊椎距离明显缩短。膈肌下降,活动减少,胸廓纵轴增加。

4.胸壁CT三维重建显示畸形更清晰。

5.心电图示电轴左偏。

6.依据体检胸片。漏斗胸采用下列评定方法:

(1)漏斗胸指数(FI):漏斗胸指数(FI)＝(a×b×c)/(A×B×C),当其大于0.2,即有手术指征。

a:漏斗胸凹陷外口纵径长度;A:后前位X线胸片上胸骨长度:

b:漏斗胸凹陷外口横径长度;B:后前位X线胸片上胸部横径;

c:漏斗胸凹陷外口水平线至凹陷最深处长度;C:侧位X线胸片上胸骨角水平后缘与椎前缘间距。

(2)胸脊间距:根据胸部侧位X线片所得胸骨凹陷后缘与脊椎前缘间距,当此距离＞7cm为轻度,5～7cm为中度,＜5cm为重度漏斗胸。

(三)治疗

1.手术目的在于矫正畸形,解除对心肺压迫,消除心理压力。手术时机的选择多有争论,有人认为只要确诊即应手术,不必考虑年龄;我们认为手术宜在入学年龄(5～7岁)尚未与社会接触前进行,年龄过小(3岁以前)有假性漏斗胸,存在自愈可能,而年龄过大,不利于心理健康发展;一旦到了成年,一方面畸形往往较重,可合并脊柱侧弯等畸形,矫形常较困难且效果不易满意,另一方面骨性结构稳固,不太适用微创手术,造成手术创伤较大。

2.术前行肺功能及血气测定 心电图、超声心动图检查以排除存在先天性心脏病。

3.积极控制呼吸道感染。

4.有哮喘发作病史者,手术前后1天,可给予解痉剂(或激素),预防发生气管痉挛。

5.手术方式

(1)胸肋抬举术:适用于少儿(15岁以下)。离断并切除一段双侧肋软骨,在第3肋间隙水平横断胸骨体,使胸骨于上举位置缝合固定,再将肋软骨缝于胸骨上。

(2)胸骨翻转术:剥离双侧肋软骨骨膜及肋骨前端部分骨膜,切断肋骨、肋软骨连接处。于2～3肋间水平横断胸骨,形成胸骨肋软骨骨瓣,予以360°翻转,胸骨断端缝合固定,切除多余的肋软骨并与上一肋软骨的胸骨端缝合固定。此术式的创伤相对较大,但矫形效果良好,不易复发,可适用于青春期以后或成年患者。

(3)Nuss术:1998年美国小儿外科医师Donald Nuss首先介绍了微创无骨切除矫正治疗小儿漏斗胸的方法。该手术仅在胸壁两侧各做一2cm左右小切口,在胸腔镜辅助下将塑形钢板导入胸骨后方,再将钢板翻转,从而将下陷的胸骨抬举并长期支撑矫形。Nuss手术具有切口小而隐蔽,手术时间短,出血少,活动早,不需游离胸壁肌肉皮瓣,不需肋软骨或胸骨的切除,长期保持胸部伸展性、扩张性、柔韧性和弹性等优点,且易于掌握,从而快速地被广泛接受。但该术式在术后2年左右需再次手术取出钢板,部分患者可在钢板取出后复发,对于复杂、严重的畸形和成年患者的远期效果还不确定。

6.术中注意切口偏下<u>些</u>,有利于剑突与肋弓的矫治;肋骨骨膜剥离足够长,有利于增加胸廓前后径防止扁平胸。防止损伤胸膜与肋间血管及胸廓内动静脉。

7.漏斗胸手术矫正术效果良好,特别是术后远期效果较好。对合并胸内其他先天畸形的漏斗胸患儿,如心脏病、肺内畸形可同时矫正。

(四)临床路径

1.询问病史　及出生史。

2.体格检查　检查胸廓畸形的程度和类型,计算漏斗胸指数。

3.辅助检查　超声心动图、胸部 X 线平片、胸部 CT。

4.术前应控制哮喘,给予抗生素预防感染。

五、鸡胸

(一)病因、分类和发病机制

鸡胸是胸骨向前突出畸形,形似鸡的胸部。为前胸壁第 2 种常见畸形,仅次于漏斗胸。约半数以上在 11 岁以后发现。有家族史者占 26%,21.4%合并脊椎侧突。按解剖和畸形不同分 3 种:

1.对称型鸡胸　最常见,占 90%。中下部胸骨向前突出,两侧肋软骨对称性凹陷,剑突向后弯入。

2.不对称型鸡胸　不常见,占 9%。单侧肋软骨隆起突出。胸骨在正常部位,但胸骨纵轴向对侧方向扭转,对侧肋软骨正常或凹陷。

3.胸骨柄肋软骨突出型　在胸骨柄与体交界处,相当第 2 前肋软骨水平胸骨向前隆起突出,胸骨中下方体部凹陷,剑突向前,从侧面看胸骨呈弓形,该畸形常伴有先天性心脏病或杵状指趾,或躯体过小畸形,此型少见。

病因尚不清楚,主要是肋软骨过度向外生长而致。膈肌附着胸骨的中央腱发育不全是次要原因。鸡胸常常在少年和青年时期表现出来。鸡胸的生理影响,主要是胸骨前突和脊椎背突,使胸廓前后径增加,肺组织弹性减退,吸气时呼吸幅度减弱。部分患者有气促,但无严重肺功能减退。

(二)诊断

视诊即可明确。

(三)治疗

1.严重鸡胸唯一有效治疗方法是手术矫形。严重的鸡胸畸形除了对患儿呼吸功能产生影响外,还因畸形造成心理压力,故应及早进行手术矫治。

2.术前准备详细检查胸部和心、血管以及其他系统有无合并畸形。术前 1 天及术后 3 天给予抗生素预防或控制感染,体表畸形拍照作为术后疗效比较。

3.手术要点常用胸骨正中切口,女性以乳房下横切口较为适当,两侧至乳头与腋前线之间,有利于第 2 肋软骨水平横断胸骨。用电刀游离皮瓣,自胸骨中线向两侧分离胸大肌和前锯肌,离断与剑突相连的腹直肌,充分显露胸骨及两侧肋软骨的畸形区域。用骨膜剥离器剥开软骨膜,逐根作第 3~5 肋软骨膜下肋软骨切除(自上而下、由短到长的切除),剩留的肋软骨逐根缝缩到胸骨上。用腹直肌重新缝合于胸骨远端或剑突,两侧胸大肌于复位后的胸骨中线处予以缝合。胸骨体凹陷者,需横断截骨,使胸骨前举抬起,胸骨断端用粗丝线缝合。术后抗感染如上所述。一般畸形矫治结果满意,无严重并发症或死亡,总的术后并发率低于4%。

(四)临床路径

1.询问病史和出生史注意有无胸闷、气短、呼吸困难等症状。

2.体格检查　胸廓前突畸形,双侧肋软骨是否对称。

3.辅助检查　胸部X线平片、胸部CT。

六、胸廓出口综合征

(一)病因和发病机制

胸廓出口综合征是指臂丛及锁骨下动、静脉在胸廓出口不同部位受到压迫而引起的上肢症状和相应体征。造成神经、血管功能受累的原因包括:颈肋,第7颈椎横突过长,异常第1肋,姿势改变引起肩胛下垂,第1肋或锁骨骨折畸形骨痂形成,肌肉肥大以及韧带、结缔组织等引起胸颈腋区通道的狭窄。最佳治疗方法是手术切除第1肋及异常韧带和纤维结缔组织,使神经血管得到彻底减压。

(二)诊断

1.临床表现

(1)神经受压症状:臂丛神经受压主要表现患肢疼痛、麻木和感觉异常,晚期还可能有感觉丧失、麻痹、肌肉萎缩,常常出现在手背尺侧,也可以出现在患侧任何部位,往往无固定位置。

(2)动脉受压症状:动脉受压可因缺血引起患肢麻木、疼痛、发冷、疲劳、无力、感觉异常,多在活动后或处于特殊姿势时加重。

(3)静脉受压症状:患肢肿胀、疼痛,末端指压性水肿及青紫。

2.辅助检查

(1)肌电图等实验室检查无特异性,价值较小,桡动脉体位试验也并不完全可靠,颈、臂丛和上肢神经检查对诊断更为重要。

(2)3分钟举臂运动试验:患者坐位,前臂外展90°,屈肘90°,缓慢、稳定握拳与张开3分钟。胸廓出口综合征患者感肢体沉重疲劳、手麻、进行性肩部疼痛,举起的手臂常会自动落下。此试验对诊断最有价值。

(3)肌肉强度检查:大多数胸廓出口综合征患者的肱三头肌弱,肱二头肌强,反射正常。此可与颈椎间盘脱出、关节周围炎、滑囊炎、腱鞘炎、腕管综合征鉴别。

(4)颈椎及胸部X线检查:了解是否有颈肋、第1肋异常、锁骨异常、第7颈椎退化下翻。

(5)动脉造影检查:上述检查结果仍不能明确诊断时,动脉造影用以证实体格检查的阳性结果,并了解受压部位及程度,还可以发现是否有动脉瘤、粥样斑块、缺血或栓塞。

(6)MRI检查:弥补胸部X线检查的不足,有指征时才进行此项检查。

(三)治疗

1.保守治疗　症状轻微的患者应尽可能避免引起症状的体位和活动,适当的肩臂休息、提高肩胛、避免过度外展,保守治疗可使半数患者症状缓解。

2.手术治疗　症状严重,有难以忍受的疼痛、轻瘫、功能障碍的患者应行手术治疗,切除第一肋及异常纤维结缔组织,使神经血管得到彻底减压,是目前较为有效的治疗方法。因为造成胸廓出口综合征的原因复杂,因之手术治疗不能使全部患者获得症状完全缓解或消失。

3. 并发症 常见并发症有血胸、气胸,神经拉伤多为暂时性的,少数患者症状可复发。

(四)临床路径

1. 询问病史 注意神经、动脉、静脉受压症状。

2. 体格检查 3分钟举臂运动试验。

3. 辅助检查 肌电图、胸部X线片、颈椎像、MRI,必要时行动脉造影检查。

七、胸骨裂

(一)病因、分类和发病机制

胸骨裂是胸骨发育过程中的异常,其重要性在于胸骨裂时内脏常脱出或合并有心脏畸形。分类有:

1. 不完全裂 即胸骨上侧或下侧裂。

2. 完全裂 胸骨完全或不完全裂伴心脏脱出。

3. 广泛胸骨裂 即Cantrell五联症,是一种复合畸形,包括胸骨下部缺损或裂,半月形膈肌前部缺损、邻接的壁层心包缺损,上腹壁中线缺如、脐膨出,严重心脏畸形(室间隔缺损、法洛四联症或单纯右旋心等)。

胸骨起源于中胚叶的胸骨索,胚胎第6周时,胸骨为分离开来的两列胸骨索,第7~10周,两列胸骨索从上向下愈合形成胸骨。如果愈合过程中发生障碍,出生后胸骨即可出现缺如、窗形缺损或胸骨裂畸形。

(二)诊断

1. 胸骨裂可出现呼吸困难及呼吸道感染。

2. 前胸缺损者,局部出现呼吸反常运动。上侧裂时,部分心脏脱出,在胸骨缺损部,可触及心脏跳动。下侧裂合并膈肌缺损时,可发生胃肠疝出。

3. 部分胸骨裂者,可合并先天性心脏病。

(三)治疗

1. 治疗目的是将脱出的内脏复位后,再对拢缝合裂开的胸骨。

2. 手术适应证及要点

(1)婴幼儿骨质软,可以行胸骨直接缝合术。即向中央拉拢两侧分离的胸骨,直接缝合固定。必要时,可切开剑突的融合部,或切断几根肋软骨以减小张力,使之容易拉拢缝合裂孔较大或年龄增长后骨质较硬,不能拉拢缝合时,可用自体骨移植、人工材料修补等前胸壁重建术。自体骨移植常切取第8~10肋软骨移植在缺损部。人工材料有金属网、Marlex聚乙烯网等。

(2)前胸壁重建术为移动肋软骨及肋骨,行胸廓成形。早期行直接缝合术,手术效果较好。将两侧之第1、2、3、4肋软骨,分别于不同长度处切断。将第1、3肋软骨的远侧端下移,与第2、4肋软骨的近侧端缝合,并拉拢胸骨缝合固定。此方法可防止缩小胸廓周径,避免心脏受压。

(3)合并心脏脱出者,若胸腔内没有足够的空隙可以容纳心脏,就不能勉强还纳缝闭胸骨,应在裂开处用自体肋软骨架桥,或被覆金属网或Marlex聚乙烯网。

(4)完全裂合并心脱出型,心脏可能裸露,易发生感染,为防止感染,应紧急手术。但手术容易失败。术前有呼吸道感染时,应先用药物控制感染,然后再手术。手术前后应加强抗感染治疗。伴有先天性心脏病的胸骨裂患儿,手术效果差,死亡率高达80%。

(5)Cantrell 五联症合并有心脏畸形,术前应作超声心动图等检查。对此类病例目前均在体外循环下行一期手术治疗,在矫正心脏畸形的同时作胸骨裂修补。

3.术后处理主要是密切观察有无心脏受压症状。

(四)临床路径

1.病史特别询问出生史。

2.体格检查 胸骨裂的部位、程度,心脏膨出的程度,有无肺部炎症体征。

3.辅助检查 X线胸片、超声心动图检查。

(康世文)

第六节 纵隔疾病

一、原发性纵隔肿瘤

(一)概述与分区

纵隔是胸部的一个重要的、复杂的解剖空间,其前为胸骨,后为胸椎(包括两侧脊柱旁肋脊区),两侧为纵隔胸膜,上为胸廓入口,下为膈肌。纵隔内有心脏、大血管、食管、气管、神经、胸腺、胸导管、丰富的淋巴结缔组织。

纵隔肿瘤是指起源于纵隔内或穿越纵隔器官的肿瘤。纵隔外器官或血管异常导致的"瘤"样病变,称为假性纵隔肿瘤。纵隔内组织和器官较多,组织胚胎来源复杂,肿瘤种类繁多。有原发的,有转移的。原发肿瘤中以良性多见,恶性的占10%~25%。国内外文献报道中,多数以神经源性肿瘤或畸胎性肿瘤所占百分比最高,其次是胸腺瘤、支气管囊肿、胸内甲状腺肿等。淋巴性肿瘤亦占有相当比例。其他较少见的纵隔肿瘤有心包囊肿、肠源性囊肿、间皮细胞瘤、脂肪瘤、海绵状血管瘤、淋巴管瘤、纤维瘤、化学感受器瘤、嗜铬细胞瘤、平滑肌瘤等。

纵隔内特异性病变都有各自的好发部位,纵隔肿瘤的临床诊断及鉴别诊断高度依赖于肿瘤发生的解剖部位,因此临床上将纵隔划分为不同的分区,以方便诊断和治疗。经典的分区,为"四个区",以胸骨角和第4胸椎下缘连线为界,将纵隔分为上、下纵隔,下纵隔又以心包前后壁为界分为三部,胸骨后心包前壁之间为前纵隔,心、心包及出入心大血管所占据区域为中纵隔,心包后壁与胸椎之间为后纵隔。从临床实用角度,有人主张将纵隔划成前上、中和后纵隔的"三个区"。

(二)临床表现

症状和体征取决于患者的年龄,肿瘤的部位、大小、良恶性、生长方向和速度,是否合并感染,有无特殊的内分泌功能及并发全身疾病的状况。约1/3的患者无症状,常因其他疾病或健康体检时 X线检查发现。患者症状的有无对判断其良恶性有一定的意义,无症状者95%是良性的,有症状者良恶性各占一半。

常见症状有胸痛、胸闷、咳嗽、气促,刺激性或压迫呼吸系统、神经系统、大血管、食管的症状,此类症状虽无特殊性,但可提供进一步检查的根据。此外,还可出现一些与肿瘤性质相关的特异性症状,对诊断意义较大,如随吞咽上下运动为胸骨后甲状腺肿,咳出头发样细毛或豆腐渣样皮脂为破入肺内的畸胎瘤,伴重症肌无力为胸腺瘤,出现 Horner 综合征、脊髓压迫症状等多为神经源性肿瘤等。

(三)特殊检查

1.X 线检查 是诊断纵隔肿瘤的重要手段。透视检查可观察肿块是否随吞咽上下移动、是否随呼吸有形态改变以及有无搏动等。由于常见的纵隔肿瘤都有其特定的好发部位,因而后前位和侧位胸部摄片往往能够初步判定肿瘤的类别。体层摄片可准确显示肿块层面结构及与其相邻组织器官的关系,弥补平片的不足。食管吞钡剂检查可以了解食管受压情况。用二氧化碳做纵隔充气造影可了解肿瘤与纵隔组织器官的关系。

2.CT 扫描与磁共振检查(MRI) CT 扫描与 MRI 的应用极大地提高了纵隔肿瘤和囊肿的诊断准确率。CT 空间分辨率较高,对显示病变边缘征象、间质性病变与小结节病变较 MRI 好,能清楚地显示各种病变的钙化灶,是诊断畸胎瘤的最佳影像方法。MRI 在肿瘤与大血管疾病鉴别时不需要造影剂,能够准确地显示血管受侵情况,矢状面和冠状面的图像能够清楚显示肿瘤的解剖,在判断神经源性肿瘤的无椎管内或硬脊膜内扩展方面优于 CT。

3.超声检查 有助于了解肿瘤为囊性或实性,肿瘤的具体位置及其与心脏、大血管的关系,并能在其指引下穿刺活检。

4.放射性核素扫描 如 ^{131}I 可应用于胸内甲状腺肿的诊断,$_{99}$Tc 可用于探测神经源性囊肿内的胃黏膜。

5.标志物检查 年轻的前纵隔肿瘤患者应行甲胎蛋白(AFP)和 β—绒毛膜促性腺激素(β—HCG)的检查。若二者之中的一个升高或二者均升高,则有可能是非精原性恶性生殖细胞瘤。后纵隔(脊柱旁)肿瘤的婴儿和儿童应检查肾上腺素和去甲肾上腺素的水平,以除外神经母细胞瘤等。

6.活体组织检查 方法有纵隔镜检查术、手术探查及经皮穿刺等。纵隔镜不仅能采取标本,还能估计肿瘤切除的可能性。对于倾向于非手术治疗的肿瘤如淋巴瘤和生殖细胞瘤,必须穿刺针吸活检。

7.其他 PET/CT、数字减影血管造影(DSA)、支气管造影、纤支镜和食管镜等检查在纵隔肿瘤的诊断和鉴别诊断上都有一定的价值,应根据病情进行选择。

(四)鉴别诊断

临床实践中应区分假性纵隔肿瘤,予以鉴别。

1.胸主动脉瘤或无名动脉瘤 据文献统计,3%～5%拟诊为纵隔肿瘤的患者剖胸探查时发现为主动脉瘤。对可疑的病例,应做多种方位的 X 线透视或摄片检查,以视肿物阴影是否可同大动脉分开,必要时应施行 CT、磁共振检查或主动脉造影以确诊。

2.中央型肺癌 肺癌阴影贴近纵隔面者,有时易误诊为纵隔肿瘤。痰细胞学检查、纤维支气管镜检查、X 线体层摄片、CT 等有助于鉴别。

3.纵隔淋巴结结核 主要见于儿童,常有低热、盗汗、消瘦、乏力等结核中毒症状。X 线上表现为气管旁中纵隔分叶状或结节状阴影,内部可能有钙化灶,肺内可有结核病灶,肺门淋巴结多亦肿大,结核菌素试验常为阳性,经皮穿刺活检或胸腔镜检查有助于诊断和鉴别诊断。

4.胸椎结核并发椎旁脓肿 易与神经源性肿瘤相混淆,如 X 线检查椎体病变不够明显,常造成误诊。

5.其他需与纵隔肿瘤相鉴别的有胸内脊髓脊膜膨出、突向纵隔的胸壁肿瘤以及纵隔面局限性脓胸等。

（五）治疗

原发性纵隔肿瘤以手术治疗为主，即使无症状的良性肿瘤，也以手术切除为宜，因为手术前对具体病例有时尚难作出肯定判断；再者，某些良性肿瘤有恶变可能，一些囊性肿瘤有继发感染和穿破的危险，肿瘤继续增大后会压迫邻近重要器官和组织，引起某些并发症或造成手术困难等。恶性纵隔肿瘤若已侵入邻近器官而无法切除或已有远处转移，或确诊为淋巴瘤和生殖细胞瘤者，选择其他方式治疗，可根据病理性质选择放疗或（和）化学药物治疗。放疗或（和）化疗后有些患者尚可二次手术切除肿瘤。

患者术前要做好必要准备，详问病史，认真体检，做必要的特殊检查。有重症肌无力或甲状腺功能亢进者，术前用药以控制症状肺部有感染者，应用抗生素控制感染。

手术麻醉采用气管内插管全身麻醉。手术体位：应根据手术切口的选择而定，前纵隔肿瘤多采用仰卧位，中、后纵隔肿瘤采用侧卧位。纵隔肿瘤的微创外科切除正日益成为主要的治疗形式。

对纵隔肿瘤切除除要遵循一般肿瘤手术原则外，还应根据胸外特点采取不同的措施。如胸骨后甲状腺肿、胸腺瘤或重症肌无力手术治疗，除应完整切除肿瘤外，还应切除胸腺及周围的前纵隔脂肪组织。

此外，如果肿瘤侵犯心包，应将受累心包一并切除，如肿瘤组织与心脏大血管等重要组织器官紧密粘连，则尽可能切除肿瘤组织，残留组织则用刮匙尽量去除，再用碘酊或苯酚液烧灼，以减少肿瘤复发。

术后如无特殊，一般预防性应用抗生素，并于术后 48 小时内拔除引流管。

二、胸内甲状腺肿

正常甲状腺位于颈部，覆盖于喉和气管起始部两侧表面。分为左右两叶，中间由峡部相连，一般位于第 2 和第 3 气管软骨环前方，被软组织和肌肉包围，其周围无坚硬结构，故当颈部甲状腺增大时容易向疏松的胸腔内移行，甲状腺坠入纵隔后容易偏向右侧胸腔。

（一）临床表现

相当多的胸内甲状腺肿患者因肿物压迫周围脏器出现的各种症状就医，可见于 86% 的患者，少数为常规体检性胸片检查发现纵隔内阴影，以后证实为胸内甲状腺肿。

胸内甲状腺肿产生的主要症状有：胸闷、憋气、气促、咳嗽、声音嘶哑、胸背部疼痛或胸骨后疼痛，仰卧位时胸部有压迫感，常与体位有关，合并甲状腺亢进时可有相应症状。

体格检查有时可扪及颈部重大的甲状腺向胸腔内延伸，但是不能扪及肿块下级。

（二）诊断

单纯通过普通胸片及胸部 CT 即可诊断胸内甲状腺肿。胸内甲状腺肿的胸片特征性表现是胸内甲状腺肿部位总是位于锁骨上下，或以锁骨为中心向上下生长，也可有气管受压、狭窄或气管移位等征象。胸部 CT 可以更清楚地显示甲状腺肿的部位、大小以及与颈部甲状腺相连续，并可明确肿块与周围组织、脏器的关系。

放射性[131]I 扫描可以测定甲状腺功能，明确肿块性质。

（三）治疗

胸内甲状腺肿一经诊断,即应手术切除,从而解除肿瘤对周围脏器的压迫症状,一般术前不需特殊准备,合并甲状腺功能亢进者,术前需进行药物准备。

肿瘤位置较高,体积不大,可经颈部领状切口切除。少数胸内甲状腺肿有炎性粘连,侧支循环丰富可考虑在第2肋间做一前壁切口或劈开胸骨上部。胸内甲状腺肿较大,部位较深,可做胸骨正中切口或胸骨上部正中切口。

(四)预后

胸内甲状腺肿手术切除术后的预后依其病理诊断而不同:甲状腺瘤切除后一般无复发;结节性甲状腺肿未能完全彻底切除术,可有复发;甲状腺未分化腺癌预后最差,即使术后辅以化疗或放疗,亦无长期存活病例。

三、胸腺瘤与胸腺癌

(一)多发人群

胸腺瘤主要发生在成人,儿童极少见。平均诊断年龄在45~52岁(5~80岁),女性稍多见,且多伴重症肌无力。

(二)疾病症状

1.50%~60%无症状,在查体时偶然发现。

2.25%以上患者有瘤体侵犯或压迫邻近纵隔结构所引起的胸部局部症状,包括咳嗽、胸痛、呼吸困难、吞咽困难、反复发作的呼吸道感染等。声嘶、膈麻痹并不常见,但多提示恶性扩散可能。

3.恶性胸腺瘤转移多局限在胸腔内,可伴胸腔积液,引起呼吸困难、胸痛、胸部不适等症状。恶性胸腺瘤仅约3%最终发生胸外远处转移,转移部位以骨骼系统最为常见,引起相关的转移症状。

4.全身症状 18%的胸腺瘤患者有一般性全身症状,如减重、疲劳、发热、盗汗等非特异性症状。胸腺疾病伴随症状是一组复杂的全身病症,可能与胸腺瘤并发的疾病多达30多种疾病,最常见的4种是:重症肌无力、单纯红细胞再生障碍性贫血、低丙种球蛋白血症、胸腺外恶性肿瘤。这些疾病可能在胸腺瘤同时、切除以后或之前很多年发生。

(三)并发症

1.重症肌无力 是胸腺瘤最常见的并发症,约占1/3的胸腺瘤并发重症肌无力,相反,重症肌无力患者的10%~15%伴胸腺瘤。有人认为,无重症肌无力的胸腺瘤,比伴重症肌无力的胸腺瘤更趋向恶性,预后也较后者差,这可能与伴有重症肌无力的胸腺瘤常被早期发现有关。

2.单纯红细胞再生障碍性贫血 胸腺瘤和单纯红细胞再生障碍性贫血的确切关系尚不十分清楚,但大约有30%患者在胸腺瘤摘除后,经过较长时间贫血能够得到完全缓解。胸腺瘤患者还可伴有其他血液系统疾病,包括:白细胞和血小板减少、T淋巴细胞增多症、淋巴细胞性白血病、多发性骨髓瘤等。

3.低γ球蛋白血症 4%~12%胸腺瘤患者合并低γ球蛋白血症,通常有反复发作的细菌感染、病毒感染、真菌感染。胸腺瘤切除后并不能有效地提高免疫球蛋白的水平。

(四)诊断鉴别

1.放射学检查 胸平片、胸部CT是发现和判定胸腺肿瘤最常用的检查手段。80%的胸腺瘤位于前纵隔心蒂部,80%其瘤体一部分可覆盖肺门。绝大多数位于前上或上纵隔,其余位于颈部、肺门、肺内、后纵隔等处。

2.活检 一般认为,前纵隔肿瘤不宜有创活检,因为:影像学结合肿瘤标志物的检查可以基本确诊前纵隔肿瘤;活检后破坏了非侵袭性胸腺瘤的包膜,使其变成侵袭性胸腺瘤;针吸活检往往不能采集到足够的标本,不能进行免疫组化检查。但也有人认为,当不能与其他恶性肿瘤鉴别或有症状时,可考虑针吸或 VATS 活检。

3.其他检查 怀疑为胸腺瘤的患者,均应检查乙酰胆碱抗体、血常规、AFP、β－hCG 及 LDH 等,以除外贫血、重症肌无力及胚细胞肿瘤。其他需鉴别的疾病还有淋巴瘤、主动脉瘤、畸胎瘤等。

(五)疾病分期

多数胸腺瘤是生长缓慢、包膜完整的肿瘤,切除可治愈。文献报道的侵袭型(恶性)胸腺瘤所占的比例差异很大,为 5%～50%,恶性胸腺瘤一般从诊断到治疗后复发的平均时间为 6 年,故认为胸腺瘤应长期随访。

分期:所谓的肿瘤分期,就是根据肿瘤侵犯的范围和程度,人为地将其划分为 4 期。胸腺瘤的临床及病理分期均基于 1978 年 Bergh 的分期,1981 年 Masaoka 改良为标准的临床分期系统,1995 进一步给予了改良。

Ⅰ期:肉眼见完整包膜,无镜下包膜外侵犯。

Ⅱ期:镜下侵出包膜或肉眼见侵犯纵隔脂肪组织或纵隔胸膜。

Ⅲ期:肉眼见侵犯邻近结构(如心包、大血管或肺);或在其余正常胸腺组织内发现灶性瘤组织。

Ⅳa 期:胸膜腔播散(胸膜或心包转移);

Ⅳb 期:淋巴或血源转移,胸腔外播散(以骨转移最为常见)。

生存期:Ⅰ期即所谓的非侵袭性胸腺瘤,胸腺瘤的 10 年存活率为 86%～100%;Ⅱ期以后均为侵袭性胸腺瘤,Ⅱ期胸腺瘤 10 年存活率为 60%～84%;Ⅲ期胸腺瘤 10 年存活率为 21%～77%;Ⅳa 期胸腺瘤 10 年存活率为 26%～47%。

(六)疾病治疗

1.手术治疗 手术切除为胸腺瘤首选治疗方案,应发现即手术。适合于Ⅰ～Ⅲ期的胸腺瘤。伴有重症肌无力的患者,现在的手术病死率已降到最低,几乎取决于机械辅助通气的病死率。Ⅰ期术后不需要放疗,除非肿瘤切除不完整。术前发现邻近脏器受侵(Ⅲ期),可考虑术前放、化疗后再行手术。

手术方式:传统手术多采用正中切口,此术式缺点是创伤大、康复慢,优点是术中显露好,故目前只用于部分Ⅲ期患者。现在更多采用胸腔镜手术,优点是:微创、美观、康复快、切除肿瘤彻底,故适用于所有Ⅰ、Ⅱ期患者和部分三期患者。颈部切口的缺点很多,如术中显露不佳、切除不彻底,故只在配合胸腔镜手术时偶尔使用。侧开胸切口多数情况下已被胸腔镜手术替代,仅个别情况下用于巨大肿瘤突入一侧胸腔时。

2.放射治疗 辅助放射治疗侵袭性胸腺瘤的价值已被证实,已作为术后的常规治疗。

3.化学治疗 近 10 年来已明确认识到胸腺瘤是化疗敏感的肿瘤,但由于胸腺瘤的发病率低,限制了大组的可信性临床试验,故最佳方案和化疗的明确作用还不清楚。目前认为顺铂为主的联合化疗方案最为有效。激素治疗也已用于临床。

（七）治疗方式选择

1.Ⅳ期胸腺瘤　首选化疗，Ⅳa期胸腺瘤如果初期的化疗有效，可考虑手术。也可以考虑试用胸部放疗作为联合治疗，复发的、耐受化疗的胸腺瘤可适当采用姑息性放疗。

2.局部复发与远处转移　Ⅰ、Ⅱ期胸腺瘤也可局部复发，达 12％的非侵袭性胸腺瘤复发，但也有报道为 0～5％。Ⅱ期为 13％，其中 29％术后无辅助治疗。也有报道Ⅱ期复发率为28％～33％。如果可能，均应二次切除，多数患者二次手术效果满意，仍可长期存活，术后需加放疗。而远处转移者采用化疗较好。

四、胸腺囊肿

胸腺囊肿仅是众多胸内纵隔囊肿的一种类型，而纵隔囊肿来源复杂多样，发病原因多为先天性，少数后天生长但缺乏明确原因。

（一）临床症状

胸腺囊肿的临床症状取决于囊肿的位置。颈部胸腺囊肿多见于 10～20 岁的患者，常表现为颈部肿块，很少有临床症状，除非囊肿的体积发生剧烈变化，如囊内出血。纵隔内胸腺囊肿则多为 30～60 岁，早期也很少出现临床症状，少数纵隔内胸腺囊肿患者可以出现气短、咳嗽和胸部疼痛。在体检时通过 X 线胸片发现 90％的患者表现为无痛性包块，包块多位于左颈部（占 70％），右侧（占 23％），中线和咽喉部占 7％，部分患者因囊肿感染或出血，可触及波动感。纵隔内胸腺囊肿，少数在心脏手术时才发现。

在前纵隔发现囊性肿物应考虑胸腺囊肿的可能。颈部胸腺囊肿可通过体格检查发现纵隔内囊肿。

1.胸部 X 线检查　有助于了解肿块的大小，但体积很小隐匿于纵隔阴影内时很难发现。囊肿增大至一定体积时，可在、前上纵隔呈半圆形或弧形突出阴影，边缘光滑、清晰，密度较高，有时边缘可见钙化。

2.超声检查　可了解肿块的大小及证实有中心液体存在。

3.CT 扫描　显示更为清晰，囊内容物密度接近水，除外囊内出血或囊壁变性，并可了解囊内的分腔情况，与实体性新生物相鉴别。一般含有稀薄的液体为低密度，但出血后时以为高密度。

4.针吸活检　对细胞学检查价值甚少，因组织学诊断须囊肿的壁上有胸腺组织。

（二）治疗

目前胸腺囊肿的治疗尚有争议。一些专家认为，因为术前不易确诊，所有的胸腺囊肿均应手术切除以明确诊断，且胸腺囊肿与胸腺有蒂相连，界限清楚、易于剥离；另一些专家则认为，如果能从囊肿的位置和CT 等影像学特征上明确为胸腺囊肿，则可经皮细针穿刺治愈囊肿。对于不能确诊为胸腺囊肿的患者，特别是不能完全除外胸腺瘤合并囊性变及包虫囊肿时，外科手术是必要的，可以达到确诊和治疗的双重目的。胸腺囊肿切除的手术径路有胸骨正中切口、前外侧切口和后外侧切口，亦可通过电视胸腔镜完成手术。

（三）预后

手术切除一直是治疗胸腺囊肿的有效方法，预后良好。

五、纵隔畸胎瘤

畸胎瘤由 2 个或 3 个胚层的几种不同类型的组织构成，这些组织可由成熟的、非成熟的或混合型成分所组成。偶尔也可见由 1 个胚层组织成分占优势,或由一种高度特异性的组织类型占绝对优势而成畸胎瘤,最常发生于卵巢,但也可见于睾丸、腹膜后、骶尾部、纵隔等处,其他部位少见。畸胎瘤是纵隔生殖源性肿瘤中最多见的类型。

(一)临床表现

良性畸胎瘤患者无任何症状,即使肿瘤巨大仍可无任何不适症状主要有胸痛、咳嗽和呼吸困难,偶尔肿瘤破裂穿入气管支气管树。囊内容物可咳出,常为豆渣样皮脂甚至有毛发及牙齿。肿瘤穿破心包可造成急性心脏压塞。穿破纵隔胸膜造成胸腔积液肿瘤巨大会产生对周围组织的压迫症状,如压迫气管和支气管,除造成咳嗽和呼吸困难外,也容易出现肺不张、肺炎等症状,肿瘤压迫喉返神经出现声音嘶哑,肿块压迫上腔静脉会出现上腔静脉综合征。

恶性肿瘤大部分会出现不同的症状,仍以胸痛、咳嗽和呼吸困难为主,同时出现体重下降及发热。如肿瘤生长快速并向周围器官侵犯或转移,会出现相应的症状和体征。

(二)诊断

畸胎瘤大部分位于前纵隔,较多位于前纵隔中部,于心脏与主动脉弓交界处。少数位置较高的肿块其上缘越过主动脉弓顶部,亦可位置较低,位于前纵隔下部。偶尔可位于后纵隔。X 线、CT 检查显示前纵隔心底部水平有质地浓密的圆形、类圆形或结节状块影,如见到骨质或牙齿有诊断意义。肿瘤穿破至肺或支气管,患者咳出皮脂腺分泌物或毛发,具有特征性的诊断价值。

(三)实验室检查

良性畸胎瘤肿瘤标志物检测为阴性,但有恶性组织成分的畸胎瘤特别是含有胚胎性成分的畸胎瘤可以表现为肿瘤标志物阳性,如 AFP、HCG、LDH,或 CA19－9 且在肿瘤切除后上述指标滴定度下降。如含有平滑肌肉瘤成分,则肌球蛋白检测可呈阳性,含有神经成分的肿瘤 S－100 蛋白阳性,角蛋白染色阳性提示肿瘤细胞内含有腺癌和鳞癌的成分。

(四)其他辅助检查

1.常规 X 线检查 即可发现。一般只向一侧纵隔突出,个别病例可向两侧突出,有时肿瘤大小差别很大,大的肿瘤甚至可占满一侧胸腔。畸胎瘤通常呈圆形、卵圆形,多囊者呈分叶状。肿瘤轮廓清楚光滑,部分皮样囊肿由于继发感染,周围有炎性粘连及胸膜增厚,使轮廓略为不规则。畸胎瘤由于含有多种不同的组织结构,所以呈现密度不均一的表现,含脂肪组织较多的部位密度低,囊壁可以钙化。在肿瘤内见到骨和牙齿阴影为此类肿瘤的特征性表现。如果肿瘤在短期内显著增大应考虑为恶性,且恶性肿瘤实体瘤较多。

2.CT 扫描 特征性表现是以脂肪密度为主的肿块含有钙化的实体结节,或肿块合并液体部分。其中脂肪部分居于上方,而液体部分在下方。两者之间有脂肪－液面,在此界面处可见线状或索状混杂密度的圆形影为毛发团。当肿瘤有继发感染时,周围有炎性粘连及胸膜增厚。其轮廓模糊,CT 扫描可大致明确肿瘤大小及与周围组织的关系。如果怀疑病变已转移,腹部 CT、脑 CT 及骨扫描可提供相应的依据。

(五)相关检查

1.CA19－9。

2.乳酸脱氢酶。

3.甲胎蛋白。

4.绒毛膜促性腺激素。

（六）治疗

采用手术切除肿瘤，一般选用胸骨正中劈开和胸部后外侧切口。胸骨正中切口仅用于肿瘤位于前上正中或与心包关系密切者。较复杂的巨大肿瘤或须做肺切除者选择后外侧切口虽然良性畸胎瘤有较完整的包膜，但肿瘤往往与周围组织如心包、肺、神经及大血管紧密粘连。恶性畸胎瘤在就诊时大部分患者有转移而无法切除，即使切除主要也是为了活检以明确诊断，而且患者大多在半年内复发或转移而死亡。临床上，一般这种分期在Ⅱ～Ⅲ期的患者已有周围组织侵犯和转移，主要以非手术治疗为主。目前多采用放疗、化疗，但疗效不佳。如果已实施恶性肿瘤部分切除，术中应做好标记以便术后放疗。放疗、化疗后肿瘤如明显缩小，可再行手术切除。如再复发可再化疗。化疗一般采用以顺铂为主的联合化疗方案。

（七）预后

良性畸胎瘤手术可完全治愈，恶性畸胎瘤手术后预后差，多在 2 年内死亡，因为侵犯周围组织，如侵犯肺、支气管和心包，远处转移如淋巴结、肺、心脏、骨骼、脑等。

六、纵隔神经源性肿瘤

纵隔神经源性肿瘤（neurogenictumors）占纵隔肿瘤的 15%～30%。大部分为良性，病理上分为神经鞘细胞瘤、神经纤维瘤及神经节细胞瘤 3 种，恶性较少见，但儿童神经源性肿瘤恶性率高达 50%，成年人则在 10% 以下。

（一）临床表现

大多无症状，常在胸透或 X 线胸片检查时发现。部分患者有胸、背疼痛，咳嗽以及四肢麻木等表现，持续而剧烈的疼痛多为恶性表现。良性哑铃状神经源性肿瘤，一部分位于椎管内，可压迫脊髓引起瘫痪。少数患者有特殊的临床表现，如神经纤维瘤可伴发全身多发性纤维瘤；副神经节瘤和神经母细胞瘤产生的儿茶酚胺可致严重发作性高血压，患者表现头痛、出汗、心悸等；神经节细胞瘤和神经母细胞瘤产生的血管活性多肽造成腹胀和严重水样泻等。颈交感神经节受累，可出现 Horner 综合征。X 线检查可发现后纵隔有圆形肿块影。肿瘤可使邻近肋骨受压变薄，出现肋骨压迹，肋骨头被推向上移位或肋脊柱关节脱位，肿瘤可使椎间孔变大。怀疑肿瘤呈哑铃状者或有脊髓受压表现应作椎管造影。

（二）治疗

放疗对神经母细胞瘤比较敏感。利用质子进行放疗可获得最佳理想疗效。特别是对儿童患者，因质子治疗过程不会对正常组织造成损伤，可有效保护患者器官组织，对儿童以后的发育成长起到保护作用。晚期神经母细胞瘤唯一可行的疗法为化疗。

纵隔神经源性肿瘤无论良恶性，除恶性有广泛转移外，都首选手术切除。按肿瘤大小及部位选择手术途径，一般采用后外侧切口。较小的、无椎管内受侵的肿瘤也可在电视胸腔镜下手术切除。对包膜不完整的神经纤维瘤要切除得广泛些，以防复发。瘤体很大时可穿刺抽出其中液化的物质或分块切除对于突向椎管内的哑铃形肿瘤，则应扩大椎间孔，在硬膜外切断正常的脊神经后根，完整切除瘤体，并注意勿损伤脊髓一般应与神经外科医师合作，一次完成手术切除。

神经鞘瘤、神经纤维瘤和节细胞神经瘤三者预后良好。恶性神经鞘瘤、神经纤维肉瘤、节细胞神经母细胞瘤和神经母细胞瘤预后不良，以神经母细胞瘤的恶性度最高，生长最快，完整切除的机会较少，转移的机会最高，故预后最差。

七、纵隔炎症

(一)急性纵隔炎

各种原因感染后引起的急性纵隔结缔组织化脓性炎症如胸部贯通性外伤、食管或气管破裂、穿孔食管、气管镜检查穿孔,以及食管癌溃疡穿孔等。手术后感染,食管术后吻合口瘘,腹膜后感染向上延至纵隔,口腔颈部感染向下蔓延,均可引起纵隔炎,其临床表现为起病急、高热寒战、头痛、气短感染下行时可发生腹痛、黄疸。侵及胸腔时,可发生急性脓胸,亦可形成膈上肺底局限性脓胸重者可发生感染性休克。

(二)慢性纵隔炎

病因不明,结核、上呼吸道感染、流感、肺炎、化脓性感染、组织包浆菌病、放线菌病、放射治疗、梅毒等均可引起此病,多数由非特异性炎症造成。慢性纵隔炎是造成上腔静脉梗阻的重要原因之一,亦是该病的晚期表现。随着侧支循环的建立,症状可逐渐好转。由恶性肿瘤引起的上腔静脉梗阻则日渐加重。

1.临床表现　急性期可有明显的胸骨后疼痛放射到颈部,并有高热和寒战等症状,慢性期多数患者症状不明显,部分患者可因肉芽肿压迫或粘连产生症状,引起上腔静脉阻塞、吞咽困难、气管支气管受压、气管食管瘘和肺静脉受压阻塞。

2.影像学表现

(1)急性期 X 线、CT 和均表现为纵隔增宽变直,轮廓较模糊,CT 和 MRI 可见纵隔内器官边缘模糊和积液,脂肪组织因炎性渗出会导致 CT 值增高,积液在 MRI 上 T_1 加权呈低信号,T_2 加权呈高信号强度。

(2)炎症局限化后形成脓肿,软组织肿块向纵隔的一侧凸出,脓肿内迟早会出现气泡、脓腔和液平。CT 上呈局限性积液改变,内部密度接近于水,边缘呈高密度,造影增强后呈强化改变。

(3)慢性纵隔炎表现为纵隔增宽和肿块凸出影,右侧较多见,病变区可有钙化灶。CT 见纵隔内脂肪减少,纤维结缔组织增生,呈中等密度。

CT 检查对确定纵隔炎疗较常规胸片优越,纵隔脂肪密度增高,内含气泡是诊断的主要依据;增强检查所示的脓肿壁强化可确切指明其大小和部位。

3.治疗　对急性纵隔炎首要的是治疗病因、控制感染及支持疗法(输血、输液、给氧)。慢性纵隔炎伴有严重上腔静脉梗阻时,需用外科手术建立侧支循环和血管搭桥术。

(曾海)

第三章　胃肠外科疾病

第一节　胃溃疡

胃溃疡是消化性溃疡的一种,消化性溃疡(peptic ulcer)是指发生在胃和十二指肠的慢性溃疡,也可发生在食管下端、胃一空肠吻合口附近以及梅克尔憩室内异位胃黏膜上。这些溃疡的形成均与胃酸和胃蛋白酶的消化作用有关,故称为消化性溃疡。本病绝大多数(98%～99%)位于胃和十二指肠。在人群中约有10%的人在一生当中可能罹患此病,因此是一种多发病和常见病,在消化外科中占有重要的地位。十二指肠溃疡较胃溃疡多见,二者比约为4:1。二者又具有很多共同点:在病因和发病机制上胃酸和胃蛋白酶的"自身消化"均作为直接因素;病理形态学上二者相似;在少数患者当中二者还可同时出现,即复合性溃疡。二者也存在诸多差异:如发病年龄不同,胃溃疡好发于40～60岁之间,而十二指肠溃疡好发于青少年,胃溃疡的平均发病年龄较十二指肠溃疡约推迟10年;十二指肠溃疡的起病与精神神经因素关系相对比较密切,"O"型血型者、唾液中无血型抗原者、肝硬化、甲状旁腺功能亢进症者也易患十二指肠溃疡,而药物如阿司匹林、皮质类固醇激素、酒精等所引起的多是胃溃疡;在发病机制上,十二指肠溃疡的胃酸和基础胃酸分泌量均高于正常,而胃溃疡患者胃酸分泌量和正常人相似,甚至低于正常人;胃溃疡有恶变的可能,而十二指肠溃疡几乎无恶变;临床表现上二者也不尽相同,十二指肠溃疡多为饥饿痛和夜间痛,而胃溃疡多为餐后痛;外科手术治疗上,十二指肠溃疡对迷走神经切断术效果远较胃溃疡为好。因此有人认为二者是两种不同的疾病,以下就胃溃疡的主要内容进行叙述。

一、胃溃疡概述

(一)胃溃疡(gastric ulcer,Gu)

位于贲门至幽门之间的溃疡称之为胃溃疡(gastric ulcer)。高发年龄为40～60岁,发病率为十二指肠溃疡的1/4～1/3,男女发病率大致相当。胃溃疡是一种慢性病,易复发,与十二指肠溃疡一样,易并发穿孔、出血、瘢痕性幽门狭窄梗阻,而胃溃疡可并发癌变,癌变率为1.5%～2.5%。大部分胃溃疡患者均可经内科治疗而痊愈。只有少数约10%者需行外科手术治疗。

1.病因　胃溃疡是一种多因素疾病,病因复杂,迄今未完全清楚,为综合因素所致。

(1)遗传因素:胃溃疡有时有家族史,尤其儿童溃疡患者有家族史者可占25%～60%。另外A型血的人比其他血型的人易患此病。

(2)化学因素:长期饮用酒精,或长期服用阿司匹林、皮质类固醇等药物易致此病发生,此外长期吸烟和饮用浓茶似亦有一定关系。

(3)生活因素:溃疡病患者在有些职业如司机和医师等人当中似乎更为多见,可能与饮食欠规律有关。工作过于劳累也可诱发本病发生。

(4)精神因素:精神紧张或忧虑、多愁善感,脑力劳动过多也是本病诱发因素,可能因迷走神经兴奋胃酸分泌过多而引起。

(5)其他因素:不同国家不同地区本病的发生率不尽相同,不同的季节发病率也不一样,说明地理环境及气候也是重要因素。另外,本病还可在其他原发病如烧伤、重度脑外伤、胃泌素瘤、甲状旁腺功能亢进症、肺气肿、肝硬化、肾功能衰竭的基础上发病,所谓"继发性溃疡"(secondary ulcer),这可能与胃泌素、高钙血症及迷走神经过度兴奋有关。

2.发病机制 胃溃疡发病机制十分复杂。虽经过数代科学家的努力探索但至今还没有一个学说能够完全解释本病。经过大量临床观察和实验室研究,基本一致的是胃酸和胃蛋白酶的"自身消化"是溃疡病发病的直接因素,即"无酸无溃疡"的说法。但胃溃疡患者的胃酸有时并不高于正常人,甚至更低,因此,更显复杂化。以下介绍几种学说。

(1)H^+的反渗:H^+进入损害的黏膜是致病的重要原因。正常的胃黏膜因上皮细胞的致密连接而可防止胃酸的反渗,即所谓的胃黏膜屏障。但这个屏障可被过多的胃酸、酒精、阿司匹林或胆汁所破坏,这样 H^+ 即可反渗入黏膜引起上皮细胞的炎症和破坏促使溃疡形成。

(2)胃幽门功能失常:包括十二指肠的反流和胃窦滞留。胃溃疡患者往往伴随胃十二指肠反流和胃窦蠕动减弱,随着溃疡的愈合胃窦蠕动又可恢复正常,这些都说明反流和胃窦滞留与溃疡的发生有密切关系。反流液多是胆汁,胆盐是黏膜屏障的破坏因素;胃滞留后刺激胃窦部 G 细胞分泌胃泌素增加,这都是引起胃溃疡的重要因素。

(3)交界学说:胃溃疡多发生于不同的黏膜交界和肌肉交界处,即胃窦小弯壁细胞黏膜交界处和纵行肌与斜行肌交界处,此处黏膜多为不产酸黏膜却易受胃酸、胃蛋白酶的作用。

3.病理 胃溃疡是一种慢性病。根据溃疡发生部位的不同,将溃疡分为四型:Ⅰ型,小弯溃疡约占胃溃疡的80%,尤多见于胃窦小弯部;Ⅱ型,胃十二指肠复合性溃疡,占5%~10%;Ⅲ型,幽门前及幽门管溃疡;Ⅳ型,高位胃溃疡,位于贲门附近。可见胃溃疡以小弯溃疡最为多见,尤其是胃窦小弯。有的较大溃疡可发生于小弯上部以至贲门区。在胃底和大弯侧十分罕见。溃疡通常是单发,呈圆形或椭圆形,直径在 0.5~2.0cm 之内,很少超过 3.0cm。溃疡边缘整齐,状如刀切,底部通常穿越黏膜下层,深达肌层甚至浆肌层。黏膜下层至肌层完全被侵蚀破坏,代之以肉芽组织及瘢痕组织。在活动期,溃疡底部由表向深部依次可分为四层:①渗出层;②坏死层;③肉芽组织层;④瘢痕组织层。

4.临床表现 胃溃疡的临床表现与十二指肠溃疡有些类似,但又有自身特殊性。临床表现有如下几个特征:①慢性过程。少则几年,多则 10 余年或更长。②周期性。病程中常出现发作期与缓解期交替出现。③节律性。疼痛表现为餐后痛,餐后半小时疼痛开始至下一次餐前已消失,周而复始。胃溃疡的症状主要表现为腹痛,伴或不伴呕吐、恶心、反酸、嗳气等症状。但也有不少患者以胃溃疡的各种并发症,如穿孔、出血、幽门梗阻而为首发症状。主要症状如下。

(1)上腹部隐痛不适:胃溃疡的疼痛是一种内脏性质的疼痛,体表定位不确切,同时疼痛多不剧烈,可以忍受,表现为烧灼样痛、隐痛不适等。活动期具有节律性,表现为餐后痛,随着病情的发展具有周期性和季节性特点。贲门附近的溃疡还可表现为胸骨后烧灼感和左胸部疼痛。当溃疡发生穿孔,表现为疼痛程度加重,向背部放射或背痛,同时有夜间痛等表现,当疼痛性质和节律性发生改变时,还应警惕恶变的可能。

(2)恶心、呕吐:无幽门梗阻而发生呕吐多提示溃疡处于活动期,呕吐为间歇性。频发呕吐多提示幽门梗阻。

(3)反酸、嗳气、腹泻:反酸亦提示溃疡可能处于活动期。

（4）出血、穿孔：发生出血、穿孔后都有其特殊的临床表现。

（5）体征：缓解期一般无阳性体征，活动期只有上腹部轻压痛，但应注意行肛查和检查魏尔啸淋巴结有无肿大以便与胃癌鉴别。

5. 诊断　胃溃疡的诊断主要依靠病史症状、胃镜加活检、钡餐检查。另外胃酸测定、血清胃泌素测定、血清钙测定也有一定的诊断和鉴别诊断意义。近年来随着电子胃镜的应用，胃溃疡的诊断符合率极高。

（1）胃镜加活检：准确性和灵敏性都比较好，确诊率高。电子纤维胃镜可准确了解胃溃疡的大小、部位、有无出血、穿孔、活动期还是静止期，根据溃疡的病理形态可以大致了解良恶性，加上病理活检可以更清楚知道是良性还是恶性。同时胃镜还可结合幽门螺旋杆菌的检测，了解有无幽门螺旋杆菌的感染。胃镜可以进行某些治疗，如镜下局部止血。

（2）钡餐检查：钡餐检查简便易行、痛苦少。可以根据胃的大体形态了解胃的蠕动及是否革袋胃，同时根据龛影和黏膜的改变可以鉴别良性或恶性。良性溃疡龛影多位于胃壁以外，周围黏膜放射状集中。钡餐也可了解十二指肠及幽门有无变形、狭窄、梗阻。但钡餐有一定的假阴性。

（3）胃液分析和胃酸测定：胃液分析与胃酸测定对于胃十二指肠溃疡的诊断和治疗方式的选择都有帮助。基础胃酸分泌量（basal acid output，BAO）＞5mmol/h 可能为十二指肠溃疡，BAO＞7.5mmol/h 则应手术治疗。BAO＞20mmol/h，最大胃酸分泌量（MAO）＞60mmol/h，或 BAO/MAO＞0.6 者可能为胃泌素瘤，应进一步行胃泌素测定。还有些医院按胃酸分型选择迷走神经切断术治疗十二指肠溃疡，具体方法是：当 BAO＜15mmol/h，五肽胃泌素刺激胃酸最大分泌量（PMAO）＜40mmol/h 及胰岛素低血糖刺激胃最大分泌量（IMAO）大于或等于 PMAO，同时不伴幽门梗阻则行高选择性迷走神经切断术治疗十二指肠溃疡；当 BAO＞15mmol/h，PMAO＞40mmol/h、PMAO＞IMAO，同时伴幽门梗阻则行选择性迷走神经切断加胃窦切除术。术后随访表明，根据胃酸分泌类型选择迷走神经切断手术方式可以明显降低溃疡复发率，提高治疗效果。

（4）血清胃泌素及血清钙测定：血清胃泌素的测定可以帮助排除或诊断胃泌素瘤，血清胃泌素＞20pg/ml 时则考虑有胃泌素瘤可能，当胃泌素＞100pg/ml 时则可以肯定为胃泌素瘤。甲状旁腺功能亢进症患者易并发消化性溃疡，因此血清钙的测定亦有一定的帮助。

（5）大便隐血试验：合并出血的胃溃疡可为阳性，但大便隐血试验如持续为阳性则应考虑胃恶性病变。

6. 鉴别诊断　胃溃疡的诊断必须与胃及胃外许多疾病相鉴别。

（1）功能性消化不良：有消化不良综合征，如反酸、嗳气、恶心、上腹饱胀不适，但胃镜和钡餐检查多无阳性发现，属功能性。

（2）慢性胃、十二指肠炎：有慢性无规律性上腹痛，胃镜可鉴别，多示慢性胃窦炎和十二指肠球炎但无溃疡。

（3）胃泌素瘤：亦称 Zollinger－Ellison 综合征，是胰腺 δ 细胞分泌大量胃泌素所致。诊断要点是：①BAO＞15mmol/h，BAO/MAO＞0.6。②X 线检查示非典型位置溃疡，特别是多发性溃疡。③难治性溃疡，易复发。④伴腹泻。⑤血清胃泌素增高＞200pg/ml（常＞500pg/ml）。

（4）胃溃疡恶变或胃癌：最重要的鉴别诊断方法是胃镜加活检和钡餐检查，胃镜检查时需做活检,明确良恶性。对于胃溃疡需行胃镜检查加活检连续追踪观察。

(5)胃黏膜脱垂症:间歇性上腹痛,制酸剂不能缓解,而改变体位如左侧卧位可能缓解。胃镜、钡餐可以鉴别。X线钡餐检查可显示十二指肠球部有"香蕈状"或"降落伞状"缺损阴影。

另外并发大出血时还需与门脉高压症所致食管胃底静脉破裂出血相鉴别。并发穿孔时还应与各种常见急腹症相鉴别,如胰腺炎、阑尾炎、胆道疾患、肠梗阻等等。

7.治疗　胃溃疡是一种慢性病,易复发,病程长,可并发出血、穿孔、幽门梗阻、恶变等并发症。无论内科治疗或选择外科治疗都应达到消除症状,促进溃疡愈合,预防复发和避免并发症的目的,否则治疗将达不到要求甚至失败。临床上随着各种 H_2 受体阻滞剂和质子泵抑制剂的应用,大部分都可以经内科治疗而治愈。手术治疗在以前虽仅占 10%,但随着急诊手术(穿孔、出血)与恶变率的增加,胃溃疡的手术比例亦有所增加。

(1)内科治疗:由于医药学的发展,胃溃疡内科的治疗显得日益重要。

①饮食和生活规律的调节:包括停止吸烟、饮酒、嚼食槟榔等刺激性强的食物,饮食三餐有规律、有节制。对于生活工作学习紧张的患者,注意休息和劳逸结合甚至卧床休息都是必要的。

②药物治疗:根据胃溃疡的发病机制及药物作用特点分为:抗酸制剂、壁细胞各种受体阻断剂、黏膜保护剂及抗幽门螺旋杆菌抗生素四大类。

A.抗酸制剂:主要有碳酸氢钠、氢氧化铝以及许多复方制剂如胃得乐、胃舒乐等,这类药物对于缓解症状有一定的疗效。

B.各种受体组断剂:a. H_2 受体阻断剂:包括甲氰咪胍(西咪替丁)、呋喃硝胺(雷尼替丁)、法莫替丁(famotidine)等。后两者比甲氰咪呱的效果强 4～20 倍。此类药物是通过阻滞壁细胞 H_2 受体减少胃酸分泌,同时乙酰胆碱受体及胃泌素受体也受到抑制。b. 质子泵抑制剂:这类药包括奥美拉唑(losec 洛赛克)20mg,每日 1 次或晚间睡前服用,是迄今为止所知抑制胃酸分泌的最强药物,几乎能完全抑制胃酸的分泌,4 周的治愈率可达 95% 以上。c. 胃泌素受体阻断剂:本类药物有丙谷胺(proglumide),具有竞争性抑制胃壁细胞胃泌素受体的作用,从而有利于胃酸分泌和溃疡愈合。

C.黏膜保护剂:本类药物主要是通过增加黏膜厚度促进黏液及 HCO_3^- 分泌,对胃十二指肠黏膜起保护作用,包括前列腺素及表面制剂。a. 前列腺素类。促进胃黏液分泌,抑制胃酸的分泌。6 周溃疡治愈率为 80%。它还能有效地预防应激性溃疡及出血。包括米索前列醇(misoprostil):200 次,4 次/d。恩列腺素(enprostil):35μg/次,4 次/d。阿巴前列素(arbaprostil):100μg/次,4 次/d。b. 表面制剂。包括以下药物,如硫糖铝(sucralfata):是硫酸化蔗糖的碱性铝盐,它在水中可释放出硫酸化蔗糖和氢氧化铝,分别具有抑制胃蛋白酶活性和中和胃酸的作用。它的分子在酸性环境中分解成具活性的带负电的颗粒,形成一种黏性糊状复合物,选择性地黏附到溃疡基底构成一层保护性屏障。此外它也有刺激 HCO_3^- 和黏液分泌的作用。三钾二橼络合铋(商品名 De－Nol,得乐):是一种胶质枸橼酸铋盐,其作用机制与硫糖铝类似,同时本药是幽门弯曲弧菌的杀菌剂,因此本药临床应用很广。

D. 抗幽门螺杆菌类药:近来研究表明,胃炎和胃十二指溃疡与幽门螺旋杆菌(helicobacter pylori,HP)的感染有很大关系。有关资料显示,HP 感染发展为消化性溃疡的累积危险率为 15%～20%,成功清除 HP 后,胃炎及溃疡亦被治愈,随访 1 年以上,复发率从 80% 下降至

20％,常用药物如下:a.铋剂。如三钾二橼络合泌、胶态果胶铋等。b.四环素。也可用阿莫西林代替四环素,如儿童患者。c.甲硝唑。国外主张三药联用,连续 2 周,HP 清除率可达 80％～90％。

此外对于胃溃疡的药物治疗还有如生长抑制素八肽(善得定,sandostatin),它的作用是普遍抑制消化系统消化液的分泌,对胃溃疡出血以及应激性溃疡出血均有一定疗效。此药还广泛应用于胰腺炎、胰瘘、肠瘘、门脉高压症等疾病的治疗。

(2)胃溃疡的外科治疗:随着医药事业的发展和药物在消化性溃疡治疗中的作用,消化性溃疡在治疗上有了很大变革。目前应用的抗溃疡药物可在 4 周内使 75％的溃疡愈合,8 周内使 85％～95％的溃疡愈合。药物治疗后复发率也在不断下降,而且大量临床资料显示择期手术在减少,急诊手术(尤其是因穿孔、大出血所致)比例在上升。但对于胃溃疡外科手术治疗较十二指肠溃疡手术治疗的适应证要适当放宽。理由如下:a.药物治疗后仍有一部分患者约40％会复发,难以治愈。b.胃溃疡较十二指肠溃疡更容易发生出血、穿孔,且较严重,高龄患者多,一旦发生以上并发症死亡率更高。c.有 10％～20％的胃溃疡可合并十二指肠溃疡,内科药物治疗难治愈,多需手术治疗。d.胃溃疡可发生癌变,发生癌变率为 1.5％～2.5％,且胃溃疡与早期胃癌有时难以鉴别,有相当部分资料显示术前诊断为良性溃疡,术后病检都报告为胃癌。Mountoford 报道 265 例良性溃疡,随访 3 年,竟有 14％最后被证实为恶性,显然包括原发性恶性溃疡在内。因此活检即使未发现癌细胞,如溃疡长期不愈,也应手术治疗。

①手术指征:胃溃疡的手术指征是较宽的,如 a.严格内科治疗 8～12 周,效果不满意,溃疡不愈合;b.内科治疗后溃疡愈合,但又复发者;c.复合性胃十二指肠溃疡;d.幽门前或幽门管溃疡;e.高位胃小弯溃疡;并发出血、穿孔、癌变以及穿透性溃疡等;g.不能排除癌变或恶性溃疡者;h.年龄大于 45 岁者;i.巨大溃疡,直径大于 2.5cm 者;j.既往有大出血、穿孔病史者。

②术式选择:胃溃疡的术式选择,应该根据溃疡的部位和溃疡的性质来选定。应满足以下条件:a.治愈溃疡的同时,尽可能切除溃疡病灶;b.防止溃疡复发;c.术后并发症少,能够提高患者的生活质量和劳动力得到保存;d.防止癌肿遗漏;e.所选手术尽量符合生理要求,同时手术本身应安全、简便易行。实际上到目前为止,还没有任何一种术式能够完全满足以上要求,因为胃溃疡不只是一个局部病变,而是一个全身性疾病,同时发病机制并未完全阐明。因此对于选用何种术式为最佳,存在着不少的争议。只有随着基础、临床及各种实验研究的不断发展才能使胃溃疡手术日趋完善与成熟。

目前治疗胃溃疡的各种手术概括起来可分为三大类:a.各种胃大部切除术;b.各种迷走神经切断术;c.在前两类手术基础上的随着腔镜外科的发展而起来的各种腹腔镜手术,如腹腔镜下胃大部切除术、腹腔镜下迷走神经切断术、腹腔镜下胃穿孔修补术等。

③常用术式

A.胃大部切除术:按其重建方式的不同又分为毕罗(Billroth)Ⅰ式、毕罗Ⅱ式和 Roux－Y 胃空肠吻合。

毕罗Ⅰ式:即胃大部切除后行胃十二指肠吻合,本术式理论上具有以下优点。①切除了溃疡及其周围胃炎区域;②切除了胃窦部,切掉了胃溃疡好发部位和胃泌素产生的部位;③比较符合生理,操作较毕罗Ⅱ式相对简单,术后并发症少。缺点是可能存在胃切除范围不够,吻合口腔的狭窄。当溃疡是巨大溃疡、高位溃疡、溃疡合并幽门梗阻、溃疡癌变或不能排除是恶性溃疡者均不能施行毕罗Ⅰ式而应改行毕罗Ⅱ式。

毕罗Ⅱ式：即再大部切除后行胃空肠吻合术，十二指肠残端缝合或旷置。毕罗Ⅱ式胃大部切除术能够切除足够大的范围而不致吻合口张力过大，吻合口的大小可根据情况选择。但手术操作比较复杂，术后并发症多。无论毕罗Ⅰ式或毕罗Ⅱ式胃大部切除术后总的手术死亡率为0～4.5%，平均3.1%。溃疡复发率，单纯胃溃疡可能更低，约5%，平均2%。

对于毕罗Ⅰ式或毕罗Ⅱ式或手术术式的选择，一般情况下，Ⅰ式胃溃疡如无幽门梗阻和排除了癌变以毕罗Ⅰ式首选。Ⅱ型和Ⅲ型胃溃疡、高位胃溃疡、巨大胃溃疡、Ⅰ式溃疡合并幽门梗阻十二指肠变形者应以毕罗Ⅱ式首选。但各家对毕罗Ⅰ式与毕罗Ⅱ式的选择仍有较多争论，钱礼等认为无论对十二指肠溃疡或胃溃疡，一般应以毕罗Ⅰ式为首选，毕罗Ⅱ式吻合因术后并发症太多和不符合生理要求而应尽量不做或少做。国内赞成此种观点的学者不少，但也有学者认为毕罗Ⅱ式应为首选，如陈道达等。笔者认为仍应按前述原则即据溃疡的部位和溃疡性质以及胃酸分泌情况来选择，不能单纯以某一术式来代替另一手术。中南大学湘雅第二医院近年来多以毕罗Ⅱ式为主，只有少数Ⅰ型胃溃疡病例行毕罗Ⅰ式手术。

Roux－Y胃空肠吻合术：即胃大部切除后残胃与空肠的Y型吻合，此术式对于防止反流和小胃综合征有较好的效果，实际它应属于毕罗Ⅱ式的范畴，但有人认为胃空肠吻合口溃疡发生率较传统的毕罗Ⅰ式、毕罗Ⅱ式高。

B.各型迷走神经切断术：对于迷走神经切断术在胃溃疡外科治疗中的应用存在争议。国内学者如郁宝铭认为，对于胃溃疡的外科手术当然以胃大部切除术为首选，不宜做任何形式的迷走神经切断术。但近来迷走神经切断术对胃溃疡的治疗在国外很多文献中取得了很好的疗效。迷走神经切断术治疗消化性溃疡的理论基础是减少了因迷走神经兴奋而引起的胃酸胃液的分泌，胃液分泌可降至75%。目前国内外应用得比较多的包括：a.高选择性迷走神经切断术（HSV）或称壁细胞迷走神经切断术（PGV）。b.迷走神经干切断加胃窦切除术（TV＋A）。c.选择性迷走神经切断术附加各种引流术（SV＋D）。另外高选择性迷走神经切断术又有很多改良手术如扩大壁细胞迷走神经切断术、Taylor手术即胃小弯前壁浆肌层切开加迷走神经后干切断术，还有保留交感神经的高选择性迷走神经切断术。以上手术均有更低的术后复发率或手术操作更简便的特点。对于HSV在胃溃疡的治疗中的术后复发率，国外报道为6%～8%，与十二指肠溃疡施行HSV相仿，经改进的手术复发率更低，如扩大壁细胞迷走神经切断术，国内有人报道为2.3%。保留交感神经的壁细胞迷走神经切断术，Coelho报道35例，术后随访14年，溃疡复发率为1.8%；HSV相对胃大部切除术而言，有手术安全性高、术后并发症少的优点，但术后复发率较后者为高；TV＋A较HSV而言有更低的术后复发率（0～1%），在美国应用较广，切除胃窦部约占胃体积全部的40%。它较HSV手术稍显复杂，术后并发症增多，但仍较胃大部切除术安全，术后并发症要少。SV＋D手术适应于消化性溃疡并幽门梗阻或穿孔的病例，但它较HSV和TV＋A术式无优势可言。无论何种形式的迷走神经切断术均应先确定溃疡无恶变或非恶性溃疡，否则为禁忌，此亦为有人反对胃溃疡施行迷走神经切断术的一个重要理由。

C.各种腹腔镜手术：目前在消化性溃疡中的应用主要有腹腔镜下胃大部切除术、腹腔镜下高选性迷走神经切断术（主要是Taylor手术）、腹腔镜下胃十二指肠溃疡穿孔修补术三类。腹腔镜手术较传统手术具有创伤小、更安全、术后恢复快等优点，是将来普腹外科发展的一个十分有前途的方向和趋势。

二、胃溃疡的并发症

（一）胃溃疡急性穿孔

这是胃溃疡最常见而严重的并发症之一。因胃溃疡穿孔而住院治疗的病例占胃溃疡病住院治疗的 20% 左右。十二指肠溃疡穿孔多于胃溃疡穿孔。溃疡穿孔患者大多在 30～60 岁之间，近来 60～80 岁年龄组发病率逐年增高，其中主要是胃溃疡穿孔。溃疡穿孔男多于女。已经报道的胃溃疡穿孔死亡率为 27%，近来随着医疗技术的提高可能有所下降。年龄越大死亡率越高，超过 80 岁死亡率可迅速上升；另外死亡率还与穿孔后手术治疗的时间长短有关，有报道如穿孔后 6h 后才行手术治疗则手术后死亡率可迅速增加。

1.病因和病理 穿孔的病因可能与情绪紧张、饱食、过于疲劳等因素有关。胃溃疡穿孔多发生于慢性溃疡的病理基础之上。溃疡活动期病变可逐渐加深，侵蚀胃壁，由黏膜至肌层，再至浆膜终至穿孔。穿孔多位于前壁，胃溃疡穿孔大都位于小弯前部或前上部。穿孔多为单发，偶可为多发穿孔。70% 的穿孔直径小于 0.5cm，1.0cm 以上的穿孔占 5%～10%。

溃疡穿孔后，胃内容物溢入腹腔，高度酸性或碱性的内溶物可引起化学性腹膜炎，约 6h 后，可转变为细菌性腹膜炎。病原菌多为大肠埃希菌。后壁溃疡在侵蚀至浆膜层前，与邻近器官多已愈着，形成慢性穿透性溃疡，因而很少出现急性穿孔。

2.临床表现 急性胃溃疡穿孔病例 70% 有溃疡病史，15% 可完全无胃溃疡病史，有 15% 病例在穿孔前数周可有短暂的上腹部不适。有胃溃疡病史者在穿孔前常有一般症状加重的病程，但少数病例可在正规内科治疗的进程中，甚至是平静休息或睡眠中发生。

主要症状是突发性上腹痛，非常剧烈，呈刀割样，很快扩散至全腹。有时消化液可沿右结肠旁沟向下流至右下腹，引起右下腹痛。患者常出现面色苍白、冷汗、肢体发冷、脉细等休克症状。患者往往非常清楚地记得这次剧痛突发的确切时间，伴恶心、呕吐。2～6h 后，腹腔内大量渗液将消化液稀释，腹痛可稍减轻。再往后，由于发展至细菌性腹膜炎期而症状逐渐加重。

体征：患者表情十分痛苦，强迫体位，呼吸表浅。全腹压痛、反跳痛，但以上腹部最明显。十分明显的腹肌紧张，即所谓"板状腹"。胃穿孔后，胃内空气可进入腹腔，站立或半卧位时，气体位于膈下，叩诊肝浊音界缩小或消失。即所谓"气腹征"。若腹腔内积液超过 500ml 以上时可叩出移动性浊音。听诊肠鸣音一开始即可消失，所谓"寂静腹"。此外还有体温升高、脉搏增快，病情严重者可发生脓毒症或感染性休克。实验室检查白细胞总数和中性粒细胞可明显增高。

腹腔穿刺或灌洗可得浑浊液体，特别是抽的胃内容物有食物残渣与胆汁时，可立即作出诊断。

X 线表现：可立位腹部平片检查，80% 患者膈下可见半月形的游离气体影。穿孔大、渗液多的病例可发现腹腔内液平面、腹膜外脂肪线消失或模糊。

3.诊断及鉴别诊断 据病史、体格检查以及腹腔穿刺、X 线腹部立位平片，一般均可明确诊断。少数情况下需与下列疾病相鉴别。

（1）急性胰腺炎：有上腹剧痛，伴恶心呕吐，腹膜刺激征，但急性胰腺炎疼痛常为左上腹带状压痛，背部放射痛。当胃穿孔进入小网膜腔内时也有背部放射痛，需仔细鉴别。胰腺炎发病前常有高脂肪暴餐史，检查时无"气腹征"。实验室检查血、尿淀粉酶常升高。

（2）急性阑尾炎：胃十二指肠溃疡穿孔有时肠胃内容物可沿右结肠旁沟流至右下腹，引起右下腹痛，容易与阑尾炎相混淆。阑尾炎多以阵发性脐周绞痛开始，以后逐渐加重。腹膜炎体征以右下腹最明显，穿孔前常表现为右下腹固定压痛和反跳痛，穿孔后可有全腹压痛、反跳痛及肌紧张，但仍以右下腹和下腹部明显，而胃穿孔以上腹部体征最明显。阑尾炎无"气腹征"，亦不伴休克症状，总之没有胃穿孔那么严重。腹腔穿刺和 X 线腹部立位平片可作参考。

（3）胃癌穿孔：少见。单从症状体征难以鉴别，但年长者胃病史短应考虑到此病的可能，术中快速送病理切片检查。另外尚应与坏死性胆囊穿孔等胆道疾病以及肠坏死、肠梗阻等疾病一一鉴别，可参考《急腹症》一书。

4. 治疗　分为手术和非手术治疗两种方法。

（1）非手术治疗：主要是通过胃肠减压减少漏出，加上抗生素控制感染，待溃疡穿孔自行闭合，腹腔渗液自行吸收。非手术治疗有较高的死亡率，尤其是当溃疡穿孔患者年龄大时，若因非手术治疗耽误太久的时间，再施行手术治疗将增加手术死亡率。非手术治疗后半数患者仍有溃疡症状，最终还需手术，且再穿孔率可高达 8.5%，此外有一定数量的误诊与漏诊。因此选择非手术治疗应掌握严格的适应证：①穿孔小，空腹穿孔，渗出量不多，症状轻。②患者年轻，病史不详，诊断不肯定，临床表现较轻。③患者不能耐受手术或无施行手术条件者。④穿孔时间已达 24～72h，临床表现不重或已有局限趋势，可能形成脓肿者。总之饱食后穿孔、顽固性溃疡穿孔以及伴有大出血、幽门梗阻、恶变者均不适用非手术治疗。

（2）手术治疗：目前国内大多应用穿孔修补术、胃大部分切除术。随着迷走神经切断术的开展，胃溃疡穿孔的手术治疗也有了新的变化，少数医院还开展了腹腔镜穿孔修补或粘补术。

①单纯穿孔修补术：过去 30 年对溃疡穿孔是行单纯穿孔修补术还是行治愈性手术存在分歧，焦点是行单纯穿孔修补术后有超过半数的患者溃疡复发，有 20%～40% 的患者还需行治愈性手术。国外报道行单纯穿孔修补术后溃疡复发率可达 61%～80%，40% 需再手术治疗；国内约 64.8% 远期效果差，因此有人不主张行单纯修补术而应施行治愈性手术。但国内资料表明急诊行单纯穿孔修补术占相当高的比例，为 47.3%～78.38%；Jcan－Maric 等报道占 51.23%。这种现象的发生可能有以下几种原因：a. 胃溃疡的发病率较十二指肠溃疡发病的比例在上升，且年龄偏大，行治愈性胃大部切除术的死亡率高。b. 药物治疗的进展，外科医师对于消化性溃疡手术和术式选择趋于保守。上海医科大学附属中山医院报道，20 世纪 90年代单纯修补所占比例上升至 86.91%；湖南医科大学附属第二医院于 20 世纪 90 年代以后单纯修补所占比例亦上升至 90% 以上。无论选择何种术式应掌握适应证。

单纯穿孔修补术适应证：a. 穿孔时间＞8h，腹腔内有明显的脓性渗出液，全身情况较差者。b. 急性溃疡，穿孔边缘柔软而无硬结，患者年轻，无慢性溃疡病史。c. 年龄＞65 岁，伴有其他慢性疾病者。

手术方法是术前置胃管、禁食、输液、抗感染等治疗，取正中切口。入腹后检查穿孔位置，吸净渗液，在穿孔周围取活检标本后，于穿孔处用细线间断缝合 3 针，打结前或在打结后覆盖网膜。冲洗腹腔，放置引流。

②胃大部切除术：胃穿孔后的胃大部切除术应尽量施行毕罗 I 式手术，术后远期效果优于毕罗 II 式手术。

胃大部切除术的适应证：a. 慢性胃十二指肠溃疡穿孔，穿孔时间＜8h，全身情况较好，可做包括溃疡灶的胃大部切除术。如高位巨大胃溃疡，应先冰冻切片排除胃癌。b. 十二指肠溃疡穿孔曾做缝合修补术后复发穿孔者。c. 十二指肠溃疡穿孔,位于幽门环附近,缝合可能会狭窄者。d. 穿孔合并出血或梗阻者。e. 慢性溃疡药物治疗期穿孔者。

③胃穿孔修补术＋胃迷走神经切断术:除以上两种手术方法以外,国内外还有人提出可行穿孔修补术后附加胃迷走神经切断术。李世拥等对 60 例穿孔患者行修补术加扩大壁细胞迷走神经切断术,术后随诊 6 年,溃疡复发率 2.3%,仅 1 例复发穿孔(1.7%)。远期疗效良好。溃疡穿孔行 HSV＋穿孔修补术优点在于不切除胃体,手术死亡率低。1982 年,Boey 等报道 350 例,其中仅 2 例死亡。1982 年,Boey 等还将穿孔修补加高选性迷走神经切断术、单纯修补术、迷走神经干切断加引流术三者进行比较,随诊 3 年以上,发现溃疡复发率分别为3.8%、63.3%、11.8%。Jordan 报道一组 60 例行 HSV 术加修补,其中无死亡者,术后后遗症极少,复发率约 1.7%。

④腹腔镜下胃穿孔的处理:随着腹腔镜的应用,胃内也有少数单位开展了腹腔镜下溃疡穿孔修补术或粘补术。

(二)胃溃疡出血

胃十二指肠溃疡出血也是溃疡病常见并发症。小量出血往往没有临床症状,仅在大便隐血试验时发现;大出血是指出血量在 500ml 以上,主要表现为呕血、便血和不同程度的贫血。在溃疡病住院患者中,有大约 10%者是因为大出血而住院。虽然出血在所有并发症中所占比例最大,但近来出血在消化性溃疡并发症中所占比例更有所上升。

1. 病因和病理生理 溃疡大出血是因溃疡基底血管被侵蚀破坏所致,大多为动脉出血。大出血的溃疡一般位于胃小弯或十二指肠后壁,因此胃溃疡出血的来源常为胃左、右动脉的分支,或肝胃韧带内的血管;而十二指肠溃疡出血多来自胰十二指肠上动脉或胃十二指肠动脉附近的血管。溃疡大出血所致的病理生理改变与其出血量和出血速度有关。出血 50～80ml 往往可引起柏油样的大便,而不致引起其他显著症状;大量快速失血则引起低血容量性休克、贫血、缺氧、循环衰竭、死亡。大量血液在胃肠道内往往还引起血生化改变,如非蛋白激增高。

2. 临床表现 胃十二指肠溃疡大出血主要症状为呕血、便血。多数只有便血而无呕血,有呕血者多说明出血量大或速度快。在呕血或便血后可同时表现为虚脱、无力、多汗甚至晕厥。体征决定于出血的速度和量,如 400ml 左右的出血,往往表现为循环系统代偿反应,如苍白、脉细、血压正常或稍上升;如失血量在 800ml 以上,则有休克征象,包括血压下降、脉细速、呼吸急促、出汗、四肢湿泛。腹部体征往往只有肠鸣音活跃。半数患者体温增高。

实验室检查血象可发现血红蛋白降低、红细胞数及红细胞比容均下降。

3. 诊断及鉴别诊断 有溃疡病史,发现有胃肠道大出血,首先应考虑为胃十二指肠溃疡出血。国内文献统计胃十二指溃疡出血占上消化道大出血的 50%～75%;但还有 10%～15%的溃疡大出血患者没有溃疡病史,诊断较困难,需作详细的鉴别诊断。常需与食管胃底静脉曲张破裂出血、胃炎出血、胃癌与胃平滑肌瘤、胃血管瘤出血、胆道出血等鉴别,还有少见的如 Mallory Weiss 综合征即食管贲门部位黏膜撕裂综合征也表现为剧烈呕吐后大出血。

胃镜在上消化道出血诊断中占有重要地位,胃溃疡出血的患者可行急诊胃镜明确出血的部位和性质,还可行镜下止血。不行胃镜检查盲目手术可能术中找不到出血点而陷入被动境地。另外选择性动脉血管造影和核素扫描对于确定上消化道出血的部位也有一定帮助。

4. 治疗 溃疡大出血的治疗原则是止血、补充血容量,防止复发。绝大多数的溃疡大出血患者,经内科治疗,出血可自行停止,有 5%～10%的病例继续出血,如不及时手术止血,有可能因失血过多而死亡。也有作者认为首次出血后 30%～50%有再出血的可能,故应积极手术治疗。

(1)内科治疗:应从以下几方面全面考虑即时处理。

①补充血容量:可输全血,同时补充晶体液。输血补液量的多少可以根据患者的全身情况,血压、脉搏、尿量、中心静脉压及血象来调节。中心静脉压<5cmH₂O(0.5kPa)、红细胞比容<40%时可输血,若>15cmH₂O(1.5kPa)、红细胞比容>40%时说明血容量已足够,则停止输血。

②维持循环系统功能:血管活性药物的应用和循环支持。

③纠正酸中毒:根据血气分析适当补碱,如二氧化碳结合力<18mmol/L、pH<7.35、HCO₃⁻<24mmol/l,时可适当补碱。

④止血:内科止血的措施包括 a.局部止血,胃管内注入去甲肾上腺素 4～8mg 加生理盐水 100ml,10～15min 后可重复一次;孟氏液用生理盐水配成 5%浓度胃管内注入 30～50ml,1～2h 可重复使用;冰盐水 250ml 或冰盐水中加去甲肾上腺素胃管内注入;也可试用苏打水中溶解洛赛克从胃管内注入。b.全身止血药,如立止血、善得定、洛赛克等。c.内镜下止血,包括注入无水酒精、表面喷止血剂等。

(2)外科治疗:经内科治疗不能止血的患者,应行手术治疗。但临床上手术治疗的决定是十分困难的,因为此种患者往往因失血较多,全身情况差,手术风险大;反之如出血不能自行停止,手术时机延误,失血必然更多,全身情况将更差,手术风险更大。所以,如何能在患者全身情况较好时判断出血是否能自行停止,是决定手术时机的关键。

①手术适应证:在下列情况下应考虑紧急早期手术。a.出血极快,短时间内失血很多,症状出现后不久即休克,多系大动脉出血,不易自行停止出血。b.6～8h 内输入中等量血液 600～800ml,血压脉搏及全身情况不见好转,则很可能失血量多,或出血仍在继续而且相当迅速。如经输血后情况好转,输血停止或减慢后又迅速恶化,也证明出血仍在继续。c.在近期内曾发生大出血,虽然经非手术治疗,出血已停止,但短期内又大进出血,出血多不易自止,即使暂时停止,复发可能性仍然很大,且再出血时患者耐受手术的能力更为降低。d.在进行溃疡病内科治疗期内发生大出血,溃疡侵蚀性大,出血不易自行停止,非手术治疗的效果不满意。e.年龄>60 岁,伴动脉硬化出血很难自行停止。有长久和屡次复发的溃疡史,出血前曾检查证实溃疡位于十二指肠后壁和胃小弯,则出血来自较大的动脉可能性大,溃疡基底瘢痕组织多,出血亦难自行停止。

临床上的经验是在出血 48h 内手术,死亡率<5%;超过 48h,死亡率显著上升。

术前应准备大量血供,补充血容量,保持通畅的静脉通路,纠正水电解质酸碱平衡。

②手术方式:手术目的首先是止血,兼顾溃疡病本身的治疗。国内仍多采用包括溃疡在内的胃大部切除术,如溃疡难以切除,则行旷置,在旷置的溃疡内需用不吸收缝线贯穿缝扎止血。溃疡旷置而不贯穿缝扎止血,则术后近期再发出血的可能性大。手术另一目的是防止复发出血。手术中首先是探查寻找出血部位,如有活动性出血,先止血或结扎相应的血管;然后再根据情况是否行胃大部切除术。如患者情况差,也可以切开胃腔,缝扎出血点并结扎相应动脉血供,尽早结束手术,术后再行择期手术。

对于十二指肠溃疡出血,有学者认为可行缝扎止血后加做扩大壁细胞迷走神经切断术,如李世拥等对 11 例病例实行了该手术,术后随访 11 年,无一例复发出血亦无手术死亡。因此有人认为胃迷走神经切断术加行缝扎止血或血管结扎术较胃大部切除术有更低的死亡率和再出血率。而对胃溃疡出血,首选术式仍以胃大部切除,毕罗Ⅰ式吻合为主。

（三）胃幽门梗阻

胃幽门梗阻是溃疡病的常见并发症之一,据统计占外科手术患者的 5%～30%,引起梗阻的原发病多为十二指肠溃疡,与胃溃疡之比为(3～7)∶1。死亡率为 7%～16%。

1.病理及病理生理　胃幽门梗阻分为 3 型:①幽门括约肌反射性痉挛,梗阻为间歇性;②幽门梗阻为水肿性,也表现为间歇性;③瘢痕性,为持续性,是绝对手术指征。在梗阻的初期,胃壁通过加强蠕动促进排空而代偿性胃壁增厚。久之,胃壁松弛,甚至胃扩张。胃幽门梗阻多因呕吐而导致脱水,电解质、酸碱失衡。开始主要丢失的是含酸(HCl)的体液,引起轻度脱水和低氯性碱中毒;随着体液继续丧失出现了代偿性的肾功能变化,表现为严重的脱水和低钠,此时,为了维持血容量,肾脏开始排氢排钾而保钠,出现代谢性碱中毒和酸性尿的矛盾现象,典型的低氯低钾性碱中毒,严重时还可表现为低钙性抽搐。

2.临床表现　幽门梗阻的临床表现主要是腹痛和呕吐。腹痛从溃疡性痛转变成广泛上腹不适,胀满感和阵发性胃收缩痛。呕吐常在午后或晚间发生,呕吐物常常量较大,为 1000～2000ml,为宿食,有腐臭味,一般不含胆汁。患者常呈消瘦、脱水、尿少、便秘等消耗性表现。体查时可见上腹部饱满、胃型、胃蠕动波等体征。

3.诊断及鉴别　诊断根据长时期溃疡病史和典型的胃潴留症状体征,即可诊断为溃疡所致的瘢痕性幽门梗阻。

X 线钡餐检查对于胃幽门梗阻具有很大的诊断价值,不但能证明幽门梗阻的存在,还可确定是否是机械性以及原发病变的性质。胃内钡剂正常情况下 4h 排空,6h 后只要有 1/4 钡剂存留,即证明有胃潴留,24h 后仍有存留表明为机械性梗阻。

临床上应与下列疾病鉴别。

(1)胃幽门部硬癌:病期较溃疡性梗阻短,X 线钡餐检查出现幽门部充盈缺损。胃镜加活检可明确诊断。

(2)成人幽门肥厚症:X 线钡餐发现幽门管细小而外形光滑,十二指肠球底部有凹形阴影。

(3)球部以下的梗阻,如十二指肠肿瘤,肠系膜上动脉压迫综合征、环状胰腺与胰头癌等。

(4)胃黏膜脱垂间歇性上腹痛,制酸剂不能缓解,改变体位如左侧卧位时可能缓解。X 线钡餐表现为十二指肠球部"降落伞状"缺损。

4.治疗　胃幽门瘢痕性梗阻是绝对手术适应证。

(1)术前准备:术前准备要充分,纠正水电解质酸碱失衡,改善营养状况,温热盐水洗胃 3d以上。消除胃局部的炎症与水肿。

(2)手术方法:手术治疗胃溃疡幽门的梗阻仍以大部切除毕罗Ⅱ式手术为主;也可考虑行选择性迷走神经切断术加胃窦切除术(SV＋A),毕罗Ⅰ式或毕罗Ⅱ式吻合。术后远期疗效优良,溃疡复发率低。对于十二指肠溃疡伴幽门梗阻,除以上手术以外还可选用扩大壁细胞迷走神经切断术加幽门扩张术或附加引流术。单纯胃空肠吻合是不宜采用的,复发率(吻合溃疡)高达 30%～50%。

（四）后壁穿透性溃疡

溃疡穿透是指溃疡深达浆膜层,因相邻组织的阻挡而在局部引起炎症和粘连,或溃疡穿入相邻组织形成包裹性穿孔。这多见于后壁十二指肠溃疡,胃溃疡发生穿透者少见。其中半数以上穿透至胰腺,其次为胃肝韧带。

1.临床表现 最突出的表现为背痛。临床上顽固性十二指肠溃疡最常见的原因就是后壁十二指肠溃疡穿透胰腺。若如此,则原来溃疡病疼痛的节律性和周期发生改变。开始时患者诉背痛,通常在下段胸椎和腰椎中线偏右一点,经常类似胰腺的放射痛。开始这种背痛伴随前腹壁疼痛而出现,服用牛奶或抗酸剂后可缓解;后来随着穿透的更深发展,这种背痛可能变得更持久而超过先前的溃疡痛,此时进食或服用抗酸剂不能缓解。尽管这种穿透性溃疡往往累及胰腺,但是很少引起出血性胰腺炎。也可能引起血清淀粉酶升高和典型的疼痛,但急性胰腺炎的临床表现少有出现。如果疼痛虽表现为顽固性,而只有轻微的背痛,此时分辨是否有穿透性溃疡比较困难,此时临床医师往往容易忽略该病的诊断,最好的办法是一旦患者有进食不能缓解的顽固性痛,就应考虑到此并发症。

2.诊断 有典型症状即背痛+原来胃十二指肠溃疡病史则可以考虑该诊断。如症状不典型,则有赖于内镜检查。X线钡餐检查也很有帮助,如果十二指肠球部只有轻微的变形而无明显瘢痕形成的表现则不太考虑后壁穿透性溃疡;另一方面,明显的十二指肠球部变形而无确切溃疡后壁穿透的表现可能是胃后壁穿透的有利证据。另外血清淀粉酶的检测可能在某些情况下有些帮助。

3.治疗 确诊后应先住院接受严格的内科治疗,如内科治疗无效,背痛仍存在则应手术治疗。手术效果一般较好。35%顽固性溃疡疼痛为穿透性溃疡引起,有的报道更高为58%。因此对于没有背痛而仅有顽固性疼痛的患者,内科治疗无效,也应手术治疗。

手术方式:①对于穿透性胃溃疡,如手术发生困难时可先行切断十二指肠,再将胃翻向左上方用剪刀或刀片逐步切开胃后壁与胰腺粘连。②若溃疡深入胰腺实质,则行胃外溃疡旷置的胃大部切除术。③对于高位胃后壁穿透溃疡则可行 Madlener 旷置术,即胃内溃疡旷置的胃远端大部切除术。④对于十二指肠后壁穿透溃疡,可行肠内溃疡旷置的胃大部切除术,这适用于无出血的病例,分为幽门下溃疡旷置术(Wangansteen 法)与幽门上溃疡旷置术(Bancraft 法)。另外肠外溃疡旷置的胃大部切除术对难以切除的十二指肠溃疡(Du)穿透伴急性出血的病例选择:十二指肠残端前壁覆盖溃疡法(Nissen 手术),十二指肠残端后壁覆盖溃疡法(Graham 手术;溃疡缝扎止血加 Bancraft 手术)适用于老年或病重不能耐受复杂手术者。

(五)胃溃疡恶性变

胃溃疡恶变率一般为 2%～5%。

1.病理 在慢性溃疡病理改变的基础上边缘部分有癌细胞存在或者病变的全部有癌细胞浸润,即可认为是胃溃疡恶变。

2.诊断与鉴别 诊断慢性胃溃疡癌变的早期并无特异症状,难与良性溃疡鉴别。以下有助于鉴别。

(1)年龄:良性溃疡多见于青、中年,癌多见于老年,50～60 岁发病率最高,但胃癌 40 岁以下者也占 30%。

(2)症状:原有的典型溃疡症状消失,代之为无规律性或持续性并逐渐加重,药物治疗效果逐渐不佳。

(3)全身情况:如胃溃疡(Gu)无出血、梗阻等并发症,全身情况多良好,短期内如出现体重减轻、贫血、消瘦则应考虑恶变之可能。

(4)转移症状：腹部可能扪及多个肿块，锁骨上窝魏啸尔淋巴结肿大，肛门指诊道格拉斯窝可能扪及肿块。

(5)胃液分析：低酸或无酸。

(6)大便隐血试验：可能表现为持续性阳性。

(7)X线钡餐：钡餐显示占位病变，充盈缺损或胃壁内龛影或黏膜紊乱中断现象，伴指压征、半月征、胃壁僵硬、革袋胃。

(8)胃镜加活检：可明确诊断。

3.治疗　按胃癌治疗原则。采用胃癌根治术或全胃切除术。预后较原发性胃癌更好一些。

（王熙宸）

第二节　胃和十二指肠异物

胃和十二指肠内可能发现的异物是多种多样的，但基本上可以分为3类：①自食管吞入的异物；②在胃肠道内逐渐形成的毛粪石；③经由胃肠壁穿入腔内的异物。

一、吞入异物

胃肠道内的异物绝大多数是吞入的，它可能是无意的，也可能是有意的，前者大都发生在婴儿和儿童，因为不少儿童有将各种物件含在嘴里的习惯，偶一不慎，就可以吞入胃内；后者多数见于成人，有的是精神失常者，有的是企图自杀者，也有不慎吞入者。Chalk 及 Foucar（1928）曾报道有一位精神病患者经剖腹取出异物共达2533件之多，确实惊人。

吞入的异物种类繁多，不胜枚举，最常见者当为别针、缝针、发夹、钱币、纽扣、圆钉、螺丝钉、小玩具、假牙等。一般地说，凡能通过食管、贲门的异物，大都也可以通过整个胃肠道。但据统计约有5％的异物会在胃肠道的某个部分被嵌住，特别是幽门、十二指肠及回肠末端等处。笔者曾收治1例因不慎将金属汤匙吞入胃内的患者，因未能及时就诊，导致出现腹膜炎时才来医院，X线片发现异物在右上腹幽门部位，手术探查发现金属汤匙将幽门前壁割裂开一个近3cm裂口而引起腹膜炎。凡异物是长形、尖头或锐利者，肠道的某处有炎症或狭窄等变异时，异物即易在该处被嵌住。

1.症状　多数异物吞入胃肠道后既不发生症状，也能通过肛门自行排出。有许多异物即使较长时期存留在胃内也可不产生症状，但有时却可引起上腹部不适，特别是较敏感的患者知道有异物存留在胃内以后。偶尔异物可以引起阻塞症状如绞痛、呕吐等，也可以穿破胃肠道而发生腹膜炎，有的吞食缝针者可自行穿出胃肠壁，不发生腹膜炎。异物长期嵌顿在某部者，可以引起溃疡出血，尖锐的异物还可以直接刺破黏膜引起大量出血。

2.诊断　多数病例可以单纯根据病史获得诊断，孩子的家长常诉说孩子口里含弄的某物突然丢失，较大的儿童还能清楚地说出口中含着某物，因某种情况而使他把异物吞入胃中。吞入的异物如不发生阻塞或穿破等并发症，常无明确的体征可以作为诊断的依据，而最后的诊断常需通过X线检查方能确定，包括异物的大小形态、所在的部位、有无自行通过的可能及可能被嵌住的部位等。

3.治疗　必须根据患者吞入异物的性质和有无并发症而定,因多数异物均能自行排出,故对吞入的异物一般可以密切观察和采取保守疗法。Gross 曾报道过 337 例,其中有 323 例吞入的异物能自行排出。笔者收集胃、肠道内异物 45 例,8 例异物自行排出体外,其中 1 例吞食 27 枚 4～6cm 的各号缝针者,入院后在医院内观察期间,6d 内全部自行排出体外。在异物尚未排出前,应每天检查腹部,并辅以 X 线透视,观察异物在肠道内的移动情况及有无并发症的产生。每次大便应仔细检查,以明确异物是否已经排出。异物较为尖锐者,最好住院观察。特殊的饮食和泻剂非属必要。对已经吞入胃内的异物,特别是估计难以自行排出异物,可采用纤维胃镜检查,并试用特制的钳子夹出异物,而一般小的、圆滑的异物,可不必用此方法。

较大的异物,特别是尖锐的异物有时需通过手术取出。手术指征:①异物在某一部位被嵌住达 1～2 周及以上,经 X 线反复检查无进展者;②异物已产生肠道的梗阻现象,或者将要发生或者已经发生穿破症状者;③较大、较长、较尖锐,或者分叉状的异物;④有胃肠道出血者;⑤吞入的异物已累积很多者。

术前应进行下列准备:①剖腹前应再行 X 线透视,以确定异物的位置有无移动;②插入胃管,抽出胃内容物;③有出血、穿孔及腹膜炎等并发症者,应予输血、补液及注射抗生素等术前准备。

手术切口应根据异物的位置而定,无论是在胃内或肠内的异物,均以直接切开胃肠壁将异物取出为佳,注意避免腹腔污染。数量多的异物(大都在胃内)摘出时应注意将异物取尽,最好在手术的同时进行 X 线检查。有出血、穿孔及腹膜炎等并发症者,除了取出异物以外,尚需对此并发症进行相应的治疗。

二、毛粪石

毛粪石,无论人、畜,均能在胃肠道内逐渐形成一种毛粪石,是由不同成分的毛发、植物纤维和某种矿物等组成。由头发构成的毛球较多见,约占文献报道的毛粪石病例的 55%,且 90% 是女性,特别是神经质的女孩常有咬嘴及咽下头发的习惯,最容易发生此病。毛球主要是由多量的长短不一的头发组成,同时尚可能混有羊毛、毛线和植物纤维等,由于其中含有各种食物的腐败性分解物,其颜色大都是暗绿色或黑色,且常有异常的恶臭。

植物球是由各种植物的皮、籽、叶、根和纤维等结团而成,约占毛粪石的 40%,其中最常见者是在食柿后形成,也有因食椰子、芹菜和南瓜等纤维而形成者。食生柿后最易形成植物球,是因为生柿中含大量的柿鞣酸,与胃酸作用即变成一种甚为黏稠的胶状物,就可以把植物的纤维和皮、籽等复合在一起,形成植物球。

结石是最罕见的一种,仅占毛粪石的 3%～5%。其中最奇特者是油漆工人因有吮吸漆水(一种虫胶之酒精液)之习惯,可以在胃中因松香或树脂的逐渐沉积而形成巨大的结石。某些药物如胃肠造影时服下的钡剂,溃疡病患者服下的碳酸镁或铋剂,也可能在胃内形成结石。

1.症状　因毛粪石的性质、对胃刺激程度及有无并发症如溃疡、梗阻等症状而有不同,不少病例可以长期没有症状。典型的症状则表现为上腹部的肿块,伴有不同程度的疼痛、恶心、呕吐、食欲不振及消瘦等。一般饮食不振、上腹部压闷、消瘦和体重减轻等是缓慢发生的,以后再逐渐发生恶心呕吐、上腹疼痛等症状。腹痛可以是轻微的,也可以有剧烈的阵痛,有些患者可以有便秘或腹泻,口臭及舌苔厚腻等现象。

最主要的体征是在上腹部常可摸到一个大而硬的、表面光滑的、能自由活动的肿块。

X 线检查也常有典型的表现,可以看到胃内有一个巨大的充盈缺损,该充盈缺损有显著的移动性,而胃大、小弯的边缘仍齐整无缺。

2.诊断　只要能想到有毛粪石存在的时能性,大都可以做出正确诊断。

病史甚为重要,毛球的患者多为神经质的女孩,有喜吃毛发的习惯,植物球患者多有吃生柿或其他植物性食物的历史,结石患者则有吮吸漆水或吞食某种药物的历史。有典型的临床症状及 X 线表现者,特别是能摸到有活动性肿块或有特殊的钡剂充盈缺损者,诊断更可以确定。

毛粪石患者有时可以伴发有巨大的胃或十二指肠溃疡。有的因患者有显著的贫血消瘦及上腹部的肿块,故常怀疑是晚期胃癌。在胃液分析和大便检查时,能看到毛发的丝和植物性的纤维,则有助于诊断和鉴别诊断。

3.治疗　以胃切开术为主,虽然有些植物球偶尔在服用稀盐酸后能够溶化碎解,有些则在剧烈呕吐及按摩后可能消失,但这些疗法并不可靠,有时且属有害,不如手术疗法佳。

术前应该适当地洗胃,手术时应注意勿使胃内容物污染腹腔,特别是毛球患者,其胃内腐臭之物一旦污染腹腔,易致严重的腹膜炎。毛球有时也可以通过幽门伸至十二指肠内,在摘除时也应该注意将整个毛球完全摘除。植物球有时不止一个,手术时也应注意检查整个胃肠道,避免有所遗留。

毛粪石伴有胃与十二指肠溃疡者,一般将毛球摘出后溃疡即可自行痊愈。walk 曾以文献收集了 13 例毛球患者,经单纯摘除后其伴发的溃疡均获痊愈。若溃疡并有出血、穿孔和狭窄等并发症者,则应做相应的处理。

三、穿入的异物

有时因外伤或溃疡等原因而使异物通过胃肠壁进入胃与十二指肠腔内,如枪伤或其他穿刺性外伤后,异物可以存留在胃肠道内;手术时偶然不慎,也可以有异物直接遗留在胃肠道内,或者是先遗留在腹腔内,以后再逐渐穿破肠壁进入胃肠道内。最多见者是胆囊与胃肠道粘连后,有胆石蚀破入胃与十二指肠,由于十二指肠与胆道十分接近,胆石破入十二指肠的机会尤多。Lapeyre Joyeux 及 Carabalona(1951)曾收集 404 例胆囊十二指肠瘘,1/4 是胆总管十二指肠瘘,1/7 为胆总管结肠瘘,其余则为胆道胃瘘或多发性瘘。多数病例的结石能自肠道自行排出,但 10% 左右的病例有阻塞现象,梗阻的部位可以在十二指肠或幽门,但多数是在回肠的末端。

穿入的异物的临床表现是随异物的性质、进入的方式以及有无溃疡、梗阻、穿孔及腹膜炎等并发症现象而异。X 线检查是最主要的诊断方法。

治疗应以手术取出异物为主,如有并发症存在时应考虑同时缝补穿孔、切除或修补瘘管等。笔者曾遇到 2 例女性患者,均以不全性肠梗阻入院,入院后经保守治疗无效而剖腹探查时,在回肠末端发现肠内肿块,扪及可以活动,故切开肠壁取出。证实为胆石后,探查胆囊发现胆囊—空肠内瘘,而切除胆囊,修补空肠瘘口,痊愈后出院。

（王熙宸）

第三节　胃扭转

胃扭转，在国外是一种罕见的病症。自 Berti(1866) 在尸解时发现此种病变以后，Berg (1897) 首先对此罕见病变行手术治疗，而 Gosing 和 Ballinger(1964) 认为自 Berg 以后文献报道的病例仅仅 200 例，事实上当然不止此数，因不少慢性胃扭转多不需治疗。国内陈国熙曾报道 1 例(1956)，钱礼报道 2 例，其中 1 例有横膈疝(1960)，王一川等(1963)报道急慢性胃扭转 40 例，此种经验实为难得，何以该地病例特多，亦值得研究。

一、病因

本病可以发生在任何年龄，但一般文献报道以年老者为多，男女之发病率大致相当；唯王一川等报道 40 例，从 20～40 岁者占 70%，男女之比为 3：1。胃扭转最重要的原因是胃下垂，即胃的支持韧带有异常松弛，因为只有胃体特别长，其韧带特别松弛时才有可能发生扭转。Payy(1909) 曾报道在 500 例的横膈疝中有 12 例胃扭转，Bockus 亦认为大多数的不完全扭转或慢性扭转，是与横膈膨出、葫芦形胃、胃溃疡或胃癌、胃周围炎症粘连、胃肝韧带或胃结肠韧带之撕裂、左膈神经截断等病理状态同时存在，故上述诸种病理都可以认为是胃扭转的诱因，而急性胃扩张、急性结肠气胀、暴饮暴食、剧烈呕吐胃的逆蠕动等，常是引起本病的直接因素。

二、病理

Singletcnf(1940)，Weshell 和 Ellis(1971) 主张将胃扭转作如下分类。

1. 扭转的种类：按照扭转轴心的不同，胃的扭转可以分为 2 种。

(1) 系膜轴扭转：是最常见的一种。其扭转的方向大都是自右向左，随着纵轴（与贲门幽门线相垂直）旋转。结果移动度较大的幽门常向左向上，转到胃底部的前面；胃的前壁则自行折起而后壁则被扭向前。幽门管常因此发生梗阻，贲门也可以有梗阻，右侧的结肠也常被拉到扭转的左侧，形成一个急性弯曲而发生梗阻。更多的系膜轴扭转是慢性或完全性的。

(2) 器官轴扭转：不常见。胃体是沿着贲门幽门线扭转，通常是胃的后壁从下向上翻转到前面，偶尔也可以相反地扭转。结肠、胰腺和脾脏等也常会发生移位。

2. 扭转的程度

(1) 全部扭转：整个胃除了与横膈相贴的部分以外，都向前向上扭转，而胃的大弯位于肝脏与横膈之间，而胃的后壁则面向前。由于胃贲门部具有固定性，完全的胃扭转很少超过 180°。不超过 180° 的扭转，有时可以没有贲门或幽门的梗阻现象，也可以不发生绞窄。

(2) 部分扭转：仅胃的一部分发生扭转，通常是胃的幽门部。部分扭转偶尔可以扭转到 360°。

3. 扭转的性质

(1) 急性扭转：有急腹症的临床表现。

(2)慢性扭转:症状持续反复发作,常伴有胃内病变,如胃溃疡等。

三、症状

急性胃扭转的临床表现与上腹部的其他急腹症,如溃疡病急性穿孔、急性胰腺炎或急性肠梗阻等颇为相似,与急性胃扩张亦需仔细鉴别。一般急性胃扭转均有骤发的上腹部疼痛,并向后背部放射;常伴有频繁的呕吐,但呕吐物中不含胆汁,上腹部常有显著的胀满,而下腹部则大都平坦。如扭转为急性完全性的,则除了腹痛和腹胀之外,往往恶心得很厉害,而呕吐反而呕不出,有时胃管也插不下。因胃部的血管分布异常丰富,由扭转而致胃血管栓塞和胃壁坏死者很少见;除非病程的末期,休克的症状也可像肠系膜血管栓塞那样显著。由于钡剂不能服下,故X线检查在急性期一般帮助不大,正确的诊断只有通过剖腹探查方能获得。

有部分胃扭转而无梗阻者,其症状大都较为轻微,颇似某种慢性病变,如溃疡病或慢性胆囊炎等,此时X线检查可能有益,因为引起胃扭转的病因大都能获得诊断,如葫芦形胃等;然而许多部分扭转的病例也与急性扭转一样,只有在手术时才能获得确诊。

四、治疗

急性胃扭转必须施行手术治疗,否则将导致死亡。

首先需要剖腹探查。在剖开腹腔时,最初看到的大都是在横结肠系膜后面的紧张的胃后壁。由于解剖关系的紊乱,外科医师常不能很容易认清其病变的情况,此时最好通过胃壁的穿刺将胃内大量的血液和气体抽尽,然后将胃壁予以缝合。在胃体复位以后,可以再根据情况做相应的处理,有其他并发症者(如肿瘤或横膈疝),可以予以切除或修补。未能找到特殊的病因病理者,可以考虑行胃固定术,将胃横结肠韧带和胃脾韧带较致密地缝合到前腹壁腹膜上,自脾下极起到胃幽门上,以防止扭转再次复发。如患者情况危急,不能耐受进一步手术者,也可行单纯的复位,或者仅行空肠造瘘术以维持患者的营养。

部分胃扭转,并有葫芦形胃等病变者,可以行胃部分切除,或者单做胃空肠吻合术。术后应持续进行胃肠减压以保持胃内空虚,补液、输血、吸氧及维生素C等补充也属必需。

(艾孜买提·热合木吐拉)

第四节　胃憩室

胃憩室由于X线检查、尸体解剖及剖腹手术的日渐普及,胃肠道憩室病例的发现也日益增多,其已不算是外科或病理方面的罕见病变。Feldmann(1957)在10923例胃肠道的X线检查中,发现328例有各部位的憩室,其中食管占2.8%,胃0.9%,十二指肠31.4%,空肠回肠0.9%,其他的为结肠,故胃肠道各部分的憩室是以结肠为最多,十二指肠次之,食管再次之,而胃及空肠回肠最少。虽然胃与十二指肠的憩室有若干相同点,但各有其特点。

一、病因

胃憩室是一种比较罕见的病变,其发生率在钡餐造影病例中占0.04%~0.40%。发病年龄 80％是在 20～60 岁之间,但某些先天性病变可见于婴幼儿。患者以女性为多,女男之比为 2：1。胃憩室依其病因可作如下分类。

1.真性憩室　憩室之壁含有胃壁的各层组织,另外并无任何器质性病变可以解释其病因,故这种憩室是属先天性的。Sinclair 曾为 1 例 4 个月的婴儿成功地手术治疗胃底部的憩室,这可以证明此种憩室是属先天性的。

2.获得性憩室　憩室壁也含有胃壁的各层组织,但有其他病变可解释憩室是后天性的。它可分为:①推式憩室是因胃内压力有局限性的增高而形成;②拖式憩室是因胃外的粘连牵拉而形成。

3.假性憩室　胃壁因某种病变而有肌层或黏膜下层的部分破损,致该处胃壁逐渐软弱而向外形成的憩室。

二、病理

先天性憩室是因胃壁的肌层有局限性的先天薄弱所致,因大弯和小弯的肌层组织在贲门部位较为薄弱,故先天性憩室以发生在贲门附近者为多(Keith),特别是在小弯后壁近食管裂孔处。

拖式憩室是因胃外有坚固的粘连牵引所致,多数是粘连到胆、胰腺、脾脏及结肠等处,可能是由上述器官先有病变而引起了胃的继发性变化。拖式憩室在机制上可能最为重要:由于外伤或其他暴力而致胃内压增加,黏膜及黏膜下层组织将自胃壁的某一薄弱点中突出,此种病变一经发生,以后因胃有经常而反复的胀满,憩室便逐渐增大。至于假性憩室,则是因胃壁的炎症、肿瘤和溃疡等病变而致胃壁的薄弱,再加有胃内压的增高形成。这些后天性憩室大都发生在胃的前壁、幽门部及后壁等处,但很少在大弯或小弯部位发生。

胃憩室大多是单个的,但也可以有两个或两个以上的憩室同时存在,大小 1cm。其入口一般都比较小,但有时也可以较大,能容纳一个手指,入口小者容易有食物潴留,进而发生其他并发症,如憩室炎、憩室周围炎、穿破、出血及恶变等。

三、诊断

不少胃憩室因没有症状可能未被发现,另有若干病例是因为其他原因行 X 线胃肠检查时偶然发现。憩室本身的症状不典型,大都因憩室不能排空而致食后上腹部不适和疼痛,有时有食欲不振,其次为呕吐,偶尔有出血。憩室患者有时并发胃与十二指肠溃疡,上述症状往往被认为是因溃疡病所致。

通过 X 线检查、胃镜检查或手术可以确诊,通常 X 线检查可为临床诊断提供线索,而胃镜检查则是确定诊断的可靠手段。然而 Codiner(1953)曾指出,位于胃前、后壁的憩室在患者直立位检查时极易被忽略,故检查时应使患者取各种不同的位置,如直立、平卧、头低位等,特别是左前斜位不可少。胃憩室与较大的胃溃疡有时鉴别困难,下列各点可资区别(表 3-1)。

表 3-1　胃溃疡与胃憩室的 X 线鉴别

项目	胃溃疡	胃憩室
部位	多在幽门窦及小弯处	多在贲门部
形态	1. 溃疡壁的龛影形态一般不变 2. 壁龛的底宽，边缘多不规则 3. 壁龛中没有黏膜，其周围的黏膜也常有浸润等现象	1. 憩室的形态在检查时可能稍有变动 2. 蒂窄而顶宽，形如香蕈，轮廓整齐 3. 憩室中可见有黏膜的形态，周围的黏膜多正常，无浸润现象
潴留	钡剂在壁龛中不会滞留很久	常见在憩室中有钡剂潴留 6~24h 之久，有时可见憩室中的液气平面
压痛	壁龛部位常有压痛	憩室部位不常有压痛

在诊断憩室患者时，尚应注意其究竟是一个单纯的憩室，还是有炎症，同时还应注意有无溃疡、肿瘤或胃炎等情况存在。在拖式憩室时，还应追查其他器官的原发病变性质。

四、治疗

单纯的憩室如无症状，也不伴有胃或其他脏器的病变者，可以不需治疗。

有轻度症状者可用内科疗法，如给易消化而少渣滓的溃疡饮食、碱性药物和解痉药以及体位引流等。

有下列情况者适用外科治疗：①症状剧烈，内科治疗不能奏效者；②有并发症，如穿孔、出血等症状者；③有胃壁的其他病变，如溃疡及癌肿，或者是幽门部的拖式憩室伴有其他器官的病变者；④目前虽无症状，但憩室的蒂小而底大，将来肯定会续发憩室炎者，应早行切除术。

外科治疗的方式应根据憩室的位置以及有无其他并发症而定。

1. 贲门部憩室　左旁正中或经腹直肌切口。切开胃脾韧带并将胃底部向内侧翻转，即可暴露位于胃后壁的憩室，将憩室自周围的粘连中予以游离，直至其颈部已能清楚显露出，随即可以进行切除。其残端可先用"0"号铬制肠线行连续的内翻缝合，再用间断的丝线行浆肌层缝合予以加强。术后保持肠减压 2~3d 即可完全恢复。估计手术较困难的病例，也可以通过胸及经横膈的切口得到良好的暴露。

2. 大弯部憩室　应将憩室连同周围的胃壁行"V"形切除，然后将胃壁予以双层缝合。

3. 幽门部憩室　最好做胃的部分切除术，较之憩室的单纯切除疗效为佳。如做单纯切除时，应注意将胃壁内翻缝合，否则容易复发。

（艾孜买提·热合木吐拉）

第五节　十二指肠先天性疾病

十二指肠畸形多见于新生儿，在胚胎发育过程中由于一些异常的原因引起，1900 年 Tandler 首先提出胚胎期肠管腔空化不全的理论。在胚胎第 5 周起，肠管内上皮细胞过度增殖而闭塞肠腔，在充实的上皮组织内出现许多空泡并不断扩大相互融合即为腔化期，使肠道再次贯通。如肠管重新空化发生障碍，即有可能在空泡之间形成一薄层隔膜或狭窄。在空化过程中十二指肠第二段最后贯通，故此段形成隔膜的机会也较多。也有人认为胚胎期肠管血液供应障碍致缺血、坏死、吸收、修复异常，也可形成十二指肠畸形。

病变多在十二指肠水平部,梗阻多数发生于壶腹部远端,少数在近端,把胚胎病理学特点与临床相结合,作如下分类:

1.十二指肠内畸形(肠内因性) ①十二指肠闭锁;②十二指肠狭窄;③十二指肠隔膜;④十二指肠重复畸形;⑤迷走胰腺;⑥先天性巨十二指肠。

2.十二指肠外畸形(肠外因性) ①十二指肠血管压迫综合征(肠系膜上动脉综合征);②环状胰腺;③十二指肠转位;④胆囊、十二指肠、结肠索带;⑤肠旋转不良。

3.其他 ①十二指肠前门静脉;②乏特壶腹位置异常。

一、先天性十二指肠闭锁与狭窄

十二指肠部位的闭锁或狭窄,发生率为出生婴儿的 1/10000～1/7000,其中 60% 为早产儿,闭锁和狭窄的比例为 3:2,占全部小肠畸形的 1/3～1/2,同时常伴发其他部位畸形,如十二指肠重复畸形、巨十二指肠、十二指肠前门静脉、肠旋转不良、环状胰腺、食管闭锁、心血管和泌尿系畸形以及由 Ladd 索带旋转不良引起的梗阻等。也有学者统计闭锁狭窄位于乳头以上者占 15%,两者引起十二指肠梗阻共占 33%。1969 年有人统计美国儿科学院 10 年内的 503 例十二指肠肠闭锁与狭窄,二者比例相当。现分别阐述如下。

(一)先天性十二指肠闭锁

先天性十二指肠闭锁(congenital duodenal atresia)约占肠闭锁病例的 1/3,60% 伴有其他畸形(白痴占 20%)。

1.病因 由于胚胎发育阶段腔化不全所致。正常肠道发育过程分 3 个阶段:①管腔开通阶段,在胚胎初期小肠已形成一个贯通的肠管。②上皮细胞增殖阶段,胚胎 5～10 周时上皮细胞增生繁殖,使肠腔闭塞,形成暂时充实期。③再度腔化阶段,胚胎 11～12 周时完成,闭塞肠管内出现很多空泡,彼此相互融合,使管腔再度沟通。如果胚胎肠管在第 2 或第 3 个月中发育发生障碍,某段没有出现空泡,停留于实质期,或出现空泡但未彼此融合,或融合不全,将形成肠管的闭锁或狭窄。有人认为胎儿时期肠管血循环障碍,阻碍了小肠正常发育也可产生闭锁。如脐环收缩太快,胚胎 8 周前胃肠管为直管状,以后肠道发育快,而腹腔扩大慢,致使小肠变弯曲,腹腔容纳不下,突入脐囊内,10～12 周腹腔增大,突出的中肠做逆时针方向旋转,还纳入腹腔,还纳前脐环收缩,影响该段小肠血液循环,引起萎缩,发展成狭窄或闭锁;如小肠营养血管异常、有缺损或分支畸形或发生肠套叠均可致发育不良。

2.病理 先天性十二指肠闭锁可位于十二指肠的任何部位,但以胆总管、胰管、壶腹附近最多见,病变在十二指肠第二段,一般认为壶腹远端的病变较近端为多见。

十二指肠闭锁 70% 病例伴有其他畸形,如先天愚型、先天性心脏病、食管闭锁、肛门闭锁、环状胰腺、肠旋转不良等。1/3 病例伴有明显黄疸,偶伴发胆道闭锁。多为早产儿。

常见闭锁有 4 种类型:

(1)十二指肠近端终于异常扩张的一盲袋,远端细小并与近端分离,肠管失去其连续性。

(2)十二指肠近远端均盲闭,两者之间有纤维索带相连接,此型最为罕见。

(3)十二指肠近远端连接,但不通,近端与远端直径差异甚大。

(4)十二指肠隔膜:系指十二指肠腔内有隔膜形成,此型最多见,占肠闭锁的 85%～90%。其肠管保持连续性,但在第二段或第三段某处肠腔内有一隔膜,有的隔膜如蹼状,可为单个隔膜,也可能为多发性隔膜,多数位于乏特乳头附近,引起不同程度的十二指肠梗阻。隔膜中央或在边缘上有一小孔,约探针粗细,食物通过困难。无孔的隔膜出生后可发生梗阻,孔大的隔膜可无症状或症状轻微。Krieg(1937)曾收集十二指肠先天性隔膜病例 21 例,对其中的 18 例作了隔膜孔的有无、大小与发病时间关系的统计,说明隔膜的孔愈大,出现的症状愈迟。有的儿童或成人期始出现症状。在解剖上虽是不完全性闭塞,但在功能方面,实际上相当于闭锁;有时隔膜为完全性,在解剖上也是闭锁,某些病例隔膜可以脱垂到第三段内。

继发性病变:十二指肠内梗阻,如同十二指肠外梗阻一样,梗阻近端十二指肠和胃发生扩张,可较正常直径粗几倍,其壁变得异常肥厚,蠕动力减退,这一点对选择手术方法有一定关系。梗阻远端的十二指肠萎瘪细小,在完全性闭锁病例其腔内没有气体,比筷子还细,其壁非常薄。

3.临床表现　新生儿十二指肠内梗阻的临床表现与十二指肠外梗阻并无多大差别,都是一种高位性梗阻,其主要症状为:

(1)呕吐是首要症状:一般在出生后几小时至 1~2d 内就开始呕吐,量多、有力,有时为喷射性,绝大多数带有胆汁。因为梗阻部位多在胆总管胰管壶腹之远端,约 20% 病例呕吐物不含胆汁,也有少量病例呕吐物中含血。呕吐的次数及程度进行性加剧。

(2)排便异常:一般肠闭锁病儿应无胎粪排出,偶尔少数病例可有 1 或 2 次少量胎粪,或排出少量灰白色大便。此胎粪较正常干燥、量少,颜色较淡,排出时间较晚。

(3)腹胀:新生儿十二指肠梗阻腹胀并不显著,多数只在上腹中央略有膨胀,婴儿呕吐又使胃获得减压,因此有时完全没有腹胀。胃蠕动波为更少见的症状。并发肠穿孔者,腹胀更为明显,甚至腹壁静脉清晰可见。

(4)一般情况:早期一般情况良好,晚期病例多呈现消瘦、脱水、电解质紊乱,常继发吸入性肺炎。

4.诊断　新生儿生后即有持续性呕吐,24~36h 内尚无正常胎便排出,并有进行性腹胀,应怀疑有肠闭锁可能。如母亲在妊娠早期有妊娠并发症或患过病毒性感染,或有羊水过多史,同时并发其他先天畸形则可能性更大。可先做肛门指诊,或用 1% 温盐水或 1% 过氧化氢液灌肠,无大量胎便排出即可排除胎粪性便秘及先天性巨结肠。胎便检查无胎毛及角化上皮也有助于诊断,称 Farber 试验,说明胎粪内不含羊水内容物,胎儿期已产生肠闭锁。腹部 X 平片可证实十二指肠梗阻,可见左腹一个宽广的液平面,另一液平面在右侧,相当于扩张的十二指肠近端,即所谓的"双气泡征"。整个腹部其他地方无气体。

新生儿肠梗阻时钡餐应列为禁忌,因可引起致死性的钡液吸入性肺炎。偶尔,为与肠旋转不良相鉴别,常有血便,可考虑行钡剂灌肠 X 线摄片检查,以观察盲升结肠的位置。其他尚需与环状胰腺、胎粪性腹膜炎、先天性巨结肠,先天性索带压迫十二指肠引起肠梗阻等疾病相鉴别。

5.治疗

(1)手术前准备:先天性十二指肠闭锁一经确诊应立即进行手术。在准备手术的同时积极纠正脱水、电解质及酸碱平衡紊乱,并给予维生素 K 和抗生素。

(2)麻醉:为防止呕吐和误吸,一般选用气管插管全麻。

(3)手术:采用右上腹旁正中切口或上腹部横切口,常见术式有下列几种。

1)十二指肠空肠吻合术:此术式为治疗十二指肠闭锁的传统手术,一般行结肠后顺蠕动吻合。但因为扩张的十二指肠近端常不能发生有效的蠕动,以致吻合口虽够大,在功能上却不起作用,故手术后病儿仍然呕吐不止。

2)十二指肠十二指肠吻合术:当闭锁的十二指肠近端和远端相当接近,或在广泛游离十二指肠后,近、远端之间的侧侧吻合无困难时采用此术。缺点是此术式广泛游离十二指肠对新生儿可能引起过大的打击。

3)胃空肠吻合术:当闭锁的十二指肠近端显著扩张和肥厚时,十二指肠张力缺乏,与之吻合往往功能不良,而选用胃空肠吻合则效果更佳。但此术式将来可能发生吻合口溃疡,同时留下一个无功能十二指肠盲袋的弊端。

4)双重吻合术:十二指肠空肠吻合和胃空肠吻合两个吻合口。其目的是为了解决无正常蠕动与扩张的十二指肠吻合后所造成的术后呕吐。不少报道十二指肠空肠吻合后长期呕吐再次剖腹探查者,未发现有吻合口梗阻经加做胃空肠吻合而治愈。

5)隔膜切除术:由于十二指肠闭锁以隔膜型最多见,因而此术式亦较常被采用,且疗效满意。术中应特别注意胆总管入口;另外应做十二指肠纵切口,环形切除隔膜后缝合黏膜,十二指肠切口横行缝合以避免隔膜切除处肠壁纤维化使扩张受限影响疗效。

6)巨十二指肠壁部分切除:十二指肠闭锁和狭窄使用以上手术方法效果不良,主要是留下一个扩张肥厚无张力的十二指肠近端盲袋,因而有人主张切除部分巨十二指肠壁,整形后,再做十二指肠十二指肠吻合术。据报道,此术式蠕动恢复快,疗效满意。

(4)手术注意点

1)开腹后,除认清十二指肠闭锁病变外,必须仔细探查有无其他先天性畸形,尤其肠旋转不良和环状胰腺同时存在。整个小肠应按顺序清理,注意有无多发闭锁或狭窄。

2)对各种术式其吻合口要求肠壁组织血供良好,操作仔细,对合整齐,采用单层或双层吻合均可。

3)在切口远侧空瘪的十二指肠后,先注入空气,然后注入盐水使之扩张,并插入导管探查到一定的深度,以免遗漏多发性隔膜。

4)为防止呕吐物吸入和方便对早产儿喂养及术后减压作用,对胃显著扩张的未成熟儿可附加胃造瘘术。

5)手术时所见的隔膜并不都是一层紧张的膜,有的菲薄而松弛,向远端脱垂,如同一个憩;有的正好在十二指肠壶腹部或壶腹部附近,故对有孔、菲薄的隔膜切开或切除,不必强求彻底,以免损伤乏特壶腹或胆总管。

(5)手术后的处理:术后应严格计算补液量及电解质含量,并随时根据生化测定结果调整。尽量采用静脉高营养以维持婴幼儿营养代谢需要。胃管持续减压要维持较久,待吸出液无胆汁为止。婴儿手术后多不能进奶,有时因捷径手术后扩张的十二指肠近端无蠕动和吻合口水肿,因此胃管拔出后随即呕吐,必须重插。耐心细致的护理,时常冲洗胃管使之通畅,防止呕吐物吸入。将患儿置于右侧卧位有利于十二指肠近端引流,但也要时常改变体位以防肺不张。总之,随着对十二指肠闭锁早期诊断和治疗水平的不断提高,存活率有所提高,但病死率仍为 30%~65%,主要原因是因为伴发其他较严重畸形或体重较轻的早产儿。

(二)先天性十二指肠狭窄(Ladd 综合征)

先天性十二指肠狭窄(congenital duodenal stenosis),又称十二指肠狭窄综合征、Ladd 综合征,是 Ladd 1932 年首先报道,与十二指肠肠闭锁相似,可能为常染色体隐性遗传所致,只是胚胎时期发育不正常的程度较轻,仅停留在狭窄阶段,故预后较好。发病率也较低。

1.病理　最常见的狭窄部位是十二指肠下段,肠腔狭窄程度不一,肠管并未失去其连贯性。在十二指肠肠腔内黏膜有一环状增生,肠腔阻塞较轻,但该处没有扩张功能,病程发展较慢,近端肠段日久形成巨大十二指肠。有些为隔膜型,中央有较大的孔隙;也有的病例十二指肠狭窄表现为在胆总管胰壶腹附近有一缩窄段。切片下可见狭窄带由黏膜及纤维性变黏膜下组织构成。近侧肠段扩张,但不引起缺血、坏死及穿孔。

2.临床表现　与十二指肠闭锁相比,十二指肠狭窄患者年龄相对较大,大多为几个月甚至几岁的儿童。症状发生亦较闭锁晚,并常呈间歇发作。如呕吐多发生在出生后4d~1个月,常在10d左右发生。每天只发生1~2次,也可数周数月不呕吐。因大多数位于十二指肠第三、第四部分,故呕吐物多含胆汁,很少含血液。大便次数和性质均可正常,当呕吐严重时可出现中或重度便秘。上腹胀轻重不等,重者可见胃蠕动波,有振水声。全身状况常表现为营养不良、脱水、消瘦或贫血等症状。

3.诊断及鉴别诊断　根据患儿自幼有间歇性呕吐病史及上腹膨胀、振水声等,结合X线钡餐摄片常可确诊。可见到狭窄的十二指肠段的同时,胃和十二指肠第一、二段均极度扩大,有时胃可下垂到髂嵴以下。十二指肠狭窄应与先天性肥厚性幽门狭窄、十二指肠闭锁鉴别,Mitchell(1972)归纳见表3-2,以供参考。

十二指肠狭窄还应与环状胰腺、迷走腹膜带扭转、十二指肠扭结、移位或旋转的盲肠外部压迫、迷走的肠系膜上动脉或十二指肠前门静脉等因素所致部分梗阻鉴别。可凭借钡餐、钡灌肠及腹部B超等检查进行鉴别诊断,但往往明确局部狭窄定位比较容易而鉴别病因困难,常需术中明确诊断。

表3-2　十二指肠狭窄的主要鉴别诊断

项目	先天性肥厚性幽门狭窄	十二指肠狭窄	十二指肠闭锁
呕吐发生的时间	出生后2~4周	常见出生后24~48h	出生后24h内
呕吐方式	喷射状,有间隙性	喷射状,有间隙性	喷射状,持续性
呕吐物中的胆汁	无	或许含胆汁	或许含有胆汁
胃蠕动波	可见	可见	可见
腹部肿块	常可触及幽门肿块	无	无
直立位X线平片	小肠内有空气	小肠内的空气极少	小肠内无空气
胎粪	正常	极少或没有	极少或没有
大便	量少,次数稀	极少或没有	无大便

4.治疗

诊断确定后即应进行手术。其术前准备及麻醉选择同十二指肠闭锁,术前尽量纠正贫血和脱水。

术式常采用空肠吻合、十二指肠空肠吻合或双重吻合术。手术疗效较先天性闭锁好。

二、十二指肠重复畸形

十二指肠重复畸形(duodenal duplication),是一种比较少见的先天性畸形。其重复畸形囊腔呈空腔球形,多数黏附于十二指肠后侧或内侧。文献上曾有许多名称:肠内囊肿、肠囊肿、肠憩室等,后经Ladd与Gross对本症详细描绘,命名一直沿用至今,统称消化道重复畸形,位于十二指肠即称十二指肠重复畸形。本症可以发现于任何年龄,多见于1岁以内,男婴略高于女婴。根据 Farber 总结儿童医院材料研究,后由 Gross 等外科手术治疗或尸体解剖总结 67 例中 60 多个畸形,十二指肠为 4 例,占 6%;小肠包括回盲部 32 例,占 47%。Daudet 收集 764 例消化道重复畸形,其中十二指肠有 54 例,占 7%;小肠包括回盲部 436 例,占 57.1%。日本石田统计十二指肠重复畸形仅占消化道重复畸形的 3%。

先天性消化道重复畸形病因有多种解释,但无满意结论,无突破性进展,一般认为有几种学说,Bremer 的空化不全学说;Thyng 与 Lewis 的憩室形外袋未退化学说;其他的如胚胎孪生学说:1953 年 Ravithch 认为直肠全结肠重复畸形,与双阴茎阴囊、双子宫阴道、双尿道一样,属胚胎孪生畸形引起;脊索与原肠分离障碍学说:1952 年 Veeneklass 认为胚胎第 3 周脊索形成时,内外胚层发生粘连,分离困难,肠管与神经管分离障碍,在肠管形成时发生憩室样突起,突起发展成各种形态的消化道重复畸形。

(一)病理

十二指肠重复畸形常位于十二指肠内例,外形为球形,卵圆形,多数呈囊肿型,因不与肠腔相通,临床上又称为肠原性囊肿。十二指肠重复畸形的肠壁与正常十二指肠壁组织学相似,多数呈囊肿型,其囊壁含有浆膜、平滑肌、黏膜。囊壁黏膜常有迷生的胃黏膜,同样可引起溃疡病、上消化道大出血、炎症穿孔。囊腔多数不交通,亦可由同一小肠血管供应,囊腔的远、近端均可与十二指肠交通,囊腔内无色黏液,有时出血变成紫黑色。一般临床病理上分为憩室型、囊肿型、管型等 3 型。

(二)临床表现

症状多发生于婴儿,于第一次哺乳时即有症状出现,但也有迟至 60 岁始被发现者。

1.上腹部肿块 一般可在上腹部触及一活动性肿块。有时在发生症状以前,肿块就被发现。大小程度不一,多为圆形,囊肿状。大者甚至可以充满肋缘至髂嵴之空隙。有文献报告十二指肠重复畸形可以发生癌变。

2.梗阻症状 由于囊肿型的畸形扩大,压迫十二指肠,可引起完全性或不完全性梗阻,偶尔有黄疸。

3.疼痛 该畸形内的黏膜分泌大量液体,腔内压力增加,可产生疼痛。

4.肠坏死 偶尔因压迫十二指肠,可引起出血和肠坏死。

5.溃疡出血、穿孔 往往是由于腔内有迷生的胃黏膜分泌大量胃酸和消化酶,侵蚀囊壁或十二指肠肠壁形成溃疡,便血多为柏油样,亦可造成消化道大出血。一旦穿孔,则并发严重的腹膜炎。

X 线钡餐检查,只能显示十二指肠梗阻,有时可以发现肿块阴影。

(三)诊断与鉴别诊断

十二指肠重复畸形,多数在婴儿时期发病,平日胃纳差、消瘦,偶有上腹部不适、呕吐。囊腔巨大可压迫十二指肠,造成不全性或完全性肠梗阻,呕吐物可有胆汁。X 线检查诊断有帮助,可了解解剖位置,十二指肠有扩大压迫痕迹变形改变及高位肠梗阻表现。核素^{99m}Tc 扫描对消化道出血有帮助,CT 检查亦可确诊。应与下列疾病鉴别。

1.胆总管扩张症 该病患者有上腹可扪及肿块,间歇性轻度黄疸、腹痛,钡餐检查十二指肠轮廓变大。胃向左前方移位,一般不引起十二指肠梗阻。十二指肠重复畸形巨大时,临床可扪及肿块,可直接压迫十二指肠引起高位十二指肠梗阻,恶心呕吐,伴胆汁。^{99m}Tc 扫描、CT 检查可区别诊断。

2.肠系膜囊肿 因囊壁无肌层,不与肠腔相通;而肠重复畸形有浆膜、肌层、黏膜,肠壁与正常十二指肠紧密相连,不易与肠管剥离,易损伤血管引起肠坏死。肠系膜囊肿之内容物系淋巴液,为无色透明液体,或呈淡黄色液体;十二指肠重复畸形的囊腔内为部分肠内容物,或为橙黄色、黑色,或有出血感染情况。

3.右肾肿块 输尿管肾盂交界处梗阻可引起肾盂积水。右肾母细胞瘤有时体积巨大,实质性,透光试验阴性;而肾盂积水为囊性,透光试验为阳性。超声波检查及 CT 检查可区别诊断。肾母细胞瘤临床有慢性消瘦面容,双合诊检查病侧腰部有肿块向后膨出。IVP 可区别。

4.肠套叠 婴儿期急性肠套叠可有 4 大症状:呕吐、阵发性哭闹、腹块、便血;而十二指肠重复畸形病程缓慢进行,偶有上消化道大出血、高位梗阻表现。钡剂或空气灌肠可区别诊断。

(四)治疗

明确为十二指肠重复畸形后,手术是主要治疗方法。手术应细致,注意肠管与重复畸形囊只有一个共同壁,稍有不慎,即可损伤十二指肠肠壁及血液供应。

十二指肠重复畸形解剖复杂,与胰头部、胆道系统、十二指肠密切相关,因为容易损伤胆总管、胰腺与重要血管,且手术难度大,故不宜做切除术。最好采用重复肠管囊壁与十二指肠吻合术又称为开窗手术,此系 Gardner—Hart 经典手术,即将重复畸形的囊肿前壁纵形切开,吸尽囊内液体,显露该囊肿与十二指肠间的间隔,并将其切开,剪除一部分成一开口的窗,窗缘用丝线连续毯边缝合止血,然后剪除多余的囊壁,将其缝合闭锁,使囊肿与十二指肠腔相通,通常无需放置腹腔引流。亦有囊腔与空肠吻合术。巨大型十二指肠重复畸形,一般病情严重,囊腔内有感染,紧急情况下可行袋形缝合手术外引流的办法,2 个月后再考虑行根治性手术。

三、十二指肠迷走胰腺

十二指肠迷走胰腺(heterotopic pancreas of the duodenum)又称异位胰腺。凡在胰腺本身以外生长的、无血管与神经的联系、与正常胰腺不相连的零星胰腺组织,均称迷走胰腺。迷走胰腺产生的原因是在胚胎时期,在背侧和腹侧胰始基随着原肠上段旋转融合过程中,假若一个或几个始基保留在原肠内,由于原肠纵行生长而将胰始基带走。背侧与腹侧胰始基产生的胰腺组织将被带到胃肠道,多数发生于胃与空肠,其次为十二指肠,但也有学者认为多见于十二指肠,在显微镜下十二指肠壁内迷走胰腺的阳性率为 13.7%。

迷走胰腺由 Jean—Schultz 于 1927 年首次报道。由于本病多无症状,临床不易被发现,尸体解剖发现占 0.11%~0.21%。在上腹部手术探查中,平均约 500 例可发现 1 例,男性较多。迷走胰腺可发生在任何脏器,约 50%分布在胃十二指肠,空肠占 15%~20%,回肠占 5%~10%,其他可见于肠系膜、大网膜、脾、胆囊、胆总管、结肠、间肠憩室、脐卵黄管内以及腹膜后间隙等。迷走胰腺常在消化管的黏膜下层,其次在肌层间或肌纤维间,最少见于浆膜表面。Hallendorf 等认为胃肠道先天性憩室内有 15%~25%可发现迷走胰腺组织。其表面大多呈淡黄色或淡红色,单个分叶状结节,偶见多个,体积一般较小,直径在 10mm 以下,最大者可达 40mm 以上,外观与正常胰腺相似,但无包膜,不能剥离。迷走胰腺同样可以发生急性胰腺炎、慢性胰腺炎、囊肿、腺瘤及恶性肿瘤,甚至发生胰岛素瘤和胰腺癌。

临床分型:迷走胰腺临床表现较复杂,有人将其分为 6 型。

1.梗阻型 由于迷走胰腺为一种肿瘤样病变,可引起所在器官的压迫或狭窄而出现梗阻症状,如位于胃窦部可引起幽门梗阻,位于十二指肠乳头可引起胆道梗阻。

2.消化道出血型 Nelson报道迷走胰腺引起消化道出血占8.57%,其原因系迷走胰腺周围胃肠道黏膜充血、溃烂,以至形成溃疡,或侵蚀胃肠道黏膜血管。

3.溃疡型 位于幽门前区的迷走胰腺,由于分泌胰蛋白酶,消化黏膜而形成溃疡;或位于黏膜下的迷走胰腺压迫上层黏膜引起黏膜萎缩而形成溃疡。

4.肿瘤型 由于迷走胰腺多位于黏膜下或肌层内,使局部隆起,在钡餐检查时易误认为肿瘤。

5.憩室型 迷走胰腺常发生在憩室内。

6.隐匿型 迷走胰腺是一种先天发育异常,往往到中青年时才出现症状,有的终生无症状,仅在尸解中发现有迷走胰腺。

由于迷走胰腺具有分泌作用,故可有囊肿、慢性间质炎、急性炎症和急性出血坏死等病理变化,有的还可引起胃肠道大出血,个别的可癌变。临床上较多见十二指肠迷走胰腺引起十二指肠狭窄,产生不同程度的梗阻。

由于上述病理变化的多样性,因此十二指肠迷走胰腺的临床症状不典型。有的与溃疡病症状相似,或引起十二指肠出血或梗阻,也可发生肿瘤;有的并无症状,于手术或尸体解剖时偶然发现。

X线钡餐检查可见十二指肠有圆形和卵圆形边缘锐利的充盈缺损,约有50%病例在充盈缺损的中心可见到小钡点,它相当于胰腺导管的开口部,具有诊断意义。需与十二指肠球部溃疡、十二指肠良性肿瘤等相鉴别。内镜检查及活体组织病检是诊断十二指肠迷走胰腺极其重要的手段。

对于有症状,且经X线钡餐检查与内镜检查确诊者,宜手术探查行局部切除,或者胃次全切除术,或者胃肠道转流术。对有恶性病变的病例,应行扩大切除或根治术。

四、先天性巨十二指肠

先天性巨十二指肠(congenital megaduodenum)亦称遗传性巨十二指肠,不同于继发性巨十二指肠,是由于炎症、肿瘤畸形等病变引起十二指肠梗阻,并致十二指肠扩张。先天性巨十二指肠是由于十二指肠肠壁奥厄巴赫(Auerbach)神经丛内副交感神经节细胞的缺如、减少、和(或)变性有关。经常合并有巨食管及巨结肠等病变。患者常有明显的家族史。

至1955年,Barnett和Wall仅收集到本病35例,近5年来国内外报道增多,但无详细的统计数据。Maingot认为先天性巨十二指肠并非罕见,但因认识不足,常被误诊为其他类型的十二指肠梗阻。Harkins和Nyhus(1962年)合编的《胃十二指肠外科》曾介绍2例应用十二指肠空肠吻合治疗先天性巨十二指肠不当而失败的经验,足引以为戒。

Troncon等(2000年)介绍了他们对巨十二指肠的研究,认为巨十二指肠症的患者早期胃内液体排空异常加快,这提示十二指肠容量的增加对胃十二指肠内液体的转流具有明显的影响。

先天性巨十二指肠临床表现基本上与继发性巨十二指肠一样,均具有十二指肠梗阻症状:右上腹饱满,偶发性呕吐,有时呕吐大量胃内容物与胆汁,间发性上腹部胀痛,呕吐后可能缓解,上腹部有时可扪及包块并有压痛,发育较迟缓等。X线钡餐征象:十二指肠扩张,失去张力,黏膜增厚,俯卧位时十二指肠扩张并不减轻。

手术所见，难与继发性巨十二指肠鉴别，只有在探查时未能发现引起继发性巨十二指肠的原发病灶时，就应该考虑有先天性巨十二指肠的可能，而最后的确诊有赖于病理组织活检。

1974 年 Sherman 等介绍了矫正先天性巨十二指肠的手术方法：①在十二指肠前壁梭形切除一部分浆肌层，然后间断缝合十二指肠前壁创缘；②在十二指肠前壁做间断叠鳞状的内翻缝合(imbrication)，其原理均是缩减十二指肠的直径，恢复十二指肠蠕动功能。国外许多学者对纠正先天性巨十二指肠畸形手术治疗作了研究，如 Loire 等(2000 年)报道了 6 例典型巨十二指肠症患者采用部分十二指肠切除和十二指肠重建手术，术后均未发生并发症，随访平均 6 年(4～9 年)，所有患者术后功能恢复良好，平均体重增加 10kg(7～15kg)。因此认为十二指肠部分切除并重建手术是治疗巨十二指肠症的安全和有效方法。

五、肠系膜上动脉综合征(Wilkie 综合征)

肠系膜上动脉综合征(superior mesenteric artery syndrome，SMAS)又称 Wilkie 综合征、十二指肠血管压迫综合征(vascular compression of the duodenum)、石膏背心综合征、慢性间歇性肠系膜动脉性十二指肠闭塞征、肠系膜动脉性十二指肠梗阻、慢性十二指肠淤滞征等，均是指肠系膜上动脉及其分支压迫十二指肠水平部而引起间歇发作的十二指肠内容物通过障碍所致的一系列症状，以胃肠道造影十二指肠水平部有纵形压迫为其诊断特征。本综合征首先由 Wilkie(1921 年)和 Vou Rokifansky(1942 年)报道之后，国内外学者对本病才引起重视，陆续可见报道，但迄今尚无确切的发病率统计。本病并非罕见，如果不给予恰当治疗可导致营养不良，影响发育，且可能出现一些因十二指肠高压而引起的急性胃扩张、急性胰腺炎等并发症。

(一)解剖学基础

十二指肠是消化道最固定部分，其水平横向走行于第 3 腰椎和腹主动脉前方，接着开始上升直至屈氏韧带(十二指肠悬韧带)为最高点，后又反转下降。它的前方为肠系膜根部内的肠系膜上动脉、静脉、神经束和淋巴结纵行跨过(图 3-1)。肠系膜上动脉在相当于第 1 腰椎水平、腹腔动脉下方约 1.25cm 处从腹主动脉发出，跨过左肾静脉和胰腺钩突，在胰腺颈部下缘穿出，越过十二指肠水平部。正常人肠系膜上动脉起始部与腹主动脉间有一定角度和距离，肠系膜上动脉综合征病例上述两动脉间夹角和距离均变小，因测量方法不同，数值各有差异。越靠近肠系膜上动脉起始部，两动脉间的距离越短，越易压迫十二指肠。

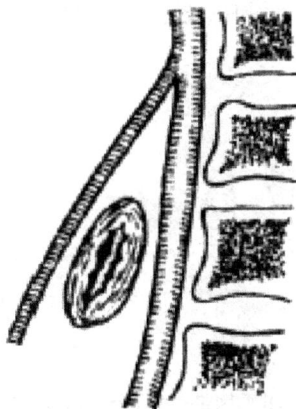

图 3-1　正常十二指肠与肠系膜上动脉、腹主动脉间的关系

正常情况下肠系膜内的脂肪垫使两动脉间的角度和距离保持恒定。若腹主动脉和肠系膜上动脉间夹角变小或分出位置过低,即可形成肠系膜上动脉对十二指肠的纵行压迫(图3—2)。肠系膜上动脉由胰颈部下缘穿出后发出结肠中动脉,若十二指肠水平部位位置下移,则可能被结肠中动脉压迫。

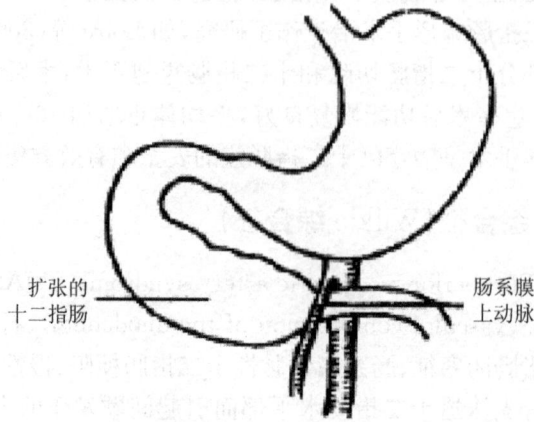

图3—2　肠系膜上动脉压迫综合征

(二)病因及发病机制

肠系膜上动脉综合征的发生是多种因素的综合,即在局部解剖因素的基础上加上后天性因素方可发病。

1.解剖方面因素

(1)肠系膜上动脉与腹主动脉间夹角小,肠系膜上动脉发出位置过低:此为最常见的解剖学因素,引起此改变的原因可有:①肠系膜根部脂肪丢失,如大面积烧伤等消耗性疾病或吸收不良所致。②脊柱过伸,如腰椎过度前突、脊柱侧弯、后突纠正术后躯干石膏固定于过伸位,均使腹主动脉随之移位,肠系膜上动脉与腹主动脉间夹角变小。因躯干石膏固定而引起者称石膏背心综合征。③长期卧床,此类患者多有慢性消耗性疾病,腹膜后脂肪减少,致脊柱两旁腹沟加深,仰卧位又增加肠管对肠系膜血管牵拉而发病。④肠系膜上动脉起始过低,致使十二指肠横段直接受压。

(2)十二指肠悬韧带过短或十二指肠升段过短:此两种因素均可使十二指肠横段上提,使十二指肠横部靠近肠系膜上动脉发出处被压,多见于青春发育期突然变瘦后发病者(图3—3)。

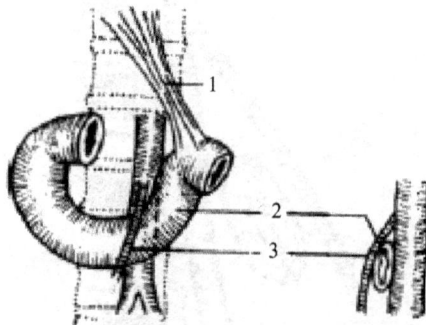

图3—3　屈氏韧带过短,十二指肠空肠曲上移

1.屈氏韧带;2.十二指肠;3.肠系膜上动脉

　　(3)十二指肠位置下移：腰椎生理前凸最显著部位是第 4 腰椎，若十二指肠下移，横部在第 4 腰椎前方跨过，则易为其前方之肠系膜上动脉的分支结肠中动脉所压迫。

　　2.非解剖因素　十二指肠周围炎症和粘连、发育营养不良消瘦等导致胃肠下垂，形成对肠系膜上动脉的牵拉等。在一些年轻女性患者中，动力性致病因素在发病中的作用也不容忽视，这些患者常合并有胃肠运动功能紊乱、神经性呕吐、习惯性便秘等动力性因素。另外，肠系膜根部脂肪减少、筋膜肥厚、硬皮病、十二指肠肌肉张力低下等均可致十二指肠横段受压或内容物通过缓慢而出现症状。

　　以上这些因素的存在可使原已存在的机械性梗阻加重，也往往是造成诊断困难和手术后效果不满意的原因之一。

　　(三)临床表现

　　肠系膜上动脉压迫综合征可发生在任何年龄，但临床病例多为 15～50 岁，以 20～30 岁为多发年龄。性别在发病上差别不大，男性年龄偏高，女性年龄偏低。根据其发病形式可分为急性型和慢性型，以后者多见。

　　1.急性型　多继发于脊柱过伸的躯干石膏固定和牵引后，起病突然，无前驱症状，上腹部疼痛较伴呕吐，吐后无明显缓解，上腹膨隆、压痛，有明显脱水和急性胃扩张症状。也有一部分表现为上腹剧痛、恶心呕吐、血尿淀粉酶升高的急性胰腺炎者。

　　2.慢性型　病程较长，起病缓慢，且有一部分人表现为间歇性反复发作的特点。主要症状为饮食后上腹胀痛，其中有一半以上患者出现呕吐，其呕吐类似幽门梗阻，少数患者胀痛较重，而自行呕吐，吐后症状可得缓解。呕吐出现的早晚、频率和梗阻的程度不一定成正比。呕吐物量大，仍能进食者，可能对营养和水、电解质影响较轻；但呕吐量大又影响进食者，常可在短期内出现消瘦、脱水和电解质紊乱。50％左右的患者食后采取俯卧位或膝胸位可使症状缓解，这些改变体位而能缓解症状者，可能系因餐后俯卧或侧卧减轻了胃肠下垂对肠系膜上动脉的牵拉，缓解了对十二指肠的压迫，有利于胃内容物通过，因而这些表现常作为本征的特征性症状。体格检查多无特殊发现，约有一半患者可查出胃内振水音，偶可见上腹蠕动波。此外，有人注意到在上腹部有一个不是从心尖区传来的收缩期杂音，俯卧位时杂音消失。

　　(四)诊断及鉴别诊断

　　除具有餐后呕吐、变换体位后症状缓解等特征表现外，主要确诊手段为 X 线上消化道钡剂造影，其次可借助腹主动脉造影、B 型超声检查等协助诊断。

　　1.胃肠钡剂造影　一般可见下列征象：①受阻的十二指肠球部、降部扩张，黏膜皱襞稀疏，伴有或不伴有胃扩张。②造影剂通过十二指肠水平部受阻时，脊柱中线处呈钡注中断现象，呈整齐的斜行切迹。通过受阻，其受压受阻的十二指肠的影像呈纵行刀切状，亦称"刀切征"。如切迹于脊柱中线偏右方，可能为结肠中动脉压迫所致。③造影剂在十二指肠球部、降部来回流动，甚至逆流入胃腔，即构成所谓钟摆样运动。④造影剂在降部、横部充盈半分钟后仍未进入空肠，或 4～6h 后才完全通过十二指肠。⑤俯卧或左侧卧位，常见逆蠕动消失，造影剂迅速通过水平部达空肠。

　　需注意，正常人亦可出现造影剂在相当肠系膜上动脉部位处通过缓慢，但近段十二指肠无扩张，可作鉴别。十二指肠低张造影可除外十二指肠腔内占位性病变和肠外病灶压迫所致的梗阻。

　　2.腹主动脉造影　侧位像可测出肠系膜上动脉起始部与腹主动脉的角度，了解肠系膜上动脉和其分支走行情况。两动脉间夹角＜20°则有诊断意义。腹主动脉造影同时行胃肠造影,可清楚显示十二指肠与肠系膜上动脉、腹主动脉之间关系和十二指肠受压情况。正常人十二指肠水平部两动脉间距离为 18mm,患者则仅 3.3mm,对确定是否肠系膜上动脉或某一分支压迫有重要意义。

3.B 型超声检查 空腹和饮水 600ml 后分别测量肠系膜上动脉与腹主动脉间夹角度数、十二指肠水平部在两动脉间的前后径、该处近侧或远侧十二指肠的内径和体位变换后的变化。患者在 B 型超声检测下可见十二指肠球部、降部充盈,肠腔明显扩张,水平部呈漏斗状或哑铃状,十二指肠有频繁逆蠕动,俯卧位或左侧卧位肠内容物可排空。两动脉间的十二指肠前后径<1.0cm,降部内径>3cm,两动脉间夹角<13°,则有诊断意义。

本综合征需与引起十二指肠梗阻的其他疾病鉴别。十二指肠本身病变如肿瘤、憩室、炎症、巨十二指肠,或十二指肠外病变如环状胰腺、粘连,或索带压迫,肝、胃、胰头、结肠和腹膜后肿瘤,均可因压迫十二指肠而引起梗阻症状,上述病变经仔细询问病史和辅助检查,多可鉴别,尤其是钡剂造影下以上病变很少出现"刀切征"可资鉴别;但十二指肠空肠内附近的肠系膜根部肿瘤、淋巴结和腹膜后肿瘤在胃肠钡剂造影中极易混淆,十二指肠镜亦难达到该部,鉴别较困难。

应特别注意与胃神经综合征引起的呕吐鉴别,前者由于反复呕吐,消瘦致肠系膜根部脂肪减少,肠系膜上动脉与腹主动脉间距离变窄,十二指肠受压,胃肠造影和 B 超检查亦可出现肠系膜上动脉压迫的特有征象,若单凭辅助检查确定诊断,并施行手术,术后虽然吻合口通畅,但症状不能缓解。应仔细询问病史,神经性呕吐的发病常与情绪、外界暗示有关,开始时往往于进食完毕即突然呕吐,呕吐不费力,量少,吐后仍可进食,患者多伴有失眠、健忘、注意力不集中、心悸、胸闷等表现,可作为鉴别诊断参考。

肠系膜上动脉综合征患者有 8.4%～31.8%伴有胃十二指肠溃疡,这些病例多为既往体质较好的男性,也有部分病例伴有胆石症、十二指肠炎、慢性胰腺炎等,诊断时应全面检查,以免顾此失彼。

(五)治疗

SMAS 虽为慢性部分梗阻,经大量非手术疗法(营养疗法、卧床休息、中药、针灸等)多可获得症状缓解,但也常因反复发作仍需手术治疗。

1.非手术疗法 非手术综合治疗在本病的治疗中占有重要地位,某些患者手术后也需施予恰当的非手术疗法,方能收到满意的疗效。

(1)尽量找到和去除诱发梗阻症状产生的原因,如因脊柱过伸位躯干石膏固定所致者应立即拆除石膏绷带。

(2)急性发作症状严重者或因十二指肠高而出现并发症者,需给予禁食、鼻胃管减压、输液,纠正水、电解质平衡等,待症状缓解后再做进一步检查和处理。

(3)有明营养障碍者,需在术前术后予以改善,必要时可采用静脉营养疗法。

(4)调节自主神经功能紊乱与止吐,可采用针灸和药物治疗。

(5)体位减压:食后取俯卧或侧卧位以利食物通过。

(6)中药的应用需根据辨证论治的原则,肝瘀气滞者宜舒肝理气,气虚血少者宜补气养血,湿热者宜清利湿热,瘀血者当活血化瘀。另外加降气止吐,通调大便等药物。

2.手术疗法 手术虽可使部分患者解除梗阻,获得良好疗效,但仍有一部分效果不理想,术后症状不能解除,因此手术决定必须谨慎。严格掌握手术适应证,术前行胃肠造影、胃十二指肠镜和心理学检查,证实诊断并除外其他病变,尤其是心理障碍,这样才能提高本病疗效。

（1）手术适应证

①男性患者，梗阻症状明显，有典型 X 线显示血管压迫征象者，特别是 45 岁以上的中老年人，宜采用手术疗法。

②出现十二指肠高压引起的并发症者，宜在并发症缓解后，择期行手术治疗。

③对症状反复发作，影响营养发育者，宜手术解除机械性梗阻，术后仍有症状者，再配合其他综合性非手术疗法。

④年轻女性患者，病史短，或并有其他神经官能症者；或虽然反复发作，但对营养发育影响不大，均宜先采用非手术综合治疗。

（2）术前准备

①症状严重，全身情况差的患者，术前应适当改善全身情况，纠正脱水与电解质紊乱，输血输液，必要时给予肠外营养支持治疗。

②术前置鼻胃管行胃肠减压或洗胃。

③其他准备同一般胃肠道手术。

（3）手术注意事项

手术中应详细探查，确定下述几点：①梗阻是否由于肠系膜上动脉压迫所致及压迫程度，为此要仔细探查肠系膜根部、十二指肠空肠曲附近的腹膜后，以除外肿瘤或肿大淋巴结压迫十二指肠。将胃管送入十二指肠，或于十二指肠近侧穿刺，助手用手指夹住胃幽门，注入 150～300ml 空气，测量注气前后近段十二指肠直径的变化。正常人注气前、后十二指肠直径平均分别为 3.75cm 和 4.7cm；肠系膜上动脉综合征患者注气前平均为 6.7cm，注气后为 11.5cm。如注气后十二指肠直径增大超过 3cm，则肠系膜上动脉综合征的诊断可成立；亦有报道注入空气 200～400ml 后，近端十二指肠直径较注气前扩大 5.5cm 以上则可诊断。②是否合并胃十二指肠溃疡、胆石症或慢性胰腺炎。③十二指肠悬韧带是否过短。④十二指肠周围是否易于显露和操作。

（4）手术方法

笔者认为，手术治疗的目的在于彻底解除机械性梗阻因素以及解除患者的症状，故必须针对产生 SMAS 的病因进行处理，术前诊断明确，术中仔细探查，选择恰当的手术方法。

①屈氏韧带松解术（Treitz's ligament lysis）：进腹后，将横结肠向上翻开，提起近端空肠，显露出位于横结肠根部的屈氏韧带，将该韧带及后腹膜横行切开，分离十二指肠空肠曲，使其向下移位 3～4cm 直至十二指肠横部不再受压，然后将后膜膜切口纵行缝合。这种手术的优点是创伤小，操作较简单、比较符合生理状态（图 3-4）。

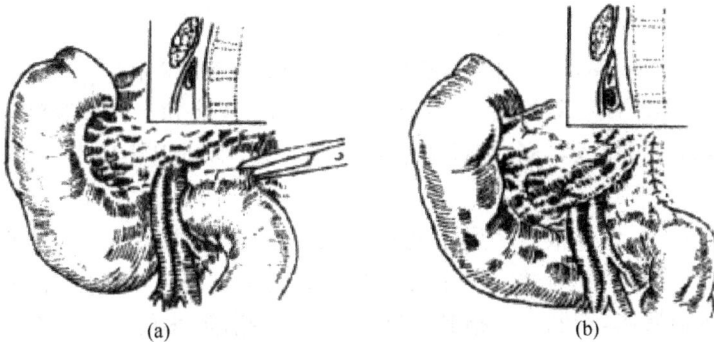

(a)　　　　　　　　　　　(b)

图 3-4　屈氏韧带松解术

②十二指肠空肠侧侧吻合术（duodenojejunostomy）：进腹后将横结肠向上翻开显露横结肠系膜，于结肠中动脉右侧无血管区切开系膜，扩大的十二指肠第3部分即可以显露，将空肠上段上提与十二指肠第3部靠拢，距屈氏韧带15cm左右，行空肠与十二指肠侧侧吻合，吻合大小为5cm左右，吻合完成后将横结肠系膜切口边缘与十二指肠壁做固定缝合（图3-5）。该术式1908年Stavely首先报道应用治疗SMAS，目前仍为较常用的方法，方法简单，能较好地转流十二指肠内容物，消除症状。但该术式留有盲襻，未能从解剖上解除十二指肠的压迫，十二指肠仍出现逆蠕动，故术后25％左右的患者症状不能完全缓解。

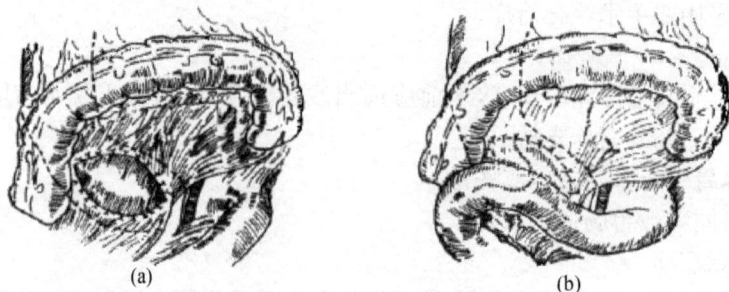

图3-5　十二指肠空肠侧侧吻合术

③十二指肠空肠Roux-en-Y型吻合术（duodeuojejunal Roux-en-Y anastomosis）：显露十二指肠第3段的步骤同上，将空肠于距屈氏韧带15cm处横断，游离并延长空肠远端的肠系膜。将空肠远端上提与扩大的十二指肠第3段做端侧、或侧侧吻合，再将近端空肠与远端空肠做端侧吻合（图3-6）。该术式，同样具有十二指肠空肠侧侧吻合术的优点，同时减少了盲端淤滞，但仍然不能解决上述术式的缺点。

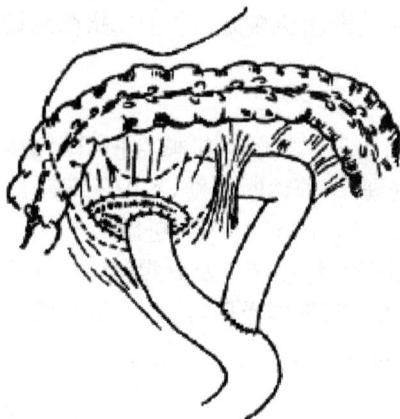

图3-6　十二指肠空肠Roux-en-Y型吻合术

④胃空肠吻合术：不能有效解决十二指肠滞留，胆肝、胰液和十二指肠液及十二指肠逆蠕动进入胃后，再经吻合口排入空肠，因此术后仍常有腹胀、呕吐胆汁与吻合口溃疡等症状，目前已不被采用。

⑤十二指肠复位术：国外报道多用于儿童，与小儿外科医师对先天性肠旋转不全治疗经验较丰富，对此术式掌握较好有关。手术方法是游离右半结肠至横结肠，再游离十二指肠自降部直至升段的外侧腹膜，切断十二指肠悬韧带，将十二指肠、小肠在肠系膜上动脉后方移至右侧腹腔，将打肠、升结肠移至左侧腹腔（图3-7），据报道症状缓解率达89％。此术式游离

肠管范围广,腹腔内创面大,术后易发生粘连性肠梗阻,且肠管位置处于非正常解剖位,在成人中以及在国内未被广泛采用。

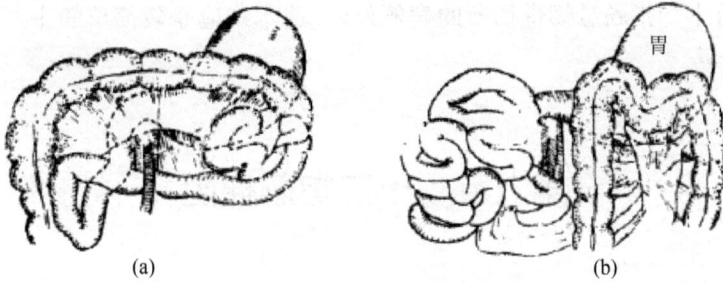

图 3－7　十二指肠复位术

⑥十二指肠血管前移术:可用于症状较轻、胃肠造影显示十二指肠扩张不重、无强烈频繁性逆蠕动、术中十二指肠内注气后近侧十二指肠直径在 7.5cm 以下者。

游离十二指肠水平和升部,在肠系膜上动脉侧方切断十二指肠,在动脉前方重新行十二指肠端端吻合术,本法的优点是从解剖上解除了血管对十二指肠的压迫,肠道的延续性无改变,不出现转流手术所引起的盲襻综合征等肠功能紊乱,亦不影响十二指肠蠕动功能。缺点是十二指肠水平部与胰腺关系密切,血管分支多,游离十二指肠时易损伤肠壁营养血管和胰腺,导致术后十二指肠瘘和胰瘘发生,十二指肠切断后再吻合的手术操作困难。因此,尽管手术设计合理,亦不宜作为首选术式或常规术式。

⑦十二指肠环引流术:适应于 a. 病程长、呕吐频繁,变换体位症状不减轻,胃肠造影显示近侧十二指肠明显扩张,有强烈的逆蠕动,幽门开放,胃弛缓无力者;b. 已行其他术式失败者。

切除胃窦部,在十二指肠悬韧带远侧 10～15cm 切断空肠,空肠远侧端于结肠后与十二指肠壶腹部行端端吻合,其远侧 10～15cm 与胃断端行端侧吻合,空肠近侧端与胃肠吻合口远侧 15～20cm 左右空肠行端侧吻合(图 3－8)。

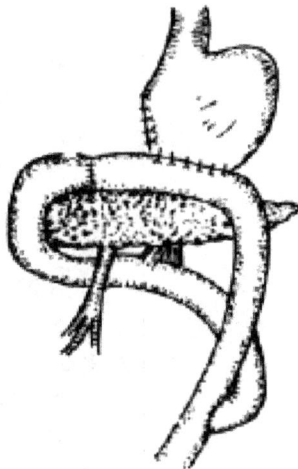

图 3－8　十二指肠环形引流术

本术式的优点是能解决其他术式难以解除的十二指肠顽固性逆蠕动所致的术后症状。缺点是创伤较大,需切除部分正常的胃,术后可能发生反流性胃炎。如适应证掌握不当,亦可造成十二指肠功能紊乱。因此选用本术式必须慎重,只有在其他术式失败后方可考虑。

肠系膜上动脉综合征的术式颇多,疗效均不完全令人满意,且手术中、术后可能出现严重的并发症。因此,应针对引起梗阻的解剖原因和病理变化,选择恰当术式。目前国内较普遍认为,除适宜于行十二指肠悬韧带切断的病例外,首选术式应是较简单的十二指肠空肠侧侧吻合术。

（王熙宸）

第六节 十二指肠梗阻

一、概论

十二指肠梗阻有良性梗阻、恶性梗阻之分,而良性梗阻中又分为急性与慢性,先天性与后天性。现本章只讨论慢性十二指肠梗阻,因慢性十二指肠梗阻是上消化道梗阻中较为特殊的类型。

慢性十二指肠梗阻是由于十二指肠本身或邻近脏器的病变,引起十二指肠持续性的或间歇性的排空障碍,并使十二指肠内容物间隙性停滞,形成十二指肠扩张、肠壁增厚。十二指肠梗阻是一组综合征,可由许多的病因所致,其病因见表3-3,其中许多疾病在本篇的各个章节分别描述,故在此不再重复。

表3-3 十二指肠梗阻的原因

一、十二指肠本身的病变	(11)肠系膜淋巴结肿大(癌症性或结核性肿大,均沿着肠系膜上血管分布而压迫十二指肠)
1.十二指肠溃疡引起的狭窄	三、腹膜和腹腔内韧带
2.十二指肠肿瘤(良性或恶性)	1.先天性腹膜带
3.十二指肠炎症、结核、梅毒	2.特氏韧带过短或其他异常
4.十二指肠闭合性损伤(肠壁内血肿)	四、胚胎发育不良
5.十二指肠套叠	1.十二指肠狭窄
6.十二指肠憩室	2.肠旋转不良
二、十二指肠外的病变	3.活动和倒位的右位十二指肠
1.肠系膜上动脉压迫	4.巨十二指肠
2.环状胰腺	5.严重的十二指肠下垂(十二指肠与空肠交角变小)
3.粘连或索带的压迫	6.十二指肠空肠区的先天性囊肿
4.邻近脏器病变的影响	五、腹部手术后
(1)胃部的炎症性粘连	1.胃空肠吻合术后发生的粘连、溃疡或狭窄
(2)胃肿瘤	2.肠粘连
(3)胆囊的炎症性粘连	六、其他
(4)肝囊肿、肝肿瘤	1.蛔虫团阻塞十二指肠腔
(5)近端空肠的炎症、憩室、溃疡、肿瘤	2.胆石
(6)胰腺炎性粘连、胰腺囊肿、胰头瘤	3.异物
(7)右肾肿瘤、右肾盂积水	4.胃肠神经官能症
(8)腹膜后肿瘤	
(9)腹主动脉瘤	
(10)右半结肠肿瘤	

根据表3-3引起十二指肠梗阻的原因分析,外科临床上所见的,除极少数是功能性外,

多数是肿瘤、压迫和(或)侵蚀、炎症粘连等机械性因素所致,有的因畸形等原因所致。

(一)临床表现

慢性十二指肠梗阻的临床表现是复杂的,与引起梗阻的病因有关,往往具有原发病灶的表现:有的与梗阻症状并存,有的甚至以原发病灶的表现为突出。

1.上腹部疼痛和(或)饱胀　多数发生在进食后或进食后不久,呈隐痛或胀痛性质。呕吐后疼痛减轻或消失,有时迫使患者诱发呕吐以求得缓解。

2.呕吐　进食后呕吐为十二指肠梗阻的主要特征之一,常为喷射状,呕吐量多,且含胆汁,伴有不同程度的腹痛。

3.具有周期性加重的特征　一般每隔数天或几个星期出现一次阵发性加剧的症状,表现为剧烈的腹痛与呕吐,如此反复发作。

4.无特殊的体征,仅可见上腹部胀满,有时可见胃型或肠型,可闻及振水音,肠鸣音基本正常。上腹部有压痛。让患者取俯卧位或胸膝位时,一些患者疼痛减轻或缓解。下腹部不胀。

(二)诊断

慢性十二指肠梗阻的病因十分复杂,诊断除了解病史与临床表现外,尚需结合年龄、性别以及体型等作具体分析。然后选择必要的检查:站立位 X 线腹部平片、碘油或气、钡双重胃肠造影,十二指肠引流液检查、纤维十二指肠镜、血管造影(DSA),以明确诊断。

(三)治疗

慢性十二指肠梗阻在病因诊断确定以前可先行内科治疗,须严密观察病情演变,在治疗过程中可能进一步明确诊断。

1.内科治疗　休息,高热量流质饮食,服用阿托品等解痉药物。配合体位疗法(胸膝位或抬高床脚)。慢性梗阻呈急性发作时须禁食、胃肠减压、输液等。

对于小儿,原则上应该禁食,但为观察呕吐性质,在排除食管闭锁后,可在密切注视下喂奶,喂奶后置右侧位,必要时可试用阿托品,或喂奶前用 1% 碳酸氢钠洗胃(记录入量及吸出量),以排除幽门肥大的可能。脱水者应及时补液。

2.外科治疗　若已确定是机械性十二指肠梗阻,经保守治疗无效时,则需外科明确病因诊断,解除梗阻,行剖腹探查。

(1)术前准备:胃肠减压,积极纠正水、电解质紊乱,特别注意钾、钠、钙、镁等的补充。必要时输血,术前预防性应用抗生素,必要时应作肠道准备。

(2)麻醉:气管插管全麻,或硬膜外阻滞麻醉。

(3)手术时探查:一般取右上腹旁正中切口,或上腹横切口。腹腔探查可见十二指肠第一、二部明显扩大,若为完全性梗阻,胃也显著扩大。然后将结肠与大网膜一并向前上方提起,检查十二指肠第三、四部,如有肿块,应明确性质和了解是否能切除;如该处无明显异常,应检查十二指肠空肠交界的位置和小肠系膜根部是否压迫十二指肠第三部。有时可以发现这一段十二指肠被一条束带压住,由于该束带内可能有肠系膜上动脉通过,故切忌贸然切断。如怀疑为十二指肠壶腹部肿瘤或胰头肿瘤所引起的压迫,则需切开十二指肠侧腹膜,适当游离后进行触诊,必要时切开十二指肠前壁(或胃前壁)进行探查。总之,先探查十二指肠外,后十二指肠内;先探查十二指肠,后探查十二指肠的邻近脏器,尤其是十二指肠内侧。

为了便于查找病灶,掌握十二指肠不同部位的梗阻原因,可参照表 3-4,基本上是有规律可循的。

表 3—4　十二指肠不同部位的梗阻原因

十二指肠球部

　1.十二指肠溃疡性狭窄

　2.十二指肠恶性肿瘤(少见)

　3.异物(胆石或其他)

　4.十二指肠外的粘连带压迫(先天性或后天性感染、手术后等)

十二指肠降部

　1.十二指肠闭锁或狭窄

　2.十二指肠隔膜

　3.十二指肠肿瘤(原发性或继发性)

　4.环状胰腺

　5.肠旋转不良或先天性索带压迫

　6.十二指肠局限性肠炎或者十二指肠结核

　7.邻近脏器因病变肿大而压迫十二指肠

十二指肠横部

　1.十二指肠隔膜

　2.十二指肠肿瘤(原发性或继发性)

　3.肠系膜上动脉或结肠中动脉压迫(或该处肿大淋巴结压迫)

　4.邻近脏器因病变肿大而压迫十二指肠

十二指肠上行部

　1.先天性特氏韧带过短或位置过高致十二指肠空肠曲成角

　2.十二指肠肿瘤(原发性或继发性)

　3.邻近脏器因病变肿大而压迫十二指肠

---

(4)手术方式:根据不同的情况,采用相应的手术。原则上要求解除梗阻病因,恢复肠道通畅,避免手术并发症。倘梗阻病因解除有困难,则以恢复肠道的通畅(捷径手术)为首选。

二、十二指肠壁内血肿

因十二指肠壁内血肿(以下简称肠壁血肿)引起的十二指肠梗阻并非少见,绝大多数为小儿患者。发病原因较多 Janson 等(1975 年)收集文献上报道的 56 例发病原因,其中腹部闭合性损伤所致者占 70%之多。

(一)病因与病理

腹部挫伤是引起本病的主要原因,一般损伤较轻,这是因为十二指肠固定,靠近脊柱,从而构成它受挤压的条件,十二指肠壁内血管丰富,小血管容易破裂,血液聚积于壁间而形成血肿,突入到十二指肠腔内而引起梗阻。血肿可位于黏膜下、肌层内或浆膜下,其中位于浆膜下的血肿最常见。

佐野认为如有十二指肠先天性血管瘤、十二指肠溃疡,并有出血性素质或者给予抗凝剂治疗过程中遭到轻度外伤,都可以发生肠壁血肿;或者胰腺外伤后,十二指肠受到胰液的浸润,由于肠壁血管坏死而间接引起肠壁血肿。

幽门和十二指肠空肠曲使十二指肠呈闭锁状态,当腹部遭到外伤时,腹肌强烈收缩,使胃内容物突然经幽门排至十二指肠,十二指肠内压剧增,肠壁猛然扩张,使黏膜与肌层之间或浆膜与肌层之间的疏松结缔组织剥离,血管撕裂而发生血肿。

肠壁血肿常是较小的,但也有较大的占领整个十二指肠框,并能在上腹部扪及。血肿一般发生在十二指肠的第二或第三部,也可能位于十二指肠第三、第四部,甚至累及空肠上段。位于浆膜的血肿,常将肌层及黏膜层挤向对侧,造成十二指肠的狭窄性梗阻(完全性或不完全性)。常在受伤后 24～48h 出现症状。

外伤性十二指肠血肿多数发生于小儿,可能与小儿的腹壁较薄和柔软有关。据报道,男：女为 4：1。

(二)临床表现与诊断

主要症状:上腹部受伤后,发生暂时性、痉挛性腹痛,经过一到数天后,疼痛可以减轻或消失。相继出现胆汁性呕吐,偶尔可发生呕血和(或)便血。腹部除有压痛外,上腹部可能扪及肿块(小的腊肠状包块)。并发腹膜后巨大血肿者可出现低血压。如十二指肠完全性梗阻时,可能同时有严重的脱水与电解质紊乱。

腹部 X 线平片可见:①十二指肠梗阻的征象,即梗阻的近端十二指肠、胃扩张,有双气泡征或液平面;②腰大肌阴影消失。

对于不全梗阻,X 线钡餐或碘剂造影显示胃扩张潴留,造影剂通过十二指肠血肿处受阻,24h 后复查,造影剂(Ba 或碘剂)仍大部分停留于胃及十二指肠近端,CT、B 超亦可协助诊断。

由于腹部有包块及梗阻性呕吐,需注意与蛔虫性肠梗阻、肠套叠、胰腺肿块等鉴别。十二指肠血肿也可由非外伤因素所引起,如过敏性紫癜、血友病或者抗凝血治疗后以及原因不明的自发性出血等。如果病史中无外伤史,需注意有关内科情况的询问和必要的化验检查,以有助于鉴别诊断。

(三)治疗

对不全性十二指肠梗阻的病例,可先进行非手术治疗,因小的血肿可能自行吸收或穿破进入腹腔而解除梗阻。非手术治疗包括镇静、卧床休息、胃肠减压、静脉输液和止血剂等。如病情未见好转,或受伤后已发展为十二指肠完全性梗阻,则应施行剖腹手术,清除血肿。位于浆膜下的血肿(一般可看到浆膜下的暗蓝色肿块),仅切开浆膜即可;血肿位于肌层或黏膜下,则需切开浆膜肌层,将血肿完全清除,出血点妥善结扎,再行缝合肠壁切口;血肿较大,或有黏膜损伤者,则宜施行血肿清除加齐空肠吻合术。对于十二指肠壶腹以上的血肿,Janson 等推荐的方法是清除血肿后,切除该部分的十二指肠侧壁,切除后同时探查胆总管开口,以排除胆总管开口处的损伤,然后利用已切开的十二指肠与胃,行胃－十二指肠侧侧吻合(Jaboulay 或幽门成形术),其优点是可以减少溃疡形成与十二指肠梗阻的复发。

术中需同时查明有无十二指肠穿孔、腹膜后血肿及其他脏器的损伤,并做相应处理。

三、邻近脏器病变所致十二指肠梗阻

(一)胃部炎症性粘连

胃部周围炎症致使周围组织粘连,粘连组织形成索带压迫或牵涉十二指肠,使十二指肠失去正常解剖位,从而使十二指肠腔狭窄变小或成角,引起十二指肠梗阻。

胃的化学性损伤,如误饮了强酸、强碱或其他腐蚀性化学物如汞、来苏等。固、液体沿胃小弯流至幽门,引起反射性幽门括约肌痉挛,使腐蚀液体停滞该处,故幽门区和胃小弯损伤常较胃其他部分严重,早期病理改变为各种不同程度的炎性反应,如充血、水肿、糜烂、溃疡形成,甚至黏膜脱落和穿孔。经过瘢痕愈合后,常产生幽门狭窄,与幽门周围炎性广泛粘连。胃十二指肠溃疡、外伤、肿瘤、结核等病变,均可引起上述的病理变化。

粘连组织的索带压迫或牵涉十二指肠梗阻时,则行索带松解。胃部的炎症所致幽门瘢痕性狭窄发生后形成梗阻,则切除瘢痕狭窄部分,将胃余下部分与十二指肠吻合,或仅行胃空肠吻合。

(二)胃肿瘤

胃部的较大息肉阻塞于幽门管或息肉样的胃窦黏膜滑入十二指肠。幽门区的腺瘤有较长的蒂,滑入幽门管和十二指肠内,也可以自行复位,临床表现为反复发作性幽门痉挛或幽门梗阻症状。若滑入后发生充血水肿而不能自行还纳,可进一步引起胃十二指肠套叠、坏死,乃至穿孔,临床上出现急性腹膜炎体征。

胃恶性淋巴瘤、胃癌,越过幽门,使十二指肠肠壁僵硬,肠腔缩窄,形成梗阻。特别是窦部可沿浆膜下层向十二指肠蔓延引起梗阻。肿块本身亦可直接压迫十二指肠致梗阻。

胃部肿瘤的诊断主要依靠 X 线钡餐和纤维胃镜检查。

胃的良性肿瘤在临床上不能完全排除恶性的可能,即使为良性也可能恶变,何况出现梗阻和出血等并发症,所以应积极给予外科治疗。术中冰冻切片检查,视病变性质及部位而决定术式或切除范围。故一旦胃肿瘤导致十二指肠梗阻时,应予根治性或姑息性切除。若无法切除应做捷径(短路)手术,以解除梗阻。

(三)胆囊炎性粘连

胆囊炎是由细菌感染与高度浓缩的胆汁或反流的胰液等化学刺激所引起的胆囊黏膜充血、水肿、胆囊内的渗出增加,胆囊肿大,张力较高。胆囊壁呈水肿、增厚、血管扩张,浆膜面上有纤维渗出,与附近的十二指肠发生纤维素粘连,形成扭曲或成角,但一般不引起疼痛和部分梗阻等症状,只有少数患者在大量进餐后或变换体位时可出现症状。对这种因粘连不产生症状的患者,钡餐检查可出现幽门十二指肠区移位以及轮廓不规则、蠕动异常和胃排空延迟或排空障碍等征象。

胆囊性粘连经非手术治疗无效后,可行外科治疗,做胆囊切除,松解粘连使十二指肠复位术。

(四)巨大肝肿瘤压迫

肝脏的肿瘤分为良性肿瘤与恶性肿瘤,又可分为原发性与继发性两大类。原发性肿瘤以原发性肝癌最多见,继发性肝癌是全身各器官的癌或肉瘤转移至肝脏所致。肝肿瘤逐渐增大,压迫邻近脏器如胃、十二指肠、胆道等,亦可能引起十二指肠不全性或完全性梗阻症状,如上腹疼痛和饱胀、呕吐,进食后呕吐更剧烈,有时呈喷射状,量多。同时具有肝肿瘤的临床表现,可扪及肿块,质硬、光滑或结节状。并非所有的肝脏肿瘤均如此,应根据肿瘤所在肝脏的部位与性质而定。笔者曾遇到 17.75kg 的巨大肝脏海绵状血管瘤与 6kg 的肝平滑肌瘤对十二指肠均无明显压迫症状;但另 1 例,位于左肝内叶的 3kg 重的原发性肝癌,对十二指肠则产生了明显的压迫症状,切除肿瘤后,十二指肠的压迫症状则解除。

解除肝肿瘤压迫十二指肠所致梗阻时,应以手术为主。肿瘤侵犯肝的一叶或半肝,可行局部、肝叶或半肝切除。对于无法切除的肿瘤行肝动脉结扎或加肝动脉栓塞,使肝肿瘤缩小,减轻压迫,必要时可施行胃空肠吻合术。

(五)胰腺炎性粘连、胰腺囊肿、胰头癌

胰腺炎的发生与下列因素有关:①胰管内的反流或阻塞造成管内压增高;②胰腺外分泌旺盛;③胰腺血液供应不足。由于以上原因,除胰腺产生炎症外,周围组织也产生炎症反应。由于胰液及纤维素样渗出,产生炎性纤维素性粘连带压迫十二指肠或牵涉十二指肠成角造成梗阻。

胰腺囊肿有真性和假性两大类。巨大的假性囊肿,尤以胰头部的囊肿能压迫周围器官引起症状,如压迫十二指肠,使十二指肠腔狭窄,引起十二指肠梗阻,出现上腹不适、呕吐,食后尤甚。

胰头癌。由于十二指肠呈一个 C 形的弯曲,胰头位于弯曲之内,造成不同程度的变形或梗阻。胰头癌的肿块既可压迫十二指肠,又由于解剖关系密切,很容易浸润十二指肠,使十二指肠僵硬狭窄形成梗阻。

以上 3 种胰腺疾患,若造成十二指肠梗阻,均须进行手术治疗。胰腺炎性粘连应做松解术,胰腺囊肿应行内引流术。胰头癌可做根治性胰十二指肠切除,不能切除者,可行胃空肠吻合,解除梗阻。

(六)右肾肿痛、右肾积水、腹膜后肿瘤

肾脏位于腹膜后,右侧肾门处紧靠十二指肠第三段。当右肾肿瘤逐渐长大,向外扩展,可突破肾的包膜而侵及肾周脂肪,继续发展,还能突破肾周围筋膜而侵及或压迫十二指肠形成梗阻。临床主要表现为肾肿瘤的 3 大症状:血尿、肿块、疼痛,此外,亦有十二指肠梗阻的症状,如上腹胀、呕吐,以进食后更重。

肾积水是由于尿从肾的排泄受到梗阻引起肾盂内压力增高而逐渐形成的。当右肾积水以及右、中,上腹膜后良、恶性肿瘤体积巨大时可向内压迫十二指肠引起梗阻。

右肾肿瘤、右肾积水以及腹膜后肿瘤的诊断与治疗,可分别根据临床表现做一些必要的检查,如 B 型超声波、X 线腹部平片、静脉肾盂造影、逆行性尿路造影、腹主动脉或肾动脉造影、CT、磁共振、肾周围充气造影等作出诊断。在治疗上应根据病因施行各种相应的手术,如根治性手术或放疗、化疗。

(七)右半结肠肿瘤

右半结肠肿瘤主要是各种类型的结肠癌。当癌瘤突破浆膜后,向邻近组织扩散或直接蔓延侵犯十二指肠,使十二指肠狭窄、僵硬、梗阻。手术切除是治疗的主要方法。根据具体情况,争取做右半结肠和浸润的十二指肠部分或全部切除;不能根治性切除者,则做姑息性切除或改道手术(回肠-横结肠吻合术及胃-空肠吻合术),以解除十二指肠、结肠的梗阻。

笔者近 5 年来遇到 6 例结肠肝曲癌与回盲部恶性肿瘤侵犯十二指肠的病例,其中 3 例已经出现十二指肠不全性梗阻,4 例发现血便和(或)呕血。根据 6 例患者的不同情况,分别施行如下手术。5 例施行右半结肠切除,再做 Kocher 切口,游离十二指肠,切除十二指肠局部浸润病灶后:2 例行十二指肠局部修补与十二指肠冠部切开置管引流,1 例行十二指肠局部修补＋空肠襻浆膜覆盖十二指肠修补处,2 例行十二指肠病灶清除＋十二指肠－空肠 Y 形吻合。另外 1 例因肿块周围广泛浸润,术中在分离结肠肝曲肿块时,发现十二指肠降部大块浸润、破损,十二指肠无法修补,患者术中一般情况良好,故决定施行胰十二指肠切除＋右半结肠切除术。术后 6 例患者均恢复良好。

(艾孜买提·热合木吐拉)

第四章　上消化道内镜治疗

随着消化内镜技术的不断发展,运用内镜对胃肠道疾病的治疗技术更是日益成熟,甚至有些治疗技术已经取代或是协同外科完成手术治疗,使得传统的单纯外科治疗模式发生了很大的改变,这不仅减少了患者的痛苦,而且降低了医疗费用,使内镜的诊疗技术真正造福人类。

第一节　良性食管狭窄

一、简述

胃—食管反流是造成良性食管狭窄(图4—1)的最主要原因。其他原因包括特殊的食管炎症或感染,药物、腐蚀剂的摄入,放射治疗,外在挤压,以及一些手术及内镜的治疗等。一般来说,当食管内腔直径小于13mm时才会发生狭窄。由于普通内镜的直径仅为8~10mm,所以内镜能够轻易通过食管时并不意味着食管不存在狭窄,也并非不需要治疗。

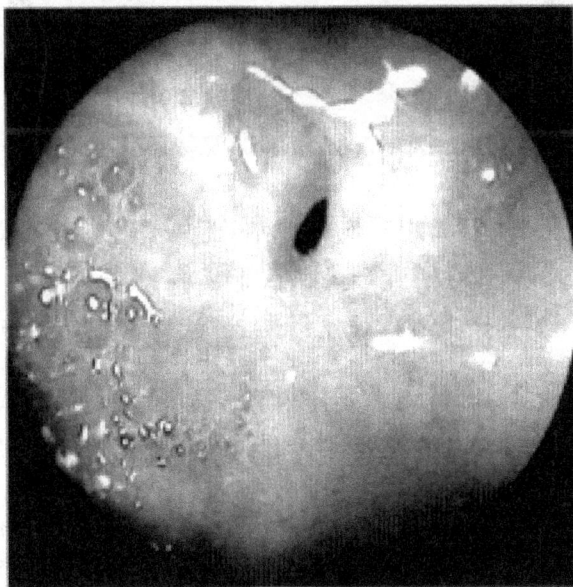

图4—1　良性食管狭窄

二、内镜下扩张技术

治疗良性食管狭窄的方法很多,其中,采用内镜下扩张技术是其治疗方式之一。就扩张技术而言有很多种,需要的设备也各不相同。对于轻度狭窄者可以在非麻醉状态下采用探条扩张;当狭窄较重或弯曲时,可以在内镜或X光引导下采用球囊扩张或带刻度的探条扩张,以确保放置位置正确。对于这两种均有效的方法在效果优劣上尚有争议。探条扩张对于狭窄的感觉更为灵敏,似乎探条扩张更为安全;一些由于辐射或者腐蚀剂造成的狭窄则难以扩张。扩张过程需要不断重复,逐渐增加扩张器的直径,因为过快增加有可能造成穿孔。由于扩张可能会引起菌血症,因此对于既往有心脏疾患的患者应预防性地应用抗生素,以防止心内膜炎的发生。

(一)球囊扩张

1.采用球囊扩张其力度是呈辐射状均匀地加压在所有的狭窄面上,所以可减少出血和穿孔的发生率。球囊可以通过注气、注水、注钡来达到扩张的功能(图4-2)。

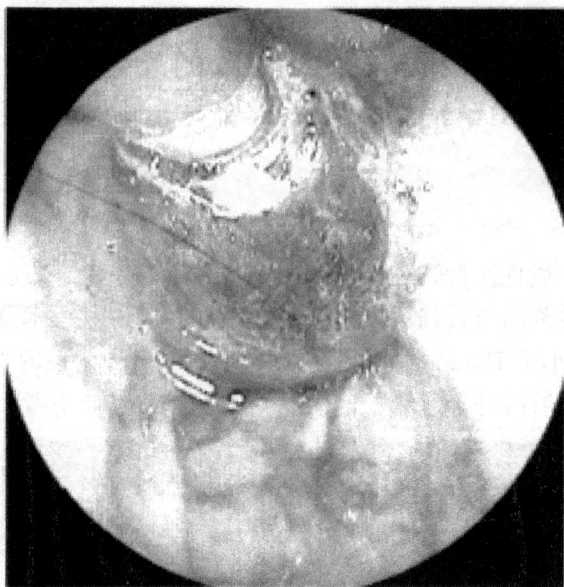

图4-2　球囊扩张

2.扩张前患者需口服或推注造影剂,以了解狭窄远端情况,确定狭窄范围。

3.插入内镜,确定狭窄部位。

4.通过活检孔道向腔内推注液体石蜡等润滑剂,然后插入气囊抵达狭窄部。根据狭窄情况,有时需要使用带导丝的球囊。

5.用充气装置向球囊内注水(或注气),使球囊膨胀,达到并保持规定的压力,持续扩张2分钟左右。随着狭窄部的扩张,充气系统的压力也会随之下降,要注意保持恒定的压力。加压应缓慢,使扩张的球囊一直位于狭窄部中心。

6.扩张完毕,抽空球囊内的水(或气体),再将球囊从活检孔道缓慢抽出。若球囊皱褶,不能从活检孔道抽出时,可以连内镜一并拔出。扩张后,如果内镜能通过狭窄部,应观察狭窄部以下情况,以及查看扩张部位出血情况,必要时局部进行止血治疗。

(二)探条扩张

1.插入内镜直至狭窄处,推注造影剂,确认狭窄范围(此步骤可术前由放射科完成)。

2.透视下从内镜活检孔道插入导丝,使导丝通过狭窄部进入胃腔(图4-3)。

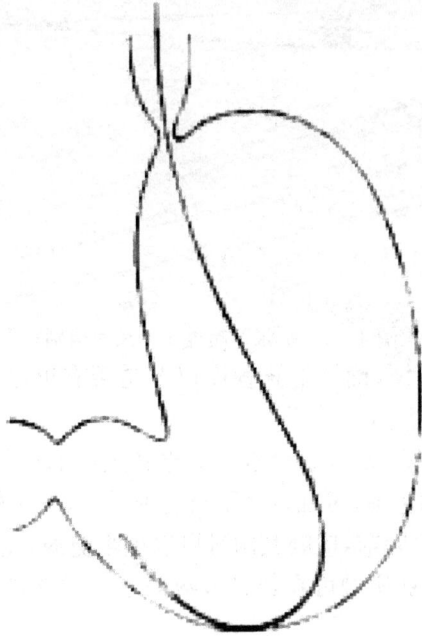

图 4－3 导丝进入胃腔

3.拔出胃镜,在橄榄形的硬式扩张器上涂抹利多卡因胶浆,助手协助患者使患者下颌上抬,使食管处于平直的状态,便于插入扩张器,且减少插入时的痛苦。沿导丝缓慢插入硬式扩张器,使其直径最大处位于狭窄部(效果最佳)留置5～10min,达到充分扩张(图4－4)。

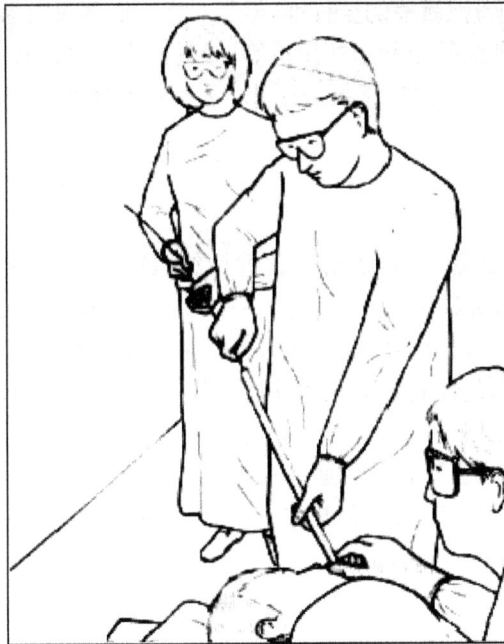

图 4－4 插入扩张器

4.初始先使用细的扩张探条进行扩张,使其较容易通过狭窄部位,逐渐换成较粗的探条进行扩张,每次扩张按照不超过3个尺寸级别的基本原则(图4－5)。

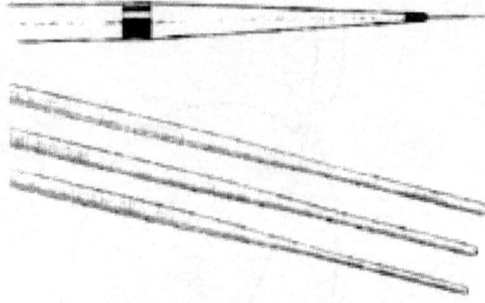

图 4-5 扩张不超过 3 个尺寸级别

5.扩张完毕,再次插入胃镜,确认扩张程度以及是否有出血。如再需扩张,可在 3 天后进行。

6.患者扩张后1h之内留院观察,禁食水。对患者主述的任何不适应要予以重视。如果怀疑穿孔,宜行 X 线检查。如出血,可在内镜下行止血治疗(发生较少)。如果扩张效果满意,之后可少量饮水。患者离开医院前,应嘱其次日可以进半流质,逐步过渡到正常饮食,并给予适当的药物,约定随访日期个别病例可在数日或数周之后重新扩张,直至患者吞咽功能恢复正常。

(艾克拜尔·艾力)

第二节 贲门失弛缓症

食管测压是诊断贲门失弛缓症的金标准,但是非常有必要进行吞服造影剂的 X 光检查及胃镜检查,以排除黏膜下肿瘤甚至肿瘤的压迫等,球囊扩张、经口内镜下肌切开术(peroral endoscopic myotomy,POEM)、注射肉毒碱或手术、腹腔镜下括约肌切开术均可治疗贲门失弛缓症。

一、球囊扩张

1.扩张前最好先测定食管压力,了解下食管括约肌压(lower esophageal sphincter pressure,LESP)和下食管括约肌(lower esophageal sphincter,LES)松弛率及 LES 长度,以便决定扩张时应用的压力和时间球囊扩张法比探条扩张法的疗效要好。

2.贲门失弛缓症的患者食管经常有食物潴留。患者术前数日应进食流质,甚至需要洗胃。

3.通常通过内镜活检孔道放置导丝通过狭窄部。通过透视确定食管下括约肌的位置,然后在透视下或是内镜直接观察下行球囊扩张。一般应将球囊放置在贲门括约肌相当的位置(图 4-6)。

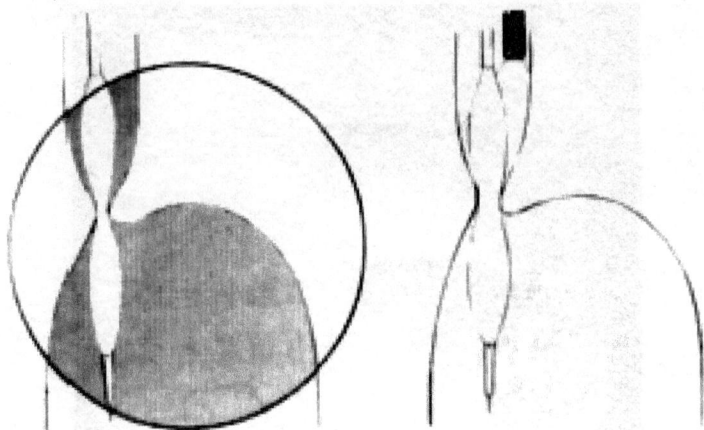

图4-6　扩张球囊放置的位置

4.球囊直径各不相同,有30mm、35mm、40mm不同规格。开始先用小球囊扩张,逐步更换大球囊扩张,根据症状持续或反复的情况可重复扩张治疗。根据临床实践,建议使用直径30mm的球囊扩张器为宜。

5.按规定压力扩张,在透视下观察球囊形态,如果扩张不足时意味可能有其他病变,如果突然球囊扩张则意味着穿孔。扩张时的监控以及患者的反应都是十分重要的。

6.球囊扩张后通常可见少量出血(此时意味着扩张效果达到最佳)。至少应密切观察4h。有些内镜诊疗中心会常规行胸透。只有内镜医生或临床医生亲自看过患者及胸透检查结果之后,才能允许患者进食水,无穿孔者次日可正常饮食。

二、肉毒杆菌毒素注射

可以在内镜下或超声内镜下将肉毒杆菌毒素注射至食管下括约肌区来治疗贲门失弛缓症。效果是不错的,但是维持时间较短,所以这种方法的价值尚不能确定。

三、POEM手术技术

POEM手术,是由日本昭和大学横滨北部病院的井上晴洋教授于2008年发明并应用于临床2010年11月上海中山医院在国内开展首例POEM手术,作为治疗贲门失弛缓症的一种全新的内镜微创技术,它具有手术时间短、创伤小、无瘢痕、恢复快、疗效佳的特点,充分体现了"经自然腔道微创治疗"的优越性。POEM是一项高难度的新技术,需经过积极的术前准备,在全麻下,运用最新微创切除器械,其操作步骤主要如下:

1.食管黏膜层切开　在胃-食管交界处(gastroesophageal junction,GEJ)上方10cm处,用Hook刀纵向切开黏膜层约2cm显露黏膜下层。

2.分离黏膜下层,建立黏膜下"隧道"(图4-7a),直至GEJ下方胃底约3cm。

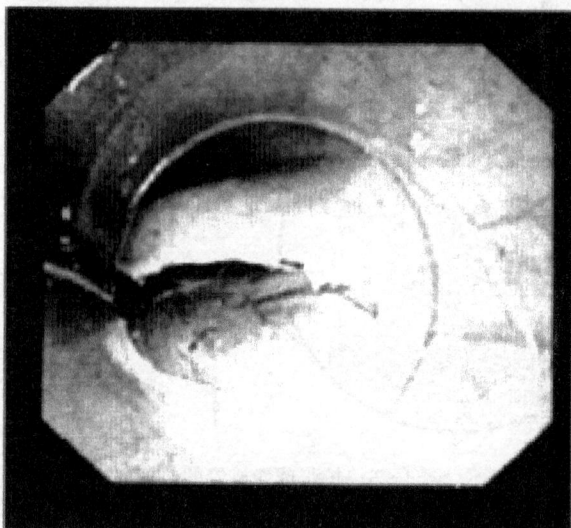

图 4—7a　建立黏膜下隧道

3.环形肌切开(图 4—7b)　胃镜直视下从 GEJ 上方 7~8cm,应用 IT 刀从口侧纵向切开环形肌至 GEJ 下方 2cm。切开过程中由浅而深切断所有环形肌束,尽可能保留纵形肌束,对于创面出血点随时电凝止血。

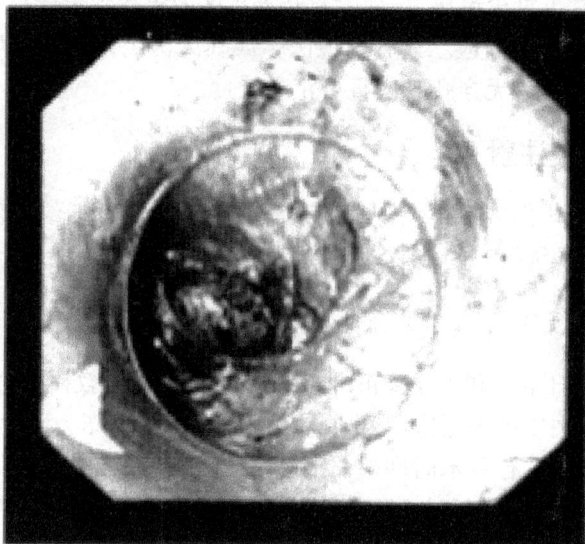

图 4—7b　环形肌切开

4.关闭黏膜层切口(图 4—7c)　完整切开环形肌后,将黏膜下"隧道"内和食管腔内液体吸尽,冲洗创面并电凝创面出血点和小血管,退镜至黏膜层切口,多枚金属夹对缝黏膜层切口。胃镜监视下放置胃肠减压管。此项技术风险高,难度大,开展条件要求苛刻,其远期效果尚待观察。此外,术者需经严格培训。

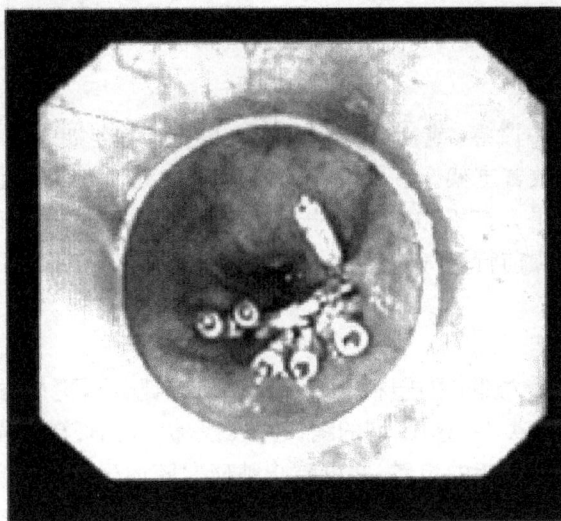

图 4-7c 关闭黏膜层切口

四、其他

目前尚有硬化剂、微波及金属支架植入的方法,但其效果尚待时间的考验。

(艾克拜尔·艾力)

第三节 食管癌的内镜姑息治疗

食管造影与胃镜在评估食管癌的位置及性质方面起着相辅相成的作用,超声内镜是最精确的评估分期的工具。胃镜的治疗对于改善那些不适合手术的食管癌患者的吞咽困难有一定帮助,但是内镜医生应该正确评估治疗给患者带来的利弊。尤其要清楚治疗的禁忌证。有时仅能使食管内腔扩张,但是并不能恢复正常的吞咽功能。治疗的目标应是吞咽功能最佳化,风险最小化,患者利益最大化。

一、姑息技术

1. 通过常规胃镜可清除由于某些食物的堵塞或嵌顿而造成的突发的吞咽困难。

2. 癌性狭窄可以通过球囊或探条扩张,但扩张过程中要注意不能过分撕裂肿瘤而造成出血、穿孔。

3. 外生型肿瘤可以通过各种方法消除如单极电凝可用于切除,但难以控制损伤深度,极易炭化。局部注射药物(如:无水酒精)同样有效。激光消融在数年前非常流行,后来又出现微波治疗,当前被同样有效且安全系数较高又经济的 APC(氩气刀)所取代。消融技术对于这种外生型的、术后复发或转移的肿瘤是最为有效的。但这些技术均有一定程度的风险(5%的穿孔率),且疗效仅能维持较短。

4. 支架治疗癌性狭窄的地位越来越高。化疗、放疗(尤其腔内局部放疗)也同样应用于癌性狭窄的治疗

二、食管支架

（一）适用范围

适应证最好是食管中段癌，或气管－食管瘘，或预计生存期在数周至数月者而环咽肌2cm 以内的肿瘤不适宜放置支架。贲门的支架效果不会太理想，尽管已有防反流支架，但仍因放置角度使防反流效果大打折扣。对于非常大的肿瘤，放置支架后可能会压迫气管，因此放置时应格外小心。应提前行支气管镜检查，并试验性行球囊扩张以了解狭窄部能承受的直径大约是多少。

（二）不同类型的支架

金属支架已经取代了大部分的塑料支架，因其置入风险小，更加方便。现在有很多类型的支架可供选择。它们在类型、直径、网的编织方法、形状、大小、有无覆盖膜上各不相同。有覆盖膜的支架适用于那些有瘘的患者，并可防止肿瘤向腔内生长，而半覆膜支架其裸露部分可以防止支架移位。食管支架一般腔内直径约为 15～24mm，长约 6～15cm 通常被压缩入 6～11mm 直径的置入系统中以便置入。大部分支架在放置体内数天后完全扩张，与食管内壁紧密结合，不易滑脱。一些力度不够的支架，虽然容易放置，患者容易忍受，但是由于扩张不充分，即使同时用球囊扩张也并不能充分改善患者的症状。

（三）支架置入

1. 支架置入前应详细告知患者治疗的目的、可能存在的风险以及是否有替代选择。应预防性应用抗生素以预防心内膜炎的发生。

2. 插入内镜观察狭窄部，用造影剂造影，确认狭窄范围。用标记夹标记预放支架的口侧端。如果需要，可先用球囊扩张根据狭窄长度选择适合长度的支架。

3. 从胃镜的活检孔道插入导丝，使导丝通过狭窄部至狭窄的肛侧端。用标记夹标记，然后置留导丝，退出内镜。

4. 以两端的小夹为标记，顺着导引导丝插入支架，释放支架使其打开。若需纠正放置支架的位置，在刚打开时，可用气囊或把持钳矫正。但最好定位准确，一步到位。

5. 支架放置到位并舒展开来后，可再次插入胃镜，或用水溶性造影剂确认如果支架位置放置良好，可结束治疗。

（四）支架置入后的注意事项

支架放置术后需留院观察（至第二日），因为支架还是存在穿孔、出血的风险，术后 2h 应行胸透检查。如果没有明显并发症，4h 后患者可进流质。如果患者有疼痛应给予相应处理。

应告知患者支架并不是完美的，需要进软食，且进食中及进食后均需大量饮水。过量进食或咀嚼不充分可能会造成支架梗阻。如果发生食物嵌塞的话，通常可以通过内镜下圈套器或活检钳将其取出。

如果肿瘤过度生长影响支架功能，我们可以考虑采用内镜下电凝切除或是支架内重置支架等方法解除。对于放置贲门处的支架可选择防反流支架，但有时仍会出现堵塞，这同样需要胃镜下的处置。非防反流支架患者有时需要采取体位调整或是服用抑酸药及食物的调节等措施来防治反流。

少数情况下，化疗或者放疗效果好的话，可以将支架取出。但需注意到另一方面，由于化疗或放疗后食管狭窄改善，支架（尤其是全覆膜支架）脱落胃中的风险会增大，而从胃中取出脱落的支架则是相当困难的。

（艾克拜尔·艾力）

第四节 食管穿孔

食管狭窄的胃镜下治疗相对是安全的,但有时候也会因病情复杂或癌性狭窄,或因医生经验不足或过分自信,有可能发生穿孔。治疗中穿孔的发生率分别为:良性食管狭窄为0.1%,贲门失弛缓症为1%,癌性狭窄为5%~10%。但是如果按照操作常规实施,穿孔的风险就会降低。

早期识别穿孔是正确处理穿孔的关键。临床上应密切观察患者的各种表现,不要忽视患者的任何不适。若数小时后出现皮下气肿应行X光检查。高度怀疑或确诊严重穿孔时,必须向患者及家属交代外科手术的必要性。许多局限的穿孔,尤其较高位的颈部穿孔更适合保守治疗,因为纵隔未被污染。必要时可以行外科引流术,这是很容易的保守治疗时需禁食水,静脉输液及滴注抗生素。扩张食管癌引起穿孔时若食管腔容易辨认,而又不能行外科治疗时可立即行覆膜支架治疗。有时在选择内科保守治疗还是外科手术治疗上是困难的,因为两种方式各有利弊。

（艾克拜尔·艾力）

第五节 胃及十二指肠狭窄、息肉和肿瘤

一、胃及十二指肠狭窄

如果胃和十二指肠存在病变(肿瘤或者溃疡)或既往有手术史(食管裂孔疝修补术、胃肠吻合术、幽门成形术及胃成形术等)可能会造成胃及十二指肠的狭窄。手术造口处狭窄可通过球囊扩张恢复,但是很容易复发。胃及十二指肠肿瘤的患者使用膨胀型支架还是可以取得一定疗效的。

二、食管、胃、十二指肠息肉和肿瘤

在肠道内经常使用的内镜下息肉切除术同样可以应用于胃及十二指肠的息肉和肿瘤。胃及十二指肠的息肉相对少见,食管的息肉更少见。由于很多息肉是广基的,或是一些肿瘤是黏膜下的,尽管其是良性的,但会使内镜下治疗的风险增加,往往会有穿孔的可能。但近年来由于超声内镜检查可以帮助我们确定诊疗方案,某些黏膜下的肿瘤可无需外科手术,经内镜下可完整切除;对于部分治疗中发生的穿孔,也可以经内镜下钳夹闭合,大大增加了内镜治疗的范围。广基的胃及十二指肠息肉基底部注射肾上腺素(1∶10000甘油果糖美兰或生理盐水美兰溶液)可以使其抬起,这样更容易镜下切除,可以减少出血及穿孔的风险。有些内镜医生采用黏膜吸套或套扎器套扎病变也是出于同样目的。

三、EMR 和 ESD

内镜下黏膜切除术(endoscopic mucosal resection,EMR)及内镜黏膜下剥离术(endoscopic submucosal dissection,ESD)均是近年在内镜下开展的新型治疗技术。EMR 是由日本学者多田正弘于 1984 年首先报道，主要用于常规活检未能明确诊断的黏膜或黏膜下病变的病理诊断，而且可切除早期癌及癌前病变对于较大病变可行内镜下黏膜分片切除术（endoscopic piecemeal mucosal resection,EPMR)完成。但由于 EMR 难于一次性完整切除较大病灶，术后难于明确病浸润深度，并且存在肿瘤残留率、复发率较高等技术缺陷，所以 EMR 仅限于分化型无溃疡形成的小于 20mm 的黏膜内癌。EMR 主要分为非吸引法和吸引法。①非吸引法：黏膜下注射—息肉切除法；双钳道内镜注射—抓提—切除法；黏膜下注射—预切—圈套切除法（EMR－P)。②吸引法：透明帽法（EMR－C)，套扎器法（EMR－L)（图 4－8)。

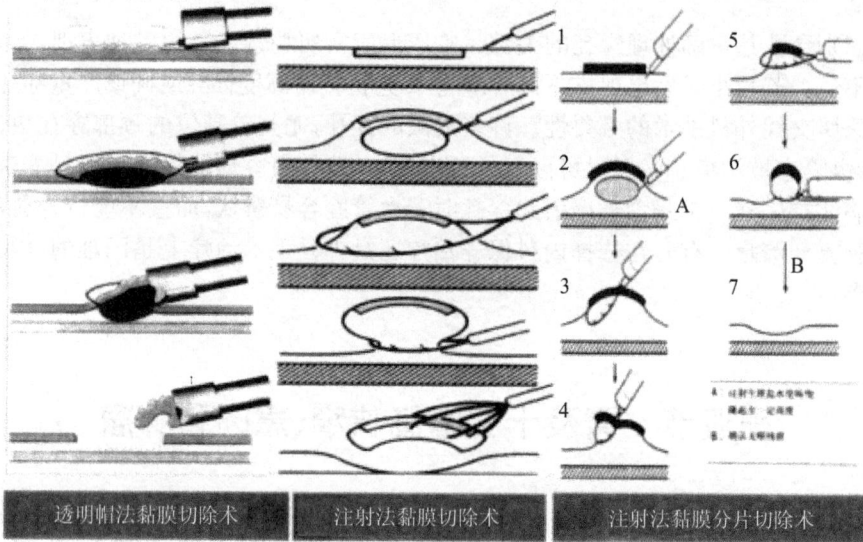

透明帽法黏膜切除术　注射法黏膜切除术　注射法黏膜分片切除术

图 4－8　EMR 分类

ESD 于 2004 年正式命名为内镜黏膜下剥离术虽然该项技术发展很快，但还是要严格掌握适应证及禁忌证，施术医生必须经过严格的训练和培训。ESD 的技术关键是：①切除部位的选择和暴露；②黏膜下注射使病变黏膜层与固有肌层分离并抬举；③选择适当的器械进行分离和切除；④并发症（穿孔、出血等）的处理。以上技术均会造成出血、穿孔，也可以造成溃疡，所以术后数周内应常规应用抑酸剂（图 4－9)。

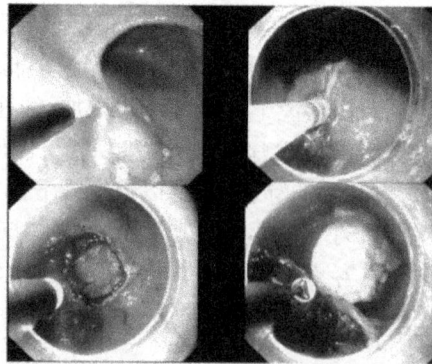

图 4－9　ESD 切除过程

（艾克拜尔·艾力）

第六节　异物

一、简述

异物常见于儿童、有义齿的老人、醉酒者及精神失常患者，也常见于自残或犯人中。异物的诊断有时很明确：患者自述吞入异物或患者突然不能吞咽，而 X 射线检查证实患者体内存有异物。但有时诊断却不容易明确，一部分患者可能就没有记忆或没有意识到吞入异物，而且有些物体如骨头、饮料瓶盖等在 X 射线下又不能显示，因此保持对"特殊人群"高度警觉十分必要。常用的检查手段是胸腹部 X 光检查。在某些患者用水溶性造影剂做上消化道造影对诊断也会有帮助。但当存在完全性吞咽困难时上消化道造影检查就十分危险了，应予禁止。许多异物可以自行排出，但是在某些情况下，异物吞入数小时内积极地施行急救治疗是十分必要的。吞入异物的紧急治疗指征包括：患者不能吞咽唾液，尖锐物嵌顿，吞入纽扣式电池（此物在胃肠内可分解，并引起局部损害）。

二、内镜下取异物

（一）基本要求

目前用内镜取异物是优先的治疗选择。通常在静脉镇静下内镜取异物即可顺利完成，但是对于儿童或不能及不愿配合的患者，尤其是考虑到可能影响气道通气时，可考虑插管麻醉内镜。当考虑到异物有伤及食管的时候使用外套管可增加治疗安全性。但当异物嵌顿在环咽肌处及以上部位时通常优先考虑外科用硬式器械取出。

（二）异物尽早取出或处置指征

吞下异物的种类繁多到惊人的程度。食管内异物嵌顿应尽快取出。尖锐物（如打开的安全别针）最好先退入外套管内再取出（图 4—10），有时用硬式食管镜更为安全。大多数已进胃内的异物可自行排出，但有些例外的情况则要求尽早取出，其适应证如下：

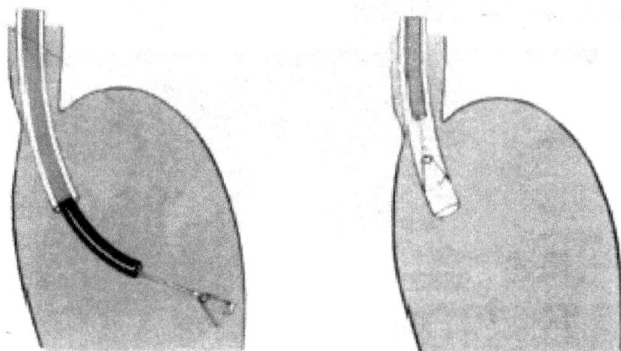

图 4—10　取出安全别针

1. 尖锐的物品造成穿孔（通常在回盲瓣）的概率为 15%～20%，因此当其在食管、胃内或近端十二指肠就应取出。

2. 直径>2cm 或者长度>5cm 的异物一般不能自然排出，如有可能应该在胃镜下取出。

3.纽扣电池如果已在胃内一般可自然排出,但应服用泻药,加速其排出,以免崩解中毒。

4.对于做过幽门括约肌切开术的儿童,其胃内异物很少自然排出,需胃镜或手术取出。

(三)内镜取异物的原则

1.确认取异物操作的必要性;

2.取异物前考虑好操作方式、所用器材,在患者体外演练成熟;

3.采用简单有效的方式方法;

4.一旦需要,立即请外科会诊或麻醉医生辅助;

5.取出过程中注意保护食管、咽部及气道,适时应用外套管或插管麻醉;

6.取出尖锐异物时注意尽量避免尖锐端引起损伤。

以上原则是内镜工作者多年宝贵经验,相关工作人员要谨记遵守。

(四)几种特殊类型"异物"内镜处理

1.食物嵌顿　静脉注射胰高血糖素可以促进嵌塞食物排出。如有肉块嵌塞不主张使用嫩肉粉,因其可导致严重的肺部并发症,可在胃镜下使用圈套器、鼠齿钳或网篮取出。另外可采用外套管强吸引吸出,或用透明吸帽吸引法。但要注意不要在喉部将食团脱落。嵌塞数小时肿胀的食物团可用圈套器将其碎成小块,推入胃内,其过程要小心进行。如果有骨头或较硬物体(鱼刺、大枣核)嵌顿不可强行拉出,以免划伤食管引起穿孔出血,而是要轻轻越过,然后用镜端扩张远端的狭窄使其顺行胃内,或是解除嵌塞使其长径与食管纵轴平行,可通过套管安全取出。大多数食物嵌塞的患者有着不同程度的狭窄(可能是反流造成的良性狭窄或是舍茨基环),内镜医生应该在取出嵌塞的食物后检查和治疗狭窄。通常取出食物嵌塞的同时就可以做扩张治疗,但如果有水肿或者糜烂溃疡时应延期行扩张术。

2.胃石　胃石(图4-11)是动植物纤维状物质的聚合体,是在胃腔内特定环境下形成的,它们通常可能伴有胃排空延迟(术后狭窄或是排空障碍)。早期较松散的胃石(如红果结石)通过服用碳酸氢钠,可使其松散,但为时较久或是坚硬的结石(如柿石)用消化酶是徒劳无功的。若由于结石而形成的急性溃疡(一般数天内即可形成),消化酶是禁忌的。仅用碳酸氢钠不能缩小胃石,只能用更加坚硬的钢丝制成圈套器来切割。切割要充分,否则大块的分割异物仍会嵌顿胃石过于巨大或者分割失败患者不能耐受内镜下分割治疗者必要时仍需外科手术解决,在取出或分割胃石后还需抗溃疡治疗。

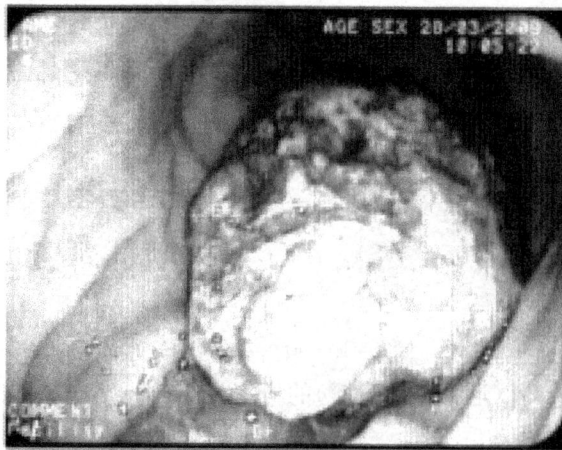

图4-11　胃石

3毒品　内镜医师应该注意不要试图取出用橡胶、塑料制品包装的可卡因或其他烈性毒品,不然一旦包装破损就会造成严重毒品中毒。外科手术取出毒品是最安全的方式。

4.带孔异物　对于有孔的异物如钥匙、戒指等可通过穿孔引线法取出。用活检钳衔住线头一端随镜进入,伸出活检钳牵线入孔,然后释放,在另一端再次钳住线头,回撤入内镜钳管,同时牵拉线绳体外端随镜撤出即可取出带孔异物(图4-12)。

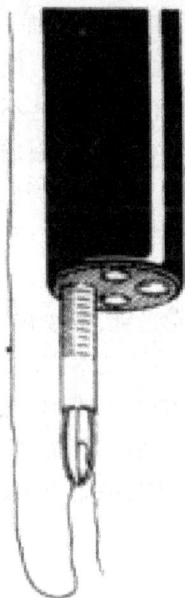

图4-12　穿孔引线法

(五)内镜取异物的技术要领

除上述提及的注意事项外,还应严格掌握取异物的适应证及禁忌证。对于尖锐嵌顿物品不能暴力拉出,应先将嵌顿物较松一端松动后解除嵌顿再取出;运用V字形屈曲位或抬高背部使异物位于胃中下部以利取出,钳取时一定力求牢固,选择好特定支撑点,对于嵌顿物体积较大、锐利而取出困难者或证实有穿孔者不要勉强用胃镜试取,应行外科手术治疗;位于咽喉及咽肌水平的异物应与耳鼻喉科医生合作,采用硬式喉镜取出异物。

取异物时要注意异物勿掉入气管内。对吞入橡胶、塑料制品包装的可卡因者,禁用灌肠或导泻的方法,以免破碎引起中毒。对于黏膜有损害的患者,应密切临床观察。对于不宜内镜取出的异物以及不透X线异物应每日进行X线透视以了解异物所处位置。透X线异物应淘洗每次大便以便检查异物是否排出。对于麻醉取异物者,必须在其完全清醒后才能离开医院。退出异物时尽量将异物靠近内镜不留间隙避免脱节,取出异物通过咽部时,助手可将患者头部后仰,使咽喉部与口咽部成一直线以利于异物取出。退镜发生损伤应重新插入内镜观察,必要时行止血治疗

(六)异物取出常用附件

内镜医生除常备外套管外,也应常备几种取异物附件,如异物钳、三脚爪、网篮、圈套器等,并熟悉它们的使用方式。也可自行制造取异物附件或器械。

（艾克拜尔·艾力）

第七节　急性上消化道出血

一、概述

急性上消化道出血(呕血和便血)是常见危重病症,内镜下的诊治已成为该病症的主要诊治手段。急诊内镜是一项十分具有挑战性技术,它可使患者受益匪浅然而又有较高风险。内镜医生必须始终牢记患者的生命安全是首要问题,这不仅要求内镜医生富于经验、勇敢自信、判断准确,而且更要求内镜医生训练有素,熟练使用内镜器械,还要善于与专业护士密切配合。对于生命体征尚不平稳的患者应收入 ICU 病房严密监护抢救,对这类患者应格外谨慎使用镇静剂,并做好防误吸的措施。对严重的大出血患者应在插管全麻下进行内镜检查。

目前发明了许多不同内镜下止血技术,包括黏膜下注射肾上腺素、硬化剂、组织胶,套扎、热疗探头(热探头、双极或单极电凝、激光光凝、微波和 APC)以及钛夹。最近又新出现了内镜下缝扎技术。尽管许多实验一直在比较不同技术方法的优劣,但真正决定治疗成功的主要因素可能是内镜医生的经验和对一些器械的熟练使用。激光光凝技术曾被寄予厚望,是因为其不与病变接触而更安全有效。但是近来有研究证实,来自注射或探头的直接压力产生填压和促凝作用,增大了病变区域内受累血管范围,进而止血效果比激光更佳(图 4－13)。

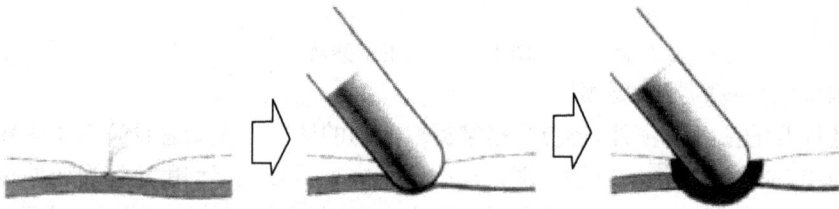

图 4－13　探头的压力和促凝作用

急诊内镜的时间非常重要,但必须在患者生命体征平稳后才能进行,有时会推迟到第二天或更晚,但国内外都主张尽早进行急诊内镜(国内 2009 年《消化内镜诊治指南》要求在 24～48h 内进行)。因此内镜诊治团队必须准备充分,一旦复苏成功就应立即进行内镜诊治。

二、急诊内镜的适应证

1. 持续活动性出血。
2. 食管静脉曲张破裂出血。
3. 鲜血便并可除外结肠疾病。
4. 上消化道出血会引起心血管异常的老年患者。

三、灌洗的必要性

胃和十二指肠的血凝块是影响内镜诊治出血的重要因素,如何将血凝块吸除将出血灶暴露清晰是进行内镜下诊治的重要一步。

即使使用大口径活检孔道的内镜进行胃灌洗有时也难奏效,可选择的方法是在内镜活检管道外附加一根吸引管进入胃腔,运用该吸引管和外吸引泵连接进行灌洗,但要注意头端吸引不要损伤黏膜及病灶。

应注意的是吸出血液是为发现病灶,故以能看清病灶可以治疗即可,及时止血治疗是我们的主要目的,不应一味追求胃腔的清洁。有时出血患者的病灶,即使胃腔没有完全排空也可发现,常规标准左侧卧位下血液血凝块多积聚在大弯侧及胃底。大弯侧病变一般少见,通过转动体位有时也可达到检查目的,但完全转向右侧卧位是危险的,误吸的可能将加大。

四、确认出血部位、明确病因

引起上消化道出血的病因已是众所周知,然而内镜检查也常发现许多患者不止一种病变(例如食管静脉曲张合并急性胃黏膜糜烂),因此,对每一个出血患者,无论内镜首先看到了什么病变,都应该对食管、胃及十二指肠做全面检查以免遗漏病变。如果内镜检查中病灶有活动性出血或有特征性表现,如:黏附着血块的溃疡或可见裸露血管,即可确认为出血病灶,如果患者表现为呕血,上消化道内镜只发现了一处病变,尽管有时该病变并无前述出血特征表现,也可大致确认该处为出血病灶。但在临床实际工作中并非完全如此简单,如果患者仅表现为黑便或出血48h后再进行内镜检查,可能不会发现出血病变,因为一些诸如黏膜撕裂、糜烂等急性改变已经难以发现。对表现为黑便或出血48h后的食管静脉曲张患者进行内镜检查,同样道理,如果看到静脉曲张正在出血或有特征性出血表现可确认为出血病灶。如果没有这些表现,则不应随意认定为出血病灶。

五、食管胃底静脉曲张的治疗

（一）概要

对于近期有出血表现或正在出血的食管胃底静脉曲张患者来说,内镜止血治疗的作用是非常肯定的,然而预防出血的疗效尚存争议。对正在出血患者在治疗上是极富挑战性的,因为此时患者常很虚弱,并且内镜视野常不清晰。明智的做法是首先抬高床头(患者头高脚低位),三腔两囊管胃囊充气牵引压迫,降低门脉压及维持生命体征平稳,几小时后再行内镜治疗。如果仍难以行内镜治疗,替代方法是三腔两囊管持续压迫或经颈内静脉的肝内门体静脉分流支架置入。

食管静脉曲张的消除常常需要一系列治疗过程,并非一次即可的治疗,这一点内镜医师应牢记,并向患者讲明。内镜治疗应被视为患者整体治疗的一部分。目前用于镜下治疗较为成熟的方法有硬化注射、套扎以及两者结合,而钛夹止血、圈套勒扎最近也逐渐开展起来。

（二）硬化注射

硬化注射治疗已经历了数十年,其方法在多部专著、文章中已阐述,包括套管法、气囊法等,但目前多数专家更使用"徒手"法结合大钳道内镜及可伸缩注射针,穿刺时注射针平面与血管呈 $30\sim45°$ 角为宜,保证注射针先端进入曲张静脉内。对活动性出血应该取出血点的肛侧血管内注射,无活动出血或红色征者应取食管齿状线上 $1\sim2cm$ 为注射点逆向注射。每次 $1\sim4$ 个注射点,初次注射每支血管以 10mL 左右为宜,一次总量一般不超过 40mL/人次,其后治疗依照血管的具体情况减少剂量。重复治疗时间为 $5\sim10$ 天,以间隔 7 天为佳。硬化针准确刺入曲张静脉内是疗效的关键,并能减少并发症。然而一些专家认为静脉旁注射硬化剂同样有效,有时也的确难以分辨注射部位。但一定要注意,静脉内注入硬化剂时一般阻力小,因而注射量偏大一些;而静脉旁注射一般阻力大,注射量宜偏小,不然会产生较大溃疡,有可能增加远期并发症。如果注射停止在拔针后注射部位出血,可以简单地通过将内镜进胃内靠镜身压迫一会儿即可止血,如果是食管胃交接部也可通过反转镜身直接压迫止血(图4—14)。

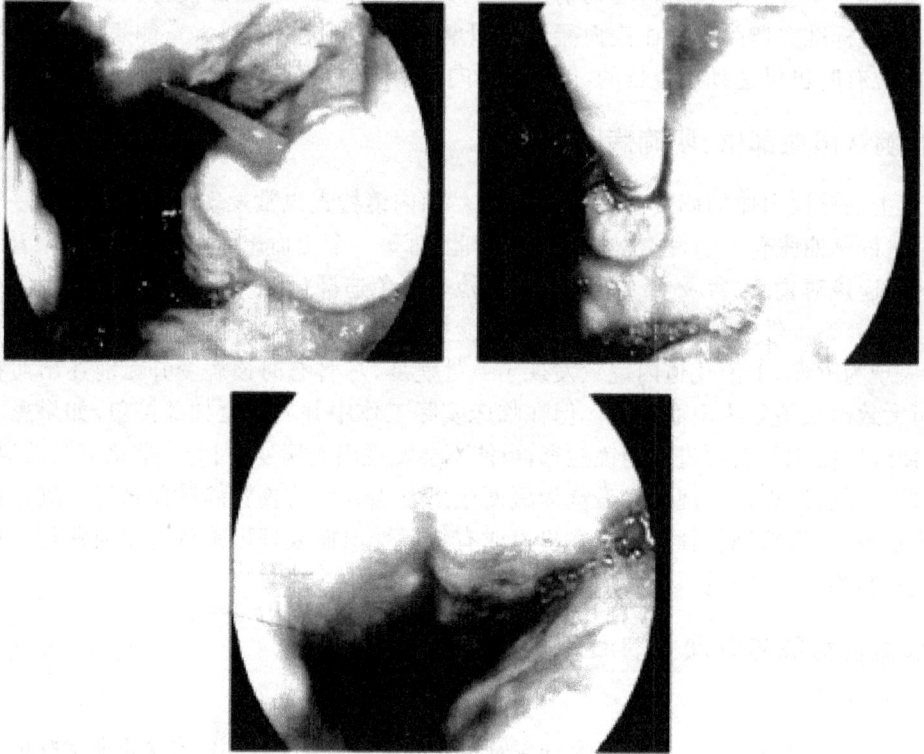

图4—14 食管静脉曲张硬化剂注射治疗

(三)硬化剂

许多化学药可作为硬化剂,如1%乙氧硬化醇、5%乙醇胺油酸酯、1%~1.5%十四烃基硫酸钠等。国内目前常用1%乙氧化硬化醇(国内商品名为聚桂醇),既往的"鱼肝油酸钠"现已基本不用。硬化剂引起的局部损伤造成黏膜溃疡形成以及纤维化愈合过程产生对食管胃底静脉交通支的根除或包埋作用,进而消除曲张静脉,但应注意其有效性与溃疡形成及并发症常是并行的,有的溃疡甚至会导致狭窄的产生,应仔细观察患者病情转化过程。

对于胃底静脉曲张目前最通行的做法是组织粘合剂的注射(图4—15)。目前已有国产化组织粘合剂市售,俗称组织胶,该药特点是接触水即刻凝固,因此注射组织粘合剂需要医生、护士(或助手)密切配合,熟练使用"三明治"注射法(即碘化油—组织胶—碘化油法),选准部位,快速注射,及时退针,密切观察注射部位有无出血、渗血。这样就会有良好治疗效果而又不会导致胃镜被粘住而损害内镜此外近年三明治注射法还包括有生理盐水夹心法等。经过多年实践证明组织粘合剂疗效显著,与硬化剂相比其在胃底静脉曲张中的作用更为突出许多专家也将该技术用于食管胃底静脉曲张套扎或硬化后再出血的紧急补救治疗。

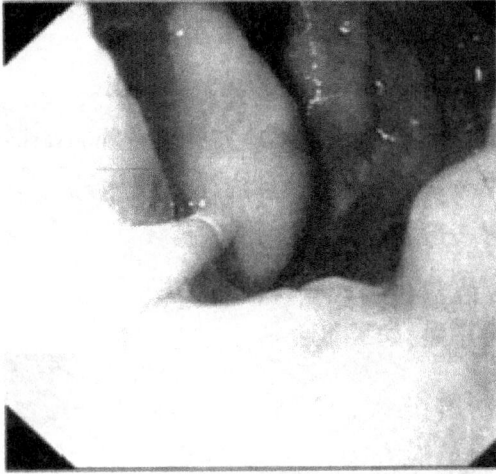

图 4—15　胃底曲张静脉组织胶注射

（四）套扎治疗

套扎治疗相对于硬化治疗来讲，因其很少引起溃疡和狭窄，操作简便，目前更为流行和普遍（图 4—16）。这个装置的部件及使用方法、装配不必累述。其原理简单，将套扎器正面对准欲套扎的曲张静脉部位，将其吸入套扎器中，视野发红时，转动转轮手柄的牵拉牵引线，释放套扎橡皮圈终止吸引，可见橡皮圈套住静脉，形成球状隆起。然后依次向上每隔螺旋式上升进行套扎。该套扎器同样可用于胃底静脉曲张及小溃疡如迪厄拉富瓦病（Dieulafoy 病）。

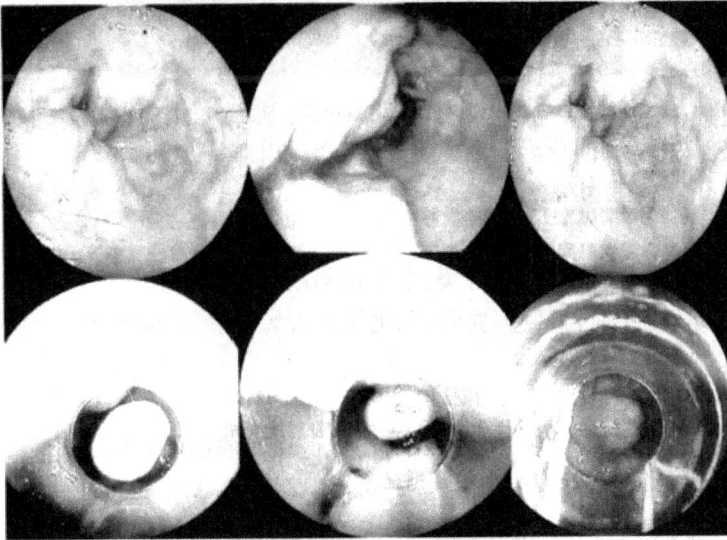

图 4—16　食管静脉曲张的套扎治疗

（五）后续治疗

所有急诊内镜的并发症均可能在静脉曲张内镜治疗中出现，尤其是吸入性肺炎等，患者经常有短阵的胸痛、吞咽痛和吞咽困难。患者术后几天进食软食，避免服用对食管刺激的药物或引起出血的药物，坚持服用抑酸剂。如果一周内再次出血可重复治疗，但如果择期治疗应几周后进行，即待前次治疗处黏膜基本愈合。迟发并发症为食管狭窄，这尤其是在硬化注射后常见。对于狭窄可使用常规标准方法小心扩张即可。

六、非静脉曲张出血的治疗

（一）概述

急诊内镜止血技术已成为上消化道非静脉曲张出血（nonvariceal upper gastrointestinal bleeding，NVUGIB）的首选方法，其适应证为：

1. 消化性溃疡（最常见）；

2. 贲门撕裂综合征（Mallory—Weiss 综合征）；

3. Dieulafoy 病（图 4－17）；

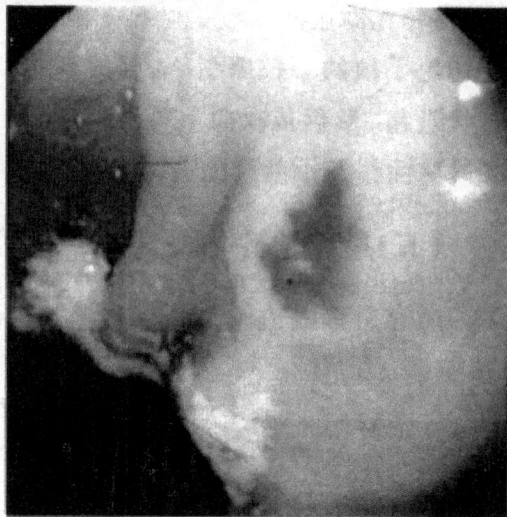

图 4－17　Dieulafoy 病

4. 医源性出血（指各种治疗后的出血，包括活检后出血）；

5. 血管畸形。

其禁忌证为：

1. 大量漏出性出血（如主动脉食管瘘、十二指肠瘘）；

2. 弥漫性黏膜病变出血，如巨大血管瘤、毛细血管瘤、应激性溃疡等；

3. 大动脉出血（直径＞2mm）；

4. 合并穿孔的出血。

胃、十二指肠球部溃疡目前仍是常见的上消化道出血原因，但约 80％溃疡出血会自行终止。内镜治疗就是针对有再出血可能的患者，再出血可能性的判断，一般是依据出血量、患者全身状态及有无内镜下特征性改变来判断。

（二）溃疡病内镜止血治疗指征

以下一些内镜下溃疡出血特征变化是选择镜下治疗与否的依据：

1. 活动性持续性出血或停止后又很快再出血（喷射状或渗血），其再出血概率为 70％～80％；

2. 溃疡底部可见裸露血管，其再出血可能性为 50％；

3. 干净溃疡基底部预示再出血可能性极小。

需要斟酌的是附着于溃疡的血块是否需要冲洗干净以观察溃疡底部是否具有上述特征，

从而决定是否行内镜止血治疗。多数内镜医师倾向于高危患者应冲洗血块进而决定内镜止血治疗与否。目前有多个关于再出血风险判断指南,其中 Forrest 内镜下分级最为常用(表4-1),可供参考。

表4-1 Forrest 分型及内镜下治疗指征

Forrest Ⅰ	Ⅰa喷射性出血	需要
Forrest Ⅱ	Ⅰb活动性出血	需要
	Ⅱa血管裸露	需要
	Ⅱb血凝块附着	需要
	Ⅱc平坦红色或黑色基底	不需要
Forrest Ⅲ	溃疡基底洁净	不需要

(三)内镜止血方法

目前最常用止血方法包括注射、热探头、双极电凝以及它们的组合使用。止血钛夹的应用目前明显增多。

1. 注射治疗 最常用的方法是用硬化注射针在出血点周边基底部注射1∶10000肾上腺素生理盐水溶液,每次0.5~1.0mL,总量最多可用至10mL。也有专家使用无水乙醇或无水乙醇混合肾上腺素或混合硬化剂注射止血。但用量更宜偏小。

2. 热凝疗法

(1)热探头:该探头可提供持续250℃高温,首先产生局部填塞作用,然后可发出热能量传导,产生较牢固热凝效果。

(2)双极(多极)电凝:一般认为双极电凝更为安全,因单极电凝其作用深度不易控制。

(3)热凝疗法原则:这些治疗器件使用原则基本相同,如果可能尽量将探头或电极正向接触出血病变,因为当正在活动性出血时,探头的直接压力会使出血血管或供血血管血流减少进而增加了治疗效果。双极电凝及热探头均装配有冲水结构,这样可防止探头与组织的粘连。此外还有专家使用微波、射频等方法,也属于接触式热凝疗法,使用方法相同或相近。近年来较流行的激光、APC 止血疗法,属于非接触式热凝疗法,有其特殊的优越性,其使用方法已在多篇文献中描述

3. 钛夹止血 金属夹特别适合小的溃疡出血(如 Dieulafoy 病)、贲门撕裂综合症,以及大的裸露血管。

(四)何时终止内镜治疗

镜下止血应根据所在医院、科室条件及技术能力开展,治疗中如遇较大困难,不应不断尝试而浪费时间,因为随着时间推移,治疗的风险也不断增大。对于某些患者、某些疾病,外科手术可能是更合适的选择。例如球后大溃疡出血常因为侵蚀了胃十二指肠动脉,这时手术是最佳选择。也有一些患者更适合血管介入治疗正确选择治疗的方法是十分重要的。

(五)后续治疗

单纯的内镜治疗不能代替其他治疗,密切监护,继续其他治疗仍十分重要。如果再发出血或持续出血,应考虑进一步加强药物治疗抑或内镜再次治疗或血管介入或外科手术。只有病变完全愈合后,这些工作或预案才能终止。有些治疗对远期出血都可能有帮助,如根除幽门螺杆菌治疗可降低溃疡再出血率。

(六)血管病变出血的内镜治疗

所有内镜止血方法都可用于治疗血管异常,如血管瘤、毛细血管扩张,需要注意的是食管、十二指肠壁均比胃壁薄,故在食管、十二指肠行止血治疗时发生全层损害及穿孔的风险高于胃部。直径大于 1cm 的血管病变治疗时应特别小心,应从周边做向心性治疗,以避免诱发出血双极电凝、热探头或 APC 治疗效果较好。

七、止血治疗并发症

最重要的内镜止血治疗并发症主要是肺误吸及诱发进一步出血。很难知道内镜诱发出血的发生率是多高,大多数用血是可以自行终止的。通过咽部吸引、头低位、气管插管等方法可减少肺误吸并发症。穿孔也是并发症之一,任何一种止血治疗都可能引起穿孔。穿孔原因多和出血方法使用不当有关,尤其在基底部仅有很薄的纤维组织包围的急性溃疡止血治疗时更易发生穿孔。

(艾克拜尔·艾力)

第五章　胃十二指肠疾病手术并发症

胃十二指肠溃疡和胃癌现仍是我国的常见疾病。胃大部切除术及根治性胃大部切除术是我国当前最常见的手术之一。由于手术技术的进步,有的术后并发症已明显减少,但有的并发症因术后病理生理的改变,仍不能完全避免。

第一节　胃大部切除术后近期并发症

胃大部切除术后近期并发症一般常发生在术后 2 周内。下面介绍几种常见的并发症。

一、误伤胆总管

（一）病因

慢性胃十二指肠溃疡,常与周围脏器粘连,局部解剖关系不清,尤其在溃疡周围瘢痕粘连于肝十二指肠韧带时,如勉强切除溃疡,易损伤胆总管。另一种情况是施行胃癌根治性胃切除术,在清除肝十二指肠韧带时,如淋巴结与胆总管粘连,易损伤胆总管。

（二）临床表现

1. 如术中发现胆总管损伤,可见有胆汁溢出,应寻找损伤部位。

2. 误伤后,如术中未被发现,术后次日即出现胆汁性腹膜炎表现,引流管可有胆汁引流出。

3. 术中胆总管被误扎者,表现为无痛性梗阻性黄疸症状。若胆总管部分结扎(结扎其侧壁,形成不全梗阻),则黄疸出现较晚,且呈部分性梗阻性黄疸的表现。

（三）诊断

1. 术后引流管有胆汁引出,且引流量逐渐增多,应考虑胆总管损伤。如未放置腹腔引流管,对疑有胆总管损伤者行腹腔穿刺,可于右侧上腹部、下腹部试行诊断性腹穿,如抽出含有胆汁样液体,应考虑有胆总管损伤。

2. 术后黄疸,排出陶土样大便,行 B 超或 CT 如发现胆总管上半、总肝管或左右瓣管及肝内胆管扩张,而扩张下突然截断,即可诊为胆总管被结扎。

（四）治疗

十二指肠溃疡如附近瘢痕大且与周围粘连,解剖关系不清,切勿勉强切除溃疡,可行溃疡扩置,即 Bancroft 手术。如术中发现胆总管损伤,能修补者行修补术,并于胆总管内置放"T"管引流;如胆总管壁缺损较大,修补后可能发生狭窄者,不宜强行修补,可用带蒂胆囊瓣(图 5-1)或十二指肠瓣修补(图 5-2),同时胆总管行"T"管引流。如缺损较长无法修补,或断裂的胆总管远端已回缩于瘢痕内不能找到,应找出胆总管近端,行胆总管空肠 Roux-en-Y 吻合术并置放支撑引流管 2～3 个月,防止狭窄。

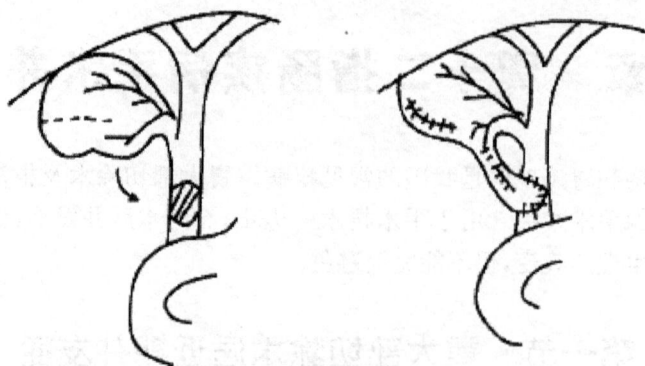

图 5—1　胆囊瓣修补胆总管

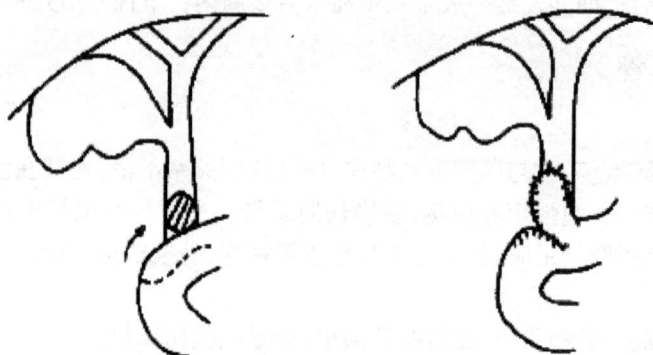

图 5—2　十二指肠瓣修补胆总管

如术后诊断较晚,因组织水肿脆弱,胆总管修补多不易施行,可于胆总管内置放"T"管引流,此时"T"管拔除时间至少待 3~4 个月后。如为完全断裂,因炎症、水肿,两断端回缩,不能行对端吻合术,可直接找出胆总管近端与空肠行"Y"形吻合,内置支撑引流管,以防渗漏,预防狭窄,支撑引流管留置 3 个月左右拔除。

如胆总管误扎,拆除结扎线,剪去结扎处胆总管,如远端能找到且易于游离,血运好,口径差别不大,可行对端吻合,内置"T"管引流;如结扎远端周围瘢痕较多,游离后血运不佳,长度不够或口径较小,而胆总管近端口径较粗,可直接行胆总管空肠 Roux—en—Y 吻合术(图 5—3)。

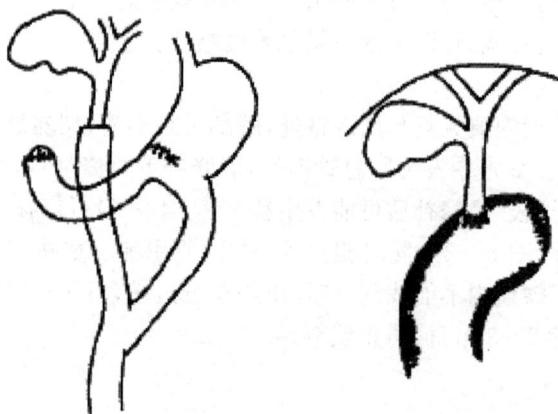

图 5—3　胆总管空肠 Roux—en—Y 吻合术

二、胃回肠错误吻合

1. 原因　引起胃回肠错误吻合的主要原因是手术野显示不佳及术者粗心。

2. 临床表现　腹泻是主要症状,进食半流质后即开始有腹泻,粪便中有不消化的食物,严重者可直接排出进食食物。患者表现为进行性消瘦,有时可被误诊为胃肠功能紊乱或吸收不良综合征。

3. 诊断　X线钡餐检查可明确诊断:可见有钡剂充填的小肠肠管很短,大部分小肠无明显钡剂充填,同时钡剂通过吻合口后很快进入盲肠。

4. 治疗　纠正全身情况后,再次手术拆除错误吻合口,重做正确的胃空肠吻合。

5. 预防　术者应认真仔细,应掌握寻找空肠起始部的正确方法,首先将横结肠提起,沿横结肠系膜根部找到 Treitz 韧带,直视下找出十二指肠空肠曲。还应了解空肠与回肠的解剖特点,空肠管壁厚,口径大,肠系膜脂肪较少,可清楚看到大而稀的血管弓,回肠管壁薄,口径小,系膜脂肪较多,血管弓小而密,因系膜厚,故系膜血管相对不如空肠系膜血管清晰。

三、术后上消化道出血

术后上消化道出血现在已少见,其发病率为 1%～2%。正常情况下,胃大部切除术后 24 小时内因残胃闭合及吻合口渗血,可由胃管流出 100～300ml 暗红色或咖啡色液体,为正常现象。如术后胃管内流出多量鲜红血液,甚至有小血块,出现呕血及黑便,应考虑有出血。

(一)早期出血

早期出血多指术后 7～10 日的出血。

1. 病因　主要是操作技术问题。另外少见的原因有十二指肠溃疡大出血行 Bancroft 手术,术中出血停止,术后又发生出血。胃十二指肠复合性溃疡,上消化道大出血行手术时,探查不细,发现十二指肠溃疡而遗漏了高位或胃底部溃疡即行胃大部切除术,实际是高位溃疡出血。

2. 治疗

(1)可先行保守治疗(禁食、全身或局部使用止血药,使用生长抑素、生理盐水洗胃等),输新鲜血,严密观察。

(2)出血较快而量多,患者有休克前兆或已有休克者,估计短期非手术疗法无效者,应积极再手术止血,同时纠正休克。

3. 预防

(1)缝合胃残端时勿用粗丝线,黏膜下血管要结扎结实,活动性出血点应单独缝扎,近些年由于胃肠道闭合器的广泛应用,因缝合技术引起的出血已经很少见。

(2)十二指肠旷置术时,应在直视下将溃疡底部缝扎,防止术后早期出血。

(3)胃肠吻合行连续缝合时,缝线收紧应适度,过紧易发生缝合处远端坏死而发生迟发出血,过松易发生早期出血。

(二)迟发出血

迟发出血为术后 10～20 日的出血。

1. 病因　常见于黏膜坏死脱落,缝线处感染或脓肿形成侵蚀血管出血。

2. 防治　术中缝合松紧合适,吻合口处吻合前用消毒剂(如聚维酮碘)消毒。迟发性出血量一般不多,可口服血凝酶、凝血酶稀释液或肾上腺素盐水,全身可静脉滴注止血药,适当静脉滴注新鲜血,出血多可停止,不需手术止血。

四、十二指肠残端破裂

十二指肠残端破裂是胃大部切除术后早期严重并发症。

1. 病因

(1)十二指肠溃疡局部血运不良或长度不足,勉强缝合十二指肠残端,包埋不牢靠。或缝合后张力大及局部血运不良。

(2)空肠输入襻梗阻,肠内压增高,使十二指肠残端缝合处破裂。

2. 临床表现 十二指肠残端破裂多发生于术后 4～6 日,也可于术后 2～3 日发生。患者突感右上腹痛,局部有腹膜炎体征并有发热,有的患者呈弥漫性腹膜炎的临床表现,引流管可见胆汁流出;但有的患者十二指肠残端破口不大,局部症状表现不明显,仅表现为发热不退,右上腹有触痛并有肿块,于术后 6～7 日甚至拆除缝线后原切口流出胆汁样浑浊液体方被发现。

3. 辅助检查

(1)B 超检查可发现右上腹或右膈下有积液。

(2)行腹腔穿刺,抽出含有胆汁样浑浊液体。

4. 防治

(1)术后早期(24～48 小时)发生,应行修补破裂术,十二指肠瘘处置入引流管。

(2)多数患者发现已较晚,局部组织水肿粘连严重而不能行修补术,只能局部行充分引流,按肠外瘘原则处理。

(3)处理空肠输入襻梗阻对水肿重、瘢痕多及十二指肠溃疡切除后残端短、张力大者,应在封闭十二指肠残端时,于十二指肠残端置造瘘管减压,在穿透性十二指肠后壁溃疡,沿溃疡近侧切开,分离溃疡,多保留十二指肠前壁,将十二指肠前壁边缘与溃疡近侧边缘缝合,将残留的溃疡缝扎止血后再将前壁浆膜面覆盖溃疡(图 5-4)。另外,在十二指肠溃疡切除后,缝合封闭残端时,如因水肿、瘢痕或有张力,可用胰腺被膜覆盖于缝合处。

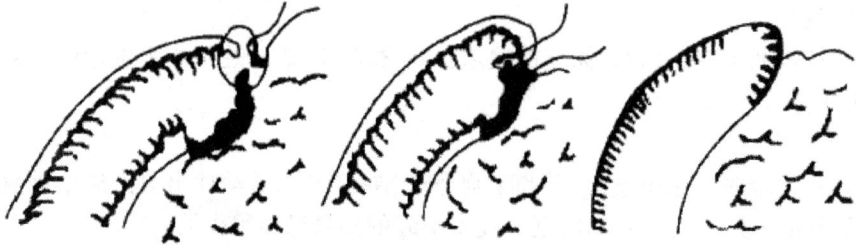

图 5-4 十二指肠后壁穿透性溃疡处理方法

五、胃肠吻合口和胃残端瘘

1. 病因 胃肠吻合口和胃残端瘘多由于缝合技术不过关,组织有张力或因低蛋白血症、组织水肿所致。这类并发症已少见。

2. 临床表现 多发生于术后 5～7 日,主要表现为急性腹膜炎或局限性腹腔脓肿;如未能及时作出诊断,可从原腹壁切口溢出胃肠液和胆汁,形成高位肠外瘘。

3.诊断　口服亚甲蓝可明确诊断;为了解破裂部位及大小,在 X 线下服 30%泛影葡胺检查,可确诊。

4.治疗　如发生腹膜炎,应立即开腹探查,如胃肠吻合口和胃残端瘘发生于术后早期,可分别行修补或重新局部切除再吻合(或缝合)。如发生时间已晚,已形成局限脓肿或发生肠外瘘者按肠外瘘处理。术后给予胃肠外营养,并给予生长抑素抑制消化液分泌,保持胃管通畅,大部分患者瘘口可逐渐闭合。如 3 个月瘘口仍不闭合者,组织水肿及粘连多已消退,可再次手术切除瘘管。

六、胰腺损伤

胰腺损伤多发生于胃十二指肠后壁的穿透性溃疡。

（一）病因

胃远端与十二指肠后壁穿透性溃疡穿透至胰腺,如勉强切除溃疡易损伤胰腺,如果不损伤主副胰管,多不会造成严重后果;但有时副胰管开口可能被牵拉向近侧,甚至被牵拉而开口于溃疡基底,切除溃疡时可能被结扎。

（二）临床表现

术中因胰腺被溃疡基底侵蚀,虽术中将其缝合,往往缝合不满意,术后可形成胰瘘,自引流管流出胰液;如术后未置引流管,可发生腹膜炎、假性囊肿或膈下脓肿,但只要局部有通畅引流,一般胰瘘均可经保守治疗痊愈,可见腹腔引流在腹部手术的重要性。如仅误扎副胰管,多无明显症状。

（三）诊断

穿透性胃十二指肠溃疡胃大部切除术后,因切除溃疡伤及胰腺者,多置放引流管,术后如引流液由血性变为白色,送检胰淀粉酶含量升高时,可诊为胰瘘;B 超检查可了解腹腔及膈下有否积液,胰管误扎时可见胰腺肿大、边界不整及扩张的胰管;必要时可行 CT 检查。

（四）治疗

1.胰瘘时,保留引流管持续引流,使用生长抑素静脉滴注或皮下注射,多可于 2～3 个月愈合。有膈下脓肿时可在 B 超引导下介入置引流管,必要时开腹引流。

2.已形成假性囊肿者,5～6 周后行囊肿空肠 Roux－en－Y 手术。

七、吻合器吻合术后并发症

1908 年匈牙利的 Hultl 及 Fischer 先后设计了胃肠吻合器,以后许多国家相继设计了不同类型的胃肠吻合器,以改变手工缝合的传统方法;目前国内各地相继使用国产吻合器及缝合器施行胃肠道手术。一些大型医院已常规使用吻合器进行胃大部切除术,其有以下优点:①吻合口质量好,内壁光滑完整;②吻合口血运好,"B"形缝钉间隙中可有小血管通过;③缩短了手术时间;④显露困难,手法缝合不易操作的部位,吻合器可操作。

（一）并发症

吻合器行胃肠手术的并发症主要为吻合口瘘、出血及狭窄三种。

（二）预防

1.术者使用前应熟练掌握吻合器的结构、性能及用法。

2.吻合后对可疑吻合口有出血处,应加针缝合。

3.吻合时将组织展平,切勿皱缩,防止术后狭窄及缝钉未完全穿透组织。

4.术后有吻合口瘘及出血者应按前文所述,及时处理。对有吻合口狭窄者可用经口球囊扩张术,必要时可手术处理狭窄。

八、术后胃排空障碍

胃大部切除Billroth Ⅰ式吻合,梗阻机会较少,仅偶尔发生吻合口梗阻。如应用Billroth Ⅱ式吻合,梗阻机会较多,现分述如下。

(一)吻合口梗阻

吻合口梗阻的发生率为1%~5%,主要表现为进食后上腹胀痛、呕吐,呕吐物为胃内容物,多无胆汁。梗阻多因手术时吻合口过小,缝合时胃肠壁内翻过多或吻合口黏膜炎症水肿所致。前两种原因造成的梗阻多为持续性的不能自行好转,需再次手术扩大吻合口或重新作胃空肠吻合。黏膜炎症水肿造成的梗阻为暂时性的,经过适当的非手术治疗可自行症状消失。行钡餐造影示吻合口狭窄(图5-5),但梗阻性质一时不易确诊,可先采用非手术疗法,暂时禁食,予胃肠减压、静脉输液、保持水电解质平衡和营养;若因黏膜炎症水肿引起的梗阻,往往数日内可改善。经2周非手术治疗仍有进食后腹胀、呕吐现象,应考虑手术治疗。

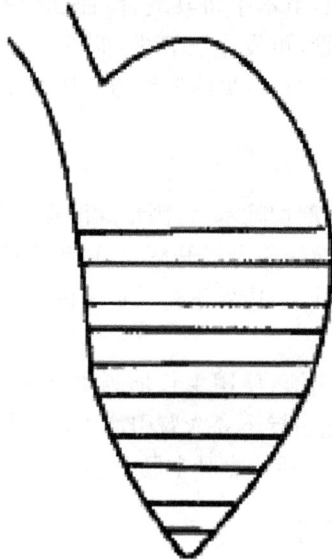

图5-5 钡餐造影示吻合口狭窄,钡不能排出

(二)输入空肠襻

在Billroth Ⅱ式手术后,如输入空肠襻在吻合处形成锐角或输入空肠襻过长发生粘连扭曲,使输入空肠襻内的胆汁、胰液、肠液等不易排出,将在空肠内发生潴留而形成梗阻(图5-6)。输入空肠段内液体潴留到一定量时,强烈的肠蠕动克服了一时性的梗阻,将其潴留物大量排入残胃内,引起恶心、呕吐。临床表现为进食后15~30分钟,上腹饱胀,轻者恶心,重者呕吐,呕吐物主要是胆汁,一般不含食物,呕吐后患者感觉症状减轻。多数患者术后数周症状逐渐减轻而自愈,少数症状严重持续不减轻者需手术治疗。手术方法有:在输入及输出肠襻间行Braun吻合,或在吻合口处切断封闭输入肠襻远端,将其近端于输出襻距吻合口40cm处行端侧Roux-en-Y吻合。如输入空肠襻在吻合口处比输出空肠襻低,食物逆流近端肠段

内。症状多为食后不久即呕吐,呕吐物即有食物也有胆汁。钡餐检查见大量钡剂进入近端空肠腔内。对少数症状重持续不减轻者可再次手术治疗,手术方法与输入空肠襻梗阻相同。

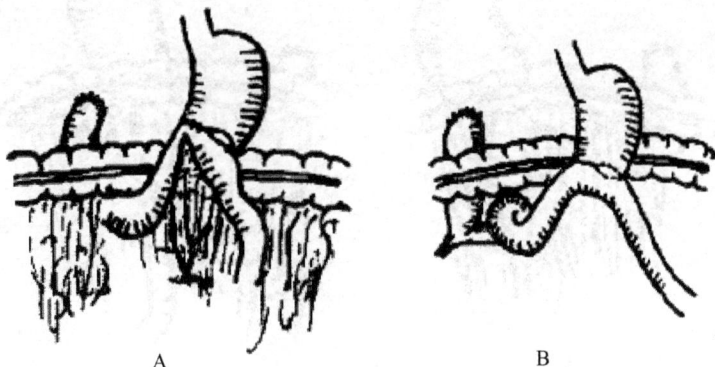

图 5—6　输入空肠襻梗阻

A. 吻合口输入襻形成锐角;B. 输入襻过长形成粘连

以上情况均属单纯性梗阻。另一个梗阻情况比较严重,常发生绞窄性梗阻。多发生在结肠前近端空肠对胃小弯的术式,特别近端空肠过短,肠系膜牵拉过紧,形成一条索带,压迫近端空肠,使被压迫的一段十二指肠和空肠成两端闭合肠襻,且可影响肠壁的血运,而发生坏死或空孔(图 5—7)。有时过长的输入空肠襻,穿过空肠系膜与横结肠之间的孔隙形成内疝或扭转,也可发生绞窄。主要表现为上腹部疼痛、呕吐、呕吐物不含胆汁,有时偏右上腹可触及包块。这一类梗阻容易发展成绞窄。应尽快手术探查,依具体情况分别行疝复位、封闭系膜孔隙、切除部分过长的肠襻重行吻合;如已有穿孔,视肠管情况分别行穿孔修补或行坏死肠管切除,重建胃肠及肠肠吻合。

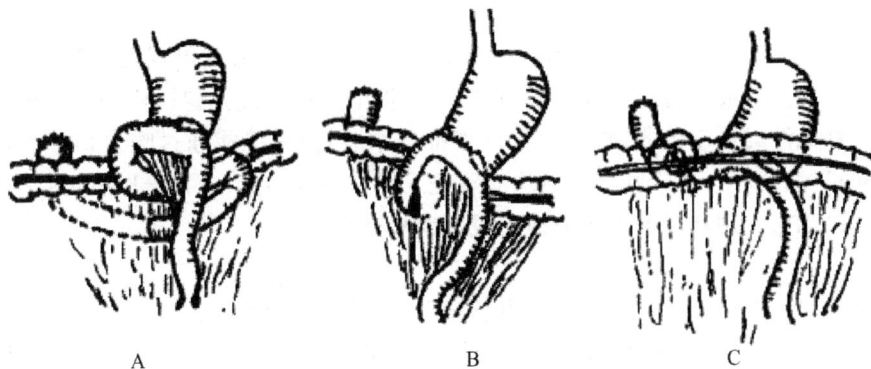

图 5—7　输入空肠襻梗阻

A. 输入襻过长形成内疝;B. 输入襻被输出襻系膜压迫梗阻;C. 输入襻过长扭转(结肠后吻合)

(三)输出空肠襻梗阻

输出空肠襻梗阻多为大网膜炎性包块压迫或肠襻粘连成脱角所致。在结肠后吻合时,横结肠系膜的孔未固定在残胃壁上而滑脱,困束空肠造成梗阻(图 5—8)。患者主要表现为呕吐,呕吐物为食物和胆汁。确诊应借助于钡餐检查,以示梗阻的部位。症状严重而持续应手术治疗以解除梗阻。根据具体情况分别行粘连分离、套叠复位、解除横结肠系膜压迫并重行固定于胃壁上。有肠襻血运不佳时行肠局部切除端端吻合术。

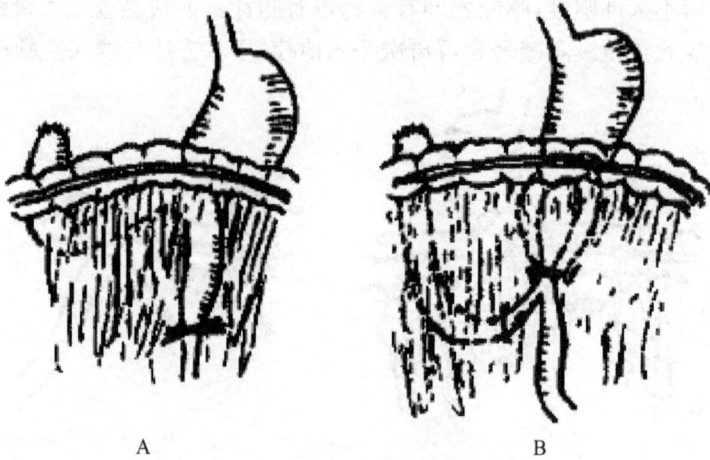

图 5—8　输出空肠襻梗阻

A. 输出襻粘连带压迫引起梗阻；B. 横结肠系膜滑脱

(四)胃排空障碍

胃排空障碍也称胃大部切除术后胃瘫。

1.病因　外科手术激活抑制性交感神经系统,抑制平滑肌细胞收缩;同时迷走神经的损伤使胃内液体和固体食物排空延迟并影响术后胃动力的恢复;胃窦与幽门的切除使胃丧失了促进其排空的原动力,阻断了胃窦幽门—十二指肠的协调运动,胃的生理及器质的完整性受到破坏,使得残胃对食糜的研磨功能下降,小肠运动紊乱使食糜传送阻力增加,从而影响胃的排空;其他方面如术前长期应用抑制胃肠运动药物、术后吻合口的水肿、输出襻的痉挛和水肿、大网膜和吻合口周围团块状的粘连压迫、精神高度紧张、营养不良及低蛋白血症等均可导致胃瘫的发生。

2.临床表现及诊断　主要表现为术后数日或饮食改变的患者出现持续性上腹饱胀、嗳气、反酸及呕吐症状,或伴有顽固性呃逆,胃肠减压抽出大量胃液。胃镜检查或上消化道造影发现残胃无蠕动波或蠕动极弱,吻合口慢性炎症或水肿,但胃镜能通过吻合口。本病为功能性病变而非机械性梗阻,故诊断明确后均应首先采用非手术治疗。胃大部切除术后胃瘫的诊断主要依据是临床表现和行上消化道造影或胃镜检查。

3.治疗

(1)一般治疗:严格禁食、禁水、持续胃肠减压,通过高渗盐水或普鲁卡因洗胃及静脉滴注地塞米松或氢化可的松,减轻吻合口水肿,予补液,维持水电解质及酸碱平衡,予静脉营养支持。

(2)药物治疗:在一般治疗的基础上使用促进胃肠动力的药物,尤其是联合用药有较好的疗效。促胃肠动力药主要有以下几种。

1)甲氧氯普胺:多巴胺 DAR_2 受体拮抗药,作用于平滑肌可促进胃排空,减少胃酸反流。

2)多潘立酮:选择性周围性 DAR_2 拮抗药,通过阻断外周靶器官的 DAR_2 受体增强胃蠕动,协调胃肠运动,促进胃排空。

3)西沙必利:5—羟色胺 4 受体(5—HT_4)激动剂,作用于肠肌间神经丛节前运动神经元的 5—HT_4,促进胆碱能神经释放乙酰胆碱,促进平滑肌强烈收缩,加快胃排空和胃肠协调运动。

4)红霉素：大环内酯类抗生素，其具有与胃动素相似的作用，能促进胃排空。

5)新斯的明：拟副交感神经药物，具有抑制交感神经作用，能明显促进胃蠕动。

6)也可考虑使用中药的大承气汤及针灸等治疗。对于胃大部切除术后胃瘫患者一般不主张手术治疗。因为手术中常不能发现梗阻因素，反而造成患者再次手术创伤，延长恢复时间，加重无张力残胃的排空障碍。

九、粘连性梗阻

粘连性肠梗阻是肠粘连或腹腔内粘连带所致的肠梗阻。

(一)病因

腹部手术易形成肠粘连，但肠粘连在一定条件下才会引起肠梗阻。常见原因如下。

1.肠襻间紧密粘连成团或固定于腹壁，使肠腔变窄，影响了肠管的蠕动和扩张。

2.肠管因粘连和牵扯扭折成锐角；粘连带压迫肠管；肠襻套入粘连带构成的环孔。

3.肠襻以粘连处为支点发生扭转等。

在上述病变基础上，肠道功能紊乱、暴饮暴食、突然改变体位等常是引起梗阻的诱因。广泛粘连所引起的肠梗阻多为单纯性和不完全性，而局限性粘连带常容易引起肠扭转内疝的闭襻性绞窄性肠梗阻。

(二)诊断

粘连性肠梗阻发作无明确时间，可发生于术后数日至数年。

1.主要表现是小肠机械性肠梗阻，结合患者手术史，诊断并不难，但需要确定肠管绞窄，慢性不完全性肠梗阻症状和多次急性发作病史。

2.长期无症状，突然出现急性梗阻消化道症状，腹痛较重，出现腹部局部压痛，甚至腹肌紧张者，即应考虑患者是粘连带等引起的绞窄性肠梗阻。

手术后近期发生的粘连性肠梗阻应与手术后肠麻痹恢复难受期的肠蠕动功能失调相鉴别，后者多发生在手术后3~4日，肛门排气排便后，诊治症状便自行消失。

(三)治疗

治疗粘连性肠梗阻的关键是要区别是单纯性梗阻还是绞窄性梗阻，是完全性梗阻还是不完全性梗阻。

1.非手术治疗　因为手术治疗并不能消除粘连，相反术后必然还要形成新的粘连，所以单纯性肠梗阻、不完全性梗阻，特别是广泛性粘连者一般选用非手术治疗。如手术后早期发生的粘连性肠梗阻多为新形成的纤维素性粘连，日后可部分或全部吸收，一般多采用非手术治疗。

2.手术治疗　粘连性肠梗阻如经非手术治疗不见好转甚至病情加重，或怀疑为绞窄性肠梗阻。须及早手术以免发生肠坏死。对反复频繁发作的粘连性肠梗阻也应考虑手术治疗。手术方法应根据粘连的具体情况而定。

(1)粘连带和小片粘连可施行简单的切断和分离。

(2)广泛粘连不易分离且容易损伤肠壁浆膜和引起肠瘘，并再度引起粘连。所以对那些并未引起梗阻的部分不应分离；如因广泛粘连而屡次引起肠梗阻可采用小肠折叠排列术，将小肠顺序折叠排缝合固定于此位置;也有采用小肠插管内固定排列术即经胃造瘘插入带气囊双腔管将其远端插至回肠末端,然后将小肠顺序折叠排列,借胃肠道内的带气囊双腔管达到内固定的目的,以避免梗阻再发生。

(3)如一组肠襻紧密粘连成团引起梗阻又不能分离,可将此段肠襻切除作一期肠吻合;若无法切除则作梗阻部分近远端肠侧侧吻合的短路手术或在梗阻部位以上切断肠管,远断端闭合,近断端与梗阻以下的肠管作端侧吻合。粘连性肠梗阻可多处发生,手术中应注意。

十、空肠胃套叠

空肠胃套叠是少见的并发症,国内罕见,美国 David 在 70 年代已综合文献报道了 150 例,除 Billroth Ⅰ 式外,可发现任何类型的胃肠吻合术后,Shackman 提出按解剖分为以下类型:Ⅰ型为输入襻套入胃内;Ⅱ型为输出襻套入胃内;Ⅲ型为输入输出襻都套入胃内。其中Ⅱ型多见,占 74%。套入胃内的肠襻可由数厘米至 150cm 不等。发病时间最早为术后第 3 日,也可于术后 30 年,平均为术后 6 年;但Ⅲ型者一般发生于术后早期,也有发生于术后 10 年者。故此并发症可列为远期并发症。鉴于也可发生于早期,与其他远期并发症不同,故列入早期并发症。

(一)病因

病因不明,可能与术后胃肠功能紊乱有关。

(二)临床表现

有急性暴发性和慢性间歇性吻合口部分梗阻性两类。

1.急性暴发性 典型者出现高位小肠梗阻、左上腹肿块和呕血等"三联征",疼痛为突发性阵发性或持续性绞痛,位于上腹部;痛后不久发生反复呕吐,常为喷射性,最初可有或无食物,继之含有胆汁,随后呕吐物可为血性或暗红色酸性物,血量一般不多。上腹可见蠕动波,一般只有上腹触痛,无腹膜炎体征。晚期可有腹膜刺激征或肠麻痹。1/3 的患者上腹可触及肿块,但胃大部切除后肿块常位于肋弓下而不易触及。

2.慢性间歇性 表现为间隙发作的上腹不适或不重的疼痛,饭后加重,空腹时舒服,呕血者甚少见。套叠可于 1～2 小时自行复位,发作可 1 日数次,也可数年发作一次。因常反复发作且进食后症状加重,故不敢进食而常有营养不良。因其在胃术后早期发作,故常误诊为"吻合口功能不良"。

(三)诊断

1.X 线检查 腹部平片可见胃部扩张而空肠不膨胀。钡餐检查有以下征象:

(1)钡剂排空延迟。

(2)十二指肠扩张而看不到吻合口。

(3)胃内有环状充盈缺损。

(4)复发性套叠可在钡餐检查时复位。

2.胃镜检查 胃腔有水肿充血的空肠环状黏膜。

(四)治疗

1.急性套叠应立即手术治疗,发病时间短者可行手法复位;肠管已有血运不良者切除重建吻合。发病早期有人行钡餐及胃镜复位,但常致失败。

2.慢性复发性空肠胃套叠,如能自行复位,可不行手术,如反复发作频繁而有营养不良者,可行择期手术,重建吻合并作空肠固定。

(艾孜买提·热合木吐拉)

第二节　胃大部切除术后远期并发症

一、倾倒综合征

Hertz(1913 年)首次报道描述了倾倒综合征的症状,Mix(1922 年)首次将此综合征应用了"倾倒"(dumping)一词。一般认为胃大部切除术 Billroth Ⅱ 式较 Billroth Ⅰ 式发病率高。依进食后出现症状的早晚,又分为早期和晚期倾倒综合征,后者也称为迟发性倾倒综合征或低血糖综合征。

(一)病因

1.胃排空时间加快　是本综合征的主要解剖生理基础。因为胃大部切除术后,失去了幽门括约肌的功能,且胃容量减少,食物过快进入空肠。

2.渗透压作用　大量的高渗食物进入肠管,使血管内液进入肠管,同时食物还刺激消化液分泌,使血浆容量减少。

3.神经体液因素　如食物进入胃肠道刺激腹腔神经丛,出现反射心血管及上腹部症状;高渗糖刺激小肠黏膜分泌 5－羟色胺、缓激肽、血管紧张素、血管活性肠肽等血管活性物质增多。

(二)临床表现

多在进食半流质饮食时发生,尤其高糖半流质饮食或高糖牛奶更易发生。食后 5～30 分钟出现症状。主要症状有以下两类。

1.神经系统循环系统表现　全身无力、头昏、晕厥、心慌、出汗、面色苍白、心动过速、呼吸深大等。

2.胃肠道表现　上腹饱胀不适、腹部绞痛、恶心呕吐、肠鸣音增快、腹泻等。部分患者可发生暴发性腹泻,可能是肠高血糖素(enteroglucagon)分泌增多,它有抑制肠管对钠及水的吸收作用,故有大量腹泻,腹泻后症状消失。餐后立位时易于发生上述症状,一般持续 20～60 分钟逐渐缓解,饭后平卧可使症状减轻。

(三)诊断

1.腹部 X 线检查　可发现胃肠吻合处远侧肠管扩张,有液体潴留。消化道钡剂造影,钡剂迅速通过吻合口,肠蠕动功能加快,钡剂可于半小时左右到达回盲部。

2.葡萄糖诱发试验　观察有无典型临床表现,方法为患者坐位或立位快速口服 50%葡萄糖,发作时血糖升高,发作过后血糖可降低,并有低钾血症。

(四)治疗

1.保守疗法　避免一次进食大量高糖食物,特别是流质或半流质食物。干性食物或固体食物可减少发生。合理进食高蛋白及含脂肪食物;饭后平卧半小时。多数患者经调节饮食后症状可逐渐缓解或消失,仅约的 1‰患者症状重,经调节饮食仍不能缓解者需手术治疗。

2.手术疗法

(1)将Billroth Ⅱ式改为Billroth Ⅰ式(图5—9)。

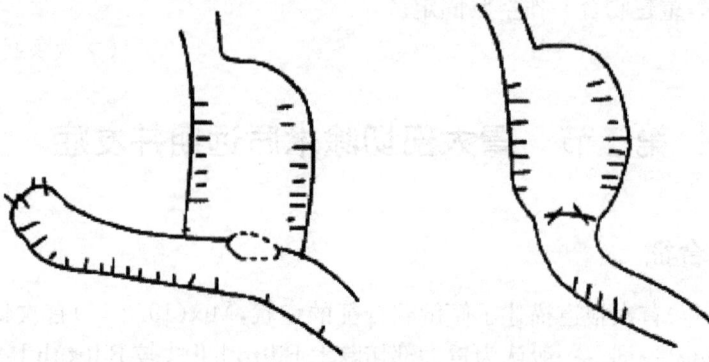

图5—9　Billroth Ⅱ式改为Billroth Ⅰ式

(2)胃十二指肠或胃空肠吻合口处间置一段逆蠕动空肠(图5—10),8～10cm,Sawyers认为10cm最好。Henley用一段空肠13cm顺蠕动间置,Hedenstedt也用同法行70例,优良率为90%,但应同时行迷走神经切断术,否则有17%的患者发生空肠溃疡。

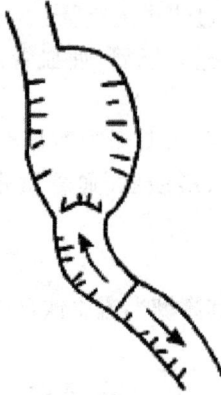

图5—10　吻合口处间置一段空肠

(3)扩大胃容积,如用空肠扩大胃容积,方法有Hays法及Poth法等(图5—11)。目的是减慢食物排至空肠的时间。

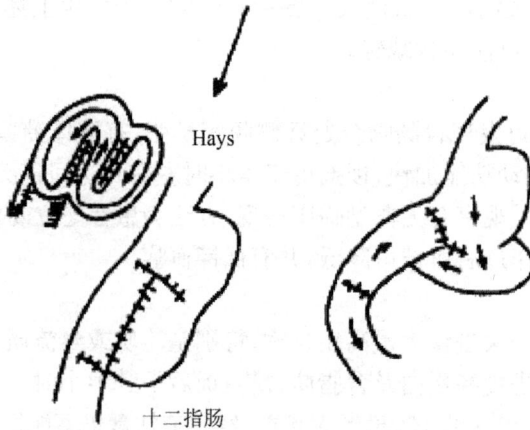

Hays

十二指肠

图5—11　Hays法及Poth法扩大胃容积手术

（五）预防

1.除根治性胃大部切除术外,消化性溃疡尽量选用 Billroth I 式,保留幽门的胃大部切除术,对十二指肠溃疡行高选迷走神经切断和(或)加幽门成形术。

2.术后少食多餐,避免高糖、高盐及过浓食物,进干性食物或固体食物半小时后再进食流质食物。

二、低血糖综合征

胃大部切除术后低血糖综合征的常发生进食后 2~4 小时,故又称晚期倾倒综合征,发生率约为 5%。

1.病因　大量高渗糖类食物进入空肠,葡萄糖很快被吸收,血糖升高,刺激胰岛素分泌增多,血糖下降后胰岛素继续分泌,故出现低血糖。

2.临床表现　多发生于术后半年。进食后 2~3 小时出现典型低血糖症状,如无力、晕眩、出冷汗、面色苍白及手颤等症状,重者可有虚脱;发作时血压下降,血糖降低,尿糖增加。进食或静脉注射葡萄糖可使症状缓解。

3.防治　低血糖综合征的防治与早期倾倒综合征基本相同。

三、碱性反流性胃炎

发病率因术式不同为 2%~35%,多发生于 Billroth II 式手术后 1~2 年。

（一）病因

胃大部切除术后,幽门被切除,胃空肠吻合使十二指肠液逆流入胃,胆汁逆流入胃,胆盐对胃黏膜屏障有明显破坏作用,使氢离子逆行弥散,破坏了肥大细胞,释放出 5-羟色胺、组胺及血管活性胺等血管活性物质,引起毛细血管扩张、黏膜出血水肿、出血、黏膜表浅溃疡形成。同时在胆酸的协同作用下,胰蛋白酶也对胃黏膜屏障消化破坏。

（二）临床表现

主要临床症状有上腹疼痛、反复呕吐及消瘦"三联征"。

1.上腹疼痛为烧灼样,疼痛与进食无关,呕吐后不能缓解;疼痛多不剧烈,为隐痛,有的表现为胸骨后痛,抗酸剂无效。

2.反复呕吐出含有食物碎渣、胆汁和胃液混合物,呕吐后腹痛不消失。

3.消瘦,因呕吐导致体重减轻及消瘦。

（三）诊断

1.钡餐检查　吻合口通畅,但有钡剂反流现象,约 1/3 患者有食管裂孔疝。

2.胃镜检查　胃黏膜充血、水肿、糜烂,以吻合口处为重。有胆汁反流入胃,可达贲门部及食管下端。黏膜活检为慢性表浅性或萎缩性胃炎表现,可有肠上皮化生。

3.实验室检查　胃液分析游离酸很低或无,粪潜血检查常为阳性。

4.胃吸出物检查　按胃管将胃内容吸尽,分别测定空腹、餐后和隔夜胃液中胆酸含量。

（四）治疗

1.非手术疗法　早期轻度的碱性反流性胃炎可试用药物治疗,常用药物有抗酸剂、氢离子受体拮抗药、抗胆碱能药物、口服抗生素、消胆胺及甲氧氯普胺等,但疗效均不肯定。

2.手术疗法

（1）输入襻与输出襻间加做 Braun 吻合（侧侧吻合）。

（2）将原吻合口切除，改行胃空肠吻合术，肠肠吻合口距胃肠吻合口应为 50～60cm，使碱性胰、胆液不能反流入胃。

四、吻合口丝线综合征

胃大部切除术中，胃肠吻合口及残胃用丝线缝合，术后常感上腹不适或隐痛，行胃镜检查，可见吻合口或残胃端处有充血、水肿及糜烂，丝线悬吊于胃内，数目及长短不一，甚至可有数至十多厘米不等。用丝线行胃肠吻合时，浆肌层用丝线缝合，如无感染，丝线被纤维组织包绕，不产生症状；在黏膜层内，线结因黏膜不断更新而脱落；但用丝线连续全层缝合，则不易脱落，特别用较粗丝线（4 号以上）连续全层缝合，不易被胃液腐蚀脱落而形成吻合口处慢性刺激引起局部炎症反应。

防治方法：胃肠道吻合时，黏膜层缝合可用可吸收线缝合，如用丝线缝合以间断全层缝合较好。如术后患者出现吻合口丝线综合征，可在胃镜下将丝线用活检钳夹住牵拉使其脱出，其症状逐渐消失，不需手术治疗。

五、吻合口溃疡

吻合口溃疡是胃大部切除术后较严重的并发症之一，95％发生于十二指肠溃疡胃大部切除术后，溃疡发生于吻合口处空肠侧。发病率的差异主要与胃切除量、十二指肠旷置术胃黏膜存留及其他多种因素有关。

（一）病因

1.胃切除量不足　一般对十二指肠溃疡的切除范围以 60％为宜，胃溃疡也不少于 50％。且应考虑患者个体因素，如年龄、胃酸高低、劳动性质、食量及溃疡部位等。

2.胃窦部黏膜残留　多见于十二指肠溃疡旷置术的胃大部切除术，胃窦黏膜剥除不净，导致 G 细胞分泌促胃液素。

3.输入肠襻过长　越靠近远端的空肠对酸性消化液的耐受性越差，Billroth Ⅱ式胃大部切除术，如输入肠襻过长，空肠因不耐受残胃的酸性胃液，而引起吻合口溃疡。

4.Zollinger－Ellison 综合征（胰源性溃疡）。

（二）临床表现

1.腹痛　为主要症状，近 70％的患者发生于胃大部切除术后 2 年内；腹痛多在左上部，有时向肩背及左下腹放射，进食后加重，服一般制酸剂或碱性药无效。

2.消化道症状　恶心、呕吐较常见，一般呕吐物为胃内容，有出血时可呕血及黑便。40％～81％的患者有不同程度的慢性腹泻，因肠内的高酸性抑制了脂肪酶的活性，使十二指肠液中胆酸含量降低，导致消化吸收不良所致。

3.穿孔　5％～10％吻合口溃疡发生穿孔；多为慢性穿孔，与附近脏器穿通，最常见与横结肠穿通，形成胃一空肠一结肠瘘。也可为急性穿孔，形成急性弥漫性腹膜炎。

（三）诊断

行胃镜可见吻合口形态异常，并可明确吻合口溃疡在空肠壁上的位置、大小、数目及形态，也可取活检。同时检测胃酸，排除 Zollinger－Ellison 综合征。

（四）治疗

胃切除量应足够,避免肠襻过长,对吻合口溃疡患者应排除 Zollinger—Ellison 综合征。

1.内科疗法　对术后出现吻合口溃疡患者首先行内科疗法:对症处理,溃疡浅小者,可先用抑酸、保护胃黏膜治疗 6 个月,部分患者溃疡及症状可消失。

2.手术治疗　内科疗法无效者可行手术治疗。对有穿孔及出血者应急诊手术。手术可将残胃再行部分切除,同时切除吻合口溃疡,重新吻合。输入襻过长者,应切除部分残胃、溃疡及部分输入襻,或改行 Roux—en—Y 吻合;穿透横结肠的溃疡应行部分胃、空肠结肠瘘切除,行结肠端端、空肠端端及空肠胃吻合。

六、残胃癌

胃良性疾病行胃大部切除术 10 年后残胃发生的原发癌称为残胃癌。

(一)病因

残胃癌的发病机制至今不明,一般认为与以下因素有关。

1.碱性的胆汁和胰液　经吻合口反流至残胃,产生溶血磷脂酰胆碱损害胃黏膜屏障,发生慢性炎症、肠上皮化生和不典型增生。残胃内低酸甚至无酸和促胃液素减少,有利于细菌大量繁殖,所产生的亚硝胺可进一步加重胃黏膜损伤。

2.幽门螺杆菌(Hp)和 EB 病毒的感染　Hp 感染可通过不同途径造成上皮细胞 DNA 复制异常或基因突变,从而增加残胃癌变概率,而 EB 病毒可能通过启动感染细胞的克隆扩增或在基本克隆内使感染细胞获得增殖优势而影响癌的发生。

3.其他　如胃窦阙如、促胃液素分泌明显减少导致对胃黏膜的营养及保护作用削弱,或吻合口缺血、缝线刺激所致黏膜糜烂、溃疡、炎性肉芽肿等改变。残胃癌的发生与胃手术类型的选择也有一定的关系,胃大部分切除加胃空肠 Roux—en—y 吻合术发病率较其他术式低,Billroth I 式较 Billroth II 式发病率低。

(二)临床表现

多表现为慢性胃炎或溃疡样症状而无特异性,故常易误诊。其临床表现主要有术后数年(5~6 年后)又出现上腹不适、隐痛、烧灼感,服治疗胃炎或胃溃疡药物无效,或出现食欲减退、消瘦、贫血、呕血、黑便和吞咽困难等症状。多数患者就诊时已属晚期。

(三)诊断

胃大部分切除术后患者通常感觉良好,但若干年后在患者出现上腹痛疼及上消化道出血症状,且进行性加重时就应警惕,并做相应检查。首选纤维胃镜加活检,确诊率可达 90% 以上,但也可能漏诊,对高度怀疑者应反复检查。另外,脱落细胞检查、X 线钡餐检查、B 超检查也有助于诊断。

(四)治疗

1.如发现较早可行根治性胃次全切除术,残胃空肠 Roux—en—Y 吻合术。

2.晚期者应行根治性全胃切除,各种术式的食管空肠吻合术,术后配合化疗,但疗效不佳。故强调对良性疾病多年症状良好,复又出现上腹不适症状者,应提高警惕,及早检查。尽量行 Billroth I 式手术或 Roux—en—Y 手术加选择性迷走神经切断术,既可避免反流,又可防止吻合口溃疡,也是预防残胃癌的途径之一。残胃癌预后很差,根治性切除 5 年存活率为 30% 左右,姑息性切除生存期为 1 年半左右。

七、骨病

胃大部切除术后 5～10 年后可发生骨质疏松、骨质软化，或两者兼有，称为混合型骨病。多发于 65 岁以上老人，女性多于男性。

1. 病因

(1)钙吸收不良：因钙的吸收在十二指肠内，故 BillrothⅠ式胃切除患者骨病的发病率比 BillrothⅡ式高。一般认为食物不能与胆汁很好混合，脂肪吸收不良，小肠内脂肪酸增加，与 Ca^{2+} 结合成不溶解的钙皂，影响钙的吸收。但 BillrothⅠ式胃切除也可发生骨病，故钙吸收不良不是胃切除术后唯一因素。

(2)维生素 D 缺乏：其原因有胃切除术后饮食摄入不足、接受太阳光照减少及脂肪泻均为发生维生素 D 缺乏的因素。

2. 临床表现　骨骼疼痛是主要症状，多位于股部、背部及胸部，下肢无力，痛处有压痛；易发生股骨及第 2 掌骨骨折，患者虚弱消瘦。

3. 诊断　X 线平片可见骨质疏松、脱钙或骨折。血清碱性磷酸酶升高，血钙降低。

4. 治疗　补充钙剂及维生素 D，并应补充脂溶性维生素。

八、脂肪泻

脂肪泻多见于 BillrothⅡ式胃切除术后，其原因为胃排空快、小肠蠕动增强、食物不经过十二指肠与胆汁胰液混合导致脂肪和胆盐不能乳化，导致脂肪消化不良，造成大量的脂肪类物质从大便中排出。影响脂肪吸收的原因，如输入襻过长，食物不能及时排空，加以肠道细菌作用下加速胆盐分解，致使肠腔内的胆酸浓度显著降低，从而影响脂肪水解和脂肪酸分解的消化作用，迫使脂肪从大便排出、发生脂肪泻。治疗宜少食多餐，食易消化的高蛋白低脂肪食物，可试用消胆胺。

（艾孜买提·热合木吐拉）

第三节　急性胃扩张

急性胃扩张为胃和十二指肠极度急性膨胀，胃腔内大量液体潴留引起胃壁和十二指肠肠壁高度扩张，导致胃和十二指肠无力引起的一系列临床症状。急性胃扩张多见于中老年，常并发于胃大部切除术后，未行手术的患者偶有发生。急性胃扩张时胃壁变薄且十分脆弱，其黏膜变平，皱襞消失，有出血点和溃疡，严重者可发生胃坏死或穿孔。常发生于腹部手术后，也可发生于慢性消耗性疾病，长期卧床的患者。暴饮暴食后也可发生急性胃扩张，胃内容物为大量食物及黏稠液体。手术后急性胃扩张死亡率高达 70% 左右，暴饮暴食所造成的急性胃扩张可达 20%。

一、病因

1. 胃和十二指肠的扩张　胃和十二指肠扩张是由于肠系膜上动脉和小肠系膜将十二指肠横部压迫于脊柱和主动脉上所致。在手术中很常见，特别是行 BillrothⅠ式胃大部切除术后的患者。BillrothⅠ式是将胃残端与十二指肠残端吻合。吻合口大多位于脊柱前，术后近期内吻合口有一定的水肿,从而导致吻合口不通畅,引起胃内液体潴留导致胃的急性扩张。

2.胃和十二指肠的动力麻痹所致　麻痹的原因大多为手术时对胃和十二指肠的过度牵拉、腹膜后残留液体的刺激和腹膜后血肿的形成或由于患者术后早期大量进食,引起的胃壁高度扩张,无力收缩。胃麻痹扩张后将小肠推向下方使小肠系膜和肠系膜上动脉拉紧,更易压迫十二指肠,加重胃内液体潴留。胃和十二指肠高度扩张后,胃壁可能因过度伸张而变薄,或因炎性水肿而变厚,导致胃壁血运循环障碍而坏死穿孔。

二、临床表现

1.症状　早期无食欲,后表现为上腹部膨胀和恶心,很少有剧烈腹痛。随后出现呕吐,起初为小口,后为大口呕吐。呕吐时不费力,很少有干呕。呕吐物初为胃内隔夜食物,后为少量咖啡样食物,呕吐量较大,一般无血块,有酸臭味。呕吐后腹胀腹痛不减轻。若插入胃管减压,可吸出大量与呕吐物相同的液体,可达 3~4L。

2.体格检查　腹部膨胀,多为不对称性。全腹有弥漫性的轻度压痛,肠蠕动减少和震水音阳性。

3.辅助检查　大多急性胃扩张的患者白细胞计数并不增高,一般为$(4.0\sim8.0)\times10^9/L$,易合并水电解质紊乱和不同程度的酸碱平衡失调。

4.如未及时诊断、处理,则有严重的脱水、碱中毒、休克。患者表现为极度口渴,脉搏快而细弱,呼吸浅快呈胸式,血压下降,尿量减少,最后可因循环、呼吸衰竭、尿毒症死亡。若胃壁发生坏死、穿孔则出现剧烈腹痛,全腹有明显腹膜刺激征及移动性浊音,全身情况明显恶化及出现休克。

三、特殊检查

X线腹部平片可见扩张和充满气体及液体的胃腔有巨大的胃内气液平面,严重者占据腹腔的大部分。与肠梗阻的X线征象鉴别困难时,可服少量钡剂。钡剂经食管进入扩大的胃腔中,迅速下降而显示扩大的胃轮廓,严重者胃大弯可达盆腔内。

四、诊断

手术早期或过度饱食后发生上腹膨胀以及有上述特征的呕吐,即应怀疑急性胃扩张的可能,立即插入胃管,若能吸出大量同样的液体即可确定诊断。严重创伤或严重消耗性疾病长期卧床的患者,有上腹膨胀及类似上述呕吐者,也应警惕急性胃扩张的可能。

五、治疗

急性胃扩张应采取综合治疗。

1.去除病因,置入胃管吸出胃内全部液体,保持胃的空虚状态,并用温生理盐水反复冲洗胃壁,减轻胃壁的水肿。

2.维持静脉输液,纠正水电解质紊乱及酸碱平衡失调。

3.给予胃肠动力药,促进胃肠动力的早期恢复。

4.急性胃扩张重在预防。术中尽量少牵拉胃和十二指肠壁,防止因过度牵拉造成的胃和十二指肠动力性麻痹。吻合残端保证有足够的长度,以免因长度过短而形成吻合口过紧和不通畅。术后让患者推迟进食时间,进食应以流质饮食为主,减少因暴饮暴食导致的急性胃扩张因素。一旦诊断应及时治疗。中老年患者更容易发生急性胃扩张,因其营养较差,脊柱更容易压迫十二指肠而形成梗阻。同时其胃肠的动力较差,一旦有轻度梗阻,胃和十二指肠壁就形成扩张而变薄,从而胃肠更加无力,加重病情。

5.手术疗法　手术后胃扩张一般不需手术治疗,通常手术疗法效果不好。只有在暴饮暴食后,胃内有大量食物积滞,从胃管抽出困难时,可以考虑胃切开术,清除其内容,缝合胃壁,术后继续胃肠减压。对已有腹腔感染、气腹或疑有胃壁坏死者,应积极术前准备及早手术,手术方法以简单有效的方式为原则。清除胃内容物后,切除胃壁坏死、穿孔部分。范围小的可行内翻缝合,并彻底冲洗腹腔,放置引流。如胃壁坏死广泛,应行胃部分切除术。但坏死一般多发生在胃底部,常需做上半胃部分切除及胃—食管吻合术;若病情危重,可先行胃造瘘术及腹腔引流术,术后患者情况好转后,再行二期胃切除术。术后继续胃肠减压,进食不宜过早,可在术后3~4日后开始进少量流质饮食,逐渐增加饮食量;若进食后又发生胃扩张,仍需禁食、胃肠减压及补液,直至胃肠功能恢复后再开始进食。

（艾孜买提·热合木吐拉）

第四节　十二指肠憩室术后并发症

一、胆管及胰管损伤

治疗十二指肠憩室常用的手术有3种,即憩室切除、憩室内翻或缝闭、憩室转流术(或称捷径术,即胃次全切除胃空肠吻合术)。术中可因憩室切除或内翻时造成胆总管及胰管损伤。临床上表现为胆瘘或胆道梗阻、急性胰腺炎或胰瘘、胰腺假性囊肿等。若不及时治疗,可死于肝衰竭、胆道出血、感染性休克等。

(一)病因

1.切除憩室时,十二指肠黏膜切除过多,影响胆总管开口的通畅或误伤胆总管或胰管。

2.内翻缝合憩室时,造成十二指肠乳头局限性狭窄。

(二)临床表现

1.胆总管损伤的征象　在术中发现肝门、十二指肠旁或肝十二指肠韧带浆膜下的游血和小血肿,都应想到肝外胆管损伤的可能,将血肿剪开,吸净积血后再探查。必要时可剪开十二指肠外侧腹膜将胰头向前内侧翻转。如果发现肝十二指肠韧带有胆汁污染的情况,说明肝外胆管损伤。胆管损伤术后症状可明显也可不明显。若胆管的侧面有小破口,最早的征象是轻度胆瘘,如胆总管完全梗阻,则出现短期内严重黄疸,胆管炎可发生于术后2周或迟到1年甚至1年之后。然而损伤2年以后发生者少见,这主要取决于损伤严重程度和附加感染的程度。在典型病例的临床表现中,伤后数周或数个月内,患者有发作性上腹痛、寒战、发热和轻度黄疸,变化类型从轻度的间歇发作到严重梗阻性化脓性胆管炎。患者体征无特殊性。右上腹可有触痛,但常不明显。胆管炎发作期间常有黄疸。

2.胰腺损伤　损伤较轻时仅在上腹部有压痛;损伤严重可很快出现休克症状。胰液积聚在网膜囊内,可出现上腹部明显压痛、腹肌紧张;因膈肌受刺激出现有背部痛、呃逆和肩部牵涉痛,部分患者形成胰腺假性囊肿;外渗的胰液经网膜孔或破裂的小网膜而流入腹腔,则很快出现弥漫性腹膜刺激症状。腹腔穿刺液胰淀粉酶含量升高。术后常表现为急性胰腺炎、胰瘘、胰腺假性囊肿。

(1)急性胰腺炎可分为水肿型和出血坏死型两种类型。其临床主要表现如下。

1)腹痛:为本病的主要症状,多为突然发作,疼痛为持续性,有阵发性加剧,呈钝痛、刀割样痛或绞痛,常位于上腹或左上腹,也有偏右者,可向腰背部放散,仰卧位时加剧,坐位或前屈位时减轻。当有腹膜炎时,呈弥漫全腹痛。少数老年体弱患者可无腹痛或疼痛极轻。

2)发热:大部分患者有中度发热。急性水肿型的发热在3～5日内可消退;出血坏死型呈高热或持续不退,多表示胰腺或腹腔有继发感染。

3)恶心、呕吐与腹胀:起病时有恶心、呕吐、有时较频繁,呕吐物为当日所进食物,剧烈者可吐出胆汁或咖啡渣样液,多同时伴有腹胀。出血坏死型伴麻痹性肠梗阻则腹胀显著。

4)黄疸:较少见,于发病后第2～3日可出现轻度黄疸,数日后即消退,此是胰头部水肿压迫胆总管引起。

5)休克:仅见于急性出血坏死型胰腺炎。休克可逐渐出现或突然出现。休克的原因除呕吐使大量的消化液丧失,或麻痹性肠梗阻时大量消化液积于肠腔、腹腔及胰腺后间隙造成低血容量外,血管通透性增加,周围血管扩张,大量的渗血、出血可使循环血容量更为不足。此外胰腺还可能分泌一种抑制心肌的多肽也与休克有关。

体征在急性水肿型患者较轻,可有腹胀及上腹部压痛,无腹肌紧张及反跳痛,压痛往往与腹痛程度不相称。出血坏死型胰腺炎患者上腹压痛显著,出现腹膜炎时,压痛可遍及全腹,并有肌紧张及反跳痛;并发肠麻痹时则明显腹胀,肠鸣音减少而弱。胰液渗入腹腔或经腹膜后途径进入胸导管时,可出现胸腹水,呈血性或紫褐色,淀粉酶浓度显著增高。严重病例渗出物透过腹膜后途径渗入腹壁,可见胁腹皮肤呈灰紫斑(Grey－Turner 征)或脐周皮肤青紫(Cullen 征)。患者如有低钙血症,可引起手足抽搐。低钙血的发生是由于脂肪坏死时分解的脂肪酸与钙形成脂肪酸钙所致,此外胰腺炎可使胰高糖素释放,刺激甲状腺分泌降钙素也有关。

(2)胰腺外瘘的临床表现:多数是在手术后发生,手术后1～2周是胰瘘的好发期。低流量胰瘘或小型胰瘘除可引起外瘘口周围的皮肤改变外,一般无其他临床表现;高流量胰瘘或中大型胰瘘可以出现与结肠内瘘相似的临床表现。没有与消化道相通的、纯胰腺外瘘的漏出液是无色透明的清亮液体,胰淀粉酶含量>2万 U/L;混有淋巴漏出液时,淀粉酶含量为1000～5000U/L;漏出液呈混浊、带胆汁色、绿色或黑褐色时,表明胰液已经与肠液混合,胰酶被活化,其腐蚀性可能引起组织破坏、大出血等并发症。如果并发出血、感染或肠瘘,则有相应的临床表现。当胰瘘引流不畅时患者可出现腹痛、发热、肌紧张、白细胞计数增多等症状。

此外还有胰性腹水和胰性胸腔积液的表现。胰性胸腔积液患者常感呼吸困难、胸背痛、咳嗽,有时可有上腹胀。胰性腹水患者有腹胀感,可伴有食欲缺乏、恶心、呕吐,还可合并腹泻和水肿。急性型患者可在短期内出现明显的腹胀、腹痛,并出现腹膜炎体征。

(3)胰腺假性囊肿的临床表现:少数假性囊肿无症状,仅在 B 超检查时发现。多数病例临床症状是由囊肿压迫邻近脏器和组织所致。80%～90%发生腹痛。疼痛部位多在上腹部,疼痛范围与囊肿位置有关,常向背部放射。疼痛的发生是由于囊肿压迫胃肠道、后腹膜、腹腔神经丛,及囊肿和胰腺本身炎症所致。恶心、呕吐见于20%～75%的病例;食欲下降见于10%～40%的病例。体重下降见于20%～65%的病例。发热常为低热。腹泻和黄疸较为少见。

囊肿如果压迫幽门可导致幽门梗阻;压迫十二指肠可引起十二指肠淤积及高位肠梗阻;压迫胆总管可引起阻塞性黄疸;压迫下腔静脉引起下腔静脉梗阻症状及下肢水肿;压迫输尿管可引起肾盂积水等。纵隔内胰腺假性囊肿可有心肺和食管压迫症状,发生胸痛、背痛、吞咽困难、颈静脉怒张等。如果假性囊肿伸展至左腹股沟、阴囊或直肠子宫陷凹等处,可出现直肠及子宫受压症状。

早期囊肿少数可吸收消散,多数形成慢性囊肿,有的囊肿可破裂到腹腔出现弥漫性腹膜炎,或者引起胰源性腹水;有的可破入肠道引起内瘘,囊肿偶可自行消失;也可因瘘口缩小而囊肿复发,也可引起逆行感染,以及蚀破血管引起囊内大出血等,有以上并发症则临床出现相应的表现。

(三)诊断

1.胆管损伤 术中出现胆汁外溢和术后出现黄疸、引流管有过多胆汁、引流期延长或上腹痛,应警惕胆管及胰管损伤。检查肝功能及引流液淀粉酶有助于诊断。B超及CT可见腹水、肝内外胆管扩张等影像。MRI或经胰胆管造影(ERCP)可了解胆管或胰管的解剖异常。

2.胰腺损伤

(1)上腹痛、腹胀及腹膜刺激征。

(2)血及尿淀粉酶＞200U,为手术探查指征。

(3)行B超、CT选择动脉造影或ERCP等影像检查有助于诊断。

(4)若不易鉴别有否主胰管损伤,可用亚甲蓝1ml加生理盐水4ml注入远段正常胰腺组织,亚甲蓝可从损伤的胰管渗出;或切开十二指肠降段,经乳头部插管注射亚甲蓝有助于诊断。

3.急性胰腺炎 ①突然发生的上腹疼痛常向背部放射;②恶心、呕吐;③血清和尿淀粉酶升高;④有胆管和(或)胰管损伤史。即可诊断急性胰腺炎。

凡是急性胰腺炎患者,出现休克症状,并伴有以下任何一项,应视为重症即坏死性胰腺炎:①年龄在60岁以上;②体温39℃或以上;③黄疸;④腹膜炎体征明显;⑤有肠麻痹征;⑥血清钙＜4mmol/L。

4.胰瘘 胰腺周围脏器手术或急性出血坏死性胰腺炎病史,腹腔引流液中淀粉酶明显升高,且引流量每日超过50ml,即可诊断为胰瘘。Sano等认为,术后密切监测腹液淀粉酶含量变化,能够及时确定胰瘘的发生及其转归趋势。胰瘘的常用诊断方法有CT、内镜下逆行ERCP和瘘管造影。

5.胰腺假性囊肿 术后出现持续上腹、恶心呕吐、体重下降和发热等,腹部触及囊性包块时,应首先考虑假性胰腺囊肿形成的可能。体格检查时,于50%～90%的患者上腹部或左季区可触及包块,包块如球状,表面光滑鲜有结节感,但可有波动感,移动度不大,常有压痛。及时进行下列检查,作出诊断。

(1)测定血尿淀粉酶:囊肿内胰酶经囊肿壁吸收后可出现于血尿中,引起血清和尿液中淀粉酶呈轻度到中度增高。急性胰腺炎所致假性囊肿,血清淀粉酶常持续升高,而慢性胰腺炎所致者常正常。

(2)B超检查:B超检查是诊断胰假性囊肿的一项简便而有效的方法,典型者于上腹可探及一位置明确、范围肯定的液性暗区。B超有助于鉴别包块和囊肿,对胰腺假性囊肿的诊断正确率可达73%～91%。动态超声探查可了解囊肿大小的改变。此外,在B超引导下,可作囊肿穿刺,抽取囊液作生化和细胞学检查。

(3)CT检查:在CT扫描图上胰假性囊肿为边缘光滑的圆形或卵圆形密度均匀减低区。如CT检查显示有气液平面,说明有感染性脓肿形成。

(4)X线检查:胰腺假性囊肿X线钡餐检查对胰腺假性囊肿有定位价值,除可排除胃肠腔内病变外,还可见到囊肿对周围脏器的压迫和移位征象。如在胃后有大的假性囊肿存在,钡剂可显示胃向前推移,胃小弯也可受压。胰头部假性囊肿可使十二指肠曲增宽,横结肠向上或向下移位。腹部平片偶可发现胰腺钙化阴影。

(5)ERCP:可确定囊肿的存在和位置,并有助于与胰癌相鉴别。假性囊肿时ERCP表现有囊肿充盈;主胰管梗阻,梗阻端呈锥形或截然中断;胆总管受压移位;非沟通性囊肿时胰管分支受压和局限性分支不充盈。但约有半数假性囊肿不与主胰管沟通,故胰管造影正常不能否定诊断。ERCP也可检查是否有瘘管存在。目前ERCP还可置入鼻胰管引流假性囊肿内液体,使一部分人免受手术。但ERCP可促使继发感染或使炎症扩散,故在诊断已肯定的病例,不宜列为常规检查。

(6)选择性动脉造影:对胰腺假性囊肿有肯定的诊断价值,能显示病变部位。囊肿区呈无血管区,并见邻近血管移位变形。该项检查能正确地诊断血管受侵情况,确定有无出血和出血来源,判断囊壁内有无假性动脉瘤存在。血管造影对判断假性囊肿是否侵入脾内,较B超和CT更有价值。

(四)治疗

1.胆管损伤的治疗　胆管损伤修复术的选择主要依据患者的全身情况而定,修复损伤胆管、内支撑、胆管减压引流是处理成功的三要素。术中及时发现胆道损伤十分重要,应在手术结束关腹前常规做到:①严格清理手术野,检查有无胆汁渗漏;②仔细检查肝外胆道的解剖及其毗邻关系,明确肝外胆道有无损伤;③检查切除的胆囊是否有2个管道;④若疑有胆道损伤,则行术中胆管造影以帮助明确诊断,术中发现损伤后,对于血流动力学稳定、术野清洁的患者在术中即可行一期手术治疗。而患者一般情况差、受伤时间长、腹腔污染重或技术力量不足以完成一期缝合术时,最好先行近端胆管外引流,延期二期手术。勉强行一期修补往往造成严重的并发症。

(1)小于管壁周径的50%胆管裂伤:治疗应包括缝合损伤的管壁、放置T形管以及外引流。T形管放置时应在损伤处的上部或下部重做切口,将T形管的长臂置于缝合处以做支撑,T形管一般放置6个月至1年。虽然没有明确的证据表明胆管损伤修复术后必须放置T形管,但由于术后胆管水肿造成引流不畅,而T形管可以减轻胆道压力。此外T形管可为术后胆总管造影提供方便。因此胆管损伤修补术的患者应常规置T形管。当遇到胆管很细的情况时,尿管可代替T形管。

(2)胆管部分断裂或缺损不大、还有连接者可考虑选用脐静脉、胆囊、带血管蒂的胃浆肌瓣或空肠片修复,并加用内支撑。由于胆管口径细,需细针细线细致缝合,内支撑需3~6个月,局部感染重、胆漏时间长者可延长支撑时间。

(3)复杂性胆管损伤:一般采用胆肠吻合和外引流术。胆管壁部分缺损、贯通伤、管壁裂伤大于50%的患者行原位缝合或原位吻合,远期胆管狭窄发生率仅为5%,效果较佳。

胆肠吻合外引流术,手术应遵守以下基本原则:①彻底清创;②仔细解剖;③无张力的重建;④黏膜对黏膜的单层吻合;⑤置入支撑管并引流。

胆肠吻合术有以下4种：①肝管空肠吻合和胆囊切除术。适应于肝总管复杂损伤。如果肝总管广泛损伤，必须用钝性手法解剖分离肝实质，暴露辨认出左侧肝管及右侧肝管。缝合左、右侧肝管形成共同通道，再与空肠吻合。②胆总管空肠吻合术。适应于复杂的胆总管损伤，效果确定，目前使用最多。无论是胆总管空肠吻合术还是肝管空肠吻合术，Roux－en－Y吻合都是最佳选择。③胆总管十二指肠吻合术。常用于远端胆总管损伤，然而这种方法通常不被提倡。因为若发生胆汁渗出，可以造成严重的十二指肠侧壁瘘。而且遇到胆总管细小或变异时，操作更加困难。④胆囊空肠吻合和胆总管结扎术。远端胆总管损伤时可应用，但不提倡。因为在结扎胆总管时有时会粗心的将正常的胆囊管结扎，造成无功能吻合，而且术中一般不易被发现。待术后发生黄疸需再次手术时，手术将更加复杂。所有胆道损伤导致狭窄的病例都应手术修复。

对于胆道损伤术后梗阻，一般表现为急性胆管炎，应用抗生素不能作为治本疗法，因为这种治疗不能防止因胆道部分阻塞而致的肝损伤。如阻塞仍未纠正，则将会逐渐形成继发性的胆汁性肝硬化或肝衰竭。手术方式的选择应根据患者的具体情况决定。修复的总目的应是用狭窄以上的肝侧正常胆管与小肠或狭窄远端残留的正常胆管作吻合以重建胆道。最简单的方法是切除狭窄段后进行端端吻合，但其技术要求常比直接将近端胆管与小肠吻合的技术要求要高。胆管可以与空肠作Roux－en－Y吻合。对少见的十二指肠后段的胆总管狭窄可行胆总管十二指肠侧侧吻合术。狭窄难以修复时，可用导管（如用一个"U"形管）通过狭窄段支撑固定长期引流。

2.胰腺损伤　术中及时发现并处理医源性胰腺损伤非常重要，否则术后出现胰瘘会危及生命。处理方法有：如果是主要胰管的损伤可将胰管损伤的远侧腺体切除，近侧腺体断端行缝合术，或以空肠段套入损伤创面做内引流，另加局部引流。如果是胰腺实质的损伤，应在胰腺创面或残端行水平褥式或8字缝合外加大网膜覆盖。损伤处放置双套管主动吸引或大口径双腔管引流。

3.胰腺炎　术后急性胰腺炎的非手术疗法可以治疗大部分急性水肿型胰腺炎，同时也为出血坏死型胰腺炎做好术前准备。非手术疗法包括防治休克，改善微循环、解痉、止痛、抑制胰酶分泌、抗感染、营养支持，预防并发症和加强重症监护等措施，具体如下。

（1）防治休克和改善微循环：急性胰腺炎发作后数小时，由于胰腺周围（小网膜腔内）、腹腔大量炎性渗出，大量体液，特别是胰腺炎导致的后腹膜"化学性灼伤"丧失的液体量尤大。因此，较重的胰腺炎，胰周围、腹腔以及腹膜后的渗出，每24小时体液丢失量可达5～6L，又因腹膜炎所致的麻痹性肠梗阻、呕吐、肠腔内积存的内容物等，则每日丢失量远超过5L。除体液丢失又造成大量电解质的丢失，并导致酸碱平衡失调。在24小时内要输入5～6L液体，以及大量的电解质，若输入速度过快将造成肺水肿。可监测CVP和尿量，通过中心静脉压的高低和尿量、尿比重的变化进行输液。为改善微循环予以适量输注右旋糖酐，并给扩张微血管的药物如山莨菪碱（654－2）。为扩充血容量并减少炎性渗出，可输注白蛋白。此外根据血生化所监测的电解质变化，以及血气所测得的酸碱结果给补充钾离子、钙离子和纠正酸碱平衡失调。

（2）抑制胰腺分泌：

1）5－FU（5－氟尿嘧啶）：5－FU可以抑制核糖核酸（DNA）和脱氧核糖核酸（RNA）的合成。在急性胰腺炎时，用其阻断胰腺外分泌细胞合成和分泌胰酶。但使用5－FU时要注意：

①免疫功能低下、重型胰腺炎淀粉酶不高者或做胰部分切除后不宜使用;②对水肿性胰腺炎而且淀粉酶很高者、部分"清创"者应配合使用5—FU,效果良好,患者恢复顺利。

2)禁食和胃肠减压:这一措施在急腹症患者作为常规使用。急性胰腺炎时使用鼻胃管减压,不仅可以缓解因麻痹性肠梗阻所导致的腹胀、呕吐,还可以减少胃液、胃酸对胰酶分泌的刺激作用,限制了胰腺炎的发展。由于食糜刺激胃窦部和十二指肠而致胰酶分泌,通常要禁食时间较长。当淀粉酶至正常后,再禁食1~2周,否则由于进食过早,而致胰腺炎复发。

3)生长抑素:近几年来生长抑素用于临床,尤其是用于治疗急性出血坏死性胰腺炎、胰瘘取得了良好的效果。现已广泛的用于胰腺疾病、上消化道出血、胃肠道瘘管、消化系统内分泌肿瘤。它能抑制生长激素和胃肠胰内分泌激素的病理性分泌过多;并可以明显改善胰腺微循环,抑制胰酶释放,又可减少肺的含水量及肺血管外水量,从而达到治疗胰腺炎和防止肺水肿的目的,近几年发现生长抑素可以舒张 Oddi 括约肌,降低胆总管压力。

(3)解痉、止痛:急性重型胰腺炎腹痛十分剧烈,重者可导致神经源性休克,并可通过迷走神经的反射,而发生冠状动脉痉挛。因此应定时给予止痛剂,可将哌替啶(度冷丁)与阿托品配合使用,既止痛又可解除 Oddi 括约肌痉挛。另有亚硝酸异戊酯、亚硝酸甘油等在剧痛时使用,在中老年患者中使用,既可解除 Oddi 括约肌的痉挛,又对冠状动脉供血大有益处。

(4)营养支持:急性胰腺炎时合理的营养支持很重要,若使用恰当可明显降低死亡率,若使用不当可能增加死亡率。急性重型腹膜炎时,机体的分解代谢高、炎性渗出、长期禁食、高热等使患者处于负氮平衡及低血蛋白症,故需营养支持,而在给予营养支持时,可使胰腺不分泌或少分泌。实践证明经静脉内静注氨基酸和葡萄糖,或单用脂肪乳剂,均不刺激胰腺外分泌。

(5)抗生素的应用:抗生素的应用是综合性治疗急性胰腺炎中不可缺少的内容之一。急性出血坏死型胰腺炎时应用抗生素是无可非议的。急性水肿型胰腺炎时,为预防继发感染,应合理使用一定量的抗生素。胰腺坏死并发化脓感染的细菌种类较多,最常见的为肠道革兰阴性杆菌,如大肠埃希菌、克雷伯杆菌、肺炎球菌、产碱杆菌、肺炎杆菌、变形杆菌、铜绿假单胞菌、金黄色葡萄球菌等。胰腺炎合并感染时死亡率甚高。急性胰腺炎应用抗生素的原则:能透过血—胰屏障;能在胰腺组织内形成有效浓度;能有效抑制已知的致病菌。

(6)急性重型胰腺炎合并感染的患者需手术治疗,包括胰腺包膜切开术、胰腺规则性切除术、胰腺坏死组织清除术。

4.胰瘘 术后某些胰腺损伤患者会发展为胰瘘,胰瘘又可发展成急性出血坏死性胰腺炎、胰腺假性囊肿、胰腺脓肿等并发症,处理不当均可危及生命。因此,我们应该着重处理好胰瘘,才能防止其他并发症发生。对胰瘘的处理方法有以下几点。

(1)非手术治疗:对于医源性胰腺损伤的胰瘘的一般处理,主要包括营养支持、充分有效的引流及抑制胰腺的外分泌。

(2)支持疗法:对合并有水电解质严重紊乱的胰瘘患者,应予以积极纠正。胰瘘患者常需要禁食,应尽早给予全胃肠外营养(TPN),补充所需的热量和蛋白质,条件许可时可通过空肠造瘘管给予要素饮食'减少食物通过十二指肠时产生的刺激,有助于胰瘘的愈合。

(3)充分引流:充分引流和保持引流通畅是治疗胰瘘和坏死性胰腺炎的最重要原则,也是防止并发症的重要手段。通常采用双套管或多孔硅胶软管持续负压吸引,引流过程中应及时排除堵塞引流管的坏死脱落组织,保证引流通畅。通过积极有效的持续引流,大多数胰瘘可自行愈合。

(4)抑制胰腺的外分泌,生长激素可以抑制胰液的分泌,减少胰液的外漏有助于胰瘘的自行愈合。

(5)合理使用抗生素控制感染,防止出血可以提高肠外营养的效果,促进瘘口的愈合。

(6)手术治疗:虽然大多数胰腺损伤经非手术治疗后可自愈,但尚有约10%的胰瘘患者需要手术治疗,对非手术治疗期限尚无统一的意见,但不宜无限期等待,因为非手术治疗也有一定的缺点,如丢失大量胰液,周围皮肤易腐蚀、糜烂,有发生出血感染等严重并发症的危险。确实有少数胰瘘,如伴有近端胰管狭窄等,经非手术治疗无效,手术时机应该基于窦道充分纤维化,保证吻合口牢固的基础上,手术前作瘘管造影或 ERCP 了解主胰管与瘘管的关系,以决定手术方式,手术的具体方式有窦道切除术、瘘管及远侧胰腺切除术、胰腺瘘管与胃肠道的吻合(包括瘘管胃吻合术、瘘管切除胰腺空肠 Roux－en－Y 吻合、瘘管空肠吻合术),如果同时胰管有多处狭窄或慢性胰腺炎者,行胰十二指肠切除可获得良好效果。

5.术后某些胰腺损伤患者可由于胰瘘或急性出血坏死性胰腺炎而发展为胰腺假性囊肿,而胰腺假性囊肿的治疗方法可分为非手术和手术治疗两种方法。

(1)治疗方案:治疗方法的选择应根据症状及有无并发症、囊肿的大小及时间长短等多种因素决定,以往认为不管是急性或慢性假性囊肿,有下列表现者常提示囊肿自行吸收的可能性小:

①囊肿超过 12 周,>6cm。

②伴慢性胰腺炎。

③除胰管和囊肿相通外,还有其他的胰管异常,如狭窄等。

④影像检查提示囊壁较厚。

最新临床研究结果表明,6 周以后至 1 年仍有 57%～60%的假性囊肿能自行吸收,5～6cm 的囊肿有 40%左右能自行吸收,甚至>10cm 的囊肿也有 27%能自行吸收,并发症只有 3%～9%。明显不同于以前的结论,即"能自行吸收的假性囊肿多在 6 周内吸收;6 周以后只有少数囊肿能自行吸收,5～6cm 时几乎无自行吸收者,而并发症发生率较 6 周以内明显升高"。所以认为约 1/2 的假性囊肿患者只需在 B 超或 CT 追踪下观察等待,不需治疗,只有少数患者(10%)发生严重的、威胁生命的并发症,虽然囊肿越大越不容易吸收,但不应将囊肿超过 12 周或>6cm 作为需要治疗的绝对指征,胰腺假性囊肿只有当患者出现与囊肿有关的明显症状(持续性腹痛和背痛等)及并发症(出血、破裂或感染)时,或观察期间囊肿增大才需治疗。

1)对胰腺真－假性囊肿(临床上根据囊肿与胰管是否相通而分为真－假性囊肿和假－假性囊肿),如其与胰管的交通不闭塞,囊肿持续存在,应根据情况行外引流、内引流或囊肿切除术;如囊肿与胰管的交通闭塞,囊肿多能自行吸收,应观察。

2)对假－假性囊肿,如无继发感染或其他并发症,常不需治疗,囊液多能随着胰腺及胰周局部炎症的消退而吸收。

3)胰腺假性囊肿继发感染,常需行外引流术或手术清除坏死组织,不宜行经皮穿刺置管引流;如囊肿不和胰管相通,外引流术后即能治愈;如囊肿和胰管相通,则形成胰外瘘;对腔内坏死不严重或能清除者,也可行内引流手术。

胰腺假性囊肿治疗前是否需行 ERCP 是有争议的。虽然逆行造影有引起感染的可能,但有助于了解胰管、胆管的解剖及选择治疗方案,尤其适用于复发性囊肿、多发囊肿、与囊肿有关的胆道梗阻、假性囊肿破裂出现胰性腹水和胰性胸腔积液、无明确原因的假性囊肿等,有时可见造影剂经胰管进入囊肿内。若胰管梗阻或胰管和囊肿相通,宜行内引流;壶腹部或多处胰管狭窄,特别是患者腹痛较明显时,可行经十二指肠括约肌成形术或行纵向胰腺空肠吻合术;慢性胰腺炎致胰头纤维化引起胆总管胰腺段狭窄时,可行胆肠吻合术;囊肿压迫胆总管引起的胆道梗阻,囊肿引流后梗阻多能解除。

(2)非手术治疗:对囊肿形成的早期及小的无症状的囊肿一般不需特殊治疗,应先控制原发病,根据需要给予抗生素及其他治疗,并用 B 超或 CT 追踪观察,希望囊肿自行吸收,但应注意并发症的发生。近年来报道长效生长抑素类似物奥曲肽(Octreotide)可能有助于假性囊肿的治疗。

1)经皮穿刺置管引流(PCD):PCD 适用于大多数假性囊肿,尤其是囊肿不与胰管相通时或年老体弱者;囊肿继发感染者也可采用,但不适用于胰腺坏死性囊肿。此法是在 B 超或 CT 引导下,通过腹腔、腹膜后、胃、肝或十二指肠置管引流,其中以经胃置管引流最为常用,多选用 7～16F 导管,利用重力将囊液引流至体外或通过导管将囊液向胃腔内引流。但长期随访发现 PCD 复发率高,囊肿内分隔及囊液含坏死组织致引流不畅是 PCD 失败的主要原因。PCD 仅用于下列急症,作为临时治疗:①囊肿巨大产生压迫症状;②有破裂可能(囊肿急剧增大及疼痛);③合并感染。

2)经内镜引流:胰腺假性囊肿与胃或十二指肠粘连时,可在内镜下,利用电灼或激光在囊肿和胃或十二指肠间制造一瘘,使囊液向胃或十二指肠内引流。其适应证如下:①囊肿在 6周以上,有治疗指征且排除肿瘤;②CT 或超声内镜证实囊肿同胃或十二指肠粘连紧密,内镜下胃或十二指肠受压内突,囊肿壁与胃肠壁距离<1cm;③囊肿壁<1cm。

通过 ERCP 行经乳头引流囊肿适用于有胰管破裂者,经乳头将导管至破裂的胰管处直接引流囊肿,或将导管作为支架管。但经乳头将导管放入胰管可损伤胰管或导致急性胰腺炎或经导管感染;同时 ERCP 不能用于囊肿有感染或出血者。若术前行 ERCP,应在 24 小时内手术,并用广谱抗生素,以减少囊肿继发感染的可能,也可因导管阻塞或胰管狭窄均可致囊肿复发。因此,现阶段不是治疗假性囊肿的主要手段。

3)腹腔镜治疗:近年来临床常应用腹腔镜联合超声刀和气囊导管行囊肿胃吻合术,也有行巨大囊肿空肠 Roux—en—Y 吻合术,并清除坏死组织,腹腔镜囊肿肠吻合术展现了较好的应用前景,但报道的例数较少,术者需有较高的腹腔镜技术,临床效果待进一步证实。

(3)手术治疗:外科手术是治疗胰腺假性囊肿的主要方法。目的是排出囊液;去除症状;预防及治疗严重的并发症,如囊肿破裂、出血、感染和梗阻等。手术时机很重要,太早手术,囊壁未成熟,只能行外引流术;手术延迟,并发症发生率高。手术方式有囊肿切除术、内引流术及外引流术。若伴出血,应根据出血部位行囊肿出血动脉的结扎、脾切除或胰体尾部切除等手术,偶尔也可行急诊胰头十二指肠切除;由慢性胰腺炎引起的胆总管胰腺段狭窄致梗阻性黄疸时,应同时行胆肠吻合术。所有手术均应同时行囊肿壁的病理检查,以除外囊性肿瘤及其他囊性病变。术后应复查血尿淀粉酶,并与术前作对比。

1)内引流术:内引流术是将囊肿与空肠、胃或十二指肠吻合。只要囊壁成熟,无并发症,即可行此手术。术式的选择常以囊肿的解剖部位为基础,采取就近引流,如胃后型囊肿采用囊肿胃吻合比较适宜。术后根据肠蠕动恢复情况给予 4 日左右的胃肠减压及禁食。然后从清流质或流质饮食开始进食,若进食后发生囊肿内感染,应再禁食,并加用抗生素。

2)胰性假性囊肿空肠吻合术:是最常用的手术,适用于几乎所有囊肿,特别是囊肿较大或囊肿为多囊性时。有两种吻合方式,一种为囊肿空肠 Roux－en－Y 吻合术,是在距 Treitz 韧带 15~20cm 处切断空肠,远段空肠断端与囊肿作吻合,用 3－0 丝线作囊壁与肠壁的全层间断缝合,再将距此吻合口 30~40cm 处的空肠远段与空肠近端作端侧吻合,此术式是目前最理想的一种内引流术;另一种为囊肿空肠襻吻合加空肠侧侧吻合术,即将距 Treitz 韧带约 45cm 处之空肠襻与囊肿做吻合,再在距此吻合口约 30cm 处将两空肠行侧侧吻合。也可将此吻合口上方的近段空肠用对边吻合器封闭,阻断肠内容物流入囊肿内。囊肿空肠吻合术的优点是能与囊肿的较低部位作吻合,充分引流囊肿,又能较好地防止肠内容物向囊肿内逆流。缺点是手术时间较长,有发生吻合口瘘的可能。

3)胰性假性囊肿胃吻合术:适用于囊肿致密粘连于胃后壁者,尤其是囊肿壁未完全成熟时。方法是先切开胃前壁,将囊肿与胃后壁作吻合,将鼻胃管尖端放入或不放至囊腔内均可,最后缝合胃前壁切口,使囊液流入胃腔内。囊肿与胃的吻合应先用不易吸收的缝线(可用 2－0 Dexon 缝线)作一周胃后壁和囊肿壁全层的连续扣锁式缝合,再用 2－0 Dexon 或 3－0 丝线间断加强以防出血。对危重患者,还可用一种更简单的术式,囊肿胃腔内外一期引流术,即将一乳胶管放至囊腔后,经胃后壁、胃腔、胃前壁由腹壁引出体外,使囊液先向外引流,2 周以后再拔除乳胶管,使囊腔和胃腔相通。囊肿胃吻合术的优点是手术简单,手术时间短,对巨大囊肿引流同样安全。术后出血是该手术的主要并发症。

4)胰性假性囊肿十二指肠吻合术:只适用于胰头部囊肿或前两种吻合术很困难时,是在囊肿最低部与十二指肠侧壁吻合。手术多需作 Kocker 切口切开后腹膜,游离十二指肠第二段及胰头。囊肿与十二指肠吻合的手术方法与囊肿胃吻合相同,但应用 3－0 Dexon 缝线作吻合,关闭十二指肠切口时横向或纵向缝合均可。也可采用另一种吻合方法,即直接行囊肿十二指肠侧侧吻合。该手术最合乎生理要求,但有损伤胆总管胰腺段及胃十二指肠动脉的可能,并可有十二指肠瘘等并发症,死亡率为 5%,是内引流术中最少用的一种。囊肿十二指肠吻合术后常伴胃排空延迟,所以胃管放置时间应相对长,当 24 小时胃液量＜200ml 时,可先夹闭胃管,如无梗阻症状,则可拔除胃管,应先进清流食。若有胃排空延迟症状,不需急于行钡餐检查,梗阻症状常随十二指肠周围水肿的消退而缓解。

5)胰性假性囊肿切除术:从理论上讲,本法是最彻底的手术。但假性囊肿多因炎症明显,与周围组织致密粘连,手术难度大,易损伤周围重要结构,所以很少用。为避免胰瘘,一般不宜行单纯囊肿摘除术,应行囊肿及所在部分的胰腺切除术。该手术死亡率较高,可达 10%,所以主要用于胰尾部小囊肿,特别是外伤后的胰尾小囊肿,胰头、胰体正常者。有时对胰体、尾部囊肿可行远侧胰腺切除术;囊肿与脾脏粘连时,炎性病灶易包绕、压迫脾血管或有静脉血栓形成,若分离有困难,宜一并切除脾脏。远侧胰腺切除后,若近侧胰管有梗阻,可行近端胰腺空肠 Roux－en－Y 吻合术。胰头部囊肿有明显症状伴慢性胰腺炎者,偶也可行胰头十二指肠切除术,或保留幽门(或十二指肠)的胰头切除术。

胰头部囊肿为良性病变,伴慢性胰腺炎时,囊肿常压迫肠系膜上静脉或门静脉,手术切除有损伤血管的可能,所以手术危险性大,应在术前行血管造影,了解血管受压情况,并严格掌握适应证,伴下列情况者,可考虑手术:①疼痛明显的慢性胰腺炎;②多发囊肿;③假性动脉瘤所致的胃肠道出血;④胆总管梗阻;⑤无法引流的钩突囊肿;⑥十二指肠梗阻。

6)外引流术:此法囊肿复发率是内引流术的4倍,故较少采用,仅用于囊肿破裂、出血及感染等需急诊手术者;若术中发现囊壁太薄及广泛粘连,无法行内引流术,也可用本法;巨大囊肿无法行内引流时,偶尔也先行外引流术。手术时放一粗引流管至囊腔,并由腹壁引出,通过重力或负压使囊液经引流管流至体外。术后记录引流量的多少,适当补充水及电解质。外引流术多作为一种暂时的治疗措施,外引流术后有部分患者形成胰瘘,皮下注射奥曲肽可能有助于胰瘘的闭合。胰液丢失过多者,应给予营养支持。半年内胰瘘仍未闭合者,多为近端胰管梗阻所致,应先行胰瘘造影,然后根据情况行胰腺部分切除或瘘管空肠吻合术。

二、术后出血

(一)病因

1.胆道出血是十二指肠憩室术后出血的主要原因,是胆道损伤后并发胆道感染引起。

2.患者合并门静脉高压症时,胆道黏膜下静脉曲张破裂。

3.合并有凝血功能障碍、血管弥散性血管内凝血(DIC)等全身性疾病。

4.应激性溃疡。

5.胰瘘时胰液腐蚀周围血管。

(二)临床表现

术后胆道出血表现为突然发生的上腹绞痛,上消化道出血。出血虽然经过处理后可以暂时停止数日或1~2周,常反复发生。处理不当,可死于脓毒血症,多器官功能障碍综合征。查体可发现肝大或胀大而引发触痛的胆囊。

(二)诊断

1.临床上有呕血或引流管内引流出血液。

2.胃钡餐X线及胃镜检查可确定是否为食管下端曲张静脉破裂及应激性溃疡引起的出血。

3.肝超声检查可发现肝内占位性病变及液性暗区。CT及肝放射性核素扫描均显示占位性病变。选择肝动脉造影可显示动脉瘤样改变或肝动脉-肝内胆管沟通。这些检查对鉴别诊断有意义。

(三)治疗

1.非手术治疗　一般先采取非手术治疗来控制出血。

(1)及时补充血容量,输平衡盐液和输血,以防止休克。

(2)使用大量抗生素控制感染,特别是治疗革兰阴性细菌的广谱抗生素以及甲硝唑等。

(3)选用各种止血药物,如6-氨基乙酸、对羧基苄胺以及维生素K等。

(4)对门静脉高压症、应激性溃疡等引起的术后出血,应采用抗酸剂,如静脉滴注西咪替丁、奥美拉唑等。

(5)配合清热、止血、凉血的中药,常用的有白芨、水牛角、生地、槐花、地榆、大蓟、小蓟、柴胡、郁金等。

2.手术治疗　对反复出血量多或胆道存在严重感染,经非手术治疗又无好转时,应及时手术治疗。

(1)结扎出血的肝叶肝动脉支,定位不够明确时,也可结扎肝固有动脉。

(2)肝叶或部分切除术:通过经皮肤的选择性肝动脉造影了解出血的部位,同时可经动脉插管作该肝动脉支栓塞术。

（3）胆总管切开引流：建立充分的胆道引流以控制感染。

三、十二指肠梗阻

（一）病因

1.憩室切除过多、内翻过多。

2.肠粘连。

（二）临床表现

1.呕吐　患者主要症状为频繁呕吐，多在饭后出现，呕吐物含胆汁及所进食物，包括前次进食物。

2.腹痛　少数患者有腹痛，但也可能右上腹胀。即使有腹痛也不剧烈。呕吐后疼痛症状即消失。

3.消瘦　病情愈长症状愈重，最终出现消瘦、脱水，全身营养不良。

4.体征　主要体征是胃扩大、胃蠕动波以及胃内容物潴留所致的振荡声。缓解期可无明显体征。

（三）诊断

十二指肠梗阻诊断主要依靠X线钡餐检查，检查前应将胃和十二指肠内潴留物洗尽。主要表现为十二指肠扩张并有反复的强烈逆蠕动，钡剂可回流入胃内。钡剂于十二指肠梗阻处受阻中断或排空迟缓，如在2～4小时后仍不排空即表示有梗阻存在。

（四）治疗

1.非手术疗法　禁食、胃肠减压，应用激素（氢化可的松100mg，静脉滴注3日），TPN等。非手术治疗无效时，应考虑手术治疗。

2.手术治疗

（1）术前准备：纠正水电解质紊乱，特别注意钾和镁的补充，必要时输血和胃肠减压。

（2）术式选择：根据病变的性质不同情况，做相应的手术。要求去除病因，恢复肠道通畅，避免并发症。若梗阻病因解除困难，则以恢复肠道通畅（捷径术）为首选。

1）十二指肠空肠吻合术：应尽可能靠近梗阻部位或十二指肠近端空肠上端Roux-en-Y型吻合术。本术式适用于十二指肠明显扩张的病例。首选十二指肠第三部与空肠始段的侧侧吻合，有时可行结肠前十二指肠与Y形空肠襻的侧侧或侧端吻合术。十二指肠空肠吻合术的效果良好。少数于术后短期内仍有呕吐，但多数都能经非手术疗法得到缓解。

2）胃空肠吻合术：效果不好，且易并发吻合口溃疡，故仅用于十二指肠壶腹梗阻和位于Vater壶腹部以上的梗阻或十二指肠空肠吻合困难的病例。为避免术后吻合口溃疡，可附加迷走神经切断术或改为胃次全切除术、BillrothⅠ式重建胃肠道。

3）粘连松解术：适用于肠粘连引起的十二指肠梗阻。

（3）术后处理：由于术前长期呕吐，患者已存在水电解质紊乱，术后仍可能继续有呕吐（胃造瘘吸引可避免呕吐，如未造瘘可用胃肠减压管减压）。纠正水电解质紊乱，加强术后护理，防治并发症是其重点。

（王熙宸）

第五节　肠系膜上动脉压迫综合征术后并发症

肠系膜上动脉压迫综合征治疗的常用手术方法为阻塞近端的十二指肠横部与空肠第一部分作吻合术或十二指肠悬韧带松解术,或于肠系膜上动脉处切断十二指肠在动脉前重新吻合。所以,术后并发症一般常见为吻合口梗阻或吻合口瘘。

一、病因

(一)吻合口梗阻

吻合口梗阻是术后最常见并发症,包括功能性梗阻和机械性梗阻。

1.功能性梗阻原因

(1)近端肠管蠕动功能不良:由于近端肠腔内压力持久增高及肠管扩张,肠壁肌层肥厚,蠕动功能不良或消失,以致影响吻合口通过功能。

(2)远端肠管蠕动功能不良:远端肠腔内长期处于空虚状态,肠管发育不全,肠壁无蠕动。施行肠切除吻合术后远端肠管功能的恢复需要一定的时间,因此出现暂时性吻合口梗阻。

(3)闭锁部位及邻近肠管肌间神经节细胞减少,肠闭锁的病变肠段因炎症或血供障碍均可导致肠管神经丛及神经节细胞发育障碍或变性,造成吻合口功能性梗阻。

2.机械性梗阻原因

(1)吻合技术不佳:是吻合口梗阻常见原因,如远近两端肠管口径不相称,吻合时近端肠壁过多折叠,或缝合时进针距切缘过大,内翻组织过多;远端肠管直径<1cm而采用双层吻合法吻合肠管,造成吻合口狭窄或梗阻。

(2)术后肠粘连:导致吻合口附近肠管扭曲或折叠,使吻合口成角梗阻。

(二)吻合口瘘

1.全身因素　晚期患者常伴有水电解质紊乱、低蛋白血症、维生素缺乏或黄疸等原因,影响吻合口胶原纤维形成和组织愈合。

2.局部因素

(1)手术技术不佳:是发生吻合口漏的最主要因素。吻合技术不佳,如缝线过粗,缝合过疏或过密;吻合口双层缝合时,或遗漏黏膜或缝浆肌层时缝针穿过肠壁全层;吻合时两端肠壁对合不良,黏膜外翻;误扎或切断肠系膜血管,损伤吻合部肠管血运;使用硬质钳钳夹肠壁及系膜,挫伤肠管组织及系膜血管,影响吻合口血运。

(2)近端扩张肠管切除不够:保留肥厚、水肿及血运不良的肠管,使吻合口愈合不良。

(3)吻合远端存在梗阻:远端肠管发生粘连或扭曲,远端肠腔内干粪阻塞等,造成近端肠内容物通过障碍,肠腔内压力增加,致吻合口破裂或渗漏。

二、临床表现

1.吻合口梗阻表现为高位小肠梗阻,术后出现恶心、呕吐,吐黄绿色胆汁样物,腹痛、腹胀不明显。严重者患者可出现脱水、酸中毒及休克。

2.吻合口瘘表现为高位小肠瘘的症状。初期表现都是来自局部脓肿形成。有脓肿形成时,呈38.5℃以上的弛张热,即所谓脓肿热型。腹部检查有压痛,脓肿周围肠管有不同程度的麻痹。患者可有腹痛和嗳气。脓肿增大时,炎症可经膈肌波及到胸腔,有时可见胸膜炎或胸腔积液。如未确诊以前仍继续进食,常可导致腹膜炎。腹腔感染如不能及时控制由于菌群交替现象可引起革兰杆菌脓毒症,进而发展成多器官功能障碍综合征(MODS)。

三、诊断

1.吻合口梗阻

(1)X线检查:术后怀疑吻合口梗阻,可口服稀钡或泛影葡胺,进行检查,服造影剂后1小时、3小时、5小时后,分别进行拍片追踪观察。

(2)内镜检查:长期存在吻合口狭窄的病例,应行内镜检查。

2.吻合口瘘　对于发热首先要鉴别有无其他部位感染,如作血常规及尿常规检查,胸部和腹部平片,引流液要行细菌学检查以证实有无腹腔的感染。同时为以后选用抗生素作参考。如果无其他发热的原因,而局部有压痛,引流液为消化液或呈感染性质,基本可确定吻合口瘘的存在。为证实瘘的存在和部位可行泛影葡胺进行造影检查、B超或CT以探明脓肿部位,从而作出判断。

四、处理

1.吻合口梗阻

(1)一般处理:禁食、胃肠减压、TPN、抗生素抗感染。

(2)手术治疗:将吻合口切除,行吻合术或行Roux—en—Y吻合术。

2.吻合口瘘

(1)一般处理:禁食、胃肠减压、TPN,根据每日引流液的性质和量,作好液体和电解质的补充,纠正酸碱平衡失调。给予胃肠道外营养以提供足够的热量和营养。加强抗生素治疗,有效控制感染及加强腹部皮肤的护理。

(2)吻合口漏初期,腹腔内感染严重,应避免过多的手术探查,也不宜行复杂的肠切除吻合或修补术。在掌握了吻合口漏的情况之后,行局部扩创引流,留置双腔管保持吸引。在积极治疗下,待进入稳定期阶段后再行进一步的手术治疗。已局限的回肠末端或结肠吻合口皮肤瘘,可采用保守疗法维持水电解质平衡,加强营养支持疗法,控制感染,保护腹部皮肤。如病情稳定,能较正常排便时,给予要素饮食,较小的吻合口漏可望自行愈合。局部处理通畅引流最为关键。可通过CT、B超充分了解脓腔情况,尚可利用造影查明引流管与脓腔的关系,调整引流位置,并可经引流管进行吸引和冲洗。如果感染症状不见改善,至少应于第一次手术后20日以内,积极再行手术,放置适当引流。

(艾孜买提·热合木吐拉)

第六章　肝胆外科疾病

第一节　细菌性肝脓肿

一、概述

细菌性肝脓肿(bacterial liver abscess)由化脓性细菌引起,故又称化脓性肝脓肿。肝脏有肝动脉和门静脉双重血供,而且其胆道系统与肠道相通,增加了感染的可能性。正常情况下,肝脏有丰富的血液供应及网状内皮系统的吞噬作用,可以杀灭入侵的细菌,不易形成肝脓肿。如若存在胆道系统疾病、全身感染或合并有糖尿病等情况,此时机体的抵抗力下降,易引起肝脓肿。常见的致病菌多为大肠杆菌、金黄色葡萄球菌、厌氧性链球菌、变形杆菌和产气杆菌等。

二、病因

1.胆道　为细菌性肝脓肿的最主要原因,占 21.6%～51.5%。胆道系统的感染如胆囊炎、胆管炎、胆管结石、胆管狭窄、肿瘤、蛔虫等所致的急性梗阻性化脓性胆管炎,细菌沿着胆管逆行,导致肝脓肿的形成。此种途径引起的肝脓肿常为多发性,以肝左叶较为多见。

2.门静脉　腹腔内、胃肠道的感染如化脓性阑尾炎、盆腔炎、溃疡性结肠炎、胰腺脓肿、肠道肿瘤等均可引起门静脉属支的化脓性门静脉炎,脱落的脓毒栓子经门静脉侵入肝脏形成脓肿。由于抗生素的成用这种途径的感染已明显减少。

3.肝动脉　身体任何部位的化脓性疾病,如急性上呼吸道感染、皮肤痈、疖及骨髓炎、亚急性感染性心内膜炎等,菌栓通过肝动脉进入肝脏而导致肝脓肿的发生。

4.淋巴系统及邻近脏器的直接蔓延　邻近肝脏的组织器官化脓性炎症,如胃、十二指肠穿孔、膈下脓肿、化脓性胆囊炎等,病原菌可直接蔓延或通过淋巴系统进入肝脏形成脓肿。

5.开放性肝损伤　细菌从创口或随异物直接侵入肝脏而引起。

6.医源性感染　近年来开展的肝穿活检术、经皮肝囊肿穿刺抽液注药术、经十二指肠镜逆行胰胆管造影等,操作时有可能把病原菌带入肝脏内;肝脏肿瘤经射频、微波等治疗后,肿瘤坏死液化后继发感染可形成肝脓肿。

7.来源不明者　称隐源性肝脓肿,可能与肝内已存在的隐匿病变有关,当机体抵抗力下降时,病原菌开始在肝内繁殖继而形成肝脓肿,以金黄色葡萄球菌多见。

三、病理及病理生理

细菌性肝脓肿的病理变化与细菌的种类、数量、感染途径、全身情况和治疗有密切关系。健康人的肝脏有网状内皮系统的吞噬作用,可以杀灭入侵的细菌,不易形成肝脓肿。当机体抵抗力下降时,细菌大繁殖发生炎症反应,形成脓肿,予以及时、适当的治疗后小脓肿可机化吸收。若治疗不及时或细菌毒力较强,小脓肿可融合成单个或多个较大脓肿。血源性感染(经门静脉、肝动脉感染)者常呈多发性脓肿,且多位于右肝或累及全肝;胆源性肝脓肿常与胆道相通,故脓肿分布常与胆管分布一致,开放性肝损伤所致的肝脓肿多属单发。细菌性肝脓肿常有肝脏肿大,肝包膜炎性改变,常与周围的膈肌、网膜等粘连。单个肝脓肿容积有时可以很大;多个肝脓肿的直径则可在数毫米或数厘米之间。显微镜下可见门静脉炎症,静脉壁有炎性细胞浸润,管腔内存在内细胞及细胞碎片,脓腔内含有坏死组织。当脓肿转为慢性时,周围肉芽组织增生纤维化,脓肿周围可形成一定厚度的纤维组织膜。由于肝脏血运丰富,肝脓肿释放的大量毒素被吸收后可出现严重的毒血症,如寒战、高热甚至中毒性休克等表现。

四、临床表现

肝脓肿通常继发于某种感染性先驱疾病,一般起病较急,但有少数发生于健康人的隐匿性肝脓肿起病比较缓慢,在数周后方才出现发热等症状。典型的肝脓肿临床症状表现为寒战、高热、右上腹疼痛、全身酸胀不适以及贫血、体重下降等,还有部分患者出现黄疸。但是大多数的患者不一定具备上述所有症状,尤其是已经应用了抗生素治疗的患者。

1. 症状

(1)寒战、高热:是最早、最常见的症状,发热常为弛张热,体温常可高达 39℃～40℃,伴大量出汗,脉率增快。

(2)肝区疼痛:炎症引起肝肿大,导致肝包膜紧张,肝区呈持续性钝痛,亦有表现为胀痛、灼痛、跳痛甚或绞痛者。疼痛剧烈者常提示单发性脓肿,脓肿早期可表现为持续钝痛,后期可表现为尖锐剧痛。如炎症刺激右膈,可出现右肩痛、背痛;随呼吸加重者常提示肝膈顶部脓肿;感染向胸膜、肺蔓延时可引起胸痛、咳嗽和呼吸困难,严重者可穿过膈肌导致脓胸。

(3)乏力、纳差、恶心、呕吐:由于大量细菌毒素被机体吸收和持续的消耗,常有乏力、纳差、恶心、呕吐等消化道症状。少数患者还出现腹泻、腹胀及难以忍受的呃逆等症状。

2. 体征

(1)肝脓肿大并有压痛或肝区叩痛:脓肿位于肝上部时,则有肝上界抬高,可有右侧胸腔积液或反应性右侧胸膜炎;脓肿位于右肝下部时,常可见右上腹饱满,甚至可见局限性隆起,常可触及肿大的肝脏和波动性肿块,有明显的触痛;脓肿位于或移行于肝表面时,其相应体表的局部皮肤可有红、肿、压痛和凹陷性水肿;脓肿位于左肝时,上述体征局限于剑突下。

(2)重症患者可出现腹水及脾肿大、贫血。胆道梗阻的患者常有黄疸,其他原因引起的细菌性肝脓肿一旦出现黄疸表示病情严重,预后不良。

3. 并发症　细菌性肝脓肿如不及时有效的治疗,脓肿穿破邻近组织脏器可引起严重并发症。如破入腹腔形成急性腹膜炎;穿破膈下间隙形成膈下脓肿;穿破膈肌形成脓胸;左肝脓肿穿入心包形成心包积脓;如同时穿破支气管和胆道,则形成支气管胆瘘;如同时穿破门静脉和胆道,大量血液经胆道进入十二指肠,即胆道出血;少数可破入胃、大肠、下腔静脉等。

五、辅助检查

1. 实验室检查

(1)血常规:大多数患者白细胞计数明显增高,达 15×10^9/L,中性粒在 0.90 以上,并可出现核左移或中毒颗粒。

(2)肝功能改变:碱性磷酸酶、转氨酶可轻中度升高,可有总胆红素升高、白蛋白降低,肝脏广泛损害时可出现腹水和黄疸。

2.影像学检查

(1)X线检查:X线平片可见肝影增大、肝内气液平面、右膈肌抬高、活动受限或胸腔积液、右下肺肺段不张等。

(2)B超:是诊断肝脓肿最简单、经济、准确的方法,阳性率96%以上,应作为首选。可以测定脓肿的部位、大小、距体表的深度和脓肿的液化程度,并可以确定脓肿的穿刺点或手术引流进路。当肝实质有炎性浸润时,表现为大片边界不清的低回声区;脓肿形成后表现为液性暗区,其内有点、片或絮状回声(脓腔内坏死组织或脓性渗出物中的有形成分)。

(3)CT:肝脓肿的CT表现随病程发展而有所不同。在急性期或脓肿早期,肝组织以充血、水肿为主,临床表现较严重,而CT表现不典型,易误诊。此时,CT平扫表现为肝肿大,肝实质内有边界不清的略低密度灶,大小不等,增强后常呈不均匀明显强化。脓腔内积气为肝脓肿的特征性表现,但出现率低,可能由于产气杆菌感染或化脓性肝内胆管扩张积气所致。随着病情的发展,肝内可出现一个或多个坏死液化区,形成单发或多发、单房或多房的脓腔。CT表现为边界模糊不清的低密度灶,坏死液化区无强化而表现为蜂窝状或多房状改变,其腔内房隔厚薄、多少、强化程度与病程、坏死液化程度密切相关,病程越长,坏死液化越完全,房隔越薄且越稀少,甚至消失。边缘环状强化可以表现为单环、双环、三环,环状强化的机制是外环为细菌毒素所引起的正常肝组织的水肿带;中环为脓肿的壁层,密度均匀,为炎性肉芽组织,因含有丰富的新生血管,故注射造影剂后强化特别显著;内环为炎性坏死组织,但尚未液化,病灶的最内层为坏死液化组织,其密度为液性,不为造影剂所强化。

(4)其他检查:MRI或肝动脉造影。

六、诊断

1.病史上常有肠道、胆道感染或其他化脓性感染疾病,大多数患者并存有糖尿病或免疫功能低下。

2.临床表现为肝区疼痛、寒战、高热、黄疸,肝脏肿大,且有触痛和叩击痛。

3.白细胞计数增高、核左移,总数在$15×10^9$/L左右,中性在90%以上。肝功能检查:血清转氨酶、碱性磷酸酶升高。

4.B超 提示肝脏单发或多发低回声或无回声肿块,脓肿壁表现为强回声,厚薄不等,脓肿周围显示低回声的水肿带,组成"环中环征",CT平扫示肝实质圆形或类圆形低密度肿块,中央为脓腔,密度高于水而低于肝,增强扫描提示脓肿壁强化而脓肿腔无强化。MRI提示在T_1WI呈低信号,在T_2WI呈高信号。

5.肝脏穿刺抽出黄白色脓性液体,涂片和培养发现细菌,即可明确诊断。

七、鉴别诊断

1.阿米巴肝脓肿 二者临床表现相似,但病因不同,故在治疗原则上有着本质的不同,因此二者鉴别诊断至关重要。阿米巴肝脓肿常有阿米巴痢疾史,起病比较缓慢,病程长,肝肿大显著,可有局限性隆起,脓腔大,多为单发,肝右叶常见,穿刺脓液呈巧克力色,无臭味,可找到阿米巴滋养体,如无混合感染,细菌培养多为阴性,粪便检查常可发现阿米巴包囊或滋养体,抗阿米巴治疗有效。一般来说,二者鉴别比较容易。

2.肝包虫病 多有牧区居住或与犬、羊等动物密切接触史,临床上表现为上腹部肿块、腹痛或压迫邻近器官的症状,肿块呈圆形,表面光滑,边界清楚,质韧有弹性,能随呼吸上下移动,叩之有震颤。包虫囊液皮内试验、补体结合试验、间接血凝法试验、B超检查等可帮助诊断。肝包虫一般不难诊断,但当囊肿继发感染时易与肝脓肿混淆,上述检查结合病史及临床表现有助于鉴别。

3. 右膈下脓肿　往往之前有胃、十二指肠溃疡穿孔及上腹部手术后感染等疾病史,全身中毒症状较细菌性肝脓肿轻,主要表现为胸痛,深吸气时疼痛加重。X线片可见膈肌抬高,运动受限明显,膈下出现气液面,B超可见膈下液性暗区。

4. 原发性肝癌　肝癌患者多有慢性肝病病史,一般无明显寒战、发热表现,结合B超、CT、AFP等检查可有助鉴别。当肝癌中心区液化坏死并继发感染时,可有寒战、高热,结合病史及上述辅助检查可鉴别。

5. 胆道感染　细菌性肝脓肿常与胆结石、胆管炎同时存在,早期以胆道感染症状为主,然后可能以肝脓肿表现为主。早期B超检查可发现胆囊增大、囊壁增厚,胆囊内可见结石影、胆总管扩张等。

6. 右下肺炎　主要表现为寒战、发热、咳嗽、右侧胸痛,肺部可闻及啰音,胸部X线检查有助于鉴别。

八、治疗

(一)非手术治疗

适用于局限性炎症,脓肿尚未形成或多发性小脓肿时。在治疗原发疾病的基础上给予大剂量有效抗生素和全身支持疗法。

1. 早期选用大剂量有效抗菌药物　目前主张有计划地联合应用抗生素,如选用对需氧菌和厌氧菌均有效的抗生素(一般联用两种药物)。待细菌培养报告后,根据药物敏感试验结果进行调整。

2. 全身性支持疗法　由于细菌性肝脓肿患者中毒症状较重,全身情况较差,应积极补液,纠正水、电解质紊乱,给予大量维生素B、C、K,必要时,反复多次输入少量新鲜血液和血浆,纠正低蛋白血症,改善肝功能,增强机体抵抗力。

3. B超或CT引导下经皮穿刺抽脓置管引流术　近年来,随着超声、CT、MRI等影像技术的发展,穿刺或置管引流已成为首选的治疗方法。

(1)适应证:适用于单个较大脓肿,此法简便、创伤小,疗效也满意,尤其适用于年老体弱及危重患者。

(2)禁忌证:有严重出血倾向者、大量腹水者、伴有其他急诊剖腹指征者、脓肿未能完全液化者、肿瘤或血管瘤合并感染者、毒血症严重或合并DIC的多房性脓肿。

(3)方法:通常的做法是在B超或CT引导下,选取距皮肤最近、避开重要器官、易于穿刺的部位穿刺抽脓或置管引流,用敏感抗生素脓腔内注入或冲洗。疗效好坏的关键是是否抽吸和冲洗干净。目前比较一致的观点认为,对于直径<5cm的细菌性肝脓肿,多采用穿刺抽脓的方法;对于直径>5cm的细菌性肝脓肿,则采用穿刺抽脓后置管引流的方法。一般认为,患者持续发热且超声、CT明确有肝内液性占位病变者为最佳穿刺治疗时机;拔管以患者体温正常、临床症状消失及B超、CT检查脓腔基本消失为原则。穿刺针一般选择16~18G套管针穿刺,可取得满意的效果。引流管选择8~10F PTCD管就可达到通畅引流的目的。对直径

＞10cm 的脓肿可采用经皮穿刺两点双管引流术,具体做法为:从不同部位向同一脓腔内置入两根引流管,一引流管术后接负压持续吸引,另一管专作灌洗用,接输液器,缓缓滴入冲洗液。具有引流、冲洗互不冲突,冲洗时也不至于因为脓腔压力过高而使脓液溢入腹腔、冲洗时间长等特点。

(二)手术切开引流

1.肝脓肿切开引流术的适应证 穿刺引流不畅,经积极保守治疗后脓肿无明显缩小,临床表现无明显改善或进行性加重者;伴有原发病变需要手术处理者,如胆源性肝脓肿;脓肿壁厚,保守治疗效果差的慢性肝脓肿;脓肿壁已穿破或者估计有破溃可能者。手术切开脓肿,处理原发病灶,双套管负压吸引,以彻底引流。

常用的手术方法有以下几种:

(1)经腹腔切开引流术:右肋缘下做斜切口(右肝脓肿)或经腹直肌切口(左肝脓肿),入腹后确定脓肿部位,用湿盐水纱布保护手术野周围,以免污染腹腔。用穿刺针抽得脓液后,沿针头方向用血管钳插入脓腔,排出脓液,再用手指伸进脓腔,轻轻分离腔内间隔组织,用生理盐水冲洗脓腔,洗净后放置双套管负压吸引。

(2)腹膜外脓肿切开引流术:对于肝右叶的前侧、左外叶、肝右叶膈顶部或后侧的细菌性肝脓肿,与腹壁已发生紧密粘连,也可采用腹膜外脓肿切开引流术。

做右肋缘下斜切口,在腹膜外间隙用手指推开肌层直达脓肿部位,用穿刺针抽得脓液后,沿针头方向用血管钳插入脓腔,排出脓液,再用手指伸进脓腔,轻轻分离腔内间隔组织,用生理盐水冲洗脓腔,洗净后放置双套管负压吸引。

(3)后侧脓肿切开引流术:适用于肝右叶膈顶部或后侧脓肿。

患者左侧卧位,沿右侧第 12 肋稍偏外侧做一切口,切除一段肋骨,在第一腰椎棘突水平的肋骨床做一横切口,显露膈肌,有时需要将膈肌切开到达肾后脂肪囊区,用手指沿肾后脂肪囊向上分离,显露肾上极与肝下面的腹膜后间隙直达脓肿将穿刺针沿手指方向刺入脓腔,抽得脓液后用长弯止血钳顺穿刺方向插入脓腔,排出脓液。用手指扩大引流口,吸净脓液,冲洗脓腔后,放置双套管负压吸引。

2.脓腔大网膜填塞术 脓腔大网膜填塞术尤其适用于位置较高,引流效果不佳者;位置较深,不便置管引流者;脓腔较大者,网膜填塞更有利于脓腔的愈合。

脓腔大网膜填塞术具有下列优点:易控制感染,脓液清除彻底。大网膜血运丰富,抗感染与吸收能力强,使脓液或渗液迅速清除;脓腔易于愈合,缩短了疗程。脓腔的愈合主要靠脓液排出及感染控制后腔壁塌陷、肝细胞再生、纤维组织堉生。大网膜填充脓腔并与肝组织粘连再血管化,促进了脓腔愈合,缩短了疗程,使治疗程序简化。

3.肝动脉或门静脉插管灌注抗生素 此法适用于位于第二肝门、肝实质深部、病灶呈蜂窝状的肝脓肿或脓肿未液化或多发时。取右肋缘下斜切口进腹,将内径 1.5mm 硅胶管向近端插入胃网膜右静脉深度 5～7cm,并与胃网膜右静脉适当固定,术后持续灌注抗生素(头孢类＋甲硝唑或氨苄西林＋庆大霉素＋甲硝唑)3～5 天。

4.腹腔镜直视下脓肿切开置管引流 经腹腔镜肝脓肿引流术由于创伤小、疗效好,故其适应证有扩大趋势。目前,适应证为脓肿较大,位置表浅,不易穿刺者;经保守治疗及穿刺引流后无好转者。对肝脓肿穿破入胸腔、腹腔、胆道,多发散在、位于深部的小脓肿及合并其他严重肝胆疾病者,则不宜施行腹腔镜。

5. 肝叶切除术 适用于慢性厚壁脓肿、脓腔难以塌陷者;肝脓肿切开引流术后,留有死腔和窦道长期不愈、流脓不断者;肝内胆管结石合并肝左外叶内多发脓肿,致使肝组织严重破坏者,肝萎缩失去正常生理功能者;位于肝脏前缘的较大脓肿,随时有可能破溃入腹腔致感染扩散者;并发支气管胆瘘,难以修补者,应手术切除。

应注意多发性细菌性肝脓肿一般不适于手术治疗。

(任雷)

第二节 阿米巴肝脓肿

一、概述

阿米巴肝炎和阿米巴肝脓肿合称阿米巴肝病,阿米巴肝脓肿是肠阿米巴最常见的并发症,多见于温、热带地区,热带和亚热带国家特别常见。我国发病率较高的地方在南方,一般农村高于城市,其中男性发病率要高于女性,发病年龄在 30~40 岁。肠阿米巴病并发肝脓肿者占 1.8%~20%,最高可达 67%。

二、病因

溶组织阿米巴是人体唯一的致病型阿米巴,传播途径为消化道传染。但阿米巴包囊随被污染的食物或水进入肠道,经过碱性肠液消化,包囊破裂,囊内虫体经过二次分裂变成 8 个滋养体,在机体或肠道局部抵抗力下降时,阿米巴滋养体就可以经过肠壁的小静脉或淋巴管进入肝脏,少数存活的滋养体在门静脉内迅速繁殖阻塞门静脉分支,造成肝组织局部坏死,加之阿米巴滋养体不断分泌溶组织酶,使变形的肝组织进一步坏死形成肝脓肿。

三、病理生理

阿米巴肝脓肿并非真性脓肿,而是阿米巴滋养体溶组织酶等引起的肝组织液化性坏死。多发生于肝右叶,早期为小的病灶,以后逐渐发展成一个单一的大脓腔,内含咖啡色半液性状态的果酱样液化坏死组织。脓肿分三层,外层早期为炎性肝细胞以及纤维组织增生形成的纤维膜。中间为间质,内层为脓液。在镜下,在坏死与正常组织交界处,有较多的阿米巴滋养体以及少量单核细胞,炎症反应轻微。

四、临床表现

多数患者的临床表现类似细菌性肝脓肿,但阿米巴肝脓肿的患者症状较轻微,发展缓慢。主要的表现为发热、肝区疼痛和肝肿大。一般无特征性表现,通常为原因未明的持续发热,其特点为缓慢起病而无寒战,一般为中等度的弛张热,在肝脓肿后期,体温可正常或低热。较大的肝右叶脓肿可出现右上腹部隆起,肋间隙爆满,局部皮肤水肿与压痛,肋间隙增宽。肝脏弥漫性肿大,边缘变钝,触痛明显。

五、检查

1. 血象检查 急性期白细胞总数中度增高,中性粒细胞 80% 左右,有继发感染时更高。

病程较长时白细胞计数大多接近正常或减少,贫血较明显,血沉增快。

2.粪便检查 少数患者可查获溶组织阿米巴。

3.肝功能检查 碱性磷酸酶增高最常见,胆固醇和白蛋白大多降低,其他各项指标基本正常。

4.血清学检查 同阿米巴肠病,抗体阳性率可达90%以上。阴性者基本上可排除本病。

5.肝脏显影 超声波探查无创伤,准确方便,成为诊断肝脓肿的基本方法。脓肿所在部位显示与脓肿大小基本一致的液平段,并或作穿刺或手术引流定位,反复探查可观察脓腔的进展情况。B型超声显像敏感性高,但与其他液性病灶鉴别较困难,需作动态观察。

CT、肝动脉造影、放射性核素肝扫描、核磁共振均可显示肝内占位性病变,对阿米巴肝病和肝癌、肝囊肿鉴别有一定帮助,其中CT尤为方便可靠,有条件者可加选用。

6.X线检查 常见右侧膈肌抬高,运动受限,胸膜反应或积液,肺底有云雾状阴影等。左叶肝脓肿时胃肠道钡餐透视可见胃小弯受压或十二指肠移位,侧位片见右肋前内侧隆起致心膈角或前膈角消失。偶尔在平片上见肝区不规则透光液—气影,颇具特征性。

六、诊断

1.有慢性痢疾病史,大便中查到阿米巴包囊、滋养体或乙状结肠镜检查看到结肠黏膜有溃疡面,自溃疡面上找到阿米巴滋养体。

2.有长期不规则发热、肝区疼痛、肝肿大伴压痛和叩击痛者。

3.B超检查可见肝右叶不均质的液性暗区,和周围组织分界清楚,在超定位穿刺中抽得果酱样无臭脓液,即可明确诊断。

4.血清学检查阿米巴抗体,阳性率在90%以上,且在感染后多年仍然为阳性。

5.诊断性治疗对于不能确诊断而有高度怀疑本病者,可使用抗阿米巴药物治疗,如治疗一周后临床症状改善,可确诊本病。

七、鉴别诊断

1.细菌性肝脓肿 细菌性肝脓肿起病急骤,临床症状明显,脓肿以多发为主,全身感染症状明显,鉴别要点如下表6—1。

表6—1 阿米巴性与细菌性肝脓肿鉴别要点

	阿米巴肝脓肿	细菌性肝脓肿
病史	有阿米巴痢疾史	常继发与胆道感染或其他化脓性疾病
症状	起病比较缓慢,病程较长	起病急骤,全身中毒症状明显,有寒战、高热等感染症状
体征	肝肿大明显,可有局限性隆起	肝肿大不显著,多无局限性隆起
脓肿	较大,多数为单发性,位于肝右叶	较小,常为多发性
脓液	呈巧克力色,无臭,可找到阿米巴滋养体,若无混合感染,脓液细菌培养阴性	多为黄白色脓液,涂片和培养大都有细菌
血象	白细胞计数可增加	白细胞计数及中性粒细胞计数明显增加
血培养	若无混合感染,细菌培养阴性	细菌培养可阳性
粪便检查	部分患者可找到阿米巴滋养体或包囊	无特殊发现
诊断性治疗	抗阿米巴药物治疗后症状好转	抗阿米巴药物治疗无效

2.原发性肝癌　肝癌常有肝炎后肝硬化病史,肝脏质地硬,甲胎蛋白(AFP)高于正常,结合 B 超、CT 等检查可资鉴别。

八、治疗

(一)内科治疗

1.抗阿米巴治疗　选用组织内杀阿米巴药为主,辅以肠内杀阿米巴药以根治。目前大多首选甲硝唑,剂量 1.2g/d,疗程 10～30 天,治愈率 90％以上。无并发症者服药后 72 小时内肝痛、发热等临床情况明显改善,体温于 6～9 天消退,肝肿大、压痛、白细胞增多等在治疗后 2 周左右恢复,脓腔吸收则迟至 4 个月左右。第二代硝基咪唑类药物的抗虫活力、药代动力学特点与甲硝唑相同,但半衰期长得脓肿疗效优于阿米巴肠病。东南亚地区采用短程(1～3 天)治疗,并可取代甲硝唑。少数甲硝唑疗效不佳者可换用氯喹或依米丁,但应注意前者有较高的复发率,后者有较多心血管和胃肠道反应。治疗后期常规加用一疗程肠内抗阿米巴药,以根除复发之可能。

2.肝穿刺引流　早期选用有效药物治疗,不少肝脓肿已无穿刺的必要。对恰当的药物治疗 5～7 天、临床情况无明显改善,或肝局部隆起显著、压痛明显,有穿破危险者采用穿刺引流。穿刺最好于抗阿米巴药物治疗 2～4 天后进行。穿刺部位多选右前腋线第 8 或第 9 肋间,最好在超声波探查定位下进行。穿刺次数视病情需要而定,每次穿刺应尽量将脓液抽净,脓液量在 200ml 以上者常需在 3～5 天后重复抽吸。脓腔大者经抽吸可加速康复。近年出现的介入性治疗,经导针引导作持续闭合引流,可免去反复穿刺、继发性感染之缺点,有条件者采用。

3.抗生素治疗　有混合感染时,视细菌种类选用适当的抗生素全身应用。

(二)外科治疗

阿米巴肝脓肿需手术引流者一般＜5％。其适应证为:①抗阿米巴药物治疗及穿刺引流失败者;②脓肿位置特殊,贴近肝门、大血管或位置过深(＞8cm),穿刺易伤及邻近器官者;③脓肿穿破入腹腔或邻近内脏而引流不畅者;④脓肿中有继发细菌感染,药物治疗不能控制者;⑤多发性脓肿,使穿刺引流困难或失败者;⑥左叶肝脓肿易向心包穿破,穿刺易污染腹腔,也应考虑手术。

阿米巴肝脓肿的治愈标准尚不一致,一般以症状及体征消失为临床治愈,肝脓肿的充盈缺损大多在 6 个月内完全吸收,而 10％可持续至一年。少数病灶较大者可残留肝囊肿。血沉也可作为参考指标。

(于建伟)

第三节　肝结核

一、概述

肝结核比较少见,此病多是继发于全身结核的一种并发疾病。近年来由于抗结核药物的不断发展,结核病的治愈率在不断提高,因此肝结核就更加少见。肝结核常缺乏特征性的临床症状和特异的检查手段,故临床诊断比较困难,往往发现于尸检或因结核瘤诊断为肝占位病变,于手术中发现。本病以青年为多,男女的发病率无明显差异。

二、病因

肺和肠道的结核杆菌可以经过肝动脉、门静脉和淋巴系统或者邻近的脏器结核病灶的直接侵犯到达肝脏。肝结核按发病的部位分为肝浆膜结核和肝实质结核两类。

1. 肝动脉途径　全身粟粒性肺结核及活动性肺结核,结核菌可进入血液循环,通过肝动脉侵入肝脏而发病。

2. 门静脉途径　肠道的结核病灶,结核菌可通过门静脉进入肝脏。

3. 淋巴途径　腹腔淋巴丛感染结核后,结核菌可通过淋巴途径或直接侵犯到达肝脏而引起肝结核。

三、病理生理

进入肝脏的结核菌如果侵犯肝脏的包膜,肝包膜可呈现广泛的增殖性改变,肝脏的被膜出现肥厚并有粟粒样结节,类似于结核性腹膜炎的改变。肝实质的结核病变常见的有肝脏粟粒样结节,遍布全肝。粟粒样结节融合后形成单个或多个大结节。中心发生干酪样坏死。色黄,如奶酪。在干酪样变的过程中,有纤维膜形成,同时可能出现钙化,临床表现为结核瘤,结核瘤可长期不液化吸收,在一定条件下液化,并形成结核性脓肿,巨大的脓肿可以破溃入胸腔或腹腔,也可合并细菌感染。

四、分类

肝结核属于继发型结核,分为以下类型:

1. 肝浆膜结核　即结核性肝浆膜炎,属结核性腹膜炎的一部分。肝包膜被结核菌侵犯,呈广泛肥厚性改变,形成所谓的"糖皮肝"或在肝包膜上发生粟粒样结核病灶。

2. 肝实质结核　又分为肝粟粒性结核、肝结核瘤和肝内胆管结核。

五、临床表现

结核性肝脓肿的临床表现以结核中毒症状为主,表现为畏寒、午后低热,夜间盗汗、乏力、纳差等,和全身结核症状相似。并有肝区肿大,右上腹疼痛、肝区疼痛、肝脏质地变硬,表面布满结节。当肝内结核阻塞较大的胆管时,可出现黄疸,也有部分患者没有任何临床表现,仅在体检时发现。临床化验室检查结果常有血沉增快,血红蛋白降低,肝脏酶学检查异常,这些检查没有特异的临床意义,结核菌素试验对诊断有意义。B超、CT检查对肝脏病变的定位有价值,但对定性检查没有意义。

六、检查

1. 实验室检查　贫血较为多见(80%),系轻至中度,白细胞多正常或降低。脾肿大者可呈全血减少。个别患者出现类白血病反应,血沉增快。结核菌素皮试阳性。约半数出现肝功能损害,清蛋白下降,球蛋白升高,A/G比值倒置,黄疸者碱性磷酸酶增高。约1/4病例丙氨酸转氨酶升高。此外还应进行血清腺苷脱氨酶水平测定。

2. 其他辅助检查　有时X线胸片上可发现结核病灶,有的病例可见右侧横膈升高、运动减弱。腹部 CT、B 超显像、放射性核素扫描有助于发现肝内巨块型或脓肿型病灶。

七、诊断

1. 本病无特异的症状及体征。
2. 详细了解病史常发现既往有肝外结核病史，反复核实症状及体征。
3. 寻找其他部位结核灶，体检发现身体其他部位有结核病灶。
4. 青年患者不明显原因的发热、盗汗。
5. 肝区痛，肝肿大有触痛。
6. 同时伴有肺结核、肠结核、结核性腹膜炎者，应想到本病可能。
7. 实验室检查可见红细胞沉降率快，肝功能轻度异常，结核菌素试验强阳性。
8. 肝穿刺活检对诊断意义较大，阳性率可达 45.16%。
9. 超声波对较大肝结核有定位价值。

八、鉴别诊断

1. 原发性肝癌　特别是肝实质粟粒性结核不易和弥漫性肝癌相鉴别，但原发性肝癌病情严重，病程发展快，甲胎蛋白阳性。

2. 细菌性或阿米巴性肝脓肿　三种肝脓肿的性质仅依靠临床症状和影像学检查鉴别非常困难，最有效的鉴别手段是 B 超引导下肝脏诊断性穿刺，鉴别点主要有脓液的性质，细菌性肝脓肿的脓液色黄，黏稠，有臭味；阿米巴肝脓肿的脓液是咖啡色或巧克力色，黏稠，无臭味；结核性肝脓肿有干酪样坏死。细菌性肝脓肿培养有细菌生长，阿米巴性和结核性肝脓肿均无细菌生长。

3. 肝囊肿继发感染　肝脏的囊性病变在继发感染之前往往都已有明确的诊断，继发感染后常有明显的化脓性炎症的临床表现，因此详细的询问既往史对诊断有重要意义。

九、治疗

1. 抗结核药物治疗　用药方案可参照肺结核，应适当延长疗程。肝结核患者有 ALT 升高等肝功能异常时，不仅不是抗结核治疗的禁忌证，反而是适应证，疗程中 ALT 可能有小的波动，但很快恢复正常。

2. 手术治疗　对结核性肝脓肿较大者，在有效抗结核药物治疗的同时，可考虑手术引流或行肝叶切除术。

（于建伟）

第四节　原发性肝癌

一、概述

原发性肝癌（primary liver cancer，PLC）是由肝细胞或肝内胆管上皮细胞发生的恶性肿瘤。原发性肝癌是我国常见的恶性肿瘤之一，我国肝癌年死亡率占肿瘤死亡率的第二位，患者的中位年龄为 40～50 岁，男性多于女性。

原发性肝癌(简称肝癌)属于上皮性恶性肿瘤的一种。根据世界卫生组织(WHO)的组织学分类,肝脏上皮性恶性肿瘤分为以下几类:最多见的为肝细胞癌、胆管腺癌、胆管囊腺癌、肝细胞及肌管混合癌、肝胚细胞癌、未分化癌。其中肝细胞癌约占90％以上;胆管细胞癌不足5％,多见于泰国以及我国香港特区、广东等肝吸虫较多的地区。在世界范围内,肝癌在恶性肿瘤中的发病位次,男性为第七位,女性为第九位。在我国肝癌是第三位常见的恶性肿瘤。全世界每年约有26万人死于肝癌。我国每年死于肝癌的人数约为11万,占世界肝癌死亡人数的40％左右。

二、病因

原发性肝癌的病因迄今尚未完全清楚,可能与以下因素有关:

1.肝硬化 患肝癌的患者约80％合并有肝炎后肝硬化,而且多数患者为大结节性肝硬化,肝硬化发展成肝癌的过程大致为:肝细胞变性坏死后、间质结缔组织增生、纤维间隔形成,残留肝细胞结节状再生。在反复肝细胞损害和增生的过程中,增生的肝细胞可能发生间变或癌变,即肝组织破坏→增生→间变→癌变,损害越重,增生越明显,癌变的机会也越高。胆管细胞癌患者的肝硬化不明显,而且临床上也很少看见血吸虫、胆汁性或淤血性肝硬化患者合并肝癌。

2.病毒性肝炎 乙型肝炎与肝癌的关系较为密切,HBsAg阳性的患者,肝癌的发病率明显高于HBsAg阴性的患者。肝癌患者常有急性肝炎→慢性肝炎→肝硬化→肝癌的病史,提示肝炎和肝癌可能有因果关系。近年来研究表明,与肝癌有关的肝炎病毒有乙型、丙型和丁型三种。

3.霉菌及其毒素 黄曲霉素、杂色曲霉素等都可引起肝癌,其中黄曲霉素最为重要,主要是黄曲霉素 B_1。研究发现肝癌相对高发地区粮食被黄曲霉素霉菌及其毒素污染的程度高于其他地区,采集肝癌高发区居民常用含黄曲霉素的玉米、花生等饲养动物诱发肝癌,诱发率最高达80％。

4.化学致癌物 亚硝胺是一类强烈的化学致癌物质,能在很多的动物中引起肝癌,我国某些肝癌高发地区发现水土中硝酸盐、亚硝酸盐含量较高,为合成亚硝胺提供了自然条件。这些化合物进入人体后,在一定条件下可与食物中普遍存在的二级胺在胃内合成致癌的亚硝胺化合物。现知主要引起肝癌的亚硝胺类在分子结构上是对称和环状的,如二乙基亚硝胺,从肝癌高发区的居民食物中已分离出二乙基亚硝胺。此外,偶氮类、碳氢类物质以及杀虫剂等,在动物实验中也能诱发肝癌。

5.寄生虫感染与肝癌的关系 华支睾吸虫感染并在胆管内寄居,能刺激胆管上皮增生,进而可发展为胆管上皮癌。

6.肝细胞不典型增生或结构不良肝细胞 认为是肝的一种癌前病变,常见于慢性活动性肝炎、肝硬变及肝癌标本内。其形态特点为肝细胞体积明显增大,核大深染,染色质分布不均,有时有双核,核膜厚而皱缩,核浆比例尚正常。这些细胞散在或成团分布,有时可波及整个增生结节。

三、病理及生理学

早期肝癌或小肝癌是指瘤体直径在3cm以下且不超过2个瘤结节的原发性肝癌,瘤结节多呈球形或分叶状,灰白色质较软,切面均匀一致,无出血、坏死,与周围组织界限常较清楚。晚期肝癌,肝体积明显增大,癌组织可局限于肝的一叶,也可弥散于全肝,并大多合并肝硬变。有时肝硬变再生结节与癌结节肉眼不易鉴别。根据肿瘤的大小将肝癌分为微小肝癌(直径≤2cm)、小肝癌(直径>2cm,≤5cm)、大肝癌(直径>5cm,≤10cm)和巨大肝癌(直径>10cm)。按生长方式分为浸润型、膨胀性、浸润膨胀混合型和弥漫型。肝细胞癌在发展过程中很容易侵犯门静脉分支,形成门静脉癌栓,因此容易发生肝内转移;也可以通过血液和淋巴途径转移到肺、骨、肾和肾上腺以及脑等,或直接侵犯结肠、胃或膈肌等邻近器官。癌细胞脱落植入腹腔,则发生腹膜转移及血性腹水,腹水中可找到癌细胞。

1982年,我国肝癌病理协作组在 Eggel 分类的基础上将肝癌分为:①块状型:肿瘤直径>5cm,其中>10cm 者为巨块型。块状型又分为单块型、融合块型和多块型三个亚型。单块型指单个癌块边界清楚或不规则,包膜完整或不完整;融合块型指相邻癌肿融合成块,直径多>5cm,其周围肝组织常见散在的卫星结节;多块型为多个单块或融合块癌肿所形成;②结节型:癌结节通常<5cm,又可分为单结节、融合结节和多结节三个亚型。单结节者指单个癌结节,其边界清楚,有包膜,周边常见小卫星结节;融合结节指边界不规则,周围卫星结节散在。多结节者指癌结节分散于肝脏各处,边界清楚或不规则;③小癌型:单个癌结节≤3cm 或相邻两个癌结节直径≤3cm 者。通常小肝癌边界清楚,常有明显包膜;④弥漫型:癌结节小,呈弥漫性分布,与肝硬化结节易混淆。

四、分型、分期

(一)国际抗癌联盟 1987 年制订的原发性肝癌的 TNM 分期

国际抗癌联盟(UICC)1987 年关于原发性肝癌的 TNM 分期如下:

1. 原发肿瘤(T)

T_x:无法评价原发肿瘤。

T_0:无原发肿瘤的证据。

T_1:孤立肿瘤最大直径≤2cm,无血管浸润。

T_2:孤立肿瘤最大直径≤2cm,伴血管浸润;或多发肿瘤限于一叶,最大直径无一超过2cm,无血管浸润;或孤立肿瘤最大直径大于 2cm 无血管浸润。

T_3:孤立肿瘤最大直径大于 2cm 伴血管浸润;或多发肿瘤限于一叶,最大直径无一超过2cm 伴血管浸润;或多发肿瘤限于一叶,最大直径任一超过 2cm 有或无血管浸润。

T_4:多发肿瘤超出一叶,或一个或几个肿瘤侵犯门静脉或肝静脉的主要分支。

2. 局部淋巴结(N)

N_x:无法评价局部淋巴结。

N_0:无局部淋巴结转移。

N_1:局部淋巴结转移。

3. 远处转移(M)

M_x:无法评价远处转移。

M_0:无远处转移。

M_1:远处转移。

4. 分期

Ⅰ期：$T_1N_0M_0$。

Ⅱ期：$T_2N_0M_0$。

Ⅲ期：$T_1N_1M_0$；$T_2N_1M_0$；$T_3N_{0\sim1}M_0$。

ⅣA期：T_4任何NM_0。

ⅣB期：任何T，任何N，M_1。

5.组织病理学分级（G）

G_x：无法分级。

G_1：分化好。

G_2：中度分化。

G_3：分化差。

G_4：未分化。

（二）国际抗癌联盟（UICC）于1997年制订肝癌的TNM分期标准

UICC的TNM分期于1997年第5版做了一些修改。T、N、M分类主要依据体检、医学影像学和/或手术探查。

T_1：单个结节，直径在2cm，无血管侵犯。

T_2：单个，直径≤2cm，侵犯血管；或多个，局限一叶，直径≤2cm，未侵犯血管；或单个，直径＞2cm，未侵犯血管。

T_3：单个，直径＞2cm，侵犯血管；或多个，局限一叶，直径≤2cm，侵犯血管；或多个，一叶内，直径＞2cm，伴或不伴血管侵犯。

T_4：多个，超出一叶；或侵犯门静脉主要分支或肝静脉；或穿破内脏腹膜。

N_1：有局部淋巴结转移。

M_1：有远处转移。

进一步分为Ⅰ～Ⅳ期：

Ⅰ期：$T_1N_0M_0$。

Ⅱ期：$T_2N_0M_0$。

ⅢA期：$T_3N_0M_0$。

ⅢB期：$T_1N_1M_0$；$T_2N_1M_0$；$T_3N_1M_0$。

ⅣA期：T_4任何NM_0。

ⅣB期：任何T任何NM_1。

五、临床表现

1.症状　肝癌通常没有特异的临床症状,要区分症状来自肝癌抑或肝炎或肝硬化十分困难。亚临床肝癌由于无任何肝癌症状,有些患者因此怀疑肝癌的诊断,从而耽搁了仍有希望根治的时机。即使有症状,也常为合并的肝炎、肝硬化所引起。肝癌由小变大,可出现肝区痛、纳差、腹胀、乏力、消瘦、腹部包块、发热、黄疸等,但这些大多已属中晚期症状,肝癌结节破裂时出现急性腹痛（内出血）。

（1）肝区疼痛：肝区疼痛有时为肝癌的首发症状,可因肿瘤增大使肝包膜张力增加,或癌结节包膜下破裂,或肝癌结节破裂出血引起。分别表现为间歇性或持续性钝痛或刺痛、呼吸时加重的肝痛和急腹症。多数位于剑突下或右季肋部。如肿瘤在右肝叶的膈面,由于刺激膈肌,可出现右肩部或右肩背部放射性疼痛。

(2)消化道症状:包括纳差、腹胀、腹泻、恶心等。常见者为腹胀和纳差。纳差常因合并的肝功能损害、肿瘤压迫胃肠道、腹水而引起腹胀或肿瘤产生的毒素等所致。这些症状同样可在肝炎、肝硬化时出现,故没有特异性。腹泻常因门静脉高压肠道黏膜水肿所引起。门静脉癌栓可加重已有的门静脉高压,这种腹泻常难以缓解,而且次数多。此外,由于机体抵抗力下降、肝病等而容易并发肠道感染。

(3)乏力、消瘦:可由恶性肿瘤的代谢产物与进食少等引起,严重者可出现恶液质。

(4)上腹部包块:较有意义,左叶肝癌患者常诉剑突下有肿块,较大的右叶肝癌右上腹可有肿块。

(5)发热:可因肿瘤坏死、合并感染以及肿瘤代谢产物引起。如无感染证据者称癌性发热,与感染不同,多不伴寒战,通常为37.5℃～38℃,个别有高达39℃～40℃者。过去我国肝癌分为单纯型、硬化型和炎症型。炎症型肝癌即表现为不明原因发热,甚至为持续高热。此型肝癌预后甚差。

(6)黄疸:多为晚期表现,除肿瘤压迫肝胆管外,还可合并肝细胞性黄疸,亦可因胆管癌栓引起。

(7)出血倾向:由于有肝病背景,可出现牙龈出血或鼻出血。由于合并肝硬化门静脉高压,可出现上消化道出血,特别是食管静脉曲张破裂出血。出血少者表现为黑粪,量多者可表现为呕血。消化道大量出血也是肝癌患者死亡的一个重要原因。晚期肝癌也可并发弥散性血管内凝血。

(8)类癌综合征:是癌组织产生某些内分泌激素物质所引起,如低血糖症、红细胞增多症、类白血病反应、高钙血症及转移灶相关症状。

2.体征 肝癌患者临床上往往缺乏特异性体征。

(1)肝肿大伴结节和上腹肿块:如果扪到肝脏肿大或扪及结节,有时可伴有不同程度压痛,应考虑肝癌。

(2)腹水:腹水多为晚期肝癌的常见体征。腹水可由合并的肝硬化所引起,也可因肝癌合并门静脉主干癌栓所引起,呈进行性增加,可为血性。

(3)脾肿大:脾肿大多为肝硬化门静脉高压的表现,也可因门静脉癌栓所致或加重。脾肿大多伴白细胞和血小板减少,严重者可影响手术、放疗或化疗。

(4)黄疸:为晚期肝癌常见体征。肝癌所伴黄疸,通常不出现疼痛和炎性发热。一旦有黄疸,不论梗阻性抑或肝细胞性,不论肿瘤大小均列为晚期。

(5)其他:除上述表现外,还可见肝实质损害的表现,如肝掌、蜘蛛痣等,下肢水肿也较常见。

3.并发症 主要有肝性脑病、上消化道出血、癌肿破裂出血及继发感染。

六、辅助检查

1.肝癌的定性诊断 临床上目前主要依靠甲胎蛋白测定,并结合其他一些生化指标联合检测,以达到提高确诊率的目的。

(1)甲胎蛋白(AFP)测定:是目前诊断肝细胞癌特异性最高的方法之一。AFP肝癌诊断标准是:①AFP≥400μg/L,排除活动性肝炎、生殖腺胚胎源性肿瘤及妊娠等;②AFP由低浓度逐渐升高,持续不降;③AFP在中等水平200μg/L持续8周。临床约有30%肝癌患者AFP阴性。如果同时检测AFP异质体,可使肝癌的阳性率明显提高。

(2)异常凝血酶原(DCP):1984年,Liebman发现肝癌患者血清可测得DCP,临床研究发现,它是一个有用的HCC(肝细胞癌)标记,尤其对AFP阴性者,但它与肿瘤大小有关。有报道其阳性肿瘤直径<2cm者为3.0%,直径<3cm者为19.0%,直径3~5cm者为55.6%,直径>5cm者为66.2%。由此可见,其对HCC早期诊断价值尚不够理想。

(3)γ-谷氨酰转肽酶同工酶Ⅱ(GGT-Ⅱ):国内外已有不少文献认为,GGT-Ⅱ对HCC诊断的阳性率为25%~55%,有助于AFP阴性肝癌的诊断,但早期诊断价值未得到证实。

(4)岩藻糖苷酶(AFU):HCC患者血清中AFU的活性明显高于继发性肝癌和良性肝病,HCC患者的阳性率为70%~80%,对小肝癌和AFP阴性的HCC有一定诊断价值。

2.肝癌的定位诊断 由于医学影像学的发展,许多影像学检查方法不仅能显示病灶的部位及大小,还能准确地做出定性诊断,故在肝癌诊断中的价值日益提高。

目前常用的检查方法有:

(1)超声检查:超声检查是肝癌诊断中最常用的影像学检查方法,可显示肿瘤的大小、形态、所在部位及血管内有无癌栓等,其诊断符合率可达90%。近年新型超声造影剂已可通过周围静脉注入,可使肝癌组织内回声快速增强,并出现动脉型血流信号,可以进一步提高肝癌病灶的检出率及诊断的准确性。彩色多普勒超声或称彩色多普勒血流成像(DCFI)是近年发展起来的一种新技术,能很好地显示肝脏或肿瘤内的血流情况,若能与实时超声合用则更佳。以脉冲多普勒技术将肝脏或肿瘤的彩色血流信号以曲线形式表示,可区分动脉血流或静脉血流,并测定其阻力指数与搏动指数,亦有利于鉴别诊断。

(2)CT检查:CT检查在我国已逐步普及,成为肝癌定位诊断的主要方法之一。经肝动脉注射碘油2~3周后所做的碘油CT甚至能发现直径0.5cm的肝癌病灶。将造影剂注入肝动脉,当肝动脉成像时所做的CT扫描称为CT血管成像(CTA),能有效地发现肝内的小病灶。经肝动脉注入造影剂后门静脉显影时所做的CT扫描称为经动脉CT门脉成像(CT anterio-portography,CTAP),由此甚至能发现直径仅0.3cm的小肝癌病灶。由于需经肝动脉插管注射碘油,故多结合肝动脉栓塞化疗等进行。近年由于多排螺旋CT的使用,使扫描的速度、密度及空间分辨率均明显提高,对检出直径小于1cm的微小肝癌大有帮助。尤其是利用多排螺旋CT做肝动脉门静脉双期增强扫描,效果更佳。

(3)磁共振成像(MRI)检查:MRI检查由于无电离辐射、无须使用碘造影剂及可以三维成像,故在肝癌诊断方面的价值比CT检查稍胜一筹。近年高场强超快速MRI机问世,克服了肝扫描时呼吸运动产生伪影的干扰,加上顺磁质造影剂的运用,已使肝癌诊断水平明显提高。

(4)核素显像检查:^{198}Au(金)核素显像是肝癌影像学检查中应用最早的方法之一。但近年由于其他非核素影像检查技术的进步,核素显像在肝癌的诊断中已较少应用。近来发展的"阳性"扫描,即采用亲肝癌的核素或用核素标记的亲肝癌化合物所做的扫描可使肝癌凸现,而兼有定性诊断的价值。应用较为成功的有^{99m}Tc-(γ)DMSA及^{99m}Tc-PMT扫描。若再采用单光子发射型计算机体层显像法(SPECT)扫描,则更利于检出小病灶。近年另一重要进展是正电子发射体层显像技术(PET)的应用,由于所用核素皆为^{11}C、^{15}O、^{13}N、^{18}F等,这些元素本身皆为人体组织的组成元素,故可应用这些核素标记人体或肿瘤组织生化代谢所必需的化合物,因此,PET亦可显示肝癌组织的代谢情况,而且这些核素的半衰期极短,故可使用较大剂量以取得较好的显像结果。常用^{18}F－FDG显像剂作治疗后肝癌细胞存活情况的判断。

(5)肝动脉造影：为侵入性检查。一般只在结合经肝动脉栓塞化疗时使用。近年采用数字减影技术(DSA)使肝实质显示良好、对比分辨率提高、成像清晰，由于不受脊柱与肋骨遮掩，尤其利于左叶肝癌的显示。

(6)特殊检查：肝穿刺细胞学检查有确定诊断意义，在超声引导下进行，也可在电视腹腔镜或剖腹探查中应用。

七、诊断

肝癌早期一般没有明显的症状，出现症状的肝癌一般都是中、晚期而失去治疗时机，因此早期发现、早期诊断是治疗肝癌的有效手段。

参照世界各国标准结合肝功能情况，拟定了适合我国国情的"原发性肝癌的临床诊断与分期标准"，2001年9月在广州召开的第八届全国肝癌学术会议上正式通过。

诊断标准为：

1. AFP≥400μg/L，能排除妊娠、生殖系统胚胎源性肿瘤、活动性肝病及转移性肝癌，并能触及肿大、坚硬及有大结节状肿块的肝脏或影像学检查有肝癌特征的占位性病变者。

2. AFP<400μg/L，能排除妊娠、生殖系统胚胎源性肿瘤、活动性肝病及转移性肝癌，并有两种影像学检查有肝癌特征的占位性病变或有两种肝癌标志物[DCP、GGT－Ⅱ、AFU及糖链抗原(CA19－9)等]阳性及一种影像学检查有肝癌特征的占位性病变者。

3. 有肝癌的临床表现并有肯定的肝外转移病灶(包括肉眼可见的血性腹水或在其中发现癌细胞)，并能排除转移性肝癌者。

八、鉴别诊断

甲胎蛋白在肝癌临床的应用尽管已有30年，但由于AFP至今仍有较大定性诊断价值，故肝癌的鉴别诊断从实际出发可分为甲胎蛋白阳性与甲胎蛋白阴性两个方面加以叙述。

1. AFP阳性肝癌的鉴别诊断

(1)妊娠：妊娠期产生的AFP多在分娩后转为阴性。分娩后AFP仍上升者应考虑肝癌而做进一步检查。

(2)肝炎、肝硬化活动期：肝炎、肝硬化活动期亦可产生一定浓度AFP，但鉴别多数不难，即有明显肝功能障碍而无相应肝内占位性病变。

(3)消化道癌：尤其是胃癌、胰腺癌伴肝转移，有时出现低浓度AFP，这是由于来自胚胎消化道者均可能出现AFP阳性，但多无肝病背景。

2. AFP阴性肝癌的鉴别诊断 如医学影像学发现肝内占位性病变，而AFP阴性，准确的鉴别诊断并非易事，需鉴别的疾病主要有以下几种。

(1)肝血管瘤(hepatic hemangioma)：为原发性肝癌常见的鉴别对象，多数鉴别不难，但因误诊而耽误治疗者也不少见。肝功能异常少见，肿块虽大而GGT多不高；超声显像直径小于3cm者常示高回声光团，边界清楚而无声晕；直径大于3cm者常为低回声占位，无声晕，有时可见血管进入；CT增强后期见由周边开始向中央发展的，如水墨样增强。核素血池扫描呈过度填充为最特异的鉴别方法。

(2)转移性肝癌或其他恶性肿瘤：常有原发癌史，最为常见者为结直肠癌，胃癌、胰腺癌亦多见,肺癌、乳癌也不少。体检时癌结节多较硬而肝较软,各种显像常示肝内大小相仿、散在的多发占位,超声有时可见"牛眼征",且多无肝硬化表现,彩色超声示肿瘤动脉血供常不如原发性肝癌多。

(3)肝腺瘤(hepatocellular adenoma):女性多,常无肝病背景,常有口服避孕药史。各种定位诊断方法均难与肝癌区别,但如^{99m}Tc—PMT 延迟扫描呈强阳性显像,则有较特异的诊断价值。

(4)其他:局灶性结节样增生(focal nodular hyperplasia,FNH)为增生的肝实质构成的良性病变;炎性假瘤(inflammatory pseudotumor)为类似肿瘤的炎性病变,对临床难以确诊者,主张手术探查;肝肉瘤(sarcoma)多无肝病背景,AFP 阴性,其治疗原则与原发性肝癌相同;肝脂肪瘤较少见,多无肝病背景,超声显像酷似囊肿,但后方无增强;肝内液性占位性病变,主要包括肝囊肿、肝包虫和液化的肝脓肿,超声检查不难鉴别。

九、治疗

(一)治疗原则

亚临床肝癌治疗可给予中医中药、保肝治疗等。如发现肝癌显示,可手术或局部药物注射。

1. Ⅰa(肿瘤直径<3cm) 以手术切除为主,有严重肝硬化,可在 B 超引导下无水乙醇瘤内注射或射频消融术。术后应予中药或免疫药物、化疗药物。

2. Ⅰb、Ⅱa 以手术切除为首选。如肝功能异常,可先用中药或西药保肝治疗后,等肝功能恢复,再考虑手术。手术切除后,如切缘有残癌,应考虑术后的放射治疗或动脉内化疗;血管内有癌栓者,术后可用中药、免疫治疗,亦可考虑肝动脉内化疗、全身化疗。如术后切缘阴性、门静脉内未见癌栓者,术后采用中药或生物治疗法等以提高远期疗效。

3. Ⅱb 争取做根治性切除,如术前估计无法切除,亦可进行肝动脉栓塞化疗术(TAE)、局部放射治疗、生物治疗或中药治疗,等肿瘤缩小后再争取手术切除。对手术难度较大或不能手术、肝功能正常、肝硬化不严重者,均可采用放射治疗。放疗过程中,同时服用中药或瘤内注射无水乙醇,亦可进行 TAE。直径在 13cm 以上者,可考虑先行介入治疗,予动脉内注射化疗药物或栓塞,待肝癌缩小后再行放射治疗,并同时可用中药。由于介入治疗维持有效时间较短,远期疗效不高。在介入治疗后,如肝癌缩小,应结合手术切除或放射治疗,以提高远期疗效。如肝癌呈多发,亦可考虑放射治疗,或介入治疗结合放射治疗。肝癌病灶呈弥漫型,可考虑全身化学药物治疗。如雌激素受体阳性,亦可考虑用他莫昔芬治疗,或应用生物治疗及中药治疗。如肝癌病灶弥漫、肝硬化严重者,可以中医中药治疗为主,亦可采用生物治疗。

4. Ⅲa、Ⅲb 肝癌伴腹水者,可先予中药或西药利尿剂治疗。如腹水消退,根据肝内肿瘤情况,仍可按上法治疗。如为血性腹水,则不易消退;门静脉或肝静脉有癌栓者,予中、西药利尿不易见效。如肝癌结节破裂出血,予止血处理。肝癌伴黄疸者,如系肝门区有肿块压迫所致阻塞性黄疸,可采用局部放射治疗,或局部瘤内注射,或介入治疗,或内支架或外引流;如系非阻塞性黄疸,可予中药治疗、保肝治疗。肝癌有肺转移者,如肝癌原发灶已控制、单个肺转移灶,可考虑切除或局部放射治疗。如系多个转移灶或弥漫两肺者,可考虑放射治疗(全肺野照射),或化疗药物、生物治疗。如肝癌原发灶未治疗或治疗未见控制,转移灶为单个,或较为局限,亦可考虑放疗。如全肺弥漫转移者,则可采用生物治疗或化疗药物、中药治疗。晚期肝癌骨转移,如转移灶为单个或几个,可采用放射治疗。如骨转移广泛,可予化疗药物、生物治疗或放射性核素治疗,亦可予氯曲膦酸钠(骨膦)、帕米膦酸钠(阿可达)等治疗。对门静脉、肝静脉、下腔静脉有癌栓者,可试用肝动脉灌注化疗,一般不采用肝动脉栓塞,可用生物治疗或中药治疗。

(二)外科手术治疗

肝切除是目前治疗肝癌的首选方法,任何其他方法都无法达到与手术相当的效果,文献报道术后总体 5 年生存率多在 30%～40%,微小肝癌切除术后 5 年生存率可达 90%左右,小肝癌为 75%左右。

1.切除术式及选择　肝切除术式的选择应根据患者全身情况、肝硬化程度及肿瘤大小、数目、部位和血管浸润状况而定,以提高切除率和生存率、降低手术死亡率。目前,对肝癌的手术适应证是(中华医学会肝外科组,2004):

(1)患者一般情况:①较好,无明显心、肺、肾等重要脏器器质性病变;②肝功正常,或仅有轻度损害,按肝功能分级属 A 级,或 B 级经短期保肝治疗可恢复至 A 级;③肝外无广泛转移性肿瘤。

(2)下述情况可行根治性肝切除:①单发微小肝癌;②单发小肝癌;③单发向肝外生长的大肝癌和巨大肝癌,表面较光滑,周围界限较清楚,受肿瘤破坏的肝组织小于 30%;④多发肿瘤,但肿瘤结节小于 3 个,且局限于肝的一段或一叶内。

(3)下述情况可行姑息性肝切除:①3～5 个多发瘤,局限于相邻 2～3 个肝段或半肝内,影像学显示无瘤肝组织明显代偿性增大,达全肝的 50%以上;如肿瘤分散,可分别做局限性切除;②左半肝或右半肝的大肝癌或巨大肝癌,边界较清楚,第一、二肝门未受侵犯,影像学显示无瘤肝组织明显代偿性增大,达全肝的 50%以上;③位于肝中央区(肝中叶,或Ⅳ、Ⅴ、Ⅵ、Ⅶ段)的大肝癌,无瘤肝组织明显代偿性增大,达全肝的 50%以上;④Ⅰ或Ⅷ段的大肝癌或巨大肝癌;⑤肝门部有淋巴结转移者,如原发肿瘤可以切除,应行肿瘤切除,同时行肝门部淋巴结清扫;淋巴结难以清扫者,术后行放射治疗;⑥周围脏器(结肠、胃、膈肌、右侧肾上腺等)受侵犯,如原发肿瘤可以切除,应连同受侵脏器一并切除;远处脏器单发转移肿瘤(如单发肺转移),可同时行原发肝癌切除和转移瘤切除术。

(4)肝癌合并胆管癌栓、门静脉癌栓和/或腔静脉癌栓时,如癌栓形成时间不长,患者一般情况允许,原发肿瘤较局限,应积极手术。切除肿瘤,取出瘤栓。

(5)伴有脾功能亢进和食管胃底静脉曲张者,切除肿瘤同时行脾切除及断流术。

(6)对不能切除的肝癌的外科治疗:可根据具体情况,术中采用肝动脉结扎,肝动脉化疗栓塞、射频、冷冻、激光、微波等治疗。

(7)根治性切除术后复发肝癌的再手术治疗:对根治性切除术后患者进行随访,监测 AFP 水平及 B 超等影像学,早期发现复发,如一般情况好,肝功正常,病灶局限允许切除,可行二次手术甚至多次手术。

(8)肝癌破裂出血的患者,可行肝动脉结扎或动脉栓塞术,也可行射频或冷冻治疗,情况差者仅行填塞止血。如全身情况较好,病变局限,可行急诊肝叶切除术,对于出血量较少,生命体征平稳者,可行保守治疗。

需要指出,在临床工作中应当根据患者实际情况,采用个体化治疗,选择最佳治疗方案。

2.肝移植术　目前认为,肝移植如用以治疗小肝癌特别是伴有肝硬化者,疗效较好,优于根治性切除术。理想的病例选择是提高肝癌患者肝移植术后生存率的关键。目前主要参照以下标准：

(1)米兰标准(Milan Criteria)：①单一结节直径≤5cm；②多结节直径≤3 个，每个直径≤3cm；③无大血管浸润及远处转移。

(2)UCSF 标准(UCSF Criteria)：①单一癌灶直径≤6.5cm；②多癌灶直径≤3 个，每个直径≤4.5cm，累计癌灶≤8cm；③无大血管浸润及肝外转移。

(3)杭州标准：①肿瘤无大血管浸润及肝外转移；②所有肿瘤结节直径之和≤8cm；或所有肿瘤结节直径之和大于 8cm，但是满足术前 AFP 水平小于 400ng/ml，且组织分化级为高中分化。一般认为，肿瘤直径＜5cm、单发结节、局部淋巴结无肿大、无血管受侵、肿瘤有假包膜、非侵袭性生长、病理分化程度好、组织切缘阴性、轻度或没有合并肝硬化、没有合并乙肝病毒感染等，这些患者肝移植后疗效较好。

3. 二期切除

(1)患者选择：①右叶或肝门区单个大肝癌，包膜完整，因伴有肝硬化特别是小结节性肝硬化而不能切除者；②右叶大肝癌伴卫星结节，但仍局限于右肝者；③主瘤在右叶而左叶有 1～2 个小的可切除结节者。

(2)二期切除指征：肿瘤直径缩小至原先的 50％以上，对 AFP 阳性肝癌而言，肿瘤缩小应伴 AFP 显著下降。白/球蛋白比例恢复正常。综合治疗后不良反应消失，患者体重上升。各种影像学检查提示技术上有切除可能。

(三)肝动脉介入化疗栓塞

治疗前提：肝癌诊断应该以病理学诊断为标准，因此，需要取得细胞学或组织学诊断。如果因为解剖学因素难以取得病理证据，可以采用 2001 年 9 月中国抗癌协会肝癌专业委员会通过的"原发性肝癌的临床诊断标准"。

1. 肝动脉化疗(HAI)适应证

(1)已失去手术机会。

(2)肝功能分级 Child C 或难以超选择性插管者。

(3)肝癌手术后复发或术后预防肝动脉灌注化疗。

2. HAI 禁忌证对于全身情况衰竭、肝功能严重障碍、大量腹水、严重黄疸及严重骨髓抑制者应禁用。

3. 肝动脉栓塞(HAE)适应证

(1)肝肿瘤切除术前应用可使肿瘤缩小，有利于切除，同时能明确病灶数目，控制转移。

(2)不能手术切除的中晚期肝癌，无肝、肾功能严重障碍、无门静脉主干完全阻塞、肿瘤占据率＜70％。

(3)小肝癌。

(4)外科手术失败或切除术后复发者。

(5)控制疼痛、出血及动静脉瘘。

(6)肝癌切除术后的预防性肝动脉栓塞术。

4. HAE 禁忌证

(1)大量腹水或重度肝硬化，肝功能属 Child C 级。

(2)门静脉主干完全梗阻，侧支血管形成少者。

(3)感染,如肝脓肿。

(4)癌肿占全肝 70％以上者(若肝功能基本正常,可采用少量碘油分次栓塞)。

(5)严重骨髓抑制。

(6)全身已发生广泛转移者。

(7)全身情况衰竭者。

5.肝动脉化疗栓塞术操作程序　采用 Seldinger 方法,经股动脉穿刺插管,导管置于肝总动脉造影,对比剂总量为 30～40ml,流量为 4～6ml/s。图像采集应包括动脉期、实质期及静脉期。若发现肝脏某区域血管稀少或缺乏,则需要探查其他血管(此时常需行选择性肠系膜上动脉造影),以发现异位起源的肝动脉或侧支供养血管。在仔细分析造影片表现,明确肿瘤的部位、大小、数目及供血动脉后,超选择插管至肝固有动脉或肝右、左动脉支给予灌注化疗。用生理盐水将化疗药物稀释至 150～200ml,缓慢注入靶血管。化疗药物灌注时间不应少于15～20 分钟。然后注入碘油乳剂和/或明胶海绵栓塞。提倡用超液化乙碘油与化学药物充分混合成乳剂,经导管缓慢注入。碘油用量应根据肿瘤的大小、血供情况、肿瘤供血动脉的多寡灵活掌握,透视下依据肿瘤区碘油沉积是否浓密、瘤周是否已出现少许门静脉小分支影为界限,通常为 10～20ml,一般不超过 30ml。碘油如有反流或滞留在血管内,应停止注射。如有肝动脉－门静脉瘘和/或肝动脉－肝静脉瘘,可先用明胶海绵或不锈钢圈阻塞瘘口,再注入碘油,或将适量明胶海绵颗粒和/或少量无水乙醇与碘化油混合,然后缓慢注入。

6.肝癌 TAE 治疗原则

(1)先用末梢类栓塞剂行周围性栓塞,再行中央性栓塞。

(2)碘油用量应充足,尤其是在首次栓塞时。

(3)不要将肝固有动脉完全闭塞,以便于再次 TAE,但肝动脉－门静脉瘘明显者例外。

(4)如有两支或两支以上动脉供应肝肿瘤,应将每支动脉逐一栓塞,以使肿瘤去血管化。

(5)肝动脉－门静脉瘘较小者,仍有碘油栓塞,但应慎重。

(6)尽量避免栓塞剂进入非靶器官。栓塞后再次肝动脉造影,了解肝动脉栓塞情况,满意后拔管。穿刺点压迫止血 10～15 分钟,局部加压包扎。介入术后穿刺侧肢体需制动,卧床 8～12 小时,观察生命体征、穿刺点有无出血和双下肢足背动脉搏动情况。

7.肝癌动脉用药原则

(1)铂类药:顺铂(DDP)、卡铂(CBP)、奥沙利铂(L－OHP)。

(2)抗生素类:丝裂霉素(MMC)、阿霉素(ADM)、表阿霉素(EPI－ADM)。

(3)中药类:康莱特、华蟾素、榄香烯、鸦胆子。

(4)基因类药:p53 基因治疗药物(今又生)。

(5)免疫制剂:干扰素(IFN)、白介素－2(IL－2)、肿瘤坏死因子(TNF)。

8.肝癌介入治疗注意事项

(1)栓塞时应始终在透视下监视,若碘油在血管内流动很慢,应暂停注入,缓慢推注肝素生理盐水冲洗,待血管内碘油消失后再注入碘油。若注入肝素生理盐水仍不能使碘油前行时,应将血管内碘油回抽入注射器内。切忌强行注射,以免误栓非靶部位。

(2)在注入碘油的过程中,患者可有不同程度肝区闷痛、上腹疼痛等症状,经导管注入 2％利多卡因溶液可以缓解,一般总量为 100～500mg。少数患者可出现心率变慢(<50 次/分)、胸闷,甚至血压下降,此时应停止操作,并及时给予患者吸氧,经静脉注入地塞米松 10mg、阿

托品 0.5~1.0mg,持续静脉滴注多巴胺 60~100mg。待心率、血压恢复正常后,再酌情处理。

(3)对于高龄肝癌患者(>65 岁),或肝硬化较重患者,但不伴门静脉主干或大支癌栓、肝功能指标正常或轻度异常、无或少量腹水者,可超选择插管于肿瘤供养动脉,给予单纯化疗性栓塞[如 MMC 10mg,表柔比星(EADM)40~60mg,与超液化乙碘油 5~15ml 混悬成乳剂],然后再使用 2~3 条短明胶海绵栓塞。若伴有门静脉主干或大支癌栓,碘油乳剂和明胶海绵的使用均应慎重。

(4)寻找侧支血管进行肝癌的栓塞治疗。多次肝动脉栓塞后,肝癌的原有动脉血供减少或消失,必然会建立侧支循环。如临床上发现局部肝脏动脉血管缺乏、稀少或肿瘤内碘油沉积呈偏向性时应考虑有侧支循环形成可能,需探查其他血管。

9.肝癌的相关介入治疗方法

(1)肝段性栓塞疗法(segment embolization):采用微导管超选择至供养肿瘤的肝段动脉支,行肝段化疗性栓塞,可使肿瘤的栓塞更为彻底,肝功能不受损害或损害很轻,疗效明显提高,不良反应大大减低。肝段性栓塞的理论基础是正常肝动脉与门静脉之间存在着吻合支,如胆管周围动脉丛、门脉的营养血管、肝表部位的动、门脉直接交通,在正常情况下不太开放,当肝动脉压异常增高或门静脉高压时,这些吻合支可开放。另外,在肝癌患者中,肝动脉、门静脉瘘的发生率为 63.2%。肝段性栓塞时注入过量碘油乳剂,可同时栓塞肝肿瘤的动脉血供、微血管及瘤周的门静脉小分支,达到肝动脉、门静脉联合栓塞的目的,使肿瘤灶坏死更彻底。手术切除的标本显示主瘤及瘤周的微小病灶均完全坏死,因此,应推广应用肝段性栓塞疗法。

(2)暂时性阻断肝静脉,行肝动脉化疗栓塞术:由于肝静脉的暂时阻断,窦状隙内压力增高,致使肝动脉与门静脉间的吻合支开放,化疗药物进入门静脉分支,使肿瘤浸浴在高浓度化疗药物中达到双重化疗的目的。随后行碘油乳剂栓塞,则达到了肝动脉—门静脉联合栓塞目的,可明显提高疗效。行肝静脉阻断时,应注意球囊导管需放置在肿瘤所在叶、段的引流静脉,如肝右静脉、肝中静脉、肝左静脉。另外,阻断肝静脉的时间以 30~40 分钟为限。

(3)经肝动脉注入无水乙醇—碘油乳剂混合物及 TAE 后加用无水乙醇注射治疗肝癌:超选择插管至肝段动脉,经导管灌注无水乙醇与碘油乳剂的混合物,比例为 1∶2 或 1∶3。对于肝动脉化疗栓塞(TACE)后肝肿瘤内碘油沉积欠佳者,可在 1 周后 B 超导引下直接向瘤体内注射无水乙醇,以弥补 TACE 的不足。

(4)肝肿瘤缩小后二期切除。大肝癌经介入治疗后缩小,多数学者主张Ⅱ期外科手术切除,但应严格掌握手术适应证。有以下情况者不宜行Ⅱ期外科手术切除:肝动脉造影及 CT 片除显示主瘤灶之外,还有数个子结节且难以切除者;瘤体直径>5cm,仅能做姑息性手术切除者;门静脉主干或大分支,或肝静脉大支内有癌栓者;已有肝外转移者;严重肝硬化者。

(5)肝肿瘤术后的预防性介入治疗:肝癌切除术后 40 天左右行首次肝动脉插管,若肝动脉造影未发现复发灶,先行化疗,再注入 5~6ml 碘油,2~3 周后行 CT 复查,以期达到早期发现和治疗小的复发灶。若无复发灶,则分别间隔 3 个月和 6 个月行第 2、3 次肝动脉预防性灌注化疗。

(6)胆管细胞性肝癌的连续动脉灌注化疗和/或放射治疗:原发性肝癌中大多系肝细胞性肝癌,仅少数为胆管细胞性肝癌。该类型肝癌属少血供,常用的肝动脉灌注化疗、栓塞效果不佳,选择肝动脉保留导管连续性灌注化疗,可提高疗效。常采用经皮穿刺左锁骨下动脉插管途径,保留导管在肝固有动脉内,导管尾端外接药盒,埋植在皮下,每天灌注化疗药物。配合放射治疗,可以提高疗效。

(7)肝癌合并梗阻性黄疸时的治疗:肝癌压迫、侵蚀、阻塞胆管所致梗阻性黄疸,可先行经皮穿刺肝脏胆管减压引流术(pcreutancous transhepatie biliary drainage,PTBD)或置放胆管内支架于梗阻部位,使胆汁引流通畅,2周后再行选择性动脉灌注化疗或栓塞。

(8)肝癌伴门静脉癌栓的治疗:若门静脉主干被瘤栓完全阻塞,肝动脉栓塞属相对禁忌证,需视肝门附近有无较丰富侧支循环、瘤体占肝脏体积百分比、肝功能状况及备无严重食管静脉曲张等酌定。若有较丰富侧支血管、肝功能 Child B 级以上者,可进行栓塞,但需用超液化乙碘油,用量一般不超过 10ml,否则易引起肝功能衰竭。对于门静脉主干癌栓完全阻塞,无侧支血管形成,肝动脉栓塞属绝对禁忌证。对于合并门静脉右支癌栓,处理原则同门静脉主干。对于仅合并左支癌栓、肝功能 Child B 级以上者,或合并门静脉 2 级分支癌栓,可进行常规栓塞。对于门静脉主干癌栓,在介入治疗 3 周后待肝功能及白细胞恢复正常时,可加用放射治疗。经皮穿肝门静脉插管或经皮穿脾门静脉插管灌注化疗。经皮穿肝或经皮穿脾途径行门静脉内支架置放术。

(9)肝癌伴下腔静脉栓的治疗处理:此类肝癌,视下腔静脉阻塞情况而定。若血管腔狭窄<50%,则按常规化疗、栓塞。若狭窄>50%,则应于狭窄部位置放金属内支架,保持下腔静脉的畅通,同时行肝动脉化疗栓塞术。

(10)肝癌伴肺转移的治疗:对于肝癌伴肺转移者,仍应把治疗重点放在肝脏,同时处理肺部转移灶。若肺部病灶数目≤3 个,多采用一次性支气管动脉或/和肺动脉灌注化疗,亦可用微导管超选择至支气管动脉 2~3 级分支,谨慎地用碘油乳剂栓塞;或采用局部外放射治疗。

(11)肝癌伴门静脉高压的介入治疗:肝癌由于肝硬化病变,或肿瘤所致肝动脉—门静脉瘘、门静脉癌栓堵塞,均可发生门静脉高压,甚至出现消化道大出血。处理方法:在介入治疗前 2 天及治疗后 3 天,每天皮下注射奥曲肽(善宁)200μg(100μg/次,每天 2 次),以降低门静脉压力。如肝癌病灶不在穿刺道上,亦可酌情行经颈内静脉肝内门体分流术(TIPS)或经皮穿肝内门静脉(PTPE)以减轻门静脉压力,防止静脉曲张破裂出血。行脾动脉栓塞术也可减轻门静脉高压。肝癌并门静脉高压时,常伴有脾功能亢进,在 TAE 治疗的同时可行部分性脾动脉栓塞术,以缓解脾亢症状。

(12)用微导管超选择插管,保护患者肝功能。原发性肝癌多数是在肝炎后肝硬化基础上发生的肿瘤,其肝功能常有异常或处于临界值。介入治疗对肝肿瘤虽有较好疗效,但同时也不可避免地损伤了患者肝功能。采用微导管超选择插管技术可以成功地从靶血管支给予化疗和栓塞,既能有效地控制肿瘤,又保护了患者肝功能。对于肿瘤数目<3 个者,应使用微导管超选择性分别插入每个肿瘤周缘的供养动脉支;肿瘤数目>3 个者,需将微导管插入肝右或肝左动脉,并避开胆囊动脉。同时,还要寻找肿瘤的侧支供血动脉,予以处理。

(13)制订优化的“个体化”方案:根据每位患者肝肿瘤的类型和大小、有无门静脉癌栓、肝硬化程度、肝功能状况、年龄及全身情况,制订适合于个人的不同介入治疗方案。如对于高龄肝癌患者(≥65 岁)或肝硬化较重者,应超选择插管于肿瘤供养动脉,给予单纯性化疗栓塞;而对于 TAE 后随访时发现肝癌病灶内大部碘油沉积密实,仅小部分边缘碘油缺损,可在 B 超导引下直接注射无水乙醇或射频消融治疗。介入治疗的间隔时间依随访而定。通常介入治疗每次间隔 50 天至 3 个月,原则上是从患者上次介入术后恢复算起,至少 3 周以上。若影像学检查肝肿瘤病灶内碘油沉积浓密、肿瘤组织坏死且无新病灶或无新进展,则暂不行介入治疗。

(14)介入治疗间隔期综合治疗宜采用保肝、提高免疫力及中医扶正固本治疗。①中医中药:介入术后即可开始应用。原则为健脾理气、扶正固本、提高免疫力。禁用以毒攻毒、软坚散结、活血化瘀、清热解毒类药物;②提高免疫力措施:应用干扰素、胸腺肽、转移因子、白细胞介素-2、肿瘤坏死因子、香菇多糖、保尔佳等,可单独或选用2～3种药物联合使用。

(15)制订疗效观察、分析的指标和方案:临床观察和实验室检查,前者指症状和体征的变化,后者包括 AFP 水平、肝功能和血常规等。影像学检查主要了解肝肿瘤缩小和坏死程度及有无新病灶。B超和彩色多普勒超声简单易行,可观察肿瘤缩小情况,了解肿瘤病灶的血流情况。CT 不但能显示肿瘤病变大小,而且能观察肿瘤内碘油沉积情况;磁共振成像(MRI)不仅能显示肿瘤的大小,还可以显示肿瘤组织坏死和存活情况。影像学随访检查常在 TACE 后30～35 天进行。首次介入术后,通常行 CT 检查。若 CT 显示肿瘤缩小,肿瘤内碘油沉积密实,无新病灶,则间隔1个月后行彩色多普勒超声检查。若 B超检查显示肿瘤继续缩小或情况同前,可再间隔1个月后行 MRI 检查,了解肿瘤组织坏死和存活情况。选用何种影像学检查,依检查目的和患者的经济情况而定。

(16)原发性肝癌 TACE 后的疗效评价:无论是 WHO 标准还是 RECIST 均不适用,通过CT 观察碘油沉积判断疗效并未得到普遍认可。根据临床观察、实验室和影像学检查结果,综合考虑患者的进一步治疗方案。疗效判定指标分为临床治愈、明显好转、好转、暂时稳定、进展或恶化五种情况。①临床治愈:肿瘤病灶消失或缩小 75%以上,瘤灶内碘油沉积密实,MRI检查显示肿瘤组织完全坏死,DSA 无肿瘤血管和肿瘤染色,甲胎蛋白正常。患者生存期达 5年以上;②明显好转:肿块缩小≥50%以上,瘤灶内碘油沉积密实,充填面积≥肿块面积的80%。MRI 检查显示肿瘤组织大部坏死,仅在肿瘤周缘有少许肿瘤血管和肿瘤染色。甲胎蛋白下降到术前的 70%以下。患者生存期达 1年以上;③好转:肿块缩小≥25%但<50%,瘤灶内碘油非均匀性沉积,充填面积≤肿块面积的 50%。MRI 检查显示肿瘤组织部分存活、部分坏死,坏死区域占 30%～50%。甲胎蛋白下降到术前的 50%以下。患者生存期达 6个月以上;④暂时稳定:肿块缩小<25%,瘤灶内碘油沉积稀疏,充填面积在肿块面积的 30%。MRI检查显示肿瘤组织大部分存活,仅小部分坏死,坏死区域≥10%但<30%。甲胎蛋白未下降或仅下降到术前的 30%以下;⑤进展或恶化:肿块增大,瘤灶内无碘油沉积或呈散在斑点状,充填面积在肿块面积的 10%。MRI 检查显示肿瘤组织大部分存活,肿瘤血管明显增多,肿瘤染色明显,可见新的肿瘤病灶。甲胎蛋白升高。

(四)肝癌放射治疗

1.适应证　下列情形的肝癌经放射治疗后,有可能达到癌灶控制并完全缓解(CR),甲胎蛋白降至正常,全身情况好转,有较长的生存期:全身情况良好,Kamofsky 评分 70 以上;肝内癌灶单个直径在 8cm 以下;或癌灶局限于一叶,总体积占肝脏体积 50%以下;无明显癌栓存在;肝功能分级 Child A。下列情形的肝癌经放射治疗后具有一定的姑息价值,包括肝内癌灶得到一定的控制,达到部分缓解(PR)、稳定(S)的情况;改善症状,如肝区疼痛、胀满等;门静脉内癌栓得到一定的控制;对远处转移的治疗为控制转移灶或改善症状;其他治疗后肝内残存或复发癌灶的姑息价值,可作为放射治疗的相对指征:肝内癌灶直径大于 8cm,或多个癌灶占肝脏总体积 50%以上;门静脉总干或其左、右分支有癌栓,针对癌栓做放射治疗;肝门区附近癌肿,伴有阻塞性黄疸存在,可试行肝门区放疗以缓解症状;不论原发灶有否控制,而存在肺、骨、淋巴结转移，或已有脊髓受压症状时，可采用放疗缓解症状；手术后或介入治疗后癌灶残存未控制或有肝内播散，一般情况好。

2.禁忌证

(1)全身情况差，出现恶液质。

(2)重度肝硬化，肝脏功能严重受损，白蛋白<30g/L，PT、APTT 明显延长。

(3)炎症性肝癌，病情凶险，进展迅速，短期内可能死亡者。

(4)黄疸严重，并发肝昏迷、上消化道出血、肝肾综合征等。

(5)肿瘤巨大，伴有大量腹水和腹腔及远处转移者。

(6)伴有全身严重感染及其他严重疾病者。

3.适形放疗(emnformation therapy)技术　又称三维立体放射治疗(3－D therapy)。该技术使高剂量区(即治疗区)剂量分布的形状在立体方向上与肿瘤的实际形状一致。立体放射治疗作为一项照射技术受到极大的欢迎。它对肿瘤组织起到"手术刀"式的效果，最大限度地保护了肿瘤组织周围的正常组织和重要器官。该疗法已成为放射治疗肝癌的主流。

放射剂量和放射分割，局限野照射，2～3Gy/(每野·每次)，肿瘤总量 2.5Gy 以上。照射野面积愈小，给予放射总量则可愈高，高者可达 60Gy。一般每周照射 5 天，每天照射一次。

(五)生物及免疫治疗

1.IL－2 生理盐水 250ml＋IL－220 万～60 万 U 每日静脉滴注；4 周为一疗程，休息 2～4 周后重复。

2.胸腺肽　生理盐水 250ml＋胸腺肽 40～200mg 每日静脉滴注；4 周为一疗程，休息 2～4 周后重复。

3.α－干扰素 100 万～300 万 U/肌内注射，隔日一次或每周两次；4 周为一疗程，休息 2～4 周后重复。

4.其他常用的有卡介苗、小棒状杆菌、左旋咪唑、瘤苗、转移因子、免疫核糖核酸、淋巴因子激活的杀伤细胞等，疗效尚不确切。

(六)其他局部治疗

1.集束电极射频治疗。

2.冷冻治疗采用液氮冷冻固化。

3.局部无水乙醇注射疗法在 B 超引导下经皮穿刺注射无水乙醇，适用于肿瘤体积较小而又不能或不愿手术者。一般需重复数次。

4.瘤体内 p53 腺病毒注射液治疗。

(任雷)

第五节　胆石症

一、概述

(一)流行病学

胆石症是最常见的胆道系统疾病。结石发生于胆总管者占 50％～80％，发病与胆道感染、胆道蛔虫病等关系密切。

不同种族、环境因素作用下所形成的胆石种类及胆石症的发病率亦有所不同。西方国家以美国、瑞典、捷克等国发病率最高,以代谢性结石和胆囊结石最为多见。而东方各国如日本、泰国等发病率较低,且代谢性结石亦较少见。东非的土著居民发病率最低。我国胆囊结石多数为胆固醇结石,胆管和肝内胆管结石多数为胆色素钙结石,并多数为原发性胆管结石。

本病发病率大致与年龄成正比。发病率往往随年龄增长而明显增高。国外以 40～60 岁病例较为常见,女性病例较男性高 1～2 倍。我国胆石症在病因病理学和治疗方法上与国外有很大不同。发病年龄早于国外,多在 20～45 岁,男女比例几乎相等。

1985 年全国胆石症调查结果表明,在我国华东、华北、西南和西北地区,胆囊结石的发生较胆管结石为多,占胆石症的 56%～85%,而在中南和东北地区则以胆管结石为主,占 70%～80%。肝内胆管结石的发生率为 2.37%～44%,其中以华东地区的福建省和江西省的发病率最高,其次是中南地区。

(二)类型及其组成

胆石最主要的成分有胆固醇、胆色素(结合性或非结合性)和钙(以胆红素钙、碳酸钙和磷酸钙形式存在),还有钠、钾、磷、铜、铁和镁等金属离子。此外,还有脂肪酸、三酸甘油酯、磷脂、多糖类和蛋白质等有机成分。

按其所含成分的不同,一般将结石分为三种类型:

1.胆固醇结石 含胆固醇为主,占 80% 以上。多呈圆形或椭圆形,表面光滑或稍呈结节状。淡灰黄色。质硬,切面有放射状结晶条纹。经常是单发的大结石,亦可为多发的。绝大多数在胆囊内形成,大小为 2～40mm 直径。X 线平片常不显影。

2.胆色素结石 是由非结合性胆红素和不同数量的有机物和少量钙盐组成。一般含胆固醇量少于 25%。寄生虫卵、细菌和脱落的上皮细胞常组成结石的核心。一般为多发性。可分为两种形式,一种是呈块状或泥沙样结石,棕黄色或棕黑色,质软而脆,呈块状的结石,大小不一,小如砂粒状,大的直径可达 5cm。多发生在胆总管或肝内胆管内。由于含钙量较少,在 X 线平片上不显影。另一种呈不规则形,质地较硬,呈黑色或暗绿色结石,或称黑色素结石。这种结石多数发生在胆囊内。X 线也能透过。

3.混合结石 约占胆结石的 1/3,是由胆固醇、胆红素和钙盐等混合组成,一般胆固醇含量不少于 70%。多数发生在胆囊内,常为多发性,呈多面形或圆形,表面光滑或稍粗糙,淡黄色或棕黄色。直径一般不超过 2cm。切面呈多层状环形结构,由于其所含成分不同,各层的色调可以不同,钙盐呈白色,胆固醇呈淡黄色,胆红素呈棕黄色。如含钙较多,X 线平片上有时可显影。

(三)病因及发病机制

不同类型的胆结石,其病因和发病机制各不相同。目前有代谢障碍、胆道感染、异物核心等理论,但仍有许多问题尚未完全弄清。

1.肝脏胆固醇代谢异常或胆汁酸的肝肠循环障碍 正常胆汁中胆汁酸与胆汁酸盐、卵磷脂保持一定比例形成微胶粒、呈分散溶解状态。Admirand 对胆固醇在胆汁中溶解和析出进行了研究,用三角座标表示胆汁中脂质成分比例。当胆囊发生器质性或功能性病变时,胆汁中胆固醇含量过高,或胆汁酸盐及卵磷脂浓度降低,破坏了三者的正常比例,则形成可致结石的胆汁(Lithogenic bile)。

胆固醇结石患者,肝内 β－羟－β－甲戊二酰辅酶 A(HMC－GoA)活性增加,7α－羟化酶

（促使胆固醇转化为胆汁酸的限速酶）活性减低，于是胆固醇的合成增多，胆汁酸的形成减少，肝肠循环障碍，随粪便丢失的胆汁酸和胆盐增多，而肝细胞合成数量又不足以弥补损失，以致胆汁酸代谢池缩小，胆汁酸组成亦有所改变，使胆固醇从胆汁中析出，沉淀、融合，集结而成为胆石。胆汁酸代谢紊乱与胆汁成分改变及理化特性异常，可能是形成胆石的生化基础。

2. 胆系感染　胆囊黏膜因浓缩的胆汁或反流的胰液的化学性刺激而产生炎变。在此基础上又极易招致继发感染而加重炎症。细菌能分解胆汁酸为游离胆酸，后者形成微粒的能力较差。感染性胆汁中的细菌多为大肠杆菌。细菌性 β－葡萄糖醛酸酶（β－glucuronidase）能将结合胆红素转变为游离胆红素。胆系炎症时胆汁中钙离子含量增多，胆囊黏膜分泌的钙明显增加，胆红素钙更易形成沉淀和析出。此外，寄生虫残体、虫卵、胆囊中脱落的上皮细胞和黏液等常可构成胆石的核心，有助于胆固醇结晶的不断沉积，形成胆石或胆沙。黏液又可增加胆汁的黏稠性，使之易于网罗胆固醇结晶，促使胆石增大。在我国胆道寄生虫（蛔虫、华支睾吸虫）感染相当多，与胆色素结石的发生有重要的因果关系，但这种关系并不是绝对必然的，其中还涉及个体差异性或内在因素的问题。

3. 胆汁淤积　胆系炎症使胆总管痉挛、胆道梗阻或胆道口括约肌功能失调、胆囊运动障碍以及长时间静坐少动、肥胖、妊娠可使腹壁松弛，内脏下垂、胆囊张力减低，排空延缓。此外，精神抑郁、紧张导致植物神经功能失调，影响胆囊功能，以致胆汁淤积。胆汁滞留于胆囊，增加水分的重新吸收。胆汁过度浓缩，使已处于临界饱和度的胆固醇易于形成过饱和状态，刺激胆囊黏膜而产生炎变。胆汁碱度增高，胆盐溶解胆固醇的能力降低，胆汁成分比例失调。胆汁淤积及其理化性质的改变，是促使胆色素结石形成的内因。

4. 饮食因素　胆石的形成在某种程度上与营养过度、缺乏或不平衡有一定的关系。如西方膳食中热能高、多动物性脂肪和精制糖，但缺少食物纤维，成为诱发胆石症的饮食因素。实践证明：食物纤维（如麦麸）可与胆酸相结合，使胆汁中胆固醇的溶解度增加。胆汁成分的改变而可减少胆石的形成。非洲土著居民膳食中多食物纤维而少精制糖，其胆石症的发病率最低。摄入大量精制糖可使肝内合成胆固醇增多，并能抑制肝脏分泌胆汁酸，使胆汁酸代谢池缩小。多食、少动可使人发胖，肝中合成和分泌的胆固醇增多，为形成胆石提供了有利的条件。

其他如缺乏维生素 C 或使胆固醇转化为胆汁酸的速率减慢。低蛋白饮食可能成为胆石症的一个致病因素也日益引起重视。

此外，胆石的形成与饮食制度也有一定的关系，饥饿时缩胆囊素不分泌，胆汁滞留于胆囊而过度浓缩，可诱发炎症或形成胆石。尤其是夜间分泌的胆汁比白昼分泌者更富于成石性。因此，省去早餐或全天只吃一、二餐者，患胆石症的可能性就更大些。

5. 雌激素　雌激素直接影响肝脏的酶系统，使三酰甘油增多，并抑制胆汁酸的合成，胆固醇浓度增加，超过饱和而析出结晶。它还能干扰胆囊的张力和排空，造成胆汁淤积，促使胆石形成。因而成年女性、多次妊娠者胆固醇结石的发生率显著高于男性及不育女性。长期应用雌激素者其胆固醇结石的发生率亦高。表明雌激素对胆石形成可能有一定的关系。

6. 遗传　部分遗传性"胆石素质"者，先天性胆汁中胆汁酸盐含量过低，使胆固醇易于过饱和而析出沉淀形成结石，表现为胆石症的"家庭集聚性"。

7. 其他　某些疾病如糖尿病、肾炎、甲状腺功能低下、血中胆固醇浓度升高、胆汁中胆固醇排出量也相应增多，易于发生胆固醇结石。患溶血性疾病者胆石症发病率高，溶血时大量形成结合胆红素而不能完全重吸收,胆汁中胆红素增多,沉积成结石。长期服用安妥明、烟酸等药物也会增加患本病的危险性。此外某些手术,破坏胆囊的排空功能造成胆汁淤积及胆红素重吸收减少。小肠远端广泛切除引起肠肝循环障碍,使发生胆石的可能性增加。胆道手术引起的胆道狭窄、慢性炎症、留置导管或结扎线,都可能促使胆石的形成。

二、胆囊结石

(一)概述

胆囊结石病是指原发于胆囊内的结石所引起的各种胆囊病理改变。胆囊结石主要是胆固醇结石,其次为混合结石和黑结石。多年来对胆囊结石的研究多集中在胆石的成分方面,对胆石的形成机制仍缺乏清楚的了解。近年对胆石的病因和形成机制研究取得了一些进展,但距离防止结石形成和结石溶解的目标仍很远。

胆囊结石在我国胆石病中发病率最高,成年女性患者多见,男女之比约为1:3。

(二)病因及发病机制

1. 相关因素 病因研究和流行病学调查表明胆囊结石的发生与以下因素有关。

(1)年龄:青少年少见,成年人胆石病发病率随年龄增长而增长,高发年龄为50~59岁。

(2)性别:胆囊结石发病以女性为多,男女发病之比约为1:2.57。

(3)饮食:动物脂肪、蛋白质和精细碳水化合物摄入的增加,纤维素食物摄入的减少,均可使胆囊结石的发病率升高。1992年33所医院普查统计,由于我国居民膳食结构的改变,胆囊结石的发病率出10年前的52.8%上升为79.9%,胆固醇结石则从50.64%上升为69%。

(4)肥胖:研究表明,肥胖者胆汁酸池较小,胆囊胆汁胆固醇常常呈过饱和状态,容易析出形成结石。有研究发现,体重/相同性别和身高的平均体重×100,高出20%以上的人群,其患胆囊结石病的危险件比高10%以下者增加近两倍。

(5)经产次数:经产次数多者胆石症的发病率明显高于未经产妇女。

(6)药物:关于药物与胆石形成的关系仍有争论。有文献报道,某些药物可促进胆石形成,如:噻嗪类利尿剂、雌激素、安妥明及口服避孕药等。但也有研究认为,口服避孕药对胆囊功能无影响,与胆石的形成无明显关系。

(7)疾病:胆结石病与许多内科疾病有关,如镰状细胞贫血、地中海贫血、糖尿病及肝硬变等。解放军总医院顾倬云等对肝硬变与胆石症的关系进行了研究,发现肝硬变并发胆结石病比无肝硬变者高1~4倍,肝硬变者胆色素结石占64.52%。

(8)胆囊收缩功能异常:多数学者研究结果表明胆囊结石的形成与胆囊动力学障碍有关。胆囊收缩功能减退是结石形成的重要因素。Festi发现胆囊结石患者在空腹状态下的体积和进食脂肪餐后的残余体积均较正常者为大,胆囊排空减慢,胆囊收缩功能下降。

此外,迷走神经切断术后患者,全胃肠外营养患者及老年人也存在胆囊收缩功能减退,易患胆囊结石。

2. 胆石形成机制 关键是生理情况下呈溶解状态的胆固醇和葡萄糖醛酸双酯胆红素不能在胆汁中保持溶解状态而析出沉淀形成结石。胆固醇结石形成机制有:

(1)胆汁中胆固醇过饱和:胆固醇分子具有疏水性,只有与胆汁酸、卵磷脂共同形成微胶粒时,才能在胆汁中保持溶解状态。若胆固醇分子呈过饱和状态,超出了胆汁酸和卵磷脂的溶存能力,则易析出形成结石。

(2)胆汁中促、抗成核因子在胆石形成中的作用：人们在研究中发现，人类肝胆汁的胆固醇饱和度要比胆囊胆汁高的多，而胆固醇结石极少在肝胆管内形成；40%～80%正常人的胆囊胆汁是胆固醇过饱和胆汁，却也未形成结石。近年研究发现胆汁中存在着促成核因子和抗成核因子，二者组成了调节胆固醇成核的动力体系。正常人胆汁这两种因子处于平衡状态，而胆固醇结石患者的胆汁，成核因子则处于优势。

1)促成核因子：现已证实黏蛋白、糖蛋白、免疫球蛋白、胆红素、Ca^{2+}、小分子多肽等具有促进胆固醇结石形成的能力。

2)抗成核因子：1984年，Holgbach发现由胆汁中蛋白介导的抑制成核效应，即正常人胆囊胆汁中存在小分子量蛋白质，可抑制模拟过饱和胆汁胆固醇单水结晶(CMC)形成。后来证实这类小分子量蛋白质是载脂蛋白 A_1、A_2，它们能延长模拟过饱和胆汁的成核时间。近年又先后发现58/63KD,16KD,74KD和28KD糖蛋白也有抗成核活性。但有关抗成核因子研究的文献报道较少。

(三)临床表现

1.症状 胆囊结石的症状取决于结石的大小和部位以及有无梗阻、炎症和胆囊的功能。部分胆囊结石患者终身无任何症状，即"隐性结石"，常在体检时经B超发现。有症状的胆囊结石常表现为中上腹或右上腹不适、厌油腻食物等消化不良症状，常误诊为"胃病"。胆囊结石也可于进食油腻饮食后或睡眠时体位改变，移位梗阻于胆囊管或胆囊壶腹部而引发胆绞痛。较大结石可持续压迫胆囊壶腹部或胆囊颈部，引发"Mirizzi综合征"。由于胆囊的收缩，较小的结石有可能通过胆囊管进入胆总管而诱发梗阻性黄疸，甚至胆源性胰腺炎。部分患者结石压迫和炎症可引起胆囊胆道瘘，甚至排入肠道引发肠梗阻。部分结石或可停留在胆管内成为继发性肝外胆管结石。结石亦可长期梗阻胆囊管不发生感染，而仅形成胆囊积液，积液呈无色透明，称为"白胆汁"。

2.体征 多数无阳性体征。胆囊结石在无感染时，一般无特殊体征或仅有右上腹轻度压痛。但当有急性感染时，可出现中上腹及右上腹压痛、肌紧张有时还可扪及肿大而压痛明显的胆囊，莫菲征常阳性。如同时伴有其他并发症时，可出现相应体征，如高热、寒战和黄疸等。

(四)检查

1.B超 最可靠的检查方法。当发现胆囊液性暗区内有强回声信号伴声影，且随体位的改变，而在胆囊内移动时，诊断的准确率可高达96%以上。但超声诊断的正确率很大程度上取决于检查者的经验。诊断错误的常见原因有：①含有气体的十二指肠对胆囊的压迹可产生酷似结石的回声并伴有声影；②胆囊或附近淋巴结的钙化、胆囊内积气或稠厚胆汁、胆囊内的沉淀物等，可误认为结石；③胆囊颈部螺旋瓣和胆囊壁生理性折叠，其断面有时呈一强回声突起，甚至可伴有声影；胆囊萎缩，结缔组织增厚，也可产生结石假象；④若胆石很小或胆囊内充满结石或胆囊管内结石，可发生漏诊。

2.X线检查 在X线平片上，约20%的胆囊结石因含钙量高，可呈阳性影像。由于结石阳性率低，肝胆区的X线平片已不作为临床诊断要求。但X线平片可显示肿大的胆囊及炎性肿块的软组织影以及在气性胆囊炎时可见胆囊内及胆囊周围的气体影。此外，一些间接的X线征象，往往有助于急性胆囊炎的诊断：①胆囊下方小肠的扩张、充气等反射性肠淤积症；②胆囊区软组织阴影增大；③腹膜的刺激征象，如右侧的腹膜脂肪线模糊或消失、右侧膈肌抬高；④右侧胸膜反应性积液或右下肺叶盘状肺不张等。

3.其他检查 在十二指肠引流术中所取得的胆汁中发现胆砂或胆固醇结石,也有助于诊断。CT、MRI 和 MRCP 等对诊断胆囊结石均有一定帮助,但价格昂贵,准确率不及 B 超,不宜作为首选检查手段。

（五）诊断

胆囊结石病临床症状常不典型。有急性发作病史的胆囊结石,一般根据临床症状体征不难做出诊断,但若无急性发作史,诊断则主要依靠辅助检查。B 超检查能正确诊断胆囊结石,诊断正确率可达 95%。口服胆囊造影有时可显示胆囊内结石,也可观察胆囊收缩功能。

诊断要点如下:

1.反复发作急性胆囊炎、慢性胆囊炎、胆囊积液或胆绞痛,而皮肤黏膜无黄染或黄疸轻。

2.反复多年发作胆囊炎而无黄疸,此次发作伴有黄疸,应考虑胆囊结石伴继发性胆总管结石。

3.B 超发现胆囊内有结石,胆囊肿大、积液,壁增厚或萎缩;口服胆囊造影证实胆囊内结石。B 超诊断正确率可达 95%以上。

（六）鉴别诊断

胆囊结石病并发急性胆囊炎时应注意与以下疾病相鉴别。

1.胃、十二指肠溃疡穿孔 患者多有溃疡病史。腹痛发作突然并很快波及全腹。腹壁呈板状强直;腹腔内有游离气体。较小的十二指肠溃疡穿孔,或穿孔后很快为网膜所包围,形成一个局限的炎性病灶时,易与急性胆囊炎混淆。

2.肝脓肿 位于肝右前叶下方的脓肿,临床上表现有发热、腹痛、右上腹部肿块,可误诊为急性胆囊炎。

3.急性阑尾炎 高位急性阑尾炎的临床表现与急性胆囊炎相似,二者的鉴别在于详细的分析病史及症状。急性胆囊炎多有胆道疾患病史。

4.急性胰腺炎 急性胰腺炎常并发于急性胆囊炎及胆管炎,需及时加以识别,合理处理。急性胰腺炎呈持续性疼痛,范围较广泛并偏向腹部左侧,压痛范围也较广泛,血、尿淀粉酶一般均升高。

（七）治疗

1.手术治疗 当患者高龄和严重心、肺功能不全以及体弱不能耐受胆囊切除术的情况下,可施行胆囊造瘘术治疗急性结石性胆囊炎,其余患者行胆囊切除术是主要的治疗方式。对于有症状的胆囊结石,需及时行胆囊切除术,并适当地处理胆囊外并发症。在 90%左右的患者中可收到良好的远期效果。在一般情况下,胆囊切除术的难度并不大,但此手术有一定潜在的危险性,"容易的胆囊切除"和"无经验的外科医生"构成了一个危险组合。第一肝门处血管和肝外胆道常有各种不可预测的解剖学变异,过小的手术切口,常需强力牵引,改变了肝外胆管、血管的正常解剖关系,可能导致严重的后果。在有急性或慢性炎症改变时,局部的炎症、水肿、纤维性粘连、肿大的胆囊淋巴结、嵌顿于胆囊颈部的巨大结石、长期梗阻所致的胆囊管改变等解剖及病理上的因素均增加手术困难。因此术中要有良好的腹肌松弛和充分的手术野显露,以便能够从容不迫地处理意外情况。在合并肝硬化门静脉高压或门静脉栓塞的患者,胆囊切除术有时是非常危险的,胆囊及胆管周围常满布异常扩张的侧支循环血管,使手术无法进行或会发生大量难以控制的出血。

对于无症状的胆囊结石,一般不需立即行胆囊切除。下列情况宜采用手术治疗:

(1)胆囊结石逐渐增大至 2cm 以上。

(2)胆囊结石多发且直径小于 0.5cm,部分小颗粒结石易滑入胆总管,引起胆管炎或胰腺炎。

(3)胆囊壁钙化或胆囊壁明显增厚。

(4)伴发胆管炎或胰腺炎。

(5)结石充满胆囊,胆囊已无功能。

(6)合并糖尿病及心、肺功能障碍患者。

部分学者认为,远离治疗中心和长期旅行的无症状的胆囊结石患者亦宜行胆囊切除术。

行胆囊切除术时,如发现如下情况,应同时行胆总管探查术:①术前高度怀疑或已证实存在胆总管结石,有梗阻性黄疸的临床表现或病史,反复发作胆绞痛、胆管炎;有胰腺炎病史;术中胆道造影证实有结石、胆道梗阻、胆管扩张;②术中扪及胆总管内有结石、蛔虫或肿块;发现有胰腺炎表现;③胆管穿刺抽出脓性、血性胆汁或泥沙样胆色素颗粒。

下列情况应行胆道造影,明确胆道状况,决定是否进一步手术方式:①发现胆总管扩张(直径 1.2cm 以上),管壁明显增厚;②胆囊结石小,可进入胆总管;③胆囊内见脓性、血性胆汁或泥沙样胆色素颗粒。

近年来,腹腔镜胆囊切除术已广泛开展,它的适应证在逐渐扩大,绝对禁忌证和相对禁忌证逐渐缩小,使一些原来不能进行的手术成为可能。尽管如此,也应该清楚地认识到,腹腔镜手术适应证的不断扩大并不代表腹腔镜手术无所不能,如在术中发现大出血、解剖不清、腹腔内严重粘连和高度怀疑恶性肿瘤者,应及时中转开腹。中转开腹并不表示腹腔镜手术医师的无能,而应视为明智的选择。

2.溶石治疗   1972 年,首先应用鹅脱氧胆酸成功地使 4 例胆囊胆固醇结石融解消失,但此药有肝毒性,反应大,服药时间长,价格昂贵,而且停药后易复发,对于老年患者合并严重心血管疾病无法耐受手术者方可考虑应用。目前,溶石治疗的药物主要是鹅脱氧胆酸和熊去氧胆酸。

治疗适应证:①胆囊结石直径在 2cm 以下;②胆囊结石为含钙少的 X 线能透过的结石;③口服胆囊造影片上能证明胆囊有功能;④患者的肝脏功能正常;⑤无明显的慢性腹泻史。

治疗剂量为每日 15mg/kg,疗程为 6~24 个月,溶解结石的有效率一般为 30%~70%。治疗期间每半年复查 1 次以了解结石溶解情况。

3.中药治疗   对已形成结石作用甚微,但可改变胆汁内理化状态。

三、胆管结石

(一)概述

肝胆管结石指肝管汇合部以上原发性胆管结石,多数合并有肝外胆管结石。亚洲国家的患者与美国的患者相比较存在着明显的种族差别。国外的肝内胆管结石发病率较低,在美国,该病见于:①与肝外胆管结石相关的肝内胆管结石;②多与胆管囊状扩张病相关;③由损伤性狭窄、肿瘤及特发性原因所致的肝段胆管扩张。在国内,肝内胆管结石的发病率较高,特别在福建、江西和山东等省,在陕西以陕南、汉中地区多见。发病原因复杂,与胆道感染、梗阻、寄生虫病、胆汁淤滞、代谢因素及胆道先天性异常等有关,亦可能与饮食中低蛋白、低脂肪饮食有关。

(二)病理及分型

1.肝胆管结石的基本病理改变 是肝内胆管的炎症及结石梗阻,可见结石近段胆管扩张,管壁增厚,纤维组织增生,慢性炎性细胞浸润,胆管壁内平滑肌、弹力纤维、腺体减少,肉芽组织形成和溃疡修复等现象;与胆管伴行的血管常呈增生性血管炎,胆管周围纤维组织增生,形成纤维束伸入肝实质内。胆源性脓肿、胆管溃疡、肝胆管狭窄和肝实质萎缩以至于肝内胆管癌变。

2.肝内胆管结石多为胆色素性结石,分布无一定的规律,可广泛分布于两肝叶胆管各分支内,亦可局限于一处,一般以左肝外叶或右肝后叶多见,据《黄家驷外科学》将其分为以下类型:

(1)弥漫型:结石可自肝外胆管向上堆积,直至充满整个肝内胆管。

(2)散在型:少数的结石散布于肝胆管的某些分支内,特别常见于两个肝内胆管的汇合处之上,该处管腔较为膨大,结石可能存留于该部不易下降。

(3)区域型:常发生于有结石梗阻或肝胆管狭窄的基础上,引流该部肝组织的肝胆管均充满结石,因而结石分布的范围可呈肝叶或肝段或半肝的区域性分布。

(4)混合型:以上类型混合存在。

(三)临床表现

1.症状 肝内胆管结石的临床表现很不典型。在病程间歇期,可无症状或表现为反复发作性发热、上腹轻度不适的肝内胆管炎的表现。肝胆管结石多同时合并肝外胆管结石,当存在肝外胆管结石时,临床表现与肝外胆管结石相似,典型症状是腹痛、寒战与高热及黄疸,即Charcot 三联征(Charcot's Triad),多数患者表现为剑突下偏右绞痛,放射至右肩背部,可伴有恶心、呕吐等消化道症状,但亦有患者可完全无痛,仅感上腹闷胀不适。

单纯肝内胆管结石在无合并肝外胆管结石的患者,可有以下症状:①当一侧或一叶的肝内胆管结石造成半肝或段的肝内胆管梗阻,并继发感染发作时,可出现畏寒、发热等全身感染症状,甚至可出现精神症状和休克等急性重症胆管炎的表现,但患者仍无明显的腹痛和黄疸;②结石限于半肝内者不伴有黄疸或一过性轻度黄疸。部分患者可合并胆源性肝脓肿、胆汁淤积性肝硬化,胆管脓肿可穿破至膈下,形成胆漏,或穿破至肺,形成肝胆管支气管瘘。对于病史较长,反复发作胆管炎以及消瘦、年龄在 50 岁以上患者,应怀疑合并胆管癌的可能。

2.体征 肝区叩痛明显,肝脏呈不对称肿大。伴肝外胆管结石者,急性发作期右上腹可有压痛、反跳痛和肌紧张。患者合并并发症时,出现相应的体征。

(四)辅助检查

1.实验室检查 多伴有肝功能异常,如血清胆红素、GGT、LAP 等升高。急性发作期可有白细胞升高。

2.影像学检查

(1)B 超:为首选,可发现肝内结石的部位、数量及肝脏和胆管的病理改变。术中 B 超的最大用途是寻找胆管结石。术中 B 超对胆道结石诊断的敏感性约 93%、特异性约 99%、阳性预测率约 95%、阴性预测率约 99%、总的准确率约 98%。在肝内胆管结石方面,术中 B 超能帮助定位取石,使残石率下降,并能指导肝切除术和肝实质切开取石,提高肝内胆管结石的疗效。

(2)ERCP、MRCP:可显示结石的大小、数量、部位及是否合并有胆管狭窄。

（3）CT、MRI：对于并发胆汁淤积性肝硬化和癌变者有重要诊断价值。

（五）诊断

1. 长期的胆道疾病史。

2. 反复发作的寒战、发热、黄疸的急性胆管炎症状。

3. 典型的胆绞痛或持续性上腹胀痛。

4. 患侧肝区及胸背部经常性的疼痛不适。

5. 肝区压痛及叩击痛。

6. 肝脏不对称性肿大并有压痛。

7. 一侧肝管梗阻者，可以无黄疸或黄疸轻微。

8. 全身营养不良、贫血、感染表现。

9. 晚期出现肝脾肿大及门静脉高压。

这些症状可以单一或几个症状综合表现，应结合良好的影像学资料加以分析判断。

（六）鉴别诊断

在鉴别诊断上，需要与肝内钙化灶、发生于肝内胆管囊肿如 Caroli 病继发性肝内结石鉴别；肝内肌管结石合并有肝胆管狭窄时需与肝胆管癌鉴别；肝内胆管结石的并发症如肝脓肿、肝萎缩等需与肝内占位性病变相鉴别等。

肝脏一侧或一叶的肝胆管结石在临床表现上有其一定的特征性表现。不论是否合并有肝外胆管结石，一侧或一叶肝胆管结石常同时有该侧肝管和肝叶胆管狭窄或梗阻。临床可以表现为急性梗阻性化脓性胆管炎或急性梗阻性化脓性肿胆管炎的症状。后者临床症状的严重程度取决于肝胆管梗阻的平面和其引流肝脏的范围，主要特点是可能没有黄疸或只有轻微的黄疸，故与肝脓肿难以鉴别。由于肝胆管结石的病程较长，该侧肝胆管呈现进行性扩张，肝实质呈进行性纤维化萎缩，对侧肝脏呈现代偿性增大，即临床常见的肝叶"增大－萎缩"复合征表现，对该现象的了解，结合临床无黄疸或黄疸较轻，体征触诊与 CT 影像所见肝脏不对称性肿大，则可以得到确诊。

（七）治疗

目前，肝内胆管结石的治疗仍然是胆道外科中的困难问题，它的治疗目前宜采用以手术方法为主的综合治疗。

1. 手术治疗　手术治疗仍是主要的有效治疗手段。手术原则是：取净结石、解除狭窄、去除病灶和通畅引流。若为区域性的肝内胆管结石，主要行肝段或肝叶的切除，以防癌变。由于肝胆管结石病理改变复杂，对每个具体病例的手术处理不可能有固定的模式。术前要设计种种预案，但最后还需依术中具体探查的结果来加以合理的选择。对于周围型肝内胆管结石，无明显临床症状，不需手术处理。

手术方式：

（1）高位胆管切开取石（术中用胆道镜取石或 Fogarty 导管取石）、"T"形管引流术。

（2）胆－肠吻合术：高位胆管切开取石术后，多需行肝管或肝（胆）总管空肠 Roux－en－Y 胆肠内引流术，它的主要因的在于扩大吻合口，利于残余结石和复发结石排除。其中尤其应强调：①任何形式的内引流术，在吻合口以上的 1～2 级大胆管内，不应存在梗阻因素；②吻合口要足够大，一般内径应在 2cm 以上；③胆－肠吻合以端侧吻合为好，对于行胆－肠吻合的肠襻残端，可建立皮下盲襻，利于日后检查和治疗。

（3）肝内结石局限于肝叶或肝段内，特别是伴有肝萎缩的，宜将病肝切除。全肝内胆管充满结石，无法取净，伴有肝功能损害且危及生命者，可施行肝移植术。

（4）肝胆管狭窄的处理：解除狭窄是肝胆管结石手术治疗的关键，外科手术主要解除一至二级肝管分支开口的狭窄，三级以上分支需行肝切除术或其他措施。据黄志强等处理肝胆管狭窄的治疗经验，可有以下情况及处理：①早期轻度狭窄，近端肝管轻度扩张，在结石清除后，一般以 T 管的短臂置入支撑，三个月后造影，情况改善时即予拔除；②肝门部胆管狭窄，应先将肝总管及左、右肝管狭窄切开，达狭窄部以上，取净结石，必要时，应将各肝管切开的相邻胆管成形，再行与空肠端侧吻合；③对左肝管的狭窄、结石并肝左外叶炎性病变处或纤维化萎缩，应将左外叶切除、左肝管狭窄切开，再完成胆总管、肝总管联合左肝管的大口侧侧胆－肠吻合术；④对左外叶二级肝管开口狭窄，可采用左外叶肝切除术，再完成左肝内胆管与空肠的端侧吻合并肝总管、胆总管空肠的端侧吻合；⑤右肝管前支开口的狭窄，可在移去胆囊后在胆囊床切开右前叶肝管，完成与肝总管、右肝管空肠的吻合；⑥肝门部胆管狭窄切开后，若患者的胆囊尚未切除，且病变不重，可利用一带血管的胆囊壁向肝门转移，与肝总管、右肝管、左肝管狭窄切开后的胆管壁成形，并在胆总管置一 T 管支撑；⑦左或右肝管狭窄段较长，且管壁增厚，行空肠吻合后甚易再发狭窄。此时，应做一侧或双侧"U"形管支撑，持续半年至一年，病变可望得以稳定，再行胆－肠吻合。

2. 中西医结合治疗　肝内胆管结石的手术治疗很难彻底，手术后需要长期服用中西医利胆药物，以保证胆汁引流的通畅，对减少结石的复发有重要的作用；术后不少患者仍有不同程度的胆管梗阻和感染等，此时应抗感染和服用利胆药物，如有梗阻、感染较严重时，仍需要再次手术以解除梗阻、引流胆道和控制感染。

3. 残余结石处理　肝内胆管结石常合并有肝外胆管结石，但有不少患者的结石只限于肝内胆管，术中若不加以充分探查，手术时容易将结石遗漏。通过术中胆管造影和术中 B 超探查，可帮助残余结石的定位和取出，减少胆管残留结石的发生率，还可应用术中胆道镜检查取出深在的肝内胆管结石。术后经 T 管造影发现胆管内残余结石，可待术后 6～8 周后经窦道胆道镜取石，如结石较大，可通过碎石等方法将残余结石裂碎后取出。其他治疗方法如药物溶石，疗效尚不肯定。

（任雷）

第六节　急性胆道感染

一、急性非结石性胆囊炎

（一）概述

急性非结石性胆囊炎，其病理过程与一般急性结石性胆囊炎不同。当急性胆囊炎合并胆管结石、胆道感染、胆道寄生虫病时，胆囊内不含结石，胆囊的病理只是继发于胆道系统的改变、而非原发于胆囊，不包括在急性非结石性胆囊炎之内。继发于胆道系统肿瘤梗阻者也不应包括在内。急性非结石性胆囊炎之所以引起临床上的重视是因为其诊断不易、严重并发症率高、病死率高。当前，合并于手术后、外伤、烧伤急性胆囊炎的报道已较为普遍。从所报道的材料看来，急性非结石性胆囊炎好发于严重创伤和烧伤之后，创伤患者多半是年轻男性，故创伤后急性非结石性胆囊炎多发生在男性患者。

急性非结石性胆囊炎亦可以合并在一些危重患者，因而使病情复杂化，病死率高。合并于全身脓毒症感染、多器官功能障碍等情况下的危重患者，急性非结石性胆囊炎像应激性溃疡出血一样，被作为评定多器官衰竭的一个指标，反映消化道系统的功能衰竭。

(二)病因

急性非结石性胆囊炎开始引起临床注意是由于 1844 年的一例个案报道：一女性患者施行股疝修补手术后死于胆囊坏疽，尸检发现胆囊及胆道内均无结石。之后，有关此类病例报道多发生在外伤、与胆道无关的手术之后、危重、老年患者中。近年来把急性非结石性胆囊炎作为多系统器官衰竭的一部分。此病在男性多见，平均年龄均在 60 岁以上。从美国麻省总医院报道的 40 例急性非结石性胆囊炎，36 例无以往的胆囊疾病史；45%发生在手术或创伤之后；37%合并有严重的内科疾病。急性非结石性胆囊炎可合并于严重而复杂的手术之后，如发生在主动脉瘤手术之后，此时特别多发生于腹主动脉瘤破裂的手术之后，患者常有低血压和全身脏器低灌流。心脏手术、心脏移植术后亦可并发急性非结石性胆囊炎，如在一组收集 31710 例心脏手术中，急性胆囊炎并发率为 0.12%，其中为非结石性者占 42%，死亡率为 45%；在进行换瓣手术的患者，此并发症率较高。因此，心血管手术时合并急性非结石性胆囊炎的原因可能与低血压、休克阶段的组织器官低灌流和换瓣手术左心室功能不全时内脏器官低灌流状态有关。急性非结石性胆囊炎亦可合并其他全身性疾病，如糖尿病、全身性感染、病毒性感染，儿童期的急性胆囊炎约 70%是属非结石性的。

急性非结石性胆囊炎的发病机制尚未阐明，不过此等患者有感染、饥饿、失水、长期未进食和胆囊内浓缩、胆汁滞留的历史。近来对多器官衰竭病因的研究，提示此等患者均可能有过感染、组织低灌流的阶段，胆囊黏膜的能世代谢匮缺、炎症介质释放和胆囊中高浓度的胆汁酸的组织损害作用，可能是急性非结石性胆囊炎发病的基础。值得重视的是胆囊的低灌注与发生急性非结石性胆囊炎的关系，因此可将此症作为评定多器官功能衰竭时胃肠功能衰竭的一个指标。急性非结石性胆囊炎时的病理发现是胆囊黏膜坏死较为严重；胆囊黏膜缺血、胆囊内压升高、浓缩的胆囊内胆汁的作用，可能是导致急性非结石性胆囊炎的因素。肠源性内毒素的作用也正受到重视。

(三)临床表现

急性非结石性胆囊炎的症状有时不典型，故使临床诊断延迟。一般患者表现有右上腹痛，但有的老年患者开始时腹痛并不明显，或由于外伤、手术后疼痛、止痛剂使用等使疼痛感受到抑制；有时自开始时便有寒战、高热、菌血症。有的患者可能只表现为不明原因的发热。白细胞计数一般是升高的。约 50%的患者可能有轻度黄疸。确诊急性非结石性胆囊炎依靠临床医生对此病的注意。当有明显的右上腹部疼痛和扪到肿大而有触痛的胆囊时，诊断比较容易。以下的一些诊断要点对临床有帮助。

1.年龄 50 岁以上，特别是老年男性患者，手术或创伤，或原有严重的内科病，发生右上腹痛。

2.B 超显像的特点为　①胆囊内无结石；②胆囊膨胀；③胆囊壁增厚>3mm；④胆囊周围液体存积；⑤用超声探头向胆囊加压引起疼痛。

3.胆道核素显像　Tc 标记的亚胺二醋酸衍生物如 TcHIDA，静脉内注射后，肝脏显影迅速，10～15 分钟达到示踪剂摄取高峰，10～20 分钟，肝内胆管显像，60 分钟内大多数胆囊充盈完全。准确率达82%～97%。当有正常的肝脏显影和经胆管排至肠道内的影像,而胆囊持续不显示时,可诊断胆囊管阻塞。急性非结石性胆囊炎时,胆囊管阻塞,胆囊不显影。但是胆道核素显像在实际上使用时,由于患者的严重情况和设备的关系,仍然难于普遍使用,何况此项检查有时亦会出现假阳性结果:当患者有肝脏病,在全肠道外营养时,因胆囊内胆汁积存,含示踪剂的胆汁不能进入胆囊内,致使胆紫核素显像呈现假阳性结果。

4.CT　CT扫描对诊断急性非结石性胆囊炎准确率较高。诊断的依据基本与B型超声相同,不过,因检查时需要搬动患者,不利于创伤后和危重患者使用、不如实时超声检查时那样方便。CT诊断依据除包括超声的诊断标准外,胆囊壁增厚是较可靠的征象,当厚度＞3.5mm时,则诊断准确率大为增加。83%～100%的急性非结石性胆囊炎患者,以往无胆囊疾病史,对此病的诊断主要是依靠医生对此病的警觉性、体征及床旁实时超声检查。但由于受原发病、创伤等多种因素的影响,所以常因诊断不清而延误治疗。

(四)诊断与诊断标准

1.国内诊断标准　近年来,由于对急性非结石性胆囊炎提高了认识,引起了广大临床医师的重视,特别是在有下列情况时更应警惕:

(1)创伤和手术。

(2)应用麻醉性镇痛药。

(3)术后禁食,腹胀,恢复期延长。

(4)输血超过10个单位。

(5)呼吸末正压机械性通气(PEEP)。

(6)有感染病灶存在。

(7)长期静脉高营养。因此,凡创伤或手术后患者,如有右上腹痛和发热者,应考虑到有发生本病的可能。

2.Mirvis(1986)提出下列超声断层和CT诊断标准

(1)胆囊壁厚≥4mm。

(2)胆囊肿大,胆汁淤积。

(3)胆囊周围有液体或浆膜下水肿而无腹水。

(4)胆囊壁内有气体。

(五)治疗

因本病易坏疽穿孔,一经诊断,应及早手术治疗。可选用胆囊切除、或胆囊造口术,或PTGD治疗。未能确诊或病情较轻者,应在严密观察下行积极的非手术治疗,一旦病情恶化,及时施行手术。

二、急性结石性胆囊炎

(一)概述

急性结石性胆囊炎是指由胆囊内结石梗阻所致的急性胆囊炎以便和非结石引起的急性胆囊炎区别。急性结石性胆囊炎是指胆囊炎是原发的,在我国,急性胆囊炎继发于胆道感染、原发性胆管结石、胆道蛔虫病者亦很常见,此时胆囊的改变只是胆道系统改变的一部分。

(二)病因

急性结石性胆囊炎由结石在胆囊颈和胆囊管处嵌顿阻塞所致,故属于胆囊梗阻性病变,有时亦称为急性梗阻性胆囊炎,胆囊管梗阻是本病的必备条件。胆囊管突然受阻后,囊内浓缩的胆汁对胆囊黏膜的刺激,可导致急性炎症改变。开始时,急性胆囊炎属于化学性炎症改变,此时胆囊内胆汁的细菌培养,可能无细菌生长,随后,发生细菌感染。如果胆囊结石原合并有细菌感染,则在开始时细菌感染便已明显。胆囊是一个"盲袋",胆囊管梗阻后,胆囊内炎性渗出、水肿、分泌增多而使胆囊内压力升高。细菌感染在急性胆囊炎的病理发展过程上起有重要作用,感染多是继发于胆囊管梗阻及胆汁滞留。若胆囊原有慢性感染,胆囊管梗阻后,感染的症状则出现较早且很突出。细菌种类多为肠道细菌,以大肠杆菌最常见,其他有链球菌、葡萄球菌、伤寒杆菌、粪链球菌、产气杆菌等,有时亦可以发生产气夹膜芽孢杆菌感染,使胆囊内积气。

(三)病理

急性胆囊炎的病理改变有时与临床上表现并不符合。急性胆囊炎一般可分为四种类型,但胆囊上的病理改变常不是均匀单一的,胆囊上不同部位的改变亦常不一致。

1.单纯性急性胆囊炎 多见于炎症的早期,胆囊呈充血、水肿、急性炎症细胞浸润,有时亦可以明显的组织水肿为主。

2.急性化脓性胆囊炎 乃是急性胆囊炎并发细菌感染及胆囊积脓,胆囊呈明显的急性炎症,有多量的中性多核白细胞浸润或伴有广泛的充血。

3.坏疽性胆囊炎 除表现为急性炎症改变外,主要由血循环障碍而致胆囊壁出血及组织坏死。

4.胆囊穿孔 常继发于胆囊坏疽的基础上。

显微镜下观察,急性胆囊炎早期,主要是胆囊壁组织明显水肿、充血、单核细胞浸润,继发细菌感染者,可有多量的中性多核白细胞浸润,片状出血亦比较常见。出血、坏死改变有时可能只局限于胆囊壁一个区域。胆囊壁一般同时有程度不同的慢性炎症改变,如纤维组织增生及慢性炎症细胞浸润,说明急性胆囊炎通常是在慢性炎症的基础上发作。

胆囊为一盲袋,胆囊管梗阻后,胆囊黏膜的分泌增加,吸收功能丧失,胆囊内压力增高,结果影响胆囊壁的血液及淋巴循环,在黏膜上形成溃疡及坏死区,渗出增加;亦可能因血循环障碍和囊内结石压迫,发生大片的坏疽。有动脉硬化的老年患者,更容易发生胆囊的微循环障碍、坏疽及穿孔。一般说来,急性胆囊炎穿孔不像急性阑尾炎穿孔那样常见,并且胆囊被网膜和周围脏器包围,所以穿孔后导致急性弥漫性腹膜炎者亦较少见。

(四)临床表现

1.症状 急性胆囊炎多见于中年以后的女性,经产妇较多,与胆囊结石病的高峰年龄相平行。患者多有胆道疾病的病史。多见于每年秋冬之交。起病前常有一些诱因,如饮食不当、饱食、脂餐、过劳、受寒、精神因素等。起病时多有胆绞痛。绞痛过后,有上腹痛持续加重,间有恶心、呕吐,但不如胆总管结石、胆道蛔虫时那样剧烈;一般有低度至中度发热。当发生化脓性胆囊炎时,可有寒战、高热,约有1/3的患者出现黄疸。当有胆囊周围炎及胆囊坏疽时,病情明显加重;腹痛增剧、范围扩大,呼吸活动及改变体位时均使腹痛加重,同时有全身感染症状。若有胆囊穿孔,则表现为有上腹及全腹性腹膜炎。然而,穿孔的发生有时与患者的全身或局部情况并不一定吻合,在少数情况下,经过治疗后,虽然全身及局部症状有所减轻,但由于胆囊壁坏死,仍可发生胆囊穿孔。

2.体征 腹部检查可发现右上腹饱满,呼吸运动受限,右上腹部触痛,腹肌紧张,有1/3~

1/2 的患者,在右上腹可扪到肿大的胆囊或由胆囊与大网膜粘连形成的炎性肿块。肿大的胆囊在肋缘下呈椭圆形,随呼吸上下移动,并有明显绞痛。

其他一些内科疾病如肾盂肾炎、右侧胸膜炎、肺炎等,亦可发生有上腹痛症状,若对临床表现注意分析,一般不难获得正确的诊断。

(五)治疗

1.治疗原则　对症状较轻微的急性结石性胆囊炎,可考虑先用非手术疗法控制炎症,待进一步查明病情后进行择期手术。对较重的急性化脓性或坏疽性结石性胆囊炎或胆囊穿孔,应及时进行手术治疗,但必须作好术前准备,包括纠正水电解质和酸碱平衡的失调,以及应用抗生素等。非手术疗法对大多数(80%~85%)早期急性结石性胆囊炎的患者有效。此法包括解痉镇痛,抗生素的应用,纠正水电解质和酸碱平衡失调,以及全身的支持疗法。在非手术疗法治疗期间,必须密切观察病情变化,如症状和体征有发展,应及时改为手术治疗。特别是老年人和糖床病患者,病情变化较快,更应注意。据统计约 1/4 的急性结石性胆囊炎患者将发展成胆囊坏疽或穿孔。对于急性非结石性胆囊炎患者,由于病情发展较快,一般不采用非手术疗法,宜在作好术前准备后及时进行手术治疗。

有下列情况时,应经短时的对症治疗准备后,施行紧急手术:

(1)临床症状重,不易缓解,胆囊肿大,周围渗液,且张力较大有穿孔可能者。

(2)腹部压痛明显,腹肌强直,腹膜刺激症状明显,或在观察治疗过程中,腹部体征加重者。

(3)化脓性结石性胆囊炎有寒战、高热、白细胞明显升高者。

(4)一般急性结石性胆囊炎在非手术治疗下症状未能缓解或病情恶化者。

(5)老年患者,胆囊容易发生坏疽及穿孔,对症状较重者应及早手术。

2.手术治疗　手术方法有两种,一种为胆囊切除术,在急性期胆囊和周围组织水肿,解剖关系常不清楚,操作必须细心,以免误伤胆管和邻近重要组织。有条件时,应用术中胆管造影以发现胆管结石和可能存在的胆管畸形。另一种手术为胆囊造口术,主要应用于一共老年患者,一般情况较差或伴有严重的心肺疾病,估计不能耐受胆囊切除手术者,有时在急性期胆囊周围解剖不清而致手术操作困难者,也可先作胆囊造口术。胆囊造口手术可在局麻下进行,其目的是采用简单的方法引流胆囊炎症,使患者渡过危险期,待其情况稳定后,一般于胆囊造口术后 3 个月,再作胆囊切除以根治病灶。对胆囊炎并发急性胆管炎者,除作胆囊切除术外,还须同时作胆总管切开探查和"T"管引流。

3.非手术治疗　非手术疗法包括卧床休息、禁食、输液、纠正水和电解质紊乱,应用抗生素及维生素,必要时进行胃肠减压。腹痛时可给予解痉剂和镇痛剂,如阿托品、度冷丁等,同时应密切观察病情变化。

三、急性梗阻性化脓性胆管炎

(一)概述

急性梗阻性化脓性胆管炎(acute obstructive suppurative cholangitis,AOSC)亦称急性重症型胆管炎(acute cholangitis of severe type,ACST)。多继发于胆管结石、肿瘤、蛔虫或 Oddi 括约肌炎性水肿、痉挛引起的胆道阻塞。病情凶险,进展迅速,病死率高,是导致良性胆道疾患患者死亡的最主要原因,引起死亡的最常见原因是由于胆道感染所致的多系统器官功能不全,器官衰竭发生频率的顺序常为肝、肾、肺、胃肠道、心血管、凝血系统和中枢神经系统。

（二）病因

急性梗阻性化脓性胆管炎的基本病理改变是胆道梗阻和在胆道梗阻基础上发生的胆道感染。任何引起胆道梗阻的因素均可成为急性梗阻性化脓性胆管炎的发病原因,诱发急性梗阻性化脓性胆管炎的原因可因不同地区而异,主要病变和诱因是胆道蛔虫病、胆管结石和胆管狭窄。引起急性梗阻性化脓性胆管炎的细菌种类与一般胆道感染相同,主要为革兰阴性细菌,如大肠杆菌、变形杆菌和铜绿假单胞菌等,其中以大肠杆菌最多见,厌氧性细菌感染也较多见,厌氧菌中以类杆菌属多见。

（三）病理

胆道的梗阻及感染是急性梗阻性化脓性胆管炎的基本病理改变。胆管梗阻可发生在肝外胆管、左肝管或右肝管。梗阻早期,胆汁淤滞,胆总管扩张多不明显,因为化学刺激等因素胆管黏膜充血、水肿,随病变的进一步发展,胆道压力升高,可见胆总管显著扩张,但胆管扩张情况亦与病情无明显相关,肠道内细菌可逆行感染,胆道黏膜充血、水肿更加明显,黏膜面上常有溃疡;当胆管内压升高至 $20cmH_2O$ 时,即可发生胆血反流,大量内毒素及细菌经肝内毛细胆管破溃进入血循环,造成菌血症和败血症,引发严重的全身感染,急性梗阻性化脓性胆管炎的死亡原因多由此引发。肝脏受感染表面常充血、肿大,镜下见肝细胞肿胀、胞浆疏松不均,肝索紊乱,胆管壁及周围有炎性细胞浸润,可有大片的肝细胞坏死以及多发性肝脓肿。含游离胆红素颗粒的胆汁可经坏死的肝细胞而进入肝窦、肝静脉等,临床上引起程度不同的急性肝静脉阻塞综合征。这些病理改变一旦发生,即使手术解除了胆管高压,但在肝实质和胆管仍会留下损害。胆沙性血栓还可经下腔静脉进入肺循环,造成肺局部梗死。晚期患者可发生感染性休克、多脏器功能损害等一系列病理生理性变化。

（四）分型

临床上按 ACST 的病理类型,可分为:

1.重症急性化脓性胆管炎型　指胆管的低位阻塞,引起肝内、外胆管广泛的化脓性炎症,表现有腹痛、寒战、高热和明显的黄疸,由于是全胆道的急性炎症,病情可以十分严重,进展十分凶险,甚至出现多种并发症。这种类型亦可见于继发性胆管结石的壶腹部嵌顿,而且由于结石突然由胆囊降至胆管,胆管突然高压,整个临床表现及过程往往比原发性胆管结石的梗阻更严重,也易并发急性胰腺炎。

2.重症急性化脓性肝胆管炎型　指左、右肝管开口阻塞的以半肝范围为主的胆管炎,这同样也是嵌闭性炎症,又可不出现黄疸,亦不表现典型的绞痛发作,而以中毒性感染最为突出。

3.复合性重症急性化脓性胆管炎　指同时有肝内、外大胆管的阻塞。

（五）分级

华西医科大学根据对 1635 例急性梗阻性化脓性胆管炎的分析,将病情分成四级:

一级:单纯 AOSC。

二级:感染性休克。

三级:肝脓肿。

四级:多器官衰竭。

病情分级可以有利于对情况的判断和在不同组别之间治疗效果的比较。

（六）临床表现

1.病史　患者常有胆管结石、肿瘤、蛔虫或胆道手术病史。

2.症状　起病急，进程快，急性梗阻性化脓性胆管炎患者多呈典型的 Charcot 三联征，常表现上腹痛，而腹痛的性质可因原有疾病不同而异，如胆总管结石、胆道蛔虫多为剧烈的绞痛，肝管狭窄、胆道肿瘤梗阻则可能为右上腹胀痛。患者常有寒战，继之出现体温变化，一般可达 39℃ 以上，有时每天可能有不止一次的寒战、高热。黄疸也是常见症状，但随病程的长短和胆道梗阻的部位不同而异，由一侧肝胆管阻塞引起的急性梗阻性化脓性肝胆管炎，可能不表现黄疸或黄疸较轻。病程长者，多有明显的黄疸。约半数患者于 Charcot 三联征后很快出现烦躁不安、意识障碍、昏睡及昏迷等神志改变，同时出现血压下降，有时血压可一度略呈升高，随后很快地下降，即 Reynolds 五联征，后期患者可并发肝脓肿、多器官功能衰竭，并出现相应症状、体征，严重者可出现中毒性休克，在发病后数小时内死亡。

3.体征　多有程度不同的黄疸，约 20% 的患者亦可无明显的黄疸。腹部检查右上腹有压痛和肌紧张，肝脏可肿大，若梗阻位于一侧的肝管，则肝脏常呈不均匀的肿大，肝区可有叩击痛，有时胆囊亦肿大。

（七）辅助检查

1.实验室检查

（1）同一般胆道感染，内细胞计数常高于 $20×10^9/L$，其上升程度常与胆道感染的严重性成比例，白细胞发生核左移，可出现中毒颗粒。尿中常有蛋白及颗粒管型。肝功能常呈损害表现，血清胆红素、转氨酶、碱性磷酸酶值升高。

（2）血气分析有明显酸碱平衡紊乱表现，常发生严重的水、电解质紊乱。代谢性酸中毒及低血钾均较常见。血培养常有细菌生长。

2.影像学检查　B超最为实用，简单、无创，及时可见结果，检查时可见梗阻近段胆管扩张，并可了解梗阻部位性质等，必要时行 MRCP、ERCP 或 CT 检查。

（八）诊断

根据急性梗阻性化脓性胆管炎患者的临床表现可做出初步诊断，同时可做下列检查：

1.白细胞计数常显著增高，其上升程度常与胆道感染的严重性成比例。

2.部分患者血培养有细菌生长。

3.肝功能常呈损害。

4.尿中常有蛋白及颗粒管型。

5.代谢性酸中毒及低钾血症均较常见。

（九）鉴别诊断

本病需与急性胆囊炎、消化性溃疡穿孔、急性坏疽性阑尾炎、重症急性胰腺炎以及右侧胸膜炎、右下大叶肺炎等鉴别诊断。在这些疾病中，都难以具有重症急性胆管炎的基本特征，综合分析，不难得出正确的结论。

（十）治疗

急性梗阻性化脓性胆管炎是一紧急的病症，严重威胁患者生命，及时解除胆道梗阻是救治急性梗阻性化脓性胆管炎患者的关键。

1.非手术治疗　非手术治疗既是治疗手段，也是为手术治疗做准备。部分患者经上述紧急处理后，若病情趋于稳定，生命体征保持平稳，可于渡过急性期之后，再择期施行手术。但当有胆管梗阻、胆管内积脓时，非手术治疗多不能达到预期的效果，延长非手术治疗的时间，反而加重感染及休克对全身的不良影响，若经过紧急处理，病情未能稳定，则应积极地进行急症手术。非手术治疗应控制在 6 小时之内。

(1)疾病早期，在严密观察下可试行非手术治疗，包括：

1)监测生命体征，吸氧，降温，禁饮食，止痛、解痉。

2)补充血容量，改善组织灌注，预防急性肾功能不全等脏器功能障碍，必要时应用血管活性药物，常用药物多巴胺、多巴酚丁胺等。

3)依据血气分析等化验室检查纠正代谢性酸中毒及水、电解质平衡紊乱。

4)使用肾上腺皮质激素，抑制全身炎症反应。

5)抗感染：宜早期、足量应用广谱抗生素及对厌氧菌(特别是类杆菌属)有效的抗生素，如有可能，可依据细菌培养药敏试验选用敏感抗生素。近年来，随着强力有效的抗生素问世和普遍应用，急性梗阻性化脓性胆管炎患者死亡率明显下降，但不可盲目过分依赖抗生素而错过最佳的手术时机。

6)全身营养支持治疗，静脉内给予维生素 K_1。

(2)经内镜鼻胆管引流术(endoscopic nasobiliary drainage，ENBD)：通过十二指肠镜经十二指肠乳头于胆道内置入导管，如可跨越胆道梗阻平面，即可有效引流梗阻近段胆管内高压感染的胆汁，达到胆道减压目的，部分患者可避免急诊手术。鼻胆管引流术一般只适用于胆管下端的梗阻，在高位的胆管阻塞时，引流常难以达到目的，如经 ENBD 治疗，病情无改善，应及时改行手术治疗。

2.手术治疗

(1)手术原则：积极做好术前准备，紧急手术、解除胆管梗阻、通畅引流。手术力求简单、有效，选择有利的时机施行才能达到目的，如果已出现严重的并发症，则单纯的引流胆道不能达到目的，治疗的策略上又需要做相应的改变。

(2)手术方式：通常采用胆总管切开减压、T 管引流。手术时必须注意解除引流口以上的胆管梗阻或狭窄，胆道引流管的一臂必须放置于最高梗阻平面的上方，手术才能达到目的，在梗阻远端的引流是无效的，病情不能得到缓解。如病情条件允许，还可切除炎症的胆囊，待患者渡过危险期后，再彻底解决胆管内的病变。禁忌手术中的造影、加压冲洗和反复搔刮，甚至对于胆总管下端结石引起的梗阻，如手术中患者情况不允许，不必强行取石，可待术后 6～8 周后，待患者病情稳定经胆道镜取石。多发性肝脓肿是本病严重而常见的并发症，应注意发现和及时处理。胆囊造瘘术因胆囊管细、迂曲，不能有效引流胆管，手术常常无效，应不予采用，所以强调对胆总管的直接减压、引流。

(任雷)

第七节　先天性胆道疾病

一、先天性胆道闭锁

(一)概述

先天性胆道闭锁是胆道先天性发育障碍所致的胆道梗阻，是新生儿长时间梗阻性黄疸的主要原因之一。病变可累及整个胆道或仅为肝内或肝外的部分胆管,其中以肝外胆道闭锁多见,占85％左右。发病男女比例约为1∶1.5。

(二)病因

具体病因尚未完全了解,主要有以下两种学说:

1.先天性发育畸形学说 胚胎早期(为胚胎期2～3个月),原始胆管已形成,因上皮细胞过度增殖,胆总管和胆囊管的管腔一度消失,以后,随着腔内上皮细胞空泡化并相互融合重现胆道系统。若此时发育障碍,胆管无空泡化或空泡化不完全,则形成胆道全段或部分闭锁。本病与染色体异常有关,常合并下腔静脉缺如、门静脉异位、内脏易位等。

2.病毒感染学说 越来越多的学者认为,该病可能是病毒感染引起的获得性病变而不是先天性疾病。胎儿期或新生儿期病毒感染引起肝脏或胆道炎症胆管内皮细胞及胆管周围纤维组织增生,导致胆管纤维化、闭塞。出生后炎症可持续进行,闭塞程度及累及范围进一步加重。乙型肝炎病毒是主要致病病毒,母亲常为乙型肝炎病毒携带者,通过胎盘传给婴儿。

(三)病理

胆道先天性发育畸形大多为胆道闭锁,少数为狭窄改变。胆道梗阻性黄疸可致肝细胞损害,病变为胆汁性肝硬化,严重程度与胆道梗阻时间长短有关。肝脏体积增大1～2倍,暗绿色,质硬,表面呈结节样改变。镜下可见小胆管增生,管内有胆栓,管周有炎性细胞浸润,汇管区有纤维化,也可见到一些巨细胞性变。

(四)分型

Ⅰ型:胆总管闭锁。根据闭锁部位有:①单纯胆总管闭锁;②胆总管、胆囊闭锁;③胆总管远端闭锁。其肝内胆管及左、右肝管和肝总管基本正常,多可手术矫正,又称为可矫形,此型只占胆道闭锁的10％左右。

Ⅱ型:肝外胆管闭锁。包括:①肝外胆管闭锁、胆囊有腔;②肝外胆管及胆囊闭锁;③肝总管及左右肝管闭锁三种情况。此型占胆道闭锁的多数,过去被视为不可矫正型。现已证明,闭锁的肝外胆管呈纤维索状,由炎性瘢痕组织构成,位于门静脉与肝动脉前方,向上可至肝门,达到门静脉分叉的上方,相当于门静脉后壁水平,形成较大纤维组织硬块,其上方可见扩张的胆管,即所谓"胆汁湖",是手术必须解剖的部位。另有部分病例在肝门处纤维组织中有细小胆管通过,切除这些纤维组织及肝门部表面肝组织,可使盲闭的小胆管开放,引出胆汁。

Ⅲ型:肝内胆管闭锁。肝内、外胆管全部闭锁或肝内及近侧肝外胆管闭锁。此型病例不多见,不能施行任何引流手术。

(五)临床表现

1.黄疸 梗阻性黄疸是本病最突出的表现。一般为生后1～2周出现,随时间推移逐渐加重。皮肤、巩膜由金黄色逐渐加重直至绿褐或暗绿色。尿的颜色随黄疸加重逐渐变为茶色。粪便呈淡黄色或浅米灰色,后期可变为陶土色粪便,晚期血中胆色素浓度高,可经过肠黏膜进入肠腔,粪便可略转黄。2～3个月后可发生出血倾向及凝血功能障碍。

2.营养及发育不良 最初患儿情况良好,营养发育正常,表现与黄疸深度不符。随后营养及发育情况逐渐恶化,至3～4个月时出现营养不良、贫血、发育迟缓和反应迟钝等。

3.肝肿大 随着黄疸的逐渐加深,患儿的肝肿大明显,边缘清楚,质地较硬,至脐,晚期可达右髂窝。2～3个月即可发展为胆汁性肝硬化及门静脉高压症。

4.晚期表现 胆汁性肝硬化、门静脉高压及皮肤、黏膜出血倾向和重度营养不良、腹壁及食管静脉曲张、脾肿大、肝昏迷,如不治疗在 1 岁内死亡。

(六)辅助检查

1.生物化学检查　血胆红素以直接胆红素升高为主,尿胆原及粪胆原为阴性。测定碱性磷酸酶,血清亮氨酸肽酶、血清 5'−核苷酸酶、血清谷丙转氨酶有一定参考价值,尤其在与新生儿肝炎鉴别时,上述酶活性明显增高。

2.影像学检查

(1)B 型超声波:可 M 示肝内外胆道情况。

(2)磁共振胆胰管成像(MRCP):可显示肝内、外胆管及胆囊的情况。

(3)经皮经肝胆道造影(PTC)和/或内镜逆行胰胆管影(ERCP):可了解肝内胆管结构,为手术方法提供依据。

3.腹腔镜或早期手术探查　术中行肝穿刺逆行胆管造影可靠性更高。

4.肝穿刺活检　对肝细胞性肝炎诊断价值较大。

(七)诊断

凡出生后 1~2 个月出现持续性黄疸,白陶土色大便,伴肝肿大者均应怀疑本病。下列各点有助于确诊:

1.黄疸超过 3~4 周仍呈进行性加重,对利胆药物治疗无效;对苯巴比妥和激素治疗试验无反应;血清胆红素呈持续上升。

2.十二指肠引流液内无胆汁。

3.B 超检查显示肝外胆管和胆囊发育不良或缺如。

4.^{99m}Tc−EHIDA 扫描肠内无核素显示。

诊断宜尽早确定,反复观察,拖延病程至 2 个月以上多失去手术治愈机会。

(八)鉴别诊断

1.新生儿肝炎　这两种疾病的鉴别最为困难。以往认为,胆道闭锁手术要在短期内实行,而新生儿肝炎则绝不能接受手术,因手术将加重病情和增加死亡率。近年来,通过大量的实验研究和临床调查,大多数学者已经倾向认为胆道闭锁与新生儿肝炎综合征可能是同一种病变的不同病理改变。临床实践已证实,对于新生儿肝炎,特别是对于占大多数的以胆汁淤积和梗阻性黄疸为临床表现的新生儿肝炎综合征,通过外科手段来进行胆道冲洗治疗,可取得较好的疗效,所以,对于胆道闭锁与新生儿肝炎的区分已显得不是那么重要。以下简单介绍两者的鉴别方法,仅为判断病情提供参考。

临床上的主要鉴别要点:①黄疸:肝炎一般较轻,黄疸程度有波动性改变,而胆道闭锁则为持续存在,进行性加重;②粪便:胆道闭锁较早出现白陶土色大便且持续时间较长。值得注意的是,在病程晚期白陶土样大便也可变淡黄,主要是因为肠液也含有大量胆红素所致。而新生儿肝炎可为间歇性出现的白色大便,可有黄色便;③体征:胆道闭锁者肝硬化、脾肿大多较肝炎者为重;④病程:胆道闭锁多于 1 岁内死亡,而新生儿肝炎可自愈或好转。当然,新生儿肝炎也有发展为完全性胆道闭锁者。

2.新生儿胆汁黏稠综合征　常见于严重脱水、新生儿溶血性疾病、新生儿肝炎、药物性(维生素 K、磺胺等)原因等。因本症小胆管内有大量淤滞的胆汁,所以与胆道闭锁极为相似,但经补液、抗炎等治疗可治愈。如不好转,应手术探查,证实本症后,可行胆囊造瘘、肝内外胆管冲洗。

3.先天性胆管扩张症　少数本病患儿可在新生儿期出现黄疸并持续存在,粪便可呈灰白色,尿色深黄,但黄疸与粪便的颜色有时可好转。部分患儿右上腹可触及囊性肿块,行B超检查可发现扩张的胆总管呈囊状,两者较易鉴别。

4.新生儿溶血症　新生儿溶血较严重时可出现黄疸,伴有肝、脾肿大。其特点是患儿的黄疸多呈亮黄色,即所谓的"阳黄";而胆道闭锁则为暗黄色,即所谓的"阴黄"。血象中可见新生儿溶血症的周围血中有大量的破碎红细胞,其以间接胆红素升高为主,多较易鉴别。与胆道闭锁不同的是,本症患儿粪便颜色为黄色或深黄,但严重时胆红素在毛细胆管内滞积形成"胆汁淤积"的病例,可出现灰白色大便。

5.先天性肥厚性幽门狭窄　偶可发生黄疸,有专家认为,可能是频发呕吐引致脱水和营养不良,降低了肝脏内葡萄糖醛酰转移酶的水平,使间接胆红素不能有效地结合为直接肌红素而从肝脏清除,因而出现黄疸。其临床表现以不含胆汁的呕吐为主要特征,右上腹或中上腹部可触及橄榄样肿块,当手术矫治后黄疸多随即消失。

6.先天性梅毒　部分病例可见持续性黄疸存在,脾脏肿大。可根据梅毒的其他症状、父母病史、母亲和婴儿的康华反应、长骨的X线片病变表现等,多可获得诊断。

7.其他原因所致黄疸　先天性非溶血性黄疸、间接胆红素增高型(Gilbert综合征)的重型、暂时性家族性高胆红素血症(Lucey—Driscoll综合征)、生理性黄疸、窒息、颅内出血、低血糖症、头颅血肿或其他部分皮下血肿、早产、新生儿感染、败血症、半乳糖血症、甲状腺功能低下的克汀病等,均可于初生不久即出现黄疸、生理性黄疸过重或持续时间过长。以上疾病所致的黄疸因各有其临床或实验室特征,易于同胆道闭锁相鉴别。

(九)治疗

本病的治疗主要为通过手术重建胆道通路。手术时间最好在出生后2个月以内,超过此限多已发生不可逆的胆汁性肝硬化,远期预后不良。手术前准备十分重要,术前3日补充维生素K_1、维生素C及维生素A、D,并积极营养支持。

手术方式:

1.胆道重建

(1)尚有部分肝外胆道通畅、胆囊大小正常者,尽利用胆囊或肝外胆管与空肠行Roux—en—Y吻合。

(2)肝外胆管完全闭锁、肝内仍有胆管腔者,可采用Kasai术。手术要点在于充分解剖肝门三角,暴露残余的肝管。肝门三角系门静脉分叉前的原肝胆管所在处肝表面三角形成纤维组织块,手术中将该组织沿肝表面完全切除,恰好显露残余胆道,即可行肝门—空肠Roux—Y吻合。术后1周内应有胆汁引出。两周后仍无胆汁流出,则应再次做肝门探查,切除残余纤维组织及增生的肉芽组织。可以经Y襻肠管造瘘口,用胆道镜检查及切除肉芽组织。因新生儿和婴儿消化道多胀气,压力高,常引起反流和感染,造成反流性胆管炎,故吻合术中的防反流措施是保证手术后存活率的一项重要技术。

影响Kasai手术效果的因素有:①早期手术,胆汁引流后使肝脏功能得到恢复;②解剖肝门,切除肝门部纤维组织,寻找扩张胆管或找到细小有胆汁流出的胆管是手术成功的关键所在;③术中肝门处只能用压迫止血,禁止用电灼或缝扎止血,以免损伤小的胆管;④防治反流性胆管炎,对保证胆汁通畅引流,减少吻合口狭窄,防止门静脉高压症的发生和发展至关重要。

2.肝移植术　肝内外胆道完全闭锁和 Kasai 术后无效者,应行肝移植手术。小儿异体肝排斥较易控制,母亲或亲属供部分肝即可满足婴儿原位肝移植的需要。

二、先天性胆管扩张症

（一）概述

先天性胆管扩张症是一种伴有胆汁淤积的先天性胆道畸形,可发生于肝内、外胆管的任何部分,好发于胆总管,曾称之为先天性胆总管囊肿,可导致胆管梗阻、胆道感染、结石形成、淤胆性肝硬化和囊肿穿孔,甚至恶变。

本病好发于东方国家,尤以日本常见。女性多见,男女之比约为 1:(3~4)。幼儿期即可出现症状,约 80% 病例在儿童期发病。

（二）病因

病因未完全明了。胆管壁先天性发育不良及胆管末端狭窄或闭锁是发生本病的基本因素,可能原因有:

1.先天性胰胆管连接异常　胰管、胆管、十二指肠正常解剖为胆总管与胰管相交夹角为锐角,胰胆管共同通道,胆总管压力高于胰胆管共同通道压力,不会发生胰液向胆管逆向流动。由于胚胎期发育异常,胰胆管汇合处距 Vater 壶腹 2cm 以上,胆总管以直角或接近直角与胰管相连,胰管内压力高于胆总管内压力,胰液反流进入胆总管,破坏管壁弹性纤维,使管壁失去张力,发生扩张。

2.先天性胆道发育不良　胚胎期,原始胆管增殖为索状,以后再空泡化贯通,如胆管上皮增殖发育不平衡或胚胎发育过程中胆道过度空泡化以及病毒感染等,可致胆管壁薄弱而发生囊性扩张。

3.遗传因素　有些学者认为与性染色体有关,但未得到证实。

（三）病理及分型

病理根据胆管扩张的位置和形态,可分为五种类型,据此选择不同的手术治疗。

Ⅰ型:囊性扩张。临床上最为常见,约占总数的 90%。呈梭形或球形,体积小者如核桃,大者积液可达数十至数百毫升。可累及胆总管的全部或部分,扩张部远端胆管严重狭窄,左、右肝管及肝内胆管正常。

Ⅱ型:憩室样扩张。胆总管侧壁扩张,外形如憩室,此型少见。

Ⅲ型:胆总管开口部囊状脱垂,位于胆总管末端十二指肠开口处,囊状扩张脱垂可进入十二指肠形成部分梗阻。

Ⅳ型:肝内、外胆管扩张。肝外和肝内胆管同时出现多发性、形态大小不一的囊状扩张。

Ⅴ型:肝内胆管扩张(Caroli 病)。肝内胆管呈节段性囊状或柱状扩张,是一种染色体隐性遗传所致的先天性疾病,对胆石病、胆管炎和肝脓肿有明显的易患趋势,常可并发先天性肝纤维化和髓质海绵肾。Caroli 病无典型临床表现,但癌变率高,可视为癌前病变。可分为 2型:Ⅰ型为单纯型,多伴有肝内胆管结石,表现为反复胆道感染;Ⅱ型为汇管区周围硬化型,以肝、脾肿大及门静脉高压、上消化道出血为特点。

先天性胆管扩张症的患者胆道多呈慢性梗阻改变,可反复发生胆管炎,随病程进展可发生不同程度的肝硬化。囊肿主要表现为囊壁内膜肥厚达 3~5mm,因淤胆继发感染,形成黏膜溃疡和囊内结石。囊壁长期慢性炎症可导致癌变。

（四）临床表现

典型临床表现为腹痛、腹部肿块和黄疸三联症状，称为胆总管囊肿三联征。就诊时多数仅出现其中一个或两个症状，少数同时出现三个症状。

1.腹痛 位于右上腹，疼痛性质及程度不一，多为阵发性，如伴感染，可呈持续性疼痛，也可为钝痛；如伴黄疸发生梗阻，可出现剧烈疼痛。

2.腹部肿块 于右上腹可触及肿块，边界清楚，表面光滑，囊性感，有一定弹性；肿块常可左右推动，但上下移动受限。并发感染时常有触痛。

3.黄疸 合并感染时可出现黄疸持续加深，体温上升达38℃～39℃，黄疸加深时大便颜色变浅，尿色加深。

球形胆总管囊肿多为偶然发现无症状球形肿物，常见于1岁以内婴儿，偶有一过性黄疸及发热，系继发感染所致，同时出现腹痛者较少。梭形扩张类型多见于学龄前及学龄儿童，以腹痛及黄疸为主，梭形肿物较小，不易摸到，右上腹可有压痛。胆总管口囊状脱垂型表现以黄疸为主，肝内型肝脏体积可增大。病程晚期可出现胆汁性肝硬化及门静脉高压，少数病例囊肿破裂可引起胆汁性腹膜炎。

（五）辅助检查

1.生物化学检查 血、尿淀粉酶的测定在腹痛发作时应视为常规检查，有助于诊断，可提示本症有伴发胰腺炎的可能或提示有胰胆管异常合流，反流入胆管的高浓度胰淀粉酶经毛细胆管直接进入血液而致高胰淀粉酶血症。同时测定总胆红素、5'-核苷酸酶、碱性磷酸酶、转氨酶等值均升高，在缓解期恢复正常。在无症状病例，生物化学方面检验则正常。

2.B型超声显像 具有直视、追踪及动态观察等优点。如胆道梗阻而扩张时能正确地查出扩张的部位、程度和范围，其诊断正确率可达94%以上，应作为首选的检查诊断方法。

3.经皮肝穿刺胆道造影（PTC） 在肝内胆管扩张病例易于成功，可清晰地显示肝内胆管，明确有无胆管扩张和扩张的范围。应用于黄疸病例可鉴别其他原因所致的梗阻，由于现代非创伤性检查方法的发展，现已少用。

4.MRCP及CT 可较直观地反映出胆管扩张情况及是否合并癌变等情况。

5.经内镜逆行胰胆管造影（ERCP） 借助于十二指肠镜可经乳头开口插管将造影剂直接注入胆管和胰管内，查明胆管扩张的范围和梗阻部位，并能显示胰胆管共同通道的长度和异常情况。

在临床诊断时，一般首先进行超声检查和生化测定，如体格检查扪及腹块，则诊断即可确立。如体格检查未能扪及肿块，而超声检查疑似诊断，则可进行CT、MRCP和ERCP等检查。

（六）诊断

有典型的"三联征"及反复发作胆管炎者。"三联征"俱全者仅占20%～30%，多数患者仅有其中1～2个症状，故对怀疑本病者需借助其他检查方法确诊。绝大多数囊肿可被B超检查或放射性核素扫描检出，PTC、ERCP、胆管造影等检查对确诊有帮助。

（七）鉴别诊断

本病在婴儿期主要应与胆道闭锁和各种类型的肝炎相鉴别，依靠超声检查有助于诊断。小儿常见的腹膜后及腹腔内肿物，如肾积水、肾胚胎瘤、畸胎瘤、神经源性肿瘤、肝肿瘤、肠系膜及大网膜囊肿等，通过B型超声、钡餐检查和肾盂造影等多可鉴别。伴腹痛者注意与肠套叠、肠重复畸形、肠憩室、胆道蛔虫和胆囊炎鉴别。如合并结石形成时，易于同胆囊结石相混淆。

（八）治疗

治疗原则上应早期诊断，早期手术治疗。

1.囊肿造瘘外引流术　有利于控制感染，缓解症状，并可使囊肿得到一定程度的缩小，多用于抢救和严重感染的病例。

2.囊肿切除胆道重建术是根治本病的首选方法。切除囊肿后行近端肝总管空肠 Roux－en－Y 式吻合。大型囊肿全部切除，损伤及失血量均太大，因此，多采取分层切除法，即囊壁的游离部分全层切除，肝十二指肠韧带部分只剥除内膜层，肝总管口处留一喇叭口以便扩大吻合口，十二指肠入口尽量切除。胆道重建一般采用肝总管与空肠 Roux－en－Y 吻合。

北京儿童医院设计了短空肠弧 Roux－Y 楔形吻合加矩形瓣防反流手术，既解决空肠上提、血管选择困难，也改变了反流通道方向，加上矩形瓣的防反流作用；收到较好的效果。另设计短段空肠间置于肝总管和十二指肠之间加做矩形瓣防反流，解决了引流通道迂曲、冗长的问题，并获得较为满意的防反流效果。此外，再造的胆道引流至十二指肠降部符合自然解剖关系，但手术比 Roux－en－Y 多一个吻合。此手术间置空肠再造胆道的缩短，关键在于解决反流。矩形瓣的设计，是在再造胆道（间置的空肠）与十二指肠吻合处，将间置的空肠与十二指肠向近端方向并拢缝合 5cm，使两肠壁形成 5cm 长、肠半周宽的一矩形瓣。但缝合以前先将该段的空肠壁半周浆肌层切除，将裸露的黏膜部分与十二指肠前壁贴附缝成一个两面黏膜、中间一层浆肌层的矩形瓣。由于间置空肠侧只有黏膜失去弹性，并拢后肠腔被压瘪，胆汁通过的阻力增高，相当于正常胆道内压，即可防止正常蠕动食物反流。如因蠕动亢进或肠梗阻使十二指肠内压上升，则将进一步压瘪此毗邻的再造胆道，可阻止高压肠内容进入胆道。经动物试验已证明，用 5cm 矩形瓣，胆道内压及防反流压最符合临床要求。小于 2cm 或大于 10cm 则效果不良。临床患者在手术台上试验与术后钡餐随诊证明防反流满意。

3.对于 Caroli 病，如病变局限，可行病变肝段（叶）切除术；如病变累及全肝或已并发肝硬化，可考虑施行肝移植手术，单纯引流手术对患者帮助不大。

4.囊肿一十二指肠吻合可解除梗阻，但由于仍然保留了囊肿，仍可发生胰液及肠液反流，造成感染、结石等后期并发症。尤其是不能避免癌变，不推荐使用。

5.肝内胆管囊性扩张病例，但病变局限在半肝范围之内，可行肝部分切除手术。

6.手术的经验与有关问题讨论

（1）术前对胆管囊肿的部位、范围及病变特点必须有全面胆道疾病的了解，尤其是肝内病变的范围及特点、肝叶增生与萎缩的不对称变异，以及胰胆管汇合部的特点，依据现代影像诊断技术是不难做到的。搞清上述病变特点对手术方式的选择有十分重要的意义，如肝内胆管有扩张囊肿或合并结石感染时，在未能解决高位胆管狭窄和肝内胆管感染灶的情况下，行胆一肠吻合术往往会加重反复发作的胆管炎症状。

由于肝外胆管囊肿有许多合并肝内胆管囊肿，即Ⅳ型，有报道此类可高达 37%，是临床比较难处理的一种类型，在切除肝外囊肿的同时，如肝内囊肿合并有结石或反复发作性胆管炎，且局限于一侧肝叶时，最好同时切除病变肝叶。

（2）单纯肝外胆管的囊状扩张是胆总管囊状扩张症中最常见的一种类型，根据以往行囊肿空肠吻合术后再手术病例的经验，目前的观点越来越趋向行囊肿的切除术。尤其是成人的肝外胆管囊肿首次手术应力争行囊肿切除术。

(3)胆总管囊肿远端的处理,原则应尽量低位的切除,沿囊肿壁一直分离达胰腺组织内,需细致结扎囊壁周围的细小血管,但常常在宽大的囊肿壁内找不到狭窄的胆管出口,为避免损伤主胰管,可保留部分末端胆管壁,尽可能将残留胆管壁黏膜切除,缝合关闭残端时要严密并减少死腔并在此处放置外引流管,以免术后发生胰瘘。

(于建伟)

临床外科疾病
处置与并发症防治

（下）

任　雷等◎主编

吉林科学技术出版社

第七章　肝胆疾病手术并发症

第七章　肝胆疾病手术并发症

第一节　肝外伤手术并发症

肝脏外伤是一种常见的、临床经过十分凶险的腹部损伤,由于肝脏质地柔软、脆弱,受到钝性暴力或锐器打击,容易发生破裂。伤后主要表现为大出血、失血性休克、肝内外胆管损伤以及继发引起的血性或胆汁性腹膜炎。随着外科技术的进步,对肝脏外伤急诊手术的抢救成功率已明显提高,但由于肝脏解剖结构、功能的复杂性和救治医院设备与技术条件的不同,术后并发症发生率仍很高,主要包括术后再出血、创伤性胆管出血、胆漏、术后肝脓肿或膈下脓肿等,同样危及患者的生命,应引起足够的重视。

一、术后再出血

(一)原因

术后肝脏创面及血管再出血是肝外伤常见并发症和主要的死亡原因,其发生与肝脏损伤程度、处理方式和手术技巧有关。

1. 术中清创、止血不彻底

(1)忽视了伤后全身血液动力学变化对肝脏创面出血点的影响。严重肝外伤患者术中血压往往较低,创面断裂血管痉挛或被凝血块暂时封堵,术中难以发现而被遗漏。

(2)对于深度肝裂伤,未能充分显露创面深部,并在直视下结扎断裂血管,而采用简单的缝合法关闭肝脏表面裂口,导致肝内残腔出现,血肿发生。

(3)外科技术使用不当,如大块缝扎,组织坏死,缝线脱落;采用较粗的缝线结扎较细的血管等。

(4)术中探查不仔细,可能将不易暴露的肝顶部星状裂伤或第二、第三肝门附近的损伤遗漏。

(5)对于病情危重、出血难以控制的患者,不得已采用填塞法止血后,在拔除填塞纱条时,可能发生再出血。

2. 肝脏创面组织坏死、继发感染

(1)肝脏深部裂伤,残腔内血肿、积液激发感染,特别是在残腔内合并胆漏时。感染后组织液化,缝扎或结扎线脱落。

(2)采用大块肝组织的多重缝扎方法止血,后组织发生缺血、坏死、液化和感染。

(3)开放性损伤导致肝脏创面的直接污染而发生感染。

(4)填塞纱条压迫作用导致肝脏创面组织坏死,并因纱条与外界相通,易发生继发感染。

(5)肝脏创面引流不畅造成感染。

(6)全身凝血机制障碍:肝脏受创严重,特别是发生在肝硬化患者,肝脏功能显著下降,凝血因子明显减少。伤后出血量大,休克期长,或输入大量库存血。凝血机制障碍常导致肝脏创面的广泛渗血。

(二)临床表现

由于原因不同,术后再出血在发生时间上有所不同。术后数小时内发生者,多因术中肝脏裂伤或深部断裂血管处理不当;术后数天内发生的出血多为组织坏死、缝线脱落、凝血功能障碍所造成的;继发感染的术后出血多发生在术后 2 周以内。主要的临床表现如下:

1.低血压或休克状态难以纠正,或一度好转后再度出现烦躁、大汗淋漓、面色苍白、口干、心率加快和血压降低等休克表现。

2.腹腔引流管引流出大量不凝鲜红色血液,>100mL/h,有时可达 500mL/h。

3.当手术伤口愈合或腹腔引流管被凝血块堵住后,可出现弥漫性腹膜炎的临床表现,压痛、反跳痛、肌紧张、肠鸣音减弱或消失。腹腔穿刺可抽出不凝血液。

4.因感染引起的术后再出血,出血前往往伴有感染征象,如发冷、发热,右上腹疼痛,恶心、呕吐,右肩背部放射痛。

(三)诊断

根据肝脏外伤手术史和临床表现,诊断不难确定。还可辅以下列检查:

1.血常规检查,血红蛋白含量、红细胞计数逐渐减少,白细胞计数增高。

2.血细胞比容下降。

3.血尿素氮升高,二氧化碳结合率下降。

4.凝血酶原时间延长,凝血因子 I 含量减少。

5.诊断性腹腔穿刺可抽出不凝血液,高度怀疑但腹腔穿刺阴性者,可采用诊断性腹腔灌洗的方法。

6.B 超、CT 检查,可提示肝脏内血肿或脓肿,其范围、大小,以及肝脏周围及腹腔内积液、积血情况。

(四)处理

术后发生继发性出血,应根据发病原因采用相应的处理措施,基础治疗仍为止血药物的应用、输血、补充血容量、保肝和支持治疗。

对于术后大的血管性再出血,一经诊断,应立即再次手术探查止血。术中清理腹腔内积血和肝内裂伤处的血肿,尽量在直视下处理结扎出血血管。对于深在而难以处理的出血,可考虑采用肝动脉结扎术。应当指出的是肝动脉结扎术在低血容量状态下,容易导致肝细胞缺血、缺氧和坏死,而形成肝脓肿,特别是在同侧门静脉支受损的情况下。对于这类患者,选择填塞压迫止血可能更为安全。规则性肝叶切除术止血彻底,但在急诊状态下,其手术死亡率可高达 50%,应严格掌握手术适应证。对于病情特别危重,且手术处理复杂,难以耐受的患者,可先行肝动脉栓塞术,以查明出血部位、减少出血量、延缓手术时间。

因凝血机制障碍而发生术后再出血的患者,多表现为肝脏创面或手术创面的广发渗血。对于此类患者,在治疗上应以纠正凝血机制障碍为主。可根据实验室检查结果给予凝血酶原复合物、凝血因子 I、维生素 K,以及新鲜全血和血浆。治疗效果不佳者,可能还合并有其他原因引起的出血,应及时中转手术探查止血。

对于感染所致的术后再出血,由于肝脏创面组织坏死、溃烂,缝扎止血困难。手术目的主要是清楚坏死组织,要选择合适的肝脏创面的止血方法,小的出血点可采用氩气刀烧灼、生物蛋白胶表面喷洒、止血纱布或其他材料的填塞压迫等方法来止血。出血量较大者,往往需行肝动脉结扎。肝脏残腔及周围应放置引流并保持通畅。对于肝脏残腔合并有胆漏者,应行胆总管探查、T 管引流、胆管减压。

（五）预防措施

1.肝外伤手术视野显露应充分,探查应仔细。深部创面的破裂血管尽量在直视下缝扎止血,合并胆漏者应行肝外胆管减压。适当选择缝扎止血的方法和材料,应避免做大块肝脏组织的集束缝合。术中患者血压平稳后,应再次仔细检查肝脏创面,严密止血。

2.术中清除失活的肝脏组织,合理放置引流物并保持通畅引流,术后加强抗感染治疗。

3.围手术期严密监测患者凝血功能的变化,加强保肝治疗,及时补充新鲜全血和血浆,必要时补充凝血因子Ⅰ和凝血酶原复合物。

二、创伤性胆管出血

创伤性胆管出血又称创伤性胆血症或创伤性血性胆汁,是肝外伤术后严重的并发症之一,多发生与手术后期,发生率约为10%。

（一）原因

1.手术技术应用不当

(1)肝裂伤深部创面未能充分显露,不能在直视下结扎处理断裂血管和胆管,导致术后发生深部血肿和胆管出血。

(2)采用大块多重缝扎肝脏裂伤组织,可能导致肝脏深部动脉或门静脉与胆管之间的贯通,形成血管-胆管瘘,术后发生胆管出血。

(3)术后肝脏深部残留死腔:对于肝脏深部挫裂伤,仅缝合关闭了肝脏表面裂口,导致肝脏深部残留死腔,血肿发生。如引流不畅,血肿压力过高或继发感染形成脓肿,破溃入胆管可致胆管出血。

(4)肝脏中央实质破裂:这一类型的肝脏破裂,肝脏包膜尚完整,中央部分实质损伤常伴有肝动脉、门静脉、肝静脉和肝内胆管的损伤,导致肝内血管和胆管的直接贯通;也可因为广泛的组织坏死、液化、感染,侵蚀血管后发生继发性出血,破溃入胆管而发生胆管出血。

（二）临床表现

肝脏破裂术后的创伤性胆管出血可在伤后数天至数月间发生,并可呈周期性发作。其典型的临床表现为右上腹绞痛、黄疸、上消化道出血三联征。

1.右上腹绞痛　由于肝外胆管被凝血块阻塞后,胆管内压力明显增高,下端Oddi括约肌痉挛所致。腹痛可向肩背部放射,当胆管内血块、血液排出后,腹痛缓解。腹痛发生后,可出现寒战、高热。

2.上消化道出血　可出现呕血、黑便,在排出的血液中往往可见到条索状血凝块。上消化道出血可呈周期性发作,出血后血压降低,血液凝固或血凝块堵塞胆管而暂时止血;数天后,血凝块逐渐溶解,出血可再次发生。

3.黄疸　多出现一过性的梗阻性黄疸,随着上消化道出血的发生,黄疸逐渐减退。

4.腹部查体　右上腹可有压痛、反跳痛、肌紧张,常可触及明显胀大的胆囊。

5.休克　若出血量大,患者可出现面色苍白、四肢湿冷、烦躁、心率加快和血压降低等休克表现。

6.其他　已行胆管减压的患者,可见T管引流出鲜血或血凝块。

（三）诊断

创伤性胆管出血的主要诊断依据包括肝脏外伤史或肝脏外伤手术史,出现右上腹绞痛、黄疸、上消化道出血三联征，T 管出现血性引流物，发作呈周期性。还可选择下列特殊检查来辅助诊断：

1. B 超检查　可发现肝内血肿部的液性暗区，胆囊胀大，胆囊及肝外胆管中胆汁回声增强。

2. CT、MRI　可发现肝内出血病灶、胆管扩张、胆管积血和梗阻等现象，其对胆管出血的诊断主要依靠胆囊腔内积血和血凝块的形成 DCT 图像显示胆囊区呈高密度信号影，MRI 图像显示胆囊区呈特征性的"蘑菇状"表现，即胆囊不同部位的信号强度不同。

3. 纤维十二指肠镜检查　能够确定胆管出血的诊断，检查中可发现血液从十二指肠乳头部流出，通过插管做逆行胆管造影可判定胆管出血的部位。此外，通过检查还可除外急性出血性胃炎、溃疡病、食管胃底静脉曲张等其他原因引起的上消化道出血。

4. 选择性腹腔动脉造影　能够迅速、准确地判定胆管出血的部位和性质，应该说是目前最为有效的辅助诊断方法。其阳性确诊率可达 90% 以上。

5. ^{99m}Tc—RBC 核素扫描检查　可见肝内胆管出血部位有异常放射性核素浓积区，是诊断胆管出血较好的佐证。

（四）处理

创伤性胆管出血的病死率高达 20%。在治疗上，特别是对反复发作的创伤性胆管出血，应采取积极的治疗态度，以外科手术或介入治疗为主。对于胆管出血量较少的患者，或在患者病情危重，医院条件和外科技术力量不够的情况下，可暂时行非手术治疗，为进一步治疗提供时间上的保证。

1. 非收手疗法　包括输血、止血、抗休克，维持水、电解质、酸碱平衡，合理应用抗生素预防和控制肝内胆管感染，营养支持等方法，亦可经 T 管注入去甲肾上腺素、巴曲酶，或云南白药等。通过保守疗法，部分病例胆管出血可暂时停止。

2. 选择性腹腔动脉造影及栓塞疗法　在治疗胆管出血上已取得了良好的疗效，其安全性好，创伤小，操作相对简单；能够准确地判定胆管出血的部位，止血效果确切，有效率达 85%。主要操作包括经股动脉选择性肝动脉插管造影，显示出血血管后，尽量使导管尖端靠近，并注入栓塞剂。本方法适用于创伤性肝动脉假性动脉瘤、肝内胆管—肝动脉瘘引起的胆管出血；对于肝功能严重障碍或难以做到超选择性肝动脉插管者，不宜采用栓塞疗法。

3. 手术疗法　术前确定胆管出血部位至关重要，应争取做选择性腹腔动脉造影。若无条件，可考虑剖腹探查，必要时术中经肝动脉插管造影。手术方法如下：

（1）尽量暴露并切开肝脏，在直视下，清除积血和坏死的肝脏组织，确定胆管—血管瘘的位置，缝扎破裂血管，修补或结扎胆管瘘口。血肿腔内放置引流。

（2）行胆总管探查，用胆管探子经胆总管插入血肿同侧的肝内胆管，协助显露肝内胆管的瘘口。放置 T 管，胆管减压。

（3）对于难以在直视下处理的胆管大出血，可考虑行肝动脉结扎术。肝动脉结扎术的适应证：术前经选择性腹腔动脉造影证实胆管出血来自肝动脉；术中阻断肝固有动脉或其一侧分支，出血立即停止。肝动脉结扎部位的确定，应根据肝内血管损伤情况、肝脏是否存在其他疾病、肝脏功能状况等因素来合理选择。结扎肝固有动脉患侧分支，止血效果更为确切；靠近胃十二指肠动脉处结扎肝动脉更为安全，特别是患侧门静脉同时受损时。

（4）对于创伤局限于一侧肝叶或肝中央血肿，患者病情稳定，耐受性良好者，可考虑行肝叶切除术。肝叶切除术能够彻底清除血肿,在直视下处理受损的肝内血管和胆管,避免术后肝内感染的发生,是创伤性胆管出血最为彻底的治疗方法。然而,肝叶切除术技术要求高,给患者造成的创伤大,关键在于合理选择这一术式的适应证。

(五)预防措施

1.术中充分显露肝裂伤深部创面,尽量在直视下结扎处理断裂血管和胆管;在肝脏裂伤组织的修复中,不宜采用大块多重缝扎的方法,避免肝脏深部血管与胆管之间的贯通。

2.对于肝脏深部挫裂伤,创面处理完毕后,应采用大网膜填塞技术,消灭肝脏深部残腔,并合理放置引流,加强抗感染治疗,避免术后肝内继发感染。

3.及时发现并选择合适的方法处理肝脏中央实质破裂及血肿。

三、肝脓肿与膈下脓肿

肝脏及其周围间隙中的感染是肝脏外伤术后最常见的并发症,发生率大约15%,多发生在肝内残腔或右膈下间隙中。

(一)原因

1.肝脏外伤手术处理不当

(1)肝脏深部创面断裂的血管和胆管未能得到有效的处理,导致术后肝内血肿和胆漏的发生,并继发感染。

(2)肝脏中央部裂伤未能及时发现和处理,后可形成含血液和胆汁的所谓创伤性肝囊肿,继发感染后形成肝脓肿。

(3)采用大块多重肝组织缝扎,导致术后肝脏组织坏死、液化,易合并细菌感染。

(4)肝内血肿及失活组织清除不彻底,或肝内残留死腔。

(5)引流物选择不当,术后引流不畅,或引流物拔除过早,导致肝内残腔或肝旁间隙中积液、积血、或积存渗漏的胆汁。

(6)合并肝内胆管损伤且处理不理想时,未行胆总管探查、T管引流,胆管减压。

2.机体抵抗力降低

(1)全身严重创伤,失血性休克,导致机体免疫功能明显降低。

(2)肝脏受创严重,肝脏功能极度下降,特别是肝硬化患者,术后出现大量腹水,易合并细菌感染。

(3)合并其他导致机体抵抗力下降的疾病,如糖尿病、原发性白细胞减少症等。

(4)细菌感染:开放性肝脏外伤,细菌往往被直接带入体内,导致肝脓肿或膈下脓肿的发生;闭合性肝脏外伤,细菌可经血液或淋巴液侵入,亦可由于合并其他空腔脏器损伤而污染。此外,填塞压迫止血后,因纱条与外界相通,易发生继发感染。引起脓肿的病原菌多为混合性感染,以大肠杆菌、厌氧菌及链球菌为主。

(二)临床表现

肝脏外伤术后感染多发生在术后1周左右。

1.毒血症表现　术后患者体温日趋下降或正常后再度增高,或术后体温持续下降,呈弛张型高热,伴寒战。同时患者精神萎靡,大汗,脉搏、呼吸加快。

2.消化道症状　右上腹或肝区呈持续性钝痛,可向右肩背部放射。当炎症波及右侧胸腔,深呼吸或身体转动时,右季肋部疼痛加重。可伴有恶心、呕吐、食欲缺乏、腹胀等。术后患者出现顽固性呃逆,往往提示肝内,特别是膈下脓肿的发生。

3.胸腹部体征 ①右上腹肌紧张、压痛、反跳痛,右季肋部饱满,皮肤凹陷性水肿。②肝区叩击痛明显,肝浊音界扩大。③肝脓肿者,在右季肋缘下可触及肿大的肝脏;脓肿表浅者,可触及波动性肿块。④患侧胸部呼吸动度减低,语颤减弱,右下肺呼吸音减弱或消失,可闻及湿性啰音。

4.引流物性状改变 术后肝区引流管引流物可由血性变为淡黄色,后转变为脓性。

5.其他 严重感染者,可出现败血症和中毒性休克的临床表现。

(三)诊断

肝脏外伤术后出现上述临床表现,应考虑本病。确诊还需结合实验室及特殊检查指标。

1.白细胞计数明显增高 可达 $20 \times 10^9/L$ 以上,中性粒细胞>90%,并可出现核左移和中毒颗粒;肝功能检查:谷草转氨酶、谷丙转氨酶、碱性磷酸酶含量增高,白蛋白含量减低;血生化检查可发现代谢性酸中毒和电解质紊乱。

2.胸腹部 X 线平片检查 右侧膈肌抬高,活动受限,肋膈角模糊或有少量反应性胸腔积液,右下肺炎性浸润或肺不张。当脓肿内有产气菌感染时,可见膈下气液平面。肝脓肿时,可见肝脏阴影增大。

3.B超检查 是肝脓肿和膈下脓肿最为常用的检查方法。其无创、简单、经济、安全、可反复使用,便于随访观察。B超可显示脓肿的大小、数目、部位、及深浅度,多表现为肝内或膈下的液性暗区,其内有絮状回声。诊断符合率约90%。此外,B超可为脓肿穿刺引流定位,为手术引流入路提供方案。

4.CT检查 能够确定脓肿的部位、大小、数目,特别是能够显示脓肿与周围脏器的关系。CT 图像上脓肿表现为边缘不甚清楚的密度减低区,其内气体可清晰显示,其诊断符合率达95%。CT 检查的准确性不受体位和肠道气体的影响,特别适用于肥胖或有肠胀气的患者。

5.诊断性穿刺 对于临床上高度怀疑膈下脓肿的患者,可在 B 超或 CT 的引导下穿刺脓肿,抽得脓液可确定诊断;脓液亦可做细菌培养和药敏试验,指导抗生素的应用。

(四)处理

1.非手术疗法 对于脓肿早期、脓肿尚未局限或肝内多发性小脓肿的患者,或重症感染但不能耐受手术者,应先行非手术治疗:

(1)最好根据细菌培养和药敏试验结果,选择应用大剂量有效抗生素。

(2)抗感染性休克治疗,包括合理应用肾上腺皮质激素。

(3)纠正水、电解质、酸碱平衡紊乱。

(4)输血、补充白蛋白和新鲜血浆,纠正低蛋白血症。

(5)补充各种维生素,给予静脉营养支持。

2.手术疗法 对于脓肿较大,全身中毒症状重者,应及时行手术引流。

(1)经皮穿刺插管引流术:随着影像学设备与技术的发展,采用在 B 超或 CT 的引导下行经皮穿刺插管引流术来治疗肝脓肿或膈下脓肿,已广泛应用于临床,并取得了良好的疗效。这一技术具有不污染游离腹腔、手术创伤小等优点。与传统切开引流术相比,在治愈率、脓肿愈合所需时间、并发症发生率等方面,均无显著性差别,适应于局限的单房脓肿。

主要操作包括:①根据 B 超或 CT 检查,确定穿刺部位、方向和深度;②在 B 超引导下穿刺脓腔并置管,抽吸脓液后,用加有抗生素的生理盐水反复冲洗至流出液清亮后,固定引流管,外界引流袋或负压吸引;③穿刺中,需避开内脏器官、胸腔和大血管;④手术 3 天后,继续用抗生素生理盐水每天冲洗;⑤当脓腔<1.5cm 或脓腔消失时,拔除引流管。这一方法的弊病在于不能清楚脓腔内的坏死组织,术后因引流管较细,容易打折或被黏稠脓液及坏死组织阻塞,造成引流不畅。可能需反复多次,才能达到治愈脓肿的目的。

(2)切开引流术:目前仍是治疗肝脓肿和膈下脓肿最为常用的手术方法。主要适应于:大的多房性肝脓肿,脓腔内坏死组织多,需清除的脓肿,穿透性肝脓肿,采用经皮穿刺插管引流术难以治愈的脓肿。术前应通过 B 超或 CT 检查,确定脓肿位置,选择合适的手术切口,包括经腹入路、经腹膜外入路和经后腰部入路。主要手术步骤:①通过合理手术入路,寻找并确定脓肿位置。做好术野保护,防止脓液污染;②穿刺抽出脓液后,切开脓肿,吸尽脓液;③用手指伸入脓腔,打通多房脓肿的间隔后,清除脓腔内坏死组织;④反复冲洗脓腔后,放置引流管。对于肝脓肿,可用带蒂大网膜填塞脓腔并缝合固定,脓腔底部放置引流管。

(3)肝部分切除术:对于肝外伤后合并肝脓肿,局部坏死组织多,感染严重,特别是并发胆管或腹腔大出血者,需采用肝部分切除术来消灭肝脏局部病灶。

(五)预防措施

主要的预防措施如下:

(1)充分显露肝脏深部创面破裂的血管和胆管,尽量在直视下缝扎处理。清除失活的肝脏组织,避免做大块的肝脏组织的集束缝合,合并胆漏者应行肝外胆管减压。

(2)及时发现并处理肝脏中央型裂伤和血肿。

(3)应用大网膜填塞技术,避免术后肝内残留死腔。

(4)术中合理放置引流物并保持通畅引流。

(5)术后加强抗感染治疗,同时注意对引流管和纱布填塞物的无菌护理,减少或避免逆行感染。

(6)术后加强保肝和营养支持治疗,及时补充新鲜全血、血浆和白蛋白,纠正低蛋白血症,增加患者抵抗能力。

四、胆漏

肝脏外伤术后,来自肝脏创面的渗液中可能混有少许胆汁成分,数天后逐渐减少或消失。术后如在渗液中的胆汁成分增多或量逐渐增大,应考虑到胆漏的发生。

(一)原因

胆漏的主要原因如下:

1.未能在直视下处理肝脏深部创面上断裂的肝内胆管,导致术后胆汁渗漏。

2.采用大块多重缝扎肝组织,导致术后组织坏死、脱落和液化而发生胆漏。

3.伤及胆管的肝脏中央破裂伤,未能及时发现和处理,后形成脓肿,破裂发生胆漏。

4.肝脏外伤术中发现难以处理的漏胆,未行 T 管引流和胆管减压。

5.胆管远端可能存在结石、血凝块等因素引起的胆管梗阻。

(二)临床表现

术后经肝脏周围引流管引流出的渗液呈胆汁性,引流量逐渐增多,每天可达数百毫升。当引流管引流不畅时,胆汁亦可从引流管周围渗出。

胆汁漏出量较少或肝脏胆汁渗漏部周围粘连包裹时,症状较轻并局限在右上腹,表现为钝痛或胀闷不适。当胆汁漏出量大、周围组织包裹不严密、引流管引流不畅或腹腔引流管已拔除时，可引起胆汁性腹膜炎或膈下脓肿，主要表现如下：

1. 右上腹或肝区呈持续性钝痛，可向右肩部放射，伴有恶心、呕吐、腹胀和黄疸等。膈下脓肿时患者可出现顽固性呃逆。

2. 右上腹或全腹肌紧张、压痛、反跳痛，移动性浊音阳性，肠鸣音减弱或消失。

3. 膈下脓肿时，右季肋部饱满，皮肤凹陷性水肿，肝区叩击痛阳性。右侧胸部呼吸活动度减低，语颤减弱，右下肺呼吸音减弱或消失，可闻及湿性啰音。

4. 体温升高，合并严重感染者，可出现败血症和中毒性休克的临床表现。

5. 腹腔引流管已拔除者，诊断性腹腔穿刺可抽出胆汁样液体。

6. 可出现胆管梗阻的表现，如 Charcot 三联征。

（三）诊断

肝脏外伤术后腹腔引流管引流出大量胆汁性液体、胆汁性腹膜炎或诊断性腹腔穿刺抽出胆汁，多可确诊。下列特殊检查可辅助诊断或指导对胆漏的处理。

1. T 管或逆行胰胆管造影　能够明确胆漏的部位、范围、程度和肝外胆管是否存在梗阻因素以及病因。

2. MRCP　能够了解胆管通畅情况，明确是否存在胆漏及漏胆的部位。

3. B 超和 CT 检查　能够提示腹腔积液或右侧胸腔反应性积液，了解肝外胆管是否存在梗阻因素以及病因。对于膈下脓肿，可发现膈下存在液性暗区或低密度区，确定脓肿的大小、数目、部位及范围。对于腹腔引流管已拔除、出现膈下积液或脓肿者，可在 B 超和 CT 引导下经皮穿刺脓肿，抽出胆汁或脓性胆汁即可确诊。无条件者，可在膈下脓肿切开引流术中确诊。

4. 窦道造影　对于经久不愈的胆漏，亦可经窦道造影，观察胆管系统是否存在梗阻因素。

（四）处理

处理方法有以下几方面：

1. 对于胆漏的治疗原则是保证有效的肝脏创面引流和远端胆管的通畅。

2. 对于未引起胆汁性腹膜炎、膈下脓肿，远端胆管通畅的一般胆漏，可严密观察，保持腹腔引流管引流通畅，预防性应用抗生素，加强营养支持治疗，多数患者可在数周至数月内自愈。

3. 胆漏合并胆汁性腹膜炎者，应及时行剖腹探查、腹腔引流术，术中彻底清除漏入肝脏周围、腹腔的胆汁及渗液，充分冲洗并引流腹腔，特别注意对肝下间隙的引流。术后保持引流管的通畅。

4. 行胆总管探查术，解除胆管的梗阻因素，T 管引流，胆管减压。

5. 对经久不愈的胆漏，破溃的胆管限于肝脏的一叶或者一段，可行肝脏部分切除术或肝叶切除术。

6. 对于肝内胆管损伤较轻、漏胆减少、远端胆管存在梗阻因素，如胆总管下端炎性狭窄或胆管结石时，可采用内镜治疗，切开括约肌，取出胆管内结石或凝血块，放置支撑管行鼻胆管引流，胆管减压。

（五）预防措施

主要的预防措施如下：

1. 在肝脏外伤手术中，尽量在直视下处理肝脏深部创面上断裂的肝内胆管；不使用大块多重缝扎术,避免肝脏组织大块坏死;合理使用大网膜填塞术,消灭肝脏深部创面及死腔,避免术后形成肝脓肿而导致胆漏的发生。

2.及时发现和处理肝脏中央破裂伤,避免形成脓肿而发生胆漏。

3.术中发现难以处理的漏胆,或远端胆管存在梗阻因素,应行胆总管探查,T管引流,胆管减压。

4.术后注意保持引流管的通畅,加强营养支持治疗和抗感染治疗。

(任雷)

第二节 肝脓肿手术并发症

肝脓肿主要包括细菌性肝脓肿和阿米巴性肝脓肿,是肝脏严重的感染性疾病。若临床医师缺乏警惕和疏于对病史、体征和临床演变的精心了解和分析、判断,非常容易延误诊断和治疗。早期治疗包括使用强力抗生素及全身营养支持;当肝脓肿形成后,则必须手术或穿刺置管引流,以迅速改善全身中毒症状,降低死亡可能性。

一、脓肿引流不畅

(一)原因

脓肿引流不畅的主要原因如下:

1.手术时机掌握不好,即在脓肿尚未成熟时,由于重度全身表现与局部腹膜刺激征而开腹,探查见病灶尚处于炎症或坏死没有液化阶段,充分水肿明显,但境界不清,穿刺无脓而易抽出血液,勉强置管引流时。

2.脓肿切开引流时,多个脓肿尚未完全融合或其中的隔膜尚未贯通时,易发生引流不完全而致残留,术后症状依然。

3.脓肿置管引流时,引流管位置偏高或引流管扭曲、打折或脱出脓腔外,致脓液引流不畅。

4.胆源性肝脓肿只注意了脓肿的引流,而忽视了引发脓肿的相应肝叶、肝段胆管内梗阻因素(结石、狭窄)的解除,从而往往引流不彻底,术后不能拔管。

5.脓肿向肝脏邻近器官蔓延,如穿入腹腔后形成的膈下脓肿、穿破腹壁的脓肿、右叶肝脓肿穿入胸腔引起的脓腔、肺脓肿,左叶肝脓肿穿入引起心包积脓,脓腔间往往形成哑铃状,有一狭窄通道,临床上没有及时辨认和发现,而单纯行肝脓肿引流术。

6.胆源性肝脓肿,脓腔与胆管相通,经胆管排出的胆沙堵塞引流管,致引流不畅。

7.慢性厚壁肝脓肿时,由于脓腔壁厚,不易塌陷,致脓液引流淋漓不尽。

8.全身抗感染或支持治疗不足,致肝组织继续坏死或脓液稠厚堵塞脓腔引流管。

9.错误拔除引流管或引流管脱落。

(二)临床表现

肝脓肿一般起病较急。由于肝脏血运丰富,一旦发生化脓性感染后,大量毒素进入血液循环,引起全身脓毒性血症,临床上常表现为突发寒战、高热和右上腹肝区疼痛,同时还伴有乏力、食欲缺乏、恶心、呕吐等非特异性症状。查体可见肝区压痛和肝大,若脓肿移行于肝表面,则相应部位的胸、腹壁可出现皮肤红肿,且可触及搏动性包块,患者在短期内即呈现严重病容。及时、适当、有效的外科引流能使肝脓肿患者的临床症状得到迅速缓解。但临床上由于各种原因导致脓肿引流不畅时，则会出现肝脓肿引流术后症状无明显缓解，或短期缓解后上述症状复又出现、反复高热，有些患者同时还伴有脓肿向邻近脏器灌注症状，如膈下脓肿刺激膈肌引起的右肩背放射痛，脓胸及肺脓肿引起的胸痛、咳嗽、浓痰，患者全身症状无明显改善，肝区压痛依然存在，肿大的肝脏回缩不明显。引流管内可见脓液或无引流物。

（三）诊断

肝脓肿患者经过外科引流后，凡出现临床症状反复，或低热不退，引流管内已干净者，首先应考虑脓肿引流不畅可试用生理盐水冲洗引流管以助判断，或冲洗后密切观察引流液，如引流液突然增多，与先期引流液呈同一性状，则可诊断为引流管堵塞。必要时可行辅助检查确诊，B超、CT与MRI检查均能显示肝脏脓腔。笔者认为在目前诸多可提供的临床辅助检查中B超应列为首选，因与CT及MRI等相比，B超有价格低廉并可帮助临床医师在B超引导下进行诊断性穿刺及抽吸脓液，注入抗菌药物等治疗B超检查重点应注意引流管位置是否适当、有无脱出、扭曲或打折，脓腔是否有分隔存在、腔内有否残余脓液，肝周间隙有无脓液灌注，胆管有无梗阻因素存在，肝组织有无继续坏死等。必要时摄X线平片，CT观察左右胸腔、心包腔有无积液等。在区分胸腔积液、膈下脓肿和肝内脓肿，超声和CT扫描有时不易鉴别，MRI冠状面图像可以确诊。上海华山医院的经验认为，MRI检查的正确性极高。如发现肝脓肿以外的其他部位仍有脓液积聚，则可诊断为脓液引流不畅。

（四）处理

肝脓肿是一种严重的疾病，强调早期诊断，及时治疗。治疗包括全身营养支持、纠正水、电解质平衡，强力有效的抗生素，同时选择恰当的时机行脓肿手术引流。

1.非手术治疗　在早期脓肿尚未形成时，以非手术治疗为主，由于目前肝脓肿病原菌以大肠杆菌和金黄色葡萄球菌、厌氧性细菌为主，故在未确定致病菌之前，首先选用氨苄西林或先锋类抗生素加甲硝唑，待细菌培养及抗生素敏感试验结果再选用有效抗菌药物。一般在上述综合治疗下，散在的小脓肿多能吸收机化，多数患者可望痊愈。

2.手术引流　少数患者脓肿开始形成并局限化，因此定期B超复查肝脏炎症进展情况，待小脓肿互相融合、成熟时再行手术引流为避免脓肿引流不畅的首要因素。手术引流以经腹腔切开引流术最为安全有效，它不仅可确定肝脓肿的诊断，同时还可以探查确定原发病灶，予以及时处理，如对伴有急性化脓性胆管炎患者，可同时进行胆总管切开引流术。手术方法是在右肋缘下做斜切口（右肝脓肿）或做经腹直肌切口（左肝脓肿），入腹后探查腹腔，确定脓肿位置，用湿盐水纱布垫保护术野四周，以免脓液扩散污染腹腔，在离肝表面最薄的部位用穿刺针吸得脓液后，沿针头方向用直血管钳插入脓腔，排出脓液，用手指伸进脓腔，轻轻分离腔内间隔组织，再用生理盐水反复冲洗脓腔，吸净后腔内放双套管或2根多孔橡皮管引流，引流管尽量放至脓腔的最低位，以利引流彻底，间断缝合脓腔壁，并将引流管妥善固定，以防滑脱，引流管经腹壁以最短的距离另戳孔引出，这样可以有效防止引流管打折、扭曲。在做完上述操作后，注意探查肝周间隙有无脓肿灌注如膈下脓肿、脓胸、肺脓肿等，应分别处理，并离断脓肿间通道。探查胆管如有梗阻因素存在，则应一并处理之。对于慢性厚壁肝脓肿，由于脓腔不易塌陷闭合，脓液引流不尽，则往往采用部分肝切除术较为稳妥。

术后如发现脓液稠厚造成引流不畅，可用抗生素生理盐水经引流管反复冲洗，或持续缓慢滴注以稀释脓液，但应注意：注入的压力不宜过大、注入的量应小于抽出的量，以防止感染扩散。对于有分隔的多房脓肿,可加注并留置尿激酶,由于尿激酶可激活纤溶酶原,使之成为纤溶酶,降解纤维蛋白,裂解纤维分隔,"溶解"脓腔内粘连所至的分隔及小房,使脓液易于流出,而尿激酶并未有明显的不良反应,患者的凝血机制亦未受到影响,少部分患者术后可发生引流管脱落等情况,此时可试行经原引流窦道插入导尿管至脓腔,如失败,也可试行B超引导下穿刺抽脓并置管引流。在引流术后,应注意继续改善全身营养状况,纠正贫血,补充足够的热量、多种维生素及微量元素,以增强机体的抵抗力,同时应用足量、有效的抗生素,以防止肝组织继续坏死。

（五）预防措施

适宜的手术时机及手术方案是预防脓液引流不畅的关键,待脓液成熟后再行切开引流术,手术中注意彻底探查脓腔大小、位置、数目,分离脓腔间隔,妥善固定引流管并以最短、最直的距离引出腹壁,可有效防止引流管堵塞,术后注意妥善保护引流管,以防错误拔出或脱落,并注意将患者保持于半卧位,有利于彻底引流,生理盐水定期冲洗脓腔可有效防止脓栓堵塞引流管。

二、胆漏

（一）原因

肝脓肿手术后并发胆漏者并不多见,总结其原因,不外乎以下几点:

1.胆源性肝脓肿时脓腔与胆管相通,术者在手术过程中只单纯做了肝脓肿切开引流,忽略了胆管梗阻因素,致使术后胆漏不止。

2.细菌性肝脓肿时胆管壁受脓液侵蚀破坏而与脓腔相通,术者在做完脓液引流后未注意妥善处理脓腔周围破损的胆管,造成术后胆漏。

3.外伤后肝脓肿时胆管横断伤,创面胆汁漏未予细致缝合。

4.术者在清理脓腔过程中,过度暴力分离脓腔间隔,致使胆管撕裂,而未予妥善处理。

5.手术探查时或忙于急救止血,疏于对细小胆管损伤的发现和处理,或者在休克、出血、麻醉的影响下,肝功能处于抑制状态,胆汁的分泌也会减少或停止,小的胆管损伤,在探查时就难以及时发现,也没有及时处理。

6.少数阿米巴性肝脓肿或肝内胆管狭窄的胆源性肝脓肿,当并发肝-支气管瘘时,临床医师未能认识这种复杂少见的排脓、排胆汁的病理表现,而且只有外科手术才能解除。在外科手术中,一种情况是经腹在膈下或经胸在膈上截断瘘管,而忽略了对肝内脓肿的有效引流和对原发病灶的处理致使手术无效,病变依然存在。另一种情况是肝-支气管瘘病变,在肝脓肿经膈穿入胸腔的通道是狭小的而且某些坏死组织或胆沙常如同活塞,使这个狭小的通道堵塞。当阻塞发生时,患者肝脓肿和胆管炎的表现复发,痰量减少,全身和腹部症状加重,而当阻塞解除后,患者咳嗽加重,排出大量脓性带有坏死组织、胆沙和胆汁的痰,全身症状和体征又逐渐缓解,当处于瘘管阻塞状况下手术时,术者即有可能忽略瘘管结扎处理,致使术后支气管胆漏依旧存在。

7.感染创面组织术后继续坏死,致胆汁渗漏。

（二）临床表现

肝脓肿切开引流术后胆漏患者,因胆汁从引流管引出体外,检查可见引流液中混杂胆汁,一般无特殊临床表现。但如术后引流不畅,致脓腔压力增高,脓性胆汁流入腹腔,即可出现持续性腹痛、发热、腹膜炎症状和体征。如脓性胆汁经肝－支气管瘘管咳出,表现为术后缓解的咳嗽、浓痰再次表现。

（三）诊断

根据以上临床表现不难确诊,如脓肿切开引流术后自引流管内发现有胆汁混杂,即可明确诊断,或肝脓肿症状缓解后突发胸痛,出现腹膜炎症状和体征,即应高度怀疑脓性或胆汁性腹膜炎,可行腹腔穿刺以明确诊断。对术前慢性咳脓痰患者,术中明确为肝－支气管瘘者,术后如脓痰继续出现或减轻后再次出现,则应考虑支气管胆漏,行脓液镜检发现胆沙即可明确诊断,或经引流管脓腔内注射亚甲蓝,如在患者的痰液中发现亚甲蓝染色,也可明确诊断。

（四）处理

处理方法有以下几方面:

1.非手术治疗　一般无需特殊处理,只要引流通畅,再加以强力抗生素控制感染,随着全身营养状况好转,脓腔逐渐缩小闭合,细小的胆管损伤在引流后一段时间,可以自愈,肝－支气管瘘也可自然愈合。引流量大的胆漏,可能位于较大的胆管或远端胆管有阻塞,应先予胆管直接的引流,注意胆盐平衡及消化吸收不良的处理。

2.手术治疗　引流3～6个月仍不愈合的胆漏,应行经瘘管的胆管造影或经T管逆行造影,了解胆管的引流状态,根据情况做出判断和相应的处理。

3.对于长期不愈的胆漏,如已形成瘘管,可做瘘管切除或瘘管空肠Y形吻合。笔者体会:对严重肝损伤,除术中结扎创面破裂胆管外,加用胆总管T管引流,胆漏的发生明显减少。另外,寻找破裂胆管可采用经胆总管内置入导尿管注射亚甲蓝,创面有亚甲蓝溢出,便可找到破裂胆管。有严重肝组织毁损伤或肝内胆管破裂,必要时可行肝叶切除。

4.对于胆源性肝脓肿患者,如在引流肝脓肿的同时,未处理胆管梗阻因素,则其胆漏一般不会自愈,往往须积极做二次手术才能解除胆管梗阻因素。

5.对少数病情危重者,可采用经内镜十二指肠乳头括约肌切开,解除胆管梗阻并行鼻胆管引流,能起到立竿见影的效果。

（五）预防措施

肝脓肿引流术前应行全面检查,了解腹腔其他部位有无病变,脓肿有无灌注至胸腔等及有无支气管胆漏,积极改善全身营养状况,应用强力、有效的抗生素抗感染。根据检查结果确定合理的手术方案。

1.术前要仔细排除胆管梗阻因素,如有,应同时予以处理。

2.术中要仔细检查,发现胆汁漏后要逐一结扎。

3.大胆管做相应处理,术毕应持一白色湿纱布覆盖创面,查看有无黄染和黄染的位置再做相应处理。

4.毛细胆管广泛渗漏,应行胆总管引流减压,并促进胆漏处得愈合。

5.慢性厚壁肝脓肿合并胆漏者,可一期行相应肝叶或肝段切除术。

三、阿米巴肝脓肿术后复发

阿米巴肝脓肿是肠阿米巴病最常见的并发症,国内临床资料统计,肠阿米巴病患者有1.8％～20％并发肝脓肿,最高者达67％。溶组织阿米巴是人体唯一致病性阿米巴。溶组织阿米巴以小滋养体的形态生活于盲肠和结肠的肠腔内,亦称肠腔型阿米巴,通常不致病。小滋养体随食物残渣向结肠远端运送,因环境改变形成囊壁而成包囊,随粪便排出体外,为该病的传播型。如肠腔环境适宜,小滋养体可转为大滋养体,亦称组织型,借其伪足运动及分泌的一种穿孔肽-阿米巴穿孔素侵袭组织,吞噬红细胞和组织细胞,引起溶解性坏死。

阿米巴肝脓肿经过正规治疗后,治愈率可达95%以上,少部分转为慢性或临床治愈后复发。

(一)原因

阿米巴肝脓肿形成的主要原因如下:

1. 术后引流不畅,或引流管拔除过早致脓腔残留者。

2. 过分依赖外科穿刺或手术引流,忽略了关键性的抗阿米巴药物治疗或疗程不够。

3. 多发性肝脓肿,忽略了对肝脓肿的全面治疗。

4. 肝脓肿临床痊愈后,13%～19%的病例粪便中继续排出包裹,当机体免疫力下降时,这部分患者可能复发肝脓肿。

5. 肝脓肿合并继发细菌感染,治疗不彻底者。

6. 阿米巴肝脓肿向它处穿破,未予相应处理。

7. 慢性厚壁肝脓肿,术后脓腔不塌陷,腔壁滋养体残留潜伏。

8. 药物剂量不足或原虫耐药。

9. 不注意饮食及环境卫生,致二次感染阿米巴痢疾,并发肝脓肿。

(二)临床表现

阿米巴肝脓肿如治疗及时有效,大部分患者会在术后2～3天体温下降,临床症状减轻,加上给予积极的营养支持及抗阿米巴治疗,多能按时恢复。当其复发后,原有的肝脓肿症状又会反复出现,表现为:

1. 发热　持续发热,体温在39～40℃,以弛张热或间歇热居多,如患者衰竭较严重,则体温可不上升或反低于正常。

2. 食欲缺乏和虚弱　食欲缺乏、腹胀、恶心、呕吐等症状复又出现,甚至腹泻、痢疾等。患者全身乏力,消瘦较常见。

3. 慢性贫血　肝脓肿复发患者多与全身营养状况不佳、慢性腹泻、感染消耗等有关。

4. 肝区疼痛复发　常为持续性疼痛、胀痛,疼痛可随呼吸、咳嗽以及体位移动而加剧,也可因脓肿所在部位而异,当病变在右膈顶部,疼痛可放射至右肩胛部或右腰背等处。如病变位于肝下部则可出现上腹正中或右上腹疼痛。

5. 局部水肿和压痛　较大的脓肿可出现右下腹、右上腹膨隆,肋间隙饱满,局部皮肤水肿,局部压痛或叩击痛明显。右上腹可有压痛、肌紧张,肝区叩击痛明显。

6. 肝大　回缩的肝脏又复肿大,常在右肋缘下扪及,肝下缘钝圆有充实感,质中,触痛明显。

7. 合并右侧脓胸或肺脓肿　除发热和胸痛外,可有气粗、咳嗽、咳痰、肺底浊音,听诊可闻及湿啰音。

8. 合并继发感染　当肝脓肿合并继发感染时临床症状较前明显加重,毒血症状明显,呈弛张热,体温可高达40℃以上。血中白细胞总数及中性粒细胞显著增多,抽出脓液呈黄色或黄绿色,镜检有大量脓细胞。

(三)诊断

阿米巴肝脓肿临床治愈后,须定期复查,如出现以上发热、肝区疼痛、肝大时,则应高度怀疑阿米巴肝脓肿复发。反复检查新鲜大便6～10次,可提高阿米巴包囊或原虫的检出率,补体结合试验,包括间接血凝法、补体固定法、琼脂扩散法,阳性率为90%～98%。复查纤维结肠镜,如在阿米巴常寄居的部位发现烧杯状溃疡,可自溃疡面钳取组织镜检,找阿米巴原虫。复查B超对阿米巴性肝脓肿的诊断有肯定价值,脓肿所在部位显示液平面或液性暗区,并结合临床表现作相应的检查。如复查胸部X线平片,可发现伴发的脓胸、肺脓肿。值得注意的是,粪便中找不到阿米巴原虫或包囊不能排除本病的可能性。必须结合临床仔细分析。

(四)处理

阿米巴肝脓肿复发,应严格按照阿米巴肝脓肿的治疗原则进行,首先考虑非手术治疗,其次才是手术治疗。

1.非手术治疗　应全面检查,了解全身情况及有无肝脓肿向周围脏器灌注。

(1)由于患者病程较长,多数患者全身情况较差,常有营养不良、低蛋白血症和贫血,应加强全身营养支持,给予高糖类、高蛋白、高维生素和低脂肪饮食,有严重贫血或水肿者,给少量多次输新鲜血。

(2)抗阿米巴药物治疗:对阿米巴治疗有效的药物包括甲硝唑、依米丁、氯喹、喹诺酮类等,剂量要足,疗程要够。

肠内阿米巴是肝内感染的来源。有报道甲硝唑疗程结束后仍有13%～19%,的患者继续排出包囊,故于疗程结束后,仍应查粪便内溶组织阿米巴包囊,如阳性,则给予抗肠内阿米巴药物1个疗程尤其在甲硝唑疗效不佳而换用氯喹或依米丁者,应继以抗肠内阿米巴药物治疗1个疗程,如双碘喹啉[成人每次600mg,3次/d,用20天,碘过敏者忌用,氯胺苯酯成人每次500mg,3次/d;儿童20mg/(kg·d),用10天]等。

2.手术治疗　包括穿刺吸脓和手术引流两种方法。

(1)穿刺抽脓:在阿米巴肝脓肿治疗中作用尚有分歧。鉴于80%的病例能用药物控制,故仅对药物治疗1周后疼痛不止、高热不退或巨大脓肿有溃破危险者才有穿刺适应证。穿刺应在超声或CT引导下,严格无菌操作,局麻后进行穿刺吸脓,尽量将脓液吸净,如1次穿不干净可置管引流。术后患者应卧床休息,如合并细菌感染,穿刺抽浓后,可于脓腔内注射抗生素。胸腔、肺部并发症或心包积液宜结合穿刺和药物治疗。

(2)手术引流:其并发症和病死率均较高,一般仅限于有继发性感染及已破裂入胸、腹腔的病例等。下列情况可考虑手术切开引流:①脓肿继发细菌感染,经综合治疗不能控制感染者;②脓肿穿破入胸、腹腔,并发脓腔或腹膜炎者;③左外叶肝脓肿,抗阿米巴药物治疗无效,穿刺容易损伤腹腔脏器或污染腹腔者。

(3)切开排脓后,脓腔内需放置多孔橡胶管引流,也可放置双套管持续负压吸引。

(4)对于慢性厚壁肝脓肿,药物治疗无效,切开引流腔壁不易塌陷者,或脓肿切开引流后形成难以治愈的残留死腔和窦道者,也可考虑行肝部分切除或肝叶切除。

(五)预防措施

治疗措施得当,消灭体内隐性病灶,对肠道无症状排包囊者,应给予相应彻底治疗。临床痊愈后应注意改善全身营养状况,提高机体免疫力。防止阿米巴痢疾再感染,只要严格粪便及水源管理,讲究个人卫生,对阿米巴痢疾进行及时而彻底的治疗,阿米巴肝脓肿是可以预防的。

四、超声引导穿刺置管引流术后常见并发症

超声引导穿刺置管引流术是治疗肝脓肿的首选方法,它具有操作简便、创伤小、住院时间短、并发症和病死率低及患者易接受等优点。但是,由于该方法没有消除肝脓肿病因,有相当的失败率和复发率(10%～24%和7%～12%)。对于较大或多发性肝脓肿,由于引流管径较小及脓液黏稠,存在着引流不畅的缺点,与切开引流相比,穿刺置管引流不够彻底,不方便查找病菌来源,且对合并胆管炎、肝左叶脓肿等可能不适用,对此常需紧急切开引流。

(一)原因

1.胆漏 由于肝胆管狭窄、肝内广泛结石或肿瘤所致的胆源性肝脓肿,脓腔常与胆管相通,采用超声引导穿刺置管引流术,常因无法有效处理原发病灶,胆管下端不畅,而致胆漏,且往往难以自行愈合;细菌性或阿米巴性肝脓肿时胆管壁受脓液浸蚀破坏或阿米巴滋养体的溶组织作用而与脓腔相通,采用单纯穿刺置管引流无法同时处理脓腔周围破损的胆管,造成术后胆漏;外伤后肝脓肿胆管横断伤,仅行穿刺引流术,术后将伴发胆漏;脓腔穿刺时,误伤脓腔周围扩张的胆管,或直接将引流管置于胆管内,也会造成术后胆漏。

2.出血 患者凝血机制异常;脓腔位置较深,穿刺中损伤腹腔大血管或肝脏内大血管;或术后引流不畅,脓腔壁继续坏死,浸蚀、破坏大血管。

3.周围脏器损伤 穿刺时患者呼吸动作过大,或剧烈咳嗽,致针尖刺破肝脏或脓腔壁;脓肿邻近胆囊或第1、第2肝门时,穿刺可伤及胆囊、胆管及大血管。脓肿位于肝脏高位近膈面时,穿刺误伤胸膜或肺脏,致脓、气胸;肝左叶脓肿穿刺误伤胃等脏器。

4.脓腔破裂 术后引流不畅,脓腔冲洗时,冲洗压力过大,不注意量出为入,入量过多,脓腔压力过高,致使脓液外溢,甚至脓腔破裂。

5.术后引流不畅 脓腔有分隔,引流管过细、位置偏高、扭曲、打折或脱出脓腔外,或脓液稠厚,致使术后引流不畅等。

(二)临床表现

肝穿刺引流术后,因并发疾病的不同而有相应的临床表现。胆漏患者常可见引流液中混杂胆汁,如术后引流不畅,致脓腔压力增高,脓性胆汁可流入大腹腔,即可出现以下临床表现:持续性腹痛、发热,腹膜炎症状和体征;如因各种原因引起脓腔或腹腔内出血,轻者引流管内可见血性液体,如出血量较多,则有急性失血的典型临床表现,如在穿刺过程中误伤周围脏器,如胃、肠道等空腔脏器,则会出现相应的局限性或弥漫性腹膜炎症状和体征,如伤及肺脏,则会有气胸或血胸的临床表现。当脓腔破裂时,患者会出现典型的化脓性腹膜炎症状,表现为突发性的腹痛,伴恶心、呕吐,以及全身性的毒血症状,查体可见腹肌紧张,其程度随脓液外溢的范围、多少而轻重不同,伴有显著的压痛、反跳痛;如患者术后引流不畅,则出现肝脓肿引流术后症状无明显缓解,或短期缓解后上述症状复又出现、反复高热,肝区痛,肝大回缩不明显,患者全身症状无明显改善,精神萎靡、食欲缺乏,引流管内可见少量脓液或无引流物。

(三)诊断

肝脓肿经超声引导下穿刺置管引流术后,应严密观察患者全身表现,如出现以上临床表现,如引流管内引出胆汁或血性液,突发性的腹痛,或引流术后患者临床症状不缓解,则应警惕相应并发症的出现。全面、细致的查体有助于临床诊断。腹穿有助于发现早期的内出血或脓液外溢,腹穿阴性而高度怀疑时,可考虑行腹腔灌洗引流 B超有助于发现腹腔内少量的液

体积聚及脓腔大小变化胸、腹部 X 线透视或摄片有助于气胸或腹部空腔脏器穿孔的诊断

（四）处理

针对并发症的不同采取相应不同的治疗方案。

1.胆漏 一般无需特殊处理,只要引流通畅,再加以强力抗生素控制感染,随着全身营养状况好转,脓腔逐渐缩小闭合,细小的胆管损伤在引流后一段时间,可以自愈,引流量大的胆漏,可能位于较大的胆管或远端胆管有堵塞,应先予胆管直接引流,注意胆盐平衡及消化吸收不良的处理 3～6 个月不愈合的胆漏,应行经瘘管的胆管造影或经 T 管逆行造影,了解胆管的引流状态,根据情况作出判断和相应的处理。对于长期不愈的胆漏,如已形成瘘管,可做瘘管切除或瘘管空肠 Y 形吻合。对于胆源性肝脓肿患者,如在引流肝脓肿的同时,未处理胆管梗阻因素,则其胆漏一般不会自愈,往往须积极二次手术解除胆管梗阻因素,对少数病情危重者,可采用经内镜十二指肠乳头括约肌切开,解除胆管梗阻并行鼻胆管引流,能起到立竿见影的效果。

2.出血 术前积极纠正患者凝血功能异常,选择合适的穿刺位点,避开大血管,对位于第1、第 2 肝门附近的肝脓肿,不做肝穿刺引流术,而以开腹引流术较为稳妥。术后注意通畅引流,加强全身抗炎及营养支持,防止脓腔周围肝组织继续坏死。

3.周围脏器损伤 术前做全面检查,对脓肿的大小、确切位置应了然于胸,左叶巨大肝脓肿、靠近第 1、第 2 肝门区位的脓肿不做穿刺引流术。右叶肝脓肿穿刺点尽量不超过第 7 肋水平,以避免误伤胸膜及肺组织。穿刺必须在 B 超引导下进行,注意辨别脓腔周围脏器间关系,防止损伤;如脓腔表面覆盖有粘连的空腔脏器,则放弃穿刺引流而改行开腹引流术;穿刺针进入腹膜后,须注意瞩患者屏气,避免深呼吸、控制咳嗽等,以防穿刺针刺破肝脏或脓腔壁致脓液外溢。

4.脓腔破裂 术后如发现脓液稠厚,可给予抗生素生理盐水反复冲洗腹腔,但要注意注入脓腔的液体量应少于脓腔流出的液体量,以防脓腔内压力过高破裂,脓液过于稠厚时,可给予 5% 的碳酸氢钠、尿激酶或 α—糜蛋白酶,以降解纤维蛋白,稀释脓液。

5.术后引流不畅 可行经引流管脓腔造影,寻找原因,如发现引流管打折、扭曲、堵塞等,可考虑调整或更换引流管。

（五）预防措施

遵循个体化治疗原则,对不同病因引起的肝脓肿采取不同的治疗方案。对不同部位的肝脓肿采用不同的治疗方案。临床医师应注意提高穿刺水平,操作轻柔,定位准确,术后注意保持引流管通畅,当能预防以上各种并发症的出现。

（任雷）

第三节　肝囊肿手术并发症

常见的肝脏囊肿性病变有寄生虫性肝棘球蚴病和非寄生虫性囊肿两大类。非寄生性肝囊肿是一种常见的肝脏良性疾病,多属先天性,系胚胎生长时一些异常管道形成的,先天性肝囊肿或起源于肝内迷走的胆管,或因肝内胆管和淋巴管在胚胎时期发育障碍所致。临床上将其分为先天性、创伤性、炎症性和肿瘤性囊肿,以先天性肝囊肿最常见。先天性囊肿又称为真性囊肿,而其他称为假性囊肿。创伤性囊肿是肝外伤后肝脏血肿或因液化、坏死演变而来的

假性囊肿。炎症性囊肿是由肝内胆管结石阻塞胆管或因胆管炎性狭窄引起的胆管囊状扩张所致，亦称潴留性囊肿。肿瘤性囊肿则有畸胎瘤性囊肿，囊状淋巴瘤及囊性腺瘤等。

肝脏的非寄生虫性囊肿可分为单发或多发、广泛或局限、单腔或多腔。一些少见的类型包括血性和退化性囊肿、囊样囊肿、淋巴样囊肿、内皮细胞样囊肿（囊腺瘤）等。单发的囊肿常局限于单个肝叶，无症状，偶尔大的囊肿可表现为上腹部肿块或不适。

非寄生虫性孤立性囊肿的治疗应根据囊肿的大小、位置及患者的一般情况而定。囊肿的穿刺对体积较大的囊肿可暂时缓解症状，安全且有效，风险较小，但不提倡采用细针穿刺，因为常致复发；囊肿发生破裂、扭转和囊内出血则是手术治疗的适应证。囊肿大时行广泛开窗术比较简单有效且极少复发，是主要的手术方式，术中应检查囊肿内壁是否存在乳头状肿瘤，一旦发现即应切除；囊肿袋形缝合术仅适用于需长期引流的感染性囊肿，少数情况下，囊肿与胆管相通时，需行囊肿空肠 Roux－en－Y 内引流术。

大的肝囊肿很难通过乙醇注射得到根治，可用腹腔镜切除囊壁的表面部分（20％～40％）并将网膜的边缘固定于残腔内防止边缘相连。应用腹腔镜处理肝脏囊性疾病时，肝囊肿开窗处应选择无血管区，开窗口应足够大，对多发囊肿要在术中尽可能处理。开窗后囊壁出血者，如电凝不易止住，可以用钛夹或缝合止血；开窗位置应选择低位，术中尽可能吸净囊内液体，腹腔镜对肝脏囊性病变的治疗，有其显著的优点，但对多发、深在的病灶可能要中转开腹。

先天性多发性囊肿（先天性多囊肝）通常不需治疗，手术治疗适用于包块引起的疼痛、有症状者或有梗阻性黄疸时，主要受累区域的切除应在较大囊肿开窗后易于手术且界限已明确时进行。可切开表浅的部分囊肿，并在深部和浅部囊肿之间开窗引流。手术后肝脏可收缩至原来的一半左右。由于肝内的囊肿会相继长大，切除单一的肝囊肿不能维持长远的疗效，可首选在腹腔镜下肝囊肿开窗引流术，手术创伤很小。

在肝脏外科有长足进步的今天，肝叶切除术或规则性肝叶切除术成为重要的手术方式。手术时需分离囊肿与肝实质紧密连接的外层，将囊肿完整切除；大的多发性囊肿需切除部分被囊肿取代毁损肝叶、段，效果较好。

肝棘球蚴病有其独特的感染生活周期，人是终末宿主；Casoni 试验阳性、囊壁钙化及嗜酸细胞增多是其主要诊断依据。肝棘球蚴病的主要治疗方法是手术。根据病情及有无并发症选用不同的手术方法。手术的原则是彻底清除内囊，防止囊液外溢、消灭外囊残腔和预防感染。手术方法有包虫囊肿内囊摘除术、囊肿切除术、肝叶或非规则性切除术，另外还有一些附加手术，如囊肿袋形缝合术、囊肿 Roux－en－Y 空肠吻合术、囊肿外引流术等。

手术中要将囊肿与术野和腹腔隔开，严格防止囊液外溢，否则有可能发生严重的合并症：包虫囊液外溢，引起过敏性休克或囊液中原头蚴外逸，发生腹腔内种植和继发性棘球蚴病。

一、胆漏

胆漏为肝囊肿少见的并发症。行囊肿切除手术时，术后可能发生胆漏，症状和处理依胆漏量的多少而不同，大量的胆漏会产生胆汁性腹膜炎，需及时正确处理。

（一）原因

发生胆汁液的主要原因如下：

1.囊肿开窗术一般不累及胆管，少有发生胆漏；少数囊肿与胆管相通，会在术中发现胆漏，采用置管引流，或行囊肿空肠 Roux－en－Y 内引流，引流处可发生胆漏。

2.囊肿发生破裂、扭转和囊内出血者需分离与肝实质紧密连接的外层,将囊肿完整切除,有可能在切除的创面发生小的胆漏。

3.大的多发性囊肿施行肝叶切除术后可发生创面胆漏。

4.感染性囊肿行囊肿袋形缝合术时有可能发生胆漏。

5.肝外胆管的解剖变异较多,手术可累及变异的、迷走的胆管而发生胆漏;手术粗暴可致胆管损伤,特别是在解剖不清的情况下,强行剥离,或囊肿近肝门处,剥离时易误伤胆管。

6.肝包虫邻近胆管受压坏死可导致胆汁流入囊腔,引起囊内破裂,或囊内容物进入胆管引起囊外破裂。胆管坏死发生囊内破裂时,包虫液为黄色浑浊的。多房性囊肿比单腔性囊肿更具有侵袭性,门静脉和胆总管亦可能受侵袭。因此,肝包虫手术时可能出现胆漏的合并症。包虫囊肿的保守性切除术的胆漏发生率可达25%;肝包虫全囊肿切除术后胆漏的发生率为10%。

(二)临床表现

1.疼痛　开始为上腹部疼痛,可有局限性压痛,反跳痛,如胆漏量大,可遍及全腹,有腹膜炎体征:全腹肌紧张、压痛及反跳痛,叩诊有移动性浊音,肠鸣音减弱或消失。

2.黄疸　发生的早晚、黄疸的程度可依胆漏的程度而不同;大的囊肿压迫胆总管亦可出现黄疸。

3.畏寒、发热　如胆漏重,发热可呈高热且持续不退

4.消化道症状　可有恶心、呕吐、食欲减退、消瘦与贫血,胆汁完全不进入胆管者大便可呈陶土色。

5.休克　腹膜炎晚期,可发生感染性休克。

6.引流液观察　腹腔引流管可流出胆汁或含胆汁样引流液。

7.实验室检查　白细胞计数及中性粒细胞升高;胆红素可升高。

(三)诊断

诊断的主要依据如下:

(1)有手术史,术后引流管有含胆汁引流液流出。

(2)有腹痛、腹部压痛、反跳痛、肌紧张等典型的腹膜炎表现。有发热、黄疸、消化道症状,重症患者可有中毒性休克表现。

(3)B超、CT可见腹腔有积液区;有条件可行PTC,可发现胆漏的存在和部位。

(4)实验室检查可出现白细胞总数及血清胆红素升高。

(四)处理

胆漏处理的主要方法如下:

1.全面了解患者全身营养状况,注意水电、解质平衡,补充各种维生素,维持各脏器功能;对肝功能有异常,特别是有低蛋白血症者注意予以纠正。

2.应用抗生素至全身及局部无明显感染。

3.术后经引流管有少量胆汁引流出,色较淡,只要引流通畅,无腹膜炎表现,可严密观察,一般48h后停止。多为手术创面小的胆汁渗漏,可自愈。

4.胆漏局限于手术部位,有包裹,无腹膜炎表现,引流管不通者,可在B超引导下穿刺抽出胆汁,有时需穿刺数次。

5.若引流管有大量胆汁流出,且有腹膜炎体征出现,表示合并有较大胆管损伤,应及早手

术探查,找到胆管损伤处,行胆总管置 T 管引流,修补损伤处胆管或损伤处置管引流。腹腔内同时置管充分引流。

6.胆管损伤的早期发现、及时充分的修复非常重要,要做全面显示肝胆系统的影响诊断检查,B超、CT、MR-CP、PTC 等可选用;手术时机及手术方式的选择很重要,要注意手术技术、全身支持、围手术期处理,争取一次成功;再次手术往往后遗胆管狭窄,远期效果多很差。

7.充分有效的腹腔引流非常重要,肝下、膈下、结肠旁沟、髂窝都需放置引流,要保证引流通畅,注意观察引流物的性质,检查有无局限性腹膜炎发生,根据具体情况及时正确处理。

8.肝包虫囊肿部分切除术后外膜腔可直接开放于腹腔,使用大网膜填塞,或行囊腔闭合术,方法选择应根据年龄、伴随肝外疾病情况、是否累及胆管,以及囊肿的大小、数目和位置确定。开放于腹腔的方法只限于表浅单腔且无并发症的病例;多房性囊肿使用此方法常发生胆漏,囊腔闭合术可减少胆漏的发生机会,尤其适用于位置较深的肝包虫囊肿。

9.对肝包虫囊肿疑有胆管受累的患者,可行术中胆管造影确定诊断。多房性囊肿或囊液内含有胆汁时,不应使用杀虫药,以免引起感染和胆管炎。术中要仔细检查有无小胆管与外膜相通,对小胆管应予以缝扎,外膜的边缘应仔细检查避免胆漏。

(五)预防措施

1.一般措施　加强支持治疗,改善营养状况,注意水、电解质平衡,补充维生素,维持各脏器功能;特别注意肝功能有无异常,低蛋白血症应予以纠正。

2.应用抗生素　控制全身及局部感染。

3.注意手术操作

(1)要仔细、准确,注意胆管的解剖变异、无损伤迷走的胆管;剥离近肝门处囊肿时无损伤胆管。

(2)囊肿与胆管相通要置引流管;大的胆漏瘘口存在时可行囊肿空肠 Roux-en-Y 内引流,注意吻合口缝合松紧适度,不要存在张力,防止胆漏发生。

(3)囊肿切除的肝叶创面的小胆管,毛细胆管要仔细一一结扎,防止胆漏;感染性囊肿行囊肿袋形缝合术要防止发生胆漏。

(4)保证充分有效的腹腔引流。

(5)胆漏的发生易致胆管修补处狭窄,这是由于胆盐对组织的刺激,形成致密坚硬的瘢痕所致。因此胆漏诊断一旦确立,宜尽早处理。

二、出血

肝囊肿手术后出血是需要急诊处理的重要合并症;应及时准确地做出判断,鉴别出血的原因和出血量,必要时需手术止血;对患者的术前状况的了解和正确处理可能预防术后大出血,显得更为重要。

(一)原因

1.肝囊肿开窗引流　由于囊壁血液供应较丰富,可发生囊壁出血;孤立性囊肿手术切除时需分离与肝实质紧密联接的外层,出血的风险比开窗术大得多;囊肿壁薄,囊壁与肝组织和管道系统间的分界清楚,沿囊壁下与正常肝组织易于分离,但会有较多渗血,一般以纱垫压迫可使渗血停止,止血不彻底,可发生创面渗血。

2.规则性肝叶切除　创面出血:手术止血不彻底,肝断面上的肝动脉小支、增厚的肝包膜、肝脏的韧带切断时血管回缩（特别是牵引有张力的情况下使用电切）、血管结扎线脱落、肝断面部分组织坏死，继发感染、引流不畅、创腔积液感染等；若手术中由于操作粗暴，可损伤肝动脉、门静脉

3.曾接受多次穿刺治疗　囊肿有感染，在行肝右叶切除分离囊肿与膈肌、下腔静脉、右肝静脉的紧密粘连时可发生大出血。

4.肝门区解剖变异　较多见，手术可累及变异的血管而出血，手术止血不严密可发生术后创面渗血。

5.感染性囊肿　手术区组织炎性水肿、粘连，组织脆性增加，结扎、缝合止血处可发生线结脱落止血。

6.合并消化道出血　有重度黄疸的患者术后可因应激性溃疡而出血，多发生在2周内；合并门静脉高压的患者，胃黏膜充血性病变导致术后消化道出血。

7.其他

(1)有出血倾向性疾病、凝血功能障碍时。

(2)肝包虫囊肿外膜与正常肝实质之间无明显间隙，做根治性切除失血较多；门静脉被寄生虫侵蚀时出血的风险很大。

(二)临床表现

1.少量出血　可表现为口干、腹胀、烦躁、脉搏增多，血压可无明显改变。经引流管流出血性液体，量不大。

2.大量出血　经引流管有多量鲜血流出，＞500mL则可表现为出血性休克，血压下降，尿少等。

3.消化道出血　应激性溃疡出血，合并门静脉高压患者可有消化道出血，可呕吐咖啡样胃内容物，有黑便；大量出血者可呕吐大量血块，排出色泽较红的多量血便。

(三)诊断

1.手术史和临床表现　术后观察患者的血循环动力稳定状态和有无活动性出血。密切注意引流管的性质和量。有血性液体流出时，要仔细鉴别是继续出血还是腹腔内积存的血液，同时要注意动态观察引流液的色泽和量；严密观察患者的血压、脉搏、神志改变等。术后若发现患者有失血的临床表现，腹腔引流管又有较多的新鲜血流出，多可确诊。假如引流管内及其周围发现血凝块，要考虑为活动性出血，是动脉性的多需手术止血。

2.合并消化道出血　可有呕血和黑便。

3.实验室检查　可有血红蛋白、血细胞比容进行性下降。合并休克时可有酸中毒表现，如pH降低，氧分压减低，BE＜－3、PCO_2降低。

(四)处理

1.早期发现，早期处理　一旦患者出现口干、腹胀、烦躁、脉搏增快等症状，以及套管内有大量鲜血流出，甚至血压下降，休克，应立即处理。出血量不大，经快速输新鲜血、给凝血药等多可自行止血；如短期内出血量多，病情发展快，则应立即手术止血。

2.应激性溃疡　可在早期行急诊纤维胃镜检查的同时做局部处理。

(1)囊壁出血，一般为滋养血管出血，应先电凝法止血，若不易止住，可应用钛夹或缝合止血；如为一般性渗血，可用热盐水纱布加压，必要时缝扎，创面也可用吸收性明胶海绵止血，达到彻底止血。

(2)大的多发性囊肿需施行肝叶切除术时,应有良好的手术显露,必要时可游离出肝十二指肠韧带,用止血带暂时阻断肝门,以防止术中大出血;肝创面要严密止血,大的血管断端要结扎或缝扎,小的渗血可用氩刀、电凝、止血纱布、吸收性明胶海绵止血.也可用大网膜覆盖肝创面,甚至用纱布填塞止血;感染性囊肿需行囊肿袋形缝合术,囊肿壁厚或囊肿与胆管有交通时需行囊肿空肠 Roux－en－Y 内引流术时,要注意手术区的局部解剖,防止误伤血管,特别注意保护肝动脉、门静脉,又要注意胆管及肠管的血液供应,防止组织缺血,影响愈合。

(3)大出血时可用手指通过小网膜孔捏压门静脉和肝动脉,以达更好的显露损伤出血处,进行确切止血;要避免慌乱和盲目的止血操作,否则可致进一步的损伤。

(4)因凝血机制障碍发生出血多是纤维蛋白溶解性增高,可用 6－氨基己酸、对羧基苄胺、FOY,皮质激素。必要时可针对性采用成分输血。

(五)预防措施

预防措施主要有以下几方面:

1.良好的术前准备很重要,术前伴有肝功能障碍时,维生素 K 的摄取和吸收不足,因而凝血酶原时间延长;术前应纠正凝血机制障碍,改善肝功能,必要时可输血。

2.为预防术后上消化道出血,可常规在术前晚上开始口服雷尼替丁 150mg,手术后静脉输注 50mg,2 次/d,待恢复进食后口服 150mg,2 次/d,至手术后 2 周开始加服硫酸铝。

3.多房性肝包虫继发感染可有严重的胆汁淤积、门静脉高压症、胃肠道出血等严重合并症,应及早预防这些并发症的出现,包括抗感染、及早进行必要的处理直至外科治疗。

4.手术者应熟悉解剖,注意肝门区解剖变异,避免血管和肝脏损伤。

5.肝囊肿开窗引流、孤立性囊肿手术切除、规则性肝叶切除时止血药彻底,防止创面渗血及继发感染、引流不畅,创腔积液感染等;手术中操作要轻柔,防止损伤肝动脉、门静脉。

6.感染性囊肿组织炎性水肿、粘连,在行肝右叶切除分离囊肿与膈肌、下腔静脉、右肝静脉的紧密粘连时要防止大出血。

7.肝包虫囊肿外膜与正常肝实质之间无明显间隙,门静脉被寄生虫侵蚀时行囊肿切除时要严密止血。

三、囊肿复发

孤立性肝囊肿的治疗效果较好,术后极少复发;多发性肝囊肿术后并发症有复发、肝脏受压引起肝功能衰竭和感染;多发性肝囊肿的预后与相伴的肾脏多发性囊肿密切相关,若肾脏病变较轻,肝脏病变的状况往往良好,患者可长期存活,肝功能衰竭、黄疸、食管静脉曲张和腹水极少见。

肝棘球蚴病经过适当的外科手术治疗,特别在有经验的肝外科治疗中心,患者的生存率可达 95％。5 年随访肝包虫囊肿的复发率低于 10％,复发者多出现过破裂或属多发性囊肿。虽经严格的内外科治疗,多房性肝棘球蚴病的预后仍然较差,5 年生存率约 50％,多数患者死于病灶扩散。

(一)原因

囊肿复发的主要原因如下:

1.囊肿的穿刺 穿刺对体积较大的囊肿可暂时缓解症状,安全且有效,风险较小,可作为手术前准备,以免巨大囊肿切开时突然减压所导致的严重生理紊乱,对寻找一个适当的手术时机有短期效果。但几乎所有的患者单纯穿刺抽液后都会复发,因为囊内压力对囊液分泌的速率有一定的调控作用,当囊内压力降低时,囊液分泌增加很快又恢复到穿刺前的囊内压,症状加剧,故穿刺一般不用于治疗。硬化剂治疗远期效果不确切。

2.非寄生虫性多发性囊肿开窗时,其囊液流入腹腔常常导致症状复发。

3.行开窗手术时应检查囊肿内壁是否存在乳头状瘤,一旦发现应予以切除,否则有复发或癌变的可能。

4.寄生性肝囊肿(肝棘球蚴病)囊肿破裂,可穿通膈肌直接破入肺内,形成支气管－肝包囊瘘;也可由于外力挤压,或行不正确的穿刺,使囊肿破裂,囊液流入腹腔,由于头节外溢,造成播散性移植,数月后发生数以百计的多发性包虫囊肿;手术中不慎如发生囊液外溢也会发生包虫的种植有肝包虫囊肿破裂或属多发性囊肿者复发率明显身高。

(二)临床表现

囊肿复发的主要临床表现如下:

1.非寄生虫性囊肿复发者,初起大多数无明显症状,有患者出现上腹部包块,上腹部饱胀感、厌食、肝大、腹痛、下肢肿胀。严重的并发症有下腔静脉、肝静脉流出道的压迫梗阻,门静脉高压,产生顽固性腹水甚至黄疸,平卧时呼吸困难,胃肠道不全梗阻等。囊肿本身可有并发症,如囊内出血使囊肿急剧膨胀而有腹痛,少见的有囊肿破裂、细菌感染、胆漏、肠瘘等。肝脏有强大的增生代偿能力,一般不会出现肝硬化或肝功能衰竭,肝脏的单纯性囊肿一般不癌变。

2.肝棘球蚴病多无疼痛表现,约75%表现为无症状的腹部包块,囊肿>5cm时可出现症状,诉右上腹轻度或中度疼痛及消化不良,肝脏可触及固定包块50%患者X线平片上可显示右上腹钙化灶。B超和CT均可明显地显示包虫囊肿。

3.肝棘球蚴病囊液破裂,流入腹腔,可引起剧烈的腹痛及过敏性休克,数小时内出现荨麻疹和皮肤瘙痒;如囊肿破入胆管囊内容物可阻塞胆管,引起胆绞痛,梗阻性化脓性胆管炎和黄疸;如囊肿破入胸腔,可引起急性胸腔积液和过敏反应,严重者可发生休克或窒息;若囊肿与腹壁粘连并穿破腹壁自行破溃,可形成窦道,经久不愈。

(三)诊断

诊断的主要依据如下:

1.非寄生虫性囊肿复发者,小的包块可无明显症状及特征;巨大的复发性肝囊肿腹部平片示膈肌抬高,囊肿较大可使结肠向下向左移位。^{99m}Tc放射性核素扫描可显示一个稀疏区;超声波检查可显示无回声区;CT可显示低密度病变;血管造影可显示无血管的肿块。

2.肝棘球蚴病复发,CT及B超检查可显示病变的部位、范围和数目;Casoni实验阳性。

3.注意首先要建立正确的诊断,不要把一些恶性的或潜在恶性的囊性病误认为单纯性肝囊肿而延误治疗。肝脏的囊性腺瘤易恶变,应与单纯性肝囊肿鉴别,并予以手术切除。

(四)处理

1.术前准备　术前给予高蛋白及高维生素饮食,每天摄入10.46～14.64kJ的食物;口服维生素B、维生素C和维生素E,术前3天起肌注维生素K,对凝血酶原时间延长或有出血倾向的患者,术前给予大剂量维生素K以改善凝血功能。

2.非寄生虫性囊肿复发的手术治疗

(1)囊肿穿刺、囊肿内注射硬化剂、囊肿开窗术、囊肿袋形缝合、囊肿肠道内引流等方法是既往较为常用的方法,对复发性囊肿可选择使用。

（2）有疼痛或有症状者,伴有囊肿破裂、扭转和囊内出血者应再次手术治疗,手术方式应格局囊肿的大小、位置及患者的一般情况而定。不提倡采用细针穿刺,因为常致复发;囊肿大时行广泛开窗术较简单有效且极少复发,是主要的手术方式,术中应检查囊肿内壁是否存在乳头状肿瘤,一旦发现即应切除,手术时需分离与肝实质紧密连接的外层,将囊肿完整切除;囊肿袋形缝合术仅适用于需长期引流的感染性囊肿,少数情况下,囊肿与胆管相通时,需行囊肿空肠 Roux—en—Y 内引流术。

（3）囊肿直径≥5cm 弥漫肝两叶,合并有囊内出血,化脓感染,合并腺癌转移或囊肿压迫胆管、血管（门静脉、肝静脉）是外科手术的指征。早期及时选择有效的手术方法,尽可能切除病灶阻止其蔓延,使症状得以缓解。对有症状的肝囊肿采取囊肿的开窗术,应尽可能切除无肝组织的所有囊壁,使窗口足以引流囊液。残余的囊腔可选用碘酊破坏囊壁内复衬的分泌层,对减少术后腹水有一定效果。但术后囊泡间僵硬的结缔组织结构,不能使囊肿短时间内完全萎陷,则是开窗术后高复发的原因之一。开窗指征:①囊肿明显的扩大,产生压迫症状;②囊肿已经扩散到肝脏的两叶,其直径>5cm;③已有肝功不全,但没有肝、肾功能衰竭。

（4）对单个的及局限性的单纯性肝囊肿,目前多主张采用囊肿切除及包括囊肿在内的肝叶（或段）切除术,手术较安全,效果良好。因为上述囊肿穿刺、囊肿内注射硬化剂、囊肿开窗术、囊肿袋形缝合、囊肿肠道内引流等方法有不少缺点,包括囊肿复发、感染,不能有效地处理囊肿并发症,不能消除囊肿恶变的可能等因此,对能耐受手术的肝囊肿患者,最好选择切除部分被囊肿取代损毁的肝叶、肝段。囊壁间被囊肿压迫的正常肝组织,一经解除压迫多可恢复正常功能,切除时应慎重选择切除范围,尤其对肝功能受损的患者。严重的肝囊肿其肝组织萎缩,纤维样变应彻底切除。手术时要重视肝脏的解剖变异,防止损伤膈肌、下腔静脉、右肝静脉。囊肿切除的手术指征:①孤立性单纯性肝囊肿;②局限性的多发性囊肿;③不能排除为肿瘤性的肝囊肿（胆管囊性腺瘤等）;④疑有恶变的囊性病变等。对于肝脏病变广泛的肝囊肿,或合并双肾严重囊性变,已影响肾功能患者,应考虑肝移植,或肝、肾联合移植。

（5）肝包虫囊肿的手术治疗:单纯性肝包虫囊肿无并发感染者,需手术治疗,多采用肝包虫囊肿内囊摘除术,术中要用纱垫保护下行囊肿穿刺,抽出部分囊液,注入杀虫药并保留 5～10min,有效的杀虫药有高渗盐水（15％）、氯己定、80％乙醇、0.5％certrimide,3％过氧化氢和0.5％硝酸银等,甲醛易致机体酸中毒或注入胆管引起硬化性胆管炎,已不使用。切忌囊液扩散,否则会引起包虫头节的种植复发和过敏反应;杀虫药作用 5～10min 吸净囊内液,切开外囊,用海绵钳将内囊取出,或用刮匙将囊内稠厚液体和所有的子囊掏净;用杀虫药擦全部猶腔内壁及用盐水冲洗囊腔后,将外囊内翻缝合充填囊腔,一般不放置引流,若发现有胆漏并发时,则需放置双套管引流;若胆漏瘘口较大时,还需做胆总管引流。双套管引流需负压吸引。

肝包虫的外科处理应根据患者的年龄、手术的适应证、伴随肝外疾病情况、是否累及胆管及囊肿的大小、位置和数目确定。

3.驱虫治疗　是外科手术的辅助疗法。全身驱虫疗法的适应证是并发肺或播散性肝棘球蚴病,多发性、复发性或手术无法接近的肝包虫囊肿,自发性腹腔或胸腔内破裂,手术中偶然的囊肿内容物污染腹腔,以及患者无法耐受手术等。可应用甲苯达唑及阿苯达唑驱虫,甲苯达唑的标准剂量为 60mg/(kg·d),共 6～12 个月,此药有致粒细胞缺乏、胃肠道溃疡、肝功能不全等毒副反应和神经毒性,临床上应予以重视;阿苯达唑不良反应较少,用量为 10mg/(kg·d),疗程为 6 个月。

（五）预防措施

主要预防措施如下：

1. 非寄生虫行肝囊肿开窗术时要防止囊液流入腹腔；多发囊肿要仔细探查，防止遗漏；囊肿的穿刺只用于暂时缓解症状，作为手术前准备，不要作为主要的治疗手段。硬化剂治疗效果有限；行开窗手术时发现囊肿内壁有乳头状瘤，应一并切除，防止复发或癌变。

2. 寄生虫性肝脓肿（肝包虫）术前禁忌穿刺；术中要在纱垫保护下行囊肿穿刺抽出部分囊液，注入杀虫药并保留 10min，有效的杀虫药有高渗盐水（15%）、氯己定、80%乙醇、0.5% certrimide、3%过氧化氢和 0.5%硝酸银等，甲醛易致机体酸中毒或注入胆管引起硬化性胆管炎，已不使用。

3. 对肝包虫术后患者应严密按标准进行　行周期性的包虫血清学检查、连续的超声波检查。若完全杀死虫体，手术后 6 个月内，其囊腔应均质化，体积应缩小。

4. 肝棘球蚴病囊肿破裂，可穿通膈肌形成支气管－肝包囊瘘；由于外力挤压或行不正确的穿刺，囊液流入腹腔，头节外溢，造成播散性移植，手术中要防止囊液外溢，严防种植和复发。

（于建伟）

第四节　先天性胆管疾病手术并发症

一、先天性胆管囊性扩张症手术并发症

先天性胆管囊性扩张症又称为先天性胆管囊肿，可发生于肝内外胆管的任何部位。多见于小儿，然而也有一些患者到成年期才因胆管感染、结石形成、胆管梗阻等并发症而出现临床症状。根据胆管扩张的位置和形态，一般将胆管囊性疾病分为 5 型：Ⅰ型，胆总管囊状扩张。Ⅱ型，胆总管憩室。Ⅲ型，胆总管十二指肠壁内段膨出。Ⅳ型：a. 多发性肝外胆管囊肿；b. 多发性肝内胆管囊肿。Ⅴ型，肝内胆管囊肿（Caroli 病）。

患者常在 3 岁左右出现症状，常见的 3 个症状为腹痛、腹部肿块和黄疸，但仅有 20%～30%的患者同时出现 3 个症状。一般有典型临床表现者，可作出初步诊断，B 超检查对本病的早期诊断准确、可靠，且重复性好。对于症状不典型的病例，PTC 和 ERCP 可提供重要的诊断依据。本病的治疗原则是应早期诊断，早期手术治疗。手术力求做到切除胆总管囊肿以消除病变、预防癌变和使胆汁、胰液分流。主要的手术方式：①囊肿切除胆管重建术；②囊肿－十二指肠吻合术；③肝叶切除术，适于肝内胆管扩张病变广泛的病例。以上手术常见的术后并发症如下：腹腔内出血、门静脉损伤、胰腺炎、胆瘘、胰管损伤和胰瘘、胆管炎、吻合口狭窄或闭塞等。

（一）腹腔内出血

1. 原因　①胆肠吻合口、胆囊床、囊肿创面渗血；②结扎血管的线头脱落；③麻醉及手术打击和禁食易产生应激性溃疡，引起消化道出血。

2. 防治　①术中确切地止血、吻合严密，找好剥离囊肿的层次；②创面止血应完全，必要时可以使用止血纱布或止血粉；③术后可以预防性使用 H_2－受体阻滞剂或质子泵抑制剂。

（二）门静脉损伤

1.原因　①先天性胆管囊性扩张症通常病程较长,长期反复的炎症,使囊肿壁肥厚,与周围组织粘连较重,从而使得手术时解剖层次不清,若强行剥离全层囊壁时,极易损伤其后方的门静脉。②囊肿浆膜下小血管分支较多,剥离时易出血,在钳夹止血不当时也容易损伤门静脉。

2.防治　囊肿后内侧壁粘连较重时,可以做囊肿黏膜下剥离或做全层留置。术中一旦出现门静脉损伤,可用手指压迫肝十二指肠韧带,暂时控制出血,直视下辨清出血来源,用无损伤钳阻断门静脉后,用无损伤缝线作修补。

(三)胰管损伤和胰瘘

1.原因　先天性胆管囊性扩张症的发生与胆胰合流有关。囊肿远端位置很低,甚至深入胰腺实质内,此时胰腺内的胆管囊肿切除较困难,盲目地切除或过多地处理胆胰管汇合区,容易引起胰管和胰腺实质的损伤而引起胰瘘。

2.防治　如囊肿远端位置较低时,术者可以手指伸入囊内衬垫并牵拉囊壁,紧贴囊壁切除。若剥离顺利可于胰管汇入上方横断胆总管远端,残端缝合关闭。若囊肿下端剥离非常难时可以保留其下端,改用3‰苯酚涂擦破坏囊壁黏膜,再用75%乙醇和生理盐水反复涂擦,填入带蒂的大网膜并置入引流管,避免囊腔再形成,术后保持引流通畅,3～6个月后拔管。妥善结扎囊肿下端与胰十二指肠纤维组织索,避免损伤胆胰汇合部而致术后胰瘘。若在胰腺实质内分离,应仔细辨认所遇条索状管道,不要盲目切断。

(四)吻合口狭窄或闭塞

1.原因　与患者的肝总管直径较小、吻合口血运相对差、胆管上皮损害和肌层纤维化等相关。

2.防治　手术时扩大肝门部肝管及提供宽大的吻合口是防止吻合口狭窄或闭塞的关键。

二、先天性胆管闭锁手术并发症

先天性胆管闭锁,是新生儿及婴幼儿期持续性黄疸最常见的原因之一,可发生于肝内外胆管,严重时常累及全部胆管。根据病理部位不同常分为3型:①肝管闭锁。②肝门部闭锁。③胆总管闭锁。不论哪种类型其病理变化都为胆汁淤积性肝硬化,镜下见胆小管增生,管内可见胆栓,管周可见炎性细胞浸润,汇管区发生纤维化。新生儿、婴儿出现进行性梗阻性黄疸,陶土色大便结合实验室检查及 ^{99m} Tc—EHIDA 排泄试验基本可以确诊。

此病早期手术非常重要,以出生后2个月内手术为宜,常见的手术方式:①肝管或胆管与空肠 Roux—en—Y 吻合术;②胆囊空肠 Roux—en—Y 吻合术;③肝移植,其中 Kasai 手术适合肝门部胆管闭锁病例。

术后主要并发症如下:①术后无胆汁或者胆汁分泌不足而仍有黄疸;②逆行性胆管炎;③吻合口再次狭窄或闭锁。术后无胆汁或胆汁分泌不足,可能与术前梗阻太久而引起肝脏严重损害及未解剖到发育正常的肝管就进行了胆肠吻合有关。对于先天性胆管闭锁应尽早手术,术中应逐层解剖肝管,直至找到发育正常的肝管,并将其与空肠进行吻合。若吻合口再次狭窄或闭锁,肝移植是唯一有效的处理方法。

(于建伟)

第五节　胆管结石手术并发症

一、胆囊结石

胆囊结石是结石病中的一种,主要为胆固醇性结石或以胆固醇为主的混合性结石,胆囊结石主要见于成年人,女性常见,尤以经产妇和服用避孕药者常见。早期常无明显症状,胆绞痛是其典型的首发症状,呈持续性右上腹痛阵发加剧,向右肩背放射,常伴恶心、呕吐。体征常不明显,右上腹胆囊区可有压痛,有时可触及肿大的胆囊。B超检查可发现胆囊内有结石光团和声影,并随体位改变而移动。胆囊结石治疗的方法较多,但仍以外科手术治疗为主。胆囊切除是胆囊结石的最佳治疗方法,其适应证:①胆囊结石反复发作引起临床症状;②嵌顿在胆囊颈部或胆囊管处的结石可导致急性胆囊炎,甚至胆囊坏疽穿孔;③慢性胆囊炎可使胆囊萎缩,胆囊无功能,长期炎症刺激还可导致胆囊癌;④结石充满胆囊,虽无明显症状,实际上胆囊已无功能。

胆囊切除术包括传统的开腹胆囊切除术(OC)和腹腔镜胆囊切除术(LC)。无论是OC还是LC,都有并发症发生的可能,包括手术近期并发症和远期并发症。近期并发症主要是术后出血、胆漏、胆汁性腹膜炎、肝下积液或膈下脓肿、术后黄疸、术后胰腺炎、胆总管残留结石、胃肠瘘等。远期并发症包括胆管狭窄(胆管损伤引起)、胆总管再发结石、胆管出血、胆囊切除术后综合征、胆囊管残留过长综合征等。

二、胆总管结石

胆总管结石是指位于胆总管内的结石,根据其来源可分为来自胆囊的继发性胆总管结石和原发性胆总管结石。目前,原发性胆总管结石已明显减少。胆总管结石发作时阵发性上腹部绞痛,寒战、发热和黄疸三者并存,是结石阻塞继发胆管感染的典型表现。由于胆汁滞留,胆囊的收缩和胆总管扩张,以及胆总管的蠕动,可使结石移位甚至排出。根据典型的临床表现联合B超检查,一般可以确诊。胆总管结石主要采用外科手术治疗,常用的手术方法:①经内镜做ERCP取石篮取石,对于较大的结石可以经EST联合弹道碎石后取出;②开腹行胆总管切开探查取石、T管引流术。常见并发症:术后菌血症、胰腺炎、胆漏、肝下或膈下脓肿、术中胆管出血、结石残留、肝固有动脉及肝右动脉损伤、门静脉损伤、胆总管下端贯通伤、胰腺和十二指肠损伤、T管处理不良并发症等。对于术后菌血症、胰腺炎、胆漏、肝下或膈下脓肿、术中胆管出血、结石残留的原因及处理见本章第一节。

(一)肝固有动脉及肝右动脉损伤

1.原因　胆总管切开时,有损伤肝固有动脉及肝右动脉的可能。尤其是肝右动脉,这与其解剖关系有关。一般若左右肝管分叉较低时,肝右动脉可从胆总管前方穿过,在严重粘连或操作粗糙时可致其损伤。损伤包括切断和结扎,切断可引起大出血,一般用Pringle法阻断,可用无损伤血管钳钳夹血管断端予以修补或结扎。

2.防治　在胆总管前方游离时若发现较粗大的条索状管道,不要轻易横断,可触摸有无搏动,若确定是动脉,应将其游离后推向一边加以保护。

(二)门静脉损伤

胆总管切开探查偶可损伤门静脉,引起术中大出血,后果十分严重,死亡率高达50％。

1.原因 ①解剖因素:门静脉解剖变异,门静脉可出现在胆总管或十二指肠的前方。②病理因素:长期反复的炎症刺激,可引起局部致密粘连,是导致术中门静脉损伤的主要因素,占70％以上;嵌顿在肝外胆管的结石,长期压迫胆管后壁和门静脉可导致其坏死,当去处结石时可发生胆管门静脉瘘引起出血。③技术因素:游离胆总管时,盲目的钝性分离易损伤门静脉;切开胆总管时当尖刀刺入过深,可将胆总管前后壁及门静脉一起切开;术中肝门部组织出血,行缝扎止血时缝合过深也可损伤门静脉。

2.防治 术前应充分利用现有的条件和手段了解胆管和周围血管的走行,了解有无变异;术中常规安放肝十二指肠韧带阻断带,以备不时之需;手术操作时要细心分离,避免误切。若一旦发现门静脉损伤,切忌盲目钳夹,应立即用手指压迫或阻断肝十二指肠韧带,吸净血液,明确损伤部位、大小、形态等,再考虑相应的处理,常见有缝合止血、缝合修补,若是门静脉横断在长度足够时可以行端端吻合,若长度不够可行血管移植。

(三)胆总管下端贯通伤

1.原因 长期炎症引起十二指肠乳头部水肿、痉挛或壶腹部结石嵌顿时,胆总管下端出口处受阻,当术者经验不足,胆管探条受阻手感较差,尤其是用3～4号探条强行扩张时,探条可穿入十二指肠,也可从胆总管胰腺段前壁或后壁穿出,引起胆总管下端贯通伤。

2.防治 在探查胆总管下端阻力较大时,宜做Kocher切口,触摸十二指肠乳头及壶腹部有无结石嵌顿或肿瘤;有条件时可以行术中胆镜检查,了解壶腹部有无病变及括约肌功能是否正常;探条探查时应由粗到细逐号探查,遇到阻力时即停止。一旦发生贯通伤,应掀起胰头和十二指肠检查假道,若假道小又无出血和出口狭窄,可置T管引流,局部放置腹腔引流。若假道较大,可在探条指引下用可吸收缝线修补后放置T管引流。若损伤靠近主胰管,应做胆胰管壶腹括约肌成形术,在主胰管插入导管保护后直视下修补。

(四)胰腺和十二指肠损伤

1.原因 ①解剖因素:胆总管末端从左向右以135°斜向进入十二指肠降部,70％～80％的主胰管平行于该段胆总管,于下方约2cm处与之汇合成壶腹部,因此,胆总管胰腺段弯向十二指肠降部的起始处,邻近胰头与十二指肠降部之间,为一潜在的薄弱部位,是容易损伤的部位。②病理因素:胆总管下端有结石嵌顿或肿瘤时,探查时可使胆管探条受阻而改变方向,如用力不当易引起胰腺和十二指肠损伤。③器械损伤:取石钳、胆管探条、胆管扩张器等都具有盲目性,若反复操作、用力过度或器械使用不当,都可造成胰腺和十二指肠损伤。

2.防治 胆管探查时应熟悉胆管解剖、细心操作;小心使用胆管扩张器;尽量避免使用金属胆管探条,采用术中胆镜或胆管造影。一旦发现胰腺损伤,一般损伤较小、无出血,仅需局部行腹腔引流,术后应用生长抑素抑制胰腺分泌若十二指肠前壁及外侧壁损伤时,裂口规则可用可吸收缝线缝合修补,局部行腹腔引流,胆总管行T管引流;广泛而不规则的撕裂伤,除修补外,应旷置十二指肠,并做预防性十二指肠造瘘和腹腔引流,以防术后发生十二指肠瘘。若十二指肠后壁损伤裂口小而规则,可缝合修补,但十二指肠内外均需引流,胆总管行T管引流;广泛而不规则撕裂伤则应做裂口修补、胆管空肠吻合术,仍需在十二指肠内外行引流。

(五)T管处理不良并发症

胆总管探查后,尽管有人报道可以不放T管而用无损伤可吸收缝线直接缝合,但大多数主张放置T管引流。放置T管可以降低胆管压力,待乳头水肿消退、Oddi括约肌痉挛缓解,又可术后行胆管造影并了解有无结石残留,若有结石残留,可以用胆镜取石。但因 T 管修剪、放置、拔管不当而引起的并发症也屡见不鲜,主要问题有:①T 管横臂上修剪三角形小窗不规范,仅剪去一小片或剪去部分偏离轴心,拔 T 管时两短臂对合鼓起,易划破已形成的瘘管,引起胆汁性腹膜炎或撕裂胆总管引起出血。②T 管横臂过短,或腹壁 T 管固定牢固而腹腔内段较短,在搬动患者或患者严重腹胀时,T 管自胆总管脱出。③T 管周围未用大网膜包裹,胆管周围解剖过多、T 管过粗、缝合过紧影响胆管血供,打结过紧缝线可切割胆管,缝线绕住 T 管。④T 管自腹壁引出不规范,给术后胆镜检查增加困难。⑤因胆管结石残留、Oddi 括约肌狭窄或乳头部肿瘤致胆管出口不畅,拔 T 管前未试夹 T 管;拔管操作粗暴;当同时放有腹腔引流管时,两管从同一腹壁戳创口引出时,拔腹腔引流管可误将 T 管拔出,或将 T 管带出体外,以上都可以导致拔 T 管后胆漏、胆汁性腹膜炎。

防治:对于以上情况,重在预防。术者应加强责任心,防治粗心大意,手术操作时仔细辨别解剖结构,细心操作。根据胆总管的直径选择相应大小的 T 管,修剪 T 管适当。术中最好用大网膜包裹 T 管。T 管应在术后 4~6 周拔除,拔出前应常规行 T 管造影,了解周围有无窦道影,如遇年老体弱、贫血、低蛋白、糖尿病或应用激素等患者,拔管时间还应延长。拔管用力不要太猛,要均匀适度。

三、肝内胆管结石

肝内胆管结石是指发生于左右肝管汇合部以上的结石。肝内胆管结石可广泛分布于两肝叶胆管各分支内,亦可局限于一处,一般以左肝外叶或右肝后叶最为多见,可能与该处胆管弯度较大和胆汁引流不畅等有关。肝内胆管结石多数合并有肝外胆管结石。对于肝内胆管结石的治疗,以手术为主,且其治疗难度远高于肝外胆管结石。对于肝内胆管结石的手术以肝叶切除为主,若伴有胆总管结石可以同时行胆总管切开探查取石、T 管引流术,若合并有肝门部胆管狭窄者,可以行肝门部胆管整形后再行肝门胆管空肠 Roux－en－Y 吻合术。手术的主要并发症是术后结石残留、复发,脓毒血症,胆管出血,肝功能衰竭,胆漏,腹腔内出血,伤口脂肪液化/感染,腹腔感染,胸腔积液。

(一)腹腔内出血

术后腹腔出血是肝切除术后常见并发症之一,占所有并发症的 9%～29%。

1.原因　①术中止血不彻底;②血管结扎线脱落;③肝断面部分肝组织坏死继发感染出血;④腹腔引流不畅,创面积液感染后断面结扎线脱落;⑤凝血功能异常,长期的胆管梗阻,肝功能严重损害,凝血功能较差。

2.防治　对于凝血功能异常者,术前应纠正,补充足量的维生素 K,纠正低蛋白血症和水、电解质平衡紊乱,进行护肝治疗,改善肝脏储备功能。术中切肝时应仔细结扎肝内动静脉和胆管,严防血管回缩,切除后的肝断面应闭合或用大网膜覆盖。引流管应安放在合理位置,术后保持引流通畅。术后以预防感染、止血、护肝、维持水及电解质平衡等治疗为主。严密观察引流情况,若无明显的出血或胆漏,引流管可逐渐退管后拔除。

(二)伤口脂肪液化/感染

伤口脂肪液化/感染是肝内胆管结石术后常见的并发症之一,发生率在 15% 以上。

1.原因　①开腹时没有使用手术刀切开皮下组织,而是切开皮肤后用电刀切开皮下组织;②术中胆汁污染切口;③肥胖、合并有糖尿病者。

2.防治 ①开腹时尽量避免用电刀切开,遇到出血时使用电凝止血;②开腹后,使用切口保护膜来保护切口;③关腹时大量的盐水冲洗伤口;④术后一旦发现伤口红肿,尽早撑开引流。

(三)腹腔感染

肝内胆管结石行肝切除术后腹腔内感染的发病率为 8%～20%,是肝切除术后常见并发症之一。

1.原因 ①引流管位置不合理,术后引流不畅;②引流管拔除过早;③肝切除术后肝功能受损,发生腹水,易继发感染;④手术时间过长,或术中低血压持续时间较长等。

2.防治 ①肝裸区、膈下游离面及肝断面充分、彻底止血,特别是肝断面所遇管道要仔细结扎;②肝切除术后常规放置腹腔引流;③术后注意保持引流通畅,严密观察记录引流量,避免过早拔除引流管;④一旦出现膈下积液征象,立即行 B 超检查,早发现、早处理。笔者处理时通常在 B 超引导下行膈下积液穿刺抽液或置管引流。

(四)胸腔积液

胸腔积液是肝切除术后常见并发症之一,大部分肝切除术后患者均存有少量的胸腔渗出,但需要做胸腔穿刺抽液或引流处理的也不少。笔者统计过 101 例肝内胆管结石行肝切除中,10 例术后出现胸腔积液。

1.原因 ①膈肌损伤;②反应性胸膜炎;③肝性胸腔积液;④术后肺不张等。

2.防治 术中尽可能地减少对膈肌刺激和损伤,减少对肝脏的损伤,合理放置引流管,术后保持引流通畅,不要过早地拔除引流管。一旦发生,少量胸腔积液(<100mL)可密切观察,加强护肝,提高胶体渗透压,少量使用利尿剂,多可自行吸收。较大量的胸腔积液,应在 B 超定位下行胸腔穿刺抽胸水。大多数病例经 5～10 次胸腔穿刺抽液后,即可治愈。若术后出现中到大量胸腔积液时,经多次穿刺抽液仍不能缓解时,可考虑行胸腔闭式引流。

(任雷)

第六节 胆管良性肿瘤并发症

胆管良性肿瘤是指发生在肝外胆管壁和胆囊壁的良性肿瘤和肿瘤样病变,主要为息肉、乳头状瘤、腺瘤和囊腺瘤等。此类患者在肿瘤较小时,一般无临床症状。当肿瘤长大引起胆管梗阻时,可出现黄疸,当合并感染时可有胆管炎的表现。B 超检查可发现胆囊或胆管内占位性病变,不随体位改变而移动。对于小的胆囊息肉,在没有症状的情况下,可以定期观察。而对于乳头状瘤、腺瘤或囊腺瘤一经确诊,应手术切除。若病变在胆囊,可以行 LC 或 OC;若病变在胆管,则应根据肿瘤的部位而采用相应手术方式。通常采用肿瘤切除、胆管-空肠吻合术。若是肝外胆管良性肿瘤,则行肿瘤切除、胆管-空肠吻合术,术后主要并发症有胆肠吻合口瘘、胆管逆行感染、内疝、胆肠吻合口狭窄等。

一、胆肠吻合口瘘

1.原因 ①吻合时缝合不严密,黏膜对合不良或部分缝合针距过大;②吻合口局部张力过大;③游离过多的胆管而缺血、坏死;④全身营养状况差造成吻合口愈合不良,以上都可以引起吻合口渗漏,而发生胆瘘。

2.防治　①吻合时,尽量使胆管黏膜和肠管黏膜对合好再吻合,吻合间距尽量小;②采取各种手段降低吻合口的张力,尤其在高位缝合时,吻合口不得有张力;③胆肠吻合术后,早期有少量胆汁渗漏,若在吻合口周围涂一层生物胶,对此种小胆漏为一种有效的预防手段;④术后加强支持治疗,纠正水、电解质紊乱,做胆汁细菌培养,根据结果使用敏感抗生素。一旦发生,建立通畅的引流,一般小胆漏可以自行愈合若有瘘管形成,应做瘘管造影,进一步了解其原因、位置和性质,待时机成熟时再行修补术。

二、胆管逆行感染

胆管逆行感染是胆肠吻合术后常见的并发症之一,发生率为 2.2%～16.7%。

1.原因　①胆肠反流;②桥袢肠管过短;③吻合口狭窄;④盲袢综合征等。

2.防治　①设置抗反流措施,通常有以下方式:同步并行缝合、空肠 Y 形吻合、空肠袢平滑肌人工乳头法、空肠袖套式吻合、改良袢式吻合等。笔者通常采用改良袢式吻合。②桥袢肠管的长度一般需在 30cm 以上,最好加用抗反流装置,否则其长度应在 40～50cm。③胆肠吻合口应尽可能大,对于肝内胆管结石者,应做大口径吻合,一般其直径应>2cm。④尽可能不用胆总管侧与十二指肠或空肠吻合术来避免盲袢综合征的发生。

三、内疝

1.原因　胆肠吻合分为结肠前和结肠后吻合,结肠后吻合如系膜间裂孔封闭不严可发生内疝,但内疝多见于结肠前吻合,小肠可钻入桥袢与结肠间的间隙,引起肠梗阻。

2.防治　结肠前吻合时,在桥袢肠管与结肠系膜间缝合使之粘连;结肠后吻合时系膜间裂孔要严密封闭。

四、胆肠吻合口狭窄

1.原因　①患者胆管较细;②吻合口缺血;③吻合口较小;④吻合口纤维瘢痕收缩。

2.防治　胆肠吻合时应将胆管扩大切开,做大口径吻合,缝合时黏膜内翻不宜过多,不用连续缝合;若胆总管直径较小时,应在吻合口内放置支架管进行支撑,支撑时间应>6 个月。

(任雷)

第七节　各种胆管手术并发症

一、开腹胆囊切除手术并发症

由于胆囊位置较深,位于肝脏脏面,手术时要求解剖胆囊三角,而此处重要的血管和胆管常有解剖变异,加之炎症粘连、解剖不清,要求术者术中解剖清晰、操作准确,尽量避免潜在的危险。

(一)难以发现胆囊

1.原因　①高位胆囊:胆囊底位于肋缘 5cm 以上,在麻醉不满意、术野显露差的情况下,可能找不到胆囊。②胆囊萎缩:长期反复的胆囊炎发作,使胆囊壁纤维组织增生、黏膜坏死、肌纤维萎缩,致使胆囊缩小,少数胆囊仅呈一较细的条索,易忽略而难以发现。③肝内胆囊:

在胚胎时期发育异常而引起肝内胆囊。④先天性胆囊缺如。

2.防治 术前应通过B超、胆管造影来准确定位、了解胆囊大小及变异情况,根据情况来选择切口位置如有必要行术中B超或胆管造影来确认。若怀疑有胆囊缺如时,尽量排除因胆囊萎缩所致

(二)胆心反射与心脏骤停

1.原因 ①胆心综合征:有胆心综合征患者术中易发生胆心反射,且心脏骤停发生率较高。②手术刺激:游离和牵扯胆囊或探查胆总管时,可引起胆心反射,甚至心脏骤停。

2.防治 术前详细了解患者心肺情况,术前应用阿托品,可抑制迷走反射。麻醉方法尽量选用全身麻醉,术中禁用吗啡和芬太尼。术中严密监护患者的生命体征,当出现心率减慢、血压下降时,应停止手术,及时纠正,防止心脏骤停。

(三)术中大出血

1.原因 ①牵拉胆囊用力过猛,胆囊从胆囊床撕脱;②门静脉高压时,胆囊壁和肝脏之间的胆囊静脉较短,压力高,在分离时易破裂出血;③胆囊动脉拉断或胆囊动脉结扎不牢引起出血;④肝固有动脉损伤或肝右动脉损伤引起出血;⑤行肝十二指肠韧带淋巴结清扫时,损伤门静脉引起出血;⑥下腔静脉损伤引起出血,在胆囊切除时,极少见下腔静脉损伤;⑦肝实质损伤引起出血;⑧患者合并凝血机制障碍性疾病。

2.防治 术前根据影像检查确定胆囊的位置来选择手术切口,常规在肝十二指肠韧带放置一条阻断带,当遇到胆囊动脉、肝固有动脉、肝右动脉或门静脉出血时,可以收紧阻断带,控制出血,用无损伤血管缝线进行修补。当下腔静脉损伤时,用主动脉钳并排夹住裂口,后用无损伤血管缝线进行修补。若是肝实质损伤,可以根据具体情况,选用肝针对边缝合止血,小的出血可用电凝止血等。

二、胆囊造瘘术手术并发症

(一)胆漏

1.原因 主要是由于未收紧缝合荷包,固定不牢靠,或是胆囊坏疽继发穿孔所致。

2.防治 胆囊造口处应缝合两层,即做两个荷包缝合固定引流管,并将胆囊底与腹壁戳口处腹膜缝合固定。胆囊有水肿、坏死时,可用大网膜覆盖加固,并放置腹腔引流。一旦发生胆漏,若腹腔引流管通畅,加强营养,胆汁渗漏一般可自行愈合。若无腹腔引流管时,可出现胆汁性腹膜炎,此时需在B超引导下穿刺引流或手术引流。

(二)造瘘管滑脱或折断

1.原因 造瘘管滑脱与安放引流管固定不牢靠和用力牵拉所致;而折断则与造瘘管质量有关。

2.防治 应当选用蕈状管或T管来做造瘘管,造瘘管应妥善固定在腹壁;术后活动时,应细心维护,防止过度牵拉,一旦发生造瘘管滑脱或折断,可引起胆漏和胆汁性腹膜炎,常需再手术重新安放新造瘘管进行引流和减压。

(三)造瘘口不愈合

1.原因 由于胆囊内残留结石,间歇地堵塞胆囊管,使胆汁和黏液持续地从窦道流出,造瘘口不能自行愈合。

2.防治 做胆囊造瘘时,应取净胆囊结石。

三、胆总管切开探查术手术并发症

胆总管切开探查术手术并发症包括：术后菌血症、胰腺炎、胆漏、肝下或膈下脓肿、术中胆管出血、结石残留、肝固有动脉及肝右动脉损伤、门静脉损伤、胆总管下端贯通伤、胰腺和十二指肠的损伤并发症等。

四、胆肠吻合术手术并发症

胆肠吻合术包括胆总管十二指肠吻合术、间置空肠胆管十二指肠吻合术、胆管空肠 Roux－en－Y 吻合术、胆管空肠改良祥式吻合术等。

（一）吻合口瘘

1. 原因　①吻合时缝合不严密，黏膜对合不良或部分缝合针距过大，若胆管、肠管水肿时更容易发生；②吻合口局部张力过大；③胆管游离过多而致缺血、坏死；④全身营养状况差造成吻合口愈合不良。以上都可以引起吻合口渗漏，发生胆瘘。

2. 防治　①吻合时，尽量使胆管黏膜和肠管黏膜对合好再吻合，吻合间距尽量小；②在吻合口近端胆管内放置 T 管可以减少术后吻合口瘘的发生，然而行内引流术后，T 管的外引流则不是必要的；③采取各种手段降低吻合口的张力，尤其在高位缝合时，吻合口不得有张力；④胆肠吻合术后，早期有少量渗漏胆汁，若在吻合口周围涂一层生物胶，对此种小胆漏为一种有效的预防手段；⑤术后加强支持治疗，纠正水、电解质紊乱，做胆汁细菌培养，根据结果使用敏感抗生素。一旦发生，建立通畅的引流，一般小胆漏可以自行愈合。若有瘘管形成，应做瘘管造影，进一步了解其原因、位置和性质，待时机成熟时再行修补术。

（二）胆肠反流

1. 原因　胆肠内引流术后，一般反流入胆管的肠内容物在下行过程中可以通畅地回到肠道，当吻合口狭窄被阻时，则可引起胆管炎。

2. 防治　①加大吻合口：当吻合口足够大、无狭窄时，一般肠内容物反流入胆管后可以通畅地回到肠道，不会引起症状；②各种抗反流措施：同步并行缝合、空肠 Y 形吻合、空肠祥平滑肌人工乳头法、空肠袖套式吻合、改良祥式吻合、延长空肠 Roux 祥等。

（三）盲袋综合征

1. 原因　主要出现在胆总管十二指肠或空肠侧侧吻合术后，吻合口远端的胆总管形成盲袋，盲袋内可充满结石及残渣，不断堆积向近端蔓延导致胆管梗阻、胆管感染等相应的症状，即成盲袋综合征。吻合口狭窄及反流也是盲袋综合征的原因。

2. 防治　严格手术适应证，尽量不行胆总管、十二指肠或空肠侧侧吻合术。

（四）胆肠吻合口狭窄

因病因不同，所行手术不同，产生狭窄的原因也不尽相同。

1. 原因　①患者胆管较细；②吻合口缺血；③吻合时，内翻肠道较多使吻合口较小；④吻合口纤维瘢痕收缩；⑤若是恶性肿瘤疾病，因肿瘤复发后累及也易产生狭窄；⑥支架管拔除过早，支撑时间不够。

2. 防治　胆肠吻合时应将胆管扩大切开，做大口径吻合，缝合时黏膜内翻不宜过多，不用连续缝合；若胆总管直径较小时，应在吻合口内放置支架管进行支撑，支撑时间应＞6 个月。

五、Oddi 括约肌切开及成形术手术并发症

（一）十二指肠损伤

1. 原因　①寻找乳头的方法不熟，切开十二指肠壁的部位离乳头较远，使肠壁切口过长；②用 Bake 探条探查时用力过大或使用的探条过尖，会容易穿破胆总管下段后壁，进而损伤十二指肠后壁。

2. 防治　①要熟悉寻找乳头的方法及乳头所在部位的黏膜皱襞标志，可用胆管探条或胆石匙顶起乳头来准确定位切开部位，使切口不至于过大；②使用 Bake 探条探查时动作要轻柔，尤其是在用小号扩张器遇到阻力时避免暴力操作。若切开过大时，应根据切开方向做间断缝合，即横切横缝、纵切纵缝；有时也采用斜形切开十二指肠。若是十二指肠后壁损伤，关键要保持良好的引流，术后一旦发现引流管内有脓液，要保持引流管引流通畅。

（二）急性胰腺炎

1. 原因　①术中操作引起乳头水肿或局部创伤；②术中误将胰管开口缝闭或部分缝合使胰管开口狭窄；③慢性胰腺炎患者行 Oddi 括约肌切开及成形术后易引起炎症急性发作。

2. 防治　①术中操作应轻柔精细，减少创伤，避免术后因炎症、水肿影响胰液的排泄；②术中一定要认清胰管的开口，必须确保胰管开口未被缝合，特别是在局部有较大出血时，不可盲目缝扎；③对于有胰腺炎病史的患者，因胰管开口狭窄行扩张或切开术者，可在胰管内放置导管引流。

六、肝门部胆管狭窄手术并发症

肝门部胆管狭窄手术并发症主要有腹腔内出血及上消化道出血、感染、胆漏及吻合口再狭窄等。以上并发症的原因及处理见本节的相应内容。

七、肝门部胆管癌手术并发症

（一）术中大出血

1. 原因　①门静脉损伤，若肿瘤与门静脉紧密粘连或浸润时更容易发生；②肝固有动脉或其分支损伤；③附加肝叶切除时，肝静脉或肝短静脉损伤。

2. 防治　解剖肝门部胆管时，常规在肝十二指肠韧带预置阻断带，遇到大出血时收紧阻断带，门静脉破损处可用无损伤血管缝线修补，动脉损伤同样可用无损伤血管缝线修补，或直接断端缝扎止血。

（二）术后吻合口瘘

1. 原因　肝门部胆管癌切除后，通常留有多支肝管的开口，常将多支肝管开口整形成 1 个或 2 个大的开口进行吻合。但由于胆管壁薄，缝合容易撕裂，特别是在靠门静脉分叉处常无足够的胆管组织供吻合，缝合欠佳，术后引起吻合口瘘。

2. 防治　肝管空肠吻合时要防止胆管撕裂，常将多支肝管开口进行整形，采用无损伤缝线进行吻合，可在吻合口内放置支架管，既可预防术后吻合口狭窄，又可胆管内减压，有助于吻合口愈合。

（三）肝功能衰竭

1. 原因　①术前梗阻性黄疸时间较长，肝功能严重受损；②附加肝叶切除时，创伤大、出

血、应激等可导致肝功能衰竭。

2.防治　①对于黄疸较重时,可以术前行 PTCD 引流;②加强围手术期的护肝治疗;③根据胆管癌侵犯范围只切除必须切除的肝脏,尽量保留有功能的肝实质。

(四)腹腔内感染

1.原因　术中胆汁或肠液渗漏、创面渗出、膈下或肝下积液、胆漏、术后引流不畅及机体免疫力低下。

2.防治　手术创面彻底止血;术前预防性使用抗生素,术中常规放置腹腔引流管,术后保持引流通畅。

八、T 管及 U 管置入术手术并发症

U 管置入术适用于肝胆管恶性肿瘤,无法行根治术,特别是肝门部胆管癌;肝内胆管结石或肝胆管良性狭窄;一些少见的肝胆疾病,如硬化性胆管炎等。

(一)肝实质或肝胆管出血

1.原因　胆管探条穿经肝实质时用力过猛,可引起肝实质表面裂伤而出血,也可使肝胆管出血。

2.防治　选择适当型号的胆管探条,细心操作,避免暴力;在肝实质表面出口处使用止血剂可起到一定作用。

(二)膈下感染

1.原因　①肝实质或肝胆管出血未及时引流积聚在膈下;②胆汁经肝实质表面的窦道口渗漏至膈下。

2.防治　术中细心操作,彻底止血,放置 U 管时避免侧孔漏在肝实质外面。

九、经肝脏切开胆管取石手术并发症

经肝脏切开胆管取石术主要用于处理经肝门切开胆管无法将其取出和相应肝叶段组织未出现明显纤维化损害的肝内聚集性结石。经肝脏切开胆管取石术,术后残石率高且疗效差,目前很少使用此术式,多采用直接肝段/叶切除术。结石残留或复发为主要并发症,发生的原因和防治措施如下:

1.原因　切开取石的胆管存在相对性甚至绝对性的引流不畅,为解除结石发生的根本原因。

2.防治　对于肝内胆管结石治疗尽量施行肝段/叶切除术。

(任雷)

第八节　经皮胆管引流术的并发症

经皮胆管引流术(PTCD)的并发症按照发生原因不同常可分为导管支架相关并发症和非导管支架相关并发症。

一、导管支架相关并发症

(一)导管周围胆汁漏

与引流通道在肝实质通过途径过短有关。另外,窦道形成后,更换引流管不恰当也会引起导管周围胆汁漏。

(二)血性引流液

PTCD 术后 24h 内,引流管内出现血性引流液或血块并不少见,这与操作时对肝实质和胆管内皮的损伤有关,但这种出血不会持续超过 10h,术后 10h 会恢复黄色引流胆汁,术后 24h 的胆汁镜检基本无法发现血细胞。但应该意识到血性引流液可能是术后导管相关并发症中最严重的并发症之一。其原因很多,常见的有胆管血管瘘,由于引流管同时穿透了血管(肝动脉或门静脉)和胆管,同时它也是诱发败血症的原因。这种胆管血管瘘通常表现为术后持续血性引流液,其原因是导管的侧孔位于肝内大血管内,这种情况常是导管置入后移位引起。导致导管容易移位的主要原因是引流路径的制定不合理,因此肝内胆管引流除了根据胆管扩张的程度外,还应结合造影和增强 CT 的表现。在增强 CT 上,应注意胆管和门静脉的伴行关系,穿刺途径应尽量避免经过大血管再到达胆管。使用造影穿刺同步化的一步法胆管穿刺针有利于避免血管胆管同时穿透,它在穿刺进针同时给予一定压力的造影剂注射,当它在肝实质造影剂基本无法注入而进入血管或胆管时就会显影,这样就能避免经过血管到达胆管。但目前国内类似穿刺针应用很少,故术前对引流导管进入胆管部位的选择和引流路径的设计尤为重要穿刺前确定哪几段胆管的哪些部位是属于安全引流段,置管时预留足够“安全预置段”,审慎地对待每一个环节才能避免血性引流液的发生。既已发生的胆管静脉瘘所引起的血性胆汁在术后使用止血药后一般可治愈,胆管动脉瘘有时需要肝动脉栓塞治疗才能解决。另外,放置引流管时对病变部位主动或被动的扩张有时也会引发病变出血,一般不需特别处理,但要防止血块堵塞引流管。

(三)导管堵塞

综合近期文献报道,导管堵塞应居导管相关并发症中的首位。导致导管堵塞因素很多,其中感染因素和肠液反流因素较常见。多数胆管阻塞都伴有细菌感染的存在。外引流建立后,胆管接触外来致病菌机会更加增多,扩张胆管内的胆汁在酸碱度上也更适于细菌的生长。而多数细菌会导致胆管上皮水肿坏死,同时细菌会分解胆汁引起胆盐结晶。内外引流建立后,肠液不可避免地将反流进入胆管,这将导致胆汁酸碱度的改变,亦会引起胆盐的沉积,这些固体成分是导致导管堵塞的主要因素。针对导管堵塞的措施应以预防与及时治疗并重,足量有效的抗生素可以减少胆泥的产生。另外口服熊脱氧胆酸也可预防胆泥的发生,但要完全避免胆管引流管的堵塞非常困难由于解决胆管引流管堵塞的难度不大,只要及时发现也不会引起患者的生命危险。

(四)胸腔积液及血胸

一般由于穿刺点选择不正确,或穿刺盲目偏向头侧所致。血胸是发生率较低的并发症,但治疗非常困难。因为必须拔除原引流管,重新建立引流途径。但经过多日引流后,往往会给再次胆管穿刺带来一定困难。急于拔除引流管又有可能导致胆汁漏入胸腔,导致胸水加剧。严重时需要外科治疗。要避免血性胸水的方法并不困难,在穿刺前要患者深吸气,然后以外肋膈角以下一个肋间隙以下为穿刺点。注意穿刺点如果选择低于腋后线,至少应低于外肋膈角以下两个肋间隙。

（五）胆汁性腹膜炎

最常见的原因是引流管脱出，侧孔露入腹腔造成。另外，拔管后未对窦道进行处理，导致胆汁经窦道外渗也比较常见。

（六）消化道出血

常见于支架置入后，主要由于支架刺激病灶引起；另外支架释放定位不佳，支架位置过低，尾端顶撑胆管十二指肠开口对壁小肠，也可引发十二指肠溃疡甚至穿孔。

二、非导管支架相关并发症

（一）类败血症反应

此为最多见的并发症，因为梗阻的胆管常合并有感染，穿刺和引流管置入过程有可能将这些细菌带入血中。胆管造影推注造影剂过快和压力过大都是引起菌血症的原因。围手术期使用足量的抗生素可有效地避免发生。

（二）术后水、电解质紊乱

过度引流引起，特别是内外引流可能导致肠液丢失。内外引流适时关闭外引流，控制引流量，同时多途径补充丢失元素，可避免严重后果。

（三）心力衰竭和术中胆心反射

发生率并不高，但后果可能很严重。所以胆管介入操作必须配备心电监护，术中参与人员密切观察，一旦发生及时处理，可避免严重后果发生。

（四）处理

非导管支架相关并发症中以类败血症最常见也最严重。这种并发症与大量潴留胆汁进入血液循环有关，造影时注意不要过快推注造影剂以及避免多次穿刺肝内大血管可以减少该并发症的发生。最重要的是对该并发症发生后处理应给予足够重视，在保证足量抗生素治疗和抗休克的同时，还应注意避免心力衰竭和水、电解质紊乱以及复杂酸失衡的发生。在笔者所在医院近千例 PTCD 患者中，仅在 10 年前有 3 例发生该并发症而死亡，近年由于治疗计划更加严密，该并发症虽时有发生，但均能在 2 天内有效控制。

术中胆心反射也是比较危险的并发症，笔者主张所有的 PTCD 患者均在术中使用了心电监护，一旦发生及时给予阿托品、多巴胺等治疗，可以防止严重后果发生。术中的胆心放射、术后的类败血症反应、血胸等均有可能进一步导致心力衰竭的发生，特别是年龄较大的病例发生率更高。术前明确有胆管感染、心功能欠佳、有冠心病史的病例应列为心力衰竭高危病例，术前就应中心静脉置管，术后应注意监测中心静脉压。

另外，支架置入作为姑息性治疗不能手术的低位恶性梗阻性黄疸的办法之一已被广泛接受，但无论是经皮顺行置入还是经内镜逆行置入，医生不得不将支架放置在壶腹部 Oddi 括约肌处。这种置入虽然解决了胆汁内引流的问题，但是势必导致 Oddi 括约肌功能失常，然而壶腹部异常引发机体什么样的反应，目前研究不多。但可以借鉴其他医源性对壶腹部的破坏或影响，如外科的胆肠吻合术、内镜下的十二指肠乳头切开的相关理论研究或假说进行推断。壶腹部内支架置入后，胰液可能反流入胆系，有研究显示，低位支架置入后，绝大部分病例会出现胆汁中脂肪酶、淀粉酶均显著升高，出现胆汁成分异常，即胆汁内出现高含量的消化酶，酶学异常是壶腹部内支架置入后胆汁成分变化的直接表现。正常生理状况下,胆汁内不应含有消化酶,脂肪酶、淀粉酶是胰液内的主要消化酶,说明胆管支架跨越了 Oddi 括约肌后,胰液有可能进入胆系。更有研究显示,单纯外引流虽然也会导致胆汁中脂肪酶、淀粉酶升高,但内支架置入后脂肪酶、淀粉酶升高更为显著,这一现象说明胆管内支架跨越了 Oddi 括约肌后,壶腹周围可能有更为复杂的消化液分流状况,也可能是支架对胰管开口的压迫对消化液的分泌有影响,还可能是内支架置入并发胰腺炎症的原因。另外研究还显示,支架置入后原来无细菌存在的胆汁出现继发性细菌生长。研究最常见的细菌是革兰阴性菌中克雷伯氏杆菌属,提示我们在发生胆系感染时应首选有针对性的抗生素。

(任雷)

第八章　乳腺外科疾病

第一节　急性乳腺炎

急性乳腺炎是由细菌感染所致的乳腺的急性炎症,大多数发生在产后哺乳期的3～4周内,尤以初产妇多见。病原菌大多为金黄色葡萄球菌,少数是由链球菌引起。病菌一般从乳头破口或皲裂处侵入,也可直接侵入乳管,进而扩散至乳腺实质。一般来讲,急性乳腺炎病程较短,预后良好,但若治疗不当,也会使病程迁延,甚至可并发全身性化脓性感染。

一、病因和病理

1.乳汁淤积　乳汁的淤积有利于入侵的细菌的繁殖。原因有:乳头过小或内陷,妨碍哺乳,孕妇产前未能及时纠正乳头内陷;婴儿吸乳困难;乳汁过多,排空不完全,产妇未能将乳房内的乳汁及时排空;乳管不通或乳管本身炎症或肿瘤及外在的压迫;胸罩脱落的纤维也可以堵塞乳管引起乳腺炎。

2.细菌入侵　急性乳腺炎的感染途径:致病菌直接侵入乳管,上行到腺小叶,腺小叶中央有乳汁潴留,使细菌容易在局部繁殖,继而扩散到乳腺的实质引起炎症反应;金黄色葡萄球菌感染常常引起乳腺的脓肿,感染可沿乳腺纤维间隔蔓延,形成多房性的脓肿;致病菌直接由乳头表面的破损、皲裂侵入,沿着淋巴管迅速蔓延到腺叶或小叶间的脂肪、纤维组织,引起蜂窝织炎。金葡菌常常引起深部的脓肿,链球菌感染往往引起弥漫性的蜂窝组织炎。

二、临床表现

1.急性单纯性乳腺炎　发病初期阶段,常有乳头皲裂现象,哺乳时感觉乳头有刺痛,伴有乳汁淤积不畅或乳腺扪及有包块,继而乳房出现局部肿胀、触痛,患乳触及痛性肿块,界限不清,质地略硬,进一步发展则出现畏寒、发热、体温骤升、食欲缺乏、疲乏无力、感觉不适等全身症状。

2.急性化脓性乳腺炎　患乳的局部皮肤红、肿、热、痛,出现较明显的结节,触痛明显,同时患者可出现寒战、高热、头痛、无力、脉快等全身症状。此时在患侧腋窝下可出现肿大的淋巴结,有触痛,严重时可合并败血症。

3.脓肿形成　由于治疗措施不得力或病情进一步加重,局部组织发生坏死、液化,大小不等的感染灶相互融合形成脓肿。浅表的脓肿极易发现,而较深的脓肿波动感不明显,不易发现。脓肿的临床表现与脓肿位置的深浅有关。位置浅时,早期可有局部红肿、隆起,皮温高;深部脓肿早期局部表现常不明显,以局部疼痛和全身症状为主。脓肿形成后,浅部可扪及有波动感。脓肿可以是单房性或多房性,可以先后或同时形成;浅部脓肿破溃后自皮肤破溃口排出脓液,深部脓肿则可通过乳头排出,也可侵入乳腺后间隙中的疏松组织,形成乳腺后脓肿。如果乳腺炎患者的全身症状不明显、局部和全身性的治疗效果不明显时,可行疼痛部位穿刺,抽出脓液即可确诊。

三、辅助检查

血常规检查白细胞升高,中性粒细胞升高。影像学超声检查可探及乳腺包块,形成脓肿患者可探及有液性暗区。

四、诊断

急性乳腺炎多发生于初产妇的哺乳期,起病急,早期乳腺内出现一包块,有红、肿、热、痛,严重者可有畏寒、发热等全身中毒症状。病情如未得到及时的控制,数天后可在局部形成脓肿,有波动感,穿刺抽出脓液。

急性乳腺炎的包块注意与乳腺癌的肿块相鉴别。炎性乳腺癌患者乳房内可扪及肿块,皮肤红肿范围广,局部压痛及全身炎症反应轻,细胞学检查可鉴别。

五、治疗

1. 早期　注意休息,暂停患侧乳房哺乳,清洁乳头、乳晕,促进乳汁排泄(用吸乳器或吸吮),凡需切开引流者应终止哺乳。局部热敷或用鱼石脂软膏外敷,应用头孢或青霉素类广谱抗生素预防感染。

2. 手术治疗　对已有脓肿形成者,应及时切开引流。对深部脓肿波动感不明显者,可先B超探查,针头穿刺定位后再行切开引流,手术切口可沿乳管方向做放射状切口,避免乳管损伤引起乳瘘,乳晕周围的脓肿可沿乳晕做弧形切开引流。如果有数个脓腔,则应分开脓腔的间隔,充分引流,必要时可做对口或几个切口引流。深部脓肿或乳腺后脓肿,可以在乳腺下皱褶处做弧形切开,在乳腺后隙与胸肌筋膜间分离,直达脓腔,可避免损伤乳管。

(1)手术适应证:乳头周围或乳腺周围的炎性肿块开始软化并出现波动感,且B超检查有深部脓肿或脓液穿破乳腺纤维囊进入乳房后蜂窝组织内者,需及时切开引流。

(2)术前准备:应用广谱抗生素治疗感染,局部热敷促进脓肿局限化。

(3)麻醉与体位:多采用局麻或硬膜外麻醉,患者取仰卧位或侧卧位,有利于彻底引流。局部麻醉镇痛效果差,适于浅表的脓肿引流。

(4)手术步骤:乳头平面以上部位的脓肿多做弧形切口,也可做放射状切口。乳头平面以下的脓肿多做放射状切口,切口两端不超过脓肿的边界,否则可引起乳瘘。乳头或乳晕周围的脓肿多做沿乳晕的弧形切口。深部的脓肿可做乳房皱襞下的胸部切口,引流畅通,疤痕少。

针头穿刺,抽出脓液后在脓腔顶部切开,适当分离皮下组织,插入血管钳直达脓腔,放出脓液。

从切口伸入手指分离脓腔间隔,使小间隔完全贯通,排出分离的坏死组织。

等渗盐水或过氧化氢冲洗脓腔,凡士林纱布或橡皮片引流。若脓肿较大,切口较高,则应在重力最佳位置再做切口,便于对口引流或放置引流管引流。

脓液做细菌培养,对慢性乳房脓肿反复发作者应切取脓腔壁做病理检查,排除其他病变。

(5)术后处理:伤口覆盖消毒敷料后,应用宽胸带或乳罩将乳腺托起以减轻坠痛感,继续给予抗生素等抗感染治疗,控制感染至患者体温正常。术后第2天更换纱布敷料和引流物。若放置引流管可每日换药时用等渗温盐水冲洗脓腔。引流量逐渐减少,直到仅有少量分泌物时拔出引流物。术后可热敷或理疗促进炎症浸润块吸收。

（6）注意：手术后伤口要及时换药，每1～2日更换1次敷料，保证有效引流，防止残留脓腔、经久不愈或切口闭合过早。创腔可用过氧化氢、生理盐水等冲洗，排除的脓液要送细菌培养，确定是何种细菌感染，指导临床用药。哺乳期应暂停吮吸哺乳，改用吸乳器定时吸尽乳汁。如有漏乳或自愿断乳者，可口服乙底酚5mg每日3次，3～5日即可。对感染严重伴全身中毒症者，应积极控制感染，给予全身支持疗法。

六、乳腺炎的预防

要防止乳头破裂，乳头破裂既容易乳汁淤积，又有可能因伤口而发生细菌感染。怀孕6个月以后，每天用毛巾蘸水擦洗乳头。不要让小儿养成含乳头睡眠的习惯。哺乳后，用水洗净乳头，用细软的布衬在乳头衣服之间，避免擦伤。要积极治疗乳头破裂，防止出现并发症。轻度乳头破裂仍可哺乳，但在哺乳后局部涂敷10%复方苯甲酸酊或10%鱼肝油铋剂，下次哺乳前清洗。重度乳头破裂，哺乳时疼痛剧烈，可用乳头罩间接哺乳，或用吸奶器吸出后，用奶瓶哺食小儿。对乳头上的痂皮，不要强行撕去，可用植物油涂涂，待其变软，慢慢撕掉。防止乳汁淤积，产后应尽早哺乳。哺乳前热敷乳房以促进乳汁通畅。如果产妇感到乳房胀痛更要及时热敷，热敷后用手按捏乳房，提拔乳头。婴儿吸吮能力不足或婴儿食量小而乳汁分泌多者，要用吸奶器吸尽乳汁。宜常作自我按摩。产妇要养成自我按摩乳房的习惯。方法：一手用热毛巾托住乳房，另一手放在乳房的上侧，以顺时针方向转向按摩。如果乳房感到胀痛，或者乳房上有肿块时，手法可以重一些。

（曾海）

第二节　乳腺结核

乳腺结核系由于乳腺组织受结核杆菌感染而引起的乳腺慢性特异性感染，多继发于肺结核、肠结核或肠系膜淋巴结结核，经血行传播至乳房，或是由于临近的结核病灶（肋骨、胸骨、胸膜或腋窝淋巴结等）经淋巴管逆行或直接蔓延引起的，临床较少见。

一、病因和病理

乳腺结核大都是由别处血行转移或直接蔓延所致，其发病机理如下：直接接触感染，也就是结核菌经乳头或乳房皮肤创口直接感染；血行性感染，如肺部结核经血道播散；邻近灶蔓延，如肋骨、胸骨、胸膜结核的蔓延；淋巴道逆行播散，同侧腋窝淋巴结、颈锁骨上淋巴结逆行播散到乳腺。

二、临床表现

本病多见于20～40岁的妇女，病程缓慢。初期时乳房内有一个或数个结节，无疼痛或触痛，与周围组织分界不清，常有皮肤粘连，同侧腋淋巴结可以肿大，临床无发热，脓块软化后形成冷脓肿；可向皮肤穿出形成瘘管或窦道，排出有干酪样碎屑的稀薄脓液，少数患者的肿块经纤维化而变成硬块，使乳房外形改变和乳头内陷，有时和乳腺癌不易鉴别。

三、诊断

早期诊断比较困难,常需经活检确诊。

本病多发生于 20～40 岁妇女,病程缓慢。初期局限于乳房一处呈单一或数个结节状肿块,不痛,边界不清,可与皮肤粘连,肿块液化形成寒性脓肿,破溃后形成一个或数个窦道或溃疡,分泌物稀薄伴豆渣样物。溃疡皮肤边缘呈潜行性,分泌物涂片染色偶可找到抗酸菌;患侧腋窝淋巴结可肿大;可伴有低热、盗汗、血沉快;患者可伴有其他部位的结核杆菌感染。

乳腺结核与乳腺癌有时很难区分,鉴别要点如下:乳腺癌患者发病年龄较乳腺结核患者大;除有乳腺包块外,乳腺结核患者可见其他部位的结核感染;乳腺结核患者乳腺皮肤无橘皮样改变;乳腺结核患者病程长,局部皮肤有溃疡、坏死,甚至有窦道形成;乳腺癌患者破溃后分泌物有恶臭,乳腺结核患者则无恶臭。

四、辅助检查

X 线检查可发现肺部的结核灶;乳腺 B 超可探及乳腺的包块,形成冷脓肿后可探及有液性暗区,无特异性。乳腺细胞学及病理学检查可发现结核杆菌。

五、治疗

乳腺结核确诊后经过正规的治疗,是可以治愈的。增加营养,注意休息,口服抗结核药物治疗。病变局限一处且范围小者,可做病灶局部切除或局部象限切除;范围大者可做单纯乳房切除;患侧淋巴结肿大者可一并切除,术后标本常规送病理检查,一般应尽量避免切除乳房。有原发灶的患者在手术后仍需继续抗结核治疗。

(韩富芸)

第三节　乳腺脂肪坏死

乳腺脂肪坏死多发生在乳房较大、脂肪丰富、下垂型乳腺的患者,常有外伤病史,多见于30 岁以上的患者。

一、病因

外伤是造成乳腺脂肪坏死的主要原因,多数病例有明确的外伤史,如撞击、跌跤、挤压、手术和穿刺等病史,但有少数病例外伤轻微,以致患者无法回忆起外伤史。根据脂肪组织本身结构的特点,如细嫩而脆弱、血供较少等,均使脂肪组织在经受外伤后出现血供障碍及脂肪细胞的破裂与坏死。此外,现代人的活动范围的扩大、劳作、运动的增加等,均可增加体表软组织包括乳房脂肪组织的外伤可能性。

二、临床表现

起病常较急,患者常有外伤,伤后早期局部皮肤略红或有淤斑,轻度压痛。坏死广泛或外伤累及较大的血管者,可以出现大片淤斑,随后有微痛或无痛的肿块于伤处皮下出现,肿块中央液化后可出现柔软区或有波动。局部切开或穿刺后可见暗红色或血性颗粒状坏死脂肪组织。病变靠近乳房皮肤及皮下浅层者,常可扪及皮下结节。皮肤粘连及病变靠近乳头、乳晕者,可以有乳头内陷等表现。坏死脂肪在乳腺实质内者,常扪及边界不清的结节,质地较硬,有压痛,部分病例还可有腋淋巴结肿大。

三、诊断

乳腺外伤后,局部皮肤先出现淤斑,随后出现结节,可作出诊断。

但是凡有乳房肿块与皮肤粘连、乳头内陷、腋淋巴结肿大而外伤史不明确者,应与乳腺癌作鉴别。后者年龄常较大,病程进行性发展,无外伤及皮肤淤斑。细针穿刺活检及病理切片检查可以确诊。在活检中或细针抽吸中,常可见有脂质细胞,无异形细胞可见,可以排除乳腺癌。X线辅助检查有助于诊断。少数病例于病区可见含脂囊肿或片状钙化,其与乳腺癌的沙粒状钙化不同。

四、治疗

早期局部可热敷、理疗,促进吸收,局部可外敷活血化瘀的散剂。局部手术切除是乳腺脂肪坏死最有效的治疗方法。局部包块明显,可切除活检。切除的坏死组织切面呈白色,镜检在早期可见脂肪细胞结构模糊。广泛坏死时可见慢性炎症反应,病变中心有异形巨细胞和淋巴细胞浸润,周围有巨噬细胞和新生的结缔组织包围。进一步发展,肿块中央液化,出现波动或有继发感染者,应切开引流,手术方法同上。无明确外伤史者,不能排除乳腺癌的可能,需要局部切除后活检。

(曾海)

第四节 乳腺先天性疾病与发育异常

一、先天性乳房畸形

乳房是女性的性征标志,无论是外形还是心理上乳房在女性的生活中都占有非常重要的地位。任何大小和形状的改变都会难以被接受,会给女性特别是青春期女性带来负面影响。她们会因乳房小或缺失,表现为缺乏自信,感到羞愧、压抑,喜欢独居,同样在性关系和文化信仰方面都会产生负面影响。由于乳房的畸形,在将来的哺乳功能方面同样也会产生障碍。

先天性乳房和胸壁畸形的分类:

1. 乳头、乳晕复合体的畸形 包括多乳头,乳头内陷;

2. 副乳腺;

3. 不对称畸形 包括无乳房畸形,乳腺发育不全,乳腺萎缩;

4. 乳房形状畸形 管状乳房畸形;

5. 胸壁的畸形 Poland 综合征,前胸壁发育不全。

(一)乳头、乳晕复合体的畸形

1. 多乳头畸形 多乳头畸形多发生于孕期的前三个月,当乳腺的边缘不能退化到正常时;同样,在泌尿系统和其他系统的发育异常时也会伴发。约占总人口 1%～5% 会出现副乳头畸形,男女发生比较一致。副乳头一般都沿乳头垂直线生长,90% 都在乳房下皱襞水平。

它可以是单侧,也可双侧,在某些病例副乳头周围有乳晕。有证据表明,多乳头畸形可能有家族遗传性,可以同时伴有泌尿道的畸形、睾丸癌和肾癌。在匈牙利和以色列有至少两篇报道在儿童中发生肾的排泄系统发生阻塞性异常,分别为 23% 和 40%。但是,也有未发现两者联系的报道。因此,有泌尿专家提出,当出现多乳头畸形时,应检查是否有泌尿道畸形的发生。但是由于泌尿道畸形的表现明显,但发病率低,而多乳头畸形很常见,故临床实践中并没有采用该方案。

2.乳头内陷　占总人口的 2%,50% 的患者有家族史。胎儿在子宫内发育过程中,由于乳腺导管和纤维束的发育不良,引起乳头形成过短,造成乳头内陷的形成。乳头内陷可以发生于一侧,可以发生于双侧。由于乳头内陷,使乳头发育不良,从而影响部分妇女的哺乳。但亦有部分妇女在产前通过外提乳头等,使乳头外翻,可以进行哺乳。也有部分患者,由于乳头内陷,造成乳管堵塞,引起乳腺的反复感染。乳头内陷一般不需要特殊处理,一般要求患者在孕前外提乳头,尽量使乳头外翻,但多数效果不佳。部分患者亦因美学要求,或乳头内翻后引起反复感染,可以行乳头外翻整形术,但应告知患者将来不能哺乳,乳头感觉障碍,以及乳头坏死等风险。

(二)副乳腺

副乳腺畸形的发生率为 1%～2%,女性多见,且某些有家族遗传性。1/3 患者是双侧发生,多见于腋窝。副乳腺多于青春期和妊娠时,由于卵巢雌二醇和胎盘雌三醇激素水平的增高,开始生长,增大,一般没有症状,但在妊娠和月经前可以有不适感和疼痛,哺乳时还可以有乳汁流出。副乳腺像正常乳房一样可以有乳头,乳晕,妊娠后副乳腺可以缩小,严重者哺乳后仍可见腋窝明显隆起的副乳腺。副乳腺可以发生与正常乳房一样的乳腺疾病,包括乳腺癌、纤维腺瘤、乳腺增生乳腺炎等。对于副乳腺的外科切除治疗,一般不推荐。因为该手术可以引起腋窝切口瘢痕,上肢的运动受限,损伤肋间臂神经引起上臂内侧感觉异常、疼痛、血清肿、切口裂开、切除副乳腺不全等并发症。对于部分患者,可以采用吸脂术。

(三)乳房不对称畸形

1.无乳房畸形　先天性一侧或双侧乳房缺失是在临床上非常少见的畸形。Froriep 在1839 年首先描述了这一现象。1882 年,Gilly 报道一例双侧乳房缺失,同时伴有尺骨缺失和手的尺侧缺失的 30 岁女性患者。有关先天性畸形伴双侧乳头和乳腺组织缺失的病例少见。Trier 的总结发现有右侧胸肌萎缩,右侧尺骨和尺侧手的缺失等,单侧乳房缺失比双侧更常见,并多见于女性。这种缺失病变发生是由于胚胎第六周乳腺发育不全所致。Tier 发现乳房缺失与腭裂,宽鞍鼻,胸肌、尺骨、手、足、腭,耳,生殖泌尿系统缺失有关。有时,也可呈现家族遗传性。这种畸形的治疗可以采用扩张器,假体乳房重建或采用自体背阔肌肌皮瓣乳房重建。

2.乳腺发育不全,乳腺萎缩　乳腺发育不全,乳腺萎缩可发生于一侧或双侧,也可同时伴有胸肌的缺损。乳房双侧一定程度的不对称较常见;但是,还是以乳腺发育不全最突出。治疗主要通过小乳房一侧使用假体或大乳房侧缩乳固定术。近年,已开始使用脂肪填充术保持双侧乳房对称。

(四)管状乳房畸形

管状乳房畸形首先由 Rees 和 Aston 于 1976 年报道。形成管状乳房的基本原因是乳腺发育不全,这种通常在内下和外下象限发生。在形成乳晕周围的收缩性环的过程中,两层的乳腺带粘连引起了管状乳房的发生。这就造成疝样的腺体组织伸入到乳晕后间隙。这部分乳腺组织韧带松弛,缺乏阻力,因此引起乳晕过度肥大。

1.管状乳房畸形的分类(Groleau 等)

Ⅰ级:病变主要在下象限中份;

Ⅱ级:病变主要累及内下和外下两个象限;

Ⅲ级:病变主要累及全乳房。

2.管状乳房畸形的临床表现　管状乳房畸形常开始于青春期,因此往往会引起性心理问题。这种管状小乳房会严重的阻止这种女性接触社会。女孩对乳房感到羞愧的是怪异的乳房形状,而不是乳房大小本身。

常见的表现有它可发生于单侧,也可发生于双侧;可以有乳房皮肤的缺失,乳房不对称,乳腺发育不全,圆锥形乳房,狭窄形乳房基底,疝样乳头乳晕复合体,肥大的乳晕。

3.管状乳房畸形的处理　校正不正常的肥大乳晕和乳腺。正常的大小对促进女性正常的心理发育是一个重要的步骤,做一个校正手术即使是一个年轻女孩也是必要的。但是也应该强调外科干预对年轻患者应该尽量限制,对采用改变乳房体积和移位的外科手术应该尽量避免。

通常采用 Rees 的方法,切除肥大乳晕过多的皮肤,皮下分离乳腺,使乳腺基底部增宽。这种手术方式可以达到乳房形状有较好的美容效果,又没有改变腺体的完整性。

对已经发育好的乳腺,可以考虑切除肥大乳晕过多的皮肤和置入假体,以期有更好的美容效果;但是对于严重畸形的患者,由于没有足够的软组织覆盖,假体置入难以实施。采用 Muti 和 Ribeiro 的方法是恰当的,即:真皮层切除肥大乳晕过多的皮肤,充分皮下游离乳房下象限直到设计的新下皱襞;从乳晕开始达胸大肌分离乳腺,下部形成以下部腺体为基底的转移瓣,将该转移瓣折叠塑形放置于下部所形成的腔并固定于下皱襞。这种方法的缺点是由于中心部分已被游离瓣占据,再放置假体几乎不可能进行。

现在较流行的手术技术是,首先将扩张器放置于腺体后分,然后更换假体,将假体的 2/3 放置于胸大肌后分,下 1/3 以乳腺组织覆盖。这样可以扩展乳腺的基底部,与传统的方式即将假体完全放置于胸大肌后分相比,可以得到较好的美容效果。

脂肪填充术常被用于管状乳腺发育畸形的后期处理。多用于矫正术后乳腺边缘轮廓的修复,同时可以对不对称的小乳房体积进行补充。

(五)胸壁畸形

Poland 综合征

1.流行病学特点　1841 年,Alfred Poland 首先在 Guy 医院报道 1 例患者表现为肩胛带胸大小肌肉缺失和上肢畸形,同时还伴有外斜肌缺失和部分前锯肌的缺失。既后,又有多位学者报道类似的发现,同时还发现伴有乳头萎缩或乳头,肋软骨,肋骨 2、3、4 或 3、4、5 缺失,胸壁皮下组织萎缩和短并指(趾)畸形。这种临床发现要么全部要么部分表现。现在把一侧胸壁的萎缩,加上同侧上肢畸形统称为 Poland 综合征,即:是一侧肢体胚芽的第五周胚胎发育的第二个阶段的基因变异综合征,由于接近乳腺嵴的形成,因此这种畸形可能发生在乳腺,胸壁,胸肌,上肢和手。该综合征病发病率低,为 1:7000 到 1:1000000,多见于男性。该病的病因不清楚,没有家族遗传性,可能因胚胎发育的 46 天,锁骨下轴的发育异常,造成锁骨下血管及其分支的血液供应阻挡,从而影响胚胎结构的发育。

2.临床表现　Poland 综合征的临床表现各异,几乎很少在一个患者都表现出来。一般是单侧发生,常常发生于右侧。表现为乳房、乳头萎缩或缺失,胸肌缺失,胸壁畸形,上肢畸形,较常见的畸形是乳房外形的不全伴部分下分胸肌的缺损畸形。对于女性,由于部分或完全缺失胸大肌,表现为腋前皱襞的消失;这种非自然的外观要想隐藏是非常困难的。文献报道发现该综合征与黑素沉着斑有关。因为乳腺和黑素细胞都是来源于外胚层。乳腺异常萎缩和高色素沉着可能均来自于此胚芽层。表现为一侧胸壁和(或)乳腺萎缩,伴有高色素沉着斑,没有恶变倾向,故患者一般不要求对高色素沉着斑治疗。

尽管在 Poland 综合征的患者,乳腺发育不良,但仍然有文献报道发生乳腺癌。对于这种患者,虽然有解剖变异,但前哨淋巴结活检技术仍然可以采用。还有并发白血病的报道。

3.治疗　由于这种疾病的表现各异,因此对这种患者的治疗往往会根据患者的不同表现采取不同的手术方式。多数患者对功能上的胸前肌肉缺乏和小乳房并不感到尴尬,只有一些严重的病例如胸廓或前肋缺失造成形态的畸形,表现为吸气时肺形成疝,呼气时胸壁形成深的凹陷腔,不论在形态和情感上都影响了患者的生活质量,才要求进行手术治疗。

手术目的包括以肌瓣覆盖的胸壁修复和乳房重建。常用的方法有假体,带蒂皮瓣和游离皮瓣,以及肌皮瓣都可以应用。

在制定手术方案中,Hurwitz 建议术前 CT 加三维重建对胸壁和乳房重建的手术方式选择有重要的帮助。

对该病的外科治疗程序应包括以下几个方面:

(1)带游离背阔肌或外斜肌瓣的骨膜下移植片;

(2)自体分离肋骨移植物;

(3)带骨膜的分离肋骨移植物;

(4)异种骨移植物;

(5)取对侧胸壁肋骨移植物用于患侧,再用金属网片固定;

(6)用常规乳房假体和胸壁假体修复困难病例。

Schneider 等推荐采用一步法修复 Poland 综合征的患者。他们采用背阔肌肌皮瓣修复胸壁和乳房的缺失,较以前传统方法,有明显的优势,并发症更低,美容效果更好的优势。近年,开始将内镜技术应用于该手术。

二、巨乳症(乳房肥大症)

乳房的发育受下丘脑—垂体—卵巢轴的影响。它们的生理和病理变化,影响促性腺激素释放激素、卵泡刺激素、黄体生成素、雌激素孕激素的变化,从而影响乳腺的增生,激素水平的过高可诱发乳房肥大。

乳房肥大的分类:①乳房早熟;②青春期乳房肥大;③药物性乳房肥大;④妊娠性乳房肥大。

(一)乳房早熟

乳房早熟是指 8 岁以下女孩在缺乏任何性成熟标志的情况下,乳房的单纯发育。关于其病因仍然存在争论。Wilkins 等推测乳房早熟与乳腺组织对雌二醇,雌酮的敏感性提高有关;也有研究认为与促黄体生成素和促卵泡雌激素的轻度增高有关,但也有研究未发现该现象,其下丘脑—垂体轴是正常的。对于该类患者,不需特殊处理,一般采取观察方法,检测其性激素水平至成年期,多数患儿激素水平可恢复正常水平。

(二)青春期乳房肥大

青春期乳房肥大是青年女性青春期发育后比较常见的表现。这种临床表现是由于这种女性乳房在青春期发育后,仍继续生长。多数为双侧,也有单侧报道。

1.病因 多数观点认为青春期乳房肥大是由于血浆雌酮或雌二醇水平增高所致,但是,通过各种催乳激素的检测,并没发现其与乳房肥大有关。有推论认为由于靶器官组织如导管上皮,胶原和基质有雌激素受体存在,对催乳激素如雌激素,孕激素高度敏感,继而促进乳房的发育。

2.治疗 由于乳腺肥大与激素的高敏感性有关。有学者推荐使用抗雌激素药物去氢孕酮和甲羟孕酮治疗青春期乳房肥大,但效果不佳。亦有报道认为使用雌激素受体拮抗剂他莫昔芬可能更有效,但 Bromocriptine 用于治疗青春期乳房肥大,亦未成功。

目前的观点认为乳房缩小整形术是青春期乳房肥大治疗的主要手段。乳房缩小整形术的适应证主要依据体格检查乳房肥大者,患者对肥大的乳房感觉不适,下垂感明显,慢性背部疼痛,颈部僵硬,乳房下皱襞反复糜烂,同时结合患者个体对美学的要求决定是否有手术指征。

(1)手术前准备

1)术前常规乳房 X 线检查,超声检查,排除乳房肿瘤性病变;

2)整形外科医生与患者充分沟通,了解患者通过乳房缩小整形手术后,期望达到的效果,同时也要向患者介绍手术的目的,手术方式选择,手术后切口瘢痕的位置,需要多长时间恢复,手术中和手术后可能出现的风险和并发症,手术可能达到的预期效果等,使患者对本次乳房缩小整形手术有充分的理解;

3)对于正在服用抗凝剂的患者,要求至少停止服用 1 周以上。

(2)乳房缩小整形手术的方式:一个成功的乳房缩小整形手术应该包括以下几方面:①重新定位乳头乳晕复合体;②乳房皮肤,脂肪,腺体组织体积减少;③缩乳术后的乳房切口瘢痕应尽量小,隐蔽,形状稳定、持久。

乳房缩小整形术有多种方式,目前应用最多的是"T"切口的乳房缩小整形术和短垂直切口乳房缩小整形术。采用何种方式与乳房体积和乳房下垂的程度,以及整形外科医生对该项技术掌握的熟练程度密切相关。一般而言,乳房肥大中度以下,切除乳房组织体积不多,乳房下垂不严重者,可以选择短垂直切口乳房缩小整形术;如果乳房肥大中度以上,乳房下垂明显者,皮肤松弛者,或需切除上组织者,建议选用"T"切口的乳房缩小整形术。

1)短垂直切口乳房缩小整形术(Lejour 技术):

手术步骤:外科标记—皮下注射浸润—去表皮化—吸脂—切除部分腺体,形成新的乳房。

①外科标记:A. 要求患者站立位,标记胸骨中线和乳房下皱襞;B. 确定术后乳头的位置,一般据胸骨上凹 21~23cm。注意一定避免术后新乳头位置过高,因此在设计新乳头位置时要相对保守;C. 在乳房中份从乳房下皱襞垂直向下标记乳房中线;D. 根据缩乳的大小,标记乳晕两侧垂直线,并在乳房下皱襞上 2cm 汇合;E. 新的乳晕周径可依据公式计算:周径=2Ⅱr,并利用 Lejour 技术在新的乳晕周围标记一个像清真寺顶的半弧形并于两侧垂直线交叉;F. 标记包括乳头、乳晕的上蒂;②皮下乳房注射浸润:全身麻醉后,取半卧位,消毒铺巾,除带蒂乳头瓣外,注射含肾上腺素的生理盐水,以利于手术剥离和减少术中出血;③去表皮化:去

表皮化包括乳头晕上方和下方5~6cm范围;④吸脂术:主要针对那些脂肪多的病例,通过吸脂术,可以减少乳房体积,改善乳房外形,同时有利于蒂的包裹;⑤切除部分腺体,形成新的乳房:外科手术切除腺体包括乳房下分和乳房后分的组织,以达到双乳对称。

2)"T"切口的乳房缩小整形术:该手术有各种技术的带蒂保证乳头,乳晕复合体的血供,包括垂直双蒂,垂直单蒂,侧方单蒂等。垂直双蒂对乳房下垂,胸骨上凹与乳头距离大于30cm以上患者更适用。多数情况下,采用上方单蒂就可达到较好的美容效果。

(3)并发症

1)近期并发症:①血肿或血清肿:血肿形成的原因包括:术前使用抗凝剂,如阿司匹林(建议术前1周要停药),手术剥离范围宽,切除组织量大,手术止血不彻底引流安置不当,致引流不畅等。血肿的表现:主要的症状是疼痛,体征为双乳房不对称,肿胀,触痛,乳房淤斑。时间超过1周者,多形成血清肿。血肿的处理:小血肿,在局部麻醉下,注射器抽吸。大的血肿,必须在手术室拆除缝线,清除血肿,止血,重新安置引流管引流。②切口裂开:发生率约为10%~15%,切口裂开的原因包括:缺血,感染,皮肤张力过高,脂肪液化等。切口裂开的处理:创面换药,引流,如果是感染引起,全身和局部使用抗生素。创面小、浅,会在短期内愈合;如果创面大、深,可能换药时间长达数月。二期愈合后,瘢痕较大。③皮瓣缺血和坏死:主要与皮瓣的设计有关,手术时避免切口张力过大。如果关闭切口时,张力高,建议切除蒂部部分乳腺组织。通常外侧皮瓣由于供血距离远,更容易发生缺血。如果只是轻微的缺血,一般不需要特殊处理;皮肤的坏死多见于T型切口的三角部位和切口的边缘,因其张力大,距离供血最远。小的坏死,通过换药二期愈合,大的坏死则需要植皮处理。④急性蜂窝组织炎:感染致病菌多为肺炎链球菌和金黄色葡萄球菌,但也有院内感染所致的G阴性球菌或厌氧菌的感染。表现为红、肿、痛,发热、寒战等。如果有分泌物,应首先进行细菌培养,明确感染类型。在不能明确感染源时,使用一代或二代头孢菌素抗感染治疗。对于反复发生蜂窝组织炎患者,应注意是否有异物存在,不能通过临床体检发现者,建议做磁共振(MRI)检查,明确异物的部位,通过手术取出异物。⑤乳头乳晕复合体缺血,坏死:多数乳头乳晕复合体的缺血坏死是由于静脉回流障碍,静脉淤血造成,只有少数是由于动脉血供障碍所致。多数情况在术中就发现有静脉充血,这时应迅速松解,检查是否带蒂瓣扭转,是否蒂太厚,或是否有足够的空间容纳带蒂的瓣。通常静脉回流障碍表现为乳头乳晕复合体充血,暗红色的静脉血自切口边缘溢出,而动脉血供障碍,则表现为乳头乳晕复合体苍白,切口无出血,但这种在术中很难发现。如果发生手术后乳头乳晕复合体的坏死,就要仔细与患者沟通,告诉其可能需要的时间较长,需要多次换药,最后二期再次行乳头乳晕重建或采用文身的方式进行乳晕修复。

2)远期并发症:①脂肪坏死:脂肪坏死常由于某一区域缺血或手术所致。表现为乳房局部硬节或块状,可于手术后数周,数月后出现。范围小的可变软,不需特殊处理。对于质地硬或范围广者,建议做超声,乳腺X线检查或MRI检查,必要时做细针穿刺活检,以排除恶性病变,消除患者疑虑心理。如果患者焦虑严重要求切除者,应尽量选用原切口手术切除,范围大可能影响乳房外观,应在手术前告诉患者,以避免医疗纠纷的发生。②双侧乳房大小,形态不对称:事实上,对所有行乳房缩小整形手术患者术后都有不同程度的大小和形态不对称。如果是轻微的,绝大多数患者都能接受,因为多数乳房肥大患者,手术前就存在不同程度的双乳不对称,相比手术前肥大乳房带来的不便,手术后的一对大小适中的乳房,以及带来的愉快心理,即使有轻度大小,形态不对称,患者还是满意的。如果双侧乳房差异较大,会给患者带来烦恼,如果是大小不对称,多数可以通过吸脂或切除组织的方式解决。如果是形态不对称,需要用手术方式校正。③乳头乳晕不对称:乳头乳晕的不对称包括大小,形态,位置和凸度,以及颜色的不对称。常见的有乳头乳晕复合体被拉长或像水滴样,这在乳房缩小手术中并不少见,还可见乳晕变大,瘢痕呈星状,增大。这主要与手术切口的选择,缝合的方式以及上移乳头距离的多少等有关,一般这种情况必须等待水肿消退,术后6个月后再行处理。④乳头内陷:乳头内陷往往是由于乳头后方的组织太薄,不足以支撑乳头。处理的方法就是尽量保证乳头后分有足够的组织支撑。

（三）药物性乳房肥大

药物诱发的乳房肥大被报道与D青霉素胺有关,它发生于青春期或成熟的乳房。虽然病因清楚,但发病机制不清。Desai推测D青霉素胺影响性激素连接蛋白,从而使血循环中游离雌激素水平升高,但对患者的月经功能没有影响。

Cumming使用达那唑（具有弱孕激素、蛋白同化和抗孕激素作用）通过干扰乳腺实质的雌激素受体敏感性抑制乳腺的增长。Buckle还将该药用于男性乳房肥大的治疗。

（四）妊娠性乳房肥大

1.病因和流行病学　妊娠性乳房肥大是一个非常少见的疾病,高加索白人妇女发病多见。目前病因不清楚,可能与激素的水平异常,组织的敏感性增高,自身免疫,恶性肿瘤等有关。文献报道认为与激素的变化有关,认为妊娠时,体内产生大量雌激素,同时,肝脏代谢功能的异常对雌激素的灭活能力下降可能是妊娠期乳房肥大的原因。

2.临床表现　该病发生于妊娠开始的几个月,多为双侧发生,亦有单侧发生的报道。乳房的增大达正常的数倍,患者往往难以承受。乳房变硬,水肿,张力高,静脉怒张,可出现橘皮样变病征。由于乳房迅速增大,皮肤张力增高,造成血供不足,引起乳房皮肤溃疡,坏死,感染,和血肿发生。

3.治疗　妊娠性乳房肥大是一个自限性疾病,多数不需治疗,一般在分娩后,乳房会缩小到正常乳房大小。因此建议这部分患者佩戴合适的乳罩,保持皮肤清洁。对于有严重疼痛症状,皮肤严重感染,坏死,溃疡无法控制者,可以采用缩小乳房手术或双侧乳房切除,行Ⅱ期乳房重建术。

三、男性乳房发育症

（一）流行病学

人类乳腺发生是从胚胎第6周或体长达11.5mm时开始,先在躯干腹面两侧由外胚叶细胞增厚形成乳腺始基,然后转向腹侧,除在胸部继续发育外,他处萎缩消失。出生后2～10天内,受母体与胎盘激素的影响,乳腺可以出现增大,甚至有类似母亲的初乳样乳汁泌出,但2～3周内消失,乳腺转入静止状态,在性成熟以前,男女乳腺均保持此种静止状态。在性成熟开始时期,女性乳腺开始继续发育,男子乳腺终生保持婴儿时期的状态,如果男子乳房持续发育不退,体积较正常增大,甚至达到成年妇女的乳房体积,被称为男性乳房发育症（gynecomastia,GYN）,又称男性乳腺增生症或男子女性型乳房。GYN是男性乳房常见的病变之一,可发生于任何年龄组。Gunhan-Bilgen报告10年来收治的236例男性乳房疾病,GYN206例,占87.3%。新生儿GYN发病率50%以上,青春期约为39%,也有高达50%～70%的报告,老年发生率较高,在50～69岁的住院男性中高达72%。

（二）病因

GYN可以分为生理性乳房肥大和病理性乳房肥大，其中，生理性乳房肥大可以细分为新生儿乳房肥大、青春期乳房肥大和老年乳房发育症，它的病因不明，多数人认为与内分泌的不平衡、雌/雄激素比例失调，以及乳腺组织对雌激素的高度敏感有关。病理性乳房肥大多是因为睾丸、肾上腺皮质、脑垂体、肝脏、肾脏等部位的病变引起内分泌激素的失调或与激素有关的改变有关。但是，临床上大多数患者并无明确病因，被认为是特发性疾病。

（三）临床表现及分级标准

乳房增大为其特点。根据不同的病因，发育的乳房可以呈单侧增大、双侧对称性或不对称性增大。GYN的分级标准最常用的为Smion's分级标准，Ⅰ级，轻度乳房增大，没有多余皮肤；ⅡA级，中等程度的乳房增大，没有多余皮肤；ⅡB级，中等程度的乳房增大，伴有多余皮肤；Ⅲ级，显著的乳房增大伴明显的多余皮肤，类似成年女性乳房。根据此分类法，外科医生可以在术前决定手术应采取何种切口，以及术中切除乳腺后是否切除多余皮肤。对Ⅰ和ⅡA类患者去除乳腺组织后，无需切除皮肤。对ⅡB类患者，如果患者年轻且皮肤回缩性较好，在去除乳腺组织和脂肪组织后无需切除多余的皮肤；反之，如果患者年龄较大且皮肤回缩性较差，在去除乳腺组织和脂肪组织后就需要切除一定量的皮肤。对Ⅲ类患者在去除乳腺组织和脂肪组织后，需切除一定量的皮肤以保证患者术后胸部外形恢复良好。此外，按乳腺组织中乳腺实质与脂肪组织的比例分类，GYN可分为以下三种：①增大的乳房以乳腺实质的增殖为主；②增大的乳房以脂肪组织的增殖为主，多见于肥胖的男性减肥后出现的乳房增大；③增大的乳房中乳腺实质和脂肪组织均有增殖。根据此分类法，外科医生可以在术前决定患者需要采取何种手术方式。以乳腺实质增殖为主的GYN需要采用锐性切除的方法去除乳腺实质，再辅以吸脂术改善胸部外形；增大的乳房以脂肪组织增殖为主的，可采用吸脂加锐性切除的方法治疗，也可以单纯用吸脂的方法治疗。乳腺实质和脂肪组织均有增殖的GYN需要同时采用吸脂法和锐性切除的方法。因为单纯靠术前查体，难以准确区分乳腺实质和脂肪组织的确切比例，所以必须结合病史综合考虑，方可决定采取何种手术方式。

（四）治疗

对男性乳房发育症的治疗，首先要查明原因，对症治疗。部分患者不经治疗，增大的乳房可以自行消退，如特发性男性乳房发育、青春期男性乳房肥大，无需特殊处理。由药物引起者，只要停药也可以随之消退。

1.病因治疗　如已明确诊断，可除掉病因。营养缺乏引起者，可行补充营养的治疗。肝病引起的或各种内分泌紊乱所致者，可针对各种病因进行治疗。对肿瘤性男性乳房发育者，有效的肿瘤治疗才是关键。

2.激素治疗　对于睾丸功能低下者可试用睾酮治疗，肌注丙酸睾酮，每周2～3次，每次25～50mg，或甲睾酮舌下含用，每次10～15mg，每天2～3次。但是，激素治疗对于乳房明显增大者不易使其乳房恢复原状。多数学者认为此疗法效果不肯定，而且易引起副作用，主要是因为雄性激素在体内能够转化为雌激素，导致治疗失败，故不主张长期以此药为主的治疗。雌激素拮抗剂，如他莫昔芬对多数男性乳房肥大者有明显疗效，可以应用10mg，每日1～2次。

3.男性乳房发育症的手术治疗

(1)手术指征：多数患者通过性激素相关的药物治疗可以得到一定程度缓解，部分病例由于乳房较大、病期较长、药物治疗疗效不明显,以及肿大的乳房对患者造成了严重的心理负担,此类患者需要手术治疗。对于男性乳房发育症的手术指征,蔡景龙等总结为:①乳腺直径>4cm,持续24个月不消退者;②有症状者;③可疑恶性变者;④药物治疗无效者;⑤影响美观或患者恐惧癌症要求手术者。在我们的临床工作中发现,虽然多数青春期生理性男性乳房发育可自行消退,但部分患者随着病程的延长,增生腺体可被纤维组织和玻璃样变所替代,即使病因去除或予以性激素相关药物治疗后发育乳房也不能完全消退,此类患者需要手术治疗。

(2)传统手术方法:锐性切除法的切口多选择在乳晕内、乳晕周围、腋窝等瘢痕小而隐蔽的部位。但该法在手术后易出现皮下血肿、积液、乳头坏死及乳头感觉障碍等并发症。手术切口的部位或方式包括:①放射状切口:在乳晕上以乳头为中心作放射状切口。②经腋窝切口:在腋顶作一长约2cm的横行切口。此两种切口仅适合于乳房较小且无皮肤松弛的患者。③乳晕内半环形切口:在乳晕内设计乳头上方或乳头下方的半环形切口,具有暴露好、瘢痕小、可以去除多余皮肤等优点。④晕周(晕内)环形切口:在乳晕内或其周围作环形切口,用"剥苹果核"技术(applecoring technique)切除乳腺组织,仅在乳晕下保留一圆形乳腺组织,使乳头与胸壁相连,用剪刀同心圆修整多余的皮肤,重建乳房和胸壁外形。这种切口显露较好,去除乳腺组织彻底,较少发生乳头坏死等并发症,手术后瘢痕较小。⑤乳房双环形切口:乳房双环形切口线内环位于乳晕内,以乳头为中心作直径2.0~3.0cm的环形切口;外环在乳晕外乳房皮肤上,与内环平行,内环和外环之间的距离根据乳房的大小而定,一般1~5cm。乳头乳晕真皮乳腺蒂位于乳头外上部,宽度为乳晕周径的1/3~1/2,呈扇形,双环之间的部分应去表皮。术中除保留内环内的乳头、乳晕皮肤和0.8~1.0cm厚的乳头乳晕外上真皮乳腺蒂外,彻底切除乳腺组织,止血后在外环切口上对称性做多个小"V"形切口,对边缝合,或荷包缝合外环,缩小外环,并与内环缝合,重建新乳晕的边缘。该方法手术切除乳腺组织彻底,术后瘢痕小,乳头乳晕的血运和感觉保存好,胸部外形恢复好,适合于中重度的GYN患者。Coskun等报告,SimonⅠ级患者采用较低的半环形晕周切口,SimonⅡ级患者部分采用上述切口,部分采用改良扩大的晕周切口,有较少的并发症和较好的美容效果。Persichetti等采用晕周环形切口,乳头乳晕上方真皮乳腺蒂,去除过多的乳腺组织后,用2-0的尼龙线环形荷包缝合拉紧外环使之与内环等大,内外环之间用5-0的尼龙线间断缝合,对中重度GYN恢复了良好的胸部外形。Peters等报告应用双蒂技术治疗青春期GYN,无、无乳头乳晕坏死,效果较好。姚建民等采用乳晕下缘小切口分叶切除术治疗GYN,外观美学效果好,但不适合乳房巨大的患者。

除了传统的手术切除方法以外,目前,有部分学者采用内镜辅助治疗GYN,Ohyama等报告内镜辅助经腋窝切口移除腺体组织治疗GYN,适合于大多数需外科治疗的患者。此外,超声辅助吸脂技术也被用于治疗大多数的GYN。Rosenberg提出,单纯使用两种不同管径的吸管抽吸治疗GYN,具体操作为:在乳晕边缘作0.5cm的小切口,先用一内径为7mm的吸管吸除乳腺周围的脂肪组织,然后从原切口伸入内径约2.4mm的吸管吸除乳腺组织。但抽吸法能否去除乳腺实质尚存有争议。Reed等认为抽吸法对于以脂肪组织增殖为主的患者可达到治疗目的,主张单独使用抽吸法治疗此类GYN。Walgenbach等报道了乳腺组织的超声波辅助吸脂术治疗GYN,对腺体无破坏性作用。抽吸加锐性切除法是近年来国外比较流行的治疗方法。具体的方法有吸脂加偏心圆切口和吸脂加乳晕半环形切口乳腺组织切除法。但事实上,单纯吸脂术去除腺体不充分,术后复发率35%,同时合用腺体锐性切除后,复发率明显降至 10％以下。Bauer 等提出对巨大的 GYN(SimonⅢ级)采用吸脂和简单切除聚焦整形的方法,获得较好效果。Cdorma 等比较了腺体切除、吸脂术和吸脂术联合腺体切除三种方法,认为联合方法最有效,美容效果最好。有作者认为采用先吸脂后小切口切除乳腺实质的方法,与肿胀局麻下锐性切除法相比,并不减少手术损伤。

(3)腔镜手术治疗:男性乳腺发育的标准手术为乳腺单纯切除术,该术式通常会在乳房表面遗留较为明显的瘢痕,严重影响美观;另外,如果考虑美观因素行乳晕切口,该切口势必破坏部分乳头乳晕周围血管网,影响乳头乳晕血供,增加乳头乳晕坏死几率。由于以上缺陷,使得部分患者担心手术效果甚至拒绝手术,这种矛盾的心理状况,对患者的身心势必造成严重的伤害。因此,设计一种微创且美容效果满意的手术方式对于男性乳腺发育症具有重要意义。腔镜下的乳房皮下腺体切除在溶脂吸脂的基础上建立操作空间,可应用于各种程度的男性乳房,切除腺体的同时可避免乳房表面的切口瘢痕,有良好的美容效果。

1)手术指征:对男性乳房发育症病例行腔镜下乳房皮下腺体切除手术选择标准是:①术前彩超检查发现乳房内有明确的腺体成分;②乳房最大直径>5cm,Simon's 分级ⅡB 级以上,持续 1 年以上者;③术前检查未发现引起乳房发育的直接原因,或行抗雌激素药物及其他药物治疗 3 个月以上无明显疗效;④乳房表面无手术或外伤引起的较大瘢痕。

2)腔镜乳房皮下腺体切除术的麻醉及术前准备:术前准备无特殊要求,由于全腔镜下的乳房皮下切除需要用充气法建立操作空间,充气压力需要在 8mmHg 以上才能形成足够的气压以维持空间需要,局麻下多数患者不能耐受。在进行良性肿瘤的切除过程中对切除腔隙的充气观察表明,多数患者在局麻下不能耐受 7mmHg 以上的气压。因此全麻是腔镜下乳房皮下腺体切除最合适的麻醉方式。患者取仰卧位,患侧上肢外展,肩关节及肘关节各分别屈曲约 90°,并固定在头架上,调整手术台使手术侧抬高 15°～20°,可根据术中情况适当调整手术台倾斜度以利操作。

溶脂吸脂是乳房腔镜手术最重要的环节,充分的溶脂吸脂是建立足够的操作空间,完成手术的根本条件。手术开始前先用记号笔标记乳房的边界以及手术入路,标出 Trocar 进入的位置。在腋窝、平乳头水平的外侧边缘及乳房外下分别取 0.5cm 的切口 3 个,切口距乳房边缘约 2cm,经此切口采用粗长穿刺针在乳房皮下及乳房后间隙均匀注入溶脂液 500～800ml,良性疾病可适当按摩乳房,使溶脂液充分扩散,均匀分布。10～20mm 后用带侧孔的金属吸引管(也可直接用刮宫用吸头)经乳房边缘外侧切口插入,接中心负压(压力为 0.03～0.08MPa),在乳房皮下和乳房后间隙充分吸脂,皮下吸脂时要注意在乳房皮下和乳房后间隙吸脂时吸引头侧孔尽量朝向侧面或腺体方向,避免朝向皮肤和胸大肌表面,避免猛力或暴力吸刮,溶脂时间不足或过长均不利于充分抽吸脂肪。吸脂完成后可于腔镜下检查空间建立情况,如发现吸脂不够充分特别是在 Trocar 进入径路上空间建立不充分,可重复吸脂操作,直至达到形成满意的操作空间。充分的溶脂、吸脂可简化手术操作。溶脂不充分时会增加手术难度,延长手术时间。但是,过分的吸脂会导致术后胸壁塌陷,不利于美观,所以,在有利于操作的前提下,尽量保留脂肪也是必须的,手术医生要在两者之间寻求平衡。

溶脂液配制:灭菌蒸馏水 250ml+注射用生理盐水 250ml+2％利多卡因 20ml+0.1％肾上腺素 1ml,按以上比例配成溶脂液。

3)腔镜乳房皮下腺体切除术的手术步骤:经前述切口分别置入 3 个 5mm Trocar,充入 CO_2,建立操作空间,维持充气压力在 8～10mmHg 之间。腋窝 Trocar 为腔镜观察孔,其他两个为操作孔；切除外下部分腺体时为方便操作，可换乳房外下 Trocar 作为腔镜观察孔。经充分吸脂后腺体表面只有 Cooper 韧带和乳头后方的大乳管及腺体与皮肤和乳头相连，而乳腺后间隙只有 Cooper 韧带与胸大肌筋膜相连，另腺体边缘尚与周围筋膜有部分连接。

手术时先将腔镜置入皮下间隙，进行腺体前方的操作，在腔镜监视下用电凝钩切断腺体与皮肤相连的 Cooper 韧带；为避免破坏乳晕皮下的血管网，保护乳头乳晕血供，游离皮瓣到乳头乳晕后方时对于初学者可改用超声刀操作，并于乳晕处以粗线缝合一针，以该缝线垂直向上牵引乳头乳晕，以超声刀分次切断乳头后方与腺体连接的乳管及腺体，全部完成腺体与皮肤及乳头乳晕的游离；对于能熟练应用微创电钩操作技术的术者可采用电钩完成全部操作。完成皮下间隙的分离切割后，继续进行乳腺后间隙的解离，将腔镜置于乳房外下缘皮下间隙，找到吸脂时建立的后间隙入口，采用电凝钩先切断部分乳房外下缘腺体与边缘组织附着处的筋膜，扩大后间隙入口，于腔镜监视下充分游离乳房后间隙，用电凝钩切断连接腺体后方与胸大肌筋膜的 Cooper 韧带及连接腺体边缘与周围筋膜的组织，直至完成全部腺体与周围组织之间的游离。术中如遇有较大血管时用电凝或超声刀止血。容易出血的部位主要是乳房内侧腺体边缘，尤其是第二肋间常有较大的肋间血管穿支，此处时采用电凝操作时需小心止血。

切除腺体后延长腋窝切口取出腺体，在乳房残腔内皮下放置引流管一根自乳房外下切口引出并固定。对于原乳房体积较大者，因腺体切除后乳房皮肤较松弛易导致乳头偏移，术后应适当调整位置，适度包扎固定乳头以避免其偏离正常位置，并使两侧对称。敷料包扎应暴露乳头、乳晕，以利于术后观察乳头乳晕血供情况。

总结腔镜乳房皮下腺体切除技术要点为：①在腋窝和腋中线后方较隐蔽处做切口为 Trocar 入口，且要离开腺体边缘 1cm 以上，以方便进行外侧腺体边缘的游离；②3 个切口之间的距离应尽量取大一些，以避免腔镜手术器械术中的相互干扰；③建立良好操作空间是顺利完成手术的前提，因此必须通过充分的溶脂和吸脂以去除腺体表面和乳房后间隙的脂肪，且维持 CO_2 充气压力在 8~10mmHg 之间，以获得良好的操作空间；④切断乳头乳晕下方的腺体及大导管时应谨慎处理，必要时采用超声刀分次操作以避免破坏乳晕皮下的血管网，保护乳头乳晕血供。

4) 术后观察和处理：术后 24h 内密切观察患者生命指征；引流管持续负压吸引，保持引流管通畅，定期观察并记录引流物的性质和引流量，引流量每日<10ml 后拔除引流管。术后适当补液并维持水、电解质和酸碱代谢平衡，根据病情需要围术期适当给予抗生素及止血药。同时注意术后不同时期双侧乳房正侧位照相并作为资料留存。

术后较常见的并发症包括：皮下气肿、高碳酸血症、术后出血、皮瓣和乳头、乳晕坏死、皮下积液、乳头功能障碍。当采用 CO_2 充气方式建立操作空间时，气腔压力过大可能造成手术区以外的皮下气肿，严重时皮下气肿可发展到颈部甚至发生纵隔气肿压迫静脉。动物实验和临床手术实践表明，皮下 CO_2 充气压力保持在 8~10mmHg 是安全的。手术时应随时注意充气压力以避免压力过高造成手术区以外的皮下气肿。良好的正压通气可保证体内过多的 CO_2 排出而不至于发生高碳酸血症。但目前乳腺腔镜手术仍需选择无严重心肺疾病、心肺功能正常患者，同时术中应常规监测，保持动脉血氧分压（PaO_2）及二氧化碳分压（$PaCO_2$）等血气指标在正常范围，避免出现高碳酸血症。

术后出血是任何外科手术较常见的并发症。但由于腔镜皮下腺体切除术前应用了含肾上腺素的低渗盐水进行溶脂,术中主要采用电凝或超声刀操作,术中腔镜的放大作用也可及时发现并处理出血,避免遗漏活动性出血点。因此腔镜手术的术中出血量一般均少于常规手术,并很少出现术后出血的并发症。术后注意观察引流情况,如术后引流管内持续有鲜红血液渗出,并影响患者的血压时,应果断手术止血,可在原切口打开,插入腔镜,反复冲洗清除积血,找到出血点妥善止血。术后少量的出血可通过引流管注射肾上腺素盐水、加压包扎以及止血等措施得到有效处理。西南医院乳腺中心在 2003—2009 年完成的 500 余例腔镜皮下腺体手术中仅有 1 例术后出现较多的出血行二次手术止血。

皮下全乳腺切除术后发生乳头、乳晕坏死常是因血运障碍引起。术中要特别注意保护真皮下血管网。因此对于良性疾病的腔镜皮下腺体切除时要尽量保留较厚的皮瓣,在处理乳头乳晕后方的大乳管时应避免用超声刀或电刀在高功率状态下长时间持续操作,以免引起乳头乳晕部位组织或血管网的势损伤。

单纯腔镜乳房皮下腺体切除后皮下积液少见,其发生与乳房体积过大,腺体切除后皮肤冗余形成皱褶,引流管无负压、堵塞或过早拔除,术野有小出血点持续出血等原因,有关。当乳房体积过大,术后有皮肤冗余形成皱褶时,应于包扎时适当调整并固定皮肤位置,并可于皮下放置双引流管。彻底止血,术后确保引流管负压及通畅,选择适当时机拔引流管均可预防术后皮下积液。

(五)预后

本病虽可以由多种病因引起,但预后都较好,恶变较少。青春期男性乳房肥大随着青春期的进展会自行消退。老年性乳腺肥大在药物治疗后,一般在 1 年内消退,少数患者乳内留有小的硬结,有疑癌变者可行切除。继发性乳房肥大者,多在病因去除后消退。

(赵忠伟)

第五节　乳腺增生性疾病

乳腺增生症是女性最常见乳房疾病,在专科门诊就诊的乳腺疾病患者中,乳腺增生症占 80%以上,是明显影响女性健康的疾病。但是,目前关于乳腺增生症的诊断、治疗和监测还存在很多未解决的问题,相关研究滞后的矛盾突出。诸如,①在我国该病的发病率如此之高,而病因尚不十分明确。与节育、生育、哺乳等的关系不清楚,相关女性激素变化情况缺乏大规模流行病学调查;②临床诊断标准不明确。临床表现为一组以乳房疼痛、乳腺张力增高、乳腺局限性增厚、结节等改变为主的综合征,但发病年龄跨度很大,不同年龄组的发病原因和发病特点有无区别不清楚;③相应临床病理过程研究较少。在病理学上该病有多种相关的组织形态学改变,临床症状、体征与这些组织形态学改变的相对应关系不清楚;④缺少辅助检查的诊断标准。如 X 线、超声等常规检查的特征性表现及其临床意义尚未达到共识;⑤已有明确的资料表明乳腺增生症上皮不典型增生属癌前病变,与部分乳腺癌发生相关,对其发生癌变的特点和规律认识不清,缺少大规模的研究。目前临床上缺乏监测疾病进展的有效方法,可能造成患者的心理恐慌;⑥针对该病的治疗方法很多,没有明确的治疗指导方案和治愈标准,治疗方法及疗效判断缺乏共识。临床上同时存在重视不够和治疗过度情况;⑦2003 年 WHO 关于乳腺肿瘤组织学分类中对乳腺增生症的分类有明显的变化,如何用以指导临床诊断、治疗和监测尚无完善的方法。在我国综合医院中,乳腺疾病属于外科诊疗范围,但乳腺增生症绝大多数患者不需要外科手术治疗,面对如此大量的患者,哪些患者需要临床干预,哪些患者可能存在癌变风险需要密切随访等尚不明确,是造成该病诊疗无序的原因。有鉴于此,本病应该引起临床医生高度的重视,开展相应基础和临床研究,并适时制定出适合我国患者情况的相关标准和规范。

一、乳腺增生症的定义和命名

乳腺增生症是指妇女内分泌功能失调所致的乳腺上皮、间质增生和复旧不全引起的一组非炎症性非肿瘤性疾病。乳腺腺泡、导管和间质呈现不同程度的增生及退行性改变,由于性激素不平衡的长期作用,增生和复旧性变化可同时存在,在疾病的不同时期其组织学改变可能不同,临床表现亦有差别。由于对其本质、病理变化、病理诊断标准、临床转归及其与乳腺癌的关系等尚有诸多问题不明确或未能达到共识,因此本病的命名较多,国外多称之为乳腺纤维囊性病(Fibrocystic disease FCD)或乳腺囊性增生病(Breast cystic hyperplastic disease)。1981年世界卫生组织国际肿瘤组织学分类中沿用乳腺结构不良症(mammary dysplasia)这一名称,并注明与纤维性囊性乳腺病为等义词。国内阚秀等病理学者推荐采用乳腺增生症(hyperplastic disease of breast),认为这一名称既反映了该病的本质,也符合基本病理变化,同时也提示了与乳腺癌发生的某些关系。指出该病是内分泌功能紊乱引起的乳腺小叶或导管的瘤样增生性病变,本质与前列腺增生症相同,后者已统一名称为前列腺增生症,因此建议将该病也正式命名为"乳腺增生症"。此外,阚秀等提出,中国妇女患此病者囊肿出现率极低,较欧美妇女为少。在近万例乳腺增生症材料中,出现肉眼囊肿不过3%,显微镜下囊肿不过20%,以囊肿为主要病变表现的乳腺增生症不过9%。显然反复强调"囊肿"或"囊性"这一变化,并不适宜中国妇女。但我国普通高等教育"十五"国家级规划教材《外科学》第六版中所载本病,为方便国际间交流,仍采用"乳腺囊性增生病"的命名。

2003年版WHO乳腺肿瘤组织学分类中,在"乳腺良性增生与DIN分级"章节中回避了1981年版中的"纤维囊性乳腺病"及"乳腺结构不良"名称,仅将乳腺良性上皮增生性病变分成为:小叶内瘤,导管内增生性病变,导管内乳头状肿瘤,良性上皮增生(包括各型腺病及各型腺瘤)和肌上皮增生性病变等。同时将乳腺小叶原位癌及导管内癌划作癌前病变范围内。重点强调这一组织学改变与乳腺癌的关系,是一值得注意的明显变化。可反映出该分类的注意力主要集中在对可能发生癌变患者的筛选方面,目前已经明确这一组良性乳腺疾病的组织形态学变化是通过乳腺上皮增生和不典型增生过程癌变的,因此,该分类希望在组织学分类上能够体现乳腺良性疾病与乳腺癌发生之间的联系。但在临床工作实践中发现,该分类法在临床疾病命名、指导临床诊断和治疗等方面尚不够和谐。如我们不能把一个有乳房疼痛、腺体增厚的门诊患者诊断为"导管内增生性病变"或"良性上皮增生";乳腺X线检查或超声检查等常用乳腺疾病检查方法也不能根据其影像学特征做出类似诊断。对如此大量的患者目前不可能,也没有必要——活检做出病理组织学诊断。而且,如前所述,这些组织学诊断尚难以指导临床治疗实践。因此,应该认识到,2003年版WHO乳腺肿瘤组织学分类中的"乳腺良性增生与DIN分级"章节是在乳腺肿瘤组织学分类背景下的一种有特定含义的补充分类,与非肿瘤疾病的临床命名并不矛盾,也不应因此而排斥临床和病理学对该类疾病的必要命名和分类的进一步研究。

显然,如果把这一组具有发病原因(尽管病因尚不完全明确)、有特定临床症状和体征、有相应组织学改变的情况称为某种"疾病"，应该有统一的疾病命名，便于临床诊断和治疗工作的开展和进一步的研究，也有利于与 WHO 乳腺肿瘤组织学分类相衔接。因此，我们赞同使用"乳腺增生病"（hyperplastic disease of breast）的命名，该名称能体现绝大多数患者的临床表现，且 2003 年版 WHO 乳腺肿瘤组织学分类中的"乳腺良性增生与 DIN 分级"章节所述的组织学分类除"导管内乳头状肿瘤"外均可是该疾病不同发展阶段的组织学改变形式。在临床上"导管内乳头状肿瘤"是以乳头溢液和乳房包块为主要临床表现、病理形态学有特定特征的疾病，一直以来在乳腺疾病的临床命名上均作为一种特指的疾病，在目前国内外临床医生亦均把"乳腺增生病"和"导管内乳头状肿瘤"作为两种不同的疾病看待。只是在乳腺上皮经不典型增生癌变这一过程上具有共同性。因此在临床疾病命名上应将两者分开。

二、乳腺增生症的病因和病理生理

正常妇女乳腺的发育及变化受性激素调节，其腺体和间质随女性周期（月经周期）的性激素变化而重复增生和复旧过程。在卵泡期，雌激素作用使乳腺腺体的末端导管和腺泡上皮细胞增生，DNA 合成及有丝分裂增加，间质细胞增生、水分潴留；在黄体期，雌激素和孕激素共同作用，促进正常乳腺小叶中导管、腺泡结构生成，同时孕激素调节和拮抗部分雌激素的作用，抑制细胞的有丝分裂、减轻间质反应，通过抵消醛固酮在远端肾单位的作用，促进肾脏的水、盐排出；黄体期末，腺泡上皮细胞高度分化，在基础水平催乳素的作用下，腺小叶可生成和分泌小量液体；在月经期，由于下丘脑－垂体－卵巢轴的反馈抑制作用，性激素分泌降低，伴随着月经期开始，乳腺导管－腺泡结构由于失去激素支持而复旧。如此循环往复，维持着乳腺的正常结构和功能。

国外已有临床研究显示，在育龄妇女各种原因引起的卵巢分泌功能失调，导致在月经周期中雌激素占优势，孕激素绝对或相对不足，或黄体期缩短，乳腺组织长期处于雌激素优势的作用，使之过度增生和复旧过程不完全，造成乳腺正常结构紊乱即导致本病发生。患者可在卵泡期血浆雌二醇含量明显高于正常，在黄体期血浆孕酮浓度降低，雌激素正常或增高而黄体期孕酮浓度低于正常，可减低至正常的 1/3 或出现黄体期缩短。部分患者可伴有月经紊乱或既往曾患有卵巢、子宫疾病。第三军医大学西南医院单组样本临床研究亦证实本病症状明显时确有女性内分泌激素不平衡，雌激素优势明显、孕激素相对不足或黄体期缩短等，临床常见表现为月经紊乱、不规则或月经期缩短等。但尚缺乏大样本或随机对照研究证实。在绝经期后，卵巢分泌激素锐减，乳腺小叶腺泡结构萎缩，代之以脂肪和结缔组织，仅较大的导管保留。此时患者的雌激素可来源于脂肪组织、肝脏、肌肉和大量再生器官的组织，将卵巢和肾上腺上皮细胞生成的雄烯二醇转化为雌醇。另外绝经后应用雌激素替代治疗亦是导致本病的原因之一，而因缺乏孕激素的协调作用，易导致乳腺导管上皮细胞增生。

三、乳腺增生症的发病过程与病理组织学改变

乳腺增生病在疾病的不同时期其病变特征不同，使病理组织学改变形态多样。其基本病理过程为：

（一）初期

首先引起上皮下基质反应，结缔组织水肿、成纤维细胞增生，在典型病例黄体末期乳房实质体积可增加 15%，患者出现月经前期乳房胀痛。继之乳腺小叶内腺上皮细胞增生，导管分

支增多,腺泡增生并可有分泌现象,有将此类形态学变化称为"乳腺小叶增生",如卵巢功能失调恢复,组织学改变可完全恢复正常。

(二)进展期

乳腺小叶增生进一步发展,小叶内导管和腺泡及纤维结缔组织呈中度或重度增生,腺小叶增大,甚至相互融合,致使小叶形态不规则、变形。部分腺小叶因纤维组织增生原有结构紊乱,部分区域导管增多、密集、受压,并有纤维组织增生,呈现腺瘤样改变,其间可有多少不等的淋巴细胞浸润。因此有称之为纤维性乳腺病、乳腺结构不良症或乳腺腺病伴腺瘤样结构形成等。

由于间质纤维化及导管上皮细胞增生,腺泡分泌物滞留导致末端导管、腺泡扩张,可形成大小不等的囊状改变,囊内液中含有蛋白质、葡萄糖、矿物质和胆固醇等。在囊肿形成过程中,可因无菌性炎症反应及囊内成分分解和降解导致囊肿内液体颜色变化,水分被逐渐吸收后内容物浓集成糜状,并有吞噬性细胞(巨噬细胞和吞噬脂类物质后形成的泡沫细胞)集聚,部分患者可见囊内容物钙化。称为囊性增生病或纤维囊性增生病。长期雌激素作用和分泌物滞留的刺激可致导管、腺泡上皮细胞增生、增生上皮细胞向管腔内生长呈乳头状、筛状或实性,部分可发生不典型增生或大汗腺样化生。

(三)慢性期

因纤维组织增生压迫血管,乳腺小叶呈退行性改变,导管—腺泡系统萎缩、硬化,间质透明变性,存留的导管或腺泡可扩张。常见纤维组织包绕的扩张导管内上皮细胞增生。

由于乳腺组织的增生和复旧过程失调,可在病灶中同时存在进行性和退行性变化,纤维组织增生、小叶增生、导管扩张、囊肿形成、上皮细胞增生和间质淋巴细胞浸润等可同时存在,呈现出组织学的多形性改变。

四、乳腺增生病与乳腺癌发生的关系研究进展

已有的临床、病理和流行病学研究表明,乳腺良性疾病癌变是乳腺癌发生的重要原因之一,其机制尚不清楚。乳腺上皮细胞在致癌剂作用下的癌变过程可能通过启动期、促进期和进展期等不同阶段,发生一次或多次突变,经历一系列变化的过程。其间可能有很多内、外因素促进或干扰癌发生的过程。其中很多机制仍有待进一步阐明。乳腺增生病是最常见的乳腺良性疾病之一,它与乳腺癌的关系一直为人们所重视。早在20世纪60年代以前就有很多学者通过对乳腺癌旁病变共存性研究和临床回顾性调查的结果,提出乳腺囊性增生病与乳腺癌相关。20世纪70年代以后,大量的临床和流行病学研究以普通人群乳腺癌发生率为对照标准,对活检明确的乳腺增生病患者经长期随访研究证实乳腺增生病与乳腺癌发生的关系。其中最重要的文献包括 Duppont 和 Page 等 1985 年在新英格兰医学杂志发表了超过1万例随访17.5年的结果。其结论明确提出:①下列病变癌变的机会甚少,如囊肿病、导管扩张、硬化腺病、硬化病及纤维腺瘤变等;②活检发现轻度上皮增生症及大汗腺化生,在45岁以下无明显意义;③乳腺不典型增生癌发生率较对照组增加4.7倍,如有乳腺癌家族史,乳腺癌发生率增加近10倍。证实了乳腺上皮增生和不典型增生与乳腺癌发生的关系。此后又进一步将活检明确的不同病理形态学病变妇女与同年未取乳腺活检妇女比较,以随访10~20年发展成乳腺浸润癌的比率作为危险度。把乳腺囊性增生病按组织学类型分为囊肿、大汗腺化生、腺病、硬化性腺病、炎症、钙化、导管内乳头瘤和(或)上皮增生,经随访发现非增生性病变,

如囊肿、大汗腺化生、腺病、硬化性腺病或炎症等与普通人群比较,乳腺癌发生危险并不增加;有乳腺导管上皮增生无不典型增生者包括一般性、中度增生或旺炽型增生,危险性轻度增加(发生乳腺癌的危险为对照组的 1.5～2 倍);有上皮不典型增生者,包括导管不典型增生和小叶不典型增生,危险性中度增加(发生乳腺癌的危险为对照组的 4～5 倍);而原位癌包括小叶原位癌和导管原位癌,发生浸润性癌的危险性高度增加(发生乳腺癌的危险为对照组的 8～10倍)。明确了乳腺良性疾病癌变与不典型增生的关系,其发展过程为正常乳腺上皮细胞→一般性增生上皮细胞→不典型增生上皮细胞→原位癌→浸润性癌。经过反复研究论证 Page 等将乳腺增生性病变分为 4 类:非增生性病变、一般性上皮增生、上皮不典型增生和原位癌。用以指导临床治疗和随访监测。

国内很多学者也针对中国人的情况对乳腺增生病癌变开展研究。第三军医大学西南医院对 1976—1996 年间 614 例明显乳腺囊性增生病表现经反复药物治疗后增生性病灶消退不明显者进行手术活检,发现不同程度的不典型增生 135 例(22%),早期癌变 41 例(6.7%)。对原有上皮不典型增生者随访 2～10 年后又出现增生性包块而再手术 48 例,发现不典型增生程度加重 13 例、癌变 14 例。发现乳腺增生病局限性增厚不随月经周期改变同时经系统药物治疗不能改善者,40 岁以上出现乳腺增生病症状者不典型增生发生率明显增高。将乳腺增生病病理组织学变化分为小叶增生、导管扩张、硬化性腺病、大汗腺样化生、乳腺腺病伴腺瘤样结构形成、小叶内淋巴细胞浸润和导管或腺泡上皮细胞增生七种类型进行分析,仅上皮细胞增生尤其是不典型增生与乳腺癌发生有关,癌变均在Ⅲ级不典型增生的基础上发生,其他 6 种组织学类型中无不典型增生者与早期癌变间无明显关系。随访发现,从第一次手术发现有乳腺上皮不典型增生至再次发现乳房包块或局限性增厚而第二次手术病理证实乳腺上皮不典型增生程度加重为期 2～7 年,发现乳腺早期癌变间隔时间为 2～10 年。对乳腺导管上皮细胞不典型增生病变的细胞超微结构、受体状态、增殖特点、癌基因产物和肿瘤相关抗原表达的变化等几个方面初步研究提示:不典型增生在一定程度上可以代表癌变的起始和过渡阶段,乳腺上皮不典型增生向癌转变包括了一系列能够辨认的过程,从一般性增生经不典型增生到乳腺癌乳腺上皮细胞发生了一系列变化,包括细胞结构、功能及表型的各种改变。动物乳腺癌及癌前病变模型和临床研究显示乳腺增生病癌变的可能过程是:乳腺在疾病因素和性激素的共同作用下导管或腺泡上皮细胞增生,增生上皮细胞的雌激素受体含量增加。增生性上皮细胞的结构、功能和代谢特点均发生变化,发展成为不典型增生细胞。在促进因素作用下不典型增生逐渐加重最终可发生癌变。不典型增生向乳腺癌发展的过程中可能存在不同的演变过程,不典型增生进一步发展,部分发展成为乳腺癌并保留雌激素受体,成为激素依赖性乳腺癌;部分的发展过程中出现去分化而失去雌激素受体,发展为激素非依赖性乳腺癌。这些改变的基础是细胞核 DNA 含量的异常及基因改变导致某些癌基因和抑癌基因表达产物增加,其结果使部分异常细胞具有癌变倾向的表型变化不断积累,可能使其在内外促进因素的参与下最终发生癌变。对这些变化的进一步深入研究有助于阐明在部分乳腺癌发生过程中癌前阶段的一些变化规律及其机制。该系列研究得出初步结论是:乳腺癌前阶段上皮不典型增生细胞可检测到部分细胞生物学变化,部分癌前病变发展过程可监测。但是,目前尚未能发现乳腺癌发生过程的基因改变规律。乳腺良性疾病癌变的病因学的最终结果等待突破。乳腺癌的发生是一个复杂过程,临床研究和实验观察所见乳腺不典型增生细胞的细胞生物学和分子生物学改变的多样性反映了乳腺癌发生可能并非以单一的程序发展。为什么组织形态学相同的不典型增生病变经长期随访,仅部分发生癌变? 对其中的各种动态变化和体内、外因素影响的作用目前所知甚少。尚缺乏能用于所有乳腺癌前病变临床监测的可靠标志物,均值得进一步深入研究。乳腺癌前病变的治疗研究亦值得重视。

2003 年版 WHO 乳腺肿瘤分类为使国际间医学文献统计统一,刊出了肿瘤的国际疾病分类及医学系统命名形态学编码(Morphology code of the International Classification of Disease for Oncology and the Systematized Nomenclature of Medicine),简称 ICD－O 编码。对肿瘤性病变 ICD－O 编码均标明生物学行为分级:ICD－O 的 0 级为良性;ICD－O 的 1 级为交界性或生物学性质未定;ICD－O 的 2 级为原位癌和上皮内瘤 3 级;ICD－O 的 3 级为恶性肿瘤。2003 年版 WHO 分类中将乳腺导管内增生性病变分成 4 型:①普通型导管增生;②平坦型上皮不典型性增生;③导管上皮不典型性增生;④导管原位癌。4 型病变中,除普通型外,将②～④型统称为导管上皮内瘤(Ductal Intraepithelial Neoplasia,简称 DIN)。普通型导管上皮增生 ICD－O 分级为 0 级;平坦型上皮非典型性增生为 DIN 1A 级(导管上皮内瘤 1A);导管上皮不典型性增生为 DIN 1B 级(导管上皮内瘤 1B);导管原位癌 1 级为 DIN 1C(导管上皮内瘤 1C);导管原位癌 2 级为 DIN 2(导管上皮内瘤 2);导管原位癌 3 级为 DIN 3(导管上皮内瘤 3)。新版分类同时明确规定,诊断 DIN－3 时,一定注明传统名称,即小叶原位癌(LCIS)或导管原位癌(DCIS)。而 2012 年第 4 版《WHO 乳腺肿瘤组织学分类》将乳腺肿瘤单独归为一本,不再与女性生殖道肿瘤合本,内容更为丰富。在新的版本中,在导管内增生性病变中,去除导管上皮内肿瘤(ductal intraepithelial neoplasia,DIN)的概念和导管内原位癌,增设柱状上皮病变(columnar cell lesions,CCL)这一新的分类。其中,CCL 包括 2003 年版本的平坦型上皮非典型性增生病变。这些规定和规范具有普遍指导意义,值得临床医生和病理医生重视。

五、临床表现

患者多为育龄女性,以 30～40 岁发病率较高。初期病变可表现在一个乳房,仅乳房外上象限受累,但常发展成多灶性,半数以上为双侧同时发病。其自然病史较长,一般为数月至数年以上。主要表现为乳房疼痛、压痛、腺体局限性增厚或形成包块。40%～60%伴有月经不规则、经期提前、痛经、月经过多或有卵巢囊肿。

(一)乳房疼痛

多为胀痛或针刺样痛,重者可向腋下及患侧上肢放射,影响工作和生活。早期乳房疼痛是由于结缔组织水肿和分泌物潴留,增加了末端导管和腺泡的压力,刺激神经所致。在进展期,因乳腺小叶增生、囊肿形成及纤维化和硬化性病变挤压神经,在纤维囊性变周围炎性细胞反应刺激神经可产生针刺样疼痛,或因肥大细胞释放组胺等引起疼痛。同时乳房的敏感性增强,触摸、压迫等均可加重疼痛。病变后期疼痛的规律性消失。有 10%～15%的患者,尽管临床和乳腺 X 线摄片、B 型超声检查等证实有乳腺囊性增生病,但很少或无乳房疼痛,仅以乳房包块就诊,其原因尚不清楚。

(二)乳房包块

可限于一侧或为双侧,常呈多发性。早期外上象限最常受累,主要表现为乳腺组织增厚,触诊乳腺腺体可呈条索状、斑片状、结节状或团块状等不同改变。部分患者乳房张力增加,整个或部分腺体呈大盘片状,腺体边缘清楚、表面呈细颗粒状或触之厚韧,压痛明显。在月经期后可伴随乳房疼痛的缓解而乳房包块缩小或消失。在进展期乳房可扪及边界不清的条索状或斑片状增厚腺体,部分呈弥散性结节状,大小不一,质韧可推动,与深部和皮肤无粘连。部分出现斑块状或囊性肿块,与乳腺组织无明显界线,而不易与乳腺癌或其他病理性肿块鉴别。

（三）乳头溢液

部分乳腺囊性增生者有乳头溢液,多为双侧多个乳腺导管溢液,溢液可为水样、黄色浆液样、乳样或呈浑浊状,需与乳腺癌或乳腺导管内乳头状瘤所致的乳头溢液鉴别。后两者多表现为一侧乳腺单个乳管溢液,可伴有乳房包块。乳管镜检查、选择性乳腺导管造影和溢液脱落细胞学检查有助于鉴别诊断。

绝经期后乳腺腺体萎缩,逐渐被脂肪组织所代替,多数患者的症状、体征缓解。但部分患者原有的乳腺导管扩张、囊肿和上皮增生等变化未能消失。临床上,40%～80%的绝经期后患者因乳腺导管扩张、囊肿、包块或疼痛就诊,此时乳腺导管内上皮细胞增生和不典型增生的比例增加。

六、诊断方法评价

乳腺增生症的临床诊断尚不统一,虽然国内不同的学术组织曾制定过各种诊断标准,但缺乏广泛认同性和可操作性。目前,临床上一般将女性有明显乳房疼痛、乳房团块样增厚或伴有多导管乳头溢液者诊断为乳腺增生症。辅助检查是进一步明确诊断的手段,乳腺影像学诊断方法均可用于乳腺增生病的诊断,常用的乳腺影像检查方法包括彩色超声检查、乳腺 X 线钼靶摄片和选择性乳腺导管造影 X 线检查,对有乳头溢液者还可进行纤维乳管镜检查。乳腺增生病影像学等辅助诊断的目的包括:①明确病灶部位、性质和数量,为进一步检查和治疗作指示或参照。②评价治疗效果。③排除乳腺癌。乳腺超声检查通过显示增生病变区和其他部分的声像差异了解乳房内部变化,尤其对囊性病灶可清楚显示是其独特的优点。为了能够较好显示乳腺不同层次尤其是乳腺腺体内的细微变化,应使用超高频超声仪检查乳腺疾病。乳腺 X 线钼靶摄片通过对比乳腺组织局部密度和形态改变进行诊断,尤其便于显示乳腺内的微小钙化,但对致密型乳腺 X 线钼靶摄片的对比性较差。对有乳头溢液者,选择性乳腺导管造影 X 线检查和乳管镜检查常可做出病因诊断。选择性乳腺导管造影 X 线检查可显示单个乳腺导管树状结构改变以及导管周围情况,而乳管镜检查可直观检测乳腺导管内的真实情况。既往多用于单个导管的乳头溢液者的检查,但对乳腺增生症有多个导管溢液者乳管造影和乳管镜检查亦有一定诊断价值。其他乳腺辅助检查方法用于乳腺增生症的诊断意义尚不明确。因此,可以根据不同目的选择不同的辅助检查方法。通过不同诊断方法的联合检查综合分析,有利于明确病变的性质及程度,选择治疗和确定需要活检的患者。对乳腺增生症病理形态学诊断仍然是临床诊断的金标准。鉴于目前对乳腺增生症临床表现、影像改变与病理形态学的联系缺乏足够的认识,推荐扩大活检范围,开展相关临床研究,进一步提高对本病的认识和诊断水平。

七、治疗方法介绍与评价

（一）药物治疗

基于前述认识,临床上应针对不同情况对乳腺增生病患者给予有针对性的积极治疗,并密切监测随访,以预防和早期发现乳腺癌。常用药物包括以下几类:

1. 激素类药物

(1)他莫昔芬:具有雌激素样活性,作为雌二醇的竞争剂竞争靶细胞的雌激素受体,从而使雌激素对靶细胞失去作用,而不影响血浆雌激素水平。实验观察发现对乳腺不典型增生细胞生长有抑制作用。临床上应用他莫昔芬对缓解乳腺增生病的症状较其他药物更显著。但因其对子宫等有雌激素受体的器官、组织均有影响,可引起月经紊乱和阴道分泌物增多,应在医生的指导和观察下使用。常用剂量为 10mg,日 2 次。

(2)溴隐亭:是半合成的麦角生物碱衍生物,有多巴胺活性。作用于下丘脑,增加催乳素抑制激素的分泌,抑制催乳素的合成和释放,并可直接作用于垂体前叶,解除催乳素对促性腺激素的作用而促使黄体生成激素的周期性释放等,故有将其用于治疗乳腺增生病。但本药副作用较大,常引起恶心、呕吐等胃肠道症状,严重者可发生体位性低血压。需用时应在专科医生指导下用药。不推荐作为一线治疗药物。

(3)雄性激素:既往有利用其对抗雌激素、抑制卵巢功能的作用治疗本病。口服有甲基睾酮,肌内注射有丙酸睾酮。但长期使用可引起女性内分泌紊乱、女性男性化和肝功能损害。因此不推荐该类药物用于治疗乳腺增生病。

2. 中药类　用于治疗本病的中药成药包括功效为调节冲任、舒肝解郁、活血化瘀、软坚散结、疏经通络、散结止痛等作用的药物。根据患者具体情况选择使用可有一定疗效。

3. 维生素类　维生素 A、B、C、E 能保护肝脏及改善肝功能,从而改善雌激素的代谢。另外维 A 酸是上皮细胞的生长和分化的诱导剂,试验研究证实对预防乳腺癌发生有一定作用。维生素 E 可防止重要细胞成分过氧化,防止毒性氧化产物生成,对维持上皮细胞的正常功能起重要作用。目前维生素类常用作乳腺增生病治疗的辅助药物。

4. 其他药物

(1)天冬素片:原由鲜天冬中分析提取,后经人工合成,有效成分为天冬酰胺,临床验证对部分乳腺增生病有治疗作用。常用剂量:0.25g,日二次。

(2)碘制剂类:其作用是刺激垂体前叶,产生黄体生成激素以促进卵巢滤泡囊黄体素化,调节和降低雌激素水平。常用药物为 10%碘化钾 10ml,日三次,对乳房疼痛有较好疗效,但对口腔有刺激作用。

5. 用药方法及应注意的问题

(1)联合用药:乳腺增生病的治疗一般首选中药,可根据病情特点选用单独用药或不同作用机制的药物联合治疗,辅以维生素类药物。应用他莫昔芬需掌握指征,一般用于雌激素水平过高,女性周期明显失调且其他药物治疗无效者,有严重乳腺增生用其他药物治疗增生性病变无改善者,病情反复发作且增生性病变逐渐加重者。因已有资料证实他莫昔芬有预防乳腺癌的作用,因此对 40 岁以上发病患者、有乳腺癌家族史和其他高危因素、已活检证实有乳腺上皮细胞不典型增生者应首选他莫昔芬,辅以其他药物。

(2)长期用药:由于本病发生的基础是激素分泌功能紊乱,而女性每月一个性周期(月经周期)。所使用的各种中西药以调整机体的周期性激素平衡为主要目的之一,希望能同时收到改善症状和组织学变化的效果。最终达到机体自身内分泌的平衡,防止增生性病变的发展。因此用药时间一般应以 2～3 个月为一个疗程,连续用药,待症状完全缓解、乳腺增生主要体征消失、辅助检查提示病变好转或消退方可停药。同时患者可因各种原因再度导致女性内分泌系统紊乱而疾病复发,因此所选治疗药物应具有疗效较好、副作用较少,可较长期和反复安全使用者。

（二）手术治疗

目前根据治疗目的不同，有三种手术。

1.空芯针活检术　如前所述，乳腺增生病导管上皮经一般性增生、不典型增生癌变是乳腺癌发生的原因之一。虽然本病实际癌变率不高，但因临床上不能根据症状和体征确定不典型增生和早期癌变，为了进一步提高对本病的认识，提高乳腺不典型增生和早期癌变的诊断，应注重空芯针活检诊断。已有研究证实，乳腺增生病局限性增厚不随月经周期改变同时经系统药物治疗不能改善者，40岁以上出现乳腺增生病症状者，有乳腺癌家族史等易感因素者，辅助检查发现可疑病灶者等情况均是乳腺不典型增生和癌变的高危因素。对这些患者应行影像检查引导下的空芯针活检。空芯针活检方便、快捷，在超声或X线引导下空芯针活检对微小病灶诊断的准确性可明显提高。

2.包块切除术　对乳腺增生病有一般药物治疗无效或经治疗其他增生性病变已改善而有孤立的乳腺肿块不消失者，合并有单个乳腺导管的乳头溢液不能除外其他疾病者，更年期以后又出现症状和体征的单个病灶，超声或X线检查有瘤样病灶或不能除外癌变者应予病变区手术切除。对孤立性病灶的手术切除和病理检查有助于简化治疗程序，减少对早期乳腺癌的漏诊和误诊。

3.乳房切除术　对活检证实有多灶性Ⅱ级以上不典型增生者，伴有乳腺导管内乳头状瘤病者和发病早、症状明显、药物治疗效果欠佳同时证实有乳腺癌易感基因（BRCA1/2）突变者应行乳房切除术。目前，乳房切除术是预防此类高危癌前病变的有效方法。经腋窝入路行腔镜皮下乳腺切除加一期假体植入术可在切除病灶的同时恢复女性乳房完美形态，且胸部无切口。对于治疗乳腺癌前病变是一种较好选择。

（三）随访观察

对乳腺增生患者，尤其是有高危因素的患者，在积极治疗的同时应注重长期随访、定期复查。观察研究疾病复发和病情进展的原因。制定实用有效的方法监测病情变化，警惕乳腺癌发生。

（康世文）

第六节　乳腺其他病变

乳腺发育异常分为先天性和后天性两种。前者由于先天发育异常所致，后者可因外伤、手术、肿瘤以及炎性疾病和内分泌异常等引起。乳腺的发育受垂体前叶、卵巢和肾上腺皮质内分泌的影响。垂体前叶产生促乳腺激素，直接影响乳腺；同时，又通过卵巢和肾上腺皮质产生雌激素，间接影响乳腺。上述某环节异常、出现疾患时，均可能导致激素紊乱，引起乳腺发育异常，导致乳腺畸形。

一、多乳头、多乳腺畸形

在正常乳房上出现2个以上的乳头或在乳腺部位以外出现多个乳腺的畸形。有报道在后背出现一异位乳房。多乳房临床上少见，可不必治疗，也可手术切除多余的乳腺。

二、男性乳腺发育症

男性乳房发育是由于男性乳腺组织良性增生所导致的一侧或两侧乳房发育。青春期一过性雌/雄激素比例相对失衡,雌激素水平相对或绝对升高,游离雄激素浓度下降,导致乳腺导管增生,均可引起男性乳房发育。当男性乳腺组织直径大于 0.15cm 时,即可被临床检查发现。男性乳房发育可见于儿童期、青春期和成年期。

男性青春期乳房发育多发生于 12～16 岁,高峰在 13～14 岁。应注意乳房发育的原因是药物因素还是潜在的疾病导致雌激素水平升高而引起。

（一）病因和病理

根据临床表现,男性乳房发育的诊断容易确定,但准确的病因诊断有时还存在一定困难。可引起男性乳房发育的常见病因如下：

1. 男性性腺功能减退症 男性乳房发育为其主要表现。雄激素分泌减少,雌/雄激素比例失衡,而且原发性性腺功能减退症患者黄体生成素水平升高,导致睾丸产生雌激素增多,进一步使雌/雄激素比例升高。

2. Klinefelter 综合征 由于缺乏睾酮的抑制作用,黄体生成素水平升高,雌二醇水平也升高。部分 Klinefelter 综合征患儿雄激素水平降低不明显,但雌/雄激素比例升高显著,导致男性乳房发育。

3. 睾酮合成或活化缺陷 睾酮合成和活化完全被阻断可导致女性表型,而部分阻断导致出生时外生殖器发育不良、青春期男性乳房发育。

4. 两性畸形 存在卵巢和睾丸两套性腺,青春期男性和女性第二性征均发育,故乳房发育。

5. 肾上腺疾病 独立的促肾上腺皮质激素缺乏极少见,一般多伴有雌二醇和黄体生成素升高,导致乳房发育。促肾上腺皮质激素缺乏,皮质类固醇负反馈抑制减少,垂体分泌黄体生成素增多。部分先天性肾上腺皮质增生症患者雌激素分泌增多,雄烯二酮生成增加,性腺外组织对雌激素前体芳香化作用增强,导致乳房发育。

6. 甲状腺功能亢进症 25%～40% 的男性甲亢患者存在乳腺发育。甲亢患者结合睾酮升高而游离睾酮减少,导致雌激素的相对升高。性腺外组织对雌激素前体芳香化作用增强。

7. 肿瘤 垂体肿瘤（例如泌乳素瘤）、肾上腺或睾丸肿瘤可导致乳房发育。女性化肾上腺肿瘤可以产生大量的雄烯二酮和脱氢异雄酮,雄烯二酮是转化为雌激素的芳香化前体。睾丸间质细胞瘤分泌雌激素或是绒毛膜促性腺激素;肝癌及脑、胸部和其他部位的恶性肿瘤有的也能产生绒毛膜促性腺激素,导致乳房发育。乳腺肿瘤极少导致男性乳房发育,如果有,也是单侧、非对称性的。Klinefelter 综合征患者乳腺肿瘤的发病率比正常人高 20 倍,这种患者患乳腺癌的几率约为 4%。

8. 慢性疾病 饥饿状态下,性激素产生减少。暂时性的肝功能损伤,雌激素分泌不减少,雌/雄激素比例升高,导致乳房发育;待肝功恢复,这一症状缓解。尿毒症时,LH 和 FSH 升高,睾酮降低。带状疱疹感染、外伤后截瘫均可引起乳房发育。这些原因的共同特点是睾丸功能降低。

9. 家族性男性乳房发育 家族性男性乳房发育为 X2 连锁隐性遗传或常染色体显性遗传。基因缺失位于芳香化酶 P450 基因 5′端,为单基因突变。芳香化酶为雌激素合成的关键酶,此基因突变致芳香化酶产生增多,雌激素生成增加。

10.医源性因素　医源性因素,例如精神安定剂,可以阻断多巴胺 D2 受体,引起高催乳素血症,导致溢乳,少数患儿因此引起乳房发育。催乳素水平升高不能直接促进乳房发育,但影响性腺,使睾酮分泌减少,间接引起乳房发育。

11.少数患儿的乳房发育　少数患儿由于 $11\beta_2$-羟化酶缺乏引起乳房发育。起病早期是乳腺导管增生,上皮细胞增生,乳腺导管周围结缔组织和血管增生,导管周围水肿;中期导管继续增生,基质纤维化,上皮细胞处于静息状态,导管周围水肿消失;后期导管囊性扩张,基质玻璃样变和纤维化。

(二)临床表现

主要表现为乳房增大或(和)触痛。男性乳房发育可触及同心圆状、质地较韧、呈橡胶感的组织,而乳房组织增多在合拢过程中无抵抗感。应与肥胖儿童的假性女性型乳房鉴别,后者是乳房组织增多,而无乳房腺体成分的增加。注意详细询问病史,尤其是既往用药史及有无与之密切相关的疾病,如营养不良、肾衰、腹泻、甲亢、先天性肾上腺皮质增生症或是其他导致乳房发育的疾病。

(三)辅助检查

1.性腺及相关激素检查　包括促黄体激素(LH)、促卵泡生成素(FSH)、雌二醇、睾酮、绒毛膜促性腺激素(HCG)、催乳素(特别是有溢乳时)检查。

2.影像学检查　若 HCG 升高,需做脑、胸部、腹部或是睾丸 MRI,排除有无分泌 HCG 的肿瘤。若硫酸脱氢表雄酮升高,需做肾上腺 B 超检查。

3.染色体检查　若阴茎短于 3cm 或是睾丸容积小于 6mL,需做染色体核型分析,排除 Klinefelter 综合征。

4.其他　必要时检查肝功、肾功、甲状腺功能,排除是否这些慢性病导致乳房发育。

(四)鉴别诊断

1.新生儿乳房发育　50％左右的新生儿出生时可有乳腺增大,这是由于母体或胎盘的雌激素进入胎儿循环作用于乳腺组织所致。一般于生后 3～5 天出现,6～7 天达高峰,3 周左右消失,有时可延迟至 3 个月或更长时间。双侧乳腺增生常不对称,直径多在 1～2cm,个别超过 3cm。

2.青春期男性乳腺增生症　正常男性青春期可出现一过性乳房增大,多见于 12～16 岁之间,两侧可不对称,直径多小于 4cm。出现这种现象的原因尚未完全清楚,可能是男孩睾酮水平达到成人之前,血浆雌二醇已经达到较高水平,导致雌激素/雄激素比值暂时升高;也有人认为是男性青春期阶段乳腺局部的芳香化酶活性增强,局部雌激素形成增多。这种乳房增大可持续数月至 1～2 年,绝大多数在 20 岁前自然消退。极少数男孩一侧或双侧乳腺增生十分显著,直径超过 5cm,称为青春期巨乳症。

五、治疗

注意寻找病因,进行针对性治疗。对大部分特发性患者不需特殊治疗,解除思想顾虑和焦虑情绪,一般 3～6 个月复查一次,大部分 3 年内消退。

1.病因治疗　对病因明确的,应治疗原发病,如肿瘤切除,停用致乳腺增生的药物,如氟哌啶醇等,以及性功能减退者的雄激素替代治疗。

2.药物治疗　乳房发育早期表现为乳腺导管增生、上皮细胞增生、乳腺导管周围结缔组织和血管增生。这时期药物治疗主要抑制导管增生、降低雌/雄激素比例、减少雌激素分泌。后期乳房发育主要为导管继续增生、基质纤维化、导管囊性扩张、基质玻璃样变和纤维化增多，这个时期药物治疗多不敏感。

3.临床上可以选用的药物

(1)达那唑：达那唑是一种作用弱的雄激素，通过抑制促性腺激素分泌发挥治疗作用。剂量为200mg，每日3次，疗程3～9个月，对成人和青春期乳腺增生均有效，副反应常见体重增加。

(2)兰苯氧胺：三苯氧胺是一种雌激素受体阻断剂，剂量为10mg，每日2次，疗程3个月，有效率达88%。

(3)氯米芬：氯米芬也是抗雌激素制剂，每日50mg，约半数有效。

(4)去氢睾丸内酯：去氢睾丸内酯是一种芳香化酶抑制剂，剂量每日450mg，用药后雌激素/雄激素比值下降。阿那曲唑是一种新型的芳香化酶抑制剂，曾治疗绝经后乳腺癌患者，现临床证实治疗男性乳房发育安全、有效。此药抑制组织雌激素分泌，减少雌激素生成，不会抑制垂体功能。剂量每天1mg，逐渐加量到10mg。副反应有面色潮红、毛发稀疏、胃肠道反应(厌食、呕吐、腹泻)等。

4.手术治疗　目前认为，当GYN病程较长，增生腺体已被纤维组织和玻璃样变所替代，即使病因去除后也不能完全消退，内科治疗难以奏效时，需给予手术治疗。

手术治疗的适应证：处于青春期末期或已过青春期仍有乳房发育的男性，乳腺直径＞4cm，药物治疗无效者；严重影响美观者；疑有恶性变者。

但应注意，若过早选用外科手术治疗，有复发的可能。

GYN的现代整形外科手术方法大体上可分为三类：锐性切除法、抽吸法、抽吸加锐性切除法。

(1)锐性切除法：均采用较小的切口，切口多选择在乳晕内、乳晕周围、腋窝等术后瘢痕小而隐蔽的部位。该法具有手术后皮下血肿、积液、乳头坏死及乳头感觉障碍等并发症的发生率低和瘢痕小的特点。

主要手术切口如下：

①放射状切口：在乳晕上围绕乳头做放射状切口。

②经腋窝切口：在腋顶作一长约2cm的横行切口。此两种切口仅适合于乳房较小且无皮肤松垂的患者。

③乳晕内半环形切口：在乳晕内设计乳头上方或乳头下方的半环形切口，具有暴露好、瘢痕小、可以去除多余皮肤等优点。

④晕周(晕内)环形切口：在乳晕内或其周围作环形切口，用"剥苹果核"技术切除乳腺组织，仅在乳晕下保留一圆形乳腺组织，使乳头与胸壁相连，用剪刀同心圆修整多余的皮肤，重建乳房和胸壁外形。这种切口显露较好，去除乳腺组织彻底，较少发生乳头坏死等并发症，手术后瘢痕较小。

⑤乳房双环形切口：乳房双环形切口线内环位于乳晕内，以乳头为中心作直径2～3cm的环形切口；外环在乳晕外乳房皮肤上，与内环平行，内环和外环之间的距离根据乳房的大小而定，一般1～5cm。乳头乳晕真皮乳腺蒂位于乳头外上部，宽度为乳晕周径的1/3～1/2，呈扇

形,双环之间的部分应去表皮。术中除保留内环内的乳头、乳晕皮肤和 0.8~1.0cm 厚的乳头乳晕外上真皮乳腺蒂外,彻底切除乳腺组织,止血后在外环切口上对称性做多个的小"V"形切口,对边缝合,或荷包缝合外环,缩小外环,并与内环缝合,重建新乳晕的边缘。该方法手术切除乳腺组织彻底,术后瘢痕小,乳头乳晕的血运和感觉保存好,胸部外形恢复好,适合于中重度的 GYN 患者。

(2)抽吸法:抽吸法采用负压吸引的方法,去除乳房皮下脂肪和乳腺实质。

具体操作为:在乳晕边缘作 0.5cm 的小切口,先用一内径为 7mm 的吸管吸除乳腺周围的脂肪组织,然后从原切口伸入内径 2~4mm 的吸管吸除乳腺组织。但抽吸法能否去除乳腺实质尚存有争议。

(3)抽吸加锐性切除法:抽吸加锐性切除法是近年来国外比较流行的治疗方法。具体的方法有 Smoot 的吸脂加偏心圆切口法和 Gasperoni 等的吸脂加乳晕半环形切口乳腺组织切除法。

(曾海)

第七节 乳腺外科术后并发症的预防及处理

一、乳腺癌术后并发症

乳腺手术虽为体表手术,但乳腺癌根治术等手术范围及创伤较大,其术后如果处理不当或患者本身因素仍可出现多种并发症。乳腺手术后的一般并发症如切口感染、出血、皮瓣下积液等在临床比较常见。

(一)出血

乳腺手术后出血是常见的并发症之一,多与术中处理欠妥有关。

1.乳腺局部切除术后出血 乳腺良性肿瘤切除、乳腺癌肿瘤切除术、区段切除术、象限切除术等术后出血多是由于术中止血不彻底所致。

(1)临床表现:术后手术部位肿胀,继而有鲜血自切口或引流管溢出,数小时后切口及周围皮肤出现暗紫色。切口内有大量血液积存需及时处理。否则易合并感染。

(2)预防:乳腺部分切除术所致的出血可使全乳房肿胀,多继发感染,继而导致乳房外形的改变,这对于年轻患者来说是很难接受的。同时对于一个外科医生来说,乳腺部分切除术后出血是不应该发生的。因此医生必须加强责任心,积极的预防其发生。首先,术中严密止血,不得有活动性出血。其次,切口应逐层缝合,不留死腔,必要时术后可用绷带对切口部位加压包扎。最后,对于凝血功能不正常者应做适当处理。

(3)处理:术后数小时内的活动性出血者,应立即打开切口做彻底止血,重新缝合。对于渗血引起者,应清除积血,置放引流管或引流条并重新缝合。对于凝血功能不好引起的渗血者可局部或全身使用止血药物。凡有积血者应适当应用抗生素防治感染。

2.单纯乳房切除或根治术后出血

(1)原因

1)术中止血不彻底。

2)术后因剧烈咳嗽或体位变化等,使术中结扎的线结脱落或电凝过的出血点重新出血。

3)因凝血机制不良等因素导致创面大面积渗血。

(2)临床表现：术后自切口及引流管中出大量鲜血,皮瓣被血液浮起,皮肤肿胀,有淤血表现。时间久的可因血块液化引起术区积液,合并感染。大量出血者可有血容量不足的表现。

(3)处理：乳房切除术后出血量少、皮下积血较少且引流管通畅时,可对术区做适当的加压包扎,一般出血会自行停止。如有不能控制的活动性出血或皮瓣内有大量凝血块时,应立即再次手术,拆开切口,清除术野内的积血和凝血块,生理盐水反复冲洗创腔,找到出血点进行电凝或结扎。有时出血的血管断段回缩入肌肉内,结扎比较困难,可进行缝扎止血。如因出血所致血容量不足,可给予补充胶体和晶体,严重的可适当给予输血。

(二)皮下积液

皮下积液是指术后术区皮瓣与胸壁或腋腔间有液体积存,是乳腺肿瘤手术后常见的并发症,尤其是乳腺癌根治术后。

1. 原因

(1)术区引流不通畅,术区内正常的渗出液不能及时引出而积存在创腔。

(2)术区创面有出血,初期血液凝固形成血凝块,不能引流出。随后血凝块液化形成积液。

(3)伴发感染,炎性渗出液不能及时引流出也可形成积液。

(4)较大的淋巴管损伤而形成淋巴漏,如存在引流管引流不畅可造成积液。

(5)引流管过早拔除。

(6)患者老年或患有糖尿病等全身性疾病,延迟创腔愈合。

2. 临床表现　术区内局部的积液表现为积液部位肿胀,压迫时有囊性感。有血性积液时局部呈青紫色,若合并感染者局部可出现红肿热痛。积液范围较大时,可使大面积的皮瓣浮起,如处理不及时或不合理,浮起的皮瓣可发生红肿或缺血性改变,腋窝积液较多时,可合并患侧上肢水肿。

3. 处理　皮下积液的处理应根据积液的部位、量的多少,积液的面积及性质有不同的处理。

(1)引流管未拔除时出现的局部积液,一般常见于引流管置放位置不当或引流不通畅引起。如果积液区接近引流管,且引流管通畅时,可自皮肤表面推移挤压调整引流管的位置和方向,使积液区与引流管相通。此类情况,一般妥善处理后积液可消除。如果积液量较大且引流管不通畅时,可拔除原引流管,另取积液低位重新置放引流管。再次置放引流管放置时间一般需要根据皮瓣愈合情况来定,一般需要 7~14d。

(2)引流管拔除后出现的小面积积液,一般指积液区≤3cm。如果位于腋窝之外的积液,可用无菌注射器将液体完全抽出,使皮瓣与胸壁贴合,然后局部加压包扎。一般抽吸 1~3 次后积液消失。如果皮瓣已经完全存活,切积液面积较小时可不予处理,待其自然吸收。

如果积液直径 3~5cm 者,可采用切开引流术。于积液区下缘或外缘切口,自切口置放橡皮引流条至积液区,待皮瓣与胸壁粘连紧密时可拔除条。临床发现,引流切口不建议取原切口,尤其积液区与腋窝相通时,一般不建议此种方法。

积液区面积超过 5cm 时,应重新置放负压引流。于积液区下缘切开放置引流管(多用一次性尿管、一次性胃管或一次性吸痰管为宜),外接负压引流器。一般放置时间为 7~14d,拔除引流管的时间依据积液区皮瓣与胸壁的贴合情况来定。

积液面积>10cm者为大面积积液，多由于渗液较多或负压引流不通畅引起。这种情况可导致皮瓣不能与胸壁粘连，影响皮瓣血供，如处理不及时或不合理，可引起切口感染、皮瓣缺血坏死等严重后果。

在临床工作中发现，如果积液区位于腋窝处且与腋腔相通时，不论积液面积多大，一般建议重新置放引流管，外接负压引流。此类情况不宜行切开引流术。因切开处会因腋窝皮瓣的张力的原因，切口不断变大，且迁延不愈。

如果合并感染，可根据情况全身或局部使用抗生素。

4.预防

（1）术中注意彻底止血，减少术后渗血量、大血管出血的可能性。

（2）正确合适的放置引流管。引流管放置位置及方法是决定引流管通畅与否的重要一步，也是预防积液发生的关键。早年郑州大学第一附属医院的乳腺癌根治术后仅放置一根引流管，一般放置于背阔肌前缘，术后积液比较多，以胸骨旁及胸大肌表面较常见。现在，我院的乳腺癌根治术后一般放置一根橡胶引流管，创腔内部分劈开成两根，其中一根放置于背阔肌前缘，上至腋窝，另一根沿皮瓣下缘放置，内至胸骨旁，引流管外接负压引流器。有少数病例仍可发生积液，一般多位于胸大肌外缘、腋顶处。多与患者术后不配合医嘱进行肩关节的制动引起。

引流管放置的时间应根据患者的情况灵活掌握，不建议一概而论。一般引流液不超过15ml/d，持续3d以上，腋窝皮瓣贴合较好时可考虑拔除引流管。如果引流液持续较多，应推迟拔管时间。如果引流液出现血性多表明有血凝块；若引流液有脓性或浑浊且伴异味多考虑感染发生；若引流液为乳糜性则应考虑为淋巴漏。

术后正确的处理可预防积液的发生，如尽量避免皮肤过度紧张或过度松弛，若皮肤过度紧张应给予植皮，手术切口设计时尽量避开腋窝；引流管的放置需注意位置，因有一根可引流腋窝方向的引流管；术后加压包扎的技巧也很重要，务必将腋窝因手术形成的凹陷进行填塞加压，使皮肤与腋窝组织紧贴，减少积液的机会；术后3～4d时换药查看皮瓣情况，如有积液或引流管不通畅应及时处理，仍可争取正常愈合拔管的时间；拔管的时间确定要综合患者的情况，若术后早期有积液史，拔管时间要比同样情况的延迟1周左右；如果患者有糖尿病、高血压等，患者体形偏胖，即使术后血糖控制好，没有积液病史，仍需根据情况延迟拔管。以上是我科在临床工作中总结的经验。

（三）皮瓣坏死

乳腺癌根治术手术范围大，术后皮瓣坏死是常见的并发症之一，国外报道发生率为10%～60%，国内报道发生率为51%～71%。皮瓣坏死是全乳切除或乳腺癌根治术后常见的并发症。

1.原因　皮瓣的血供障碍切缘周围的皮瓣血供主要来自其与胸壁紧贴后形成的血供联系。

（1）术后早期皮下积液：根治术后皮瓣血供来自基底周围皮下血管网的血供和皮瓣与胸壁贴近后形成的新的血供联系。一般大面积游离皮瓣后，术后局部皮肤的血供除了来自真皮质毛细血管网外，还依靠皮下与其依附的胸壁之间的新生毛细血管的供应。当长时间的大面积的积液是，皮肤与胸壁间失去联系，而积液又导致的感染等使真皮毛细血管发生水肿、栓塞或纤维化，从而引起血供的障碍，导致皮肤的坏死。此类原因是临床皮瓣坏死最常见的原因。

(2)游离皮瓣不当:乳腺癌根治术要求游离皮瓣的面积大,一般上至锁骨下,下至腹直肌上缘,内至胸骨旁,外至背阔肌前缘。游离后的皮瓣的血供只能依靠真皮层内的毛细血管网。游离皮瓣是乳腺癌根治术的重要操作,按根治术的要求,切开皮肤后剥离皮下脂肪的范围为距离切缘4～5cm,厚薄以真皮层完整为度,然后逐渐变厚至手术切除范围。当游离皮瓣不当,如皮瓣过薄或厚薄不均,可能导致真皮层的毛细血管网被破坏或剥离面太大影响皮瓣血供来源,从而造成皮瓣坏死。皮瓣的合理设计很重要,皮肤切口设计合理,横切口张力小,皮下血管损伤少,皮瓣易与其下方的组织粘连,有助于防止术后皮下积血、积液、皮瓣漂浮和淋巴液渗出。

(3)皮瓣过紧:乳腺癌手术需切除过多的乳房皮肤,如因肿瘤过大而需切除过多的皮肤,可使皮瓣张力过大,从而发生血供障碍而造成切口附近的皮肤缺血坏死。

(4)不当的压迫:乳腺癌根治术皮瓣缝合后常规皮瓣外加压包扎以防止皮瓣下积液,如果敷料填塞不实或绷带包扎过紧或过松均会引起皮瓣的血供障碍,导致皮瓣坏死。

(5)亚甲蓝注射部位:随着乳腺癌前哨淋巴结活检技术的临床广泛应用,亚甲蓝注射不当导致的皮肤坏死也比较常见。多因注射亚甲蓝操作不当所致。建议亚甲蓝应注射于乳晕周围或肿瘤表面的皮下组织内,若注射于皮内则很易引起注射部位的皮肤坏死。

(6)其他:患者有其他一些基础疾病,如糖尿病、肝、肾疾病及年龄、吸烟等与皮瓣坏死有一定的关系。

2.临床表现

(1)表皮坏死:常因皮肤张力过大或压迫过度引起,多发生于切口的中部,术后24h内可见表皮红肿、光亮;24～48h后表皮坏死,并与真皮层分离,之间有液体渗出形成水疱。水疱间可相互融合,形成大面积的表皮下积液,如处理不当或合并感染,之后表皮层可变性坏死,暗红色逐渐变成黑色干痂,干痂脱落后可形成创面。

(2)全层皮肤坏死:多由于皮肤严重缺血所致,术后24h缺血区呈现皮肤苍白,逐渐出现水肿或呈青紫色。3～7d后坏死区域与周围正常皮肤的界限逐渐清晰,坏死皮肤失去光泽、弹性,坏死区周围皮肤红肿。1周以后坏死区皮肤逐渐呈黑色,质地变硬,与周围皮肤分离,坏死区皮下多有脓性分泌物。

3.预防 合理的术中操作及术后处理时预防皮肤坏死的关键,应注意预防。

(1)严格掌握手术适应证:对于局部晚期乳腺癌患者,应先给予新辅助化疗,待肿块缩小后再手术,这样可以提高手术切除率同时可以防止皮瓣坏死。

(2)合理的手术切口设计:纵切口在缝合时,由于横向的皮肤张力大,缝线打结时皮肤牵拉过紧可导致皮肤的血供障碍,张力过大的皮瓣不易与胸壁形成血管网,可导致全层的皮瓣坏死。而横向切口就比较合理,其与胸部皮纹方向一致,皮肤缝合时纵向的张力可以得带最大的缓冲,皮瓣张力减低,皮肤血供好,不易坏死。

(3)皮瓣不能过薄:游离皮瓣时,应在皮肤与浅筋膜之间进行锐性分离,充分保留真皮层的毛细血管网。术中操作应精细,避免粗暴牵拉皮瓣造成皮瓣血供的损伤,微血管痉挛形成血栓,从而影响皮瓣的血供。

(4)避免张力过大:缝合切口时应避免皮肤张力过大,如皮肤不够时,可适当游离周围皮肤,如果仍张力过大应予植皮。勉强的对拢缝合必然导致皮肤紧致,影响其血供,增加皮瓣坏死的发生率。

（5）正确的包扎：放置负压引流管后创面加压包扎时，腋窝、锁骨下区等凹陷处使用棉垫填塞，这样既能消除创面死腔，又能减轻组织水肿，有利于皮瓣静脉回流和成活。术后24h为皮瓣真皮血管网即其下组织间毛细血管建立吻合的关键时间，因此术后第1次打开敷料换药的时间尽可能延长，如无特殊情况，我们主张术后72h第1次换药。

（6）及时处理并发症：如患者有积液应及时处理，有低血压、循环障碍或有缺氧症状时应对症处理，避免其导致的皮瓣坏死。

4.处理　根据皮瓣坏死的深度、范围，有不同的处理办法。

（1）表皮坏死：术后早起若有皮瓣缺血表现，可用微波治疗机等进行局部理疗，改善血压循环。若局部形成较大水疱后，可用无菌针头将积液抽出，使表皮与真皮贴合，预防水疱的进一步扩大。若表皮已完全坏死，切忌过早去除。

（2）全层坏死：切口区皮肤全层坏死时，若面积较小，可将坏死皮肤剪除，然后通过换药等措施使皮下肉芽组织健康生长，之后表皮可经周围组织爬行至创面，闭合创面。大面积坏死时，通过周围皮肤爬行遮盖创面比较困难，一般需要植皮。

（四）患侧上肢淋巴水肿

术后上肢淋巴水肿是乳腺癌术后常见的长期并发症之一，也是长期困扰我们乳腺外科医生的一大难题。其中绝大多数患者为轻度水肿，即水肿仅限于上臂近端，仅有少数患者发生中、重度水肿，水肿侵犯整条上肢。表现为患肢增粗肿胀、握拳无力、抬举上肢困难或受限，病程较长者皮肤组织增生，变硬增厚。由于其发病机制中存在自行加重的恶性循环，常带来外观异常、疲劳乏力、反复感染和上肢功能障碍的痛苦。

患者因此轻则影响生活质量，重则成为残疾。据报道，按目前的常规乳腺癌改良根治术，术后上肢淋巴水肿的发生率为6%～62%，并且发病率随时间的推移而逐渐增加。术后3～6个月的发病率可从5%上升到11%，77%的乳腺癌患者术后3年内发生了上肢淋巴水肿，之后上肢淋巴水肿的发病率以每年1%的幅度增加。

1.原因

（1）最普遍的原因是上臂内侧的淋巴管在手术中遭到了破坏。乳腺癌根治术，包括清扫腋窝淋巴结群，使腋下至上臂内侧的淋巴管不可避免地被破坏，淋巴引流不畅，导致水肿。

（2）腋静脉在包扎伤口时受压。为了使腋窝处伤口尽快愈合、避免出血，一般术后包扎伤口时，均在腋窝处垫以敷料，加压包扎，因此腋静脉或多或少地都会受压，使上肢回流受阻。

（3）手术时头静脉被损伤，如果患者较肥胖，或癌细胞组织腋下有广泛转移，手术切口延长至上臂，头静脉有可能被结扎损伤，造成较难恢复的水肿。

（4）术后上臂活动不当。术后及早地、力所能及地、有计划、有步骤地进行上肢功能康复锻炼，可以促进上肢静脉血液、淋巴回流及循环，反之，则淋巴管的再生迟缓，水肿持续时间较长。

（5）腋窝长期积液、慢性感染。因伤口处理不当或其他原因造成腋窝伤口不愈合，长期积液，或并发慢性感染，都会使残留淋巴管进一步被破坏，如果反复感染，甚至会造成锁骨下或腋静脉阻塞，导致重度水肿的发生。

（6）术后上臂、锁骨上下及腋窝部的复发及转移。这些部位的复发和转移，会造成局部静脉及淋巴管的压迫性回流障碍，常形成进行性加重、不可逆性水肿。

（7）术前或术后放疗。无论术前或术后放疗都会造成放射野内的静脉闭塞，淋巴管破坏，还会因局部肌肉纤维化压迫静脉和淋巴管,影响上肢回流及上肢功能。

乳腺癌根治术后的上肢淋巴水肿发生的病因和病理生理机制仍不清楚,多数文献认为是由于上肢的淋巴回流路径受阻或中断,导致间质液中的蛋白质含量增多,引起来一系列病生变化。

2.治疗　乳腺癌术后上肢淋巴水肿是一慢性过程。可分为淋巴液蓄积、脂肪组织增生以及纤维化三个阶段。目前淋巴水肿的治疗尚缺乏有效的方法。

(1)按摩:应用软枕抬高患肢,手法按摩,自远端向近端用一定压力推移,每次15min,每天3次。

(2)腋区及上肢热疗:用物理加温法、红外线和微波等,配合按摩效果好。

(3)神经节封闭:目的是解除血管和淋巴管痉挛,改善循环功能,据报道有效率可达63%。

(4)手术治疗:广泛切除病侧上肢的皮下组织及深筋膜,使皮肤淋巴管与肌肉淋巴管相通。较少应用。

(5)药物治疗:适当的由于利尿药。

上述非手术治疗对预防淋巴水肿的形成和治疗轻度淋巴水肿有一定疗效,而对重度水肿,由于发生了明显的皮下纤维化,其治疗效果不理想,还需探索其他的治疗方法,如手术方法。这些方法合并使用可明显降低淋巴水肿的发生率,减轻患者的痛苦。但是没有一种非手术或手术治疗能完全恢复受患肢体。

3.预防　由于淋巴性水肿治疗比较困难,目前治疗以预防为主。在日常生活中,日常生活中均应注意避免一切可能引起患侧上肢淋巴渗出增多或淋巴引流受阻的因素,如患侧上肢长时间下垂、受压、外伤、感染,患侧上肢采血、输液及用力甩动上肢等。

(1)适当活动与主动抬高。平时仍应经常活动手臂,也可做点家务活或适当的工作。特别是进行乳腺癌手术后不要手提或肩挑重物,尽量不要做需要手臂肌肉使大劲的动作。因肌肉使劲时,需要供给肌肉大量的氧,这样会导致大量的血液流入手臂,然后又必须从充血的手臂将静脉血和淋巴液输送出去。

(2)看电视及睡觉时不要压迫患肢,并可适当将其垫高以有利于静脉、淋巴回流尽量将手臂置高于心脏的位置上,譬如用几个枕头将手臂垫高,但要注意,要将整个手臂支撑起来,而不要单撑下臂。

(3)平时尽可能将手放在上衣或裙子的口袋里,这样可放松双肩、手臂等各部位的肌肉。平时衣服的袖孔不要太紧,乳罩的带子也不要紧得嵌进肩里,必要时,可将带子加宽或加一衬垫。乳腺癌术后戴戒指、手镯、手表时,应尽量宽松些,不要让它们嵌进皮肤。

(4)平时注意保护好患肢,尽量避免受伤、皮肤外伤、输液等当手臂血液循环放慢后,在手臂上,尤其是手上的皮肤稍有破伤,例如割破、裂开、烫伤、被荆棘划伤等,就较难愈合。必要时,应及时采取消毒措施,例如用碘溶液消毒,若手头没有消毒液,用医用乙醇也可。为避免不必要的伤口,通常应在未动手术那一侧验血、注射和输液。另外,为防止充血的危险,最好测量血压也要在未动手术那边上肢进行。

(5)预防患肢感染。反复发作的蜂窝织炎是加重淋巴水肿的主要原因。患者发疹、发红,同时伴38℃以上的发热,应到医院就诊。

二、乳房重建术后并发症

(一)自体组织乳房重建术后并发症

即刻自体组织乳房再造最常用的方法是背阔肌乳房再造和腹部皮瓣乳房再造。术后的并发症主要取决于适当的病例选择和手术者的操作方法和经验。应该充分认识到,绝大多数的术后并发症是可以避免的。

1. 皮瓣或肌皮瓣坏死 皮瓣或肌皮瓣坏死主要原因是皮瓣切除范围过大,超出了供血范围,造成皮瓣缺血坏死。也可见于手术操作时血管损伤、血管扭转或因极少数血管畸形引起。

单蒂 TRAM 皮瓣根据血供的优劣分为 4 区,1 区位于腹直肌表面,血供最好;2 区位于蒂部对面的腹直肌表面,血供次之;3 区位于腹直肌蒂的外侧,与肌肉蒂同侧,血供再次之;4 区位于蒂部对侧腹直肌的外方,血供最差。临床证明,单蒂 TRAM 所能携带安全的面积约占整个皮瓣的 60%,选择单蒂时,应将 4 区和部分 3 区剔除。术中预计会发生皮瓣坏死时,可以将腹壁下血管和腋窝血管吻合。

TRAM 皮瓣血供障碍的早期表现仅仅为静脉回流不畅,皮瓣淤血,术中应显微吻合血管,如果术后第 2 天发现静脉淤血,应再次在手术室打开切口,将腹壁下血管与腋窝血管吻合。皮瓣坏死后,待坏死界限清楚,彻底清创,去除坏死组织,重新塑形。清创时应将皮瓣重新舒展以塑形。对皮瓣坏死范围较大,塑形后乳房外观较小者,可以二次皮瓣下置入乳房假体。

轻度血供障碍的临床表现为皮瓣呈紫红色,重者伴有水疱,更为严重时呈紫黑色,位置躲在皮瓣和肌皮瓣的远端和边缘。一般为术后 2～3d 出现,逐渐加重,5～6d 稳定。皮肤颜色为紫红色或水疱者可恢复正常,表皮在两周后结痂干燥后可以治愈。皮肤呈紫黑色者最后多形成皮瓣坏死,坏死部分逐步脱落,引起手术部分或者全部失败。

为防范血供障碍的发生,设计皮瓣或肌皮瓣时,严厉把握适当的比例、范围;术中注重无创技术原则,幸免损伤供区血管,彻底止血;移动皮瓣、肌皮瓣时注意防止扭曲及过渡牵张。术后应有可靠的固定,敷料包扎要确实,引流要充分。早期发现皮瓣或肌皮瓣远端青紫或术中创缘、皮瓣不出血、指压反应迟缓时,可用温盐水热敷;如无效可将皮瓣或肌皮瓣原位缝合,做迟缓处理;如乳房再造手术后 12h 内发现皮瓣血供差,可采取以下措施:用 75% 乙醇纱布湿敷亦有利于组织恢复,还可采纳高压氧舱治疗。48h 后的皮瓣肌皮瓣移位后如缝合的皮缘坏死时;应剪除坏死皮缘及皮下脂肪层,使引流通畅,防止皮瓣或肌皮瓣皮下积血积液。

2. 背部血清肿 对于背阔肌乳房再造而言,最常见的并发症为背部血清肿。Malata 等报道其发生率达 9%～33%。这是由于切取背阔肌时剥离范围较大,止血不彻底或引流不畅所致。术中彻底止血并放置引流,术后加压包扎可以大大减少其发生率。发生背部血清肿的患者多数可自行吸收,只有小部分需手术清理。

3. 脂肪液化 腹部皮瓣乳房再造最常见的并发症为供区的脂肪液化,切缘部分坏死,下腹膨隆或腹壁疝。如果出现伤口脂肪液化,应该积极换药处理,敞开切口,清除渗液及坏死组织,应用凡士林纱条充分引流或者稀释碘伏湿敷,同时给予抗生素预防感染,待肉芽新鲜时行清创缝合。切口边缘坏死主要是因切口张力过大所致,如果切口没有严重渗液,待周围切口愈合后再行缝合。

4. 腹壁膨隆或疝 腹壁膨隆或者腹壁疝多由腹直肌缺如,腹壁薄弱所致,腹壁疝因腹壁局部张力过低,腹内组织经此部位疝出。一旦发生需行人工网片修补术,术后严格控制体位,加强营养并防止慢性咳嗽。加强下腹壁的修补,减低术后腹部张力是防止后出现腹部疝的关键。

预防的办法有采用肌肉内分离技术,保留较多的腹直肌前鞘,鞘膜双层缝合;清醒前吸痰,及时拔出气管插管;术后防止便秘、咳嗽等腹内压急剧增高;腹部加压包扎,以及术后穿着弹力绷带裤等措施有助于腹壁软弱和腹壁疝的发生。一旦发生后,应穿着加强型弹力裤,直至二期手术纠正。术后应用腹带包扎下腹部以减轻张力,可以有效预防。

术后腹直肌皮瓣切取后,将腹壁外侧联合腱与对侧腹直肌前鞘拉拢缝合以加固腹壁。如果缝合张力过大,可以考虑使用补片进行修补。

5. 切口裂开　切口裂开的部位多位于受区皮瓣边缘和缝合时张力过大的供区。在设计皮瓣时应考虑到供区能够直接拉拢缝合为宜。受区的瘢痕组织应尽量切干净。边缘有部分坏死时,应保留缝线,避免过早拆除,起到拉拢伤口的作用,防止创面扩大。切口裂开后伤口换药,二期愈合。较大的创面,肉芽组织长出后,创面植皮修复,也可以切除瘢痕组织后缝合。

6. 放疗并发症　关于术后放疗对自体组织即刻再造的影响尚有争议。很多学者认为用50Gy的放疗剂量,自体组织再造的乳房耐受性良好,放疗的不良反应主要为急性反应,包括局部皮肤红斑与皮肤剥脱。Rogers等应用腹壁下动静脉穿支皮瓣即刻再造后,非放疗组的手术效果明显优于放疗组。自体组织乳房再造后,晚期并发症较多,包括再造乳房色素沉着,皮瓣变硬以及双侧乳房不对称等。由于术后放疗对即刻再造的不良影响,对于即刻乳房再造的适应证选择要慎重。因为术后是否需要放疗主要依据术中的病理结果。Kronowitz等提出了延迟的即刻乳房再造方法,这种方法既能使不需放疗者达到即刻再造的美容效果,又能使需要术后放疗的患者避免放疗对再造乳房的不良影响。

7. 术后复发　即刻乳房再造术后局部复发的发生率各机构报道各不相同,Mosahebi等报道其复发率为4.2%。局部复发可以采取手术切除联合化疗和(或)放疗,一般不需对皮瓣进行处理,除非发生多灶性复发或者病变累及皮瓣的血管蒂部。

血肿在自体组织乳房中发生率并不低,主要为吻合口瘘所致,如不及时处理可能压迫血管蒂导致皮瓣缺血甚至坏死,所以一旦发现应及时手术切开减压,重新缝合瘘口或者放置半管和(或)负压引流。

游离肌皮瓣手术最严重的并发症是血管吻合口血栓形成,造成血供障碍。不及时处理可能导致整个肌皮瓣坏死。正确的皮瓣设计,熟练的纤维吻合是手术成功的关键。

乳房再造中,感染常常发生在皮瓣或肌皮瓣形成新的乳房的远端的缝合皮缘。常与远端血供较差或者张力过大有关。临床表现为局部皮肤充血潮红,轻度肿胀,拆线后切口裂开,有渗出物。出现局部感染后应及早拆除附近缝线,充分引流,防止炎症发展。局部可以抗生素纱条应用。

二、假体乳房重建术后并发症

假体乳房再造分为永久性假体以及可充注性假体乳房再造。其并发症基本相同,最常见的并发症为假体包膜挛缩,有报道称其发生率为26%,多数学者认为其发生率和假体置入术后的放疗有关,假体置入术后行放疗的患者其包膜挛缩的发生率为41%,而未行放疗的患者发生率为21%。

乳房下极膨出畸形也是假体乳房再造术后常见并发症,可以定义为下皱襞切口保持初次手术时位置不变,乳头到下皱襞在术后较术前增加,导致乳房外观下极膨出。乳房下皱襞移位发生在假体下移超过先前手术中的下皱襞位置,也会增加新的乳头到下皱襞的距离。乳房下极膨出畸形、假体皱褶和假体外壳波纹、包膜挛缩这三种并发症的外科纠正技术基本相同。术中力求纠正彻底,以提高远期效果。

假体术后感染的机会并不多见,一旦发生感染,应立即行细菌培养、挠刮腔隙,二次手术重新置放假体。要等到乳房组织的疼痛、肿胀、发硬基本趋于正常时再考虑重新置放假体。通常要等到 6 个月以上的时间。

所以选择单纯假体置入乳房再造的适应证十分重要,对于出现了包膜挛缩的病例,可以待放疗结束后行包膜切除术和假体置换术。对于假体乳房再造而言,发生血肿和血清肿并不罕见,主要由于剥离假体置入腔隙时止血不彻底,或者引流不畅所致,血肿可以在一定程度上增加假体包膜挛缩的发生率。所以,术中放置引流十分必要。对于有吸烟史的患者,胸壁皮肤坏死率增加,一旦发生需多次换药。

三、自体组织联合假体乳房重建术后并发症

联合应用背阔肌肌皮瓣和假体具有自体组织移植和乳房假体异物两种再造方式的优缺点,除了具有自体组织再造常见的并发症如皮瓣坏死、血肿、血清肿感染和胸壁皮肤坏死外,还兼有假体乳房再造可能出现的包膜挛缩等并发症。Alexandre 等报道其并发症发生率高达31.25%,当发生皮瓣部分坏死或者胸壁切口并发症时,对于可充注式假体,应该抽出部分盐水以减少切口张力,对于永久性假体,需要手术取出,待切口愈合后再次置入假体。

供区血肿和血清肿也是常见的并发症,发生率可高达 30%～50%,术中仔细止血,于最低处置放负压引流,使之引流通畅可以大大地降低血肿和血清肿的发生率。一旦发生后,要多次穿刺抽吸,加压包扎。液体较多时需要重新放置引流管。瘢痕增生是所有手术的并发症,在乳房整形手术中也应注意,尤其是切口较大的二期乳房再造和腹部皮瓣的乳房再造。除非患者有瘢痕增生或者瘢痕疙瘩的家族史,一般情况技术使用得当的话,瘢痕增生的风险不大。减轻瘢痕的措施包括了解病史、详细体检以及严格遵循整形外科原则。无创组织钳夹、避免伤口感染、先进的缝合材料、严格止血、切口无张力缝合等都可以减轻瘢痕增生的风险。术后应长期外敷纸质胶布,直到边缘翘起时才予以更换。告诉患者淋雨时不要去掉胶布,以免影响伤口表皮生长及形成炎症。如果胶布过敏,可代之以硅胶帖或眼膏外用。另外,去炎松的注射也可以用于治疗发硬、隆起、发痒的红色瘢痕。某些严重病例,需要花费数月的时间来治疗瘢痕。对一些存在瘢痕病因学的病例,如伤口感染,则有必要做瘢痕修复手术。如果导致瘢痕的因素开始就已经减少到最低程度,则瘢痕修复就没有必要了,因为会出现同样的效果,甚至更差。

（韩富芸）

第九章 胰腺外科疾病

第一节 急性胰腺炎

急性胰腺炎(acute pancreatitis)是由于胰管引流不畅,胰管内压力突然升高或胆汁、十二指肠液反流导致腺泡损伤、胰酶被激活而造成的胰腺急性炎症。它是外科急腹症中较常见的疾病,与饮酒有关的胰腺炎首次发作的患者大多数是男性,其高峰年龄是 18～30 岁,而由胆道因素引起的急性胰腺炎患者多数是女性,发病高峰年龄是 50～70 岁。重症患者的病情凶险,并发症发生率及死亡率很高。

一、病因

1. 梗阻因素　胆结石、胆道感染、胆道蛔虫症、Oddi 括约肌痉挛、先天性胰胆管异常、胰管结石等均可引起胆管共同开口处梗阻。

2. 酒精中毒　酒精通过刺激胰液分泌增加引起 Oddi 括约肌痉挛水肿和对胰腺腺泡的直接毒性作用导致胰腺炎发生。

3. 饮食因素　暴饮暴食可刺激大量胰液分泌,从而导致胰腺炎。

4. 外伤和手术。

5. 代谢性疾病　高脂血症、高钙血症患者易发生胰腺炎。

6. 其他　胰腺血管的病变、急性细菌或病毒感染、药物过敏、自身免疫性疾病、妊娠等也是引起急性胰腺炎的原因。

二、诊断

(一)临床表现

1. 发病前多有饱餐、油腻饮食或饮酒史。

2. 腹痛为最主要的症状,多突然发生并持续性逐渐加剧。腹痛位置与病变有关,可向肩背部放射。

3. 一般可有恶心、呕吐、腹胀等消化道症状。

4. 常见的体征为腹部压痛、反跳痛与肌紧张等腹膜刺激征,其他尚有腹胀、肠鸣音减弱或消失、腹部包块、腹水等。严重者可有黄疸、皮肤瘀斑。血液、胰酶及坏死组织液穿过筋膜与肌层深入腹壁时,可见两侧腰胁部皮肤呈灰紫色斑称为 Grey－Turner 征,而脐周皮肤青紫称Cullen 征,多提示预后差。

5. 无痛性胰腺炎临床上无明显症状。暴发性或猝死性胰腺炎患者可在发病后突然或数分钟、数小时内死亡,临床上很难得到确诊。

(二)实验室检查

1. 血常规　白细胞及中性粒细胞升高、血液浓缩、血细胞比容升高。

2. 血清淀粉酶(Somogyi 法)　在发病后 6～12 小时开始升高,24 小时达高峰,48 小时开始下降,持续 72～96 小时,超过 500U(正常值＜150U)可做出诊断。

3.尿淀粉酶(Somogyi法)　正常值为 35～260U,在发病后 12～14 小时开始升高,持续 1～2 周。尿淀粉酶值受患者尿量的影响。

4.腹腔液淀粉酶测定(Somogyi法)　正常值<100U,胰腺炎时含量高于血清淀粉酶。病情越重,含量越高,持续时间约 2 周。

5.血钾、血钙、血磷降低。

6.C反应蛋白(CRP)　CRP 是组织损伤和炎症的非特异性标志物,有助于评估与检测急性胰腺炎的严重性,在胰腺坏死时 CRP 明显升高。

7.暂时性血糖升高常见,持续空腹血糖高于 10mmol/L 反映胰腺坏死,提示预后不良。急性胰腺炎时可出现高三酰甘油血症。

(三)特殊检查

1.腹部透视或 X 线平片显示上腹部肠管扩张、胀气。

2.B超显示胰腺肿大、边缘轮廓不清。

3.CT 显示胰腺外形增大、边缘模糊,部分区域密度减低,可出现液性暗区。

4.腹腔穿刺　有腹腔积液时,可在右下腹部抽出血性液体,淀粉酶测定值升高,对诊断有重要意义。

三、分类

(一)急性胰腺炎

临床上表现为急性、持续性腹痛(偶无腹痛),血清淀粉酶活性增高≥正常值上限 3 倍,影像学提示胰腺有或无形态学改变,应排除其他疾病。可有或无其他器官功能障碍。少数病例血清淀粉酶活性正常或轻度增高。

(二)轻型急性胰腺炎

具备急性胰腺炎的临床表现和生化改变,而无器官功能障碍或局部并发症,对液体补充治疗反应良好。Ranson 评分<3,或 APAHCEII 评分<8,或 CT 分级为 A、B、C。

(三)重症急性胰腺炎

具备急性胰腺炎的临床表现和生化改变,且具备下列之一者:局部并发症(胰腺坏死、假性囊肿、胰腺脓肿)、器官衰竭、Ranson 评分≥3、PAHCEII 评分≥8、CT 分级为 D 或 E。

(四)暴发性急性胰腺炎

在重症急性胰腺炎患者中,凡在起病 72 小时内经正规非手术治疗(包括充分液体复苏)仍出现脏器功能障碍者,可诊断为暴发性急性胰腺炎。

四、鉴别诊断

1.急性胆囊炎、胆石症　有胆绞痛、寒战、高热、Murphy 征阳性、胆囊肿大。

2.胃十二指肠溃疡急性穿孔　有溃疡病史,腹肌呈板状硬,肝浊音区缩小或消失,有膈下游离气体。

3.急性肠梗阻　阵发性腹痛、腹胀、呕吐,可见肠形,听诊有气过水音或金属音,肠腔有气液面。

4.心肌梗死　有冠心病史,突然发病,有时疼痛限于上腹部。心电图示心肌梗死图像,血清心肌酶升高。血、尿淀粉酶正常。

五、治疗

(一)策略

近年来,对轻型急性胰腺炎的治疗意见已趋于一致,均主张采用非手术疗法,治疗效果亦比较满意。对重型急性膜腺炎倾向于采用"个体化"治疗方案,即对明显感染或有明显并发症者应早期手术,而对尚无明显感染和并发症者尽量争取晚期手术。

(二)非手术治疗

1.禁食和胃肠减压　可减少胃酸和胰液的分泌。

2.体液补充　禁食期间由静脉补充水、电解质和营养。

3.抗生素的应用　发病早期即可预防性用药和防止肠道细菌移位感染。一般给予广谱抗生素及甲硝唑。

4.抑酶疗法　重症患者早期采用胰酶抑制剂有效。生长抑素剂量为 $250\mu g/h$,生长抑素的类似物奥曲肽为 $25\sim50\mu g/h$,持续静脉滴注或静脉泵入,疗程 $3\sim7$ 天。抑肽酶可抗胰血管舒缓素,使缓激肽原不能变为缓激肽,还可抑制蛋白酶、糜蛋白酶和血清素,20 万~50 万 U/d,分 2 次溶于葡萄糖液静脉滴注。加贝酯可抑制蛋白酶、血管舒缓素、凝血酶原、弹力纤维酶等,根据病情,开始每日 $100\sim300mg$ 溶于 $500\sim1500ml$ 葡萄糖盐水中,以 $2.5mg/(kg\cdot h)$ 速度静脉滴注,$2\sim3$ 日,后病情好转,可逐渐减量。

5.解痉止痛　对诊断明确、腹痛较重患者可酌情给予阿托品、溴丙胺太林(普鲁本辛)等,应用哌替啶时要与解痉药合用。忌用吗啡,因吗啡会使 Oddi 括约肌收缩。

(三)内镜治疗

适用于胆源性胰腺炎合并胆道梗阻或胆道感染。行 Oddi 括约肌切开术及(或)放置鼻胆管引流。

(四)外科治疗

1.清除坏死组织　根据坏死组织范围切开胰腺被膜以及胰周的后腹膜,尽量清除胰腺和胰周坏死组织甚至可行规则性胰腺切除。

2.灌洗引流　清除坏死组织后,必须在胰床和后腹膜行充分引流,可采用多条引流管或双套管引流,术后进行灌洗以继续清除坏死组织和渗液。必要时可在麻醉下再次开腹清除坏死组织。

3.其他处理　胆源性胰腺炎中要解除胆道疾病因素,并放置"T"管引流。必要时可做胃造口行胃减压、空肠造口给予肠内营养。

(杨牧)

第二节　慢性胰腺炎

慢性胰腺炎(chronic pancreatitis)是由各种不同病因引起胰腺实质慢性渐进性坏死与纤维化,致使其内、外分泌功能减退的疾病。该病多见于中年男性,以 $30\sim60$ 岁为主,平均 46.6 岁,男女比为 $(2\sim3):1$。

一、病因

1.急性胰腺炎　　这可能与急性胰腺炎遗留的某些病理改变有关,如胰管的梗阻、继发性感染及胰腺的纤维化等。

2.胆道疾病　　常见的胆道疾病包括胆石症、胆道蛔虫及炎症、肿瘤、畸形、纤维狭窄等。

3.酒精性胰腺炎　　为欧美国家最常见原因。

4.胰管结石　　可引起导管上皮损伤、导管阻塞等改变。

5.其他因素　　腹部外伤及手术、高脂血症、高钙血症以及遗传、免疫等均被认为是引起慢性胰腺炎的病因之一。

二、诊断

(一)临床表现

1.腹痛　　多数病例可由劳累、情绪激动、饮食不节诱发,疼痛位于上腹中间或稍偏左,初为间歇性,后转为持续性腹痛,多伴后背痛。上腹深部可有压痛。

2.消化不良　　表现为食欲缺乏、饱胀、嗳气、腹泻。典型者为脂肪泻,为胰腺外分泌不足所致。

3.少数合并有黄疸及糖尿病表现。

4.腹部压痛与腹痛不相称,多数仅有轻度压痛。少数患者可出现腹水和胸水、消化性溃疡和上消化道出血、多发性脂肪坏死及精神症状。

(二)实验室检查

1.多数病例血、尿淀粉酶不升高,急性发作时也可一过性增高。

2.粪便在显微镜下有脂肪滴和未消化的肌纤维等。

3.部分病例尿糖反应和糖耐量试验呈阳性。

4.测血胆红素和转氨酶以除外黄疸。

(三)特殊检查

1.B 型超声波检查一可显示胰腺体积、胰管结石、胰腺囊肿和胆总管结石等。

2.经内镜逆行胰胆管造影(ERCP)　　可显示胰管狭窄、扩张、阻塞、结石及胆总管结石等。

3.X 线腹部平片　　显示胰腺的钙化或胰管结石。

4.CT　　可提供类似 B 超的检查,对鉴别与排除胰腺占位性病变效果较好。

5.磁共振胰胆管成像(MRCP)　　是一种无创性、无需造影剂即可显示胰胆管系统的检查手段,在显示主胰管病变方面,效果与 ERCP 相同。

三、鉴别诊断

1.胰头癌　　该病常合并慢性胰腺炎,而慢性胰腺炎也有演化为胰腺癌的可能,不易鉴别。胰头癌无反复发作史,必要时行细针穿刺组织学检查。

2.胆道疾病　　胆道疾病与慢性胰腺炎常同时存在并互为因果,需依靠 B 超、胆道造影、ERCP 等进行鉴别。

3.消化性溃疡　　消化性溃疡与该病的临床表现常类似,需依靠详细的病史、消化道钡餐造影及内镜进行鉴别。

四、治疗

（一）非手术治疗

1. 调理饮食　如进食低脂肪、高蛋白食物，避免饱食。

2. 外分泌功能不全治疗　可用足量的胰酶制剂替代；为减少胃酸影响胰酶活性，可用抗酸药或比受体拮抗剂抑制胃酸分泌，但应注意其不良反应。

3. 糖尿病治疗　可口服降糖药，重者宜用胰岛素。

4. 镇痛　胰酶制剂替代治疗有一定止痛作用；止痛药尽量先用小剂量非成瘾性镇痛剂，对顽固性疼痛进行腹腔神经丛阻滞或内脏神经切除术。

（二）内镜治疗

通过内镜排除胰管蛋白栓子或结石，对狭窄的胰管可放置内支架引流。

（三）手术治疗

1. 适应证

（1）持续上腹痛经非手术治疗无效者。

（2）慢性胰腺炎并发胆道梗阻发生黄疸或出现十二指肠梗阻者。

（3）有胰性腹水、胸腔积液者。

（4）不能排除胰腺癌者。

（5）脾静脉阻塞引起门静脉高压、食管静脉曲张出血者。

2. 手术方法

（1）胰管引流术：①胰腺体尾切除、空肠 Roux－en－Y 吻合术，适合于胰腺导管中段梗阻而近端及远端均通畅者，可附加胰管开口狭窄切开术。②全胰管切开引流术，适用于全胰管多处狭窄者。将空肠 Roux－en－Y 型肠襻按胰腺长度纵行切开、缝合，覆盖胰腺前面行内引流术。

（2）膜腺切除术：①切除远端膜腺的 50%～60%，主要用于中段胰管梗阻且慢性胰腺炎局限于胰腺远段。②切除胰腺远侧 95%（Child 手术），对重度慢性疼痛患者效果较好，但术后易出现胰腺功能不全和糖尿病。

（3）并存有胆道疾病者，应施行相应手术。如胆总管切开取石术和"T"管引流术、Oddi 括约肌切开成形术、胆总管空肠吻合术等。

（4）对顽固性腹痛患者，可考虑行胸腰交感神经切除、胰腺周围神经切断术等。

（杨牧）

第三节　胰腺假性囊肿

胰腺假性囊肿（pseudo cyst of pancreas）是在胰腺炎、胰腺坏死、外伤和胰管近端梗阻等致胰腺实质或胰管破坏的基础上，由外漏的胰液、血液和坏死组织等包裹而形成的囊肿，囊壁由肉芽组织或纤维组织等构成，无上皮细胞内衬。囊肿形成时间一般在疾病发生 2 周以上，囊壁成熟则需 4～6 周或更长，可达 3 个月之久。一般多见于女性。

一、病因

1.炎症后假性囊肿　包括急、慢性胰腺炎。

2.外伤后假性囊肿　包括钝性外伤、穿透外伤及手术,约占10%。

3.肿瘤所致假性囊肿　是由于胰管的阻塞而产生胰腺炎所致。

4.寄生虫性假性囊肿　如蛔虫性及棘球蚴性囊肿,是由寄生虫引起局部坏死而形成囊肿。

5.特发性或原因不明。

二、诊断

(一)临床表现

1.可有胰腺炎或上腹部外伤的病史。

2.腹胀、腹痛　几乎所有患者均有不同程度的腹胀和腹部钝痛,常常牵扯至左肩背部。

3.胃肠道症状　由于囊肿压迫胃肠道及胰腺外分泌不足,可有恶心、呕吐、上腹饱胀、腹泻或大便秘结。

4.腹部包块　在上腹中间或偏左、右,近似半球形,表面光滑,无移动性,有的可触及囊性感或引出波动感。

5.少数患者因囊肿内出血继发感染或穿破而有急性腹痛、内出血、高热或休克等症状。

(二)实验室检查

1.可有血白细胞计数轻度升高。

2.部分患者血清、尿淀粉酶水平升高。

3.合并有慢性胰腺炎者可有脂肪泻、血糖升高。

(三)特殊检查

1.X线检查　钡餐检查可发现胃或十二指肠被胰腺囊肿推移,钡剂灌肠检查可发现横结肠被推移。

2.B超检查　可发现胰腺囊肿部位、大小。

3.CT检查　也可显示胰腺囊肿,且能显示胰腺组织改变,对诊断真性囊肿和囊性肿瘤更有帮助。

4.ERCP或MRCP检查　不作为常规检查项目,必要时可了解囊肿与胆管和胰管的关系。

三、鉴别诊断

1.囊性肿块　通过影像学检查与肾上腺囊肿、肝囊肿鉴别,女性要注意与卵巢囊肿鉴别。

2.胰腺肿瘤　胰腺囊腺瘤、囊腺癌被误诊为假性囊肿者并不少见,故应注重术中的冰冻病理。

四、治疗

(一)非手术治疗

在囊壁尚未成熟以前,如无严重感染、囊肿较小、且增大不显著等,可在随诊观察,多数可望吸收消散。

1.经皮穿刺置管引流(PCD)　仅作为临时治疗用于下列急症。

(1)囊肿巨大产生压迫症状。

(2)有破裂可能。

(3)合并感染。

2.经内镜引流　假性囊肿与胃或十二指肠粘连时,可在内镜下,在囊肿和胃或十二指肠间制造一瘘,使囊液向胃或十二指肠内引流;也可经内镜做囊肿-胃或囊肿-十二指肠吻合。此两种方法尚不成熟,有待进一步研究。

(二)手术治疗

1.囊肿切除术　只限于胰体尾部粘连少的小囊肿,有的需行胰体尾切除伴或不伴脾切除。

2.外引流术　虽然操作简单,但可造成大量水、电解质、蛋白质和胰液的丢失以及皮肤腐蚀。胰瘘发生率亦高达28%,囊肿复发率达20%～40%,故一般不采用,只适合于有囊肿继发感染的患者。

3.内引流术　为首选的手术方法,以囊肿-空肠 Roux-en-Y 吻合最常用。如囊肿位于胃后方并与胃后壁有紧密粘连时,也可切开胃前壁,将胃后壁与囊肿之间开窗并将边缘缝合。这一术式简单,但术后常因囊肿内食物存积及引流不畅,而有上腹疼痛、不适或发热,经过一段时间囊肿缩小后症状可消失。另外,胰头部囊肿与十二指肠后壁紧密相连时,可行囊肿-十二指肠吻合术。

(杨牧)

第四节　胰腺癌

胰腺癌(pancreatic cancer)是一种较常见的恶性肿瘤,是发生于胰腺导管上皮(少数起源于腺泡)的恶性肿瘤。其中约70%发生在胰头,其余在胰腺体尾部,个别病例肿瘤占据全胰。男性发病率较女性高,约1.6∶1。恶性程度高、早期不易发现、切除率低和预后差为本病的特点,可切除患者5年生存率不到5%,在肿瘤相关死亡原因中排名第四。

一、诊断

(一)临床表现

1.早期无明显症状,大多数患者就诊时的病程往往已有半年之久,有的甚至更长。

2.腹痛　为多见的初发症状。阵发性疼痛提示并发胆道或十二指肠的不完全性梗阻,持续性疼痛提示神经受累或胰腺慢性炎症;后背痛提示腹腔神经丛受累。

3.黄疸　为胰头癌和弥漫性癌的主要症状。黄疸一般呈进行性加重,肝和胆囊均可因胆汁淤滞而肿大。黄疸加重时,大便呈陶土色,尿颜色愈来愈呈浓酱油色。

4.消化道症状　食欲缺乏、腹胀、消化不良、腹泻等,严重者乏力、消瘦明显。

5.腹部体征　半数以上的胰头癌患者可摸到肿大的胆囊,少数晚期患者在上腹部可触及肿块。

6.晚期常出现腹水、恶病质,出现黑便可能因黄疸引起凝血机制障碍所致。

（二）实验室检查

1.血总胆红素及直接胆红素升高。

2.ALT 及 AST 正常或轻度升高。

3.血 ALP 明显升高。

4.30％患者有空腹血糖升高，但无特异性，只供临床参考。

5.50％患者 CEA 升高。

6.CA19－9、CA50、CA242 升高，虽有一定阳性率，但都不具有特异性。

7.尿胆红素阳性，胆总管完全梗阻时尿胆原阴性。

8.大便潜血阴性，有助于与壶腹癌鉴别。

（三）特殊检查

1.X 线胃肠钡餐造影　增大的胰头癌可使十二指肠曲增宽，且可见十二指肠的双边压迹，晚期甚至可引起十二指肠梗阻。

2.B 超检查　胰头癌尚未出现黄疸时，B 超就可发现肝内、外胆道扩张，有的可发现胰管扩张。B 超对直径小于 1.50cm 的肿瘤较难检出，诊断阳性率在 21％～64.5％，胰头部肿瘤比胰尾部肿瘤正确率要高。内镜超声（EUS）能使隐匿于胰头和胰尾的小肿瘤得以发现。

3.CT 检查　对胰腺癌的诊断有重要意义。总的诊断准确性可达 80％以上，它可清楚显示胰腺的局部增大，胆胰管扩张，还可提供肿瘤与胰周组织的关系。

4.ERCP 检查　主要表现为主胰管及胆总管的截断，呈倒"八"字征，亦称双管征。如梗阻不完全，可见梗阻远端胰胆管扩张，有的病例还可见胰管的充盈缺损或造影剂溢出肿瘤区。胰体尾肿瘤则可见到主胰管相应部分截断。

5.经皮肝穿刺胆管造影　可清晰显示梗阻部位。胰头癌致梗阻往往在胆总管的十二指肠后段，还可见胆总管变横位。

6.选择性动脉造影（SAC）　对诊断早期胰腺癌并非必要，主要用于某些特殊病例以判断胰血管的解剖及肿瘤的可切除性。

7.经皮细针穿刺细胞学检查　可在 B 超或 CT 引导下，对肿瘤进行穿刺，反复抽吸，立即进行细胞学检查，阳性率有时达 90％。此法多用于对不能切除的胰腺肿瘤明确诊断。

二、鉴别诊断

1.壶腹周围癌　包括壶腹癌、胆管下端癌、十二指肠乳头周围癌。壶腹癌黄疸出现相对早，可有波动。大便潜血可为阳性。肝内、外胆管扩张而胰头不大。ERCP 可见壶腹部隆起或菜花样肿物，取病理活检可确诊。胆管下端癌患者可有深度黄疸，且可有波动，消化道症状轻，影像学检查对诊断有帮助。对十二指肠乳头周围癌进行十二指肠镜检时，可见乳头周围的病变并可经活检证实。

2.胆总管结石　患者有反复的右上腹痛发作病史，可伴寒战、发热及黄疸。B 超可发现结石影像，不难鉴别。有时胆总管下端因十二指肠积气而不易发现结石，此时行 PTC 或 ER-CP 对诊断有帮助。

3.慢性胰腺炎　慢性胰腺炎有反复上腹部疼痛症状，病史较长，经影像学检查不难鉴别。但与胰头慢性局限性胰腺炎鉴别不易。可行 CA19－9、CEA、CA50 等辅助检查，必要时可在 B 超或 CT 引导下做细针穿刺细胞学及基因检测，对高度怀疑为肿瘤的病例应剖腹探查。

三、治疗

（一）手术治疗

1.适应证：全身情况尚好、无远处转移、剖腹探查活检明确诊断者。

2.手术方式

（1）根治性手术：适用于腹内无转移灶、肿瘤未浸润邻近器官，如下腔静脉、门静脉、肠系膜血管。胰头癌行胰十二指肠切除术，胰体尾癌行胰体尾切除术伴或不伴脾切除，全胰癌行全胰十二指肠切除术。

（2）区域性根治术：适用于胰腺癌有较广泛的周围器官浸润、无远处转移、一般情况尚好的患者。手术范围包括全胰腺、部分胃、十二指肠、脾、门静脉的一部分、部分横结肠系膜、大网膜、区域淋巴结。

（3）姑息性手术：适用于不能行根治术的患者。伴有阻塞性黄疸可行胆肠内引流（胆囊—十二指肠内引流、胆总管—空肠 Roux—en—Y 吻合等）；伴有胆道、十二指肠同时阻塞可行胆管、胃与空肠双吻合。为缓解胰腺癌疼痛，术中可在腹腔神经节两侧注射 6％石炭酸 10～20ml 或无水乙醇 25ml，有一定效果。

（二）化疗

晚期或手术前后病例均可进行化疗、放疗和各种支持治疗。化疗多采用吉西他滨、5—氟尿嘧啶、丝裂霉素、阿霉素等。

（杨牧）

第五节　胰岛素瘤

胰岛素瘤（insuloma）为胰岛 β 细胞肿瘤，占胰岛细胞肿瘤的 70％～75％，80％以上为良性，85％为单发，男性多于女性，分别为 65.3％和 34.7％，肿瘤位于胰头、体、尾部分别占 27.7％，35％和 36％。

一、诊断

（一）临床表现

典型症状为 Whipple 三联征。

1.自发性、周期发作的低血糖症状、昏迷及神经精神症状，每于空腹或劳累后发作。

2.发作时血糖低于 2.78mmol/L。

3.口服或静脉注射葡萄糖后，症状可立即消失。

（二）激发试验

激发试验适用于无典型发作而需进一步做出诊断的患者。

1.饥饿法　患者持续禁食 48～72 小时，此期间医护人员密切观察有无低血糖症状出现，如有，则立即测血糖，然后静脉注射葡萄糖溶液以终止试验。

2.甲苯磺丁脲（D_{860}）试验　D_{860} 20～25ml/kg 溶于等渗盐水 10～20ml，缓慢静脉注射，每 30 分钟测血糖一次，出现低血糖为阳性。

（三）实验室检查

1.空腹或发作时血糖小于2.78mmol/L,糖耐量呈低平曲线。

2.血清胰岛素水平高于正常,血清胰岛素与血糖(mg/dl)比值大于0.3。

(四)特殊检查

1.B超和CT检查 B超确诊率约30%,增强CT或应用腹腔动脉和肠系膜上动脉插管注射造影剂与CT联用可明显提高诊断率。

2.选择性动脉造影 阳性表现为肿瘤充盈染色、血管扭曲增多。诊断率为50%～80%。

3.经皮肝穿刺门静脉置管抽血胰岛素测定 可直接测定胰腺回流的静脉血中胰岛素水平,准确性高,如分段取血还有助于肿瘤定位诊断。

二、鉴别诊断

胰岛素瘤患者多于空腹或运动、劳累后发病,应与其他原因致低血糖相鉴别,如胃切除术后、慢性胰腺炎、慢性肾上腺功能不全、注射胰岛素过量、胰岛增生等。

三、治疗

(一)外科治疗

1.术中定位 很重要,可借助以下几种方法:

(1)触诊检查:正确率在75%～95%。只有少数位于胰头或胰尾的仅几毫米直径的小肿瘤易于漏诊。

(2)术中B超:可发现头钩部的小肿瘤,且有助于手术时避免损伤大血管及主胰管。

(3)细针穿刺细胞学检查:对胰组织深部的可疑小结节行细针穿刺涂片细胞学检查是简单、安全而可靠的确诊方法,正确率在90%以上。

2.肿瘤摘除术 为最常用方法,对单发或散在的、不大而表浅的肿瘤,不论在何种部位均宜采用。

3.胰腺或远侧胰切除术 对胰体和胰尾较大而深在的肿瘤、多发瘤及胰岛增生病例可行胰体尾或胰尾切除术。

4.胰腺局部切除术 切除肿瘤和肿瘤周围的一部分正常胰腺组织。该法对胰腺损伤大,术后并发症多,已较少采用。

5.胰十二指肠切除术 只适于巨大的胰头钩部肿瘤和恶性胰岛素瘤。

(二)内科治疗

适于术前准备期间、术中未能发现的隐匿性胰岛细胞瘤患者,以及切除不了的恶性胰岛细胞瘤和无法手术治疗的患者。

1.饮食治疗 及时进食,增加餐次,多食含糖食物;随身携带糖果,当感到即将发作时即可服用,可防止发作。

2.长效生长抑素类药物。

(韩富芸)

第六节 胃泌素瘤

胃泌素(又称促胃液素)瘤(gastrinoma)又称为佐林格－埃利森综合征(Zollinger－Ellison syndrome)，来源于 G 细胞，在胰腺内分泌瘤中发病率仅次于胰岛素瘤；60％～70％为恶性，常伴有淋巴结或肝转移；25％～30％的患者同时存在其他内分泌肿瘤（多发性内分泌瘤病Ⅰ型－MEN－Ⅰ）；部分肿瘤位于胰腺外，十二指肠为其好发部位。

一、临床表现和实验室检查

1. 临床表现　主要表现为消化性溃疡的症状和腹泻，溃疡最常见于十二指肠球部。约半数患者有腹泻，与胃酸高分泌有关。60％的患者伴出血、穿孔或幽门梗阻等并发症。

有下列情况应疑为本病：溃疡病术后复发、溃疡病伴腹泻、大量胃酸分泌、溃疡病伴高钙血症、多发溃疡或远端十二指肠和近端空肠溃疡、有多发性内分泌瘤病家族史等。

2. 实验室检查　①胃液分析：无胃手术史者 BAO 超过 15mmol/h，胃大部切除术后患者 BAO 超过 5mmol/h，或 BAO/MAO>0.6 时支持本病诊断；②胃泌素水平测定当患者有高胃酸分泌或溃疡病且其空腹血清胃泌素超过 1000pg/ml（正常值 100～200pg/ml）时可确定诊断，不少患者血清胃泌素为 200～1000pg/ml；③促胰液素刺激试验：当胃泌素水平较试验前增高 200pg/ml 时可确诊本病。

3. 定位诊断　术前内镜超声诊断、腹腔动脉分支内注射促胰液素后肝静脉血胃泌素的测定、放射性核素标记生长抑素术中定位、B超术中定位以及内镜透照十二指肠壁等方法均有助于肿瘤的定位诊断。

二、治疗原则

治疗包括两方面，一要控制胃酸的高分泌，二要切除胃泌素瘤。

1. 药物治疗　H_2 受体阻滞剂和质子泵抑制剂均能有效减少胃酸分泌，从而缓解症状。

2. 手术治疗　根治手术能明显延长患者的生存时间。手术方法与胰岛素瘤基本相同。位于胰头部的肿瘤应行肿瘤切除术，尽量避免作 Whipple 手术。如发现广泛转移而不能切除肿瘤时，可行全胃（靶器官）切除术，从而缓解症状并可抑制肿瘤的生长。

若术中探查阴性处理如下：①术前药物治疗有效者可行高选择性胃迷走神经切断术，可减少术后治疗药物的用量。②术前药物治疗无效者可行全胃切除术。

合并 MEN－Ⅰ的患者应用质子泵抑制剂控制胃酸分泌。甲状旁腺功能亢进者应切除甲状旁腺。发现有多发的胰腺和十二指肠黏膜下肿瘤时，应行肿瘤切除。

1. 在手术部位做 B 超探查，对发现肿瘤很有帮助。

2. CT 检查　敏感性介于 18％～81％。瘤体直径小于 1cm 时很难从 CT 扫中辨别出来。

3. 选择性血管造影　可显示胰腺肿瘤有造影剂染色。

4. 钡餐造影　常可见巨大、高位或多发溃疡。

5. 经皮肝穿刺脾静脉抽血测定促胃液素　分段抽血测定有助于定位。

6. 本症主要与胃窦 G 细胞增生和胃切除后窦部黏膜残留相鉴别，主要方法为激发试验。

三、治疗方法

1. 外科治疗　促胃液素瘤 60％～70％为恶性，即或是良性也需手术治疗。已有肝转移的患者如能将原发肿瘤切除也可能长期存活。在胰头部的肿瘤可考虑行胰十二指肠切除。肿瘤广泛浸润致切除困难者，则要考虑做全胃切除，使患者症状消失、营养改善。

2.药物治疗 如患者不能耐受手术,可给予链脲素及西咪替丁、奥曲肽等,常可获得较长时间生存。

(韩富芸)

第七节 胰高血糖素瘤

胰高血糖素瘤是起源于胰岛细胞的一种内分泌肿瘤,很少见,均为单发,60%～70%为恶性;平均发病年龄54岁,男女发病比率为(1∶2)～3。

一、诊断

(一)临床表现

1.糖尿病 常为轻度,由血浆胰高血糖素水平升高而引起。

2.皮疹 坏死性迁徙性红斑为本病所特有,常侵犯下腹部和会阴,不少患者有口角炎及舌炎。低氨基酸血症是皮疹发生的原因。

3.贫血 为大多数患者的症状之一,其真正原因不明。

4.体重下降 56%的患者有体重下降。

5.少数患者有抑郁症、静脉血栓形成或腹泻。

(二)实验室检查

1.血色素及骨髓象 40%的患者有正色素性贫血。

2.血浆胰高血糖素测定 可达500ng/L以上(正常为50～250ng/L)。

3.血糖 轻度升高,或仅糖耐量曲线不正常。

(三)影像学检查

B超、CT和选择性造影检查对胰高血糖素瘤的定位诊断价值较大。另外,选择性肝穿刺插管进入门静脉和脾静脉,对分段取血的标本进行胰高血糖素测定,对定位也有一定价值。

二、治疗

手术切除肿瘤是最有效的治疗方法,单个肿瘤切除后症状很快消失。恶性病变,即使已有转移,也应争取将胰腺原发肿瘤切除,术后可加用化疗。如肿瘤无法切除,应用全身或动脉灌注化疗亦可获得良好姑息效果。

(韩富芸)

第八节 血管活性肠肽瘤

血管活性肠肽瘤(vipoma)又称为Verner－Morrison综合征或腹泻低钾无胃酸(WDHA)综合征,是一种起源于胰岛D细胞的内分泌瘤;61%为恶性,可发生于任何年龄,中年女性多见。

一、诊断

(一)临床表现

1. 水泻　为本病的主要和特征性症状，开始为发作性或间歇性，以后发展为典型的持续性水泻。

2. 低血钾　血钾平均 2mmol/L，最低可达 1.2mmol/L。低血钾可引起肌无力、周期性肌麻痹、手足搐搦、腹胀、肠麻痹、假性肠梗阻等。

3. 低胃酸或无胃酸　无胃酸为本病另一特征性表现，但低胃酸比无胃酸更常见，共 70% 患者有此表现。

4. 其他　可表现为消瘦、腹痛、皮肤潮红、头晕或眩晕样发作等。

（二）实验室检查

1. 血浆 VIP 测定　正常人小于 170ng/L，本病患者升高，平均值可达 675～965ng/L。

2. 激发试验　用五肽促胃液素进行激发试验为阳性，而肿瘤切除后激发试验为阴性。

（三）影像学检查

对直径大于 3cm 的 VIP 瘤，CT、MRI、超声、血管造影总检出率在 80% 以上，应用放射性核素标记五肽生长抑素扫描进行胰腺内分泌肿瘤的定位效果较好。

二、鉴别诊断

本病需与各种病因所致的分泌性腹泻相鉴别，包括神经内分泌瘤，如促胃液素瘤、甲状腺髓样瘤、类癌等。这类患者腹泻比本病轻，多伴有各自特征性临床表现。

三、治疗

1. 补液、纠正电解质失衡并补充血浆，注意补钾及镁。

2. 手术切除肿瘤，如未发现肿瘤可做胰腺远侧大部分切除，肿瘤切除后腹泻及其他症状很快消失。

3. 对不能进行手术或手术不彻底而有症状的患者，可进行长期内科治疗，包括：

（1）化疗。

（2）有条件时亦可长期进行 Octreotide 治疗。如 Octreoide 治疗无效时，可考虑使用皮质激素泼尼松 60～100mg/d，以后酌减。

（韩富芸）

第十章 胰腺外科疾病手术并发症

第一节 重症急性胰腺炎手术并发症

重症急性胰腺炎手术治疗的目的依据疾病的不同阶段而有所不同。早期手术多在发病48h之内,适用于危重患者,经短期非手术治疗无效者;也适用于诊断不甚明确或合并坏疽性胆囊炎、化脓性胆管炎、胆总管结石嵌顿者。早期手术治疗的目的是清除失去生机的胰腺及胰周组织排除所有脓性物质并建立通畅的引流,手术方式包括坏死组织清除、胰周引流及规则性胰腺切除等。晚期手术多用以治疗感染,一般在起病后2周左右,术后胰腺组织继续坏死、感染,且胰腺坏死组织没有明显的界限。此时引流也常失败,需再次或多次手术,而且手术死亡率高、并发症多。后期手术主要是处理局限脓肿和局限胰腺炎后遗留的假性囊肿,手术方法包括胰腺坏死组织清除术、胰腺规则性切除术和腹膜后脓肿引流术。本节将对各类重症急性胰腺炎手术所导致的并发症分别进行阐述。

一、术中腹腔出血

由于腹腔内的感染或者胰液的渗漏有时可能腐蚀较大的静脉壁,在手术操作过程中牵扯容易引起其破裂而突然大出血,伤口有鲜红血液溢出。这往往是病情严重的危险信号,也是一种危险的并发症,必须及时进行缝合止血,而不能单纯使用大纱垫压迫止血。使用大纱垫压迫止血只能是临时的,时间一长分泌液积存使感染加重,腐蚀的血管破口不可能愈合,填入的纱垫就很难取出了。而长时间的小网膜腔填塞势必使周围的血管亦受压,血管内血流减慢,回流受阻,血栓形成,因此反而有发生胃肠瘘的危险,以致造成不可收拾的局面。腐蚀破的血管多为脾静脉、结肠系膜静脉或肠系膜上静脉,只要显露好切口,以小块纱布轻压出血部位,再吸引及清理其周围积血和血块,做好止血的准备后,再逐渐松开压迫纱布,查找出血静脉的粗细、破口的大小和部位等。如为重要的主干血管,破口又较大,需行修补术,可将出血点两侧血管游离,各放一细止血带控制血流,以血管缝针给予缝补,而对小的血管或侧支出血,给予缝扎即可。其实问题并不很大,主要是要沉着镇静,显露好切口,千万不能盲目地以血管钳钳夹止血,不然会造成血管的更大破损而无法修补。

二、术后出血

随着外科技术的进步,胰腺术后出血(postpancreatectomy hemorrhage,PPH)已经不多见,但其却是胰腺术后最危险的并发症,甚至危及生命。根据出血的时间将PPH分为早期出血和迟发性出血,并规定术后24h内发生的出血为早期出血,24h后发生的出血为迟发性。PPH根据出血部位不同可以分为以下几类:①动脉、静脉出血;②吻合口(包括胃肠、十二指肠小肠、空肠空肠或胰肠吻合口等)缝线处出血;③切除区域出血(如胰腺残端、腹膜后腔);④胃、十二指肠应激性溃疡出血;⑤侵蚀和假性动脉瘤破裂;⑥胆管放置支架处出血。

(一)原因、病理

胰腺术后早期出血多是胰周创面出血。由于早期手术时坏死组织与有生机的组织间的分界尚不清楚,坏死灶与有生机组织紧密附着,不顾后果地强调彻底清除坏死组织是导致术后胰周创面出血的主要原因。晚期出血主要是由于胰及胰周组织感染和坏死组织液化、脱落以及渗漏积聚的胰液对胰及胰周血管的侵蚀,引起局部血管破裂出血或者是机体的应激反应和胃肠黏膜的缺血而抗胃酸能力下降所致的溃疡性出血。脏器或组织局部溃烂出血包括以下几种情况:①手术后残留的坏死组织感染可侵蚀邻近消化道(胃、十二指肠、结肠等)和胰腺本身,造成局部糜烂、溃疡引起出血,严重时可并发脏器穿孔。②局部肉芽创面因感染或吸引管的压迫造成局部损伤而出血者,一般以渗血为主,出血量不多。③腹腔大血管破裂出血常发生在脾动脉、静脉和胰上、下血管。此时出血量大、速度快,若不及时进行有效的手术治疗,可危及生命。有时因破裂的血管被包埋在感染坏死组织内,手术时可见坏死组织表面弥漫性出血。另有一类脏器出血为深部真菌感染所致,较常见的为念珠菌深部感染,少数毛霉菌感染,由于其对血管的侵袭力很强,引起小血管的栓塞、黏膜坏死,出血可很大。

急性坏死性胰腺炎为一种严重消耗性疾病,再加上手术的打击,常导致胃肠黏膜缺血、黏膜防御力减弱,黏膜先出现点状苍白区,继而充血、水肿、发生糜烂甚至不同程度的溃疡。急性胰腺炎时胰蛋白酶及胰弹性蛋白酶腐蚀胰腺周围血管,当动脉部分破裂出血形成血肿后,血肿外层可形成机化的纤维组织,当动脉破口仍与血肿腔相通时,形成假性动脉瘤。假性动脉瘤不具备正常的血管壁结构,其瘤壁为血管内膜或周围纤维组织,其内容物为血凝块或机化物,瘤壁与血管相通。动脉瘤一旦形成,必将不断膨胀扩张,直致破裂为止。另外,由于胰腺和脾静脉的毗邻关系,在重症胰腺炎时会发生脾静脉栓塞,胰腺炎脾静脉血栓形成率为30%,大部分患者在早期并没有症状,脾静脉栓塞常导致左上限门静脉高压及食管、胃底静脉曲张和破裂出血,但其出血的发生率<10%,故预防性的脾切除是没有必要的。

(二)临床表现和诊断

胰腺术后出血除了表现腹部的症状或体征外,常常伴有出血的征象,诊断多不困难,如有下面情况的出现多提示有活跃性出血,需引起高度重视:①有不凝固性血液或血凝块经引流管或切口的敞开部位引出,多为腹腔内出血;②有血性液体从胃管、胃造瘘管中引出,或持续性便血,多为胃肠道内出血(为明确出血原因和部位需要行胃镜检查);③血细胞比容进行性下降;④经有效的补液补血后仍然出现血液动力学功能障碍。

急性胰腺炎并发假性动脉瘤常发生于胰腺周围血管,尤其于小网膜囊及肾周包膜固有血管、胃十二指肠血管、胰十二指肠血管的分支。其出血方式有胃肠内破裂、腹腔内破裂、腹膜后破裂和囊腔内破裂 4 种方式。胃肠内假性动脉瘤破裂时,继发消化道出血,表现为呕血、黑便及相关体征;当假性动脉瘤破裂于腹腔时,形成血腹。患者可有腹痛、腹胀、腹部压痛甚至反跳痛、肌紧张,移动性浊音阳性,腹穿或腹腔引流管为不凝血,不及时治疗常发生失血性休克。无论哪种方式的出血均可造成致命的低血容量休克,必须及时发现和抢救。

急性胰腺炎并发假性动脉瘤的诊断非常重要,它直接关系到手术方式的选择及患者预后的判断。超声对诊断指导意义不大。彩超可显示瘤体内漩涡状血流,附壁血栓,破裂口处可见双期双向血流。但急性胰腺炎并发假性动脉瘤体积常较小,故彩超的应用价值受到很大影响。增强 CT 可能发现出血的假性动脉瘤。假性动脉瘤虽有多种无创性检查方法,但这些均不如动脉造影能直接反映病变的细节,对选择和制订治疗方案非常有用。血管造影是确诊假性动脉瘤出血的黄金手段,近期成功率为 67%～100%。造影可以发现假性动脉瘤与一般动脉瘤不同,假性动脉瘤的特点是形态不规则,呈葫芦状、腊肠状或水滴状,可呈多发性且不位于血管分叉处,充盈或排空延迟,瘤蒂不明显或瘤蒂较宽,瘤内常见血栓影,瘤底部有时伴有"小壶"影,发生血管痉挛的概率小。当出血量>0.5mL/min时,可发现造影剂外渗,这对于确诊出血部位极为重要,同时也提示我们进行血管造影时最好在出血活动期,此时检查阳性率高。

(三)处理

在确诊术后出血,一方面需要进行出血量的估计,监测血细胞比容、血液动力学的动态变化,对于出血量较大者需要及时补充血容量,维持血液动力学功能;另一方面需要尽快确定病因,区分局部因素和全身因素所致的出血。全身因素有应激性溃疡、凝血功能障碍等。上消化道出血,应当行胃镜检查明确病因。对于应激性溃疡出血应采用冰盐水加去甲肾上腺素溶液持续灌胃,同时应用止血剂和制酸剂。对于感染坏死腐蚀胃壁血管引起的大出血,应当手术治疗。对于全身感染并发凝血功能障碍者,应当一边纠正凝血功能障碍,一边控制感染,包括手术清除腹腔感染坏死病灶。局部因素有创面肉芽出血、血管破裂出血,创面肉芽出血可以采用填塞或灌洗方法治疗。对于局部较大血管因感染坏死腐蚀而继发的出血、感染坏死腐蚀胃壁或肠壁血管引起的出血,应当及时手术止血,同时清除坏死感染病灶,加强灌洗引流。位于坏死病灶深面的出血,必须在彻底清除病灶后,明确出血点的位置,予以妥善可靠地止血。

胰腺坏死病灶附近大血管因感染坏死腐蚀而继发的出血应在充分暴露的条件下,彻底清除坏死组织,去除出血部位所覆盖的血凝块,找到明确的出血部位,方可进行彻底有效的止血。对于较大血管的出血应该直接缝扎血管,位于胰腺断面的出血可采用小的1/2圆的小圆针做8字缝合结扎止血,对于有胰瘘的创面,应当持续灌洗,保证引流通畅,有胃瘘、胰瘘的创面也要做有效的处理。

急性胰腺炎并发假性动脉瘤的最大特点是多发性但不同时破裂,这也是为什么患者反复出血、病程漫长的根本原因。故治疗上非常棘手,到目前为止,无论是手术还是介入栓塞都无法保证一次止血成功。对腹痛及伴内出血者,应快速补充血容量,抗休克,先行血管造影诊断并行栓塞治疗,在控制出血的同时或滞后行确定性手术。根据患者的具体情况,选择个体化的治疗方案是治疗成功的关键。动脉瘤破裂的患者很难自行止血,血管造影栓塞是最可行的治疗方式,常采用"两点式"栓塞法治疗,对于假性动脉瘤位于胰头部位,这种治疗方式是非常合适的;对于假性动脉瘤位于胰尾的患者行远端胰腺切除是比较恰当的。

对于急性胰腺炎并发假性动脉瘤而言,血管造影栓塞是简单易行的方法。开放性血管探查有创伤大、盲目性大、不易发现隐蔽出血点的缺点;血管造影定位后手术结扎血管常增加创伤及感染的机会,而造影后栓塞血管则可使患者免于反复开腹的痛苦。介入治疗的优点在于只需局麻,能保留侧支循环,在病变部位深、解剖结构复杂、伴有感染或出血区域难以进行手术时仍可进行栓塞,简便安全微创,患者容易接受,止血效果佳,能够达到迅速稳定病情和永久性治愈的目的。介入治疗由于避免了传统手术风险,正逐步取代手术治疗,并为手术解剖困难、再次手术组织粘连结构不清及高危患者带来希望。同时它也可作为手术治疗的辅助治疗,起到减少或控制大出血的目的,为手术提供机会,病情危重或急诊情况下更有积极意义。其具体方法是经股动脉穿刺逆行置入导管至腹主动脉及腹腔干,选择性的腹腔动脉造影,若发现出血部位或动脉瘤采用"两点式"栓塞法用不锈钢圈栓塞血管近端和远端,瘤体无须特别处理,术中操作要轻柔,动脉内注入利多卡因和选用非离子性造影剂可以预防动脉痉挛。确定供瘤动脉的位置,选择合适的栓塞物,准确放置,减少误栓,使防栓塞范围扩大。术后注意观察局部或肢体的血供情况及相关脏器的形态、大小和功能。栓塞术后亦应该高度重视腹腔体液的充分引流,否则反复出血将掩盖血管栓塞的优势。介入栓塞并非十全十美,首先介入治疗不一定都成功,且可有如发热、转氨酶升高、胰腺坏死感染等并发症;因技术问题可导致动脉瘤破裂或因栓塞重要血管造成腹腔脏器缺血性损伤;由于胰腺炎炎症未有效控制,栓塞后假性动脉瘤复发。

对于介入治疗失败或已存在假性动脉瘤感染的患者,传统手术仍是不可替代的方法。开腹缝扎止血是最常见最简单的止血方法。缝扎部位为动脉瘤近端血管,手术技巧十分重要,经验不丰富的医师常无法找到出血点和确切止血。止血后应耐心观察后再关腹,盲目乐观关腹有腹腔止血不严的危险。如果发现扩张的动脉瘤,可做预防性结扎,但注意不要结扎血管的重要分支。值得注意的是仅仅结扎局部血管远远不够,若腹腔内腐蚀性体液无法引出,那么可能产生更多的假性动脉瘤或使原来的假性动脉瘤再破裂,故清除胰腺及其周围坏死组织,建立充分的腹腔及胰床引流至关重要。由于胰腺的血运丰富,有丰富的交通支血管,对于手术后腹膜大出血的患者一定要行后腹膜填塞,并加强术后的护理。

三、胰瘘

胰瘘是胰腺手术后最为严重、最为常见的并发症之一,是指手术 3 天后引流管每天引出含淀粉酶超过正常血清淀粉酶 3 倍的引流液量>50mL,或经放射影像学检查发现胰腺吻合口瘘。这与胰腺组织的解剖、生理特点有关。胰腺组织较脆,均由功能细胞构成,任何切割与缝扎必然损伤腺池,造成胰液外逸。加之胰酶对碳水化合物、脂肪和蛋白质均有强烈的消化作用,因此容易发生瘘,后果也较严重。

系统来讲,胰瘘包括胰外瘘和胰内瘘。胰液经腹腔向皮肤形成的瘘为外瘘;胰液通向邻近的空腔脏器或体腔为内瘘,如胰腺假性囊肿、胰性胸腹水、胰液形成的腹腔内包裹性积液等。胰瘘又分侧瘘或端瘘,侧瘘是胰管与胃肠道尚保持其连续性,端瘘是胰管与胃肠道的连续性丧失。以每天流量多少又分为高流量胰瘘(>200mL/d)和低流量胰瘘(<200mL/d)。根据胰瘘的渗出液的种类分为单纯瘘(仅为胰液)和混合瘘(除胰液外还有其他消化液,如胆汁等)。根据瘘管是否直接与皮肤相通及是否经过其他空腔脏器分简单瘘和复杂瘘。

(一)原因

重症急性胰腺炎手术后胰瘘的发生率为 20%~30%,是由于手术创伤或者胰酶的消化作用导致大片胰腺组织的坏死累及胰管而破裂脱落,胰液经腹部手术切口或创口溢出体外,或引入空腔脏器、体腔后即形成瘘。手术清除坏死组织过深,伤及主胰管所致的胰液外渗是胰瘘的一个重要因素,因此在清除坏死组织时应在坏死的边缘进行,不宜过深而伤及存活的组织。胰腺假性囊肿外引流术后亦可出现胰瘘,因此对于胰腺假性囊肿符合指征者争取行假性囊肿内引流术。若引流管过细或位置不当造成引流不畅,胰液在腹腔内积累,加上腹腔的渗液和细菌等因素,胰酶被激活而使胰周组织的坏死进一步加重,感染范围亦扩展,引流液呈脓性,病情可趋恶化。

(二)病理生理

1. 水及电解质代谢紊乱　由于胰液的外渗损伤胰周组织器官,势必造成体液的丢失和电解质的紊乱。根据胰瘘的性质和大小不同,其丢失液的性质和量也各异。小的胰瘘丢失液不多,全身影响不大。若每天丢失液量＞1000mL时,可出现脱水、低血钠、低血钾、低血钙、低血氯以及代谢性酸中毒。

2.感染　胰瘘周围发生感染主要由于引流不畅所致,引流不畅则局部有胰液或组织液积聚,容易继发感染。加之排出液中含有已激活的胰消化酶,可侵蚀瘘管及皮肤,妨碍愈合,并增加感染的机会。这是一严重的并发症,处理不好容易发生感染性休克以及多器官功能障碍。

3.出血　胰瘘侵蚀邻近的大血管,使已结扎的血管断端被胰液所消化,或因局部感染可引起大出血。正常未予切断结扎的血管很少会出血,因此在可能发生胰瘘的患者,手术区应尽量减少结扎切断血管。

4.腐蚀邻近脏器　单纯新鲜胰液的消化能力并不强,但如引流不畅,胰液滞留于腹腔内,或有胆汁和肠液一起流出时,胰液即可自动激活,侵蚀邻近脏器,曾于解剖分离或活力减退的脏器更易受侵蚀。此外,应用硬的皮管引流胰液,也可造成这种损害。

5.营养障碍　重症胰腺炎本身就是一个严重的消耗性疾病,加上手术的应激,使机体的合成代谢减少,分解代谢增加,容易造成营养障碍;一旦胰瘘发生,进入肠道的胰酶就明显减少,甚至缺如,致使蛋白质和脂肪的消化不完全,患者可很快出现营养障碍的征象。

6.形成假性囊肿　胰瘘形成后,若引流处理不当,使皮肤和皮下组织过早闭合,胰液即可积聚于腹腔内,形成假性囊肿。

(三)临床表现

重症急性胰腺炎手术后胰瘘表现为引流管长期有胰液引出,如果引流通畅,胰瘘可无其他表现;如果引流不畅,出现腹腔胰液积聚,则可能压迫周围器官,引起恶心、呕吐、腹胀等消化道症状;如有感染,可出现寒战、发热等表现,还可合并腹腔脓肿。胰液的引流量主要与3个因素相关:①相关破裂胰管的直径,包括主胰管和第一级、第二级、第三级胰管直径,与主胰管相通则引流量大;②胰管破裂的位置,如在胰头,则较胰体或胰尾部为多;③Oddi括约肌的功能状态。纯胰液呈清亮"泉水样",如果混有其他消化液,如胆汁可表现为绿色,伴出血可呈暗红色。

单纯的胰瘘病情短暂,症状不明显,对预后的影响不大,但是混合瘘或者复杂瘘胰瘘常可导致一系列的并发症,其临床表现可被并发症所掩盖。首先胰瘘可导致大量水、电解质的丧失而引起脱水和电解质紊乱、酸碱平衡紊乱,如代谢性酸中毒;其次是感染,继发感染后可导致局限性脓肿、化脓性腹膜炎及严重的全身感染;另外,胰液内含有的大量消化酶,激活后可腐蚀胰周器官和组织,如胃、十二指肠或结肠,引起胃肠组织的蛋白水解,造成消化道穿孔、肠瘘;侵蚀血管可引起腹腔内大出血,胰液还可引起腹膜后脂肪组织坏死,继发感染向上蔓延可导致胸膜腔、纵隔或心包感染,严重者可引起脓毒血症、多器官功能衰竭;还可腐蚀胰瘘外口皮肤,造成皮肤糜烂。长期胰瘘还可导致严重的营养不良。如胰液聚集在左膈下,约20%患者可出现反应性胸腔积液,其发病机制可能有:①横膈毛细血管和淋巴管通透性增高;②淋巴管阻塞,使淋巴回流减少;③腹腔通过横膈周围的淋巴丛与纵隔及胸膜下间隙相通。

胰性胸水以左侧居多,右侧次之,双侧少见,约20%可合并胰性胸水。胰性胸水的发生可能与长期酗酒,并反复发作胰腺炎等有关。除了胰腺炎的消化系统症状外,呼吸系统可表现为不同程度的呼吸困难、咳嗽、咳痰、胸痛,腹部体征常轻微。有时患者无任何呼吸道症状,仅在X线或B超检查时发现胸腔积液;胰腺支气管瘘则可导致咯血。胸水为少量至中量,其性质多为血性渗出液,胸腔积液中淀粉酶明显升高,高于血清淀粉酶浓度的几倍,部分患者达到数万单位,胸水常规和生化检查可发现蛋白乳酸脱氢酶浓度和白细胞升高。

胰性腹水临床较少见,大部分胰性腹水患者可无腹痛。胰性腹水通常进展缓慢,偶尔也会发病迅速。胰性腹水中胰酶若不被激活,腹部可无腹痛、腹肌紧张、压痛、反跳痛等腹膜炎表现,仅有大量腹水,平均达3000mL,表现为明显腹胀。由于含有高蛋白的胰液大量丧失,胰性腹水患者可脱水,有低钾、低钠等电解质紊乱和代谢性酸中毒等酸碱平衡紊乱以及严重的营养障碍。如有胸腔积液,患者还会有呼吸困难、胸痛、咳嗽等症状。有些患者仅有胸部症状而无腹部症状。体征上一般腹部压痛较轻,腹围可进行性增加。腹水检查可发现淀粉酶及蛋白含量较高。由于腹膜吸收胰液,大部分患者血清淀粉酶也可增高。

（四）诊断

患者有重症急性胰腺炎病史,积液引流病史,以及胰腺假性囊肿引流史。胰腺内瘘患者大多为男性,部分有酗酒病史或反复发作胰腺炎病史。上述操作后持续有引流液流出,引流液淀粉酶水平增高就应考虑有胰瘘可能。相关手术在引流管拔除后仍有上腹痛、发热及腹腔积液,也需要排除胰瘘。如果流出液为纯胰液,则自瘘口或引流管流出的为无色透明或稍混浊的液体,所谓"泉水样"。如为混合瘘,则应和胆瘘、肠瘘、胃瘘鉴别。另外,胰瘘患者还有原发病和胰瘘各种并发症的表现,如恶心、呕吐、腹痛和发热等。如胰腺假性囊肿破裂,可表现为突发腹痛,同时伴有出血及休克。不明原因腹腔内出血、腹腔内液体积聚或脓肿形成也应考虑有胰瘘可能。

各种辅助检查手段可以协助确诊:

1.生化检查 引流液淀粉酶往往增高,可超过1000U/L,甚至高达数万。根据定义引流液淀粉酶超过3倍以上血清淀粉酶,持续3天以上即可诊断。血、尿淀粉酶可增高或正常,血及胸腹水中脂肪酶可升高,少数患者肝功能异常。

2.超声检查 为常用检查手段之一,优点是属于无创检查,较为经济和方便。可发现胰周积液、胰腺假性囊肿等,但易受肠道气体干扰,敏感度较差,对胰瘘的诊断有一定局限性。胰腺假性囊肿典型的超声图像呈无回声区或弱回声,内壁光滑。如内腔有分隔,则呈多房性,由于无包膜,外壁较模糊,回声较强,易于辨认。有时可见囊肿与胰腺相连接,当囊壁有钙化时,囊肿四周呈强回声,后壁回声可有明显衰减或声影中断。除可提示胰瘘外,超声检查还可诊断潜在的胰腺疾病。另外,还可以在超声导引下行囊肿的穿刺外引流术。

3.X线检查 瘘管造影是鉴别单纯瘘或混合瘘的首选检查手段。自瘘管注入泛影葡胺即可显示胰瘘管,并可查明瘘管是否和胰管相通,从而了解瘘的位置和胰管的走向、范围以及和周围器官的关系。但是,如果主胰管不显影也可能是注入造影剂的压力不够,或造影剂量太少造成的假阴性。上消化道钡餐可明确有无胃内病变。胰头部假性囊肿可见十二指肠移位及有弧形压迹,边缘光滑;胰颈部假性囊肿可见弧形压迹位于胃小弯,胃大弯有压迹则见于胰尾部假性囊肿。上消化道钡餐对手术方案的制定有重要的参考价值腹部平片有时可见胰腺周围有钙化影。

4.CT 是诊治胰瘘必不可少的手段之一,可发现胰瘘的大体位置和大小,胰瘘周围是否有积液,是否有坏死组织存在,是否有假性囊肿或脓肿形成。还可了解假性囊肿壁的厚度,发现少见的胰内外瘘,如胰腺支气管瘘和胰腺胸膜瘘。经瘘管造影或在ERCP检查后行CT检查可提供更多的信息,还可通过CT增强扫描进一步了解胰腺病变与胰瘘管的走向。对于胰腺假性囊肿,CT 是目前最敏感和最准确的检查方法,可了解假性囊肿的位置、大小与毗邻关系以及囊壁厚度、形成是否完全,如有囊内出血,密度会明显增加。对于有出血的患者可行血管造影,并可同时行血管栓塞治疗,血管造影能显示病变的部位,是否合并假性动脉瘤,是否有出血及明确出血来源。

5.经十二指肠逆行胰胆管造影(endoscopic retrograde cholangiopan—creatography,ER-CP) 是一种有创的检查方法,过去认为只有在疾病持续不愈或病情恶化时,或者手术已不可避免时采用。近来认为 ERCP 可了解胰胆管有无狭窄、梗阻,能直接观察胰管是否断离、破裂位置、范围以及胰管和瘘的解剖关系,尤其在确定胰瘘的原因和分类上是其他影像学检查所不能取代的,对治疗方案的制定有重要意义。ERCP 检查常见表现有胰管受压变形移位、梗阻或中断、主胰管与囊肿相通或胰管向周围穿破等,但约有半数患者 ERCP 检查可正常。ERCP 检查的同时,对于近端胰管有狭窄的还可植入支架,以促进胰瘘的愈合,但可能诱发急性胰腺炎。ERCP 可发现胰体尾切除术后十二指肠乳头是否梗阻,如有梗阻可行 EST 或行远端胰腺空肠吻合术。

6.磁共振胰胆管成像术(magnetic retrograde cholangiopan—creatography,MRCP) 是一种无创的检查手段。较 ERCP 相比不需造影剂,可清晰地显示胰、胆管情况,对 ERCP 插管失败或有禁忌证者,不失为一种很好的替代诊断方法。

(五)处理

1.非手术治疗 单纯的胰瘘,只要近侧胰管通畅,即使排出量较多者,也可在 4～6 周内愈合,因此胰瘘一般应先予非手术治疗。

(1)纠正水和电解质平衡紊乱:大的胰瘘,排出量每天＞1000mL 者,应注意水及电解质紊乱,必须详细记录胰液丧失量,并测定血清钠、钾、氯及二氧化碳结合力,随时予以纠正。偶可出现酸中毒,严重者需静滴 5％碳酸氢钠。

(2)保持引流通畅:充分引流是治愈胰瘘的必要条件。引流管应弹性好、柔软并易于更换,为防止引流管阻塞,引流管宜选用大口径的硅胶管或双套管。胰腺手术或胰腺创伤经清创后,都必须置引流管以利于胰液或血液的引出,引流管应放在置于欲引流的最低位,经皮肤的出口也应该在最低位,避免引流管屈曲、打折或爬坡,有利于胰液通过引流管引出体外。有人行腹壁前后或上下对口引流,两端分别引出体外,便于冲洗。也可采用 Foley 尿管进行引流,其双腔结构可以进行冲洗。如果引流后患者仍有感染症状,应考虑引流不畅或还有腹腔残余脓腔。窦道形成 10 天以上,为防止引流管阻塞,可定期或不定期换管。另外,从外侧探查窦道要防止假道形成。

(3)抑制胰液分泌:胰液分泌减少是胰瘘治愈的必要条件。主要治疗措施:①禁食,持续胃肠减压。②制酸药物,如 H_2 受体阻滞剂、质子泵抑制剂等可使胃酸分泌减少,从而降低促胰激素分泌,使胰液分泌减少。③全部或部分胃肠外营养。④应用生长抑素类似物,能抑制胰液分泌,减少胰瘘胰液漏出量;能否促进胰瘘愈合,尚存争议。有研究提示应用生长抑素,并不能减少胰引流量,也不能缩短胰瘘管的关闭时间。在胰瘘早期应用奥曲肽能减少胰液分泌,但对胰瘘愈合的时间并无影响,长时间应用无论从生理角度还是经济角度都不适合。只有当胰瘘接近愈合时,短时间应用可使胰瘘提前愈合。⑤静滴小剂量 5—Fu 对胰腺分泌有抑制作用,但可导致白细胞降低,现已较少使用。

(4)维持营养:胰瘘患者主要因缺乏胰酶而有食欲不振,因此应尽可能收集胰液后经胃管注入,或经调味后给予口服,有助于改善消化功能。此外,可口服胰酶(pancreatin),每天 3 次,每次 2～3g,效果较为显著。静脉高营养疗法对这类患者较有利,尤其在术后早期不能进食者。这种疗法可供给足够的热卡和蛋白质,并可抑制胰液分泌。患者若能口服饮食,给予要素饮食也有同样效果。

胃肠外营养在中等和高流量的胰瘘治疗中占有重要的位置。早期采用 TPN,可减少因食物刺激胃、十二指肠产生过多消化液而增加胰液分泌。有研究表明高糖可抑制胰液的分泌,脂肪乳可增加胰液分泌量,而氨基酸静脉内输注不增加也不减少胰液分泌。Vantini 报道 60％胰瘘患者 2～3 个月后可以自愈,但采用 TPN 的患者自愈率可达 80％左右,平均时间在 3～4 周,且并发症较未采用组下降了 25％～50％。但长期应用胃肠外营养,可导致肝功能损害及肠功能紊乱,因肠道的屏障作用丧失而导致的肠道细菌易位。另外,深静脉置管也需要精心护理。一旦肠功能恢复,尽可能自己进食或应用并发症少的肠内营养,可经口或插入鼻肠管至 Treitz 韧带以下,经营养管滴入肠内营养液。早期肠内营养可以减少肠道菌群失调引起的各种感染,并且能改善肠道的屏障作用。摄入食物应以低脂、高蛋白、高维生素为本,必要时可给予胰酶抑制剂。

(5)控制感染:瘘管排出液要经常做细菌培养和药物敏感试验,选用敏感抗生素,预防和治疗感染,经常保持引流通畅。应选择能穿透血胰屏障者。如无细菌培养及药敏结果,可经验性用药,如选用广谱第 3 代头孢抗生素＋抗厌氧菌药物,并同时进行引流液或脓液培养及药敏测定。当然,如果营养状况良好,窦道形成良好,引流通畅,可不需要应用抗生素。

(6)保护皮肤:胰酶激活后对皮肤有很大刺激性,使皮肤发生糜烂、疼痛,影响患者活动,妨碍胰瘘愈合,因此瘘管周围皮肤应采用油膏保护。同时可用气囊导尿管插入瘘管后注气,使气囊堵塞瘘口,防止胰液外流,导管一端接负压吸引器,收集胰液并重新还纳入肠道。瘘管扩大时应及时更换导管,使气囊和瘘管之间无渗漏。小的胰瘘也可将塑料袋粘贴于瘘口周围皮肤上,以保护皮肤并收集胰液。

2.手术治疗　在胰瘘早期,应当做三腔灌洗,防止胰液积聚侵蚀内脏、继发感染,对于引流不彻底而形成残腔者,应当及时手术,彻底清除坏死组织,放置有效的灌洗引流,将其逐步转化为管状液。对于与胰管相通,高排出量,难于愈合的胰瘘,可行手术治疗。也有学者提出胰瘘出现以下情况时即考虑手术:①胰腺端瘘;②内镜治疗无效的胰十二指肠流出道梗阻;③正规非手术治疗 6 个月无效者;④反复感染,引流不畅可能有残余脓腔者;⑤不能为血管造影证实的腹腔内大出血;⑥胰源性恶病质;⑦复杂胰瘘;⑧合并可切除肿瘤所致的胰瘘,如肿瘤导致 SAP 合并假性囊肿者等。在手术之前通过各种辅助检查必须要明确瘘管的起点;引流是否充分;瘘管的性状,明确简单或复杂瘘;是否与 Wirsung 管相通;是否有管道的畸形、断裂或梗阻等。

常用的手术方法是瘘口－空肠 Roux－en－Y 吻合术,在粘连过重,无法明确肠管的确切关系时,亦可将瘘管直接种入邻近的空肠肠腔内。对主胰管断裂,远侧断端外瘘者,除了上述方法,还可行远端胰腺切除。

(1)胰管或瘘管－空肠 Roux－en－Y 引流术:该术式可用于近端胰管有梗阻者,而不管胰瘘位于胰腺头部、体部还是位于尾部。对合并胰管扩张者,可完整地切除胰瘘管,全程切开扩张的胰管后,与胃吻合,或与空肠行 Roux－en－Y 吻合术。如果胰管不扩张或解剖困难不能直接显露胰管,则可以用邻近胰腺的瘘管与胃肠道吻合。具体操作为游离瘘管后,在近根部横断,然后行瘘管断端－空肠 Roux－en－Y 吻合。此外,尚有瘘管－胃引流术,即在瘘管两侧行胃前壁浆肌层间断缝合数针,在瘘管前端相应位置的胃壁切一小口,将瘘管前端埋入胃腔,然后将瘘管前端的两侧与胃壁浆肌层缝合固定 3～4 针,最后缝胃壁浆肌层隧道,将瘘管包埋入隧道内。

(2)胰体尾部切除术:适用于胰瘘位于胰尾部,而近端胰管通畅的患者。手术前需要行窦道造影或 ERCP 以判断胰瘘的位置、起源、走向以及和主胰管的关系,如果不与主胰管相通,多数可愈合,不必急于手术。若累及主胰管或近端仍有狭窄或梗阻,多半需手术处理。如瘘管和脾脏粘连紧密,保脾有困难时,应连同脾脏一并切除。如近端胰管有梗阻,则行胰体尾部切除后,再行胰腺残端－空肠 Roux－en－Y 吻合术。

(3)胰源性胸水和胰源性腹水的治疗:胰性胸腹水多不需手术治疗,通过禁食、TPN,生长抑素抑制胰液分泌、胸腔闭式引流、胸腹腔抽吸胸腹水等治疗一般均可治愈。如经严格非手术治疗无明显效果时,应采用外科治疗。

手术前应常规行瘘管造影及 ERCP 或 MRCP 检查,充分了解胰瘘情况,是否和主胰管相通。多数胰性腹水和胰性胸水是因为囊肿破裂或形成不完全使胰液外渗,结果胰管破裂仅占10%左右。手术方式应根据胰管扩张情况及手术中探查结果决定,胰头体部囊肿或胰管破裂者行胰瘘空肠 Roux－en－Y 吻合术;远端胰管瘘行胰尾切除术或胰空肠吻合术;胰胸膜瘘除非瘘穿透肺及支气管,原则上不需做胸腹联合切口,通过开腹探查仅做进入胸腔瘘管的切断、结扎,近断端再行胰瘘空肠吻合术。

3.内镜和介入治疗　近年来出现的内镜和介入治疗,具有创伤小、恢复快等优点,使许多患者免于手术。主要包括经皮囊肿穿刺引流术、内镜下穿刺引流、EST 或(和)胰管支架植入等。

(1)经皮囊肿穿刺引流术:适用于大多数胰腺假性囊肿,尤其是假性囊肿不与主胰管相通的病例,或不能耐受大手术或伴有感染时。另外,该技术还可用于巨大胰腺假性囊肿有压迫的症状,或有破裂危险时。主要在 B 超及 CT 导引下应用 Seldinger 法置入引流管,持续引流,选用的引流管不能过细,以防阻塞。术后可应用奥曲肽、善宁等抑制胰液分泌。虽然操作简单,但该法复发率较高,主要原因是坏死组织可导致引流不畅,并有形成胰腺外瘘的危险。

(2)内镜下穿刺引流:一般可在超声内镜引导下进行。如果假性囊肿与胃后壁或十二指肠粘连,可利用胃镜或小肠镜找到假性囊肿的位置,经过胃壁或肠壁置入支架管将囊液引流至消化道。数周后可经导管注入黏合剂黏堵。

(3)EST 或(和)胰管支架植入:其原理是行胰管近端减压、胰管支撑,以促进胰瘘愈合。可于 ERCP 下行 EST 和鼻胰管引流,以及胰管内支架植入等,除可降低胰管内压力,还可机械性阻塞胰瘘管而促进胰瘘愈合。

(六)预防

急性出血坏死性胰腺炎胰瘘的发生多因手术清创时损伤胰管,或胰管因缺血或炎症波及破裂引起。手术清创时应尽可能轻柔,清除坏死组织不应过于“彻底”,术中术后需保持引流管通畅。如主胰管无梗阻,破裂的小胰管多能自行闭合;若主胰管梗阻,胰瘘难以愈合,多需择期行胰肠吻合术。另外,胰腺假性囊肿应少做穿刺引流,尽量选择内引流。

四、胃肠瘘

胰腺术后胃肠瘘的发生虽然不多见,但一旦发生常带来严重的后果,常需要进行外科干预。根据瘘口与胃肠道交汇的位置常把胃肠瘘分为胃瘘、十二指肠瘘、小肠瘘、结肠瘘等类型。胃肠瘘中以结肠瘘最为常见,十二指肠瘘次之,小肠瘘和胃瘘罕见,不同类型的胃肠瘘的治疗方式不尽相同。根据胃肠内容物的流向,胃肠瘘亦可分为胃肠外瘘和胃肠内瘘,胃肠外瘘是指胃肠内容物经手术伤口、引流管等溢出;胃肠内瘘是指胃肠内容物并没经手术伤口或引流管口等溢出体外,而是局限或者包裹在腹腔特定的腔隙或脓腔内。

（一）原因、病理生理

胃肠瘘的发生与重症急性胰腺炎胰外炎性浸润、胰腺及胰周感染和手术方式有密切关系。在胰腺及胰周严重炎症和感染时,浸润性积液和感染性积液常常造成胃肠道血管损伤,局部组织缺血坏死。在清除坏死组织的过程中,可能会加重原本已十分脆弱的局部血液循环负担。另外,术后反复进行坏死组织和积液的清除和不可能完全在肉眼直视下进行的术后换药,以及留置的引流管对血循环已经不良的消化道的压迫,术后的持续高负压吸引都可能导致胃肠瘘的发生。因为胃肠瘘的发生多与胰腺外的炎性浸润、胰腺及其周围感染以及局部胃肠道的血运障碍有关,所以胃肠瘘一旦发生,富含细菌的胃肠内容物进入腹腔、胰周,往往导致腹腔或者胰周感染、渗出进一步严重,引起水、电解质及酸碱平衡紊乱和感染性休克,甚至多器官功能衰竭;富含胰液的炎性渗出容易腐蚀血管壁而引起致命的术后腹腔出血;如果瘘口迁延不愈,必将引起患者严重的营养障碍。

（二）临床表现与诊断

多数患者有重症急性胰腺炎或积液引流的病史以及相关的手术操作史,除有腹膜炎的症状和体征外,引流管流出物常常含有特殊性状的胃肠内容物,这对于判断是否发生术后胃肠外瘘以及瘘口位置具有重要的意义。如经口服用的亚甲蓝等染色剂可经腹腔引流管引出,或连接腹腔引流管的引流袋引流出气体等多表示存在胃肠瘘;若引流物呈绿色或者含有黄色的胆汁,多表示瘘口发生在十二指肠段;若引流物含有明显臭味的粪性物质,多表示瘘口的位置在结肠段。临床上根据病史和引流物特殊的性状常可作出胃肠瘘的诊断,某些辅助检查手段对于胃肠瘘的诊断具有重要的意义,尤其是对于隐匿的胃肠内瘘,如腹部X线片或者CT片常可发现膈下游离气体或结肠周围的肿块影;消化道的泛影葡胺造影有不仅可以判断是否发生胃肠瘘,还可找出瘘口的位置。因此,对于隐匿的胃肠内瘘以及引流物性状变化不大的禁食的胃肠外瘘的诊断瘘口定位,常进行某些辅助检查手段。

（三）处理

胰腺术后胃肠瘘一旦确诊,就要进行积极的治疗,但是不同类型胃肠瘘的治疗手段亦不尽相同,下面根据胃肠瘘的类型来阐述其治疗方式。

1. 结肠瘘的治疗 重症急性胰腺炎术后并发的胃肠瘘以结肠瘘为多见,因结肠内容物含有大量的细菌,其流入腹腔或脓腔后,往往会加重术后的感染、炎性渗出,且瘘口自闭的可能性非常小,所以结肠瘘是手术治疗的绝对指征。结肠瘘的手术治疗主要包括两个方面,对于术中发现的结肠损伤或者血运障碍,相应部位的结肠应做肠外置或近端肠管造瘘,若肠外置或造瘘困难的,直接行肠切除和肠吻合术,吻合口周围常用凡士林油纱布保护,并采用开放式引流术;对于术后发生的结肠瘘,不应急于行结肠修补或结肠切除吻合术,可以考虑瘘口外置或近段结肠造瘘或回肠末段造瘘,以做到有控制的粪便转流,减少瘘口对周围组织和腹腔的污染,等到胰腺炎病情稳定、胰周器官炎性水肿消失后再进行肠修补或肠吻合。除了外科手术治疗外,维持水、电解质及酸碱平衡以及积极的营养支持治疗和加强抗感染对于结肠瘘的治疗意义重大。

2.**十二指肠瘘、小肠瘘的治疗** 十二指肠瘘最常见的部位是降段和横段,而小肠瘘发生的部位取决于肠间积液或脓肿的位置,以回肠瘘相对多见。胰腺炎炎症或并发感染未控制的情况下,肠瘘几乎无闭合的可能,所以治疗上应该遵循"维持内环境的稳态,通畅引流,控制感染,营养支持"等原则,减少炎性渗出以及胰液和肠液的分泌,促进瘘口的愈合。利用大网膜对瘘口进行封堵,同时宜行胃、小肠造瘘,有可能将高流量瘘变为低流量瘘,增加后期瘘自行闭合的可能性。值得注意的是,胃造瘘管宜经幽门放入十二指肠内,这样有利于十二指肠瘘外翻的肠黏膜回缩至肠内。在充分而有效的引流基础上,控制炎症和存在的感染,纠正水、电解质的平衡紊乱,采用完全肠外营养(TPN)或肠内营养恢复和维持机体的营养状态,并保护好瘘口附近的皮肤,可以促进肠瘘的愈合。另外,应用生长抑素和生长激素的序贯治疗也可以加快瘘口愈合的进程。若在营养支持下,胰腺炎急性炎症或感染得到控制,但肠瘘6~8周未能闭合,或肠瘘虽不足6周,但瘘量大且伴有体重持续下降或合并远段肠梗阻时,应考虑手术治疗。肠瘘手术方式主要包括肠瘘肠段切除吻合术、肠瘘肠段旷置术、瘘口缝合及带血管肠浆肌层覆盖修补术。

3.**胃瘘的治疗** 胰腺术后胃瘘的发生比较少见,且其瘘口自闭的可能性也较其他胃肠瘘的为大。胃瘘能否自闭与营养的供给密切相关,因此完全肠外营养(TPN)或经小肠造瘘并行肠内营养以改善患者的营养状况非常重要。在控制感染,改善全身营养状况的基础上,瘘口仍未能自闭,多需要进行外科干预。在营养支持下,对胃瘘进行手术缝闭,常采用的手术方式包括直接修补或局部切除后缝合。除非合并特殊并发症,一般无胃大部切除术的必要。

(四)预防

胃肠瘘的预防关键在于及时恰当地处理局部并发症和控制感染,及时引流脓肿和清除感染的坏死组织。术中清除坏死组织宜用手指和环钳以减少组织损伤,避免过度清除导致的血管损伤,早期手术尤其应注意。手术操作尽可能避免直接损伤,尤其在结肠胀气扩张和系膜韧带水肿短缩的情况下。引流管的放置不应压迫肠管,术后的负压应保持稳定并不宜过大,以间断使用为好。

五、胰腺假性囊肿

胰腺假性囊肿是指因胰管破裂胰液外漏造成胰周渗液及坏死组织累积,经周围组织包裹而形成囊肿,多是急性胰腺炎、胰腺外伤或手术创伤后胰腺炎症的结果。很大一部分囊肿能自行消退,约有30%的囊肿持续存在。所以,如果患者没有症状,只需在B超或CT的追踪下动态观察,不需特殊治疗。如发生于慢性胰腺炎基础上的较大的胰内囊肿多不能吸收;或者囊肿直径>6rm、壁厚、时间已超过2个月的,表明存在吸收困难,因此这类患者应积极考虑手术治疗,以防并发症的发生。

(一)原因、病理

急性胰腺炎或胰腺外伤后、胰腺实质或胰管破裂,胰液外溢,血性炎性渗出,组织坏死液体积聚在网膜囊内刺激周围器官的腹膜,引起纤维组织增生逐渐形成囊壁,因为是没有上皮细胞覆盖的网膜囊包裹性积液,故是假性囊肿。胰腺假性囊肿绝大多数为单个,且多发生于胰体尾部,仅少数病例为多发,囊肿之间有的可相连。囊肿大小不一,直径由几厘米至几十厘米,囊壁的厚薄自一到数毫米,囊肿形成时间一般在2周以上,囊壁成熟则需4~6周,囊壁的厚薄和时间成正比,囊肿大小和原来胰腺炎的严重程度、损伤的程度以及胰管的梗阻程度有关。囊肿大的囊内液量可达数千毫升;囊液常呈混浊,含有蛋白质、坏死组织、炎性细胞及纤维素等,呈碱性如因囊壁新生毛细血管破裂出血,则呈浅或棕褐色:有的囊肿和胰管相通,囊液内胰酶的浓度就很高,有的囊肿为胰周渗液和坏死组织积聚而成,可与胰管不通,胰酶就不高。细菌培养结果常呈阳性。

(二)临床表现

1.假性囊肿本身所引起的症状　如占位引起的胀满感,瘘内炎症引起的持续性疼痛,可牵涉到季肋、腰、背部。囊内的感染可引起发热。

2.压迫周围器官引起的症状　如压迫胃及十二指肠引起上腹不适,食后尤甚。位于胰头部的假性囊肿可压迫总胆管下端,可出现黄疸。恶心、呕吐等上消化道症状是由于压迫和炎症刺激的结果。

3.消耗性症状　急、慢性炎症所致的消耗可使患者明显消瘦、体重下降等,由于胰腺内外分泌不足所致的消化吸收不良症状理论上存在,但临床上并不多见。

早期囊肿少数有可能吸收消散,大多数形成慢性囊肿。有的囊肿可破裂到腹腔出现弥漫性腹膜炎症,或者引起胰源性腹水;有的可破入肠道引起内瘘,囊肿可自行消失。亦可因瘘口缩小而囊肿复发,也可引起逆行感染,以及蚀破血管引起囊内大出血,或囊内出血偶有经胰管到十二指肠腔内者。

4.体格检查　根据囊肿所在部位和大小,体格检查时有不同发现。一般位于上腹,触诊只能摸到其顶部,呈球形或椭圆形,边界不清,不能移动。有时可检出囊性感,深压时往往有压痛。小的胰腺假性囊肿常不易触到。

(三)辅助检查

1.实验室检查　血象往往有白细胞数增高血清或尿淀粉酶在部分患者有升高,尤其在早期囊壁未成熟以前,这是由于囊液内淀粉酶含量高,被吸收到血液循环后的结果。

2.X线检查　腹部平片可见胃和结肠气泡影移位,偶见胰腺部位及其附近有钙化影。胃肠钡餐造影则可明确见到胃、十二指肠、横结肠移位以及有弧形压迹,十二指肠弯增宽和侧位像胃被推到前面,可以确定囊肿位于网膜囊和胰腺前面。

3.B型超声扫描　不仅可以定位,而且可以确定为囊性。B型超声检查由于简便、无创,可以用作追随观察,尤其为假性囊肿早期,观察其动态变化,可作为采用保守疗法或手术治疗的指导。

4.CT或MRI检查　CT对胰腺假性囊肿的诊断具有较超声更高的敏感性和特异性假性囊肿的CT表现为单房或多房蜂窝状的囊性肿物,边界清楚,形态各异,其大小不等,囊壁厚薄不均。假性囊肿中心为较均匀的液性密度,亦可见分隔。由于血液和炎性渗液混杂,CT值常可达20~30HU。增强CT扫描可见囊壁有程度不等的强化,距急性炎症期越近,增强越明显。增强扫描还可准确了解囊肿与周围脏器的解剖关系和继发性并发症,如胆管压迫、胰管梗阻、消化瘘、肠系膜静脉阻塞或假性动脉瘤等。如囊肿内见到气体提示感染,也可能是囊肿破裂入消化道所致。薄层连续扫描可发现胰腺腺体的裂伤处。胰腺假性囊肿在MRI上表现

为较长 T_1、长 T_2 信号,囊肿壁结构较清楚,胰周脂肪间隙消失。MRI 对胰腺假性囊肿一般不作为主要检查手段,常在需要与其他囊性肿瘤鉴别时应用。磁共振胆胰管造影(MRCP)可了解有无胰管病变及囊肿是否与胰管相通等。

5.内镜超声(EUS) 内镜超声可检测到直径<1cm 的小囊肿,并能清楚显示囊壁厚度及囊肿与消化道管腔的关系,还可显示囊壁及其周围的血管结构,观察囊肿与胰管关系及胃十二指肠腔与囊腔之间距离等。EUS 的作用主要与假性囊肿的内镜治疗有关,行内镜下囊肿胃或十二指肠造瘘术时,穿刺胃或十二指肠壁可在 EUS 引导下进行,得以避开囊肿壁及周围的血管。EUS 鉴别假性囊肿和囊性肿瘤的作用尚未明确。

(四)诊断和鉴别诊断

1.诊断 急性胰腺假性囊肿诊断,首先根据急性胰腺炎或腹部外伤和手术病史,症状迁延,血清淀粉酶水平持续升高,影像学检查提示胰腺或胰周囊性肿物,诊断一般不困难。在明确胰腺假性囊肿的诊断时,需进一步了解:①囊肿部位,X 线造影、超声及 CT 定位检查具有十分重要的诊断价值。②囊肿有否分隔,是否为多发结果直接影响到囊肿的治疗。术前超声、CT 检查可作出基本判断,并可进一步了解多发性囊肿之间的距离,便于术中引流。③囊肿与胰管的关系,ERCP 或 MRCP 检查可明确诊断。④囊肿有无继发感染,无感染的囊肿表面光滑,边界较清楚,囊内透声好,密度低而均匀,患者无压痛。一旦发生感染,患者常伴有发热、腹部压痛、囊肿内容物透声较差、CT 密度较高并且不均质等表现。

2.鉴别诊断 胰腺假性囊肿主要应与胰腺囊性肿瘤鉴别诊断;胰腺囊性肿瘤约占胰腺肿瘤的 1%,一旦误诊为假性囊肿施行错误治疗,可致严重后果。术前肿瘤标志物和影像学检查仍不能明确诊断时考虑手术探查,争取病理确诊。即使术前诊断明确,术中常规留取囊壁组织进行病理学检查。先天性胰腺囊肿常合并肝肾囊肿,通常无症状,发生胰管梗阻时偶可出现慢性胰腺炎的症状。胰腺假性囊肿还应注意与源于周围脏器的囊肿鉴别;胰头部假性囊肿应与肝脏及右肾囊肿鉴别;胰体部囊肿应与网膜囊积液鉴别;胰尾部囊肿应与脾、左肾及肾上腺囊肿鉴别;女性巨大的胰腺假性囊肿应与卵巢囊肿鉴别。

(五)处理

胰腺假性囊肿的治疗,在囊壁尚未成熟以前,如无严重感染、全身无中毒症状以及囊肿较小、增大不显著等,可采取保守疗法,包括抗生素治疗和理疗等,并可在超声的随诊下观察,有的囊肿可望吸收消散。

对于囊壁已成熟,所谓慢性假性囊肿,因为不易自行消散,且可发生囊内出血、破裂、感染等并发症应及时手术治疗。手术治疗的适应证如下:①囊肿巨大,直径>6cm,且壁厚。②囊肿已有 3 个月以上,并随着时间的延长而不断增大,估计可能与胰管相通。③有上腹部疼痛,并可扪及有包块,有饱胀感,同时有恶心及呕吐等胃肠道受压症状和胃肠道不同部位的梗阻。④出现梗阻性黄疸或肾积水。⑤出现其他并发症,如囊肿破裂、继发感染、囊内出血或消化道大出血等。

胰腺假性囊肿的手术方法有囊肿切除、外引流术和内引流术,选择何种方法必须根据囊肿的大小、部位、数量以及患者的全身情况而定。若并发破裂、出血等,则作别论。但不管应用何种方法都必须在术中先切取一块囊壁送冰冻切片做病理检查,以取得确切的诊断。因为有 3%~5% 的囊肿属肿瘤性,是囊腺瘤或囊腺癌。

1.囊肿切除 胰腺假性囊肿切除是一种彻底治疗的方法,但由于其囊壁是由邻近的器官和组织构建而成,如要切除囊肿,手术的难度很大,易伤及周围重要脏器,死亡率亦高达10%左右,所以一般不宜采用。而胰尾部较小的囊肿可行切除术,必要时包括脾切除,手术相对比较简单,治疗亦彻底,此术式已为大家所认同,问题是有些位于脾门胰尾上方、胃底后和腋下的,甚至将脾包裹于囊内的巨大囊肿,行内引流术非常困难,亦可行切除术。但这种情况是无法将整个囊肿切除的,亦无必要,只需将胰尾及脾脏切除,清除囊内的液体及坏死组织并部分切除囊壁,阴下放置外引流管,这也能取得良好的效果。

2. 囊肿外引流术

(1)手术指征:新近的外伤、胰腺手术急性胰腺炎等引起的病程较短的胰腺囊肿,因囊壁薄,经引流后囊壁萎陷,多能逐渐闭合。对早期的胰腺假性囊肿或急性小网膜囊积液,当前多已采用B超引导下经皮穿刺抽液或放置导管引流,已较少用开放手术。在囊肿合并感染时,病情危重,可先行外引流术以策安全。因病情多较重,术前宜着重改善患者的一般健康状况,纠正水、电解质平衡失调,注射维生素K等。

若囊肿与胰管相沟通,而胰管的开口有梗阻时,外引流后每天丧失胰液较多,严重影响水、电解质平衡及营养的维持,而且局部由于胰酶的作用导致皮肤糜烂,患者甚为痛苦。由于引流的时间很长,瘘管有时经久不愈,最后尚需将瘘管移植至胃肠道内,因此目前一般已很少采用囊肿外引流术。

(2)手术步骤:切口根据囊肿所在部位而定。病程短、壁薄、炎症明显、体积小而位置深在(如在胰头后钩状突处)的假性囊肿,可行橡皮管引流。切开胃结肠韧带,显露囊肿,经穿刺抽出液体证实为囊肿后,切开囊壁,吸除囊腔内液体及坏死组织,检查囊肿内壁,必要时采取组织进行病理检查,以除外肿瘤性囊肿的可能性。囊腔内放置一较粗的软橡皮管(或双套管)引流,将引流管周围多余的囊壁切口缝合数针。腹腔内另放置烟卷式引流,与上述橡皮管引流一并经戳口引出体外。对囊肿较大,囊壁较坚韧,离腹壁较近而囊肿又因感染形成脓肿者,或因患者的情况极差不宜做内引流术者,可做囊肿袋形缝合引流术。手术时将囊肿壁切开后吸除囊肿内容物,将囊壁切缘缝合于皮肤切口边缘上,囊肿内暂时用纱布填塞。同时剪下一块囊壁做病理检查以摒除肿瘤性囊肿的可能。

术后注意对引流口的处理,囊肿经引流或袋形缝合引流术后,开始时引流液为混浊的囊肿液体,1~2天后便转为澄清的淀粉酶含量很高的胰液,每天分泌量可达300~600mL或更多,2~3周后逐渐减少,囊肿腔迅速缩小而成一瘘道,但在以后的较长时间内每天仍有一定数量的胰液流出,需经2~3个月始可闭合。当瘘道与胰管相通,而胰管出口处又有梗阻时,则可持续数月或经久不愈。有时因周围瘢痕组织的收缩致瘘口暂时关闭,但由于胰管引流不畅,可再形成囊肿因此,对长期未能愈合的胰瘘,应做瘘管造影检查。若瘘管与胰管相通,而胰管有梗阻时需再行手术,将瘘管移植至胃或肠道内若瘘管来自胰尾处,可将瘘管连同胰尾、脾脏一并切除,然后做胰管空肠吻合。引流术后每天损失多量的胰液,未经活化的胰酶对组织的刺激较轻,若胰酶已被激活,由于碱性胰液的刺激及胰酶的消化作用导致瘘口周围皮肤糜烂,疼痛甚剧。局部处理措施:引流管持续负压吸引,使胰液不存留于伤口内,保持皮肤干燥;瘘口处不宜盖多量的敷料,以免敷料被胰液浸湿后与皮肤接触,更易造成皮肤糜烂。瘘口周围皮肤可用凡士林锌氧膏等保护,待引流管周围形成窦道后,胰液便由引流管流至瓶内,不再外溢刺激皮肤。每天胰液损失过多时,应注意保持水、电解质平衡,防止酸中毒。可给予麻黄碱、阿托品、生长抑素等以减少胰液分泌。若引流量过多,必要时亦可将每天排出的胰液滤过后,经一长期放置的细塑料管分次注入胃内。

3.囊肿内引流术 将囊肿和胃肠道做吻合术,是目前外科最常用的治疗方法。采用内引流术有3个原则:①为使囊壁达到一定的厚度以便于行囊肿胃肠道吻合术,需待6周左右囊壁"成熟"后进行手术。②吻合口要尽可能大些,假囊肿壁要切除一块而不是切开囊肿壁做吻合,以免吻合口闭合,这样既可防止吻合口闭合过早所致的囊肿复发,也可防止囊肿内容物混留以致感染。③吻合口要选择于囊肿最低位,利用重力原理,引流较好,内容物不易滞留。

(1)囊肿空肠吻合:囊肿与空肠的Roux-en-Y吻合是最合理和安全的方法,它适合于胰腺各个部位较大的或多发的囊。但若处理不当亦易发生术后囊肿感染、囊肿复发及吻合口瘘或出血等并发症,特别是囊肿的复发率可在5%左右。要防止这类并发症的发生必须注意要取囊肿的低位,切除一块足够大的囊壁,为3~5cm大小直径,在与空肠做侧侧或端侧吻合时要做全层、严密、间断的缝合,最好缝合两层。距吻合口30~40cm再做空肠远段与空肠近端的吻合,这样既能充分引流,又不易反流,吻合口大可免于复发,严密缝合防止了瘘和出血。但对巨大的与胰管破口相通的囊肿,其底部可离胰腺甚远,若在低位开孔与空肠吻合,当囊肿缩小,其囊内的肉芽组织可堵塞吻合口致使囊肿复发。因此,吻合口不宜离胰腺太远,即不过分强调低位,且需放置一乳胶管入囊腔经吻合口入肠腔,再自肠壁开孔引出体外,这样可以充分内外引流,囊肿迅速缩小,胰管与吻合口间成一窦道,2周后拔除乳胶管。另一种情况是多囊,且其距离较远时,可做多个囊腔吻合,但最好也放置外引流管自空肠开孔引出体外。

(2)囊肿胃吻合术:这只适用于胃体后壁胰体的较小囊肿,因其与胃壁紧密相连,且囊底部位狭小不足以做与空肠的合适吻合而取这种术式。可从胃前壁切开的进路达后壁,切除一小块胃后壁进入囊腔,做胃和囊肿全层的连续扣锁式缝合,再闭合胃前壁。也可放置一乳胶管入囊腔,经胃从胃前壁造瘘引出体外的内外引流。囊肿胃吻合术的方法简便,不易于发生瘘,但是易于发生吻合口或囊内的大出血,其发生率达10%左右。这是由于酸性胃液流入囊内,腐蚀了囊壁血管所致。这种出血危险性极大,死亡率可达50%,必须立即手术止血。因此囊肿胃吻合术只有在必要时才考虑。

(3)囊肿十二指肠吻合术:这一术式比较少用,只应用于胰头部位较小的囊肿,是囊肿与十二指肠侧壁的吻合。手术方法大致和囊肿与胃吻合的方法相似,可经十二指肠外侧壁开口,再打开与囊肿相连的后壁进入囊腔,以丝线做囊壁与肠壁的吻合。但这一方法的操作部位较深,易于伤及胰内胆管或胃十二指肠动脉,采用分离部分囊肿十二指肠间粘连,直视下切开囊壁和肠壁进行吻合口缝合比较容易和安全。

4.胰腺假性囊肿的微创治疗 虽然传统外科引流手术仍然是治疗胰腺假性囊肿的主要方法,但其优越性在近些年受到了极大挑战。Bahari和Sahel分别于1982年和1987年报道了经内镜用电灼法建立胃囊肿或十二指肠囊肿内引流术。Kozarele于1991年报道在内镜下经十二指肠乳头放置导管至囊腔建立引流。这些微创而新颖的方法在胰腺假性囊肿的治疗中得到较广泛开展。

(1)经皮穿刺置管引流:B超或CT引导下穿刺胰腺假性囊肿外引流成功率高达90%,具有创伤小、操作简单、能同时放置多根引流管并迅速改善患者状况等优点,适用于一般情况较差和手术风险大的患者。经皮穿刺置管引流适用于急性胰腺假性囊肿囊壁尚未成熟,出现囊肿快速增大有破裂可能、并发感染、压迫周围脏器造成功能障碍的患者,尤其是B超或CT证实为一单房囊肿者。囊内出血和胰性腹水,是经皮穿刺的禁忌证。

方法:在 B 超、CT 引导下经皮插入 7～10F 猪尾型支撑引流管至假性囊肿内进行持续引流,每天用抗生素盐水冲洗 1～2 次,置管 7～10 天复查 B 超,如果囊肿塌陷,24h 引流液＜10mL,囊肿造影一经证实引流管通畅,囊肿与胰管或消化道不存在交通便可考虑拔管。与传统外引流术一样经皮穿刺外引流易造成经久不愈的胰外瘘,综合文献报道总并发症发生率约18％,病死率约 2％,复发率约 7％。对于假性囊肿部位隐蔽、与周围脏器关系复杂及囊肿内分隔较多的患者,引流效果较差,并有潜在肠瘘、出血和感染等危险。

(2)内镜治疗:近年来随着内镜技术的发展,通过内镜建立胰腺假性囊肿内引流逐渐开展,有些临床中心已经成为治疗假性囊肿的首选方法,开腹手术内引流只用于合并其他需要手术的疾患或囊肿复发的患者。内镜治疗胰腺假性囊肿方法与开腹内引流相似,通过内镜在假性囊肿与胃肠道间造瘘并放置支架管,使囊内容物通过支架管引流至胃肠道或体外从而达到治疗目的。具体方式包括内镜下经乳头囊肿引流术(endoscopic transpapillary cyst drainage,ETCD)、内镜下囊肿胃造瘘术(endoscopic cystogastrostomy,ECG)和囊肿十二指肠造瘘术(endoscopic cystoduodenostomy)等,上述方法亦可联合应用,如内镜下经乳头囊肿引流联合囊肿十二指肠内造瘘。综合文献报道,内镜下胃或十二指肠囊肿造瘘术成功率为 70％～90％,经乳头囊肿引流术成功率为 58％～93％,长期随访囊肿消失的比例达 85％。总之,有经验的内镜医生应用本法治疗胰腺假性囊肿成功率与开放性手术相当(80％～90％)。

1)内镜下囊肿胃或十二指肠造瘘术:胰腺假性囊肿与胃或十二指肠广泛粘连,囊腔与胃肠壁距离＜1cm,而且胃或十二指肠腔内可见到明显外压性隆起,可经内镜行囊肿胃造瘘术或囊肿十二指肠造瘘术。造瘘位置常选择在胃后壁和十二指肠第一部或第三部,注意避免损伤十二指肠乳头及其周围结构。

手术方法如下:内镜下选择十二指肠壁膨隆最明显处,穿刺囊肿必要时注入造影剂,确认穿刺入囊内,进一步明确囊肿大小和形状。可用针刀切开十二指肠和囊肿壁或者直接用球囊扩张造瘘口,之后通过 Seldinger 技术完成内引流术。具体方法:穿刺成功后拔出针内芯,插入导丝并确认导丝处于良好的位置,退出穿刺外套管,沿导丝推入 10F 的猪尾型支撑引流管,将囊肿内液体引入胃内,为确保引流通畅可同时置入 2 根以上引流管。内镜下胃囊肿内引流方法与之相同。

2)内镜下经乳头囊肿引流术:胰头部假性囊肿,经 ERCP 证实囊肿与主胰管相通而且单发,B 超或 CT 显示囊内容物无坏死组织,可行内镜下经乳头在主胰管置入支架管,引流假性囊肿。胰体尾假性囊肿距离乳头较远,胰管较细不能置入支架管,所以内镜下经乳头囊肿引流术一般不适于胰体尾假性囊肿。

手术方法如下:先行 ERCP 证实诊断,经十二指肠乳头插入细引导钢丝,通过主胰管进入囊肿内,再沿钢丝置入 5F 或 7F 管。如果囊肿合并感染或出血可先行或同时行鼻胰管引流,直至引流液清亮后改为囊内引流。胰头部有厚壁钙化的囊肿,胰管有阻塞时,可行内镜下十二指肠乳头切开(EPT),再行胰管括约肌切开,置入支撑引流管,将囊液直接内引流至十二指肠。内镜下经乳头置入支架管管腔较细,容易堵塞,并可诱发急、慢性胰腺炎,所以术后 3～4周之后应复查 CT 和 ERCP,如果囊肿闭合可拔除支架管。如效果不佳或并发感染,则需更换大口径支架管甚至考虑手术治疗。

3)超声内镜引导下囊肿内引流:近年超声内镜引导下穿刺已经广泛应用于胰腺假性囊肿的诊断与治疗,成功率高,并发症少,尤其是胃十二指肠腔内无隆起病变也能成功施行。超声内镜可以确定囊肿的位置、大小及囊壁厚度，寻找囊肿与胃肠壁最紧密的部位，以此为穿刺点行内镜穿刺引流（囊肿距胃、十二指肠肠壁距离以不超过 1cm 为宜），并可见穿刺针进入囊腔的位置，保证引流通畅。超声内镜还可观察囊壁及其周围血管结构，有利于穿刺时避开血管。超声内镜发现囊内容物含有较多坏死组织，可置入多根内支架管，并加鼻囊肿引流，术后用生理盐水冲洗囊腔以彻底清除囊肿。引流术后 2～3 天拔除内支架管，并扩张造瘘口，置入普通内镜进行观察，直视下进一步清除囊内容物。

（3）腹腔镜治疗：随着腹腔镜外科技术的发展，胰体尾切除和囊肿胃肠吻合术也可以在腹腔镜下施行。腹腔镜手术必须有熟练的腹腔镜技术并遵守开腹手术的原则，但是腹腔镜内引流术有污染腹腔、胃穿孔、出血以及吻合不充分等缺点。

腹腔镜胃囊肿吻合术有 3 种方法：①切开胃前壁做胃后壁与囊肿的吻合；②在胃前壁置套管、充气、进镜，用标准的腹腔镜方法做吻合；③通过小网膜囊做胃囊肿吻合。腹腔镜囊肿十二指肠吻合术的手术方法与胃囊肿吻合相同，吻合部位最好在十二指肠的第一部或第三部，以防止损伤胆管和壶腹以及在其下方的胃十二指肠动脉。腹腔镜囊肿空肠吻合术也有成功的报告，结肠后 Roux—en—Y 吻合的引流效果较好。吻合口用线形切开缝合器或用手工缝合控制吻合口边缘的出血和防止吻合口瘘。

六、术后胰性脑病

胰性脑病是指急性胰腺炎或慢性复发性胰腺炎急性期发展到一定阶段和相当程度时所并发的中枢神经系统损害综合征。其典型表现为精神异常、视听幻觉、行为怪异、抽搐发作，甚至可出现谵妄或意识障碍。胰性脑病有广义和狭义两种概念，广义概念指的是由各种原因引起的中枢神经系统症状，除了胰酶损害中枢神经系统外，其他如严重感染中毒、乙醇中毒、肝功能障碍、肾功能障碍、电解质紊乱等；狭义概念是由于胰酶经血液进入血脑屏障，致使脑组织水肿变性及脱髓鞘病变而出现颅脑神经损害综合征，也称胰腺酶性脑病。在急性坏死型胰腺炎时胰性脑病的发生率是急性水肿型胰腺炎的 7 倍。综合近 5 年国内文献报道，胰性脑病多见于胆源性胰腺炎，发病时间多在术后 1 周内，与性别因素无显著关系。

（一）原因、病理生理

经典的理论认为由于胰腺炎时血脑屏障通透性增高，逸脱至血液中的大量胰酶致使脑血管病变、静脉淤血、小出血灶、软化灶及神经细胞中毒、水肿、代谢障碍等。另一种在临床上较为多见的是由于急性胰腺炎诊治过程中继发严重感染，如感染性休克、败血症及脓毒血症、深部真菌感染等，其病原体的毒素作用于脑组织，从而引起一系列类似脑炎的神经精神症状。前者多见于急性胰腺炎的急性反应期，后者多见于急性胰腺炎全身感染期和残余感染期。

1.胰酶的作用　胰蛋白酶对急性胰腺炎发病中作用重大，但它无法通过血脑屏障，且在体内有大量胰蛋白酶抑制物存在，故对胰蛋白酶在胰性脑病的直接作用受到怀疑；而脂肪酶和磷脂酶 A_2 被证实对胰性脑病的发生具有重要作用。研究表明，急性胰腺炎患者胰性脑病的发生与脑脊液中脂肪酶水平直接相关，它能引起中枢神经系统脱髓鞘病变。急性胰腺炎患者的血液中的磷脂酶 A_2 活性增高，它能分解卵磷脂，后者是神经组织的组成部分，可对血脑屏障起损害作用，因而胰性脑病的发生与磷脂酶 A_2 活性增高密切相关。

理论上磷脂酶 A_2 在胰性脑病中的作用机制可能是由于：①磷脂酶 A_2 破坏了脑组织细胞膜上的磷脂结构，增加了血脑屏障的通透性；②磷脂酶 A_2 的作用产物溶血卵磷脂溶解破坏中枢神经髓鞘,使中枢神经纤维发生脱髓鞘改变;③磷脂酶 A_2 可能还影响神经－肌接头的传导以及使中枢神经细胞膜氧化过程受阻等。

2.严重感染中毒　急性胰腺炎发展到一定阶段,如全身感染期和残余感染期。由于继发严重的全身感染疾病(包括深部真菌感染),出现败血症、脓毒血症及感染性休克,可因病原体的毒素作用引起一系列神经精神症状,表现类似脑炎,但无脑膜刺激征。因感染中毒引起的胰性脑病其发病机制尚不清楚,可能在严重感染的过程中毒素和一系列炎症介质使中枢神经系统发生病理性改变,使脑细胞的代谢紊乱、缺氧、脑细胞水肿最终出现神经症状和昏迷。

其机制可能是由于:①病原体及其毒素或抗原抗体复合物可激活机体某些潜在反应系统,如交感肾上腺髓质系统、补体系统、激肽系统、凝血及纤溶系统、前列腺素系统等,产生各种活性物质,后者相互作用引起微循环障碍,发生感染性休克,引起脑微循环障碍、脑细胞缺氧、代谢障碍、脑血管扩张、脑血流量增加,结果颅内压增高,发生脑水肿;②病原体毒素直接作用于脑细胞,破坏脑细胞内线粒体的氧化磷酸化过程,抑制脑细胞内呼吸,使 ATP 合成减少,脑细胞过度摄取水分而发生细胞肿胀,形成弥漫性脑水肿,出现头痛、呕吐及意识障碍。严重时形成脑疝,常出现惊厥和中枢性呼吸衰竭;③感染性休克时全身重要脏器如肺、肾、肝、心脏等出现微循环障碍,加上毒素本身对上述脏器的毒性损害,常继发酸碱失衡、电解质紊乱,均加重了脑细胞缺血缺氧及代谢紊乱,导致出现神经症状。

3.维生素缺乏　维生素在脑细胞代谢过程中发挥重要作用,如脂溶性维生素 A 和维生素 E 直接影响神经代谢,维生素 D 作用在钙代谢上与神经传导和兴奋性有关。维生素 B_1、维生素 B_{12}、烟酸、泛酸在糖类、脂肪和氨基酸代谢上作为复合酶参与代谢。上述维生素如果在急性胰腺炎发病过程中由于长期禁食,严重影响患者进食、消化、吸收,又得不到足够的外源性补充最终将影响脑细胞代谢,主要是影响神经化学传递,同时也带来脑组织的损害。已经明确,维生素 B_1 缺乏可引起严重的神经功能障碍和脑组织的不可逆性病理改变,习惯上将由于维生素 B_1 的缺乏而引起的脑病称为 Wernicke 脑病。

4.乙醇中毒　乙醇性胰腺炎患者中胰性脑病的发病率远高于非乙醇性胰腺炎者。目前认为乙醇的代谢产物乙醛可直接作用于中枢神经系统,也可通过对交感神经末梢或肾上腺髓质游离出儿茶酚胺的作用,造成中枢神经系统功能低下,出现一系列神经精神症状。

5.其他　急性胰腺炎时,出现肝、肾功能障碍和电解质如钠、钾、钙、镁、氯等代谢紊乱、低氧血症等,也可产生中枢神经系统功能障碍。由于脑血流量大,脑细胞易受水电解质、渗透压及血氧分压下降的影响。急性胰腺炎常并发的低钠血症、低镁血症、低钾血症、低钙血症、低氧血症,可导致脑细胞代谢障碍及水肿,严重时产生颅内高压及脑病的临床表现。

在上述病因的作用下,中枢神经系统的病理改变主要表现为脑组织多发性小血管及毛细血管坏死、出血及血管周围水肿,还见有反应性胶质细胞增生和静脉淤血,在基底节与脑室周围出血最明显。大脑、小脑和脑干可见有多发性脱髓鞘病灶及神经细胞水肿、溶解、皱缩,脊髓也有类似病变。电镜下可见线粒体肿胀,粗面内质网脱颗粒,毛细血管内皮细胞破坏、出血、坏死、血管周围水肿,髓鞘呈多发性脱髓鞘、空泡化、变性和融合。

(二)临床表现

1.一般神经精神症状和意识障碍　急性胰腺炎或慢性胰腺炎急性发作时,常在腹部剧烈疼痛及其他炎症症状基础上出现精神运动性兴奋,呈现谵妄、精神错乱、意识障碍、定向力丧失、视幻觉或视听混合幻觉,病情进一步发展可出现嗜睡、木僵、半昏迷甚至昏迷。一般来说,急性胰腺炎病情越重则神经精神症状维持时间也越长,一些患者经治疗原发病后精神症状也随即消失。

2.脑膜刺激征和颅内高压症 脑膜刺激征常见急性胰腺炎全身和残余感染期,一旦出现提示病情严重。早期表现为弥散性头痛、头晕、呕吐、羞明、眼球痛、感觉过敏,而后出现颈项强直、克氏征(+)、布氏征(+)等,大多数并发有精神运动性兴奋。一般认为急性胰腺炎时颅内高压少见,但在脑膜刺激征时脑脊液压力可升高,而细胞数和蛋白都无改变或轻度升高。

3.脑脊髓病症候群 临床上常在精神障碍、脑膜刺激征的同时出现各种弥散性神经症状及神经定位体征,如角膜反射迟钝、水平性眼球震颤、耳聋、面神经瘫、构音障碍、吞咽困难、运动性或感觉性失语症、平衡障碍、肌群阵挛性跳动、肌张力增高,还伴有病理反射的痉挛性瘫痪或强硬,特别是下肢。部分患者急性胰腺炎经治疗后,脑脊髓病症候群亦可逐渐好转或消失。

4.脑电图异常 胰性脑病者常有不同程度的脑电图异常,主要为广泛性慢波、同步性 θ 波及 δ 波爆发等,但无特异性。有文献报道发现有些急性胰腺炎患者仅表现为脑电图异常而无胰性脑病的临床症状,胰腺炎恢复后脑电图也转为正常。

(三)诊断

符合下列情况即可提示诊断:

(1)发病时间多在急性胰腺炎或慢性胰腺炎急性发作3~5天后,或者在急性胰腺炎全身感染期或残余感染期,随着感染症状进一步加重,逐渐出现神经精神症状。

(2)无其他原因引起的脑膜刺激征及颅内压力增高表现。

(3)伴有不同程度的脑电图异常。

(4)脑脊液和血清中髓鞘碱性蛋白(MBP)水平升高。MBP是中枢神经系统髓鞘膜的主要蛋白成分,具有一定的组织特异性。当外伤或疾病引起神经组织细胞破坏时,MBP即进入脑脊液,当血脑屏障通透性改变时,少部分 MBP 可进入血液。胰性脑病时脑脊液中 MBP 更易检测到。

(5)应用抑制胰酶分泌的药物治疗后,或者采取积极手术治疗清除坏死感染组织及积极抗感染治疗后,神经精神症状随着急性胰腺炎的症状缓解而消失。

(6)头颅 MRI 发现脑部有脱髓鞘变性和类脑炎改变。

需要指出的是,胰性脑病诊断确定后,必须进一步鉴别是何种原因引起的胰性脑病,以便有利于针对不同病因进行治疗。

出现胰性脑病,首先需明确是否因水及电解质紊乱、低氧血症而引起。常有头痛、注意力不集中、体力衰弱、肌力显著降低、纳差、恶心、呕吐、腹胀、腱反射迟钝等,严重者出现表情淡漠、神志恍惚、嗜睡、定向力障碍、意识错乱、浅昏迷或昏迷。这类患者临床诊断比较容易,常经测定血电解质和动脉血气分析,且随着水、电解质失衡得到纠正,神经精神症状也较快恢复,具有起病快、恢复快的特点。

胰腺酶性脑病常发生于重症急性胰腺炎急性反应期,多在发病后 1 周内。除了急性胰腺炎临床表现外,常伴发急性呼吸功能不全、急性肾功能不全等多脏器功能障碍或衰竭。病情凶险,死亡率很高,少部分患者可经抢救生还。

感染中毒性脑病的早期诊断极为重要。在急性胰腺炎全身感染期或残余感染期,特别是全身感染期多见。除了严重感染征象以外,出现神经精神症状如头痛、呕吐、惊厥、昏迷等,类似脑膜炎,但无脑膜刺激征,脑脊液病原体涂片或培养阳性,应该考虑到感染中毒性脑病的可能。

值得一提的是,近年来重症急性胰腺炎并发真菌性败血症引起胰性脑病的发生率显著增高。由于真菌感染起病隐匿,同时缺乏特征性临床表现,给诊断真菌感染带来一定困难,所以对真菌感染中毒引起的胰性脑病强调预防为先、果断早期诊断早期治疗的策略。急性胰腺炎诊治过程中凡出现下列情况者,均应警惕深部真菌感染及其引起的胰腺脑病的发生:①长期使用广谱抗生素、患者免疫功能低下、肠道屏障功能持续受损、腹腔内感染病灶未及时清除;②咽喉部出现菌斑,严重者可见大量菌丝积聚在口腔和咽喉部;③不明原因的胆管、气管、泌尿道等出血,排除凝血功能障碍者;④广谱抗生素治疗无效的持续高热;⑤排除水、电解质紊乱及酶性脑病的意识障碍,多先表现为过度兴奋后逐渐神志淡漠甚至昏迷;⑥突然发生的复视、视物模糊或失明等视力障碍;⑦咽拭、痰、血液、尿液、胆汁、腹腔渗液或引流液、留置导管经病原体培养找到真菌近年来随分子生物学技术发展起来的真菌快速 PCR 检测法,对真菌感染的诊断有一定的意义,但在临床应用中应注意这种方法有一定的假阳性率。

Wernicke 脑病多呈亚急性或缓慢起病,病史中多因急性胰腺炎长期不能恢复正常饮食,依赖于静脉高能营养未能得到有效补充,导致机体内维生素 B$_1$ 缺乏。典型患者有精神意识障碍、躯体性共济失调和眼球运动障碍,血中丙酮酸浓度增高是诊断 Wernicke 脑病的重要客观依据。另外对于一些临床高度怀疑 Wernicke 脑病,但又缺乏实验室依据的患者,可用大剂量维生素 B$_1$ 做诊断性治疗,如能迅速改善其症状,则有助于 Wernicke 脑病的诊断。

(四)处理

由于胰性脑病在急性胰腺炎患者死亡原因的比例较大,急性胰腺炎一旦继发胰性脑病常预示预后不良、病情凶险。临床上也有一些胰性脑病患者,其神经梢症状可随胰腺炎病情的缓解而好转。因此,胰性脑病的治疗重点在于病因治疗,即应首先积极有效地治疗胰腺炎症,对重症急性胰腺炎继发感染者应果断、早期施行手术治疗,争取在胰性脑病发生之前清除坏死组织,减少毒性物质的吸收,中断毒性物质对脑和其他重要器官的进一步损害。

1.病因治疗

(1)一般治疗:主要包括禁食、行胃肠减压、抗胆碱能药物治疗、胰酶抑制剂应用、消炎利胆镇痛等。

(2)对症治疗:在急性胰腺炎急性反应期主要是纠正低血容量,积极抗休克,纠正水、电解质及酸碱平衡失调,常见低钾、低钙、低钠均应及时补充。

(3)抗感染治疗:急性胰腺炎起病初期,一般选用对血胰屏障穿透性高的抗生素,如环丙沙星、甲硝唑、亚胺培南等,而在全身感染期和残余感染期,原则上根据血液、腹腔渗液或引流液、尿液等病原体培养及药敏结果选择合适的抗生素。对真菌性败血症引起的胰性脑病,由于两性霉素 B 不易穿透血脑屏障,故首选氟康唑静滴,如疗效不佳,可改用两性霉素 B 鞘内注射。

(4)维生素补充治疗:对已明确或临床上怀疑脑病患者应尽快给予大剂量维生素 B$_1$ 治疗,可用维生素 B$_1$ 400~600mg 肌注,必要时可静注。早期治疗一般在 48h 内即可见明显效果,然后改口服维生素补充再维持数周。此外尚需补充其他 B 族维生素,因为这些维生素在Wernicke 脑病时常同时缺乏。

(5)手术治疗:肌管结石是造成急性胆源性胰腺炎和胰性脑病的主要原发病,因此除非手术治疗外,对胆源性胰腺炎要及时手术或经内镜取石处理,解除胆管梗阻并促进胰腺炎的恢复。凡已明确重症急性胰腺炎继发感染者,在积极全身治疗的同时,应果断决策手术,以清除坏死组织或引流胰周脓肿,减少毒素的吸收。

2.神经精神症状的治疗

(1)精神症状严重者,可应用氯丙嗪、地西泮等抗精神病药物或镇静药物。

(2)有脑膜刺激征或颅内压力增高时,应迅速采用脱水疗法,降低颅内压力。可用甘露醇、肾上腺皮质激素、胰岛素、高渗葡萄糖等定时交替静滴,减轻脑水肿。

(3)能量合剂有助于神经细胞功能恢复,脑活素对恢复意识障碍、改善语言功能有一定疗效,胞二磷胆碱可减轻对中枢神经系统的毒性反应。

(4)如患者生命体征尚平稳,可采用高压氧舱治疗亦能迅速改善脑细胞的缺氧状态。

(5)胰性脑病患者如伴有 ARDS 时,应采用呼吸机进行机械通气治疗。

(赵忠伟)

第二节　胰岛素瘤手术并发症

胰岛素瘤是胰腺中最常见的良性肿瘤,肉眼一般为灰红色、褐红色或暗红色的圆形肿物,略硬表面光滑,边缘清楚,直径为 1～3cm 居多,由胰腺 β 细胞组成。

一、术中遗漏肿瘤

术中因经验不足、肿瘤小或是多发肿瘤仅切除了一部分肿瘤而发生遗漏,或者术中未找到肿瘤而盲目施行胰体尾切除亦可发生遗漏,往往需要再次手术。为预防术中遗漏肿瘤,除了应用术中 B 超、PTPC 寻找肿瘤外,还应确定肿瘤是否完全切除。确定肿瘤是否完全切除的常用方法:①术中血糖检测,术中不输葡萄糖,在切除肿瘤前后快速测定血糖。如切除肿瘤前血糖<3.6mmol/L,切除后血糖升到术前的 2 倍,即可认为肿瘤已完全切除,但有时血糖上升较慢,切除后 1h 内>5.6mmol/L 亦认为切除彻底,其正确判断率约为 90%。②门脾静脉内免疫反应性胰岛素(IRI)测定:在切除肿瘤前后快速抽取门脾静脉血测定 IRI,若切除后 IRI 立即正常则说明切除完全。

二、术后急性出血坏死性胰腺炎

胰岛素瘤切除术后最严重的并发症是急性出血坏死性胰腺炎,主要原因是手术创伤尤其是损伤了较大的胰管或血管处理上应禁食、胃肠减压,应用抑制胰腺和胃液分泌的药物,如善宁、洛赛克及其他药物等,同时积极手术引流、清除坏死组织。预防措施为避免进行肿瘤及其周围胰腺组织切除的手术,改用肿瘤剥离摘除的方法。

三、胰瘘

是胰岛素瘤切除术后最常见的并发症,发生率约为 14.5%,可能是切开胰腺组织较多或损伤胰管所致。临床表现为引流管长期引出胰液或含胰液的分泌物,尤其是引流管或引流不畅可引起急性腹膜炎。处理上应保持引流通畅,使用抑制胰腺和胃液分泌的药物,应用抗生素,必要时给予手术治疗。

具体防治措施如下：

(1)术中操作应仔细轻柔,对肿瘤较深和瘤床较大者,有胰管破裂时应予以结扎或缝扎,瘤床彻底止血后不必缝合,可使用生物胶封闭创面;若瘤体深在且有胰管损伤,肿瘤位于胰体尾者可行胰体尾切除,肿瘤位于胰头者可行保留胆管的胰头切除,伴胰胆管损伤者可行胰头十二指肠切除术。

(2)术后禁食和持续胃肠减压 5～7 天,同时予以制酸药物和生长抑素,直至进食为止。以减少酸性胃内容物刺激十二指肠分泌促胰液素,从而间接减少胰液的分泌,有助于胰瘘的愈合。

(3)注意保持胰床引流的通畅,不过早拔除引流管,应保留 7～10 天。在胰腺创面尚未完全愈合前,仍有微量胰液从创面渗出的可能,如过早将引流管拔除,就有可能发生胰液积聚。另外要密切注意引流液的性质和量,一般应隔日测定引流液淀粉酶含量。如术后 7 天引流量仍＞10mL,淀粉酶含量＞1500U,则应该继续保持引流。而且决定拔管时应分次逐步拔除,以避免引流管位置不佳引起的胰液积聚,甚至形成胰腺假性囊肿。

四、术后高血糖

术后高血糖是因为手术切除了胰岛素瘤,而原来受抑制的胰岛细胞功能尚未恢复,致使血胰岛素不足引起。一般术后 1～2 天达高峰,最高可达 16.5mmol/L,持续时间通常不超过 2 周。血糖过高时应及时使用胰岛素,胰岛素和葡萄糖溶液先按 1U∶4g 的比例配制输注,然后根据血糖情况再进行调整。

五、胰腺囊肿

术后胰腺囊肿是术中损伤胰管所致。胰管结扎线脱落,残端缝合不严,导致胰液外渗而流入小网膜内,形成假性胰腺囊肿。其囊壁多为胰腺、后腹膜、肝胃韧带、胃后壁、胃结肠韧带、横结肠及其系膜等。处理:小囊肿经非手术治疗可以消退,早期手术因囊壁薄可行外引流,对于 3 个月以上的囊肿或外引流后长期不愈者应考虑做内引流手术,常采取囊肿空肠 Roux—en—Y 吻合术。

(康世文)

第三节　胰十二指肠切除术后并发症

胰十二指肠切除术(PD)是腹部外科最具创伤性的手术之一,术后并发症多,死亡率较高。近年来随着手术的增加,外科技术的提高和改进,麻醉和监护水平的进步以及经验的积累,使手术切除率明显提高,PD 的死亡率已下降到可接受的水平,但其并发症仍然较高,如术后出血、感染、胰瘘、胆瘘、胃—肠吻合口瘘以及胃排空障碍等,下面将胰十二指肠术后的各类并发症进行分类阐述。

一、术中血管损伤与大出血

(一)原因

由于胰腺血液循环丰富、质脆、易出血,胰腺周围有许多动脉和静脉,手术粗暴或盲目剪

切可损伤血管,引起出血胰十二指肠切除术易引起出血的几个部位是:

1. 胰腺下缘肠系膜上静脉有时有多个分支,如不注意可引起出血,分离胰腺时应在胰颈部紧靠胰腺下缘分离。门静脉和肠系膜上静脉与胰颈部之间是一疏松组织间隙,分离时应用小指或钝头血管钳准确地在间隙中轻柔钝性分离,如偏离这一间隙或手法过重,可引起胰头、胰体上缘血管、肠系膜上静脉或脾静脉分支的出血。

2. 切断空肠,处理空肠系膜特别在近根部时,因肠系膜下静脉和横结肠静脉与之毗邻,如操作不仔细可引起出血。

3. 门静脉和胰腺钩突之间有多支小静脉,如分离时用力过大,可撕裂门静脉,引起出血,或在切断、结扎这些小静脉分支时滑脱,血管回缩到门静脉和肠系膜上静脉的右后方,易导致术中出血及术后出血。

4. 胆总管合并炎症,游离胆总管时可能损伤门静脉而出血。

5. 切断胰颈部时,胰腺断端出血。

(二)诊断和处理

术中在某一部位操作时,或在某血管周围操作时,突然喷出大量血液,如果压力较高,血液颜色鲜红,为动脉出血;如果压力不高,血液暗红,为静脉出血根据出血部位可初步判断出血的血管,如创面广泛渗血,为毛细血管出血,易于诊断。

术中出血切忌盲目钳夹或缝扎,术者应镇静,首先压迫止血,待血液动力学稳定后,逐步取出压迫物,明确出血部位或血管,再进行处理。毛细血管出血可压迫止血,如果凝血功能正常,可自行停止。血管的分支出血可结扎或缝扎止血。门静脉、肠系膜上静脉、肠系膜下静脉、脾静脉的出血,较小的裂口,可用手指压迫裂口的两侧,用无创缝线缝合止血;如裂口较大,可用桑氏钳或心耳钳钳夹后缝合或游离血管的两侧,控制出血后再缝合。脾静脉的出血缝合困难时可结扎,然后再结扎脾动脉。严重的门静脉或肠系膜上静脉的撕裂伤,难以直接缝合时可于控制出血后切除撕裂部分和端端吻合。如切除段>3cm,常难以端端吻合,可与下腔静脉行端侧吻合或予人工血管缝合连接。凝血功能不良引起的大量渗血,可输新鲜血或血浆及各种凝血因子等,应用止血药如止血芳酸、止血敏、立止血等。

二、术后腹腔出血

(一)原因

PD术后早期出血多发生在手术后24~48h,主要是由于术中止血不够彻底,如钩突部系膜的切断处或胰腺断端,术中损伤血管,或胃十二指肠动脉、胰十二指肠下动脉的处理欠妥善等导致的出血。手术复杂、时间长的重症患者,可发生弥散性血管内凝血(DIC)和凝血物质消耗创面渗血。另外,由于患者大多肝功能不良,血清总胆红素较高,凝血机制障碍,故创面可出现广泛渗血。后期腹腔内出血是PD术后严重并发症,发生于术后5天后,多数与胰瘘、胆漏和腹腔内感染有关。

(二)处理

术中止血不彻底或结扎线脱落常常是导致PD术后早期出血的重要原因,因此严谨的手术操作是预防术后出血的关键。对门静脉和肠系膜上血管分支逐一结扎牢靠,如残端过短应缝扎,尤其是血管。在处理钩突处时,用眼睑拉钩将肠系膜上静脉(SMV)牵向左侧,充分暴露汇入SMV的小静脉,用5-0 Prolene缝线逐一缝扎。倘若是胰瘘致胰液腐蚀血管所致,一旦发生腹腔内出血,必须严密观察腹腔引流情况,对出血量大,估计无法自止者应尽早手术探查。

胰腺断端出血预防的重点在于胰腺断面的处理和选用胰肠吻合的方法,有报道采用主胰管放置较长的引流管,引流管远端最好离胰腺断端20cm,可减少胰液对胰腺残面的腐蚀。其次,对胰管直径较粗者,则采用胰腺导管黏膜对空肠黏膜、胰肠端侧吻合法,可杜绝胰液、胆汁对胰腺断端的侵袭。

三、术后消化道出血

临床上常以术后5天为界,将PD术后并发消化道出血分为早期出血与晚期出血,两者不仅在出血的原因上有一定差别,而且在治疗方法上也各有侧重点。

(一)原因

术后早期并发的消化道出血,往往是胰腺残端出血或胃肠吻合口出血,胰腺断端出血主要是胰液腐蚀胰腺断面,引起血管破裂所致。

晚期并发消化道出血大多数是由于应激性溃疡或吻合口溃疡所致的出血,多发生在术后1周左右。另外,术前黄疸的程度和病程是术后并发应激性溃疡的重要因素,可能与黄疸以引起凝血功能的下降、肝脏受损和全身多器官的病理生理改变有关。然而,对于是否应该术前减黄仍存在较多的争议。此外,术中低血压及术后肝、肾功能不良亦是PD术后消化道出血的危险因素。

(二)处理

早期出血的预防首先在于高质量的手术操作,另外术前着重补充维生素K和保护肝功能治疗,积极纠正凝血机制紊乱也很重要。对早期出血的患者,外科手术治疗具有重要的意义。因为早期出血往往出血量较大,甚至出现休克并危及生命,难以采取除外科手术以外的其他有效方法。此外,及时的补液、补血维持有效循环血量也是必不可少的。

对晚期出血的患者,若情况允许应行纤维胃镜检查,确定出血的部位,多数病例内科治疗往往可以控制症状;若出血量多而不能停止者,应及时行手术治疗;对出血来源难于定位者,可急诊行选择性动脉造影检查,以了解出血的来源,并及时行栓塞术止血。术中应在有经验的麻醉师指导下及时补液、补血,防止发生低血压,术前、术后应正确评估患者的各器官功能,及早识别引起肝、肾功能不全的危险因素,采取以预防为主、防治结合的综合处理措施。总之,及时发现消化道出血,进而迅速止血是非常重要的。

四、腹腔感染

腹腔感染是PD术后严重的并发症,可引起腹腔多发性脓肿、感染性休克甚至多器官衰竭而死亡;腹腔内感染灶也可腐蚀胃十二指肠动脉、胃左动脉、肠系膜上静脉等大血管,继而发生致命性大出血。因此,对PD术后发生的腹腔感染必须予以充分重视。

(一)原因

胰瘘和胆瘘是引起腹腔感染的主要原因。另外,手术创面过大、出血多或淋巴管未仔细结扎,渗出液潴留或胰腺钩突未彻底切除,残留部分分泌胰液或术中胆汁、胰液和胃液未清除干净,或患者高龄、黄疸及肝功能损害、营养不良、消瘦、长期的吸烟史等都可导致术后腹腔感染。糖尿病患者抵抗力低,愈合能力差,免疫力低下也与腹腔感染有关。

（二）临床表现和诊断

PD 术后发生腹腔感染多与胰瘘、胆瘘有关，轻者仅表现为发热，瘘口流出脓性液体；重者可表现为高热、腹痛、腹部压痛、腹肌紧张、肠鸣音减弱或消失等腹膜炎表现。脓液积聚于某一部位可形成脓肿，表现为局部的肿胀和压痛。B 超和 CT 有助于确定脓肿部位。严重感染可引起败血症，表现为高热、谵妄、昏迷和中毒性休克。根据感染的临床表现，结合化验检查和 B 超及 CT，诊断并不困难。

（三）处理

纠正水、电解质和酸碱平衡失调等是治疗感染的前提。保持通畅的引流、积极处理原发病、加强营养支持是治疗 PD 术后腹腔感染的关键。不能经口进食者，可经空肠营养性造瘘管进食或 TPN 治疗，以增强患者的抗感染能力。

轻度感染特别是可经引流管或瘘管流出者，根据药物敏感试验，选用有效抗生素，定期冲洗引流管或瘘管，以免阻塞。较小的脓肿，除应用有效抗生素外，可在 B 超引导下穿刺抽脓或置管引流，并配合局部理疗。较大的脓肿可在 B 超引导下穿刺置管引流，如不宜于穿刺可手术引流。

胰瘘发生后形成的脓肿，手术引流脓肿时应同时处理胰瘘对术后胰瘘所引起的难以控制的感染行全胰切除，从而清除坏死组织，消除胰瘘和感染的根本原因。

（四）预防

腹腔感染的预防可从三方面着手：患者方面、围手术期处理和手术方面。患者方面包括戒烟、适当活动、乐观的心理准备。围手术期处理包括改善患者的营养状况，恰当处理并发症，合理应用抗生素，纠正水和电解质紊乱及低蛋白血症，纠正凝血功能不良和凝血因子缺乏，术后引流通畅，预防应激性溃疡等术后并发症的发生，及时处理术后并发症等。手术方面包括严格的无菌操作，良好的手术技术可减少出血，缩短手术时间，及时处理术中的污染，避免或尽量减少异物（如线头）的存留，良好的吻合技术使吻合口无张力而且血运良好等。预防胰瘘和出血的措施也具有预防感染的作用。

五、胰瘘

胰瘘是 PD 术后的主要并发症。近 20 年随着经验的积累和技术的改进，PD 术后胰瘘的发生率已由 52.8% 降至 13.5%，与胰瘘相关的术后死亡率约为 7.9%。而且，胰瘘也往往是 PD 术后腹腔感染、出血、营养障碍的重要原因，并增加治疗成本以及影响患者的预后。

（一）原因

胰十二指肠术后胰瘘的发生与胰腺本身的解剖的特殊性、患者的情况、胰腺残端处理以及术者的外科技术有关，概括起来分为技术性和非技术性因素两个方面。非技术性因素包括年龄 > 65 岁、术前黄疸、胰管细小、胰腺柔软、急诊手术术中失血量增加以及放置内支撑管失败等是导致 PD 术后发生胰瘘的危险因素。胰腺本身解剖因素，尤其是胰腺质地和胰管大小，被认为是影响胰瘘发生的重要因素。胰腺实质正常的患者胰瘘发生率为 12% ～ 28%，而残留胰腺纤维化的患者为 5% ～ 9%。胰腺纤维化时易于吻合，且胰外分泌功能相对不足，从而能减少胰瘘。同样，胰管扩张可减少术后胰瘘，因为扩张的胰管易于胰管对黏膜吻合。

影响胰瘘发生的最重要的技术性因素是胰腺残端的处理。套入式端端胰空肠吻合、黏膜对黏膜端侧胰空肠吻合和胰胃吻合术是目前预防或减少胰瘘最肯定的术式，前两种术式应用最多。套入式端端胰空肠吻合与黏膜对黏膜端侧胰空肠吻合术后胰瘘发生率相近,明显低于套入式端侧吻合。若胰管扩张>5mm,应选择胰管对黏膜吻合;如果残留胰腺柔软、胰管不扩张,则应行套入式端端胰空肠吻合。胰胃吻合能减少胰头癌根治术后胰瘘,其使用率约为30%。胰管结扎术已不再主张应用。胰管栓塞术被认为是胰肠吻合的一种安全替代,但胰管栓塞术带来胰腺外分泌功能不足或丧失,其应用只限于部分胰腺质地经不起吻合的病例生物黏合剂的应用是胰肠吻合中的新技术,可以通过黏合组织、填充死腔、控制表面出血以及通过封闭胰切面减少胰残端胰液渗漏而减低胰瘘率。无论采用哪种术式,均应在胰肠吻合口附近放置闭式引流管。

(二)诊断

胰瘘的诊断并不困难,一般认为手术3天后引流管每天引出含淀粉酶>正常血清淀粉酶3倍以上的引流液量(>50mL),或经放射影像学检查发现胰腺吻合口瘘即可明确诊断。ER-CP也可确定胰管及壶腹部的情况,特别适合于瘘管造影未能清楚显示胰管的患者。瘘管造影和ERCP均应在手术10天以后甚至更晚进行B超和CT也有助于胰瘘的诊断。

(三)处理

胰十二指肠切除术后的胰瘘,因食物已经改道,残留的胰腺体积较小,经非手术治疗多能自行闭合;长期不愈者需再行手术治疗。如患者情况稳定,无腹腔脓毒症或出血应予以保守治疗,包括禁食、全胃肠外营养以及保持腹腔引流通畅。大约80%的胰瘘经保守治疗愈合,勿需经皮置管引流或手术干预,只需保持腹腔引流通畅。10%～15%的胰瘘患者需经皮引流胰肠吻合口区域未引流出的积液。约5%的胰瘘患者合并其他严重并发症如脓毒症或出血,需手术干预。

1.非手术治疗　胰瘘一旦明确诊断应充分引流,胰腺手术中在胰腺创面或断端附近放置1根或数根引流管,腹腔引流管可酌情选用大口径乳胶管或双套管,使外漏的胰液及时引流到体外,为胰腺创面、断端或吻合口愈合创造条件。引流管应双重缝合固定,防止脱落。术后腹腔引流管应保留5～7天,如果腹腔引流液淀粉酶含量>1000U/L则提示胰液外漏,应延长引流时间。在患者发热或腹腔引流量突然减少时,应检查引流管是否通畅,可用含抗生素的溶液反复冲洗引流管,以免坏死组织或脓性分泌物阻塞。引流管拔除的指征是腹腔引流量连续3天<10mL,患者不发热,WBC基本正常。轻度胰瘘多在2～3周内自愈,6周内未愈合的胰瘘提示存在胰管阻塞或引流不畅,应行瘘管造影和ERCP检查以明确原因是否在胰管及其他部位。

抑制胰腺外分泌的措施限于术后1～2周内,此时期易发生胰管破裂、胰液外漏,也是胰腺创面、断端或吻合口的愈合时期。胰腺分泌液减少有助于胰腺创面、断端或吻合口的愈合。2周后胰瘘形成,胰腺分泌的减少虽仍有益于胰瘘闭合,但对于已经形成的窦道其作用将明显降低,另外过长抑制胰腺分泌的诸种方法给患者造成的痛苦和经济负担也得不偿失。抑制胰腺外分泌的措施包括延长禁食和胃肠减压时间,一般在1周以上。禁食和胃肠减压可明显减少胰液的分泌。

抑制胰腺外分泌的药物包括:

(1)H$_2$受体阻断剂或质子泵抑制剂,如西咪替丁类的药物通过抑制胃酸的分泌,从而减少促胰液素的分泌,使胰腺外分泌量减少;而质子泵抑制剂如奥美拉唑等则具有更强的抑制胃酸分泌的作用。

(2)生长抑素类,连续应用 3~5 天,可使胰腺分泌减少 40%~60%,对于Ⅱ级、Ⅲ级胰管的破裂,胰腺分泌量的明显减少为创面愈合提供了有利的条件。

(3)5－氟尿嘧啶对胰腺分泌的抑制作用已经证实。每天静滴 500mg 5－氟尿嘧啶可使胰液的分泌量减少将近 1/2,但因其有较多的毒副作用而应用受限。

还有一些药物对胰腺外分泌有明显抑制作用,如麻黄碱、阿托品、654－2、肾上腺素和毛果芸香碱等,但由于作用时间短,又不能长期使用,现已很少应用。

另外,有应用放射疗法治疗胰瘘成功的报道。应用放射线照射胰腺,使其受到放射线损伤,可抑制胰腺外分泌功能,由于胰腺分泌中止,可使胰瘘闭合。这种放射线损伤是可逆的,一般在数周以后可以恢复,而且不影响胰腺内分泌功能。北京协和医院曾采用 4mV 直线加速器照射胰腺,4.0Gy/d,连续 5 天治疗 2 例胰瘘,成功 1 例。北京医院也曾用^{60}Co 照射取得了预期的效果。

完全胃肠外营养(total parenteral nutrition,TPN)N 抑制胰液分泌,并提供充足的愈合所需营养物,增强患者抵抗力,有明显促进胰瘘愈合的作用。

研究发现胰腺的外分泌受肠道内胰酶含量的调节,肠道内的胰酶可反馈抑制胰腺的分泌,口服胰酶制剂治疗已有成功的报道。

2.手术治疗　绝大多数胰瘘可自行闭合。据统计,胰瘘引流量＜200mL/d,窦道愈合时间为 10.8±3 周,引流量＞200mL/d,窦道愈合时间为 13.4±4 周;约 90%的胰瘘可以在 3~6 个月内闭合,此期间可以使患者从手术的影响中恢复,并给胰瘘愈合的时间。因此目前对于胰瘘手术时机的选取仍存在争议,有人认为应观察 6~12 个月;也有人主张高流量胰瘘持续 2 个月就应手术。

(1)手术适应证:

1)轻度胰瘘经 6 个月的非手术治疗而瘘道未闭合者。

2)中度胰瘘经 3~6 个月的非手术治疗无好转者。

3)重度胰瘘经 2~3 个月的非手术治疗未见明显好转者。

4)瘘管造影显示瘘管与主胰管相通者。

5)有胰管狭窄或结石者。

6)胰液流出道有狭窄者。

7)严重胰瘘引流不畅形成难以控制的感染者。

8)胰瘘发生后,胰液积聚于局部,合并感染形成脓肿者。

9)胰瘘形成弥漫性腹膜炎者。

10)胰瘘并引起腹腔内大出血者。

11)因胰管断端瘢痕形成导致梗阻性胰腺炎并产生疼痛者。

(2)手术方式:

1)全部残胰切除:其目的是控制腹膜后胰瘘、污染和感染,避免再次胰肠吻合。经验表明,50%以上的患者经全部残胰切除而挽救生命,但术后易发生严重的营养吸收和代谢障碍。

2)瘘管切除术及黏合剂封堵胰瘘:适用于瘘管较细小和无胰液溢出者,需经造影证实头侧胰管无狭窄或梗阻:术中应将瘘道周围组织游离,在靠近胰腺处结扎瘘管后予以切除。术中应彻底清除坏死组织。此术式简单,创伤小,但易复发是其缺点。该手术目前已很少应用,因为胰液流出道通畅的慢性胰瘘绝大多数可自行闭合。对于个别经久不愈的病例,可采用黏合剂封堵胰瘘的方法,将直径 2～4mm 的氯乙烯导管插入胰瘘窦道,先用抗生素液冲洗并吸尽窦道内容物,然后向窦道内注入 3～6mL 高纯度的氯丁二烯乳状液;再注入 12.5％醋酸0.5～1.5mL,最后取出导管,胰瘘即被聚合物封闭。封堵胰瘘后应用阿托品、5－氟尿嘧啶等抑制胰腺分泌,使通向胰瘘的胰腺组织萎缩。

3)瘘管和瘘管胰尾侧胰腺切除术:适用于瘘管位于胰体或近胰尾者,术前需经造影或 CT 证实胰头侧胰管无狭窄、结石和梗阻。将瘘管及其胰尾侧胰腺和脾脏一并切除,也可保留脾脏。术中找到胰管并确切结扎或缝扎,严密缝合胰腺残端,并放置引流管。发生于胰尾的胰瘘,估计非手术治疗愈合可能性较小者,可尽早手术,切除瘘管和胰尾部。

4)内引流术:即瘘管和胃肠道吻合,使胰液流入胃肠道。适用于不能耐受胰体尾部或残留全部胰腺切除术者。内引流术方法较多,包括瘘管－胃吻合术、瘘管空肠内植入术、瘘管切除胰腺空肠 Roux－en－Y 吻合术等。具体如下:

①瘘管－胃吻合术:手术前向瘘管内插入管径适当的导尿管并固定。纵行切开腹壁,沿瘘管周围梭形切开皮肤,用鼠齿钳钳夹并提起瘘口边缘,以导尿管为引导,将瘘管与周围组织分离,尽量剥离瘘管的全长,到达胰腺为止。将瘘管置于胃前壁,于瘘管两侧行胃浆肌层间断缝合 4 针,在瘘管前端相应的胃壁上切开一小口。取出瘘管内导尿管,将瘘管前端置入胃腔内,将瘘管前端与两侧的胃浆肌层缝合 3～4 针,然后逐一结扎缝线,将瘘管埋入胃壁的隧道内。用大网膜覆盖胃前壁,清拭腹腔,逐层缝合腹部切口。

②瘘管空肠内植入术:开腹与剥离瘘管的方法同瘘管胃吻合术。选择与瘘管自然靠近的空肠袢,于肠袢顶部折曲处用 1 号丝线行浆肌层间断缝合 3～4 针,在瘘管前端的肠壁上切一小口。拔除导尿管,将瘘管前端置入肠腔内,用 1 号丝线缝合固定 2～3 针,于瘘管两侧肠壁行浆肌层间断缝合 5～6 针,然后逐一结扎缝合线,即将瘘管包裹在两个肠段之间。于肠袢顶端与瘘管间断缝合,使之固定。由于空肠袢间折曲可能引起肠梗阻,因此需要行空肠输入和输出段间侧侧吻合(Braun 吻合),吻合口长 4～5cm。

③瘘管切除胰腺空肠 Roux－en－Y 吻合术:适用于任何部位的大的胰瘘,尤其适合于瘘管较粗的胰瘘。在瘘管内插入导尿管,纵行切开腹壁,于瘘管周围行梭形切除。用鼠齿钳钳夹并提起瘘口边缘,以导尿管作为引导,将瘘管与周围组织分离,游离瘘管至胰腺 1cm 处切断。于 Treitz 韧带下 15rm 切断空肠,将远端空肠经结肠后提出至靠近胰腺瘘管处,行瘘管后壁浅层与空肠后壁浆肌层间断缝合,再行瘘管与空肠全层间断缝合以及瘘管前壁与空肠浆肌层间断缝合,最后行空肠端侧吻合。

术中应注意:剥离瘘管时,要保持其有适宜的厚度,以免吻合困难;瘘管植入时不要发生扭曲;如果剥离后瘘管血运不佳或上皮不全,应将瘘管靠近胰腺处切断,显露瘘口,直接行瘘口与空肠 Roux－en－Y 吻合;瘘管与胃肠吻合口周围放置多孔乳胶管引流。

内引流术一般用于胰瘘时间较长,已形成坚固的瘘管者。采用何种吻合应根据瘘管的部位、周围粘连程度和患者全身状况来决定。瘘管或胰腺与空肠 Roux－en－Y 吻合,具有预防或减少术后逆行感染的作用,应用较多。

5)坏死组织清除、腹腔或脓肿引流术:适用于胰瘘形成弥漫性腹膜炎和胰瘘合并感染形成脓肿者及合并坏死性胰腺炎者,常于术后早期进行。由于脏器因炎症而充血水肿,术中仅清除坏死组织、引流腹腔或脓肿,尽量减少分离性操作,过多的分离可能加重胰瘘、损伤其他脏器或引起出血。一般不做重新吻合或胰瘘的缝扎。如果炎症较轻或较局限,可切除原胰肠吻合口,应采用正常组织重新吻合。

6)胰瘘的内镜手术治疗:是近几年开展的一种治疗方法,对主胰管近端梗阻者或累及主胰管的胰瘘病例,通过胰管内放置内支架解除主胰管小的狭窄或乳头括约肌造成的梗阻,使胰液的外流量立即减少,并在数月内闭合。操作时只要将导丝插入胰管内,置入支架管并不困难。内镜手术治疗胰瘘应用方便、创伤小,为胰瘘的治疗开辟了一条新途径。

(四)预防

胰瘘的发生常不是单一原因造成的,因此胰瘘的预防是一个系统工程。

(1)充分术前准备,改善患者一般状况,纠正水和电解质平衡的紊乱,纠正低蛋白血症,改善凝血功能,增强患者抵抗力和愈合能力。

(2)固定术式和手术人员是预防胰瘘和其他并发症的有效措施,特别是操作复杂的胰十二指肠切除时尤为重要。术者操作熟练,配合默契,可缩短手术时间,减少术中出血。固定术式由专人(专业组)施行可降低胰瘘的发生率。

(3)胰十二指肠切除术后胰空肠的吻合方式和技术与胰瘘的发生密切相关。消化道重建的方式有 Child、Whipple、Machado、Cattell、空肠 Y 形、胰管栓塞及胰胃吻合等多种形式,各有优点和缺点。资料表明,Child 术式胰瘘发生率较低。有人强调胰腺残端与胃吻合,认为胃液的酸性环境不利于胰酶的激活,可预防胰瘘的发生,但胰酶被胃酸破坏,影响消化吸收功能。也有人强调胰空肠端端套入式双层或三层吻合或端侧吻合,另有人强调胰管与空肠的吻合或胰液的内引流或外引流预防胰瘘的作用。笔者认为无论哪种吻合方法,只要应用熟练,吻合技术娴熟,缝合严密,均可有效地预防或显著降低胰瘘的发生。

胰液是胰瘘的根本原因,没有胰液也就没有胰瘘,因此通过内引流或外引流术将胰液引至远离吻合口的部位,利于吻合口愈合,且引流管起支撑作用,便于充分引流,起着胰管内减压作用,是预防胰瘘的好方法。切断胰腺时胰管断端应比胰腺断端长出 0.5~1cm,这样易于插管和固定,胰管插管可经空肠引出体外并妥善固定或经胆肠吻合口、肝内胆管从肝表面引出体外,易于固定,一般 2~3 周后拔除胰管引流管。也可将胰管引流管置于空肠内的一定距离,使胰液远离吻合口,这种内引流方式避免了胰液的丢失,更符合生理。

残胰断端要彻底止血,缝合时应避免形成血肿,因血肿可致吻合口愈合不良或裂开而形成胰瘘。缝合胰腺断面后缘时要避免损伤胰管,如伤及胰管易引起胰瘘,预防胰管损伤的办法是在胰颈部偏左侧 1~2cm 处切断胰腺,此处胰管位置接近中央,行胰肠吻合时可避免胰管的损伤,如沿门静脉和肠系膜上静脉轴线切断胰腺,此处胰管偏后,吻合时极易伤及胰管,可在缝合后缘时先在胰管上下缘各缝合一针,并确保不穿透胰管。

(4)腹腔感染特别是吻合口感染可引起胰瘘,因此预防感染的措施也是预防胰瘘的措施。

(5)手术后充分引流腹腔虽然不能预防胰瘘的发生,但可及时发现胰瘘,并通过引流管对胰瘘进行治疗,可能避免再次手术引流胰瘘。胰腺手术后常用较粗的橡皮管或双套管引流。

(6)Kram 曾应用纤维蛋白胶封闭胰肠吻合口周围,应用 15 例无 1 例胰瘘发生。纤维蛋白胶的另一种复合物"特可靠"(Tacho comb),也可用于预防胰瘘的发生。

(7)Ishikawa 报道术前放疗对减少手术后胰瘘的发生也有明显的作用,适于恶性肿瘤患者。

六、胆瘘及胃肠吻合口瘘

胰十二指肠切除术后胆瘘及胃肠吻合口瘘的发生率较胰瘘低,其一旦发生,往往对机体造成巨大的影响,如反复的腹腔或全身感染、术后出血、营养障碍等。

（一）原因

胆肠、胃肠吻合口瘘发生可概括为三方面的原因:全身情况、局部因素和手术因素。

1.全身情况　包括营养不良、低蛋白血症、糖尿病、腹水、水及电解质和酸碱平衡紊乱等。以上情况可通过多种途径降低患者的愈合能力,促进各吻合口瘘的发生。特别是胆管缺乏肌层,更易发生瘘。

2.局部因素　局部胆管和肠壁的炎症或瘢痕、胆管游离过长导致局部血液循环不良、局部的癌残留等,均可使各吻合口不能愈合或裂开。

3.手术因素　吻合口缝合不严密或缝合过密导致局部组织缺血坏死、张力过高或扭曲以及远侧小肠或吻合口的梗阻导致吻合口裂开,吻合技术是主要的原因。

（二）诊断

临床表现为手术后由引流管流出大量液体,可能为胆汁、胃液或十二指肠液。胃液为酸性,十二指肠液和胆汁为碱性,胆汁不含有黏液而十二指肠液含有较多黏液。根据各引流管的位置和引流液性质,可协助判断瘘的部位。如胆肠吻合口周围引流管流出液体可能为胆瘘。如未置引流管或引流管不通畅,则出现腹痛、腹胀、局部压痛和发热。如出现腹肌紧张,则已形成局限性腹膜炎或弥漫性腹膜炎。B超和CT可协助判断瘘的部位和有无积液及积液的多少。近几年由于手术技术的进步和重视围手术期的处理,各种瘘已很少发生。

（三）处理

如漏出物经引流管流出,只要保持引流通畅,往往通过非手术治疗可痊愈。如形成局限性腹膜炎或弥漫性腹膜炎,应手术引流。如形成脓肿,可B超导引下穿刺置管引流。

充分的术前准备有助于降低胆瘘的发生。预防措施包括:总胆管近端后壁勿游离过多,以免留作吻合的胆管壁缺血坏死;胆肠吻合时应避免漏缝或针距过大;胆肠吻合口要足够大,以免发生胆汁排泄不畅;吻合后应使胆肠吻合口处于无张力状态和保持良好的血供;胆肠吻合口内支撑管的合理放置也有助于预防胆漏的发生。

七、术后胃排空延迟

胃排空延迟(delayed gastric empty,DGE)是指术后10天以后仍不能规律进食,或需胃肠减压者。

术前糖尿病、营养不良及恶性肿瘤是DGE的主要危险因素。导致术后DGE的主要原因有感染,吻合口水肿、漏、梗阻,水和电解质紊乱,多器官衰竭,术后胰腺炎等,或以上几种病理情况同时存在此外,胃肠道神经元的改变、黏膜内神经丛断裂及消化道激素的变化,将严重影响其在协调胃窦、十二指肠动力方面的作用,亦可导致DGE发生。另外,由于淋巴结廓清的需要,必须结扎切断胃右动脉,可能影响幽门和十二指肠的血液供应,使幽门蠕动能力降低。

（一）诊断

表现为术后腹胀、上腹部震水音阳性,饭后上腹部不适,重者可有恶心和呕吐。上消化道钡餐见胃张力下降,蠕动减少甚至消失,排空延迟。

（二）处理

DGE 的处理原则是去除病因、应用动力药物及营养支持。多数 DGE 患者经保守治疗 3～6 周后能恢复，因胃潴留而手术者极少。在治疗上只要能排除腹内感染（特别是胃周围区）或胰瘘，采用非手术治疗（保持内环境稳定、持续胃肠减压、动力药物、营养支持等）多可奏效。若存在腹内感染或瘘，则需做必要的针对性引流，胃动力障碍才会得到缓解。关于电解质平衡的维持，不仅要注意纠正存在的低钾血症，还应注意可能同时存在的 Ca^{2+}、Mg^{2+} 和 P^{3-} 的缺乏。

胃造瘘术有利于保证胰十二指肠切除术后胃内充分减压，如果患者并发 DGE，则可以长期保留而无需留置鼻胃管。但传统的胃造瘘方法在残胃前壁造口和置入造瘘管，这种做法造成了对残胃的机械性损害，在一定程度上增加了术后胃瘫的发生率。近年来，北京协和医院胰腺外科采用了改良式胃造瘘，既能保证减压管的通畅，又能最大限度地减少对残胃的机械性损害。具体的做法是胰十二指肠切除术中完成消化道重建后，在巨结肠系膜孔 15cm 处空肠的对系膜缘的肠壁造口，逆行放置引流管至胃底，将管周空肠壁双重荷包缝合，将引流管引出体外，同时将造瘘口周围肠壁与壁层腹膜间断缝合数针固定。另外在其远侧约 5cm 处行空肠置管造瘘术，术后 1～2 天待胃造瘘管起作用时即可拔除鼻胃引流管，保留胃造瘘管持续开放引流。术后患者耐受情况良好，无鼻咽部黏膜损伤并发症，无造瘘管移位、脱出等现象。

（康世文）

第十一章　肛肠外科疾病

第一节　肛门直肠周围脓肿

一、概述

肛门直肠周围软组织或其周围间隙发生急、慢性化脓性感染并形成的脓肿,称为肛门直肠周围脓肿(perianal abscess),通称肛周脓肿。本病多见于 20～40 岁的青壮年,男性多于女性,婴幼儿也时有发生。临床上多数发病急骤,疼痛剧烈,伴有恶寒发热,自行破溃或手术切开引流后大多数形成肛瘘。本病相当于中医学的肛门周围痈疽,简称"肛痈"。

二、病因病理

(一)病因

西医学认为本病的发生主要是局部感染,多是由肛窦炎和肛腺炎所引起。一般认为主要有以下因素:

1.全身性疾病　糖尿病、白血病、再障、营养不良等导致机体抗感染能力低下的疾病。

2.性激素因素　肛腺的发育和功能主要受人体性激素调节,新生儿和婴幼儿、青年男性体内的雄性激素水平较高容易发生肛腺感染。

3.免疫学因素　婴幼儿肛周脓肿的发病与肛管局部免疫功能不全有关。正常情况下,肛隐窝内潴留有肛腺分泌的黏液,当黏液绒毛机能不全或腹泻时使局部黏液被冲刷,局部防御力下降,肛隐窝的易感性增强,易导致发病。

4.外伤原因　如枪弹贯穿伤,刀等锐器直接刺伤肛门直肠,或直肠内异物,或干结的粪便等使肛门直肠损伤均可造成感染,并向四周组织扩散,从而形成肛周脓肿。

5.医源性因素　临床上属医源性引起的肛周脓肿也不少见。如内痔插枯痔钉或注射疗法,因操作不当或药剂不洁感染形成黏膜下或直肠周围间隙脓肿;乙状结肠镜检查,造成腹膜穿孔感染,引起直肠后间隙脓肿,局部麻醉感染而也可形成脓肿。

(二)病理

本病发生的机制目前较公认的是中央间隙感染学说。直肠、肛管周围脓肿的感染灶多来自肛腺,因肛窦开口向上,粪便易进入或损伤肛窦而致感染。感染通过腺体的管状分支沿肛腺导管穿过内括约肌侵入内、外括约肌之间,形成肌间隙脓肿,亦称为中央间隙脓肿,系始发病灶。随后脓肿沿中央腱的纤维隔向各处扩散,向下至皮下间隙形成皮下脓肿;向上经括约肌间隙形成括约肌间脓肿;脓肿也沿此间隙向上至骨盆直肠间隙引起骨盆直肠间隙脓肿;或沿联合纵肌纤维向上、下、外三处扩散到肛管直肠周围间隙,形成各种不同部位的脓肿:沿下行的联合纵肌间隙可引发低位括约肌间脓肿;向外括约肌皮下部及浅部蔓延或直接经肛管皮下部蔓延可形成肛周浅部脓肿,这是最常见的脓肿;也可形成肛管后间隙脓肿,或向一侧或两侧坐骨直肠窝扩散形成单侧或马蹄形双侧坐骨直肠窝脓肿;经联合纵肌间隙向上蔓延到直肠纵肌与环肌间,可形成高位肌间脓肿,或骨盆直肠肌间脓肿。此外,亦可经淋巴管途径向各间隙扩散形成脓肿。

当脓肿自行向黏膜、皮肤破溃,或经手术引流后,脓腔可缩小并形成肛瘘。也有极少数在炎症消散后愈合。

(三)分期

肛周脓肿的病理改变分为 3 期。

1. 初期(炎性浸润期) 由于致病菌的作用,使局部组织的血流加快,血量增多而发生动脉性充血(即炎性充血)。随着炎症的发展,组织栓塞加剧,使小血管扩张,血管壁的紧张度降低,通透性增高,血流逐渐缓慢,小静脉由扩张转变为静脉性充血(即瘀血)。由于炎性充血和瘀血使局部毛细血管内压力增高,血管壁的通透性增高,使得血液中的血液成分渗出到组织而形成炎性水肿,故局部肿胀。

2. 中期(化脓期) 炎性浸润期,白细胞向炎症病灶移动和集中,由于大量的白细胞的浸润并发生变性坏死,坏死组织被中性粒细胞水解液化形成脓液。

3. 晚期(破溃期) 由于浸润的内细胞和组织发生坏死、溶解、液化,在局部形成了充满脓液的囊粒。小的脓肿可自行吸收而消散,大的脓肿由于脓液较多而不易吸收,可自行破溃或需要切开排脓,破溃后脓腔逐渐由增生的肉芽组织代替。

三、临床分型

1. 病位分类法 根据脓肿发生的部位分为肛提肌以上脓肿(高位脓肿)和肛提肌以下脓肿(低位脓肿)两大类。

(1)肛提肌以上脓肿

1)骨盆直肠间隙脓肿:在骨盆直肠间隙内形成的脓肿。

2)直肠黏膜下脓肿:在直肠黏膜下形成的脓肿。

3)直肠后间隙脓肿:在直肠后间隙内形成的脓肿。

4)高位马蹄形脓肿:两侧骨盆间隙脓肿与直肠后间隙相通。

(2)肛提肌以下脓肿

1)坐骨直肠间隙脓肿:在坐骨直肠间隙内形成的脓肿。

2)肛周皮下脓肿:在肛周皮下形成的脓肿。

3)肛管后间隙脓肿:在肛管后间隙内形成的脓肿。

4)低位马蹄形脓肿:一侧坐骨直肠窝脓肿脓液经过肛门后间隙,蔓延到对侧坐骨直肠窝内。

2. 急慢性分类法 根据脓肿的致病菌和性质分为急性化脓性脓肿和慢性化脓性脓肿两大类。

(1)急性化脓性脓肿:多为葡萄球菌、大肠杆菌等感染引起。

(2)慢性化脓性脓肿:多为结核杆菌感染引起。

3. Eisenhammer 分类法 根据肛隐窝与肛瘘的关系分为:①原发性急性隐窝性肌间瘘管性脓肿(简称瘘管性脓肿),与肛隐窝与肛瘘有关。②急性非隐窝性非瘘管性脓肿(简称瘘管性脓肿),与肛隐窝与肛瘘无关。

四、临床表现

(一)症状、体征

根据脓肿发生的部位深浅不同,其临床表现各异。

肛提肌以上间隙的脓肿位置深,腔隙大,表现为全身感染症状重、局部症状轻,一般肛门周围多无异常,但直肠指诊可发现在直肠壁外有压痛、隆起或质韧肿物,甚至有波动感;肛提肌以下间隙的脓肿部位浅而易见,局部红肿热痛明显,全身症状轻。

1.低位肌间隙脓肿　低位肌间隙脓肿即肛门周围皮下脓肿,是最常见的脓肿,占肛周脓肿的40%～45%。多由肛腺感染经外括约肌皮下部向外或直接向外扩散而成。此型脓肿距肛缘较近,常位于肛门周围皮下,一般不大。肛门局部红肿,发硬,明显触痛,持续性胀痛,排便及活动后疼痛加剧,成脓则为鸡啄样跳痛感,触之有应指波动感。全身症状不明显。发病早期使用抗生素,炎症偶可消退;未经治疗时可自行破溃形成低位肛瘘,也可自行向肛管或直肠内排脓,形成"内瘘",有时可扩展到一侧或两侧坐骨直肠窝。

2.坐骨直肠间隙脓肿　坐骨直肠间隙脓肿较为常见,占肛门直肠周围脓肿的15%～25%。此类脓肿除有少数是原发性血行感染或外伤感染引起外,绝大多数属于腺源性感染。多半是肌间感染引发肛管后部间隙感染向单侧或双侧坐骨直肠窝扩散形成的脓肿,也可能是低位肌间脓肿沿联合纵肌纤维伸入外括约肌的纤维性间膈蔓延而形成。初起时患者有模糊的肛门或直肠疼痛坠胀感,何全身症状为明显,倦怠、食欲不振,发热恶寒。随着炎症的增剧,臀部大片红肿,明显触痛,排便时疼痛剧烈,有时伴有反射性排尿困难。

3.肛管后间隙脓肿　肛管后间隙脓肿有深、浅两种。深部脓肿为肛管后深间隙感染化脓而成,浅部脓肿由肛管后浅间隙感染所致,位于肛尾韧带和皮肤之间。深部脓肿表现为肛门直肠后部钝痛和坠胀,排便时加剧。皮肤表面可出现肿胀,但因坚强的肛尾韧带间隔,故红肿不明显,肛门指诊时可触及肛管后上方饱满或成柔软包块,有时可触及波动。可在后侧方出现脓肿并可穿破皮肤形成肛瘘,也可向一侧或两侧坐骨直肠窝扩张形成后部弯曲瘘或马蹄形瘘。浅部脓肿表现为肛门尾骨间皮肤红肿和疼痛,患者不敢端坐,排便时疼痛,可以穿破皮肤形成表浅的后部直瘘,偶可向坐骨直肠窝蔓延。

4.骨盆直肠间隙脓肿　骨盆直肠间隙脓肿是一种少见的类型,位于肛提肌以上,顶部为盆腔腹膜,位置深隐,感染常由直肠炎、直肠溃疡和直肠外伤所致,也可由肌间脓肿或坐骨直肠窝脓肿波及。发病缓慢,自觉直肠内有沉重坠胀感,有时排便不畅,排尿困难。肛门周围多无异常,直肠内指诊有灼热感,直肠壁饱满隆起,有压痛和波动感,局部穿刺可抽出脓液。此型脓肿可形成高位肌间非腺源性肛瘘,脓肿也可侵及直肠壁并最后向肠腔破溃而形成内瘘。

5.直肠后脓肿　直肠后脓肿位于骶骨前方、直肠后方,上为盆腹膜,下为提肛肌。这类脓肿可向上穿入盆腔,向下穿入坐骨直肠窝内,常由肛窦和肛腺感染引起,括约肌间脓肿、直肠损伤、直肠狭窄、直肠炎、坐骨直肠窝脓肿、尾骶骨炎等也可引起。其临床表现为全身感染症状为主,如恶寒、发热、头痛、疲倦和食欲下降,但直肠内常有重坠感,骶尾部有酸痛感并可放射到臀部及两大腿股部后方。体检时可发现尾骨与肛门之间深部有显著压痛,直肠指诊后方肠壁处有隆起、压痛和波动感。

6.直肠黏膜下脓肿　直肠黏膜下脓肿位于直肠黏膜和肌层间的结缔组织内,较少见,常由于肠腔内用药不当、痔核化脓或肛腺感染所致,一般较小,多位于直肠下部的后方或侧方。肛门外无症状,肛门内有坠胀感,排便、行走时疼痛加重。直肠指诊可扪及直肠壁上圆形隆起,有触痛和波动感,脓肿可向上下蔓延,常自行破溃,由肛窦或直肠黏膜穿入肠腔后形成内瘘。

7.高位肌间脓肿　高位肌间脓肿位于括约肌间隙上部,直肠环肌和纵肌之间,肛提肌上方。该病发病隐匿,患者常在脓肿破溃后有分泌物自直肠内排出时才有感觉。其症状之一是自肛管内排出脓液,直肠内偶有钝痛。肛周外观无特殊,直肠指诊在肛管上端或直肠下端可扪及一表面光滑的圆形肿块,边缘整齐,稍硬,有压痛或波动感。若肿块破裂,则可扪及破裂的开口。肛门镜检查时有时可看到开口。若在周围加压,还可见脓液自开口处流出。

肛门镜检查一般可发现肛痈的肛内原发病灶,多在肛隐窝处,可见充血、肿胀或有脓液溢出。

(二)实验室检查

1.一般检查　根据白细胞总数及分类计数,可判断感染的程度。术中行脓液细菌培养和药敏实验,同时行厌氧菌培养,通过药敏实验可为治疗提供依据。

2.B超检查　B超检查对肛周脓肿的早期诊断有重要意义,且操作简单、使用方便、无痛苦。可以准确地判断脓肿位置及大小、分布,对微小脓肿也可发现。腔内B超检查对高位肌间脓肿的位置、体积可以准确查出。对复杂性的肛周化脓性疾病,直肠腔内超声检查有助于确定脓肿、瘘道与括约肌和肛提肌的解剖关系,偶尔还能识别内口。肛周脓肿多表现为肛管直肠周围软组织低回声或液暗区,为圆形或椭圆形,亦有不规则形者,边界模糊不清;低回声区有时可见血管,后壁回声增强。

3.X线检查　如高位脓肿定位不准确,可先穿刺抽脓,然后向脓腔内注入造影剂进行摄片,有助于了解脓肿的位置、深浅、大小、形状和扩散途径。

4.病理学检查　取脓腔壁进行病理学检查可明确病变性质,如疑有特异性感染或恶性肿瘤,有助于检查。

五、诊断与鉴别诊断

肛门直肠周围脓肿在诊断上应明确两点:一是脓肿与括约肌的关系;二是有无内口及内口至脓腔的通道。

(一)诊断要点

(1)男女老少均可发病,以青壮年居多。

(2)本病的临床特征一是肛门直肠处疼痛、坠胀,局部红肿热痛,或破溃流脓,或有脓自肛门流出;二是有与肛门局部症状相应的全身症状,如全身不适,恶寒、发热或寒热交作,食欲欠佳,大便秘结,小便短赤等,但一般单纯、低位脓肿局部症状较重。

(3)在肛缘周围出现局限性的红肿热痛的炎症病灶多半可以确认为肛门周围脓肿,但位置较高的肌间脓肿皮肤表面炎症不明显,常需结合肛门指诊,少数情况需要穿刺抽吸脓液。

(4)必要的辅助检查如直肠腔内B超可以帮助诊断。

(二)鉴别诊断

1.肛门周围皮肤感染　肛门周围毛囊炎和疖肿等皮肤感染范围局限,顶端有脓栓,容易识别。肛周皮下脓肿局部疼痛虽然明显,但与肛门直肠无关,与肛窦无病理联系,一般无坠胀感,对排便影响不大。臀部疖肿病灶多限于皮下,且一般距肛门较远,破溃后不形成肛瘘。肛旁皮脂腺囊肿感染也可见于肛旁红肿热痛,但追问病史一般在感染前局部即有肿物,呈圆形,表面光滑,肿块中央有堵塞的粗大毛孔形成的小黑点,本病肛内无原发内口,故肛内无压痛点,溃后也不形成肛瘘。

2. 骶前囊肿和囊性畸胎瘤感染 成人骶前囊肿和隐匿性骶前囊肿感染也常误诊为肛管后脓肿。详细询问病史一般能发现某些骶前肿物的迹象。较小的畸胎瘤症状与直肠后脓肿早期相似,但指诊直肠后肿块光滑、分叶,无明显压痛,有囊性感;X线检查时将直肠推向前方或一侧可见骶骨与直肠之间的组织增厚和肿瘤,内有不定型的散布不均的钙化阴影和尾骨移位。

3. 肛周结核性脓肿 少数骶髂关节结核、耻骨坐骨支结核可以出现在肛周,一旦发生混合感染就容易与肛周脓肿混淆。结核性脓肿属"寒性脓肿",初现时没有明确的炎症,病程长,病史清楚,有全身症状、骨质变化,炎症与肛门直肠无病理联系。

4. 肛门会阴部急性坏死性筋膜炎 该病为肛门或会阴部、阴囊部由于细菌感染而使肛门部周围组织大面积坏死,有形成瘘管者;该病病变范围广,发病急,常蔓延至皮下组织及筋膜,向前侵及阴囊部,但肛门内无内口。

5. 化脓性汗腺脓肿 该病多在肛门与臀部皮下,脓肿较浅而病变范围广,病变区皮肤变硬,急性炎症与慢性瘘管并存,脓液黏稠,呈粉粥样,有臭味。肛管直肠内无内口。

6. 克罗恩病 克罗恩病发生肛周脓肿占肛周脓肿的20%左右,肛门常有不典型的肛裂与瘘道。局部肿胀、发红,多自溃,但无明显疼痛及全身症状。

(三)中医诊断

肛痈。

六、治疗

(一)治疗原则

肛周脓肿的治疗在于早期切开引流,这是控制感染的关键。近年来又主张一次性切开术,但应掌握手术适应证。手术时应注意切口的部位、方向和长度等,并保持引流通畅。

(二)手术疗法

1. 手术原则 脓成则应尽早切开引流,引流要通畅,不留死腔。对发生在肛提肌以下的低位脓肿如已找到可靠的内口,应争取一次性手术处理,以防形成肛瘘。对发生在肛提肌以上的脓肿,如尚未找到可靠的内口,宜先切开排脓,待形成肛瘘后再形二次手术。

2. 常用手术方法

(1)低位脓肿单纯切开引流术

1)适应证:肛周皮下间隙脓肿,肛管浅间隙脓肿,坐骨直肠间隙脓肿,低位马蹄形脓肿。

2)禁忌证:血液病者,凝血障碍者。

3)术前准备:①器械:手术刀或手术剪1把,中弯钳2~4把,10ml注射器上7号针头1具。②药物与材料:1%普鲁卡因或利多卡因10~20ml,灭菌干棉球,无菌纱布块、胶布适量,引流油纱条1条。

4)麻醉:骶管麻醉或腰俞麻醉或长效局麻。

5)体位:取截石位或侧卧位。

6)手术步骤

①肛周常规消毒。麻醉生效后,于肛缘1.5cm以外脓肿波动处做放射状切口,即见脓液流出。修剪皮瓣使成梭形。

②以示指伸入脓腔,分离纤维隔,使引流通畅。清除脓腔内坏死组织,用过氧化氢溶液及

生理盐水反复冲洗脓腔后,填引流纱条包扎。

7)术后处理:合理应用适宜抗生素,配合清热解毒、活血化瘀的中药坐浴。术后前几天,用祛腐生肌的纱条换药,以脱去坏死组织,当肉芽组织生新之际,改用生肌散纱条换药,促进肉芽组织的生长。

8)术中注意点:放射状切口只切至皮下层,勿深入肌层,以免切断括约肌。

（2）Ⅰ期切扩引流术

1)适应证:同低位脓肿单纯切开引流术。

2)禁忌证:直肠周围间隙脓肿未成者;伴有痢疾者;或腹泻患者;伴有恶性肿瘤者;伴有严重肺结核、高血压、糖尿病、心脑血管疾病、肝脏疾患、肾脏疾患或血液病的患者;临产期孕妇。

3)术前准备:同低位脓肿单纯切开引流术,加球头软探针及槽探针。

4)麻醉方法与手术体位:同低位脓肿单纯切开引流术。

5)手术步骤

①麻醉满意后,常规消毒铺巾。放射状切开皮瓣,方法同切开引流术。

②以球头探针自切口伸入,在示指于肛内引导下,查得内口位置并引出肛外。

③沿探针切开内、外口间皮肤及皮下组织。清除坏死腐烂组织,修剪皮瓣使引流通畅,结扎出血点,填引流纱条包扎。

6)术后处理:同低位脓肿单纯切开引流术。

7)术中注意点:探查内口时要认真仔细,不可求速或盲目制造假口,以免复发。

（3）直肠黏膜下间隙脓肿切开引流术

1)适应证:患者诉肛内剧痛,指诊触及齿线上直肠黏膜明显隆起,并有波动感者。

2)禁忌证:同低位脓肿Ⅰ期切扩引流术。

3)术前准备:同上,免备麻药,加备生理盐水适量。

4)麻醉方法与手术体位:不需麻醉。侧卧位。

5)手术步骤

①将肛镜轻轻纳入肛内,在黏膜突起处以针管穿刺抽吸见脓者,即脓肿部位(图11-5)。

②固定好肛门镜,拔出针头,改用手术刀纵向切开黏膜,放出脓液。用针管吸生理盐水冲洗脓腔。填痔疮栓及引流油纱条,退出肛镜,纱布敷盖肛门,包扎(图11-6)。

6)术后处理:同低位脓肿单纯切开引流术。

7)术中注意:①穿刺吸脓时针尖勿刺入过深。②切开黏膜引流时勿切得过深。③手术刀纵向切开脓肿黏膜要充分,不要遗留袋状窝致引流不畅。

（4）肛周脓肿切开挂线术

1)适应证:坐骨直肠窝脓肿,肌间脓肿,骨盆直肠间隙脓肿及脓腔通过肛管直肠环者。

2)禁忌证:同低位脓肿Ⅰ期切扩引流术。

3)术前准备:①器械:软质圆头探针1支、肛镜1个、注射器2副,手术刀1把,弯止血钳2把,4号、7号、10号丝线数根,橡皮筋1根。②药物与材料:络合碘棉球、酒精棉球、无菌纱布、胶布、九华膏、1%利多卡因或普鲁卡因,必要时亚甲蓝1支。③术前清洁灌肠,苯巴比妥0.1g于术前30分钟肌内注射。

4)麻醉:骶管阻滞麻醉或连续硬膜外麻醉。

5)体位:侧卧位或截石位。

6) 手术步骤

①络合碘肛周常规消毒 3 遍,铺无菌孔巾,待麻醉生效肛门松弛后消毒肛内。

②在脓肿最高处做一放射状切口,止血钳分开脓腔放出脓液。

③一手示指伸入肛内引导,一手持探针从切口处轻轻探入,自内口穿出。切忌操作粗暴造成假内口。

④将探针头引出内口后折弯,拉出肛外。在探针尾部系一丝线,丝线下端拴一橡皮筋,然后将探针自肛内完全拉出,使橡皮筋经瘘管从内口引出,另一端留在外口外面。

⑤将内、外口之间表面皮肤及皮下组织切开,拉紧橡皮筋。

⑥紧贴挂线组织,用止血钳夹住橡皮筋,拉紧,于止血钳下方用粗丝线将拉紧的橡皮筋结扎两次,剪除多余部分。注意橡皮筋末端要留 1~2cm 以防滑脱。

⑦充分扩创外面切口,以利引流。

⑧九华膏纱条压迫创口,无菌纱布敷盖,酒精棉球皮肤脱碘后宽胶布固定。

7) 术后处理:随橡皮筋松紧,适度紧线。余同低位脓肿单纯切开引流术。

8) 术中注意点:①正确寻找内口是手术成败的关键。挂线前可先注射亚甲蓝染色,减少盲目乱探,造成人工假道形成的危险。②术后创口的处理与疗效密切相关。创口需底小口大,引流通畅,防止假性愈合。③对于高位脓肿,术中不仅要切开内、外口之间的皮肤,还须切开高位脓肿的低位部分,对高位部分挂线。④挂线力度不宜太紧,以 10 天左右脱落为宜。

七、疗效判断

1. 痊愈 治疗后症状、体征消失,伤口完全愈合。

2. 显效 症状、体征消失,伤口基本愈合。

3. 有效 症状、体征改善,伤口愈合欠佳。

4. 无效 症状、体征无改变,伤口不愈。

八、预防与调护

1. 忌食辛辣、油炙煎炒、肥腻、酒等刺激性食物,防止便秘和腹泻。

2. 注意肛门清洁卫生,锻炼身体,增强抗病能力。

3. 积极预防和治疗痢疾、肠炎、肛裂、肛窦炎、肛腺炎、肛乳头炎、直肠炎、痔等肛门直肠疾病,防止感染形成脓肿。

4. 肛门会阴部损伤应及时处理。

5. 如肛门部位有坠胀、灼热刺痛、分泌物等症状,应早期治疗。

6. 患病后应注意卧床休息,减少活动,积极配合治疗。

(沙巴义丁·吐尔逊)

第二节　肛瘘

一、概述

肛管直肠因肛门周围间隙感染、损伤、异物等病理因素形成的与肛门周围皮肤相通的一种异常通道,称为肛管直肠瘘,常称为肛瘘(anal fistula,fistulamano)。其临床表现特点为肛门硬结、局部反复破溃流脓、疼痛、潮湿、瘙痒。肛瘘是一种常见的肛门直肠疾病,且复发率较高。可发生于不同性别、年龄,以 20~40 岁青壮年为主。婴幼儿发病者亦不少见。男性多于女性,男女比例为(5~6):1。

二、病因病理

(一)病因

肛瘘是肛门直肠周围脓肿的后遗疾患。肛周脓肿成脓后,经肛周皮肤或肛管直肠黏膜破溃;或切开排脓,脓液充分引流后,脓腔随之逐渐缩小,脓腔壁结缔组织增生,使脓腔缩窄,形成或弯或直的管道,即成肛瘘。肛瘘的病因学说大致归纳为以下几类:

1.肛腺感染　肛腺感染是目前公认的形成肛瘘的最主要原因,95%以上的肛瘘皆由此引起。肛窦炎导致肛腺管开口充血水肿,肛腺内分泌物排出不畅,从而引起感染扩散。肛管后侧是肛腺相对集中及大便时冲击力最大的区域,故临床上肛管后侧肛腺感染最多见,约占60%~80%。

2.肛门损伤、异物　手术、外伤、注射、灌肠、肛门镜检查等损伤肛管直肠,细菌侵入伤口引起感染。此类肛瘘的内口即是损伤处,与肛窦无关。

3.特殊感染　结核、放线菌等引起肛门直肠感染。

4.中央间隙感染　有学者认为细菌侵入肛周组织的门户不是肛窦,而是破损的肛管上皮;不是沿肛腺形成括约肌间脓肿,而是在中央间隙内最先形成中央脓肿,继而向四周蔓延形成肛瘘。但这一理论还有待临床实践证实。

5.其他因素　糖尿病、白血病、再生障碍性贫血等全身疾病,多发性直肠息肉、直肠癌、克罗恩病、骶前囊肿、溃疡性结肠炎等局部疾病;骨源性感染、皮肤源性感染、血源性感染等;此外还有性激素、免疫因素等。

(二)病理

肛瘘一般是由内口、瘘管、外口三部分组成。内口多为原发性感染病灶,绝大多数位于肛管齿线处的肛窦部位;外口多是继发性,在肛门周围皮肤上,可为一个或多个;瘘管是指连接内外口之间的纤维性管道,可有一条或多条,但主瘘管常为一个。瘘管可以穿过内外括约肌和肛提肌向直肠、肛管间隙穿通。大多数肛瘘可触及或探及瘘管管道走向。

肛瘘久治不愈多与下列因素有关:

1.内口存在　原发内口继续感染,直肠内的污染物不断从内口进入感染病灶,异物刺激脓腔,使炎症不易消退,分泌物不断从外口溢出,经久不愈。

2.解剖因素　肛门括约肌纵横交错,肌肉的舒张、收缩可致瘘管管腔的塌陷闭合而引流不畅。

3.引流不畅　皮肤外口暂时闭合及瘘管的行径迂曲,括约肌的收缩、痉挛、慢性炎症及反复感染致局部病灶管壁纤维化,管道狭窄,致引流不畅;直肠内压升高使肠液、细菌甚至粪便残渣注入内口,导致瘘管炎症复发,分泌物蔓延到其他间隙形成新的脓腔、支管和继发性外口。

三、临床分类

(一)根据国家中医药管理局行业标准及中华中医药学会肛肠分会诊断标准分类

1.按病源 分化脓性肛瘘和结核性肛瘘。

2.按病变程度

(1)低位单纯性肛瘘:仅有1条管道,且在肛管直肠环以下。

(2)低位复杂性肛瘘:具有2条以上管道,位于肛管直肠环以下,具有2个以上外口或内口。

(3)高位单纯性肛瘘:只有1条管道,穿越肛管直肠环或位于其上。

(4)高位复杂性肛瘘:管道有2条以上,位于肛管直肠环以上,且有2个以上外口或内口。

此外,瘘管主管在肛提肌以下,呈环形或半环形的称为低位马蹄形肛瘘;瘘管主管在肛提肌以上,呈环形或半环形的称为高位马蹄形肛瘘。马蹄形肛瘘内口多在截石位6点(称后马蹄形)或12点(称前马蹄形)。

(二)Parks分类法

根据瘘管与肛门括约肌的解剖关系分类。

1.括约肌间肛瘘 多为低位肛瘘,约占70%。瘘管只穿过肛门内括约肌,位置较低。内口多位于齿线部位,外口常只有1个,距离肛门约3~5cm。

2.经括约肌肛瘘 可以为低位或高位肛瘘,约占25%。瘘管穿过肛门内、外括约肌,位置稍高。内口多在齿状线处,外口常不止1个。

3.括约肌上肛瘘 为高位肛瘘,少见,约占5%。瘘管向上穿过肛提肌,达肛管直肠环以上水平,然后向下经过坐骨直肠窝穿透皮肤。内口多在齿状线处,外口距肛门较远。

4.括约肌外肛瘘 最少见,约占瘘管穿过肛提肌直接与直肠相通,这种肛瘘多非腺源性感染,而是由于克罗恩病、肠癌或外伤所致,因此在治疗时需要注意其原发病灶。

四、临床表现

(一)病史

有肛周感染、损伤等病史,病程长短不一,反复发作,以青壮年患者居多。

(二)症状

1.流脓 脓液的多少、性质与瘘管的长短、粗细、内口的大小等有关。一般初期流脓较多,质稠、味臭、色黄,随时间延长脓液减少,或时有时无,呈间歇性流脓。若忽然脓液增多,提示有急性感染或有新的管腔形成。单口内瘘脓液与血相混合,常由肛门流出。结核性肛瘘脓液多而清稀,色淡黄,呈米泔水样,可有干酪样坏死物。

2.疼痛 若瘘管引流通畅,一般不感疼痛,仅感觉肛门坠胀不适,行走时加重。若外口暂闭合,或引流不畅,脓液积聚,可出现局部胀痛或跳痛。若内口较大,粪便进入瘘管,则引起疼痛,尤其排便时疼痛加重。内盲瘘脓液不能引流时常出现直肠下部和肛门部灼热不适,排便时疼痛。黏膜下瘘常引起肛门坠胀疼痛,向腰骶部放射。

3.瘙痒 分泌物反复刺激,肛周皮肤潮湿、瘙痒,甚至引起肛门湿疹,出现皮肤丘疹后表皮脱落。长期不愈可致皮肤增厚呈苔藓样变。

4.排便不畅 一般肛瘘不影响排便。高位复杂性肛瘘或马蹄形肛瘘因慢性炎症刺激引起肛管直肠环纤维化,或瘘管围绕肛管形成半环状纤维条索,影响肛门括约肌收缩而出现排便不畅。

(三)体征

通常在肛门周围皮肤上有外口;在肛门直肠周围软组织中(间隙)因瘘管穿过而有肿块、索状物或硬结;在齿线处可发现充血或肿胀的黏膜,或因炎症刺激变硬的肛窦,即内口。

1. 视诊 观察肛瘘外口的数目、形态、位置和分泌物。

(1)外口的数目:一般仅有一个外口,考虑为单纯性肛瘘;有多个外口,则为复杂性肛瘘。最先穿破的外口为原发性外口,原发性外口常与主管道和内口相通。若两个外口左右分居,中间有索状物相连者,常为马蹄形肛瘘;若多个外口之间互不相通,或无条索相连,应考虑多发性肛瘘。

(2)外口形态:外口平坦,肉芽不高出皮肤,其瘘管多位置表浅。若外口肉芽高突,其瘘管一般较深,形成瘘管时间较长,多为肛窦感染引起的肛瘘。若外口宽大,形状不整齐,有潜行性空腔,皮肤色暗,多为结核性肛瘘。

(3)外口位置:肛门直肠周围间隙感染一般是沿肛门括约肌走行及淋巴回流方向扩散蔓延,故肛瘘外口位置与瘘管走行、内口位置之间有一定规律性。所罗门提出:经肛门两侧坐骨结节做一横线,如外口在横线之前,距肛门缘不超过 4cm,则其管道较直,内口多在对应位置的齿状线上;如外口距肛门缘超过 4cm 或外口在横线之后,则管道多弯曲向后,内口多位于后正中齿状线上。一般外口距肛门近者管道较浅,距肛门远则管道较深。必须指出的是本定律只适用下肛窦感染引起的肛窦,并且外口应为原发外口。

总结前人和我们的经验,外口与内口的分布规律一般如下:①一个外口在横线前,离肛门不超过 5cm,其内口多在横线前部齿线处与外口呈放射状相对应。超过 5cm 以上的多行走弯曲,内口在后正中线附近。②外口在肛门横线后半部,瘘管多半弯曲,内口常在肛门后正中齿状线附近。③左右两侧都有外口,均在横线前部,多数是左右两侧各有一个相应内口,呈两条放射状对应的瘘管。④横线前后两侧都有外口,多数是内口的。⑤几个外口都在横线前半部的内口,多只有 1 个在前半部,几个外口在后半部的内口只有 1 个在后正中处。但这只是一般的规律,临床所见常常是复杂多变的,要全面进行分析才能准确的定位。

2. 触诊 肛瘘管道穿行于肛周各间隙软组织中或括约肌间,因慢性炎症刺激常会形成纤维化条索。故在肛周皮肤上常可触及索状物、肿块或硬结。

(1)肛外触诊:了解肛门外瘘管走向深浅。以示指从外口开始向肛缘检查,轻摸可触到明显索条状瘘管,说明瘘管较浅,重压才能感到索条状物或不甚明显,表示瘘管较深。如瘘管走向弯曲,内外口不在相对部位,是弯曲瘘;索条较直,内外口在相对部位,为直瘘。

(2)肛内触诊:辨别瘘管走向和深浅后,示指循其走向伸入肛门触摸内口,如在齿状线触到硬节或凹陷,应疑是内口。初步确定内口后,再从内口向直肠黏膜触摸,如直肠壁附近有分支瘘管应检查其长短和部位。肛内触诊还应检查括约肌松紧及其功能。

3. 肛门镜检查 检查时在原发内门处一般见到有黏膜充血、水肿、瘢痕、凹陷或结节等,有时还可见脓液自内口溢出;挤压管道或从外口注入染色剂,可见脓液、染色剂自内口溢出。同时注意肛管直肠内有无瘢痕、炎症、出血点、分泌物、结节、溃疡、内痔及肥大乳头等。

4. 探针检查 探针检查的目的是弄清瘘管走行方向及内口部位。先将探针从外口顺瘘管走向探入,另示指伸入肛内接触探针尖端,确定内口部位。如瘘管弯曲,可将探针弯曲成与瘘管相似弯度,有时能顺利探入内口。如管道弯曲度过大或有分支不易探通,可注入亚甲蓝溶液或龙胆紫溶液检查或在手术中边切开瘘管边检查内口。探针是检查和治疗肛瘘的一种重要工具,应备有粗细不同、软硬不等探针,以适应不同类型瘘管。使用探针时必须轻柔,避免强力,以防造成人为假道。

5.染色检查　在肛内放置一块清洁的纱布卷,然后将软色剂从外口缓慢注入瘘管,使瘘管壁和内口染色,显示瘘管的范围、走向、形态、数量和内口位置。临床上常用染色剂为2%亚甲蓝。

6.瘘管牵拉法　在麻醉情况下钳夹肛瘘外口向外牵拉,手指触摸肛管齿线位、有牵动感伴有内陷,即可断定内口的位置。同时还可观察到肛门皮肤的变形,确定瘘管的走行情况。

(四)全身症状

一般肛瘘多无明显的伴发症状。并发脓液潴留时可有恶寒、发热等症状复杂性肛瘘患者反复发作,长期流脓血,可出现身体消瘦、精神萎靡等。结核性肛瘘患者伴有其他部位活动性结核病灶,可出现两颊潮红、低热等症状。

(五)辅助检查

1.一般检查　对于拟手术治疗的患者,术前常规应做以下检查:血常规、尿常规、粪常规、肝肾功能、出凝血时间、心电图、胸片等。

2.特殊检查

(1)碘油造影:碘油造影可以显示瘘管走向、分支、空腔分布及内口位置,瘘管与直肠的关系及瘘管与周围脏器的关系。用硅胶管从外口缓慢将对比剂(造影剂)注入瘘管内,遇阻力稍后退,并在外口处做一金属环标记。由外口注入碘化油等对比剂,边注药边观察,满意时行X线正侧位摄片。

(2)病理学检查和细菌检查:对病情反复发作,久治不愈者,应对可疑病例取脓液做细菌学检查或术中取部分病变组织进行病理检查,以早期确定肛瘘有无癌变,是否结核性肛瘘等。

(3)直肠腔内超声:该法可测定肛瘘的范围、内口位置及管道、支管分布。在检测括约肌损伤程度及诊断克罗恩病引起的肛瘘等方面有显著的优势。

(4)螺旋CT:螺旋CT多用于复杂性肛瘘的临床辅助检查。螺旋CT高级图像处理软件可以直观、立体地从任意角度显示瘘管病变二维、三维形态图像,以及瘘管和周围组织的相互关系。

(5)MRI:可用于复杂性肛瘘的临床辅助检查。可以直观地显示瘘管病变走向及与周围组织的相互关系。

五、诊断与鉴别诊断

(一)诊断要点

1.有肛周脓肿病史或肛门部外伤病史,病灶有外口、瘘道、内口。

2.病情常反复发作,病程较长,最长者可达几十年。

3.主要症状有流脓、肛周潮湿、瘙痒、疼痛、排便不畅等。

4.局部肛门视诊可见肛周硬结,或破溃口,时有分泌物自破溃口流出;肛门外指诊可触及自外口向肛内走行的条索状物,肛内指诊可触及齿线上内口处硬结及凹陷;肛门镜检查可见内口处黏膜充血,或有分泌物自内口溢出。

(二)鉴别诊断

1.化脓性汗腺炎　一种皮肤及皮下组织的慢性炎症,多见于肥胖患者。最易被误诊为肛瘘的肛门皮肤病。化脓性汗腺炎的病变在皮肤及皮下组织,病变范围广泛,可有无数窦道开口,呈结节性或弥漫性,但窦道均浅,不与直肠相通,切开窦道后无脓腔和瘘管。

2.肛门周围毛囊炎和皮肤疖肿 该病初期局部红肿、疼痛,以后逐渐肿大,中央形成脓栓,脓出渐愈,病变浅表,不与肛门相通。

3.肛门会阴部急性坏死性筋膜炎 肛门及会阴部、阴囊部由于细菌感染而出现肛门部周围大面积坏死,有的可形成瘘管。此病变范围广,发病急,常蔓延至皮下组织及筋膜,向前侵犯阴囊部,肛内无内口。

4.骶髂骨坐尾骨病变 发病缓慢,无急性炎症,破溃后流清稀脓液,创口凹陷,久不收口;有纳差、低热、盗汗等症;瘘口距肛门较远,与直肠不相通;X线片可见骨质破坏或增生。

5.骶尾部畸胎瘤 该病是一种先天性疾病,因胚胎发育异常引起,多在青春期 20～30 岁发病。病变位于骶前间隙,可单食或多囊,腔内有胶冻样黏液。囊肿较大时直肠指诊可发现骶前膨隆,有囊性肿物,表面平滑、界限清楚;探针检查可向骶骨前肛门后方向深入,深者可达10 余厘米;X 线摄片,可见骶骨和直肠之间有间隙增宽,囊肿腔内壁光滑,呈梨形或多囊分叶形,内有不定形的散在钙化阴影,一般不与直肠相通;术中可见腔内有毛发、骨质或牙齿等。病理检查可确诊。

6.克罗恩病 该病多伴有腹痛、腹泻、体重减轻,须做进一步全消化道检查确诊。

7.晚期肛管直肠癌 溃烂后可形成肛瘘,特点是肿块坚硬,分泌物为脓血,恶臭,持续疼痛,菜花样溃疡。病理学检查可见癌细胞,不难与肛瘘鉴别。

六、治疗

(一)治疗原则

非手术治疗主要是控制感染,减轻症状;手术治疗的目的在于清除感染的肛腺,将瘘管及感染异物清除。由于手术会损伤肛门括约肌,手术时一定要正确处理,特别是对病变累及肛管直肠环的肛瘘,应尽量保存括约肌和肛管直肠环的完整性,减少肛门失禁等后遗症的产生。

(二)手术治疗

1.手术原则 肛瘘不能自愈,必须手术治疗。手术成败的关键在于正确寻找内口,处理内口,消灭死腔,通畅引流,保护肛门括约肌功能,使创面自基底向上逐渐愈合。根据瘘管的深浅、曲直及其与肛管直肠环的关系,选择不同的手术方式。

2.手术方法

(1)肛瘘切开术

1)适应证:适用于低位肛瘘或作为高位肛瘘管位于肛管直肠环以下部分的辅助方法。

2)禁忌证:肛门周围有皮肤病的患者;有严重肺结核、梅毒和身极度虚弱者;癌症并发的肛瘘者;凝血障碍疾病;临产期孕妇。

3)术前准备:①器械:圆头探针、有槽探针各 1 支,肛镜 1 个,注射器 2 副,手术刀、手术剪、持针钳、刮匙各 1 把,肛门拉钩 1 对,止血钳 2 把,丝线数根及缝合针。②术晨灌肠,术前备皮。

4)麻醉:局麻、腰俞麻醉或椎管内阻滞麻醉。

5)体位:侧卧位或截石位或折刀位。

6)手术步骤

①麻醉满意后,常规消毒铺巾。扩肛后,将有槽探针从外口逐渐进入管腔,由内口穿出。

　　若管道较细,可先以圆头探针探查穿出内口,继以有槽探针循圆头探针插入,再抽去圆头探针。

　　②切开有槽探针表面上的皮肤、皮下组织及瘘管管壁。

　　③以刮匙搔扒管壁肉芽及坏死组织。

　　④修剪创缘皮肤,使宽度略大于创口深度。充分止血后,以凡士林纱布条或化腐生肌散纱条填塞创口,无菌敷料加压包扎。

　　7)术后处理:①术后当天应控制大便。②术后第二天起保持大便通畅,便后坐浴,切口换药。③全身适当应用抗生素3~5天。

　　8)术中注意点:①本术式最适用于有内、外口的低位肛瘘。②如果瘘管较弯曲,内口不易探通,可用有槽探针边探边切、寻找内口。

　　(2)肛瘘挂线术

　　1)适应证:适用于距肛门3~5cm以内,有内、外口的低位肛瘘;瘘管在肛管直肠环上方或通过肛管直肠环上2/3的高位肛瘘;或作为复杂性肛瘘切开或切除的辅助方法。

　　2)禁忌证:肛瘘急性炎症期暂缓挂线,其余同肛瘘切开术。

　　3)术前准备:①器械:软质圆头探针1支,肛镜1个,注射器2副,手术刀1把,弯止血钳2把,7号丝线数根。②药物:新洗灵[0.5%苯扎溴胺(新洁尔灭)溶液1000ml,加洗必泰2.5g]浸透的消毒棉球,1%亚甲蓝1支,2%利多卡因液2支,生理盐水2支,0.1%肾上腺素液1支。

　　4)麻醉:腰俞麻醉或椎管内阻滞麻醉。

　　5)体位:截石位或侧卧位。

　　6)手术步骤

　　①麻醉满意后,常规消毒铺巾。以软质圆头探针从肛瘘的外口轻轻地经瘘管通入内口。切忌操作粗暴造成假道。一般均可在齿状线附近寻找内口,可用右手示指伸入肛门内引导。

　　②然后将探针引出内口2~3cm后折弯,拉出肛门外。在探针末端缚一橡皮筋。

　　③然后将探针自肛门内完全拉出,使橡皮筋经瘘管外口进入瘘管,又从内口引出丝线和橡皮筋。

　　④将瘘管内、外口之间表面皮肤及皮下组织切开,应切除瘘管表面的部分皮肤。拉紧橡皮筋。

　　⑤紧贴肛门周围皮肤,用止血钳夹住橡皮筋拉紧,于血管下方用粗丝线将拉紧的橡皮筋结扎两次,嵌于皮肤切口内,除去止血钳,并剪断多余的橡皮筋,注意橡皮筋末端要留1~2cm以防滑脱。外用油膏纱条压迫创口,敷料包扎。

　　7)术后处理:同肛瘘切开术。值得注意的是橡皮筋脱落后,注意伤口的愈合必须从基底部开始,使肛管组织伤口先行愈合,防止桥形愈合。

　　8)术中注意点:①正确寻找肛瘘内口是手术成败的关键。用探针探查时勿使用暴力,以免形成假道。②橡皮筋拉紧的程度要根据具体情况决定。如瘘管位置高,橡皮圈所包绕的肛管直肠环组织较多,则橡皮圈不宜环勒过紧,可待术后换药时分次紧线,以免切开肌肉太快,肌肉组织回缩,引起肛门。

　　(3)肛瘘切除术

　　1)适应证:适用于低位肛瘘,能清楚触及条索状管壁者。

2)禁忌证:同切开术,高位肛瘘不宜行切除术。

3)术前准备:同切开术,加备外接中空细塑料管的注射器1副,00铬制肠线1根及缝针。

4)麻醉、体位:同切开术。

5)手术步骤

①麻醉满意后,常规消毒铺巾。从瘘管外口注入1%亚甲蓝后,术者将示指插入直肠内作引导,然后用可弯曲的钝头探针从外口轻轻探入,经内口引出。

②完全切除瘘管,沿探针方向切开内、外口之间的皮肤,然后将瘘管及其内、外口一并切除。对瘘管周围纤维组织、染有亚甲蓝的残余管壁也应切除,直至暴露正常的组织为止。

③充分止血,可行一期缝合,但缝合不作为常规方法,缝合应从基底部开始。

6)术后处理:同切开术,如有缝合伤口,则7～10天拆线,如缝合处炎症反应严重,可提前间断拆线。

7)术中注意点:①切除瘘管时,剪刀贴管壁进行,尽量使任何肉芽组织及瘢痕组织无遗留,止血要彻底,勿使创口过深过大。②拟行一期缝合时,皮肤及皮下组织不能切除过多,以便于伤口缝合。③缝合必须由基底部开始,不得留有死腔。各层伤口要完全对齐缝合。

(4)切开挂线术(低位切开＋高位挂线术)

1)适应证:肛瘘的主管道贯穿外括约肌深部及耻骨钉肠肌以上的高位肛瘘,包括骨盆直肠间隙瘘和高位直肠后间隙瘘等。

2)禁忌证:同挂线术。

3)术前准备:同挂线术。

4)麻醉与体位:同挂线术。

5)手术步骤

①切开与挂线的原则:高位肛瘘(含单纯性或复杂性)的管道,在肛管直肠环以下的部分采用切开法,在肛管直肠环以上的部分采用挂线法。

②经指诊、探针、肛门镜检查,亚甲蓝染色,结合术前碘油造影或腔内超声或CT等检查提示,查清肛瘘的管道走向和内口位置。

③将高位肛瘘管道的低位部分(含支管)先予切开(直至齿线),搔刮和清除腐肉,并充分扩创,操作方法同切开术。

④然后对贯穿外括约肌深层和耻骨直肠肌与内口扣通的管道高位部分进行挂线,操作方法同挂线术。

6)术后处理:同切开术、挂线术部分。

7)术中注意点:同切开术、挂线术部分。

(5)有多发性外口的肛瘘截根术

1)适应证:多发性外口的肛瘘,数个外口通于一个内口者。

2)禁忌证:同挂线术。

3)术前准备、麻醉、体位:同挂线术。

4)手术步骤

①选择距肛门最近的一个外口纳入探针,寻找内口,切开挂线,方法同挂线术。

②分别于其他外口纳入探针,探明无另外的内口后,以刮匙于管壁内搔扒,清除腐肉后,放置油纱条引流,外盖敷料,包扎固定(图12-19)。

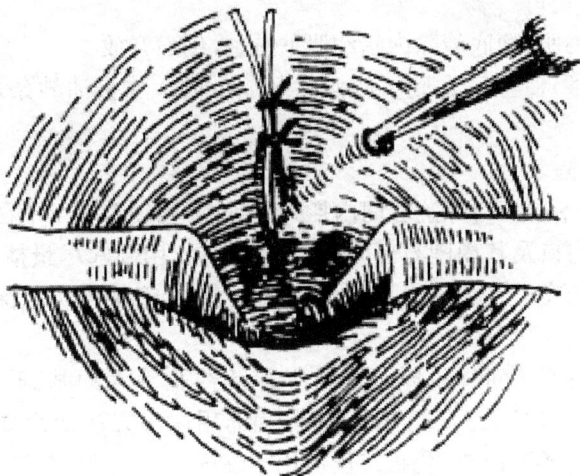

图 12－19　主管截根挂线，支管搔扒

5）术后处理：①挂线的主管道处理同挂线术。②肛瘘分支约 7～10 天停止引流，使其自然闭合。如行切开术则术后换药至创面愈合。③其他同挂线术。

6）术中注意点：①应选择外口近肛门的立行管道，作为主管道予以切开挂线，以减少对皮肤和肌肉的损伤。②对其他分支应当仔细探查，确保无内口，切忌用暴力。③分支的外口应适当扩大，以利引流。

（6）断管挂线术

1）适应证：内、外口之间距离较长的肛瘘。

2）禁忌证：同挂线术。

3）术前准备、麻醉、体位：同挂线术。

4）手术步骤

①麻醉满意后，常规消毒铺巾。探针自外口纳入，寻找原发内口，从肛内引出探针。探针头部系上丝线和橡皮筋，方法同挂线术。

②在距离肛缘外 1.5cm 处皮肤向探针方向做一切口，向下分离，与探针交通，回撤探针，从该切口拉出丝线及皮筋。

③将橡皮筋两端之间的皮肤及皮下组织切开，拉紧橡皮筋结扎。

④远段管道以刮匙搔扒，挂上浮线对口引流。创面置油纱条，外盖敷料，包扎固定。

5）术后处理：①当近肛段挂线橡皮筋脱落后且肉芽组织填充至仅能通过橡皮筋时，即可停止远段对口引流，使其自然愈合。②余同挂线术。

6）术中注意点：①对口引流的浮线应松弛，可活动，以利引流。②断管处应在肛缘 1.5cm 以外，以避开括约肌。

（7）Parks 手术

1）适应证：括约肌间瘘。

2）禁忌证：同切除术。

3）术前准备、麻醉、体位：同切除术。

4）手术步骤

①麻醉满意后，常规消毒铺巾。探查清楚后对肛瘘内口即感染肛隐窝，从上方 0.5cm 到

肛门上皮,做一椭圆形切口。

②切除部分内括约肌,彻底清除内括约肌下脓肿,创面开放。

③从外口剜除瘘管,使呈口大底小的洞状开放创面。放置油纱条填充,外盖敷料,包扎固定。

5)术后处理:同切除术。

6)术后注意点:①术中切口深达肛门内括约肌时,可用浸有0.1%浓度的肾上腺素盐水纱布压迫止血。②切除内口及其周围与部分内括约肌之后,用刮匙尽量搔扒从肛括约肌中穿入的瘘道及其肌间脓肿的支道。③外口周围切开之后,紧沿管壁将切口深入,最后将瘘管切剜除,不切断外括约肌。

自 Parks 创用此法治疗肛瘘,成了现代保存括约肌手术的基础。1985 年 Mann 认为 Parks 法背离了瘘道从其底部完全切开的原则,因而用这种方法治疗高位肛瘘的复发率高。尽管如此,Parks 法通过不断改进,仍被广泛应用于临床。

总之,肛瘘的术式很多。如坐骨直肠窝蹄铁形肛瘘采用的内口引流、瘘管旷置术,脱管术、外盲瘘采用的黏膜造口挂线术、内盲瘘采用的皮肤造口挂线术等均为切开术和挂线术这两种基本术式灵活组合的应用和发展。

七、疗效判断

1.痊愈　症状体征消失,创口完全愈合,肛门功能正常。

2.显效　症状消失,体征改善,创口未愈,肛门功能正常。

3.有效　症状体征改善,创口不愈,肛门功能正常。

4.无效　症状体征无改善,或虽有改善,但创口不愈合,仍有渗出物溢出,肛门功能正常。

八、预防与调护

1.经常保持肛门清洁,养成良好的卫生习惯。

2.发现肛痛宜早期治疗,一次性手术治疗可以防止后遗肛瘘。

3.肛瘘患者应及早治疗,避免外口阻塞而引起脓液积聚,排泄不畅,引发新的支管。

(石刚)

第三节　肛裂

一、概述

发生于肛管皮肤的全层纵行裂开并形成感染性溃疡者,称为肛裂(anal fissure)。肛裂是一种常见病,仅次于痔疮。本病青壮年多见,男女发病之比约为1:2.5。临床特点以肛门部周期性疼痛、出血、便秘为主要特点。肛裂的部位一般在肛门前后正中位,尤以后位多见。

二、病因病理

(一)病因

长期的便秘及机械性损伤是导致肛裂的首要因素;肛管后壁承受压力大及肛管外括约肌

浅部供血不良等解剖因素;手术及化学性损伤,均与肛裂的发生关系密切。

1.解剖学因素　肛门外括约肌浅部起自尾骨,向前至肛门后方,呈"Y"形成左右两条肌束,沿肛管两侧包绕至前方汇合,因而在肛管前、后方形成相对薄弱的区域;肛提肌的大部分包绕在肛管两侧,对肛管两侧有强有力的支持作用。直肠末端自后向前与肛管相连,形成肛直角,排便时肛管前后方尤其是后壁承受更大的压力,容易损伤。再加上肛管后多为韧带组织、血供差,弹性弱,容易破裂,一旦损伤不易

2.局部损伤　局部损伤是形成肛裂的直接原因。粪便干结,异物,分娩,排便时过于用力,肛门指诊,或手术不当均可造成肛管皮肤损伤,继发感染而成肛裂。

3.感染　局部感染被认为是慢性肛裂形成的主要因素。感染多原发于肛窦,但也可原发于肛周皮肤。粪便所产生的氨与汗水中的氢离子协同对肛周皮肤可产生强烈的刺激作用,导致感染发生。肛门损伤,湿疹皮炎、肛门瘙痒症、肛窦炎、肛乳头炎、直肠炎等慢性炎症会引起肛管皮肤弹性降低,脆性增力口,容易损伤。

4.内括约肌痉挛　肛裂患者有过度的内括约肌收缩增强活动,反射性的内括约肌收缩是肛裂不易愈合的主要原因之一。

5.肛管狭窄　由于先天畸形、外伤或手术造成肛管狭窄,干硬粪便通过时容易造成肛管皮肤撕裂损伤,细菌侵入感染后形成溃疡,日久形成肛裂。

(二)肛裂的病理改变

1.肛管裂口　肛管上有梭形裂开溃疡面。

2.肛乳头肥大　裂口上端有肥大的肛乳头。

3.裂痔　裂口下缘皮肤受炎症刺激和淋巴回流障碍,形成的赘皮外痔,又称哨兵痔。

4.皮下瘘　位于肛裂下的潜在性瘘管。

5.肛窦炎　位于裂口上端的肛隐窝炎。

三、临床分期

(一)三期肛裂分类法(2002年全国肛肠学会谈论通过)

Ⅰ期肛裂:肛管皮肤浅表纵裂,溃疡边缘整齐,基底新鲜,色红,触痛明明显,创而富于弹性。

Ⅱ期肛裂:有肛裂反复发作史,创缘不规则,增厚,弹性差,溃疡基底部呈紫红色或有脓性分泌物。

Ⅲ期肛裂:溃疡边缘发硬,基底色紫红,有脓性分泌物,上端邻近肛窦处肛乳头肥大,创缘下端有哨兵痔,或有皮下瘘管形成。

(二)二期分类法

1.急性(早期)肛裂　发病时间较短,仅在肛管皮肤见到小的溃疡,创面新鲜无硬结,裂口边缘整齐底浅,呈红色并有弹性,无乳头肥大和皮赘。

2.慢性(陈旧性)肛裂　争期肛裂未经适当治疗,创口反复感染,形成较深较大的溃疡,创缘不整齐,缺乏弹性,创面可见环状内括约肌纤维,肉芽呈灰白色。溃疡基底因炎症刺激而使结缔组织增生,栉膜增厚变硬形成栉膜带,妨碍括约肌松弛。裂口上端齿线附近并发肛窦炎、肛乳头炎,形成单口内瘘及肛乳头肥大。裂口、栉膜带、哨兵痔、单口内瘘、肛窦炎、肛乳头肥大的病理改变是陈旧性肛裂的特征。

四、临床表现

(一)病史

患者多由大便困难病史,病情反复发作,以青年女性居多。

(二)症状

1.疼痛　肛门疼痛是肛裂的主要症状,其诱因多为便秘。用力排便导致肛管裂开,呈刀割样疼痛或灼痛,排便后数分钟内疼痛减轻或消失,称为疼痛间歇期。便后约半小时出现反射性内括约肌痉挛收缩而引起剧烈疼痛,往往持续数小时,多能逐渐缓解,形成周期性疼痛。剧烈的肛门疼痛使患者产生恐惧感而不愿排便,进而使大便存积,从而加重便秘,进一步又加重肛裂。

2.便血　大便时出血,色鲜红,滴血或粪便上有血丝,手纸带血。感染后可见脓血及黏液。

3.便秘　便秘与肛裂互为因果,两者互相影响。肛裂患者多有便秘史,大便干硬。排便时撕裂肛管皮肤而继发感染。肛裂的疼痛又可导致患者主观上对排便产生恐惧感,使粪便在直肠内停留过久,水分被吸收而干结,再排便时引起疼痛更加剧烈,由此产生恶性循环。

4.瘙痒　肛裂溃疡面或伴发的肛窦炎、肛乳头肥大等,炎症产生的分泌物可引起肛门瘙痒。

(三)体征

1.局部视诊　肛管局部可见有一纵行梭形裂口或椭圆形溃疡。初期溃疡颜色鲜红、底浅,边缘无明显增厚,无哨兵痔形成。后期肛裂患者的溃疡创面颜色灰白、底深,边缘增厚明显,可形成哨兵痔。

2.指诊　由于肛门括约肌痉挛,指诊时可引起剧烈疼痛,一般患者不宜施行指诊或指诊前使用麻醉剂。初期肛裂指诊可在肛管内触及边缘稍有凸起的纵行裂口;后期肛裂可扪及裂口边缘隆起肥厚、坚硬,并常能触及肛乳头肥大;可触及皮下瘘道,在肛缘裂口下端轻压可有少量脓性分泌物溢出。

3.肛门镜检查　一般患者不宜施行肛门镜检查,或进行肛门镜检查时使用一定的麻醉剂。初期肛裂的溃疡边缘整齐,底色红,后期肛裂的溃疡边缘不整齐,底深,呈灰白色,溃疡上端的肛窦呈深红色,并可见到肥大的肛乳头。

(四)辅助检查

肛裂一般通过询问相关病史及局部视诊,可明确诊断;但需手术治疗时,常可进行如下实验室检查。

1.一般检查　血常规、尿常规、肝肾功能、出凝血时间、心电图、超声波和X线检查。

2.肛管压力测定　肛裂患者的肛管静息压明显高于正常人,并且肛裂患者有着较正常人明显增强的肛管收缩波。

3.肛管直径测量　即以肛管直径测量仪测量肛裂患者肛管直径。

五、诊断与鉴别诊断

(一)诊断要点

1.主要症状　疼痛、便血和便秘。

2.指诊　由于肛门指诊可引起肛裂患者疼痛加剧,一般不宜施行,或进行指检前使用一定的麻醉剂。

3.肛门镜检查　一般不宜施行,或检查前使用一定的麻醉剂。Ⅰ期肛裂的溃疡边缘整齐,底色红,Ⅱ、Ⅲ期肛裂的溃疡边缘不整齐,底深,呈灰白色,溃疡上段的肛窦呈深红色,并可见肛乳头肥大。

(二)鉴别诊断

见表11-1。

表11-1　肛裂的鉴别诊断

项目	疼痛	出血	便秘	溃疡	瘙痒	伴随症状
肛裂	周期性	有	有	梭形溃疡	偶有	伴裂痔、肛乳头肥大
肛门皲裂	轻	有	有	无	明显	伴肛周皮肤病
肠管结核性溃疡	轻	有	无	不规则潜行溃疡	偶有	伴结核病史,溃疡底部呈污灰色苔膜
肛管皮肤癌	持续性	有	有	不规则溃疡,边缘隆起,底部凹凸不平,表面覆盖坏死组织	偶有	伴特殊臭味
克罗恩病并发肛裂	轻	有	无	不规则溃疡,底深、边缘潜行裂口周边皮色青紫	偶有	伴贫血、腹疼、腹泻、间歇性低热和体重减轻等
溃疡性结肠炎并发肛裂	轻	有	无	肛裂较浅,多见于肛门两侧	偶有	伴脓血便、腹泻、腹痛
肛管上皮缺损	有	有	有	未愈合创面或肛管全周或部	偶有	伴肛门病手术史

六、治疗

(一)治疗原则

软化大便,保持大便通畅,止痛,解除括约肌痉挛,阻止恶性循环,促进溃疡愈合为目的,区别不同病变合理施治。急性早期肛裂可采用保守治疗,如保持大便通畅、局部用药等。Ⅱ、Ⅲ期或慢性陈旧性肛裂伴狭窄者考虑手术治疗。

(二)非药物治疗

1.局部封闭法　该法是用麻醉药物和长效止痛注射液或其他复方制剂注射到肛裂周围,阻断恶性循环的刺激,即解除疼痛和括约肌痉挛,使创面得到修复。有长效止痛注射液封闭法、酒精封闭法、激素封闭法、复方枸橼酸液封闭法等。

2.扩肛法　适应于Ⅰ～Ⅱ期肛裂,无裂痔、肥大肛乳头及皮下瘘等并发症者。取截石位或侧卧位,局部常规消毒,在局麻或骶麻下,术者以戴手套的两手示指交叉,涂液状石蜡油掌面向外扩张肛管,再伸入两中指,呈4指扩肛,持续3～5分钟。在扩肛中要着力均匀,不可粗暴。扩肛后局部敷九华膏。

3.针刺法　取承山、长强、白环俞等穴位。得气后留针2～5分钟,每日1次,7天一疗程。针刺法有止痛、止血、缓解括约肌痉挛功效,适用于肛裂早期。

4.穴位封闭法　用复方亚甲蓝长效止痛注射液行长强穴封闭,一般注射5～10ml,如注射1次不愈者,7日后可再注射1次。

5.腐蚀法　可用10%硝酸银容易或硝酸银棒涂抹溃疡,然后用生理盐水冲洗,直至创面愈合；或先用5％石炭酸甘油涂擦后再用酒精擦去，或用七三丹祛腐，以后改用黄连膏外敷，可减轻疼痛、降低肛管静息压、增加肛管血供。

6.烧灼法　该法是用高热烧焦溃疡面，使之形成焦痂，脱落后逐渐形成新鲜创面而达到治疗目的。可用烙铁或用电灼器，或用二氧化碳激光等烧灼或切割。

7.肉毒杆菌毒素局部注射法　该法是通过肉毒杆菌抑制乙酰胆碱的释放，使局部肌肉松弛，降低肛管内压及肛管张力，促进肛裂愈合。方法是在肛裂两侧的外括约肌处各注射0.1ml经稀释的肉毒杆菌毒素，然后配合坐浴等疗法。

此外，还可通过理疗改善局部血液循环，促进溃疡愈合。

(三)手术治疗

1.手术原则　经非手术治疗无效且反复发作者，应予以手术治疗。手术的目的在于解除肛门狭窄和括约肌痉挛，促使裂口愈合，祛除已发生病理改变的组织。

2.手术方法

(1)肛裂切除术

1)适应证：陈旧性肛裂不伴肛门狭窄者。

2)禁忌证：肛门周围有严重湿疹者；伴有痢疾或腹泻者；伴有恶性肿瘤者；伴有严重肺结核、高血压、糖尿病、心血管疾病、肝脏疾患或血液病的患者；瘢痕体质者；临产期孕妇等。

3)术前准备：①术前晚及术晨清洁灌肠，备皮。②苯巴比妥0.1g于术前30分钟肌内注射。③术前建立静脉通道。

4)麻醉：局麻、腰俞麻醉或骶麻。

5)体位：截石位或侧卧位。

6)手术步骤

①麻醉满意后，常规消毒铺巾。

②自肛裂两侧"△"形切开皮肤及皮下组织，底端起于肛缘外1.5～2cm，顶端止于齿状线上0.3～0.5cm，底宽3～4cm。

③以组织钳提起底边切口的皮肤与皮下组织，向上锐性分离皮下坚硬的纤维化组织，裂痔及肥大的肛乳头一并切除。

④用软探针检查肛裂顶端的肛隐窝，如有潜行瘘管则一并切除，如有肛乳头肥大宜用丝线于根部结扎，或用电刀烧灼切除。

⑤将已暴露的外括约肌皮下部及内括约肌下缘切断1～1.5cm。

⑥检查创面无活动性出血点，用九华膏纱条敷盖手术切口，纱布包扎，胶布加压固定。

7)术后处理：①术后预防性应用抗生素，防止感染。②术后给予半流质饮食3天。③术后当日禁止大便。术后第二天起酌情选用润肠通便药物，保持大便通畅。④便后坐浴，专科换药。

8)术中注意点：①切除创面不宜过大，以免瘢痕过大，继发肛门渗液性失禁。亦不宜过小过短，创面较深时要保证充分引流，否则伤口难以愈合。②切除深度不宜过浅，以免遗漏潜行皮下瘘管。

(2)侧方内括约肌挑断术

1)适应证：肛裂伴肛门狭窄者。

2)禁忌证：同肛裂切除术。

3)术前准备:同肛裂切除术。

4)麻醉:同肛裂切除术。

5)体位:同肛裂切除术。

6)手术步骤:常规麻醉消毒后,在肛门左侧或右侧距肛缘1.5cm处做一长约0.5～1cm的放射性切口,深达皮下。术者将左手示指伸入肛管内作引导,用弯止血钳从切口沿肛管皮下分离至齿线,然后退出止血钳至内外括约肌间沟位置,再从内括约肌下缘外侧向齿线方向分离,然后在伸入肛管内示指引导下顶起内括约肌下部从切口挑出并切断。彻底止血,垂直褥式缝合1针,乙醇棉球敷盖切口。

7)术后处理:拆线后才能坐浴,术后3～5天拆线。余同肛裂切除术。

8)术中注意点:根据无菌原则要求,宜先做侧切,后做肛裂切除扩创术,若先做肛裂扩创,再行侧方内括约肌切断,术者应更换手套、弯钳,保证无菌,避免侧切口感染。

(3)肛裂切开挂线水

1)适应证:陈旧性肛裂伴皮下瘘、肛门梳硬结及肛门狭窄的肛裂。

2)禁忌证、术前准备、麻醉、体位:同肛裂切除术。

3)手术步骤

①肛周及肛管常规消毒,铺巾。先切除裂痔及肥大肛乳头。肛裂溃疡而外缘皮肤做一放射状小切口,长约1.5cm。

②右手持球头探针从切口插入穿过外括约肌皮下部及内括约肌,在左手示指于肛内引导下,寻找病变肛窦处。

③左手示指抵住探针头轻轻从裂口上端肛窦处穿出,将带有橡皮筋的丝线圈挂在球头探针上,然后退针,引线至肛外。

④切开内、外口之间的皮层及硬化的栉膜带组织,修建皮瓣呈梭形。将橡皮筋内外两端合拢拉紧、钳夹,钳下丝线结扎。外用塔形纱布压迫,胶布固定。

4)术后处理:①术后预防性应用抗生素,防止感染。②术后给予半流质饮食3天。③术后当日禁止大便。术后保持大便通畅,酌情选用润肠通便药物。④便后常规熏洗坐浴、换药,术后5～7天脱线,换药至愈合。

5)术中注意点:①探针要在示指引导下于病变肛窦处探出,以免损伤对侧肠黏膜。②橡皮筋结扎松紧适度。

七、疗效判断

1.痊愈 症状、体征消失,病灶彻底清除,伤口完全愈合。

2.显效 症状、体征消失,病灶彻底清除,伤口基本愈合。

3.有效 症状、体征改善,伤口愈合欠佳。

4.无效 症状、体征无改变,伤口不愈合。

八、预防与调护

1.保持大便通畅,干硬粪便形成后不要用力排出,应用温盐水灌肠或开塞露注入肛内润滑排便。

2.及时治疗肛窦炎。

3.肛门指检和肛门镜检查时,忌粗猛用力而损伤肛管。

4.肛门手术时要引流通畅。

5.及时治疗炎症性肠病,防止并发肛裂。

(沙巴义丁·吐尔逊)

第四节　直肠脱垂

一、概述

直肠脱垂(rectal prolapse)是指直肠黏膜、直肠全层及部分乙状结肠向下移位的一种慢性疾病。任何年龄的人群都可以发生,一般以小儿和老人多见,男性多于女性。其中小儿多为直肠黏膜脱垂,青壮年多为直肠全层脱垂,50岁以上女性及老年患者多为直肠、部分乙状结肠脱垂。下移的直肠壁在肛管直肠腔内称内脱垂;下移到肛门外称外脱垂。中医称为"脱肛"。本节主要讨论"直肠外脱垂"。

二、病因病理

(一)病因

直肠脱垂的病因目前尚不明确,一般认为发病可有以下几种因素:

1.解剖因素　小儿骶尾弯曲度较正常浅,直肠呈垂直状,当腹内压增高时直肠失去骶骨的支持,易于脱垂。某些成年人直肠前陷凹处腹膜较正常低,当腹内压增高时,肠袢直接压在直肠前壁将其向下推,易导致直肠脱垂。

2.年老体弱因素　体质虚弱,年老久病,或营养不良,骨盆直肠间隙与坐骨直肠间隙内脂肪减少;或者多次分娩,骨盆及肛门肌肉张力减退,松弛无力,致使直肠周围组织失去对直肠支持固定作用,造成直肠脱垂。

3.长期腹内压力增加　长期便秘、腹泻、慢性咳嗽、气喘、尿路结石、前列腺肥大等均可使腹压持续增加,直肠下移造成脱垂。

4.脱出性疾病诱发　由于Ⅱ-Ⅲ期内痔、直肠息肉等经常脱出,牵拉直肠黏膜下移,容易引起黏膜与肌肉层分离造成直肠黏膜脱垂。

5.肛管直肠部神经、肌肉损伤　外伤或手术不慎损伤腰骶部神经或严重破坏了肛管直肠环组织,使肛门括约肌松弛无力,直肠肛管向下移位,造成直肠黏膜、直肠及肛管脱垂。

(二)病理

直肠脱垂的典型病理解剖特征:①Douglas陷凹加深。②直肠与骶骨岬分离,呈垂直状态。③乙状结肠冗长。④肛提肌分离。⑤肛门括约肌松弛。

目前关于直肠脱垂的发病机制,目前主要有以下几种学说:

1.滑动疝学说　1912年由Moschcowitz提出,本学说认为直肠脱垂是直肠盆腔陷凹腹膜的滑动性疝。在腹膜内脏器的压力下,盆腔陷凹的腹膜皱襞下垂,将覆盖于腹膜部分的直肠前壁压于直肠壶腹内,形成肠套叠,并由肛门脱出。滑动疝学说是在Waldeyer(1899年)的解剖学研究基础上,经Ludolff、Zuckerkandl、Napalkow、Dix等学者的临床研究所证实。

2.肠套叠学说　1968年由Droden等提出。本学说认为直肠脱垂并不是滑动性疝,而是乙状结肠与直肠套叠;并证实直肠套叠开始于乙状结肠和直肠的交界处,套叠后,乙状结肠及直肠的固定点将被向下牵拉,直肠逐渐被拉向远端,当肠套叠向下进行到两侧直肠侧韧带处,因此处有较强的筋膜附着,套叠通过较为困难,但由于腹内压反复增加以及排便时用力,致使侧韧带逐渐变弱,套叠通过此处,由肛门脱出。此学说由 Theuerkauf(1970 年)采用特殊 X 线活动摄影技术进一步证实。

以上两种学说,近年来随着医学科学技术的不断进展,结合高新的检测手段,已被临床广泛重视,尤其按肠套叠学说理论。

三、临床分类

本病分类方法较多,一般有以下几种:

1. 古典分类法(表 11—2)

表 11—2 直肠脱垂的分类

体征	部分脱垂	完全脱垂	内脱垂	脱垂嵌顿
年龄	儿童常见	成人及老人	老人及成人	小儿
脱出长度	3～5cm,可自行回纳	5cm 以上,不能还纳	不脱出	脱出达 10～40cm,手法不能回纳
肛门松弛	轻或无	重	—	肛门括约肌痉挛
触诊	黏膜柔软,摸不到弹性的直肠皱襞	可摸到弹性直肠皱襞	有弹性能活动	有弹性皱襞
直肠镜检	黏膜松弛,充血水肿	黏膜有环形皱襞或堆积	黏膜堆积充血不见肠腔	—
脱出形状	呈放射状,色淡红,无出血	环层状皱襞螺旋状淡红色		圆锥形糜烂水肿、充血、色暗、渗出

2. 现代分类法 根据中华中医药学会肛肠专业委员会(2002 年)通过的诊断标准(试行草案):

一型:不完全性直肠脱垂,即直肠黏膜脱垂。表现为直肠黏膜层脱出肛外,脱出物呈半球形,其表面可见以直肠腔为中心的环状的黏膜沟。

二型:完全性直肠脱垂,即直肠全层脱垂。脱垂的直肠呈圆锥形,脱出部分可以直肠腔为中心,呈同心圆排列的黏膜环形沟。

二型根据脱垂程度分为三度:

Ⅰ度为直肠壶腹内的肠套叠,即隐性直肠脱垂,排粪造影呈伞状阴影。

Ⅱ度为直肠全层脱垂于肛门外,肛管位置正常,肛门括约肌功能正常,不伴有肛门失禁。

Ⅲ度为直肠和部分乙状结肠及肛管脱出于肛门外,肛门括约肌功能受损,伴有肛门不全性或完全性失禁。

四、临床表现

(一)病史

有长期便秘或腹泻的病史,特别是老人或中年经产妇。

(二)主要症状

1. 脱出 直肠脱出肛门外是本病主要症状。早期排便时直肠黏膜脱出,便后可自行复位。随着病情的发展,逐渐不能复位,需用手复位,久之直肠全层或部分乙状结肠脱出,严重者咳嗽或打喷嚏、排矢气时,均可脱出肛外。多因工作劳累或久行、久站、久坐,使症状诱发或进一步加取、常伴有肛门括约肌松弛。

2.出血　一般无出血症状,当大便擦伤黏膜时有滴血或粪便带血,或手纸擦拭时有少量出血,色鲜红。

3.肛门潮湿　由于肛门括约肌松弛,收缩无力,分泌物沿肛管流出,或反复脱出,复位困难,脱垂部分暴露时间较长,容易受刺激,致使分泌物增多。

4.瘙痒　由于黏膜经常脱出在外,致使直肠黏膜充血、水肿糜烂,渗液刺激肛周皮肤,造成皮肤炎症,出现瘙痒。

5.坠胀和疼痛　由于黏膜下垂,反复脱出,脱垂的长度和宽度逐渐增加,致使直肠或结肠套叠,压迫刺激肛门部,出现坠胀感,严重者可有腹部或下腹部钝痛,其痛多向下肢放射,引起尿频。

6.嵌顿　如果肛门直肠黏膜脱出,未能及时复位,局部静脉回流受阻,继而发生黏膜充血水肿,导致脱出部分嵌顿。随着嵌顿时间的延长,黏膜颜色逐渐暗红色,甚至出现浅表黏膜糜烂坏死,或脱垂段因肛门括约肌收缩而绞窄坏死。

(三)体征

1.黏膜或肠管脱出　直肠黏膜脱出,脱出物为淡红色,有放射状纵沟,触之柔软,有弹性,易出血;直肠全层脱出,脱出物呈圆锥状、淡红色,可见环状有层次感的黏膜皱襞,触之较厚,无弹性,肛门松弛;部分乙状结肠套入直肠与肛管直肠一起脱出的严重直肠脱垂,脱出物呈圆锥状,触之很厚,肛门极度松弛甚至失禁。

2.肛管外翻　部分乙状结肠套入直肠与肛管,直肠肛管一起脱出的严重直肠脱垂或者发病的时间较长的直肠全层脱出,可有肛管外翻。

(四)辅助检查

本病通过询问病史,对脱出物的视诊一般即可确诊。隐性直肠脱垂则需进行直、乙状结肠镜检查和X线摄影等才能发现。

五、诊断与鉴别诊断

(一)诊断要点

有长期便秘或腹泻的病史。主要症状为脱出、出血、潮湿、瘙痒、坠胀、疼痛甚至嵌顿等,诊断一般比较明确。

(二)鉴别诊断

见表11—3。

表11—3　直肠脱垂的鉴别诊断

病名	症状	体征	确诊手段
直肠脱垂	肛门松弛	直肠脱出、活动受限	外观、触诊
内痔脱出	常有便鲜血	痔核脱出、源自齿线	外观、肛镜
肠套叠	腹痛明显	结肠、乙状结肠套叠征象	气钡双重对比造影
直肠内脱垂	便秘	黏膜松弛、堆积于肛内	肛镜、排粪造影
直肠黏膜外翻	分泌物多	痔环切后遗症征象	肛门手术病史、外观

六、治疗

（一）治疗原则

二型或Ⅱ度以上的患者一般需手术治疗。

（二）手术治疗

1. 手术原则　直肠脱垂手术的目的在于纠正脱垂、避免大便失禁和便秘。

直肠脱垂的手术分为两大类：经腹部或经会阴部手术。一般来说，对于全身情况较好的成人完全性直肠脱垂的患者可选择经腹手术，而全身情况差或老年患者或急性嵌顿脱垂患者应考虑经会阴手术。

2. 手术方法

（1）经腹手术

1）Pemberton－Stalker 直肠固定术

①适应证：直肠脱垂程度较轻者。

②禁忌证：高龄，体弱或伴有严重疾患不能耐受经腹手术者。

③术前准备：a. 术前1天流质饮食，术前1天给口服蓖麻油50ml。b. 术前1天给口服甲硝唑400mg，卡那霉素0.5g，每4小时1次，共服4次。c. 术前留置导尿。

④麻醉：连续硬膜外麻醉或全身麻醉。

⑤体位：膀胱截石位。

⑥手术步骤

a. 取下部正中切口，自耻骨联合至脐孔。

b. 进腹后显露低而深的Douglas陷窝，提起乙状结肠和直－乙结肠段，沿直－乙结肠系膜根部左侧切开后腹膜，并向下延伸至Douglas陷窝。

c. 进入骶前间隙，紧贴直肠背侧分离直肠至盆底，尾骨尖平面。

d. 提起直肠，在直肠后把切开的右侧后腹膜边缘缝合于左侧后腹膜和骶骨上。

e. 将直肠上提拉紧，缝合固定在骶岬上，逐层关腹。

⑦术后处理：①术后禁食，胃肠减压，静脉输液至肛门排气为止，绝对卧床休息1～2周。②肛门排气后，可以进流质饮食一天，如无不适，可改半流质、软食两天，可逐渐改为普食。保持排便通畅毋须用力。

⑧术中注意点：①进入骶前间隙时应尽量贴近直肠背侧进行分离，以免损伤骶前神经丛和骶前静脉丛。②直肠背侧分离应尽量低达盆底，以利于直肠充分上提。③骶岬与直肠缝合固定时，应尽量使直肠上提拉紧。

2）Repstein 直肠固定术

①适应证：适用于大多数直肠脱垂和直肠内套叠的患者。

②禁忌证：同 Pemberton－Stalker 直肠固定术。

③术前准备：同 Pemberton－Stalkcr 直肠固定术。

④麻醉方法与手术体位：同 Pcmberton－Stalkerii 肠固定术。

⑤手术步骤

a. 取下部正中切口,自耻骨联合至脐孔。

b. 进腹后显露低而深的 Douglas 陷窝,提起乙状结肠和直－乙结肠段,沿直－乙结肠系膜根部切开两侧腹膜,直至直肠前会合。

c. 提起乙状结肠和直乙结肠,从骶岬上进入骶前间隙,紧贴直肠背侧分离盆底,并超越尾骨尖。紧贴直肠切断双侧侧韧带,并结扎双侧直肠中、动静脉。

d. 取直径 1cm 的 Teflon 人造血管一根,长 5cm,纵向剖开,上提、拉紧直肠将人造织物包绕于直肠,并缝合于肠前壁和两侧壁,并将织物左右两端固定于两侧骶岬。

e. 盆底腹膜取建、抬高,乙状结肠系膜和后腹膜间隙缝闭,腹壁分层缝合。

⑥术后处理:同 Pemherton－Stalker 直肠固定术。

⑦术中注意点:a. 进入骶前间隙时应尽量贴近直肠背侧进行分离,以免损伤骶前神经丛和骶前静脉丛。b. 分离、切断直肠侧韧带时,应紧贴直肠,以避免损伤盆底神经丛。c. 用人造织物包裹直肠时,不应该超过直肠周径的一半,以免引起术后排便困难。d. 重建盆底腹膜时,必须将其抬高,以改变腹内压力的着力点。

3)扩大的直肠悬吊固定术

①适应证:适用于女性重度直肠脱垂或复发性直肠脱垂。

②禁忌证:同 Pemberton－Stalker 直肠固定术。

③术前准备:同 Pemberton－Stalker 直肠固定术。

④麻醉方法与手术体位:同 Pemberton－Stalker 直肠固定术。

⑤手术步骤:a～e 同 Pemberton－Stalker 直肠固定术。

⑥在直肠用人工织物包绕于骶岬上,并上提子宫底,缝吊固定于前腹壁。乙状结肠系膜和后腹膜间隙缝闭,腹壁分层缝合。

⑦术后处理:同 Repstein 直肠固定术。

⑧术中注意点:同 Repstein 直肠固定术。

4)直肠乙状结肠部分切除肛提肌折叠术

①适应证:Ⅲ度直肠脱垂。

②禁忌证:同 Pemberton－Stalker 直肠定术。

③术前准备:同 Pemberton－Stalker 直肠固定术。

④麻醉方法与手术体位:同 Pemberton－Stalker 直肠固定术。

⑤手术步骤

a. 待麻醉满意后常规消毒术区皮肤、铺无菌巾(单)。自耻骨联合至脐上做左侧旁正中切口进腹;从直肠前壁腹膜最低处开始,沿直肠两侧弧形剪开腹膜。

b. 上牵直肠和乙状结肠,显露直肠膀胱凹陷或直肠子宫凹陷。分离显露两侧的输尿管等组织,以免损伤。紧贴精囊腺或阴道后壁直达肛提肌。将两侧肛提肌用 4 号丝线间断折叠缝合数针,消除盆底支持缺陷。

c. 结扎切断乙状结肠系膜,切断直肠和乙状结肠,移去标本,修剪保留的肠组织边缘,对合肠断端,做间断全层吻合。提高、修补盆底,并把重建后的直肠、乙状结肠固定于骶骨上。

d. 骶前放置引流,自肛旁戳口引出;清点纱布、器械后逐层关腹。

⑥术后处理:同 Pemberton—Stalker 直肠固定术。

⑦术中注意点:a. 如果直肠脱垂严重,肛提肌因粘连找不到,则不勉强折叠等和肛提肌。b. 修复盆底时,勿将直肠与膀胱缝合在一起,以免影响排尿。c. 肠管切除长度为脱垂长度的 1 倍以上。d. 若肛门松弛,可加行肛门环缩术。

值得注意的是,完全性的直肠脱垂的开腹手术方法多,但疗效均不甚满意。主要是手术死亡率、复发率均较高,后遗症亦较多。常见的并发症有术后感染、大出血、肠麻痹、肠梗阻、性功能障碍,甚至是死亡等。因此,开腹手术应慎重把握适应证和禁忌证,术前充分评估和准备。

(2)经肛门手术

1)直肠黏膜柱状结扎术

①适应证:Ⅰ~Ⅱ度直肠脱垂。

②禁忌证:同本书中内痔结扎术。

③术前准备:同本书中内痔结扎术。

④麻醉方法与手术体位:同本书中内痔结扎术。

⑤手术步骤

a. 常规消毒术区,铺无菌巾。再次消毒直肠腔。

b. 牵开肛管,寻找齿线。把齿线上方约 0.5cm 的直肠黏膜作为手术的下端,把直肠黏膜脱垂的最上端作为手术的上端。

c. 用大弯钳从手术的下端到上端纵行夹起直肠黏膜,基底部夹起少量浅肌层,大圆针(带 7 号线)于弯钳下行"两针一线"式贯穿结扎或做连续缝合结扎,待结扎牢靠后切除钳上直肠黏膜。同法处理 2~4 处即可。术毕肛内放置九华膏纱条。

⑥术后处理:同本书中内痔结扎术

⑦术中注意点:a. 术中严格无菌操作,以防感染;b. 弯钳纵行钳夹直肠黏膜时,尽量将松弛的黏膜多夹些;c. 纵行夹取的部位一般选用截石位 3、7、11 点位,各部位之间间距在 0.5~1cm 以上;d. 缝扎时勿在钳下反复穿刺,进针勿穿透过深。e. 若缝扎切除后直肠黏膜仍有松弛感,可在结扎处旁做消痔灵散在点状注射,以加强固脱的效果。f. 若肛门松弛严重时,可加行肛门环缩术。

2)直肠黏膜环切、肌层折叠缝合术(改良 Delorme 术)

①适应证:高位直肠内脱垂,深度达 8cm 以上者。

②禁忌证:同直肠黏膜纵行折叠、硬化剂柱状注射术。

③术前准备:同 Pemberton—Stalker 直肠固定术。

④麻醉方法和手术体位:硬膜外阻滞麻醉。截石位或俯卧位。

⑤手术步骤

a. 待麻醉满意后,常规消毒铺巾。充分扩肛,使肛管可容纳 4 指以上。

b. 用拉钩牵开肛门,于齿线上 0.5cm 处黏膜下层环行注射 1∶20 万去甲肾上腺素生理盐水 80ml。于齿线上 1~1.5cm 处用电刀环行切开直肠黏膜。

c. 用组织钳夹住近段直肠黏膜切缘,并向下牵拉,然后用组织剪沿黏膜下层向上锐性游离直肠黏膜,显露直肠壁的肌层,游离黏膜管的长度依术前排粪造影所显示直肠内脱垂的深度而定。

d.用4号丝线垂直折叠缝合直肠环肌层,一般缝合4～6针。在距游离的直肠黏膜管最高点下方2cm处,用电刀切断直肠黏膜管。用2/0铬制肠线间断缝合直肠黏膜,首先缝合3、6、9、12点,然后再将其余黏膜缝合。肛管直肠远端放置包裹油纱条的橡胶管。

⑥术后处理:a.术后禁食5天,第6天开始进流质饮食,以后逐渐恢复普通饮食。b.术后给予抗生素治疗7天,酌予止血剂。c.留置导尿72小时。d.术后48小时拔除肛管,拔管前每天从管内注入庆大霉素8万U加生理盐水20ml。e.术后第7天予灌肠协助排便。f.手术创面若有渗血,可从橡胶管内注入凝血酶2000U。

⑦术中注意点:a.本手术难点在于游离直肠黏膜管,游离时一定要在直肠黏膜下层进行。如果遇到血管破裂出血,应用电凝或缝扎止血。如果直肠黏膜管被撕裂,可在撕裂的上方重新夹持,若合并有直肠前突,术中可一并处理,但在吻合黏膜前,应先加强直肠阴道膈。b.术中严格无菌技术,掌握正确操作方法,止血要彻底,吻合口不能有张力。

(3)经会阴手术

1)肛门紧缩术

①适应证:直肠脱垂并发肛门松弛,不完全失禁者。

②禁忌证:肛周急性炎症,泻、痢、便次增多者。

③术前准备:术前清洁灌肠、备皮。

④麻醉:腰俞麻醉、椎管内阻滞或局部麻醉。

⑤体位:侧卧位或截石位。

⑥手术步骤:常规消毒铺巾,于肛门后侧2厘米处,沿左右肛缘作"V"形切口,切口长短按肛门松弛程度而定。如肛门松弛可插入3指以上者,可紧缩1/2；3指以下者,紧缩1/3。切开皮肤及皮下组织,将皮瓣游离至齿线并向上牵拉,暴露肛尾韧带、外括约肌皮下部及肛管后三角；将外括约肌缝合2针,闭合肛管后三角,缝合皮肤"V"形切口,然后再将向上的游离皮瓣作"A"形切除。止血后肛门内放凡士林纱条引流,外盖无菌纱布。伤口5～7日拆线,术后可服抗感染药物。

⑦术后处理:a.术后早期宜禁食,静脉输液,应用有效抗生素,确保手术创口的Ⅰ期愈合。b.每天肛门伤口局部换药。

⑧术中注意点:a.该法又称为肛门括约肌折叠术,根据脱垂的部位不同我们可以分别行侧方紧缩术、后方紧缩术两种手术式。b.该手术方式仅紧缩肛门,时不能解决直肠壁与组织分离、松弛的根本问题,容易复发。

2)肛门环缩术(Thierch手术)

①适应证:适用于肛门收缩无力或肛门已松弛的直肠脱垂,尤其老年体弱不适合较大手术者。该术式常用于在治疗肠脱垂时的辅助性处理,如单独应用疗效差。

②禁忌证:同直肠脱垂黏膜柱状结扎术。

③术前准备:术前清洁灌肠。

④麻醉方法与手术体位:同肛门紧缩术。

⑤手术步骤:常规消毒会阴部皮肤及肛管直肠腔,用尖刀在肛门前、后距肛缘 2～3cm 处各作一纵行小切口,长约 0.4～0.5cm。手指进入肛门作引导,用动脉瘤针或大弯止血钳,从后侧切口皮下引入医用塑料管绕肛周皮下,以肛门可纳示指为度,并拢塑料管两端,双重丝线结扎。小切口缝合 1 针,半年后酌情拆除环缩管。

⑥术后处理:a. 术后早期宜禁食,静脉输液,应用有效抗生素,确保手术创口的 I 期愈合。b. 每天肛门部局部换药。

⑦术中注意点:由于环缩的肛门不能持久地承托下垂的黏膜导致塑料管松弛,用力排便时可使其撑开时复发,故此术式亦常不单独使用。临床上我们常进行三联术(即直肠黏膜点状注射结扎术＋直肠周围注射术－肛门紧缩术),效果甚好。

八、疗效判断

1.治愈 症状及体征消失,肛门括约功能良好。

2.好转 症状及体征改善。

3.未愈 症状及体征均无变化。

九、预防与调护

本病的病机以虚为主,所以增强脏腑功能在肠脱垂的预防中尤为重要,此外应积极治疗能引起脱垂的慢性疾病。

1.锻炼身体,增强体质,经常做提肛运动。

2.劳逸结合,避免久站、久立及劳累。

3.调理大便,防止便秘及腹泻。

4.养成良好的排便习惯,尤其儿童不宜如厕时间过长。

5.妇女产后应充分卧床休息,避免过早负重劳动。如有会阴撕裂要及时治疗。

6.积极治疗易产生腹压增大的疾病,如咳嗽、气喘、腹胀等。

7.已患直肠脱垂者,应注意局部卫生,及时将脱出肠段还纳复位,防止病情加重。

(沙巴义丁·吐尔逊)

第五节 结肠癌

一、概述

结肠癌(colon cancer)指癌细胞起源于结肠上皮组织的恶性肿瘤,是消化道最常见的恶性肿瘤之一,好发部位依次为乙状结肠、盲肠、升结肠、降结肠、横结肠,多数为腺癌,男性较多见,发病常在 40 岁以上。

二、病因

结肠癌确切的病因至今未完全明确,一般认为导致结肠发生癌肿的因素可归纳为以下几类。

1.结肠息肉(腺瘤)　结肠息肉与结肠癌有密切的关系,特别是家族性腺瘤性息肉病和绒毛状腺瘤的癌变率最高,目前已公认为癌前病变。

2.结肠部位慢性炎症　慢性溃疡性结肠炎是一种比较肯定的癌前病变,其癌变的发病率是正常人的 5～10 倍。一般在溃疡性结肠炎发病 10 年以后,每 10 年增加 10%～20%的癌变率,30 年以上的病程癌变率可达 40%。慢性血吸虫病在结肠内形成的肉芽肿亦可发展为结肠癌。

3.饮食因素　根据实验室及流行病学研究,提示高蛋白及低纤维素饮食可能与结肠癌的发生有关。

4.遗传因素　遗传易感性与结肠癌的发生有明确的关系。遗传性非息肉病性结肠癌的错配修复基因携带的家族成员被认为结肠癌的高危人群,家族性腺瘤性息肉病已被公认为癌前病变。

5.其他　肠道细菌特别是厌氧菌对结肠癌的发生有重要的影响;近年来,发现胆囊切除术后可以增加患结肠癌的危险性,尤其是近端的结直肠癌。另外,结肠癌的发生与某些化学致癌物质如亚硝胺等有密切的关系。

三、临床分型

结肠癌临床大体分型为以下 3 型。

1.肿块型(隆起型)　肿瘤向肠腔内生长,瘤体较大,易发生溃疡、出血、继发感染和坏死。此型癌肿向周围组织浸润性小,生长缓慢,转移较晚。好发于右侧肠壁,特别是盲肠。

2.浸润型　癌肿内纤维组织较多,质地硬,生长方式是绕肠壁浸润,容易引起肠腔狭窄和肠梗阻,出现转移早。多发生在左侧结肠,尤其是乙状结肠和直肠乙状结肠交界处。

3.溃疡型　其特点是向肠壁深层生长并向周围浸润,初起即可有溃疡,边缘隆起,底部深陷,肿瘤易发生出血、感染和穿透,转移较早。

四、临床表现

(一)症状

结肠癌早期无明显症状,由于左右两侧结肠解剖及癌肿的病理各有特点,故临床表现亦不同。右侧结肠肠腔较宽,壁薄且扩张性大,癌肿病理以肿块型为主,并有溃疡发生,故临床表现以大便带血、贫血、腹部包块为主;左侧结肠肠腔狭窄,癌肿病理以浸润为主,易造成肠腔狭窄,临床表现常以肠梗阻症状为主。

1.排便习惯的改变和粪便性状的改变　该症状常为最早出现的症状,多表现为大便次数增多,大便不成形或稀便;大便'带血,色鲜红或暗红,有脓液或黏液。

2.腹痛　该症状是结肠癌的早期症状之一,呈持续性隐痛,或仅有腹胀感,定位常不明确,出现肠梗阻时则表现为腹胀和阵发性绞痛;出现肠穿孔时可出现剧烈腹痛。

3.肠梗阻　该症状一般属于结肠癌较晚期的症状,左侧结肠癌较易发生梗阻,多为慢性低位不完全性肠梗阻,表现为下腹部隐痛,或阵发性绞痛,便秘、腹胀明显,恶心呕吐症状较少见,肠蠕动亢进。也有个别病例以急性完全性肠梗阻为首发症状。

4.全身症状　患者由于癌肿所致的慢性失血、癌肿溃烂、感染、毒素吸收等因素,可出现乏力、发热、消瘦及低蛋白血症、贫血等症状。病情发展到晚期,可出现肝大、黄疸、腹水甚至恶病质等。

(二)体征

1.腹部包块　癌肿生长到一定程度,腹部可扪及包块,一般肿块较硬,形状不规则,表面欠光滑。早期包块活动度尚可,晚期因粘连而活动度差,继发感染时可出现压痛。

2.全身情况　有贫血、转移征象如锁骨上淋巴结大、肝肿大等。

(三)输助检查

1.一般检查　血常规检查可以了解患者有无贫血。粪潜血实验由于简单易行,费用低廉,可作为结肠癌普查的初筛方法。

2.内镜检查　凡有便血或大便习惯改变,经直肠指诊无异常发现者,应常规行全结肠镜检查。内镜检查能在直视下观察病灶情况,采取活组织标本,是目前诊断结肠癌最可靠的方法之一。

3.肿瘤标志物　糖抗原19-9(CA19-9)和癌胚抗原(CEA)不是肠癌的特异性抗原,不能用作早期诊断。但 CA19-9 和 CEA 联合检测的敏感性明显高于单项检测,可作为评价手术和化学药物治疗效果、监测手术后复发和转移的动态观察指标。

4.X 线检查　钡剂灌肠可确定病变部位、范围,局部可见充盈缺损、黏膜纹理破坏及肠壁僵硬等。气钡双重对比造影可发现较小病灶,提高检出率。

5.超声检查　可显示肿瘤结构、肿瘤对肠癌各层的侵犯程度、与周围脏器关系、有无远处脏器转移。

6.CT、MRI 扫描　能显示邻近组织受累情况、淋巴结或远处脏器有无转移,有助于临床分期和手术估计,为选择治疗方案提供依据。

7.病理组织学检查　为肠癌的确诊方法。

8.基因诊断　与结直肠癌相关的抑癌基因有 APC、MCC、p53、DCC 等,原癌基因有 K-ras、c-myc 等。我国结直肠癌组织中的 ras 基因突变多位于第 12 位密码子。

五、诊断与鉴别诊断

(一)诊断要点

1.临床诊断具有下列条件之一

(1)症状:腹部不适,隐痛或胀气,大便习惯改变,腹泻或便秘,或便秘腹泻交替出现,大便带血或黏液,或黏液血便,消瘦,贫血;中晚期可有慢性或急性肠梗阻、穿孔、内瘘等表现。

(2)体征:腹部可触及质硬、表面欠光滑、活动度不大的包块,位于横结肠或乙状结肠侧的活动度较大。

(3)粪潜血试验阳性,癌胚抗原(CEA)升高。

(4)乙状结肠或结肠镜检查可见溃疡、肿块、狭窄等。

(5)钡灌肠可见结肠有充盈缺损,黏膜破坏,肠壁僵硬或肠腔内有狭窄梗阻征象。

2.组织学证实为结肠癌

（二）鉴别诊断

见表11－4。

表11－4　结肠癌的鉴别诊断

病名	临床特点	与结肠癌的鉴别方法
溃疡性结肠炎	主要侵及直肠、结肠黏膜层，常形成糜烂、溃疡，原因不明的一种弥漫性非特异性大肠炎性疾病，以黏液血便、腹痛、腹泻为主要症状，多数病程缓慢，反复发作	X线、结肠镜检查
克罗恩病	慢性非特异性胃肠道炎症性疾病，可累及胃肠道任何部位，以远端小肠和近端结肠多见，主要表现为腹部包块、腹痛、腹泻、发热、营养障碍、部分性肠梗阻等	结肠镜检查
结肠息肉病	结肠多发息肉，常遍及全大肠，多于100个，直径多小于1cm。病理类型：管状、绒毛状或混合性腺瘤，有癌变倾向	X线、结肠镜检查

六、治疗

（一）治疗原则

采用以手术治疗为主的综合治疗，应尽量争取行结肠癌的根治性手术切除，对于丧失手术治疗时机的晚期患者，应采取化学治疗、放射治疗、免疫疗法、中医药治疗等综合治疗措施。

（二）非手术治疗

1.西医治疗

（1）化疗

1）静脉用化疗药物

①5－氟尿嘧啶（5－FU）：自20世纪50年代上市以来，至今5－FU已在临床使用了近50年。因其毒性较轻、疗效稳定，目前仍是治疗结直肠癌应用最广泛的首选药物，其单药客观有效率在20%左右。

②亚叶酸钙（citrovorumfactor，leucovorin，CF or LV）：本身不是化疗药，是一种生化调节剂。但目前因其对5－FU的生化调节作用，在结直肠癌的化疗中其与5－FU联合应用已成为各种联合化疗方案的基础。

③草酸铂（OxaliPlatin，L－OHP）：乐沙定或奥沙利铂，是第三代铂类化合物。

④伊立替康（Irinotecan，CPT－11）：开普拓，是种半合成的可溶性喜树碱衍生物，是拓扑异构酶Ⅰ的特异性抑制剂。

⑤Raltitrexed（Tomudex，ID1694，拓优得）：喹唑啉叶酸盐类似物，其主要作用机制是直接特异性抑制胸苷酸合成酶（thymidylate synthase，TS），导致DNA修复与合成所需的三磷酸胸苷（dTTP）减少，主要用于治疗晚期结直肠癌。

⑥羟基喜树碱（Hydroxy CamPtothecin，HCPT）：也是拓扑异构酶抑制剂，不仅选择性地抑制拓扑异构酶1，还能直接破坏DNA，属于细胞周期特异性药，在胃肠道癌的有效率在5%～20%。

⑦丝裂霉素（Mitomycin C. MMC）：细胞周期非特异性药物，对结直肠癌的有效率为10%

~20%。

口服化疗药 主要有喃氟啶(Tegafur,FT—207)、优福定(UFT)、脱氧氟尿苷(Doxi-flurldinc,Furtulon,氟铁龙)、卡培他滨(Capecitabine,Xeloda,希罗达)等。

2)化疗的分类

①新辅助化疗:适用于晚期伴有肝转移的结直肠癌患者。目的在于杀死肿瘤细胞,缩小肿瘤体积,减少肿瘤与周围组织的粘连与浸润,提高手术切除率;其次可以消灭可能存在的亚临床病灶,及早控制远处转移灶,减少复发转移;另外尚可了解患者对化疗药物的敏感性,有利于术后化疗药物的选择。

②辅助化疗:主要用于根治性手术后的结直肠癌患者。其目的是杀灭体内未能发现的微小残留或微转移灶,预防术后的复发和转移,延长生存期,提高治愈率。

③姑息化疗:适用于晚期不能手术者或行姑息性手术者,术后或放疗后局部复发或远处转移者。目的是减少肿瘤引起的相关症状及并发症如疼痛、梗阻等,提高患者的生活质量,延长生存时间。

④局部化疗:肝动脉灌注化疗主要用于结直肠癌肝转移的患者,目的是杀灭肝脏内肿瘤细胞,改善肝转移结直肠癌的预后;或者使不能手术切除的肝转移灶得以切除,延长患者的生存期。还有门静脉化疗及腹腔内化疗,目的是消灭肝内或腹腔内微小残余肿瘤或微转移灶,改善术后生存率。

3)化疗的适应证与禁忌证

适应证:①早期大肠癌根治术后原则上不辅助化疗,如有以下情况者酌情化疗:病理类型恶性程度高;有脉管癌栓或淋巴转移者;多发癌灶;青年大肠癌患者(40岁以下)。有其中一项者可辅助化疗。②癌灶浸润深至肌层以下的进展期大肠癌术后采用联合化疗。③晚期大肠癌不能手术者,以化学治疗为主的综合治疗。

化疗的必备条件:①有明确的病理组织学诊断。②一般情况较好,KPS≥60分。③心、肝、肾和造血功能无异常、血红蛋白90g/L以上,白细胞$4×10^9$/L以上,血小板$10×10^{10}$/L以上。④无活性消化道出血、胃肠梗阻、穿孔等合并症。体温<38℃。

禁忌证:①骨髓造血功能低下者;②严重恶病质者;③预计生存期<3个月者;④有严重感染者;⑤肝肾功能低下者;⑥心血管功能严重不全者;⑦严重水、电解质平衡紊乱者;⑧有肠穿孔倾向者。

化疗停药指征:在化疗期间如出现以下情况,需要停药。①白细胞下降低于$2×10^9$/L,血小板低于$5×10^{10}$/L;②腹泻次数>5次/天,或出现血性腹泻;③感染性发热,体温>38℃;④出现心、肝、肾等重要脏器功能受损;⑤药物过敏;⑥出现并发症;⑦用药期间,肿瘤继续在进展。

4)常用的化疗方案:临床上结直肠癌的化疗方案的选择应遵循个体化的治疗原则。国际上一些经典方案供参考(表11—5)。

表 11-5 经典化疗方案

方案名称	用药剂量及方法
Mayo Clinic 方案	5-Fluorouracil(5-FU)425mg/m² 快速静脉注射,Leucovorin(LV)用后 1 小时,第 1~5 天 LV20mg/m² 静脉推注,第 1~5 天 每 4~5 周重复
De Gramont 方案	LV200mg/m² 静脉滴注 2 小时,第 1、2 天 5-FU400mg/m² 静脉推注,第 1、2 天 5-FU600mg/m² 持续静脉滴注 22 小时,第 1、2 天 每 14 天重复
改良的 de Gramont 方案	LV500mg/m² 静脉滴注 2 小时,第 1、2 天 5-FU1.5~2.0g/(m²/天) 持续静脉滴注 48 小时,LV 用后 1 小时开始,第 1~2 天 每 14 天重复
AIO 方案	LV500mg/m² 静脉滴注 2 小时 5-FU2.6g/m² 持续静脉滴注 24 小时 每周重复,连用 6 周
FOLFOX4 方案	LV200mg/m² 静脉滴注 2 小时,第 1、2 天 5-FU400mg/m² 静脉推注,第 1、2 天 5-FU600mg/m² 持续静脉滴注 22 小时,第 1、2 天 L~OHP85mg/m² 持续静脉滴注 2 小时以上,第 1 天 每 14 天重复
FOLFOX7 方案	LV200mg/m² 静脉滴注 2 小时,第 1、2 天 5-FU400mg/m² 静脉推注,第 1、2 天 5-FU600mg/m² 持续静脉滴注 22 小时,第 1、2 天 L~OHP130mg/m² 静脉滴注 2 小时以上,第 1 天 每 14 天重复
ZFL(Saltz)方案	LV200mg/m² 静脉推注 5-FU500mg/m² 静脉滴注 Irinotecan125mg/m² 静脉滴注 每周 1 次,用 4 周停 2 周,6 周 1 个周期
FOLFIRI 方案	LV200mg/m² 静脉滴注 2 小时,第 1 天 5-FU400mg/m² 静脉推注,第 1 天 5-FU2.4~3g/m² 持续静脉滴注,46 小时 Irinotecan180mg/m² 静脉滴注 2 小时,第 1 天 每 14 天重复
卡培代滨单药口服方案	Capecitabine2510mg/(m²·d)分两次口服,服 14 天,停 7 天,每 21 天重复。在临床建议减为每次 3 片,2 次/天口服,服 14 天,停 7 天,每 21 天重复
CAP+L-OHP 方案	Capecitibine1000mg/m²,口服,2 次/天,第 1~14 天 L-OHP130mg/m²,静脉滴注 2 小时以上,第 1 天 每 21 天重复

2.生物治疗 白介素-2、干扰素、肿瘤坏死因子等外源性细胞因子已广泛应用与肿瘤的临床治疗。临床上还有单克隆抗体、免疫刺激剂、基因药物及非细胞毒性小分子靶点药物等应用于大肠癌治疗的报道。

(三)手术治疗

1. 手术原则

(1)对于肿瘤局限于肠壁内者,应切除病变肠段及相应肠段的淋巴结引流区域。

(2)对癌肿已穿透肠壁或已伴有区域淋巴结转移的病例,仍按根治手术切除的范围进行手术。

(3)当原发肿瘤尚能切除,但已有远处转移的病例,首先应争取切除原发病灶,对转移的病灶应根据情况手术切除或进行其他治疗。

(4)对于无远处转移但原发病灶较固定邻近脏器有转移的病例,仍应原则上争取切除原发病灶,必要时可进行联合脏器的切除。

(5)对完全不能切除的原发灶的病例,为防止可能出现的并发症,可行近端肠道造口术。

2. 手术方法

(1)右半结肠癌切除术

1)适应证:①升结肠癌。②盲肠癌。③阑尾癌累及盲肠或伴有淋巴结转移者。

2)禁忌证:①营养状况极差难以纠正,有严重的其他脏器疾病不能耐受手术者。②结肠癌有肝或其他脏器远处转移,区域淋巴结转移超过可清除范围,有广泛的腹膜播散,未并发肠梗阻者。

3)术前准备:①心、肺、肝、肾功能不全者应积极处理,以提高患者对手术的耐受性。②纠正贫血、低蛋白血症,尽量达到血红蛋白>100g/L 和白蛋白>30g/L。凝血酶原时间延长可用维生素 K_1 予以纠正。③糖尿病患者控制血糖至正常或接近正常水平。④肠道准备:对于无梗阻的患者,术前 1 天早餐后改流质饮食。清洁肠道有多种方法,可用全肠道灌洗,也可用药物(如甘露醇、硫酸镁、番泻叶、芒硝等)导泻。对于有不全梗阻者,术前 2～3 天进流质饮食,口服石蜡油 60ml,每天 3 次,术前 1 天口服甲硝唑 0.4g,每 4 小时 1 次,共 4 次。⑤术前禁食 12 小时,麻醉前置胃管。⑥麻醉诱导期开始,静脉注射足量广谱抗生素。

4)麻醉:持续硬膜外麻醉或气管内插管静脉复合麻醉。

5)体位:仰卧位。

6)手术步骤

①切除范围:包括右半部横结肠、结肠肝曲、升结肠、盲肠、末端回肠 15～20cm,以及上述肠管之肠系膜、淋巴结和右半部大网膜。

②切口:以脐为中心取右侧旁正中切口或腹直肌切口,进入腹腔。

③探查:依次检查肝脏、胃、胆囊、胰腺等,探查癌肿所在部位以外的全部大肠(有无同时性多原发癌、息肉及其他病变),肠系膜根部及腹主动脉周围有无肿大淋巴结,盆腔与盆底腹膜有无转移灶,女性患者应注意子宫与卵巢有无病变。最后探查原发癌肿的局部情况,如有无浸出浆膜、肿瘤与周围组织的粘连情况、局部淋巴结情况,决定术式。

④隔离病变:遵循无瘤原则及无菌原则,肿瘤两端肠管以有齿血管钳钳夹,也可用纱布条结扎等。

⑤分离大网膜,结扎切断待切除肠管的血管与淋巴干。

⑥游离右半结肠,注意勿损伤周围脏器。

⑦切除右半结肠。

⑧回肠横结肠端端吻合,关闭系膜裂孔。也可行回肠横结肠端侧吻合或侧侧吻合。

⑨冲洗腹腔,如需要可在肝下放置引流管。

⑩关腹。

7)术后处理:①术后尽早半卧位。②静脉补充液体,注意维持水及电解质平衡。③给予广谱抗生素5天左右。④若胃肠内有多量气体或液体,应置胃管持续吸引,至排气后拔除。⑤一般术后5~7天可进流质饮食,术后7~9天给半流质饮食,术后2周给正常饮食。

8)术中注意点:①术中严格执行肿瘤的隔离技术,最大限度地减少医源性播散。②在整块切除右半结肠过程中,应注意右 Toldt 筋膜与十二指肠前筋膜的完整切除。③肠吻合前,要注意防止肠管及其系膜的扭转,以避免血供障碍和肠梗阻。④回肠与横结肠的游离系膜缘用细丝线间断缝合完好,以免内疝发生。

(2)右半结肠癌扩大切除术

1)适应证:①结肠肝曲癌。②横结肠近端癌。

2)禁忌证:同右半结肠癌切除术。

3)术前准备:同右半结肠癌切除术。

4)麻醉:同右半结肠癌切除术。

5)体位:同右半结肠癌切除术。

6)手术步骤:基本同右半结肠癌切除术。只是切除范围更广,右半结肠癌扩大切除术须清除胰腺下缘、结肠中动脉根部周围的脂肪、淋巴组织,在其根部结扎、切断结肠中动脉,将受累肠段和相应的系膜整块切除。

游离大网膜需切除全部大网膜,在结扎、切除胃左血管后应切断脾结肠韧带。回肠、结肠吻合同右半结肠切除术。回肠、结肠系膜游离缘及小肠系膜与回肠之间的裂隙予以缝闭,以消除裂孔,防止内疝发生。

7)术后处理:同右半结肠癌切除术。

8)术中注意点:同右半结肠癌切除术。另外,小肠系膜无血管区的开孔不要过大,也不可太小;经过此孔的回肠及其系膜不可扭转;缝合时要特别注意不要损伤小肠系膜的血管,以防血供障碍。

(3)左半结肠癌切除术

1)适应证:①降结肠癌。②降结肠、乙状结肠交界处癌。

2)禁忌证:同右半结肠癌切除术。

3)术前准备:基本同右半结肠癌切除术。对术前肠道准备不满意的,可做术中结肠灌洗。手术开始前留置导尿管。

4)麻醉:同右半结肠癌切除术。

5)体位:同右半结肠癌切除术。

6)手术步骤

①切除范围:横结肠的左 1/3、结肠脾曲、降结肠和乙状结肠的上 2/3。切除范围应注重淋巴引流区域,根治性切除的范围应包括肠系膜下动脉所属区域及腹主动脉旁和髂总动脉处的淋巴结。

②切口:足够长度的正中切口或经左腹直肌切口。

③探查、隔离病变,原理同右半结肠癌切除术。

④分离左半侧大网膜,切断 Treitz 韧带,暴露、结扎、切断肠系膜血管及淋巴干。

⑤游离左半结肠,注意勿损伤周围脏器。

⑥切除左半结肠(方法基本同右半结肠癌切除术)。

⑦横结肠乙状结肠端端吻合,关闭系膜裂孔(方法基本同右半结肠癌切除术)。

⑧冲洗腹腔,在吻合口旁放置引流管。

⑨关腹。

7)术后处理:①术后禁食并胃肠减压。②静脉补液并给予广谱抗生素5天左右。有贫血或全身情况不良者,术后给予输血和静脉高营养支持。③胃管持续吸引至肛门排气后拔除。④术后5~7天可开始进少量流质,逐渐加量。术后7~10天进半流质饮食。术后保持排便通畅。⑤置于吻合口旁的引流管接体外引流袋,术后1周左右拔除引流管。

8)术中注意点:①术中要严格执行肿瘤的隔离技术,最大限度地减少医源性播散,以提高生存率。②在左Toldt筋膜深面分离左半结肠及其系膜时,应常规显露左输尿管,以免损伤。③横结肠、乙状结肠对端吻合的血供必须良好,不应有张力。④对于有不全梗阻或完全性肠梗阻的患者,结肠内有大量粪便时,在肠吻合前必须做术中结肠灌洗,清除结肠内粪便。

(4)左半结肠癌扩大切除术

1)适应证:①左半结肠同时性多原发癌。②降结肠癌伴有左半结肠的多发腺瘤或其他病变,必须切除相当长度的结肠者。③降结肠癌手术过程小肠系膜下动脉结扎、切断后乙状结肠丧失血供,必须连同乙状结肠一并切除者。

2)禁忌证:同左半结肠癌切除术。

3)术前准备:同左半结肠癌切除术。

4)麻醉:同左半结肠癌切除术。

5)体位:截石位。

6)手术步骤

①切除范围:近段肠管在横结肠中或左2/3,远端在直肠乙状结肠交界部。从根部结扎、切断肠系膜下动、静脉,并清除沿下腔静脉、腹主动脉与左髂血管分布的淋巴结。如癌在结肠脾曲,则应切除横结肠左2/3,并结扎、切断结肠中动脉根部。

②切口:足够长度的正中切口或经左腹直肌切口。

③探查、隔离病变,原理同左半结肠癌切除术。

④分离左侧大网膜,切断Treitz韧带,暴露、结扎、切断肠系膜血管及淋巴干基本同左半结肠癌切除术,但范围更广,沿腹主动脉脉前继续分离、结扎、切断肠系膜下动脉,往下分离腹主动脉前及清除左侧淋巴组织,清除左髂总动脉周围的淋巴结和脂肪组织,在相当于髂内动脉起点处结扎、切断直肠上动脉及乙状结肠系膜。

⑤游离左半结肠,注意勿损伤周围脏器。

⑥直乙交界处直角钳夹闭,经肛门做肠腔内冲洗,整块切除左半结肠。

⑦经空肠无血管打孔,行横结肠直肠端端吻合,关闭系膜裂孔。

⑧冲洗腹腔,在吻合口旁放置引流。

⑨关腹。

7)术后处理:基本同左半结肠癌切除术。

8)术中注意点:①术中要严格执行肿瘤的隔离技术,最大限度地减少医源性播散,以提高生存率。②肠系膜下动脉在根部结扎、切断后,直肠与乙状结肠下端的动脉血供个体差异很大,因此在左半结肠癌扩大切除术的肠吻合中,必须正确判断直肠或乙状结肠下端的血供情况。③左半结肠癌扩大切除术的吻合口瘘的机会比右半结肠癌切除术的机会大,因此,吻合操作时在技术上需注意。

(5)横结肠癌切除术

1)适应证:横结肠癌。

2)禁忌证、术前准备、麻醉及体位:同右半结肠癌切除术。

3)手术步骤

①切除范围:切除横结肠、结肠肝曲和脾曲,必要时切去升结肠上部和降结肠上部。要完整清除横结肠系膜和与之相连的胰、十二指肠前筋膜,以及部分升、降结肠系膜。在根部切断结肠中动脉,完整清除引流横结肠的二组淋巴结。切除全部大网膜,清除幽门下淋巴结。

②切口:以上腹为主的正中切口。

③探查。

④隔离病变,原理同右半结肠癌切除术。

⑤分离全部大网膜,分离胃结肠韧带,分离结肠肝曲与结肠脾曲分别同右半、左半结肠癌切除术,暴露、结扎、切断结肠中动脉及胃结肠静脉干的结肠支,并清除周围淋巴。

⑥充分游离结肠,经空肠无血管区打孔,行横结肠直肠端端吻合,关闭系膜裂孔。

⑦冲洗腹腔,关腹同右半结肠癌切除术,一般不放置引流管。

4)术后处理:同右半结肠癌切除术。

5)术中注意点:①游离结肠脾曲时,由于脾曲暴露不佳,极易损伤脾脏引起出血,因此术中不能急躁。②切断横结肠系膜根部的过程中,注意不要损伤周围脏器。横结肠癌要清扫结肠中动脉的主淋巴结。③要充分游离升结肠和降结肠,以消除吻合口的张力。

(6)乙状结肠癌切除术

1)适应证:乙状结肠癌。

2)禁忌证、术前准备、麻醉、体位:同左半结肠癌切除术。

3)手术步骤:基本同左半结肠癌扩大切除术,只是切除范围略有不同。

切除范围:切除癌肿及距癌肿边缘10cm以上的肠管和乙状结肠系膜。在根部切断肠系膜下动脉及肠系膜下静脉,清除其淋巴结、乙状结肠淋巴结、直肠上淋巴结和左结肠降支淋巴结。

4)术后处理:同左半结肠癌扩大切除术。

5)术中注意点:①对于早期癌肿,如癌肿仅侵犯至黏膜下层或浅肌层,切除距离癌肿两端5cm的范围即可。如乙状结肠淋巴结或肠系膜淋巴结有转移时,应清扫腹主动脉旁淋巴结。②不可因吻合的方便时减少肠管切除的长度,肿瘤两侧切除的肠管要在10cm以上。③在腹主动脉前清除淋巴结、脂肪组织时,应注意保护自主神经,以防术后产生射精障碍。④吻合口有张力时,应充分游离结肠,必要时游离结肠脾曲。尽量不要游离直肠,以免影响血供。

(7)不能根治的结肠癌切除术

1)适应证:①结肠癌已有肝、肺、脑、脾、肾等远处转移者。②结肠癌已有腹膜及远处淋巴结的广泛转移者。③结肠癌已有广泛粘连、浸润邻近组织和器官且无法全部切除者。

2)禁忌证:①恶病质,全身状况差不能耐受手术者。②结肠癌已有全身广泛转移者。③结肠癌已有门静脉或腹腔淋巴结被浸润,手术效果差者。④结肠癌已有腹膜广泛种植转移伴大量腹水者。

3)术前准备:①一般常规准备:贫血严重时可输血,严重低蛋白血症者可手术前输注白蛋白;近期内体重下降 10％以上者,可行肠外深静脉高营养支持 7～10 天。②肠道准备:术前 2 天应给予流质饮食,使肠道内无食物残渣。清洁肠道有自上而下及自下而上的方法。对有梗阻者按照肠梗阻术前准备,一般不做肠道准备,仅术前低压灌肠。

4)麻醉:同右半结肠癌切除术。

5)体位:仰卧位。

6)手术步骤

①结肠原发病灶的手术

切口:应根据发病灶的部位、肿瘤浸润范围及腹腔内脏器转移情况决定切口位置,如右中腹部经腹直肌切口,或左中腹直肌切口,或正中切口。

探查:进腹后探查病变性质及范围,仔细触诊肝脏有无转移,检查腹膜及盆腔脏器有无种植转移。

切除原发病灶:结肠癌伴远处转移,腹主动脉前无转移、无广泛腹膜种植转移者,可整块切除原发病灶及浸润的脏器,包括区域淋巴结。

结肠造口:原发病灶无法切除,腹腔广泛转移,患者全身状况不良,已发生或将发生梗阻时,可在癌肿近端行结肠造口。

旁路手术:原发性肿瘤不能切除、肿瘤引起肠管粘连无法剥离者,可做末端回肠与癌肿远端结肠侧侧吻合,以解除或防止梗阻。

关腹:营养不良者关腹时应做减张缝合,防止术后切口愈合不良、切口裂开。

②结肠癌转移病灶的手术:肝脏是结肠癌最常见的转移部位,手术方式应根据肿瘤部位、大小、数目而行楔形肝段、肝叶或个肝切除。肝脏多发性转移灶无法切除者,可考虑置肝动脉化疗泵。结肠癌转移至肺和脑者,可行孤立性肺、脑等转移灶切除。

7)术后处理:①胃肠减压,直至肠功能恢复、肛门排气,方可拔除。②静脉补液。③预防性应用抗生素。④术后第 3 天可少量进流质饮食,第 5 天改半流质饮食,以后根据病情逐渐过渡到普通饮食。

8)术中注意点:手术的关键是根据原发病灶、转移病灶情况及患者全身情况,决定适当的手术处理方式。若患者全身状态较好,可以耐受较大的手术,则可以将原发病灶和转移灶一并切除;若患者情况不良,不允许做范围较大的手术,则可在原发病灶切除 6 周后再次手术切除转移灶。

(石刚)

第六节　直肠癌

一、概述

直肠癌(carcinoma of the rectum)指癌细胞起源于直肠上皮组织的恶性肿瘤,包括齿状线至乙状结肠—直肠交界处之间的癌,是消化道常见的肿瘤之一。我国直肠癌的发病率占大肠癌总发病率的 60％～70％,发病率高,在我国占癌肿的第三位。发病年龄多在 40 岁以上,近年来有年轻化的趋势。

二、病因病理

（一）病因

直肠癌的原因至今仍不甚清楚，一般认为直肠癌的发生与以下常见因素有关。

1. 遗传因素　直肠癌患者的家庭成员发病率比一般人群高 4～10 倍，有明显的家族聚集倾向。遗传因素在确定的遗传综合征如 FAP 及遗传性非息肉性结直肠癌的发病中起主要作用。

2. 良性肿瘤恶变　直肠腺瘤尤其是绒毛状腺瘤等有恶变倾向的概念已得到普遍的公认。腺瘤演变为癌所需时间平均为 10 年左右。

3. 炎症性肠病　炎症性肠病在肠黏膜破坏、溃疡修复增生、肉芽组织形成过程中发生癌变。血吸虫卵在直肠黏膜沉积，慢性炎症刺激致癌变。

4. 饮食因素　高脂肪、高蛋白、低纤维饮食与直肠癌的发生有密切的关系。

5. 免疫功能失常　自身免疫性疾病如溃疡性结肠炎患者，其患癌率较正常人明显增高。人体免疫功能异常如细胞免疫机能抑制在癌症患者中普遍存在。

6. 病毒感染　现已证实，在一些良性和恶性肿瘤中镜下可见到病毒小体。能诱发肿瘤的病毒种类很多，并在自然界普遍存在，但只有在一定的条件下才能致癌。

（二）病理

1. 组织学分型　根据组织学检查，将直肠癌分为四类。

（1）腺癌：占 75%～85%，主要特点是癌肿由柱状细胞及黏液细胞构成的癌性腺管所组成。临床根据形成腺管的形态及分泌黏液的多少，将腺癌分为乳头状腺癌、管状腺癌等。

（2）黏液腺癌：约占 10%～20%，大部分由分泌黏液的癌细胞组成，以癌组织内有大量黏液为其特征，其恶性程度高，预后差。

（3）未分化癌：此型分化程度最低，癌细胞较小，呈圆形或不规则形，常弥漫成片，易侵入小血管和淋巴管，预后最差。

（4）其他：包括少见的鳞癌或黑色素瘤等。

2. 病理分期　根据肿瘤局部浸润深度及淋巴、血行等扩散转移范围来定，可以大体判断病情的严重程度，估计预后，为决定治疗方案提供参考。TNM 分期与 Dukes 分期相互对应的关系见结肠癌章节。我国对直肠癌分期见表 11-6。

表 11-6　直肠癌的病理分期

分期	定义
A 期	肿瘤局限于肠壁
A_0	肿瘤局限于黏膜层或原位癌
A_1	肿瘤侵及黏膜下层
A_2	肿瘤侵犯肌层
B 期	肿瘤穿透肠壁，侵入肠周脂肪、结缔组织或邻近器官，无淋巴结转移，尚可切除者
C 期	不论肿瘤局部浸润范围如何，已有淋巴结侵犯者
C_1	肿瘤附近淋巴结有转移
C_2	肠系膜血管根部淋巴结有转移
D 期	远处脏器有转移，如肝、肺、骨骼、脑等；远处淋巴结如锁骨上淋巴结转移；肠系膜血管根部淋巴结伴主动脉旁淋巴结有转移；腹膜腔广泛转移；冰冻盆腔

3.扩散和转移　直肠癌的扩散有多条途径：

(1)直接浸润：癌肿首先直接向肠管周围及肠壁深层浸润性生长，向肠壁纵轴浸润发生较晚。癌肿直接浸润到黏膜下层、肌层及浆膜层(直肠中下段浸润到外膜层)，穿透肠壁后向周围的组织或器官浸润，如侵入直肠周围脂肪组织、盆壁、骶骨、前列腺、膀胱、子宫、卵巢等，最后可与这些器官形成内瘘，相互融合、固定，形成冰冻盆腔。

(2)淋巴转移：淋巴转移是直肠癌最主要的转移途径之一。上段直肠癌可向上沿直肠上动脉、肠系膜下动脉及腹主动脉周围淋巴结转移。发生逆向性转移的现象非常少见。当淋巴液正常流向淋巴结发生转移受阻时，可逆行向下转移。下段直肠癌(以腹膜返折为界)向上方和侧方转移为主。齿状线周围的癌肿可向上方、侧方、下方转移。向下方转移可表现为腹股沟淋巴结肿大。

(3)血行转移：血行播散大多发生在淋巴转移之后，癌细胞通过淋巴进入血液，也可因直接侵犯血管，引起播散。直肠的静脉回流经门静脉首先经过肝脏，因而肝脏是血行播散中首先波及的脏器，之后才侵及肺、骨、脑等。

(4)种植转移：多见于直肠上段癌，分腹腔内种植、肠腔内脱落癌细胞种植及吻合口、切口种植转移3类。

(5)神经鞘转移：肿瘤浸润到神经或神经鞘后，可沿神经鞘发展蔓延。

四、临床分型

大体分型形态学上直肠癌有3种不同表现(见表11-7)。

表11-7　直肠癌的分型

类型	病理特征
隆起型	呈息肉样突向肠腔内，可以是广基的或有蒂的，此型病变多数发展慢、恶性程度低、相对浸润较浅
浸润型	呈皮革样，肠壁内弥漫性浸润，但肠腔表面可无破坏，但癌肿表面也可有溃疡，此型多为低分化、恶性度高、发展快、预后差
溃疡型	边缘隆起外翻，中央凹陷，底为坏死组织，癌肿向深层呈浸润性发展，其恶性程度介于前二型之间，是直肠癌中最常见的一型

五、临床表现

直肠癌患者早期多无明显症状，或仅有少量肉眼不易察觉的便血和便中带黏液，晚期则由于癌肿的增大，癌肿破溃形成溃疡或感染或侵及邻近组织器官而出现局部及全身症状。

(一)症状

1.排便习惯的改变　为直肠癌的早期症状，是由于病灶刺激肠道致肠功能紊乱所产生的排便习惯改变。主要表现为便意频繁，排便次数增多，有时欲排便而无粪便排出，只排出少量血液或黏液，大便变形，常有槽沟或便形变细，有排便不尽感。

2.便血　是最常见的症状之一，但常被患者忽视。血色鲜红或暗红，量不多，与粪便不相混。进展期排便次数增多，肛门坠胀感加重，伴里急后重或排便不尽感，粪便中有脓血黏液，有恶臭味。

3.慢性肠梗阻　癌肿致肠管狭窄，肠腔阻塞所致，伴有腹胀、腹痛、肠鸣音亢进、大便困难等肠梗阻症状。

4. 肛门疼痛及肛门失禁　直肠下段癌如浸润肛管可引起局部疼痛,如累及肛管括约肌则可引起肛门失禁。

5. 其他　直肠癌晚期,肿瘤侵犯周围组织器官,可出现相应的转移征象,如肝转移后可见肝大、腹水和黄疸;侵犯骶丛神经及骶前部时有持续性疼痛,可放射至腰部、下腹部及下肢;侵犯前列腺、膀胱则见尿频、尿血、排尿不畅等泌尿道症状;女性患者当癌肿穿透阴道后壁则形成直肠阴道瘘。

6. 全身症状　因慢性失血、中毒及肠梗阻等因素,有消瘦、贫血、衰弱等恶病质征象。

(二)体征

直肠指诊时可触及肠腔内有肿块或溃疡,肠腔狭窄,指套退出时可见染有脓血、黏液及坏死组织。癌肿侵犯肛管则腹股沟淋巴结可有转移性增多。

指诊对直肠癌诊断极为重要,是一种最简单方便的检查方法,75%的直肠癌可通过指诊触及。直肠指诊的检查结果分为 3 个等级:①活动:肿瘤可以推动,与周围结构并无附着;②融合:肿瘤活动度降低,但非完全不能活动,表示肿瘤侵犯肠外结构;③固定:肿瘤完全不能推动,表示肿瘤与周围组织完全固定。

(三)辅助检查

1. 粪潜血试验　最简单的检查方法之一,常用于大规模普查时对高危人群作为直肠癌的初筛手段。

2. 气钡双重对比造影　可发现黏膜病变。常见改变有充盈缺损、肠壁僵直、肠腔狭窄、黏膜破坏、不规则龛影等。对直肠癌的诊断价值在于排除大肠多原发癌和息肉病,还可发现有无并发肠内瘘等情况。

3. 内镜检查　可明确病变部位、范围,并可行肿瘤活组织检查以确定诊断。活组织检查必须在肿物及溃疡边缘不同的位置取 3~5 块组织。

4. 癌胚抗原(CEA)、TAG-72、TNF 测定　可作为评价手术和化学药物治疗效果、监测术后复发和转移的动态观察指标。

5. B超　直肠腔内超声用于诊断直肠癌较少,多用于判断直肠癌与周围脏器关系及有无肝转移等,超声内镜可判断癌浸润深度,对临床分期有重要意义。

6. 病理组织学检查　通过病理诊断,了解肿瘤的生物学特性,是手术治疗和术式选择的依据,也是放化疗的依据。

7. 放射性核素脏器显影　诊断骨转移应用最多,价值最大。

8. CT、MRI 检查　可了解肿瘤浸润程度、与周围脏器的关系、有无淋巴结或肝、肺等转移,为术前分期及术式选择提供依据。

9. 其他检查　如患者有排尿异常时,应作膀胱镜检查、尿路造影等。

六、诊断与鉴别诊断

1. 诊断要成

(1)早期排便习惯改变,便次增多或减少,伴有肛门坠胀。

(2)便血,色鲜红或暗红,伴有黏液,且便次增多,有里急后重感,或有脓血便。

(3)晚期排便困难,粪便变细或变扁,甚至出现肠梗阻征象。

(4)可能转移至肝、肺等部位,侵及骶丛神经时可有剧痛,出现恶病质征象。

(5)肛门直肠指诊可触及到肿块及溃疡,退指指套血染。

(6)直肠镜检查可见肿块及溃疡,活组织病理检查可明确诊断。

2.鉴别诊断　直肠癌应与克罗恩病、息肉、血吸虫病肉芽肿、溃疡性结肠炎和直肠结核等疾病鉴别(表11-8)。最可靠的鉴别是病理检查。

表11-8　与直肠癌的鉴别诊断

疾病	临床特点	鉴别方法
克罗恩病	主要表现为腹部包块、腹痛、腹泻、发热、营养障碍,部分性肠梗阻等	X线、结肠镜检查
大肠息肉病	可有便血、腹部不适等症状,大肠多发息肉,常遍及全大肠。病理类型:管状、绒毛状或混合性腺瘤,均有癌变倾向	X线、结肠镜检查
溃疡性结肠炎	原因不明的一种弥漫性非特异性大肠炎性疾病,以黏液血便、腹痛、腹泻为主要症状,多数病程缓慢,反复发作	X线、结肠镜检查
血吸虫病	患者肝与脾肿大,嗜酸性粒细胞增高,粪便中可发现血吸虫卵或孵化出毛蚴,肠黏膜活组织中可查到虫卵	结肠镜活检、病理
直肠结核	起病缓慢,多科原发结核病灶存在。午后发热、盗汗、腹泻便秘交替出现	PPD试验、X线检查、结肠镜检查、病理

七、治疗

(一)治疗原则

直肠癌以手术切除为主,佐以放疗、化疗或免疫治疗以及中药治疗等。

直肠癌治疗前应明确其治疗原则,具体如下:

1.当癌肿局限于肠壁时,应切除病变肠段及其淋巴引流区以达到彻底根治的目的。根治性切除是首选的治疗。

2.对癌肿已穿透肠壁或已伴区域淋巴结转移者,采用根治性切除手术虽也能达到根治的目的,但无法排除残留肉眼看不见的微转移的可能,为此必须加强手术前后的综合治疗。

3.对原发癌肿尚能切除,但已有远处转移的病例,应在全身化疗的基础上,尽早切除原发肿瘤,然后进行综合治疗。如转移病灶为单发,则可视患者情况一期或分期切除转移灶。

4.对肿瘤局部固定,尚无远处转移的病例,只要无重要结构或器官受累,应在加强综合治疗的基础上,尽量争取切除原发肿瘤。

5.对局部癌肿确已无法切除的病例,为解除或防止梗阻,首先做内转流术;对无法行内转流术者,则可做近端结肠造口术。

6.对多发性肝转移的病例,可经胃十二指肠、胃右或胃网膜右动脉插管至肝动脉内放置化疗泵进行区域化疗。

(二)药物治疗

1.直肠癌的放射治疗　放疗是除手术以外首选的治疗方法。虽然放疗不能替代手术,但却是手术治疗的重要辅助手段,尤其对肿瘤术后局部复发的防治具有一定的疗效。放疗的作用在于杀灭癌细胞或降低癌细胞的活力。

根据临床上放疗应用的时间和方式不同,辅助放疗可分为术前、术后、术中和夹心外放疗及腔内放疗等。由于癌细胞对放射线的敏感性与局部组织的血氧供量呈正相关,故术前放疗较术后放疗效果好。

除早期及广泛转移的直肠癌外,原则上都应行术前放疗。尤其对下列患者更有价值:①肿瘤恶性程度较高的病例,如未分化癌;②DukesB、C 期癌;③肿瘤巨大较固定。

术前放疗:一般认为,术前放疗可以使生存率提高 10%～15%,局部复发率降低 10%～15%。术前放疗可防止手术时癌细胞的播散,较少局部和盆腔种植,使肿瘤瘤体减小,扩大手术适应证,松解癌性粘连,提高手术切除率。一般应用直线加速器外照射,每天照射 2～2.5Gy,每周 5 次,共照射 30～40Gy。放疗结束后 3～4 周后手术。

术中放疗:可进一步杀灭术中残留的肿瘤细胞,减少局部复发,提高生存率和减少正常组织的放射性损伤。适用于位置较深的小命灶或术中疑有癌残留的部位。术中单次放射剂量为 15～25Gy,其放疗效果优于外照射。术中放疗＋外照射可以明显提高疗效。

术后放疗:术后放疗为辅助性放疗,是对手术治疗的一种补充治疗。通过术后放疗可消灭根治性切除术后可能残留的亚临床病灶,对非根治性切除者的残留癌灶进行补充。总剂量一般不超过 70Gy。

直肠癌的腔内放射治疗:具有局部剂量高、周围剂量低的特点,能有效控制和消灭局部病灶,是提高放疗的有效补充。适用于:①早期直肠癌(直径<3.0cm,高分化腺癌);②骶前切除或超低位吻合术者;③直肠癌术后,直肠内或阴道复发病例;④体外放疗后补充放疗。

根治性外照射:单纯根治性放疗主要适用于少数早期及细胞类型特别敏感的患者,也可用于肿瘤体积较小,活动,但由于严重心血管等疾病,属于手术禁忌证的病例。采用多野前后照射,总照射量为 50Gy/5～6 周。

姑息性放射治疗:对因全身情况差等原因而不能耐受手术的患者,可应用放射治疗作为姑息性治疗的手段,达到减轻症状甚至是延长生存时间的目的。放疗技术同术前放疗。

2.化学药物治疗 化疗是治疗大肠癌的重要辅助手段。对已根治性切除者,其目的是预防和降低转移及复发率;对未能切除者,在于抑制肿瘤的发展,缓解症状,延长患者的生存期。化疗亦有术前、术中和术后化疗之分,但常以术后化疗为主。

(1)术前化疗:适用于术前无放疗条件的患者。可用含 5－FU 200mg 栓剂塞肛,早晚各 1 次,总剂量可用到 6g;或用司莫司汀栓剂,1 枚塞肛,每晚 1 次,用 7～10 天。通过直肠淋巴吸收,有预防肿瘤扩散和复发的效果。直肠内用药毒副作用小、安全。

(2)术中化疗:术中行腹腔探查决定行肿瘤切除后,在距肿瘤近端 10cm 左右用粗丝线结扎肠管,而后向结扎的远端肠腔内注入 5－FU 1g,肠壁穿刺处行浆肌层缝扎,防止粪便溢出污染腹腔。同时术中用 5－FU 500mg 加入 500ml 液体中缓慢从周围静脉滴入,对预防肿瘤转移复发有一定作用。

(3)术后化疗:适用于:①Dukes B、C 及 D 期患者;②心、肝、肾功能正常;③白细胞>4.0×10^9/L 以上,血红蛋白 80.0×10^9/L 以上。术后化疗的目的是清除小的残留癌灶或播散的癌细胞,故术后化疗应尽早进行,一般在术后 2 周左右应用。具体方案可参见结肠癌章节。

(三)手术治疗

1.经腹会阴联合肛管直肠切除术(Miles 手术)

(1)适应证:①距齿状线 5cm 以内的直肠癌及肛管恶性肿瘤,无肝、肺、腹腔等广泛转移者。②少数情况下,肿瘤虽距齿状线 5cm 以上,但因肿瘤大、盆腔狭小而无法应用双吻合等保肛手术者,亦可行 Miles 手术。

(2)禁忌证:①高龄、体弱,心、肺功能不能耐受手术者。②全身出血性病变不能手术者。

③严重水、电解质紊乱,全身衰竭或严重低蛋白血症,糖尿病未能得到适当处理时。④直肠癌局部广泛浸润呈冰冻骨盆无法切除者。⑤直肠癌全身广泛转移,局部病灶无严重出血或梗阻者。

(3)术前准备:①纠正贫血及低蛋白血症,一般使血红蛋白升至 90g/L 以上,备血 600～1200ml。②女性患者应常规进行阴道检查,如肿瘤侵犯阴道,术前 2 日行阴道冲洗。③作好术前肠道准备,参见结肠癌章节。④术前留置胃管,导尿,做好造口标记。⑤术前做左下腹结肠造口部位标记。

(4)麻醉:全麻或持续硬膜外麻醉。

(5)手术体位:膀胱截石位。

(6)手术步骤

1)切除范围:包括全部直肠及其深筋膜内的淋巴、脂肪组织,大部分乙状结肠及其系膜和淋巴,腹主动脉前肠系膜下血管根部的淋巴脂肪组织,盆腔底部的腹膜,直肠侧韧带和肛提肌、肛管、肛门周围皮肤,肛管括约肌和坐骨肛门窝内的脂肪、淋巴组织。

①腹部组

·切口:下腹部正中切口向右绕脐,自耻骨联合脐上 4cm。

·探查腹腔及盆腔:入腹后放置切口保护圈,腹腔探查,按照从远而近,从正常到肿瘤的顺序,检查肝脏、腹主动脉旁、肠系膜下动脉处及双侧髂内血管等处淋巴结有无癌转移;大网膜及腹膜有无癌结节,探查全部结肠。最后探查盆底,确定直肠癌肿所在部位、大小、活动度,与周围脏器的关系,并检查肿瘤有无浸润邻近脏器,根据探查结果确定手术切除的可能性和应采取的手术方式。

·游离乙状结肠系膜根部:提起乙状结肠,在癌肿上方 15cm 处的乙状结肠系膜上戳孔,用纱布带结扎肠管及系膜,向远端肠腔内注入 5－FU。然后剪开其左侧的腹膜,将乙状结肠系膜从后腹壁游离,注意保护左侧输尿管及性腺血管。分离切除左髂总动、静脉前的脂肪淋巴组织,再剪开右侧腹膜,并在直肠膀胱陷窝(或子宫直肠陷窝)处会师,注意保护输尿管勿使其损伤。

·游离直肠后壁:提起乙状结肠及系膜,用锐性解剖法,使乙状结肠根部系膜部与主动脉分叉处、骶前神经、第五腰椎和骶岬分离,然后用长剪刀或电刀在盆筋膜壁层与脏层之间直视下锐性分离达尾骨尖水平。

·游离直肠前壁:在直肠与膀胱(或子宫)之间剪开 Denonvilliers 筋膜,分离直肠前壁。

·切断直肠侧韧带:将直肠向上、向左牵拉,显露右侧直肠侧韧带,在其靠近盆腔侧壁处予以钳夹、切断并结扎。将同法处理左侧直肠侧韧带。注意勿损伤左、右两侧输尿管。

·处理肠系膜下血管:将乙状结肠系膜提起,观察肠系膜下动脉分支及组成边缘动脉网情况。显露肠系膜下动脉根部,先后分离、钳夹、切断并结扎肠系膜下静脉、肠系膜下动脉。

·行乙状结肠近端造口:在左髂前上棘至脐孔联线中点作一直径 3cm 的皮肤圆形切口,切开腹外斜肌腱膜,分离腹内斜肌及腹横肌。然后在乙状结肠近段合适位置切断肠管,并经腹膜外隧道将近端乙状结肠拖出,进行永久性结肠造口。

·缝合并固定造口之结肠肠管:检查并确认造口结肠段血运良好,牵拉过紧、无扭曲后,将肠管拉出皮肤平面约 4cm,把结肠脂肪垂、乙状结肠系膜分别与腹膜、腹直肌前鞘、皮下缝合固定。再将造口段结肠肠壁外翻,将断端全层间断缝合于皮肤真皮层,造瘘口肠壁高出皮肤约 2cm。

②会阴组

• 切口范围：在肛门前方会阴体中点、后方至尾骨尖、两侧达坐骨结节内侧缘作一椭圆形切口。在切开皮肤前消毒肛管及直肠下段，并将肛门用 7 号丝线闭锁缝合。

• 切开肛门周围组织：切开皮肤后，用电刀逐层切开皮下组织，在尾骨尖前方切断肛尾韧带，横行切开 Waldeyer 骶前筋膜，沿骶骨向上分离直肠，并与腹部组会师。

• 切断肛提肌：尽量切除坐骨直肠窝内的脂肪组织，显露两侧肛提肌，并予以切断。

• 拉出乙状结肠远侧断端：腹部组和会阴组相配合，将乙状结肠远侧断端从骶骨前腔隙拉出会阴体切口外。

• 分离直肠肛管前壁：沿会阴浅横肌后缘，切断直肠尿道肌和耻骨直肠肌，紧靠直肠肛管前壁，将其与尿道、前列腺（女性为阴道后壁）相分离，从会阴切口除去乙状结肠直肠及肿瘤以及肛管组织标本。

• 缝合会阴伤口：彻底止血，充分冲洗盆腔创面后，骶前置橡皮管引流，另行戳洞引出体外，并经伤口置皮片引流，缝合会阴伤口。

（7）术后处理：①禁食，持续胃肠减压，直到肠鸣音恢复、结肠造瘘口排气为止，然后改为流质饮食，逐渐改为半流质。②静脉补液，维持水和电解质平衡，维持血压和尿量，必要时输血。③手术后应用抗生素，一般应用 3～5 天。④手术后平卧 5 天以上，避免引起盆疝。⑤持续留置导尿，留置 5 天以上，拔管前夹闭训练膀胱机能 1～2 天，方可拔除尿管。⑥结肠造口处理，注意结肠造口有无回缩、脱出、出血、坏死及狭窄等情况，并指导患者学会结肠造口护理。⑦会阴部创口若缝合，骶前放置的皮管引流在手术后应持续负压吸引，连续 48 小时无吸出液即可拔除引流管，一般放置 3～5 天。若会阴部创口未缝合，用敷料填塞者，应在术后第 7 天开始逐渐取除填塞敷料，并给予创口冲洗、换药及坐浴治疗，促进其逐渐愈合。

（8）术中注意点：①在分离、结扎肠系膜根部血管及剪开乙状结肠、直肠两侧腹膜时，注意勿损伤输尿管。②在骶前间隙分离时，不能紧靠骶骨，以防损伤骶前静脉丛，引起大出血。③在分离前列腺及阴道壁时，注意勿损伤前列腺和阴道壁，防止发生出血及阴道瘘。④结肠造口肠管的血供要好，并且肠管通过的肠壁隧道不能过小，防止压迫肠管导致肠坏死。⑤造口肠管的长度应足够长，不能拉得过紧，以防造口回缩。

2.经腹部直肠切除吻合术（Dixon 手术）

（1）适应证：①根治性手术，适用于肿瘤下缘距齿线 10cm 以上的直肠癌或乙状结肠下段癌。②姑息性切除手术，适用于下缘距齿状线 8cm 以上的直肠癌。③巨大广基的良性肿瘤（如绒毛状腺瘤）外伤或炎性狭窄，估计切除后吻合口在齿线 3cm 以上者。

（2）禁忌证：伴有梗阻者。应先做横结肠造口或先经内镜用激光或微波灼除部分肿瘤解除梗阻，待患者全身情况改善，行肠道准备后再行手术。

（3）术前准备、麻醉、体位：同经腹会阴联合直肠切除术。

（4）手术步骤

1）切口：下腹正中切口，自耻骨联合至脐上 4cm。

2）腹腔探查：乙状结肠系膜解离，肠系膜下动脉处理，直肠前、后壁分离，切断两侧直肠侧韧带以及切断乙状结肠等步骤与腹会阴联合直肠切除术相同。对于直肠乙状结肠交界部癌肿,一般不需要切断直肠侧韧带。

3)切断乙状结肠:在距癌肿上缘 20cm 处用肠钳夹住乙状结肠肠管,在距癌肿上缘 10～15cm 处切断结肠,处理乙状结肠系膜,注意保留左结肠动脉升支和降支形成的边缘动脉网,必要时游离降结肠及脾曲,保证有足够长度肠管进行吻合。

4)切断直肠:用两把直角钳夹在肛提肌平面上方直肠上,在距癌肿下缘 3～5cm 处切断直肠,除去切除的肠管和病变组织,并剥除直肠远断端 2cm 内的脂肪组织。

5)直肠与乙状结肠断端吻合:将乙状结肠近端切断向盆腔送下,与直肠残端靠拢,行开放式直肠、乙状结肠端端吻合(可用徒手吻合或吻合器吻合)。

6)冲洗、引流、关腹:用温注射用水冲洗盆腔,再用 5－FU 0.5g 加入 300ml 注射用水冲洗,在骶前直肠后放置双套管引流管,引流管的另一端在下腹部经腹膜外另戳孔引出。用 1－0 号丝线间断缝合腹膜,重建盆底,使吻合口置于腹膜外。排列小肠,将大网膜覆盖在小肠前面。逐层关腹。

(5)术后处理:①双套管持续负压吸引,一般不超过 0.02MPa,并注意引流液有无新鲜血液。引流管术后 5～7 天拔除。②术后 3～5 天拔除尿管。③其他同 Miles 手术。

(6)术中注意点:①术中要充分游离肠管,彻底清除吻合肠管断端上、下各约 1cm 的脂肪和疏松组织。②荷包缝合一定要缝合肠壁全层,以防肠黏膜回缩。③吻合完毕,应检查吻合圈是否完整,如有可疑应加强缝合数针或重新吻合。④直肠远侧切断平面与癌肿边缘的距离一般为 3～5cm。如有可疑癌肿存留,应立即作冰冻切片,如有癌细胞残留,应改做 Miles 手术,或继续向下分离,重新切除、吻合。

3.直肠经腹切除、左下腹结肠造口术(Hartmami 手术)

(1)适应证

1)在姑息性手术中,Hartmann 手术主要适用于直肠上段癌盆底腹膜已有转移,不能行根治性切除者。

2)在根治性手术中,Hartmann 手术主要用于可以保留肛门的直肠癌,由于以下情况而不能行结肠直肠吻合者:①患者高龄或全身情况不良,不能耐受较长时间的手术;②患者术中出现意外(如大出血),须立即结束手术,不宜再行吻合操作;③癌肿切除后一期吻合有较大危险(如合并急性肠梗阻);④患者肛门功能不全,不宜行结肠直肠吻合,这类患者在情况好转后,常可行期手术,恢复肠道的连续性。

(2)禁忌证:参见 Miles 术。

(3)术前准备:与直肠癌经腹会阴联合切除术相同,手术前应纠正水、电解质失衡和低蛋白血症,全身应用抗菌药物,有梗阻症状者或免除术前的肠道准备及灌洗。

(4)麻醉:连续硬膜外麻醉或全身麻醉。

(5)体位:仰卧位或截石位。

(6)手术步骤

1)腹壁切口、腹腔探查、乙状结肠系膜游离、乙状结肠切断及左下腹壁结肠造口等,与 Miles 术相同;直肠分离与 Dixon 术相同。

2)在距癌肿上缘 10～15cm 处切断乙状结肠。

3)在距癌肿下缘 3～5cm 处切断直肠。

1)缝合关闭直肠远侧残端,缝合盆底腹膜,将直肠残端置于腹膜外。

5)乙状结肠近端造口:移去除切除的乙状结肠、直肠及癌肿标本,乙状结肠近端行左下腹结肠造口,关闭造口乙状结肠系膜与侧腹膜间隙,防止小肠嵌入。

6)缝合腹壁各层。

(7)术后处理:参见 Miles 手术。

(8)术中注意点:参见 Dixon、Miles 手术。

4. 直肠经腹腔、肛管拖出式切除术(Bacon 手术)

(1)适应证:癌肿病变位于肛缘上方 6cm 以上,病理条件能进行前切除术,而吻合技术困难者。满足肿瘤切除要求,而直肠残端距齿状线距离 1～2cm 范围者。

(2)禁忌证:肿瘤下缘距齿状线不足 3cm 时则属禁忌。

(3)术前准备:与 Miles 手术相同。

(4)麻醉与体位:与 Miles 手术相同。

(5)手术步骤

1)腹部:腹部切口,腹腔探查,癌肿近段肠管结扎,肠系膜下动脉等血管的高位切断结扎,乙状结肠、直肠的游离等腹腔内操作,与 Miles 术相同。但必须保证结肠左动脉升支和降支与结肠中动脉左支组成的边缘动脉网完整,使拖出结肠有良好血运,同时拖出结肠要有足够长度,不能有张力,必要时游离降结肠和结肠脾曲。

2)会阴部

①充分扩肛,在齿状线远侧 3～5mm 处用电刀环形切开肛管皮肤。

②沿内括约肌深面作环形分离,向上分离到肛提肌平面,环形切断直肠。

③将直肠、癌肿标本及乙状结肠从肛门拖出,在肿瘤上缘 10～15cm 处切断肠管,移除标本,彻底止血。

④将乙状结肠近端拉出肛门外 5～7cm,缝合固定结肠浆肌层于肛管内括约肌内侧面上。

⑤2 周后在骶管阻滞麻醉下用电刀切除齿状线外多余肠管,行肛门成形术。

(6)术后处理:与腹会阴联合直肠切除术相同,但要注意拖出结肠之血运,有无坏死、回缩。2 周后行二期手术,切除肛管外多余结肠,行肛门成形术。

(7)术中注意点:同 Miles 手术。

5. 直肠经腹腔、肛管切除吻合术(Parks 手术)

(1)适应证:①距离肛缘 5～7cm 以上的直肠癌,癌肿远端直肠切除不少于 2cm。②结肠多发腺瘤病,直肠内腺瘤过密难以一期外翻电灼清除而近端结肠无腺瘤者。③肛提肌平面以上的高位直肠阴道瘘。

(2)禁忌证:参见 Miles 术。

(3)术前准备:与 Bacon 手术相同。

(4)麻醉与体位:与 Bacon 手术相同。

(5)手术步骤

1)腹部手术操作,与 Bacon 手术相同。

2)扩肛,冲洗消毒直肠下段,显露齿状线,用电刀在齿状线上 0.5cm 处环形切开直肠黏膜及肌层,达内括约肌内侧面。

3)用组织钳提起上切缘,向上剥离直肠黏膜及黏膜下层至肛提肌平面上方,再环形切断直肠。

4)将直肠及乙状结肠拉出肛门外,距癌肿上缘 10~15cm 处切断乙状结肠,移去标本,检查向下牵出肛外的近侧结肠断端血运及长度。

5)在齿状线平面切断多余的乙状结肠,将其断端与齿状皮肤吻合。

(6)术后处理:同 Dixon 手术。

(7)术中注意点:同 Dixon 手术。

6.直肠经腹低位切除、经肛门外翻吻合术(Maunsell－Weir 手术)

(1)适应证:直肠肿瘤位于直肠膨大部分的上半部,距齿线 6~12cm 的直肠癌肿。癌浸润未达肠壁外,无淋巴结转移者。

(2)禁忌证:距齿线不到 6cm 的低位直肠癌肿。

(3)术前准备:同 Dixon 手术。

(4)麻醉与体位:同 Dixon 手术。

(5)手术步骤

1)腹部切口,腹腔探查,癌肿近段管结扎,肠系膜下动脉切断、结扎,乙状结肠游离及直肠游离等腹腔内手术操作,均同 Dixon 手术。在癌肿上方 10~15cm 处切断乙状结肠,游离乙状结肠及其系膜,使能拖至肛门缘而无张力,且血运良好,必要时将降结肠及结肠脾曲松解游离。

2)经腹部于癌肿下线 3~5cm 处用直角钳夹住直肠并切断,移去标本,在直肠断端缝 4 针牵引线,再扩张肛管,伸入一长环形钳夹住牵引线拉出肛管外,再牵拉牵引线使直肠外翻至肛门外。

3)在外翻的直肠壁上做一横切口(距齿状线 3~4cm)横断直肠,再伸入一长环钳将乙状结肠近切端夹住并拖出。

4)进行乙状结肠及直肠吻合,先丝线间断缝合浆肌层,再缝合结肠、直肠黏膜层。

5)吻合结束后将内翻的直肠推入盆腔,放置引流管,缝合盆腔腹膜,逐层关腹。

(6)术后处理:①待肠蠕动恢复,肛门排便后坐浴;②待排两次大便后,引流管无异常液体,无瘘发生,即可拔出会阴部引流管;③术后早期肛门排便控制功能较差,大便次数较多,应适当给予止泻剂控制排便次数,指导患者每日做肛门功能训练,促进肛门功能早日恢复。余同 Dixon 手术。

(7)术中注意点:①直肠远端必须游离到肛提肌平面以下,即达到全直肠系膜切除的要求,注意肠远端的血供。②翻出的直肠与乙状结肠必须保持良好的血供,同时注意肠管有无扭转、张力。

7.经骶直肠局部肿块切除术

(1)适应证:肛管上缘 2cm 以上和腹膜返折以下的直肠良性病变及早期直肠癌。

(2)禁忌证:不能耐受手术或凝血功能障碍者,晚期或伴有转移的直肠恶性肿瘤。

(3)术前准备:同 Dixon 术。

(4)麻醉:同 Dixon 术。

(5)体位:折刀位。

(6)手术步骤

1)切口:自骶尾关节稍外上方至肛门后缘 2cm 处,沿近中线作一长 8～10cm 的切口。切开皮肤、皮下组织,至上方显露臀大肌边缘,切断附着于骶尾骨的部分臀大肌纤维,剥离尾骨骨膜,结扎骶中动脉和骶外动脉,切断尾骨,切断肛尾韧带,移去尾骨。

2)显露直肠后壁:显露肛提肌、耻骨直肠肌,分离肛提肌表面的脂肪、结缔组织,然后自上向下沿中线纵行切开肛提肌,边切断边结扎出血点。打开肛提肌深面的直肠骶骨间隙,即可显露直肠后壁。

3)直肠局部切除:用手指经肛门确定病变的位置。分离直肠后壁,仔细剥离直肠周围的脂肪,结扎直肠上动、静脉的分支达直肠后壁的肌层,在距病变周围 1cm 楔形切除直肠后壁全层,然后两层缝合关闭直肠后壁的切口。

若病变位于直肠前壁,则剥离直肠后壁达肌层,纵行切开直肠后壁,在直视下找到直肠前壁的病变,距病变周围 1cm 楔形切除直肠前壁全层,移去标本,充分止血后,两侧缝合关闭直肠前壁的切口,然后再两层缝合关闭直肠后壁的切口。

若病变在直肠侧壁,须仔细将直肠全周游离。先切断骶骨直肠韧带和直肠侧韧带,于 Denonvilliers 筋膜的前方游离直肠前壁。用一橡皮管将直肠完全牵出切口外,距病变周围 1cm 楔形切除直肠侧壁全层,然后两侧缝合关闭直肠侧壁的切口。

4)缝合切口:将直肠送回盆腔,用大量蒸馏水冲洗盆腔与切口。于骶前间隙放置双套管引流管,自切口旁另开口引出。缝合肛提肌、臀大肌,尾骨断端充填骨蜡。依次缝合皮下组织、皮肤。充分扩肛,肛管内植入以软质外裹凡士林纱布的肛管。

(7)术后处理:①术后患者应取侧卧位,以免压迫骶尾部切口,造成骶部积液。②骶部引流管行持续负压吸引,至术后 3 天无明显引流液时拔除。③肛管接水封瓶,24～48 小时拔除。余同 Dixon 手术。

(8)术中注意点:细致操作,充分止血,掌握病变切除范围。

八、手术方法及切除范围及手术方法的选择

1.直肠癌根治性切除手术　直肠上段癌,须经腹腔切除,行结肠、直肠吻合术。直肠中段癌,一般可采用保存肛门括约肌的直肠癌根治性切除术,但如癌肿恶性程度高,原发病灶范围较广,骨盆腔狭窄等,也应考虑行腹会阴联合根治切除术。直肠下段癌行腹会阴联合根治术,根治前必须经病理检查确诊。

2.直肠癌并有重度肠梗阻者,先行梗阻近端结肠造口术,解除梗阻后 3～4 周左右,再行根治性手术。

3.较晚期直肠中段或下段癌,如病灶范围较大,局部固定,有条件者可行术前放射治疗,或经股动脉插管至直肠上动脉髂内动脉行介入化疗,以提高切除率。晚期癌伴梗阻不能切除者,可作乙状结肠造口术。

(石刚)

第七节　肛管及肛门周围癌

一、概述

发生在齿线下方直至肛缘线的癌肿,称为肛管癌,发生在肛缘以外,以肛门为中心,直径6cm以内的癌肿称为肛周癌。临床上以肛门疼痛、肛门肿物、出血及肛门异物感等为主要表现。肛管癌和肛周癌少见,占大肠癌 2%~4%,发病年龄较直肠癌略为延后,好发年龄为 55～65 岁。肛管癌较肛周癌多见,两者发病率之比约为 7:1。前者以女性多见,后者以男性多见。

二、病因病理

（一）病因

肛管癌及肛门周围癌的发生一般认为与肛管及肛门周围慢性炎症（如长期肛瘘）、肛门部良性肿瘤恶变以及肛周皮肤白斑恶变等因素有关,但确切的病因至今尚不明了。

（二）病理

1. 组织学分类　1976 年 WHO 颁布的组织学分类法主要将肛管肛周肿瘤分为上皮性肿瘤、非上皮性肿瘤和恶性黑色素瘤 3 类,后两类少见,混合型者按优势细胞分类。结合现在对肛区组织胚胎发育、解剖学及该区常见肿瘤的病理特点的深入研究和临床实际需要,可把肛区上皮性肿瘤分为：直肠上皮性肿瘤、移行上皮性肿瘤、皮肤表皮性肿瘤。

2. 病理分型　见表 11—9。

表 11—9　肛管及肛周恶性肿瘤的分类及病理分型

类型	病名	特征
直肠上皮性肿瘤		起源于肛管上段直肠黏膜上皮,归入直肠癌中
移行上皮性肿瘤	肛管鳞癌	大多为典型的分化差的非角化型细胞。半数病例的癌灶边缘隆起,溃疡状,约 1/3 的病例癌灶为斑块状或结节状,少数呈菜花状,大小不等
	一穴肛原癌	好发于肛管齿线及其上、下。分化良好的基底样细胞癌,由成群的嗜碱性的小细胞组成,周边有明显的"栅栏样"分布的细胞核,中心有时可见到乳酪样坏死,在分化较差的肿瘤中,这种典型的细胞表现逐渐消失,变成一薄层深染的、具有多形核的小细胞
	原发性肛管腺癌	多数为分化良好的黏液腺癌,具有黏液分泌的腺管,黏液因潴留在管腔内而使其有不规则的扩张。肿瘤细胞轻、中度异型性。瘘管开口处可见鳞状上皮、移行上皮和黏液柱状上皮的移行,皮肤鳞状上皮常见增生或假上皮瘤样增生
皮肤上皮性肿瘤	基底细胞癌	侵蚀性溃疡,无明显退行性病变,有不同程度角化、中心有钙化。本病生长缓慢,侵袭性低,很少发生转移
	肛周鳞癌	典型大体表现是中央溃疡,边缘内翻
	肛周 Bowen 病	肛周及皮内鳞状细胞癌,有多核的巨大 Bowen 细胞,亦可见"光晕征",以及可能存在的鳞癌特征
	肛周 Paget 病	湿疹样癌,表皮内有分散或成群的 Paget 细胞

3.病理分期　肛管及肛周癌的病理分期目前采用国际抗癌协会(International Union Against Canter,UICC)的 TNM 分期法(1997)(表 11-10)。

表 11-10　肛管及肛周恶性肿瘤 UICC 的 TNM 分期

分期(TNM)		评价标准
原发肿瘤	T_x	原发肿瘤无法评价
	T_0	没有原发肿瘤的证据
	T_{is}	原位癌
	T_1	肿瘤最大直径≤2cm
	T_2	肿瘤最大直径>2cm,但≤5cm
	T_3	肿瘤最大直径>5cm
	T_4	肿瘤侵犯邻近器官,不论肿瘤大小;但仅有肿瘤侵犯括约肌不能划入 T_1
淋巴结转移	N_x	区域淋巴结无法评价
	N_1	区域淋巴结无转移
	N_2	直肠周围淋巴结存在转移
	N_3	存在单侧的周围淋巴结或腹股沟淋巴结转移
	N_1	直肠周围、腹股沟淋巴结存在转移;或双侧髂内、腹股沟淋巴结有转移
远处转移	M_x	远处转移无法评价
	M_0	无远处转移
	M_1	存在远处转移

(三)扩散与转移

1.局部浸润　由于齿线和齿线以下的上皮与肛管括约肌结合紧密,而齿线以上结合疏松,因此肛管部的肿瘤易向上侵犯直肠,易转移到直肠系膜;肿瘤也可向深部浸润,穿过括约肌侵犯邻近组织,特别是直肠阴道膈、阴道或前列腺等。

2.淋巴和血行转移　肛管区有丰富的淋巴引流,可分为上方、侧方及下方 3 个方向。近来的研究证实,齿状线上下的毛细淋巴管相互交通,在齿状线处并不存在明显的分界线,以往以齿状线为界的上下淋巴引流途径的理论已不适合。

(1)肛管上方的淋巴引流可沿直肠上、中、下动脉,以及骶正中动脉、骶外侧动脉、膀胱下动脉,汇入到髂内外、髂间、髂总淋巴结及肠系膜、腹主动脉旁淋巴结等。

(2)肛管的黏膜、黏膜下层的淋巴管向侧方伴随肛门周围的血管经过坐骨直肠窝,汇入阴部内动脉根部的臀下淋巴结,再汇入髂内、闭孔淋巴结或髂总淋巴管。

(3)肛门周围的皮肤及肛管周围淋巴管向前经过会阴及大腿内侧的皮下组织,汇入腹股沟淋巴结,其输出淋巴管汇入髂外淋巴结,而一部分腹股沟深部淋巴结的输出淋巴管可注入闭孔淋巴结。

3.远处器官的转移　肛管及肛周癌远处血行转移亦有发生,主要见于肝、肺、骨等部位,其次是肾、肾上腺及脑。

三、临床分期

临床上可简单将肛管及肛周癌分为以下 4 期:

零期:原位癌;

Ⅰ期：无括约肌侵犯；

Ⅱ期：侵犯括约肌；

Ⅲ期：局部转移（Ⅲa：仅有直肠周围淋巴结转移；Ⅲb：腹股沟淋巴结有转移）；

Ⅳ期：伴有远处转移。

四、临床表现

（一）症状

1.肛门部刺激症状　局部剧烈疼痛，肛门部不适、异物感、瘙痒等。累及括约肌时可有便意频繁，里急后重，排便困难，大便失禁，大便变形等，局部有感染时可出现大便中带有黏液及脓血等。

2.肛门部肿块或溃疡表现　初期肛管或肛门周围出现小硬结，逐渐长大后表面溃疡糜烂，其边缘隆起并向外翻，有颗粒结节，底部不平整，质地较硬，触痛。

3.转移症状及晚期消耗衰竭　患者晚期有乏力、消瘦、贫血等恶病质表现，伴有腹股沟淋巴结肿大。若转移至肝脏、肺脏、前列腺、膀胱、阴道后壁、宫颈等周围组织器官时，可出现相应的症状。

（二）体征

早期可无明显体征，中、晚期患者除肛周溃疡、肿块、皮肤糜烂等局部表现外，尚有腹股沟淋巴结肿大、消瘦、贫血、水肿等恶液质现象。

（三）辅助检查

1.活组织病理检查　可帮助进行病理定性诊断。

2.结肠镜检查　排除为直肠癌向下侵犯所致，还可明确有无多原发癌。

3.B超及CT、MRI检查　可以帮助确定局部情况及有无远处淋巴结转移。

4.X线检查　了解有无远处转移。

五、诊断及鉴别诊断

（一）诊断要点

1.有肛门部疼痛，肛门肿物或溃疡，肛门异物感、出血、瘙痒等病史。

2.局部检查可见肿物或溃疡，皮肤变硬，肛门指诊可明确病变范围、有无固定、直肠或周围组织有无受累，有时可见腹股沟淋巴结肿大。

3.结肠镜检查或肛门镜检查可见肛管及肛门周围有硬结或溃疡状改变。

4.病理组织学检查明确诊断。

（二）鉴别诊断

1.直肠癌　临床症状相似，低位直肠癌可侵犯到肛管及齿线处，通过病理学检查可以鉴别。直肠癌以腺癌为主，而肛管癌以鳞癌为主，两者虽治疗相同，但前者预后较后者佳。

2.复杂性肛瘘　表现为局部包块、溃疡，甚至括约肌功能障碍，但多可借助于病史及活组织病理检查帮助明确诊断。

3.肛门湿疣　环绕肛门可出现多处肿块，大小不一，表面有细颗粒，病变之间有正常皮肤分隔，质软，病变处皮肤无溃疡，临床症状与病理检查可鉴别。

4.肛门瘙痒症　慢性瘙痒症肛周皮肤呈广泛性增厚，有时误诊为癌变，但瘙痒症的皮肤改变广泛而无深部浸润现象。

5.肛门周围克隆病　肛周溃疡是克隆病的特征之一,周围有水肿,结肠镜检查可发现直肠部炎症较重,病理学检查依据可资鉴别。

6.非特异性溃疡　可发生在肛门周围,并影响到肛管,溃疡面很大,但病变表浅,边缘稍高,基底部覆盖有肉芽组织,不增厚,取活检可资鉴别。

7.肛裂　裂口处可见梭形溃疡,但多位于前、后正中肛缘处,且有典型的周期性疼痛病史,不难与本病鉴别。

六、治疗

(一)治疗原则

肛管肛周肿瘤总的治疗原则:除小的癌肿可经局部切除和单一放疗外,所有的肿瘤均可采用放疗-化疗-手术治疗的综合治疗方法。

(二)手术治疗

1.肿瘤局部切除术

(1)适应证:恶性程度较低的鳞癌、基底细胞癌中肿瘤直径小于2cm者。

(2)禁忌证:同Miles术。

(3)术前准备:同Miles术

(4)麻醉:骶管阻滞或连续硬膜外阻滞麻醉。

(5)体位:侧卧位折刀位或截石位。

(6)手术步骤:麻醉满意后,常规消毒铺巾。以肿瘤为中心,作梭形切口,切除肿瘤边缘2～3cm皮肤、皮下和部分括约肌,修复缺损的括约肌,必要时可加做转移皮瓣术或肛管成形术以避免肛管狭窄。

(7)术后处理:术后2～3周开始辅助放疗,包括病灶局部和区域淋巴结,以减少复发率。

(8)术中注意点:掌握切除范围,保护好括约肌功能。

2.经腹会阴联合切除、乙状结肠造口术　即Miles术,此术式对能切除的肛管癌、肛门周围癌均是有效的手术方式,具体参见本章直肠癌的相关内容。

3.腹股沟淋巴结浅组清扫术

(1)适应证:肛管癌或肛门周围癌有腹股沟浅组淋巴结转移者。

(2)禁忌证:①无腹股沟浅组淋巴结转移者。②其余同Miles术。

(3)术前准备:因多数为进展期癌,或在化疗或放疗中者,注意营养支持,改善全身情况,并预防性应用抗生素。

(4)麻醉:全身麻醉或连续硬膜外阻滞麻醉或蛛网膜下隙阻滞麻醉。

(5)体位:与原发灶一并切除时取截石位,分期手术者取仰卧、双下肢外展位。

(6)手术步骤

1)麻醉满意后,常规消毒铺巾。在腹股沟韧带下方2cm,与韧带平行,作与腹股沟韧带中3/5等长的切口。必要时可取出肿大淋巴结行冰冻切片,无转移则缝合切口;证实有转移后,于切口内侧端向下作10cm长的垂直切口。

2)翻开皮瓣,可留一薄层脂肪组织与皮肤相连,锐性向深层分离,在腹股沟韧带上方3cm显露腹外斜肌腱膜,在腹股沟韧带下方显露阔筋膜,外至缝匠肌外侧,下到切口下端,内侧近耻骨结节。从术野下部开始解剖,结扎切断大隐静脉。

3)由下向上、由外向内解剖,由外向内依次显露缝匠肌、髂腰肌、股神经、股动脉及股静脉,切除包括阔筋膜、脂肪、结缔组织及其中的淋巴结和大静脉近段。最后摘除肌深淋巴结,将准备切除的组织向内翻,与髂腰肌分离,勿伤及股神经及其分支。

4)将股血管鞘连同结缔组织及其中的淋巴结,从股动脉及股静脉上分离,将大隐静脉于汇入股静脉处结扎切断。应注意摘除股血管上端位置最高的淋巴结(Cloquet 淋巴结)。

(5)彻底止血,将缝匠肌在髂前上棘附着点下方 2~3cm 处切断,向内侧转移覆盖股血管,与腹股沟韧带下缝缝合。于皮下置多孔引流管,冲洗创面,缝合皮肤。

(7)术后处理:①女性患者应留置尿管 5~7 天。②皮下引流管接负压吸引,保持通畅,可不加压包扎。防止皮下积液,避免皮瓣坏死。如有积液应敞开引流。③抬高下肢,以利淋巴回流。④术后可静滴低分子右旋糖酐 500ml,避免血栓性静脉炎。

(8)术中注意点:严格清扫范围,避免周围损伤血管神经。

4. 腹股沟深组淋巴结清扫术

(1)适应证:肛管癌或肛门周围癌等有腹股沟深组淋巴结转移者。

(2)禁忌证:①无腹股沟浅组淋巴结转移者。②其余同 Miles 术。

(3)术前准备:同腹股沟浅组淋巴结清扫术。

(4)麻醉:同腹股沟浅组淋巴结清扫术。

(5)体位:同腹股沟浅组淋巴结清扫术。

(6)手术步骤

1)在腹股沟浅组淋巴结清扫术切口的基础上,于其外侧端向具备 13~15cm 长的垂直切口。

2)完成腹股沟浅组淋巴结清扫后,在腹股沟韧带上方,由皮下环向外平行切开腹外斜肌腱膜,沿腹股沟韧带由内向外切断腹内斜肌、腹横肌之附着部,直达髂嵴,近髂外动脉、静脉结扎切断腹壁下血管,将腹壁肌肉拉向上方,将手术床改为头低脚高位,使壁层腹膜向上内回缩,并向上推腹膜至髂总动脉分叉处,摘除髂腰肌前面、血管旁和闭孔内肌内侧的脂肪和淋巴结。

3)彻底止血,冲洗创面,将切断的腹横肌、腹内斜肌、腹外斜肌腱分别缝于腹股沟韧带上,重建腹股沟管解剖,留置引流管,关闭切口。

(7)术后处理、术中注意点:同腹股沟浅组淋巴结清扫术。

5. 局部广泛切除并双侧臀大肌皮瓣重建术

(1)适应证:肛周 Paget 病不伴有其他肛周假囊性疾病者。

(2)禁忌证:同 Miles 术。

(3)术前准备:术前清洁灌肠,局部备皮。

(4)麻醉:持续椎管内阻滞麻醉。

(5)体位:折刀位。

(6)手术步骤

1)扩肛:常规消毒铺巾后,用手指缓慢扩肛至 4 指,探查肛周及肛管皮肤。

2)切除直肠黏膜:沿齿线上 0.5cm 作环形切口,切除直肠黏膜。

3)切除肛周病变皮肤:沿病变皮肤边缘外 3cm 作切口,深度达皮下脂肪组织,经病变皮肤及皮下脂肪组织一并切除。若病变较深,则需切除部分肛门外括约肌。术中取 5～6 块切口边缘组织送病理科作术中冰冻切片,确认无残留 Paget 细胞后,方可进行皮瓣移植。

4)双侧臀大肌旋转皮瓣移植:双侧带血管蒂(臀下动脉)臀大肌皮瓣切下后,经皮下隧道向下旋转,与直肠黏膜和肛门外括约肌缝合。供皮瓣处也可进行一期缝合。皮瓣修补缺损时,忌留死腔,切除区留置引流管。

(7)术后处理:①术后防止引流管 3 天,以保持该区清洁和干燥;②患者术后控制大便 3～5 天;③臀下放置气垫;④使用抗生素 3～5 天;⑤术后卧床休息 7～10 天,避免过早行走。

(8)术中注意点:①切除直肠黏膜时易出血,注意止血,可在切口下注射少血 1∶200000 肾上腺素,以协助止血。②术中如须切除部分肛门外括约肌时,切除边缘距病损皮肤 3cm 以上。

6.结肠造口术　适用于肛管癌及肛门周围癌过大或全身情况太差不能切除者;不能切除且放疗无效者,或严重反射性坏死,排便时剧烈疼痛者。具体操作见本书结肠癌部分。

七、疗效判断

1.痊愈　会阴部伤口愈合,排便通畅,无并发症。

2.显效　会阴部伤口基本愈合,排便通畅,无并发症。

3.有效　会阴部伤口愈合欠佳,排便可。

4.无效　会阴部伤口不愈,结肠造口狭窄,或有严重并发症。

八、预防与调护

1.适当降低膳食的脂肪和肉类含量,增加新鲜蔬菜和水果。

2.注意个人及用血卫生,预防 HPV 及 HIV 的发生。

3.对于肛门部持续疼痛、便血、溃疡等症状者,应尽早就诊。

4.对久治不愈的肛门疾病,尤其是触及腹股沟淋巴结肿大者应考虑本病的可能,常规作活组织检查。

(石刚)

第十二章 大肠镜治疗技术

随着内镜技术的飞速发展,大肠镜治疗的范围越来越广,上消化道内镜开展的项目在大肠镜中几乎均可开展,与外科腹腔镜的联合治疗更是拓宽了大肠镜的治疗范围。目前大肠镜治疗技术包括:①高频电息肉切除术;②扩张术;③止血术(包括钛夹止血术);④金属支架植入术;⑤肠黏膜切除术;⑥肿瘤热疗术;⑦套扎术;⑧取异物术;⑨大肠扭转复位术;⑩大肠功能测定术,如大肠测压、大肠肌电,以及一些生物分子学技术在大肠镜中的应用等。这些高端治疗技术将有各种专著详细阐述和探讨,而本书只就息肉的切除做基础的探讨。

第一节 设备

大肠镜下肠息肉切除术的设备相对简单,熟悉了解高频电凝切发生器和相关配件的正确使用,就可大大增加患者的安全性。

一、圈套器

圈套器有许多类型,对于经验有限的内镜医生和助手来说至少熟知 1～2 种圈套器是必要的圈套器的制作不同,效果各异。不同特点的手柄和不同粗细的导丝很大程度上影响着对息肉切除的操作。一次性使用的圈套器有着诸如状况良好、可预知性等优点,目前提倡使用而重复使用的圈套器和导丝也有可能重新塑形或是重新装配到另一套的塑料外套管内的优点。对无蒂息肉很多内镜医生喜爱使用标准大圈套器(直径＞2.5cm)和微型圈套器(直径＜1cm)和一些特殊圈套器,如带尖、带倒刺,或是硬导丝圈套器。圈套器有着各式的形状,手柄也各异,但更多取决于操作者的个人习惯。不论何种圈套器,在开始息肉切除之前均应注意以下几点:

1.当圈套环刚好收至外套管前端时在手柄上进行标记(图 12-1)。这是息肉切除术中重要的安全因素。这样可保证在圈套环离导管前端太远时不会过分收拉导丝,对于小的有蒂息肉不会因过分收拉致使电凝切不充分而产生机械切割,或是对于大的有蒂息肉将部分息肉表面组织也被一同圈套,容易造成因没有标记而切割不全出现出血现象。标记也可在插入后导丝显露于导管外时进行,但不是很便捷。很多手柄都会带有标记,但做一标记会更加安全,因为标记可以显而易见地提示导丝完全收至导管内。

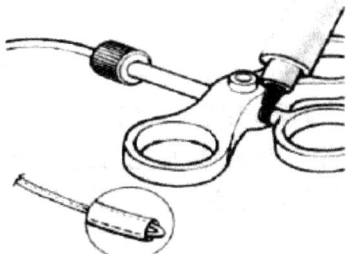

图 12-1 手柄标记

2. 圈套器收拉的光滑自如感对安全性至关重要。圈套器的手柄要能轻易地开合,这样当圈套环位于息肉或其蒂后面不在视野范围内时,内镜医生能准确地知道所发生的事。重复使用的圈套器导丝在使用或消毒时可能会弯曲,当其不能在塑料鞘管内自由滑动时是很危险的,应及时将其丢弃。

3. 圈套导丝的粗细很大程度上影响着电切的速度和切割横断面大多数圈套环由较粗的导丝制成,这样意外机械切割概率会减少,切割横断面较大,有助于局部凝血,但不利于电切。有些一次性圈套环较细,在蒂部血管凝固前应以较低电流切割或缓慢操作。当使用新型的圈套器时要格外小心。

4. 手拉的力度也很重要,尤其是圈套大的息肉时。圈套器使用之前应保证圈套环在外导管内离先端有 15mm 间距(图 12-2)。这样即使外套塑料管变形时也可以确保圈套环套紧蒂部时的张力,尤其是切除较大息肉时。若收拉压力过小过慢,息肉切除则主要依靠较大电流作用,可能导致蒂中央血管凝固不充分,有术后出血的危险。如果圈套环收拉压力过大过快,在电切割前存在机械切割,可导致出血。

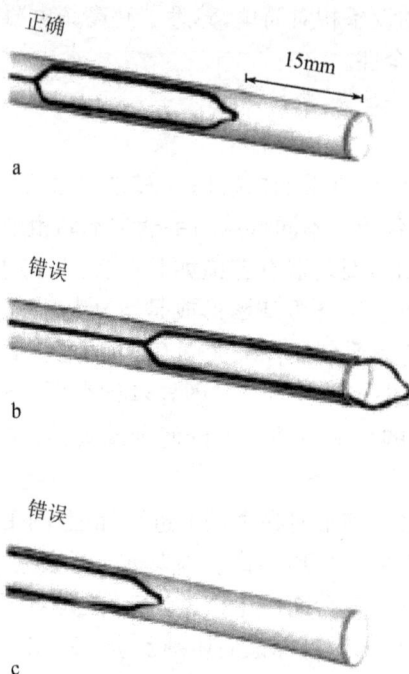

正确

15mm

a

错误

b

错误

c

图 12-2　圈套环与先端的间距

二、其他设备

1. 热活检钳用来治疗 5mm 以内的息肉。在治疗毛细血管扩张或发育不良时,如果氩离子凝固术无效,也可用热活检钳的凝固作用进行治疗。

2. 息肉收集可用 Dormia(套石)金属网篮,尼龙网、三爪或多爪活检钳,或是气液分离器,尤其适用于多个息肉或细碎的息肉切除标本收集。当圈套器可以直接收集标本,就会节省更换配件的时间。

3. 注射器用于注射生理盐水、肾上腺素(或去甲肾上腺素),可在急性出血时内镜下注射止血,或是扁平息肉切除时抬举注射,或做标记注射。有时直接用来喷洒染料,有利于观察黏膜表面细小病变,如小的扁平息肉或是早癌。

4. 在息肉电凝切除时,钛夹可用于预防出血或切除后止血。需要注意的是,过粗的蒂用开口过小的钛夹作为预防性出血是有风险的,有时需要套住剩余的蒂。但钛夹对突发的出血还是有一定疗效的。

（艾克拜尔·艾力）

第二节　息肉电凝切原理

一、高频电刀安全性

在应用高频电刀时主要是应用其电流产生的热效应来凝固血管和组织,甚至可以切割组织。在组织中产生的电场使细胞内离子流动,在相互碰撞过程中释放热能。高频电流方向相互交替。患者没有疼痛感,是因为每次电流交替,肌肉和神经膜没有极化的时间,不能产生传入的神经冲动,也就没有肌肉收缩。所以患者对高频电刀的电流没有感觉,对心肌也不会有危险。另外使用高频电刀时还有电极片保护。在较低功率下电切现代心脏起搏器是不受影响的。如有疑问可以咨询心脏科医生(在息肉切除时使用的是低功耗,几乎不可能直接烧伤患者皮肤。高频电刀的电流真正的危险是在工作时对肠壁可能产生的损伤。

二、凝固、切割及混合电流

凝固和切割电流的特点在前面章节已有介绍。它们共同特点是不会激发空气分子形成带电离子云,不会出现高温火花而发生电灼现象。电灼损伤面积大、深,易引起肠壁穿孔。

混合电流是连续正弦波和间歇减幅正弦波的混合波,所以能达到电切、电凝两种作用。不同的电刀功能各异,更换电刀时要谨慎,尤其是开始时设置低功率。最好在一个小的或较大的病灶周边测试后再使用。否则对大的病灶不能有效切除。

三、电流密度

电流的流动必须通过小的区域才能产生大的电流密度,这是电外科的基础。如何在内镜下将高温效应作用于病变组织凝切点上,而不伤及其他组织,这和电路中导线电阻、电极电阻及组织电阻大小有关。组织电阻最大约 100Ω 左右,特定组织(如脂肪组织)和失水组织在加热过程中电阻会增大,干燥组织也难于切割,电流流过较大面积的组织,总电阻和热效应会下降。因此组织电阻大小和电极接触面积有关。截面积越小,电流就越大,热效应就高,这样就容易使局部组织凝固汽化坏死,可达到凝固止血和切割的目的。

电外科治疗时,希望热量集中在作用极与局部组织的接触点,肢体电极部位温度尽量低,因此尽可能缩小作用电极与组织接触的面积,扩大电极板与体表的接触面积,才能达到治疗而不损伤其他组织的目的。电极板宽大平整或加用盐水浸湿的纱布等措施能增加电极板和体表接触面积。

四、凝切功率及时间的选择

热效应大小与功率即(电流)强度大小成正比,与通电时间也成正比($Q=kpt,p=I^2R$),因此要得到较高的热效应,就必须增加发生器的功率和延长通电时间,但局部高温可向周围深层组织传递,会引起附近组织的损伤,引发并发症。所以高频电刀应设置为高功率、短时间方式。

五、凝切过程中的关键因素

1. 息肉电切除的本质是横断之前凝固息肉蒂部中央核心的动脉和静脉圈套环的收紧不仅是截断血流,而且使电流集中地流过核心部位圈套环的坚固程度是非常重要的。圈套环收紧的面积与电流密度极为相关,而热量与电流密度正相关,因此圈套环越收紧则局部产生的热量越大,相反收紧的蒂与肠壁之间的基底几乎不加热,所以带蒂息肉电切术后罕见肠穿孔。作用的面积是热能集中的关键因素,圈套环的作用力和圈套导丝的直径是附加因素,息肉蒂部热量的增加相应地增加了局部切割力。热量随时间增加而增加。

2. 圈套环收紧程度是一个最重要的变量。因为圈套环收紧,热量就会呈立方增加,如果圈套环太松,很难加热所有组织;如果圈套环太紧组织会加热太快。因此,一个小息肉的软蒂应迅速电凝较粗大的蒂在组织明显凝固前应减少收紧力度,需要稍调高功率和延长电凝切时间。因为视野不好以及镜头失真均会造成很难判断蒂的直径和质地。因此凭感觉判断蒂的状况是不准确的。尤其在使用塑料护套圈套器时,会出现圈套器的手柄已达到完全关闭的程度,而息肉蒂部实际上没有完全被收紧的状态。要确认新圈套器手柄完全闭合时,圈套丝应收入套内15mm,即可避免上述状况。因此在圈套大的息肉前,圈套器外鞘的检查也是非常重要的。同样,在息肉电切时使用低功率设置适当延长切割时间可以完成电切割目的。一般不必增加电流强度一些具有自动切割设置的电刀,在圈套时会自动调节热量输出。

3. 缓慢加热是息肉切除的基本原则。在息肉电切前应将息肉蒂部适当电凝,在蒂部电凝过程中,可见蛋白组织变性而颜色发白、肿胀或汽化。若过度电凝,某些组织坏死可能会超出电凝变白区域,极易引起黏膜溃疡形成。如果电凝不充分,导丝可能就要引起机械切割,易发生继发出血,因为蒂部中心的厚壁血管是最后被切割的。这就不可避免地需要一个适当安全的偏低电流和适当长一点时间来完成,但这个时间不应超过30～40s,不然周围组织和深层组织就会受热的传导而损害,甚至损伤肠壁组织此时增加功率,缩短时间更为现实,通常应用的功率不应超过30～50w。

4. 粗大的息肉蒂(直径≥1cm)更难以电凝,存在中心血管电凝不足的风险。尤其蒂部质地坚硬,相对不能收紧时,其内常常存在厚壁的血管。为达到充分电凝,可能需要更高的功率设置并从外周启动电凝,或者通过电凝收紧圈套器,同时迅速加热。但要注意短时间内过高功率造成的不良影响是加热非常迅速,而此时电切息肉蒂部核心部分恰恰需要缓慢加热凝固充分,所以要选择适当的高功率和加热时间。另外还要注意粗大息肉与肠壁的点状接触会引起接触点的电流泄漏,造成的不良后果,我们将在后面讨论。

5. 如果一个大的息肉蒂部没有产生电凝效应,应首先检查以下几种可能:电路和连接是否正确? 圈套器组装是否正确并能否收紧? 息肉蒂部是否正确圈套,息肉顶端组织是否被一并圈套并处于视野之外? 其次,如果息肉蒂部粗大应考虑注射肾上腺素并准备尼龙圈套和钛夹。应重新将圈套环定位在蒂部更狭窄的部位,如果担心并发症或术中经验不足,将适时终止或更换他人处理。

(艾克拜尔·艾力)

第三节　息肉电切术的技术要领

即使是经验丰富的专家在运用圈套器切除息肉时也会遇到困难。技术不熟练的初学者,因为对于视野暴露不充分往往看不到较大息肉的全貌,所以会导致圈套电凝切不理想或不安全。

下面的步骤和提示,将有助于安全和有效的息肉电切除。

一、检查和标记圈套器

过于积极但缺乏经验的助手可能会在收紧圈套器充分电凝之前,急于强行收紧圈套器,尤其是在圈套器钢丝较细或息肉蒂部较细时,易发生机械切割。此时常可发现圈套手柄已收到外护套的末端,完全超越了手柄上的标记线。所以在圈套较粗大的息肉蒂部时,这个标记能够协助估计息肉蒂部的粗细,并警告有发生机械切割的可能性。

二、熟悉电刀的使用

当第一次使用电刀时,应从最低设置开始,然后在每个设置的基础上每2~3s增加一档。确认到能进行有效电凝切最低电流设置。通常最低设置电流指数为2.5~3。

三、制定并遵循规定的息肉电切术的流程

在每一次息肉电切术前,检查连接线路、接线板的位置和高频电刀的设置。确保脚踏开关在方便的位置,尤其是在已经圈套住息肉的关键时刻,可以凭脚感觉而不是低头寻找脚踏开关即可完成电切。患者的移动或咳嗽、恶心也同样会使息肉转向而发生机械性撕扯或切割而引发出血。

四、操作过程

1.由于肠镜镜头的广角透镜的视物变形,在镜下视野中很难评估息肉的大小及蒂部的粗细。用收紧圈套导丝的圈套器头端将息肉向四周推动来评估息肉的大小和活动度是非常实用的。息肉长度的测定可参照手柄的刻度;宽度时参照塑料圈套管鞘的宽度(2mm)进行评估。

2.中小息肉切除时,当圈套环在镜端出现时,通常最好是将圈套环充分打开,然后通过镜身的控制(进退和旋转),将圈套环放置在息肉顶部,或是越过息肉的部位,打开圈套环,然后慢慢退镜,直至息肉顶部或头端套入圈套环中。有时因为位置的需要,将套管前压使圈套环反向套在息肉顶端或是息肉一侧或是息肉的基底部位,然后通过镜端的调控(轻微晃动)或配合圈套器套管的轻微抖动即可将圈套环套在息肉的理想位置,然后收紧圈套环进行电凝切除(图12-3)。可旋转的圈套器已在临床应用,其可将圈套环放置在常规圈套器难以放置的最佳位置。

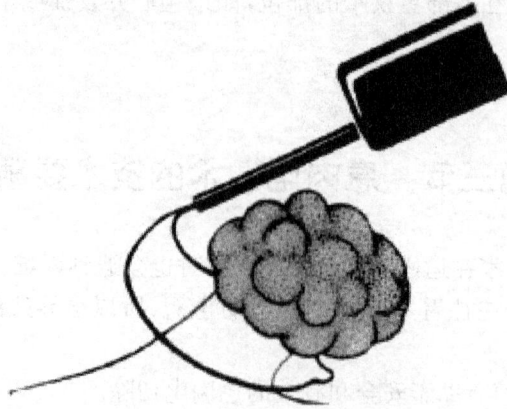

图 12-3　反向圈套息肉切除

3.在圈套环固定收紧前,应尽可能使视野和息肉的位置有利于电切,尤其是很难将圈套环放置在息肉顶端时,改变患者的体位,可以改变息肉蒂的方向,便于视野中观察,或是通过镜身的旋转调整圈套器(或钛夹)至更有利的位置,如视野右下角保持此视野位置直至电切的完成(图 12-4)。

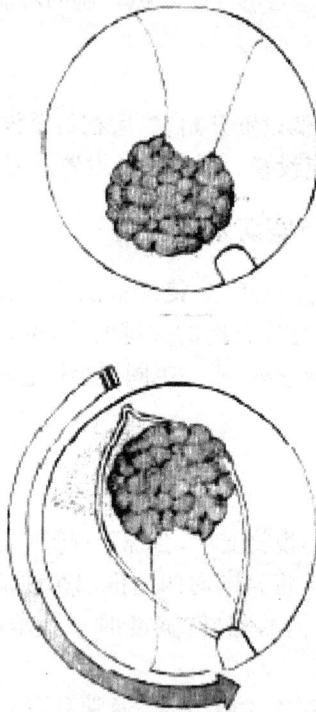

图 12-4　调整视野和息肉位置

4.圈套息肉蒂部时应将圈套外套管头端顶住息肉蒂部("推"技术),同时收紧圈套环,如果没有顶住,助手收紧圈套环时,套环位置移动会套不住息肉或是息肉会从圈套环中脱出。或者术者将外套管抵近息肉蒂部,同时助手收拉圈套环("拉"技术)均可完全套住息肉。如果圈套环套的位置不理想,如套在息肉头端(或顶部)尝试抖动圈套环或反复打开收紧,以求圈套环套在适当的部位(图 12-5)。有时可能使镜端的方向改变对息肉的圈套会有所帮助,即使失去理想的视野。

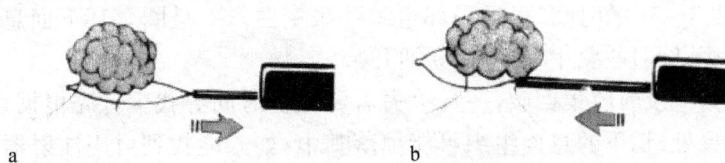

图 12-5　推拉技术圈套息肉

5.依靠标志定位或是靠感觉,轻柔地将圈套环收紧理想的位置应是息肉蒂部最窄的部位,留下一短段的正常组织,以利病理诊断和后续处理(图 12-6)。初始收紧圈套环时应轻柔不可猛力收紧,因为圈套环如在不理想或错误的部位,一旦导丝切割到息肉组织就很难释放和重新定位。长蒂息肉,特别是怀疑恶变者,应该尽可能使圈套环靠下套紧,以确保病变的完整切除和减少恶性组织侵入正常组织的机会。

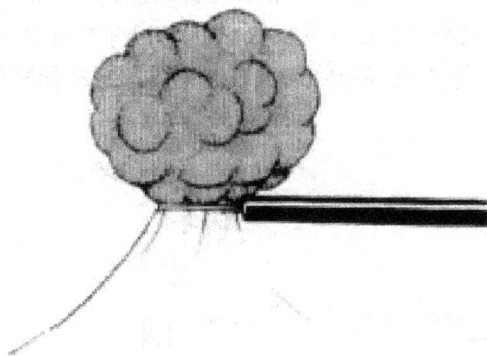

图 12-6　理想的圈套位置

6.如果圈套环套在错误或不理想的位置或难以判定息肉是否能被安全切除时,可以通过圈套环松开并抬举超过息肉顶部并向内推进,甚至必要时将镜端向前推进更容易释放圈套环(图 12-7)。如果圈套环完全被困在息肉中,可运用细径的内镜(胃镜或小儿大肠镜)插入至其旁边,应用活检钳释放圈套导丝。根据类型的不同可以拆除圈套器或切断圈套导丝退出肠镜,而将套圈留在原位待其头端脱落。如有必要可更换其他一位医生或是用一个新的圈套器切除顶部息肉进行新的尝试。

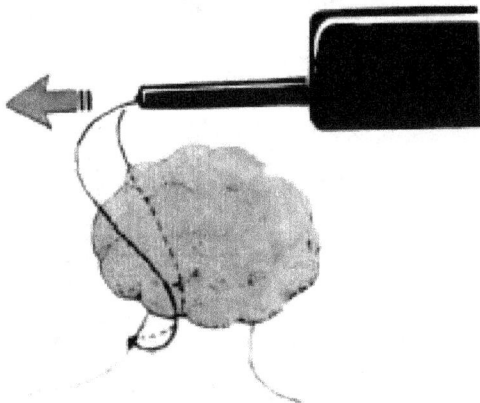

图 12-7　释放圈套环

7.使用低功率的凝固电流(15w 或设置 2.5~3)。同时套在息肉蒂部合适位置,轻轻收紧并利用电凝,持续 3~5s 的时间,可见局部组织肿胀变白。一旦圈套环下面息肉蒂或基底组织呈现明显的凝固,同时收紧手柄,电切立即开始。

8.切下的息肉应及时收集回收,一旦丢失需要花费时间寻找。首先根据切除部位,在其上下寻找液体积聚处,切下的息肉组织可能掉落其中,如未能找到可用注射器喷一些水并观察它的流动。如果仅是水流回镜头前,切下的息肉时能在镜头的远端,需要退镜找到切下的息肉。

9.切下的息肉标本的回收可能会用到圈套器或其他配件(如多股"记忆金属"Dormia 网篮或尼龙网篮)(图 12—8,图 12—9)。应用肠镜吸引住切下的息肉意味着需要退镜并再次进镜,退镜会影响剩余结肠的检查。在多发息肉切除时,通过吸引来获得切除的息肉标本是一种务实且节约时间的方法。能成功吸出标本说明它可以通过吸气闸门(吸气通道最窄的部分),如不成功,拔出吸引阀门按钮,用食指堵住吸引阀门口,等待几秒钟,直到息肉压缩和快速被吸引出来。较小息肉或部分直径达 6~7mm 的息肉标本可吸到一个气液分离器(图 12—10)或在吸引器与光源导向插头连接处放置一块纱布更为简洁便宜(图 12—11)。

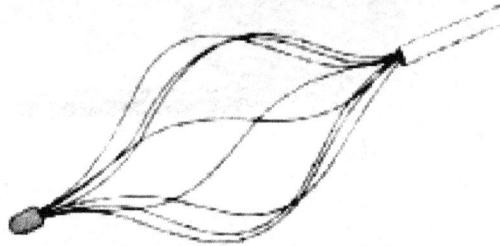

图 12—8　多股记忆金属网篮

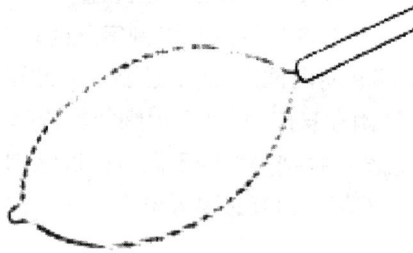

图 12—9　尼龙网篮

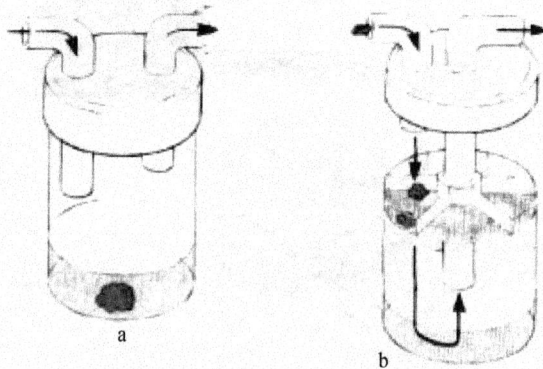

图 12—10　带滤网的气液分离器

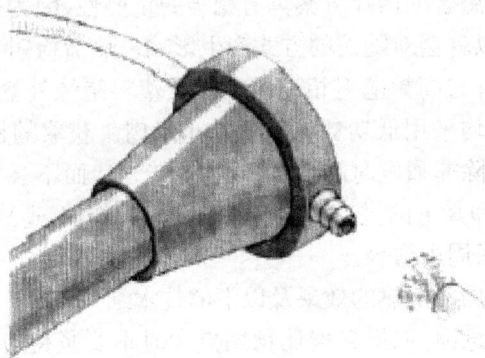

图 12-11　纱布收集息肉

（艾克拜尔·艾力）

第四节　各种息肉的治疗

一、小息肉

（一）小息肉切除必要性及安全性

微小息肉切除即使使用气液分离器，也难以收集，故此小息肉有被一些内镜医生忽略的趋势，常常形容它们为"增生"，错误地推断小息肉没有形成肿瘤的能力。如此小的息肉活检70%被证明是腺瘤，只有20%是增生，由于肉眼难以分辨腺瘤和增生，因此应切除看到的所有结肠小息肉，尽管这样的做法是否是最好的方法还存在争议的，但我们认为对于肠道内的小息肉应该给予积极切除为宜。但要注意的是，这种小息肉的切除术后1～12天仍有出现迟发性大出血的可能，因此在操作中一定要严格按照操作规程执行。

（二）圈套或"冷圈套"切除法

小圈套器对于圈套小息肉更方便，圈套后（直径为5～7mm）息肉通过吸引获取标本更为简捷。较大的息肉不能通过大肠镜的吸引通道，除非已变成碎片，需要通过标准的标本回收方式进行收集。有些内镜医生习惯用热活检钳钳取小息肉，这样易于直接搜集标本，但是圈套与热活检术相比，其优势在于通过对息肉基底部的黏膜压挤，从而减少剩余黏膜及黏膜下的血管的电凝损害广度和深度，所以有些内镜医生主张用圈套的方式切除小息肉，甚至有些内镜医生主张无电凝的"冷圈套"尤其是在口侧结肠，对于已圈套好的小息肉从基底部直接用圈套器切除，以避免任何的热损伤性溃疡和延迟出血的危险，但我们认为这种方法不应提倡。

非常小的息肉圈套切除后其收集是很困难的，经常有丢失标本的情况发生。现在使用的气液分离器比老的黏液吸引器（支气管镜或新生儿护理设计）对息肉收集有明显的帮助，因为每个标本是被收集在一个单独的编号空间，并纳入过滤器，即使有过多的液体被吸出仍可防止标本的丢失。对单一的息肉把纱布放在吸引管上捕获则是个更经济实惠的方法。

（三）"热活检"钳除法

对于1～5mm的小息肉，热活检钳除法是一快速和有效的方式，尽管偶尔会并发出血。与圈套术后经常发生组织学标本丢失相比较，热活检钳除术具有组织学标本获取率95%以上的优势。组织学证据对于患者的治疗方案具有相当的重要性,因为腺瘤的数目对于预测发生肿瘤的风险非常重要,所以就会对随访的方式产生影响。热活检钳与传统的诊断活检钳唯一不同之处,在于热活检钳有与高频电刀相连的手柄及塑料绝缘外套管(其形成的闭合电流通路和息肉电切通路相同),均采用低功耗电凝切除小息肉。获取的标本不被活检钳开口处的电流通过,所以不被加热(除非通电时间过长,产生热传导),而不会影响病理诊断。该技术在1~2s内即可对局部组织和其下的供应血管有急剧加热的作用,造成局部组织溃疡形成,此溃疡是浅表的,会在随后的两周内愈合。

安全"热活检"取决于局部加热的效果及以下的技术细节:

1. 必须选择合适的小息肉,如果息肉比预期更大时不要坚持应用热活检术,应改用小圈套器。

2. 热活检钳应只抓住小息肉的顶端,以避免损伤肠壁深层,与正常的黏膜活检一样。

3. 通过大肠镜的成角度的调控或是轻微回撤热活检钳,即可将息肉基底像有蒂一样被牵扯起来(像小山样),因为肠黏膜下层组织比较松散(类似于手背皮肤),这种情况在薄壁的近端结肠仍存在出现并发症的危险。为了安全起见,可以考虑在息肉底部注射肾上腺素生理盐水或甘油果糖,再进行热活检,则可最大限度减轻肠壁损伤。

4. 在治疗时,确保热活检钳的黑色绝缘外皮在视野内可以看到,以避免金属部件和肠镜头端接触。

5. 应用电凝电流最长时间为2~3s。由于伪蒂顶端是最窄部分,因此局部电流密度最大,会迅速产生电凝切效应。电凝的范围是可见的,比如局部发白,但最好只局限到山腰间,进一步蔓延是不必要的("富士山效应"),因为正常组织被加热损伤,随后也会坏死。

6. 息肉直径就不适合热活检钳钳除,因为息肉基底部比活检钳接触的面积还要广泛(图12-12)。更危险的是,电流会从热活检钳的接触点扩散(在加热波及的周围组织内会造成坏死)。用热活检钳凝固时间过长或企图切除大息肉,将会引起深部溃疡,可伴有迟发性出血的风险。甚至全层加热导致穿孔(尤其在口侧结肠2种风险均存在)(图12-13)。如果息肉过大应避免使用热活检钳除,换用常规的圈套法切除息肉。

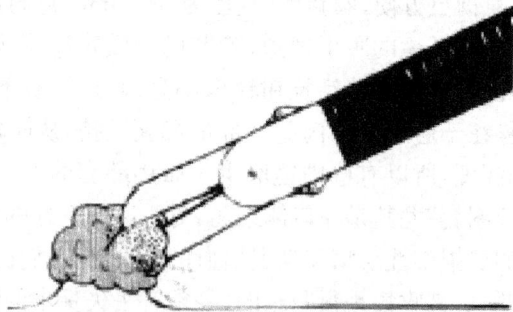

图12-12 息肉大于5mm不适合热活检

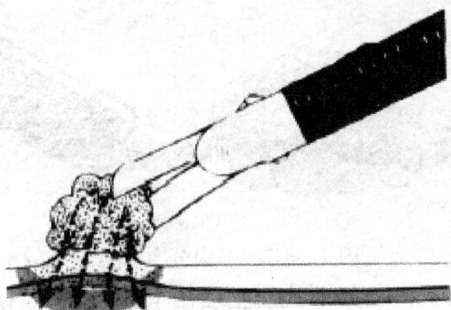

图 12—13　电流扩散

二、易出现问题的息肉

（一）无蒂息肉

1.直接切除和分次切除　切除一个无蒂或广基息肉时，局部加热时很难突出实现"电流密度"原则。这就是为什么内镜医生切除大的无蒂息肉或广基息肉会出现问题。正因如此，分步切除法是更安全的选择。"自动切除"电刀设备可能会有所发展，因为它们在电切开始时提供高功率，此后会迅速减少到比较安全的水平。许多直径 10～15mm 的所谓的"无蒂息肉"，如果只是简单的"亚蒂"型，可以被充分圈套切除，如果是广基的可以被圈套压缩成"伪蒂"，也可圈套切除。或者圈套前通过黏膜下注射液体将息肉组织抬举起来与黏膜下组织分离再行电凝电切术。

2.避免风险的方法　反复移动收紧的圈套器，通过观察息肉和肠壁的活动状态，可以判断无蒂息肉全部或部分被圈套住，如果仅是套取的肠黏膜活动，而肠壁不动，提示没有危险。如果肠壁随着圈套环移动，提示整个肠壁已经被圈套住，将会发生危险，此时应重新定位，只需圈套住病变部位（图 12—14）。如果隆起的息肉基底部直径>1.5cm，无蒂，最安全的方法是将息肉顶部分次切除，每次切除不会伤及肠壁全层，由于息肉顶端的血管比蒂部少，从而减少了出血风险（图 12—15）。

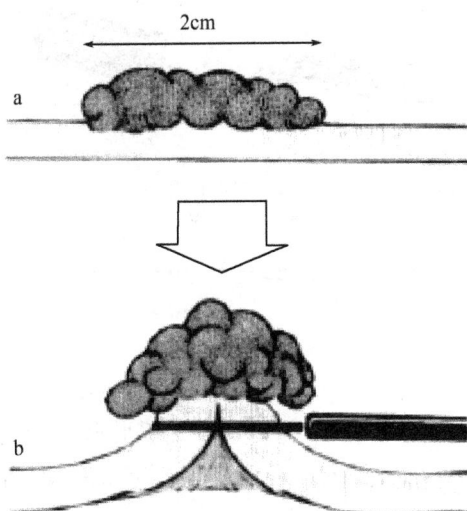

图 12—14　无蒂息肉直接切除的风险

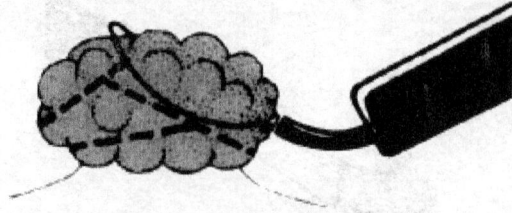

图 12－15　息肉分次切除

3. 黏膜下注射息肉电切术　黏膜下注射生理盐水抬高无蒂的扁平息肉使之更容易切除。这种技术于 1973 年在大肠镜治疗中应用。最初获取小的无蒂息肉（扁平腺瘤）的组织病理标本。目前已成为切除大的无蒂扁平息肉的常用技术（图 12－16）。目前内镜下黏膜剥离术（ESD）也借助黏膜下注射液体来完成。黏膜下注射息肉切除术即 EMR，是内镜息肉切除和内镜下黏膜注射术发展而来的一项技术，对于切除较大的息肉是非常有益的。该技术能提供一个乏血的、抬举的平面和一个肿胀的黏膜下基质的"安全垫"，保护肠壁不受热损伤。注射液通常使用生理盐水（0.9％）或者在生理盐水中加注 1∶10000 肾上腺素注射液，其吸收较快（2～3min），所以圈套法需要相当快来完成。为了延迟吸收时间，可应用高渗溶液（2N 的盐水、10％的葡萄糖、5％果糖、10％甘油或透明质酸钠，加或不加肾上腺素）。一些专家加几滴亚甲蓝或靛胭脂能清晰显示病灶黏膜下液体的边界，有助于判断固有肌层是否受累。用连接10mL 注射器的硬化剂注射针将上述液体注入黏膜下层，边注射边退针直至可见病变部位黏膜处抬起，黏膜下形成"平面分离"。注射可能出现过浅或注入过深，过深会注入腹膜（或腹腔）。通常注射 1～3mL 液体就足以将小息肉抬高，立即圈套切除。但较大的息肉可能需要20～30mL 液体。

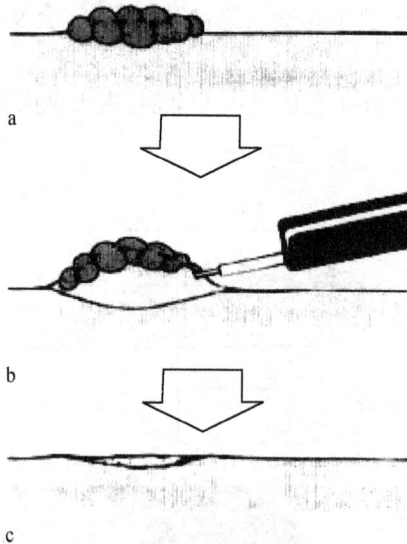

图 12－16　黏膜下注射液体技术

第一针注射在大扁平息肉的近端（口侧），这样黏膜肿胀鼓起看得很清楚，然后顺序在肿胀黏膜边缘进针通过息肉表面进针注入。可能要多达 30mL 液体才可抬举 4～5cm 直径的扁平息肉（图 12－17）。

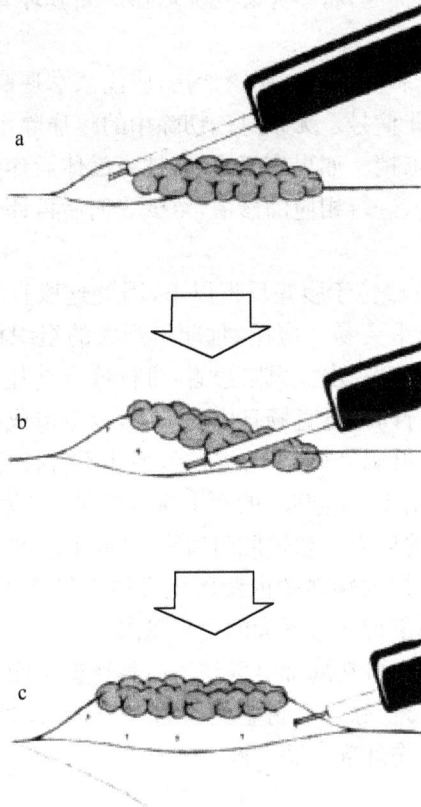

图 12-17 黏膜下注射顺序

　　若注射失败,不能将扁平息肉抬举起为抬举征阴性,有恶性肿瘤的可能,浸润可能已达更深层次。这就需要组织学诊断或超声内镜评估或是通过其他方式检查后决定是否手术切除。

　　(二)大型无蒂息肉

　　1.即使非常大的无蒂息肉通常也能通过大肠镜切除,但临床判断很困难。内镜下切除通常是不具备外科手术条件的患者。根据临床经验,有人建议无蒂息肉超过结肠周长 1/3 或涉及两个皱襞,不考虑内镜下切除。实际上无蒂息肉直径大于 10cm 以上者内镜下切除治疗是可能的,但要求术者有足够的内镜治疗经验,而患者需经多项检查,且认可并理解潜在的风险和可能出现的并发症,才可实施。

　　2.分步切除法可以完成大型无蒂息肉的切除,但要注意瘢痕会使黏膜下注射不成功。对于一个非常大的息肉分步切除可能需要 30~40min,注射液体的技术会使镜下切除更安全。要求术者技术娴熟灵巧,有耐心,不要急于求成。大部分息肉切除后,氩离子凝固术(APC)会更安全地灼除基底及周边的残余息肉及止血治疗。完成之前需要用印度青墨汁在相邻黏膜下作侧标记,以指示将来复查分次切除息肉的部位,或是病理评估后为手术需要做准备。

　　3.息肉的近端如果很难观察清楚,不能确定目标,可在注射或圈套前应用儿科内镜观察。另外一些配件和应用技巧是非常有用的。比如用带刺的圈套器、细单丝圈套器,尖端带齿圈套器的前端通过适当的点插入黏膜表面,张开后更容易控制圈套环。应用"针形刀"沿注射的液体垫周边做预切开,抬高息肉的边缘,更容易使圈套器扎牢息肉。或可使用标准的圈套器前端通过电凝的方法(短时间内)将圈套器的前端锚定于黏膜,再进行圈套切除。或是利用双孔道大肠镜,用抓取钳将息肉提起,将事先套在抓取器的圈套环套住抬高的息肉,收紧后行息肉电切。

4. 目前,我国许多医院开展了无痛大肠镜诊治,应注意掌握麻醉深度,须知患者的疼痛和不适可能是出现并发症的先兆信号。无蒂息肉切除中的疼痛除由过度充气所致外,要警惕全层加热而激活腹腔痛觉神经末梢。如果疼痛出现,抽吸气体后疼痛无法缓解时要高度怀疑穿孔的可能,应立即终止电切术,进行相应的诊治,至少 3 周后再评估是否需要内镜下切除。

(三)直肠大息肉

由于距肛缘 12cm 的直肠段位于腹膜反折以下,因此这段直肠内的大型无蒂息肉位于腹膜外区域,这使得肛肠外科技术更易于应用,且能得到大的组织标本。麻醉会使肛门松弛扩张,易于左右手交替操作,对有潜在出血风险患者,可行缝合结扎出血部位。内镜医师应根据镜下所见情况评估是否能进行内镜下直肠息肉的切除,以免造成因内镜下切除失败而留下瘢痕组织,会影响黏膜下注射及肛肠外科手术的进行,因此不宜盲目镜下切除,应适时地将患者转给肛肠外科。直肠只能使用 1：200000 的肾上腺素溶液,因为可能需要的量很大,存在全身血液循环及严重心率失常的危险。超过肛门边缘 12cm 以上的无蒂息肉可以采用 Buess 手术(经肛门内镜显微手术),但技术娴熟的内镜医生会结合氩离子凝固术、黏膜下注射的方法采用分步黏膜切除法,也能镜下切除直肠大的扁平息肉。

较小的靠近肛管直肠息肉,可在局部麻醉注射后翻转镜身圈套切除,如果息肉很小,可采用快速圈套术(应用"冷圈套")切除。直肠壶腹远端 3～5cm 很难正常观察,且有丰富的感觉神经,热烧伤造成的痛苦与灼伤外部皮肤一样。

(四)大的有蒂息肉

息肉的大小有时会呈现假象,因为视觉判断大小是相对于大肠管腔直径的。因此,口侧端结肠和盲肠息肉往往被误认为比实际要小。憩室病可造成管腔变窄,息肉往往被误认为比实际要大。

在圈套大的有蒂息肉时,应适当增加电凝以减少息肉蒂部切除时的出血。开始之前应多花些时间做充分准备。其注意事项如下:

1. 准备好肾上腺素注射针(事前要充满肾上腺素)以备出血时迅速使用。备好钛夹和尼龙丝圈套器。

2. 用圈套外导管触及息肉并左右移动(此时注意应将圈套器收入导管中)息肉蒂部,以判断其息肉直径长度和活动度。

3. 尽可能获取最佳视野,如有必要可以旋转内镜或改变患者体位)。

4. 将圈套环导丝放置在息肉蒂部最狭窄的部位,确保电切局部组织通过最大电流密度。

5. 通过"预圈套"息肉蒂部较低位置,以扩大电凝的区域。即轻轻收紧圈套环,进行息肉蒂部的预热电凝但不做横断切除,然后轻缓释放圈套环,将圈套环改放于息肉蒂部较高位置,进行常规的息肉切除术。

6. 延长电凝时间,至蒂部肿胀发白,表明可以安全电切。

7. 当切割过程中,出现蒂部中心部位不能有效切割时,应考虑增加电流指数,而不能过度用力收拉圈套,造成机械切割,这是因为粗蒂息肉蒂部中心的厚壁血管常常被最后切断,通过提高电流指数做进一步凝切,电流的凝切热效应有助于厚壁血管切割,并且能避免出血。

大的有蒂息肉电切术中的并发症,尤其是出血需要提前预判(所以常常避免)。大息肉往往存在有丰富的厚壁的滋养血管。当出血时应立即应用注射导管针注射肾上腺素或是采用尼龙圈套器或止血钛夹,这些方法还是很有效的,要注意采用各种有效预防措施及电切方法。息肉切除后的即刻出血已不常见,但迟发性出血是不可预知的。下面将避免息肉切除后出血的切除技巧、各种预防措施及常用配件的使用做具体介绍:

(1)如何看待和避免对侧黏膜烧伤:大的有蒂息肉圈套过程中息肉头部会自然垂下,不可避免地触及肠壁的某些部位,"漏"电电流会在每个接触点烧伤肠黏膜并且使切除的息肉加热的效应低下,而这些现象往往超出术者视野(图12-18),有可能造成对侧黏膜的烧伤,电凝过程中通过移动圈套器使息肉头部移动,避免在一个固定点加热,或者确保息肉顶部和对面肠壁大面积接触,使接触部位电阻很小,造成的热效应微不足道,则可避免对侧黏膜的烧伤。

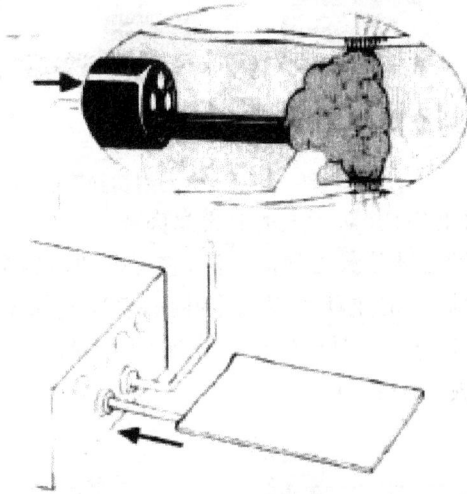

图12-18　点状接触引起局部灼伤

(2)确保圈套息肉下方充分电凝:在大息肉的电切术中,在确信息肉与对侧黏膜大面积接触的情况下,尽量保持看到息肉蒂部。一定要确保电切前圈套环下能看见充分的电凝发生。如果息肉蒂的泄漏电流从头部漏出较多,电凝就可能会主要出现在圈套环之上的蒂部而环下蒂部的血管未经充分电凝而导致出血(图12-19)。

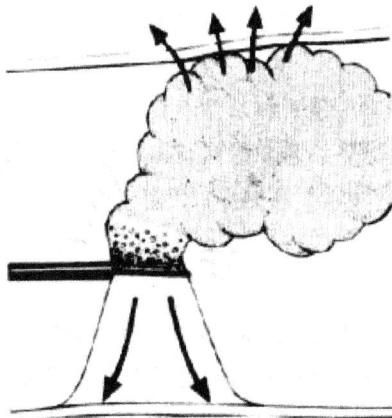

图12-19　大面积接触的益处和风险

（3）再次圈套电凝：息肉头部切断后，如果残端显示电凝效果不好，发白范围较小，或中心可见血管，明智的做法是行"后圈套"，即将圈套器再次套住残蒂，轻轻收紧蒂部并再次电凝（不要电切），然后再轻轻张开并撤出圈套环。

（4）息肉蒂部肾上腺素的预注射：在息肉基点部一点或多点注射肾上腺素生理盐水溶液 1～10mL（1∶10000），大约在 1min 后，内镜医生可以看到息肉蒂变白、肿胀，因为缺血息肉头部逐渐变成紫红色。通过息肉蒂上部或注射区以上部分横断切开，可降低出血风险（图 12－20）。

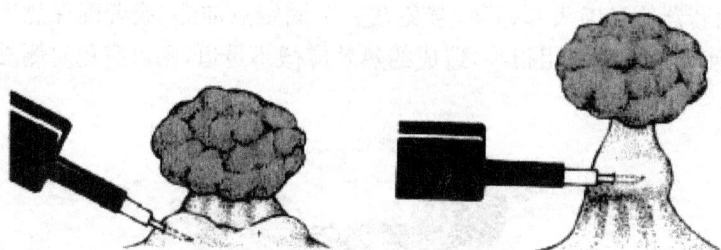

图 12－20　有蒂息肉注射切除法

（5）尼龙圈套环及钛夹的应用：对于大的有蒂息肉或正在使用抗凝剂或阿司匹林的患者，在息肉电切术中使用尼龙圈套环是最可靠的方法，它可以勒紧剩余蒂部。因为标准的圈套环难以通过＞2cm 的息肉头部，而尼龙环可以完全胜任，息肉电切术后尼龙圈套环勒紧在蒂部残端避免切除后出血（图 12－21）。对于较细的蒂部可以术前或术后放置一个或多个钛夹，尤其适用于终止扁平息肉电凝切除后的出血。

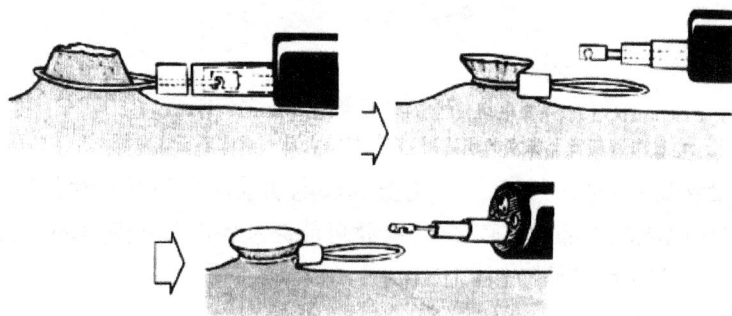

图 12－21　尼龙环的应用

（艾克拜尔·艾力）

第五节　息肉切除标本的获取

一、大息肉标本的获取

大息肉（3cm 或以上）通过肛门较为困难，不易获取。如果用牵拉套圈或抓取器获取大的息肉标本，容易使其变成碎片。多股 Dormia 网篮或息肉收集尼龙网会避免这种情况，要求患者用力做排气动作，放松肛门括约肌，同时将大的息肉标本轻柔地从肛门牵拉出。有时左侧卧位下无法回收息肉，可以嘱患者蹲在地板上或便桶座位上配合牵拉息肉，这样符合生理排便动作,有时则是一种补偿性尝试,或可成功回收息肉。或者将外套管通过大肠镜插入直肠,将息肉拉至套管末端,然后将其整体取出。直肠镜和持物钳都可以应用,随镜退出时一并取出息肉。

二、多发息肉的发现和标本的获取

1. 90%的腺瘤患者都只有 1～2 个息肉,如果发现超过 5 个是少见的。一些多发息肉(如增生性息肉、黑斑息肉综合征、幼年性息肉、错构瘤性息肉或炎性息肉)均是非肿瘤性息肉,但内镜下难于辨别,有 6 个或以上的明显腺瘤的患者是罕见的。在行电切术之前进行全结肠、直肠的镜检是十分必要的,要排除其他小息肉的存在,并排除家族性腺瘤性息肉病的可能。直径＜1mm 的微小息肉由于光反射的缘故,普通白光内镜直视下是难以看到的。而结肠黑变病患者大肠黏膜也许可以很好显示微小的非色素沉着的息肉或淋巴滤泡。

2. 染色内镜的染料喷洒使视野更精细入微,几乎达到立体显微镜水平。其原理就是利用表面染料的喷洒(0.1%～0.2%的靛胭脂溶液或 0.5%～1%的亚甲蓝溶液),使任何直径在 0.5mm 左右的小息肉即可显示。这些小息肉在镜下的表现就如同在蓝色背景的海洋中的苍白岛屿。染料可用染料喷洒导管在退镜时喷洒。更为简单的方法就是用注射器通过活检孔道将染料(5mL)推出,数秒钟就会使部分结肠黏膜染色。有机硅除泡剂可以添加在染料中,以避免将小气泡误认为是微小息肉。任何的息肉组织学定性是至关重要的,由于小的腺瘤和淋巴滤泡不易区分,因此收集到的标本必须送组织学检查,以便确定患者的治疗方案与随访。

3. 为避免多次插入大肠镜获取多发性息肉,需要运用实用的多种方法。实际工作中,多发息肉标本的收集可以使用多种配件(如多股 Dormia 网篮或息肉收集尼龙网),能同时获得 3～5 个中等大小的息肉。如果只有 1～2 个息肉可以用圈套器获得。热活检钳或圈套器切除的小息肉标本,可以用气液分离器或吸引管道内放置一纱布获取。洗出技术也是一种收集大量息肉的方法。如果患者需要一次性切除数十个多发性息肉,虽然其中很少有潜在恶性的息肉,但也需要标本的收集,在息肉切除术后,首先将切除的息肉放置于降结肠及乙状结肠,然后使大肠镜镜端越过脾曲后,予 500mL 温水冲洗肠道,并向口侧结肠注气,使患者有一定程度的腹胀感,在大肠镜退出肛门前,注入磷酸盐灌肠液。大部分息肉或息肉碎片在几分钟内即可排出。

4. 因为在部分结肠炎患者中息肉有发生腺瘤可能,1cm 或更大的炎性息肉仍应切除。炎症后形成的息肉,也被称为假息肉,是大肠黏膜的溃疡在愈合过程中纤维组织增生及溃疡间黏膜下水肿,是正常黏膜表面逐渐隆起而形成。假息肉一般表面光滑发亮,较小,细长弯曲,形状不规则,一端游离或两端附着在肠壁上而中间悬空,呈桥样。如有可疑,可进行活检以确定其性质。较大的炎性息肉有出血倾向,并难与腺瘤区分。它们可以形成肉芽组织或错构组织相似的错构瘤性息肉(幼年性息肉),这类较大息肉圈套切除术后易出血,部分因导丝切割过快,也可能因为血管丰富。任何广基或无蒂息肉尤其是炎症性肠病局部出现的隆起病变时应格外警惕,它们可能是所谓的异型增生肿块,常见的是高分化异型增生。对于这种可疑病变,圈套切除前,应对基底周围黏膜活检,以明确病变性质。

(艾克拜尔·艾力)

第六节　恶性息肉

如果息肉形态不规则,表面有溃疡形成,僵硬或蒂粗大,应当怀疑有恶变,通过圈套器外套管触诊局部质地坚硬提示恶变可能。在切除带蒂息肉时,如果考虑恶变,在切除时确保横断面已经达到息肉的最低点至关重要,确保任何侵入蒂内的病变必须切除。内镜报告上应指出息肉是否被完整切除。如果需要复查最好在两周内,因为此时可以看到愈合溃疡面和瘢痕,利于再次活检或标记。由于每个息肉都有恶变可能,最好将每个切除的息肉都能回收,并在病理单上标记其位置。仅描述距肛门的距离是不够的,因为位置不完全准确。

可疑部位或息肉切除部位应进行标记,有助于进行追加手术治疗:标记可用稀释的印度墨汁注入黏膜内。1mL 注射于毗邻息肉切除部位,对于后续内镜随访是足够的。但如果需要手术切除则需要 4 个象限注射,以确保定位准确为了避免墨水渗漏,首先用盐水在黏膜下打起一个丘状隆起,然后更换注射器,将 1mL 墨汁注入。印度墨汁中的碳离子可以多年停留在黏膜下层(甚至是终生性的)。内镜医生很容易看见蓝灰色标志(图 12－22)。如果没有消毒的印度墨汁,可以通过过滤器后再进行局部注射。书法墨汁或水彩涂料是不可取的,因其含有有害物质能引起炎症或腹痛。

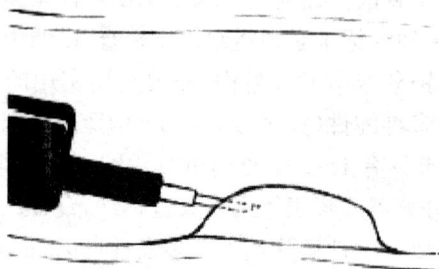

图 12－22　印度墨汁标记

恶性息肉是否被充分切除是与复发密切相关的常见问题。有时经病理证实的恶性息肉在镜下无特异性表现往往令内镜医生感到意外。若肿瘤呈中高分化,而切缘距肿瘤在 1mm 以上,这时可以认定内镜下切除完整,目前倾向于不推荐手术治疗。在这种情况下,肿瘤局部残留或手术切除的淋巴结受累可能性是非常小的,反之立即手术的话,老年患者死亡率可达 1%。

恶性息肉外科手术适应证:无蒂的恶性息肉;病理结果显示肿瘤与切缘距离不足 1mm;低分化癌及其他有转移风险的恶性息肉。

在上述情况下,淋巴结转移可能性很大,除非患者手术风险过大,否则应选择手术治疗。要从临床角度权衡手术风险和远期生存的利弊。应整合病理专家、患者及患者家属的意见来做出合情合理的决定。当诊断还有疑问时,年轻患者从安全角度和情感方面都要求积极采取手术治疗。而对于老年患者,手术的选择应十分慎重,经常出现患者死于手术而不是肿瘤复发或转移。但另一方面必须强调任何情况下都不能确保手术达到 100%无癌残留。已经有大量死亡分析报告显示,尽管外科医生和病理医师都认为手术已将肿瘤完整切除、无癌残留,但患者还是死于肿瘤远处转移。

(艾克拜尔·艾力)

第七节　息肉切除术后并发症

一、出血

最常见的治疗并发症是出血,通常发生在息肉切除术后 1～14 天,偶尔术后立即出血。由于内镜医师已最大限度地应用了"慢热"电凝切技术,结合注射肾上腺素或用尼龙环或钛夹夹闭止血技术,使息肉出血的并发症概率低于 1%。大息肉切除后出血更为少见。

(一)立即出血

一立即出血在内镜下通常看到的是缓慢的渗血或是小动脉的喷射。应立即控制动脉出血,任何拖延可能会导致视野模糊或血凝块形成。如果血液掩盖出血点,可予盐水冲洗,防止凝血影响视野。如果凝块形成则难以吸引清除,这时可以让患者右侧卧位,对于远端结肠易于暴露出血部位,如发现病变可进行镜下治疗。发现出血应立即内镜下治疗,迅速重新圈套剩余的息肉蒂或者黏膜下注射肾上腺素(1∶10000,5～10mL)在残余蒂周围的邻近组织。如果蒂重新捕获,不需要电凝,单靠简单的圈套即可有效(收紧圈套器 10～15min)。如果释放圈套器出血复发,可以进一步电凝或注射,如有必要可以使用其他设备。如经过一切努力,动脉仍然出血,最优的解决方案是进行选择性动脉插管栓塞或输注垂体后叶素(已有单独静脉应用垂体后叶素或生长抑素的成功报道)。外科的应急手术应随时准备并保证充足的备血。

(二)继发出血

继发(或延迟)出血可发生在电切术后 12～14 天,尤其是圈套较大的息肉或热活检钳除过大(超过 5mm)的息肉。延迟出血可能发生在服用阿司匹林的患者,因此这种患者如果进行多个或大息肉切除术,理想情况下应停用阿司匹林 7～14 天进行提前预防。左侧结肠持续性或继发性出血的症状是粪意频繁并反复出现新鲜血块;而在右半结肠,出血量和速度很难评估,因为血液排出通过较长的路径导致性状的改变。

所有做过息肉电切的患者都应知道有迟发性出血的可能性,一旦出现轻微出血,就需要到医院进行观察,以除外是否存在持久或大量失血。延迟出血通常能自发地停止,但偶尔也需要输血或重复大肠镜检查。

二、穿孔

(一)息肉切除术后综合征

"息肉切除术后综合征"包括:发热、疼痛和假性腹膜炎,提示有"闭合穿孔"存在,即伴有全层肠壁的热损伤。这是难切息肉电切术偶尔出现的后果,尤其在口侧端结肠进行大的无蒂息肉分次切除后。切除术后局部腹痛和发热持续 12～24hX 射线没有膈下游离气体的表现或弥漫性腹膜炎的迹象。腹膜的炎症反应导致局部结构改变(通常由大网膜或小肠覆盖),所以它是一种自限性的事件。卧床休息和全身应用抗生素是保守的治疗方法;如果症状和体征不能迅速缓解,手术是明智的选择。

(二)直接穿孔

直接穿孔是极少发生的,往往可能采用保守的治疗方案,这取决于息肉基底的面积。在精心准备的肠道中用圈套器或热活检钳切除小息肉,显然是"低风险",而在结肠准备不好的情况下进行较大或无蒂息肉的镜下切除手术,术后一旦出现穿孔的体征,应立即外科会诊,手术是最安全的治疗方法。

三、安全预防措施

任何息肉切除都存在潜在的危险,所以坚持所有可能的安全措施是必不可少的。如果设备是完好有效的,必须精心保养和维护。不要用力弯曲或折叠连接线,否则会将它们折断;如果发现部分断裂,应替换或进行修补。最重要安全因素是有一套严格的流程,按正规的操作规范完成每一步息肉电切,因为人为犯错概率要比机器故障率大。严格的方式是这样的:对于内镜操作者的要求,助手要重新对其叙述一遍,以便相互知道要做什么,助手和操作者要核对每一步程序。为了有一个清洁的术野,优质的肠道准备是所必需的。如果肠道准备不好,在进行乙状结肠或全结肠镜诊疗时,可以用二氧化碳取代空气进行充气,防止氧气、甲烷、氢气等引起爆炸的危险,或通过反复气体交换完成大肠镜诊治。

内镜操作者还要考虑到患者服用的药物对内镜诊治的影响。为了减少迟发性出血,服用阿司匹林和非甾体抗炎药以及其他抗凝药物的患者,术前至少7天和术后7～14天不要服用此类药物。在实际工作中,若患者正在服用抗血小板药物治疗,而又必须进行息肉切除治疗,此时应做到以下几点:①必须由有经验的内镜医师行内镜下息肉切除;②患者术前要被告知有可能发生迟发性出血及可能进行二次内镜下治疗;③术中应充分电凝,切除后的残蒂予以钛夹夹闭或尼龙圈套扎,以防出血;④若相关内科医师允许,息肉切除术后患者暂停服用抗凝药物10～12天;⑤某些医师利用肝素来代替抗凝药物的方法,疗效并不十分可靠,仍有引起迟发性出血的可能。

上述的大肠息肉切除原则和方法同样适用于食管、胃、十二指肠的息肉切除,近年内镜黏膜切除术(EMK)、内镜下黏膜剥离术(ESD)已成功应用于大肠镜治疗。

(艾克拜尔·艾力)

第八节　其他疾病肠镜治疗方法概述

经内镜钳道(TTS)球囊扩张术:球囊扩张技术同样可用于大肠狭窄的治疗,尤其是近年出现可经内镜钳道插入的球囊扩张器,使得内镜下肠道狭窄的扩张更容易,有关应用原则及操作方法,前已述及。

结肠梗阻导管置入术:可以通过此导管置入,缓解肠道梗阻症状,利于术前肠道准备,并能减少二期手术。

肠扭转和肠套叠治疗术:大肠镜可以发现乙状结肠扭转,可通过大肠镜进行治疗,肠套叠在大肠镜下也很容易诊断,但通过大肠镜根治可能性不大,因为没有充分的压力缓解开套入的肠管,更常见的是末端回肠套入盲肠,手术是防止再次发生的根治方法。

血管发育不良和血管瘤治疗术:氩离子凝固术(APC)是目前相对方便、有效、安全的治疗方法,如果没有APC也可进行其他电凝方法治疗,由于血管发育不良和血管瘤主要发生在肠壁较薄的口侧结肠,因此治疗时需格外小心,防止并发症的发生。

(艾克拜尔·艾力)

第十三章　血管外科疾病

第一节　颈动脉狭窄

一、病因

因各种原因导致的颈动脉系统狭窄，相应区域出现供血不足现象，甚至卒中，其中90％的颈动脉狭窄由动脉硬化所致，其余也有炎性血管病、肌纤维发育不良、外伤性闭塞或狭窄、放射、动脉迂曲。

二、临床表现

（一）症状

大多数颈动脉狭窄可无明确的临床症状，临床表现主要和栓子或斑块脱落导致远端功能区障碍有关，和狭窄程度无直接关系，但狭窄程度越重，血栓脱落机会越多。溃疡性斑块同样容易导致临床症状。常见的临床症状如下：

1. 慢性脑缺血表现　可表现为耳鸣、眩晕、头昏、头痛、失眠、记忆力减退、嗜睡、多梦等症状；也有患者表现为精神状态异常、情绪异常等。

2. 眼缺血症状　眼动脉是颈内动脉的重要分支，颈动脉狭窄可导致眼部症状，包括：黑矇、视物模糊、视力下降、偏盲、复视等。

3. 缺血性脑卒中　缺血性脑卒中与栓子或斑块脱落的大小及局部脑组织的侧支循环有关，根据程度不同通常表现为以下几种情况：

（1）亚临床卒中（minor stroke，silent stroke or subclinical stroke），从英文名字中我们可以看到对这一类型的定义有一个认知的过程。最早定义为静止性卒中，往往指临床上无症状，只是在其他检查中发现有脑梗死迹象，如"腔隙性脑梗"。然而，实际上静止性卒中并非不带来任何临床症状，它可以直接影响到人们的思维、情绪和性格，如果对这种卒中视而不见，同样会带来严重的问题。

（2）短暂性脑缺血发作（TIA）：表现为突然发生的，持续几分钟至几小时的某一区域脑功能的障碍，可在24小时内完全恢复正常。如：一侧上、下肢瘫痪或无力，轻度感觉减退或异常，失语，有时因眼动脉缺血而出现一侧视力障碍、眼痛。发作频率因人而异，可24小时发作数10次，也可以几个月发作1次，每次发作的临床表现大多相似。可能是由于同一脑动脉供应区的反复缺血所致，缺血的原因大多认为与脑小动脉的微栓塞、血管痉挛有关，栓子破碎溶解后，缺血症状即得到改善。未经治疗的短暂性脑缺血发作患者部分可以发展成为脑梗死，导致严重的功能障碍。短暂性脑缺血发作短期内多次发作，是发生严重脑梗死的警报。

（3）卒中（stroke）：临床表现以猝然昏倒、不省人事或突然发生口眼歪斜、半身不遂、言语障碍、智力障碍为主要特征。

（二）体征

1. 在胸锁乳突肌内侧及气管间扪及颈总动脉，双侧比较，可扪及震颤或搏动减弱（注意操作轻柔,以防颈窦反射致血压下降、心率慢、昏厥)。

2.在颈动脉分叉处可闻及动脉收缩期杂音,高调收缩一舒张期双期杂音提示颈动脉高度狭窄,如颈动脉完全阻塞则无杂音可闻及。

3.眼底检查 眼动脉分叉处可见到栓子和胆固醇结晶。

三、辅助检查

(一)彩色超声 Doppler 检查

彩色超声 Doppler 检查是诊断颈动脉狭窄最常用的无创检查手段,具有较高的敏感性和准确性,可直接测量颈动脉直径,了解血流情况和斑块性质,判断血管通畅、狭窄程度。也是最常用的筛查手段。

(二)经颅超声检查

经颅超声检查(TCD)同样是一项无创检查手段,除了解颈动脉颅外段情况外,对评价颅内段颈动脉具有直接的意义。对术前评估非常有价值,也可作为术中检测血流变化以及评估术后血流改善情况的重要依据。

(三)CT 血管造影

CT 血管造影(CTA)是诊断和评估颈动脉狭窄的重要辅助检查。可以清晰地显示血管狭窄程度、斑块位置,评估斑块是否存在溃疡。同时可以显示颈动脉分叉的位置,周围的毗邻关系。也可显示颅内循环的情况,交通支代偿的情况。在一定程度上取代了 DSA,可作为术前诊断的新黄金诊断标准。

(四)磁共振血管造影

磁共振血管造影(MRA)同样是诊断颈动脉狭窄的重要影像学方法之一。

(五)CT 脑灌注评价

CT 脑灌注评价可了解脑供血情况,是一种重要的功能检查。可以显示颅内缺血区域,是评估病变和缺血之间关系、手术治疗效果的重要依据。

(六)数字剪影血管造影

数字剪影血管造影(DSA)目前很少单纯用于诊断,通常是在拟行颈动脉支架植入前的确诊方法,同时评估颅内循环情况,以及术后血流恢复情况。但血管造影仍是诊断颈动脉狭窄的黄金诊断标准,在其他影像学检查间存在矛盾,或诊断不明确时,仍需进行血管造影检查。血管造影可以显示主动脉弓和颈动脉及其分支,能明确的看到颈动脉及其分支的狭窄、闭塞程度及长度,也能判断斑块的性质。

四、诊断

1.鉴于颈动脉狭窄的大部分患者没有明确的临床症状和体征,诊断往往依赖于病史和仔细的体检,包括详细的辅助检查。通常情况下,对于中老年人,有动脉硬化病史,有高血脂、高血压、高血糖、吸烟等危险因素,以及冠心病史,外周动脉硬化闭塞病史的患者,应该筛查颈动脉,听诊颈部是否存在杂音,或进行彩色多普勒检查。

2.对于有脑梗死病史或存在以下症状的患者,也应进行相应的辅助检查,以明确颈动脉狭窄的存在。

(1)运动障碍:面瘫或单肢瘫(上肢或下肢),肢体肌无力,运动失灵。

(2)感觉障碍:受累肢体沉重感,感觉减退或丧失。

(3)视觉障碍:一侧眼一过性黑矇,部分视野缺损或偶有同向偏盲、复视、眩晕。一过性黑矇(amaurosis fugax)也称短暂单眼失明发作,是同侧颈内动脉终末支眼动脉缺血的特征性症状。

3.当彩超提示存在颈动脉狭窄时,往往需要进一步的 CTA、TCD 和颅内循环的评估,以便明确诊断,并指导进一步治疗方案的确定。

五、治疗

颈动脉狭窄的治疗关键在于预防缺血性脑卒中的发生,根据颈动脉狭窄程度的不同,颈动脉斑块的大小和性质不同以及临床表现和体征,治疗策略包括以下内容:

1.药物治疗

(1)适用于所有的颈动脉狭窄患者,同时也适用于手术后或支架后的患者。

(2)颈动脉狭窄程度<50%。

(3)无症状性颈动脉狭窄<70%。

(4)患者情况差,不允许手术或不愿手术。

使用的药物主要为抗血小板药物:如阿司匹林、氯吡格雷、西洛他唑(培达)、盐酸沙格雷酯(安步乐克)等;药物治疗还包括危险因素的控制:降脂(他汀类);降糖;降压;戒烟。

2.颈动脉内膜剥脱术　颈动脉内膜硬化斑块,其表面不规则或溃疡形成是血小板聚积的好发部位,也是栓子形成脱落致栓塞的来源。颈动脉内膜剥脱术是传统和有效的治疗颈动脉狭窄的手段之一,其适应证包括以下内容:

(1)症状性颈动脉狭窄,狭窄程度>50%。

(2)无症状颈动脉狭窄,狭窄程度>70%以上。

(3)药物治疗无效,反复发作 TIA 等。

3.颈动脉支架植入术　是针对颈动脉狭窄的一项微创治疗方案,其适应证基本同颈动脉内膜剥脱术。

2011 年初由 ACCF/AHA 指南编写委员会颁布的颅外颈动脉和椎动脉病变(ECVD)诊疗指南关于颈动脉狭窄的治疗策略总结如下:

(1)对于症状性颈动脉狭窄患者,无创影像学检查提示狭窄>70%(Ⅰ/A)或血管造影提示狭窄>50%(Ⅰ/B)且估计围术期卒中或死亡的发生率<6%时,推荐行 CEA。

(2)推荐颈动脉支架(carotid artery stenting,CAS)作为颈动脉内膜剥脱术(carotid endarterectomy,CEA)的候选治疗措施(Ⅰ/B)。

(3)对于颈动脉狭窄>70%的无症状患者,若围术期卒中和死亡的发生率较低,建议行 CEA(Ⅱa/A)。

(4)对于老年患者,尤其是血管条件不适合介入治疗的患者,建议首选 CEA(Ⅱa/B)。

(5)对于颈部条件不适合手术的患者,建议首选 CAS(Ⅱa/B)。

(6)对于血管造影提示颈动脉狭窄≥60%、多普勒超声提示≥70%的无症状患者,可考虑行预防性 CAS(Ⅱb/B)。

(7)2 周之内的 TIA 或卒中,在无禁忌证的情况下,建议早期血运重建(Ⅰa/B)。

(8)对于颈动脉狭窄<50%的患者,不推荐行血运重建术(Ⅲ/A)。

(9)对于慢性完全闭塞病变,不推荐行针对闭塞病变的血运重建术(Ⅲ/C)。

(10)对于严重脑功能障碍的患者,不推荐行血运重建术(Ⅲ/C)。

(杨牧)

第二节　椎动脉狭窄

椎动脉起源于锁骨下动脉的第一段,是锁骨下动脉的第一分支,在颈部仅有一小段游离,随即向上经 6 个颈椎横突孔,再经枕骨大孔进入颅内,在脑桥腹侧两支椎动脉汇合形成基底动脉。椎基底动脉系统供应大脑后 2/5 部分:丘脑后半部、脑干和小脑,占供脑血流的 10%～15%。

一、病因

椎动脉狭窄和颈动脉狭窄的原因一致,椎动脉狭窄多由动脉硬化所致;也可能是因动脉硬化导致的锁骨下动脉狭窄,进而引起椎动脉供血不足,甚至盗血。

二、临床表现

症状和体征:椎动脉狭窄直接导致大脑后循环不足,可引起相应的临床表现,如下所述:

1. 运动障碍　偏瘫,四肢瘫,构音困难。

2. 感觉障碍　肢体或口面部感觉障碍,眩晕及听力丧失。

3. 视觉障碍　双目失明,偏盲,复视。

4. 共济失调　步态不稳,眩晕,眼震,恶心。

症状常因体位改变而诱发。但值得注意的是,这些症状,也可由于房颤、体位性低血压、前庭病变等疾病引起。临床上需要仔细鉴别。

三、诊断要点

1. 当患者存在动脉硬化高危因素,有椎基底动脉供血不足的临床迹象时需要进行详细地评价。

2. 椎动脉狭窄和颈动脉狭窄的诊断一样,首先应对患者进行无创检查,包括彩超和 TCD。

3. 临床实践和文献报道,MRA 和 CTA 与超声多普勒相比具有更高的特异性和准确性,均可达到 95%。

4. 尽管如此,这两种影像学手段都不能很好地显示椎动脉的开口病变,因此,在进行必要的血管重建前,必须进行血管造影。

四、治疗策略

鉴于椎动脉狭窄和颈动脉狭窄有着相同的病理背景和特点,其治疗策略相似。常规应给予抗血小板药物治疗,同时积极控制如高血压、高血脂、糖尿病、吸烟等危险因素,以减低脑梗死的发病率,缓解椎基底动脉供血不足的症状。

当药物治疗无效,或椎动脉狭窄明确时,也可进行相应的血管重建手术。手术的种类较多,应根据病变的部位和性质采用不同的治疗手段,如下所述:

1. 腔内介入治疗　椎动脉支架植入。
2. 椎动脉内膜剥除术。
3. 椎动脉、颈动脉吻合术，将椎动脉于锁骨下动脉开口处切断后与颈总动脉行端侧吻合。
4. 椎动脉－颈动脉间自体静脉架桥术。

（杨牧）

第三节　锁骨下动脉和头臂干狭窄

一、病因

锁骨下和头臂干动脉闭塞性疾病可由动脉粥样硬化、多发性大动脉炎、巨细胞动脉炎、口蹄疫和辐射引起；其中，动脉粥样硬化仍是最常见的原因。

二、临床表现

临床表现取决于血管狭窄的部位和狭窄的严重程度。

1. 肢体缺血表现　手臂或手的缺血，运动能力和力量下降、感觉异常，严重时可出现静息痛。也有些患者因侧支循环的建立而无上肢缺血症状。

2. 颅脑后循环缺血症状　因锁骨下动脉狭窄所导致相应起源的椎动脉血流反向（锁骨下动脉盗血综合征），是引起后循环缺血的主要原因。典型的表现是活动同侧肢体后，缺血症状加重。

3. 颅脑前循环缺血症状　因头臂干动脉狭窄，除可导致锁骨下动脉（累及同侧椎动脉）出现后循环缺血症状外，相应的颈总动脉供血不足可导致前循环障碍，而出现相应的颈动脉狭窄症状。

4. 体征　锁骨上窝因血管狭窄和血流速度的加快，可闻及血管杂音，但当血管全闭塞时，杂音则会消失；如果一侧血管狭窄，则引起双上肢血压不等。

三、诊断

锁骨下动脉狭窄和头臂干动脉狭窄的诊断有赖于详细的病史采集，临床症状和体征，以及相应的无创检查，如：彩色多普勒超声、TCD等。

CTA、MRA和DSA是明确锁骨下动脉、头臂干动脉狭窄或闭塞的主要影像学手段，可以清晰地显示病变的程度和范围，指导进一步的治疗。

四、治疗

鉴于锁骨下动脉狭窄和头臂干动脉狭窄的主要病理基础仍然是动脉硬化，其治疗策略可参考颈动脉狭窄：常规应给予抗血小板药物治疗，同时积极控制如高血压、高血脂、糖尿病、吸烟等危险因素，以减低脑梗死的发病率，缓解脑供血和上肢动脉供血的不足。

对于有临床症状的患者，应考虑进行血管重建手术。而对于无症状的，但拟以乳内动脉为材料的冠状动脉架桥手术前的患者，同样需要进行血管重建。

血管重建的方式包括以下内容：

1.颈动脉—锁骨下动脉解剖外旁路手术。

2.锁骨下—锁骨下动脉解剖外旁路手术。

3.锁骨下动脉—颈动脉转位手术。

4.锁骨下动脉支架植入手术。

5.无名动脉支架手术。

2011年初由 ACCF/AHA 指南编写委员会颁布的颅外颈动脉和椎动脉病变(ECVD)诊疗指南关于锁骨下动脉狭窄和头臂干动脉狭窄的治疗策略总结如下:

1.建议对因锁骨下动脉狭窄或闭塞(锁骨下动脉盗血综合征)导致后循环缺血的患者行颈—锁骨下动脉解剖外旁路手术(Ⅱa/B)。

2.建议对因锁骨下动脉狭窄或闭塞(锁骨下动脉盗血综合征)导致后循环缺血的患者行锁骨下动脉成形和支架植入手术(Ⅱa/C)。

3.建议对因头臂干动脉狭窄或闭塞导致颈动脉供血不足,所致前循环缺血的患者行头臂干动脉成形或支架植入手术,或直接的血管旁路手术(Ⅱa/C)。

4.建议对因头臂干动脉狭窄或锁骨下动脉狭窄,所致上肢动脉缺血的患者,行头臂干动脉/锁骨下动脉成形或支架植入手术,或直接的血管旁路手术(Ⅱa/C)。

5.建议对无症状头臂干动脉狭窄或锁骨下动脉狭窄,但需要应用乳内动脉进行冠脉血管重建的患者,行头臂干动脉/锁骨下动脉成形或支架植入手术,或直接的血管旁路手术(Ⅱa/C)。

6.不建议对仅存在非对称性上肢血压、锁骨上窝动脉杂音或因锁骨下动脉狭窄所致椎动脉血流反向,而无症状的患者进行血管重建手术(Ⅲ/C)。

(杨牧)

第四节　颈动脉瘤

一、病因

颅外颈动脉瘤原因很多,过去50年前,常见病因是梅毒、结核和其他感染。而现今,最常见的病因是动脉硬化,夹层、创伤也是颈动脉瘤的原因。真性动脉瘤常位于颈动脉分叉部位,其次位于颈内动脉,颈外动脉较为少见;外伤所致的动脉瘤与创伤部位有关。

二、症状和体征

1.颈部无痛性、搏动性包块是颈动脉瘤最常见的临床表现。

2.局部听诊可闻及血管杂音,压迫颈总动脉后,肿物搏动减轻,肿物缩小。

3.脑神经受压表现　当动脉瘤生长到一定程度后,可出现局部压迫症状,如声音嘶哑,霍纳(Horner)综合征,压迫臂丛神经致肢体麻木,压迫气管致呼吸困难,压迫食管致吞咽困难等。

4.疼痛　面部、眶后、耳后、头部,均可发生,可有传导和放射性疼痛;颈动脉夹层动脉瘤可致严重的颈部痛、眶后痛、偏头痛。

5.脑缺血,中枢神经障碍

（1）颈动脉瘤体较大，压迫颈内动脉。

（2）头部位置变动时，压迫颈内动脉，血流减少。

（3）动脉瘤壁内栓子脱落致脑栓塞，这也是较为危险的情况之一。

6.出血　是颈动脉瘤破裂的主要并发症，也是主要的致命风险之一。严重时可导致失血性休克，甚至死亡；血肿压迫气管，导致呼吸困难，甚至窒息。

三、辅助检查

1.超声多普勒　可显示动脉瘤的大小及瘤内有无血栓，瘤体与颈总及颈内、外动脉的关系，是诊断颈动脉有效的无创检查手术。

2.CTA 和 MRA　能清晰显示颈动脉各分支，以及动脉瘤大小、形态、有无血栓，有无分层及对颅内血供的影响；同时可以显示瘤体和附近组织的毗邻关系。是确诊的重要手段。

3.颈动脉造影（DSA）　可清楚显示动脉远近端通畅情况，以及颅内循环情况。在诊断方面，其意义和地位已不如从前，逐步为 CTA 和 MRA 所取代，但血管造影的同时，可对疾病进行相应的介入治疗，因此，仍是十分重要的诊断和治疗方法。

四、诊断

根据临床症状和体征，加之相应的辅助检查，颈动脉瘤的诊断并不困难。临床上应和颈动脉体瘤以及颈动脉迂曲鉴别。

五、治疗

颈动脉瘤的治疗目的是为了预防来自颈动脉瘤内血栓脱离所导致的永久性神经损害；为了防止动脉瘤破裂出血导致的失血性休克以及气道压迫等危险；为了避免动脉瘤膨胀性搏动导致的周围神经组织压迫。因此，最好方法是动脉瘤切除，颈动脉重建。近年来，随着介入技术的进步和介入器材的发展，覆膜支架植入，腔内隔绝动脉瘤也成为颈动脉瘤可供选择的治疗手段之一。

在一些紧急情况下，如：感染性动脉瘤，动脉瘤上段无法阻断，或者动脉瘤破裂，无法重建时，颈动脉结扎术和颈动脉瘤栓塞术，也是有效的治疗手段。但是，颈动脉结扎或栓塞可导致脑梗死、偏瘫，甚至死亡。

（杨牧）

第五节　颈动脉体瘤

颈动脉体瘤（carotid body tumor）是一种少见的颈部肿瘤，占头颈部肿瘤的 0.22%。颈动脉体瘤位于颈总动脉分叉处，解剖位置十分特殊，手术操作存在一定难度。Von Haller 于 1743 年首次描述本病。100 余年后，Reigner 曾尝试切除颈动脉体瘤，但患者未能存活。1886 年 Maydl 首次成功切除了一例颈动脉体瘤，术后患者出现了失语和偏瘫。1903 年，Scudder 成功地切除了颈动脉体瘤并完好地保护了颈动脉，术后患者未残留任何神经体征。北京协和医院自 1949 年在国内首次成功行颈动脉体瘤切除，至今共治疗 107 余例患者。查阅关于颈动脉体瘤的国内文献报道（CHKD，万方数据等），共有 329 篇，总病例数超过 2000 例。

一、病因

颈动脉体瘤的病因并不十分明确。目前发现颈动脉体瘤的发生与慢性低氧刺激及遗传易感性有关。

颈动脉体瘤可以散发,也有家族遗传性,为常染色体显性遗传。散发的病例中,5％为双侧体瘤。在家族遗传性体瘤中,32％为双侧体瘤。

颈动脉体是感受氧浓度的化学感受器,在慢性缺氧时,颈动脉体会出现增生和肥大。哺乳动物在缺氧时的适应性反应依赖线粒体的功能,因此,颈动脉体瘤的发生与线粒体的功能有关。SDHD 是第一个被发现的线粒体蛋白的肿瘤抑制基因,且它的突变常导致多发性肿瘤。目前认为 SDHD 的基因突变会导致家族性颈动脉体瘤的发生。在散发的颈动脉体瘤的患者中,也存在 SDHD 基因的突变。

长期生活在高原地区和有慢性呼吸系统疾病的人群,颈动脉体瘤的发生率要高。有研究证实:生活在海平面水平的人,颈动脉体的平均重量为 20mg,而在高海拔地区的颈动脉体的平均重量增加到了 60mg,同时颈动脉体瘤的发生率也增加了将近 10 倍。

二、临床特点和诊断

颈部下颌角无痛性肿物是最为常见的临床表现,典型的体征是下颌角肿物,可左右移动,但无法上下移动。肿物因和颈动脉关系密切,多有传导性搏动。血管杂音也是常见的体征。其他一些非特异性症状包括:颈部、耳后疼痛,局部压痛,声嘶,失语,耳鸣等。手术前脑神经的损伤并不常见,但仍有迷走神经、舌下神经和颈交感神经受损的报道。因此,有必要提醒医师术前详细地查体和记录。同时,5％的颈动脉体瘤具有内分泌功能。也可能作为多发性内分泌肿瘤的一部分。

除了临床症状和体征外,颈动脉体瘤的诊断主要依赖于相应的影像学检查,如彩色多普勒超声、CT、MRI 和血管造影。颈动脉分叉部位血运异常丰富的肿瘤是颈动脉体瘤的特征性标志。

超声显示的典型征象是分叉处富血运肿瘤,将颈内、外动脉分开,使分叉增大。同时,彩色多普勒或经颅多普勒的应用还可以监测颈动脉压迫试验(Matas test)的有效性,评价颅内循环的开放情况,对评价手术的预后和术中的风险非常有意义。

CT 和 MRI 对颈动脉体瘤的诊断和鉴别诊断同样非常有价值。可以显示颈动脉体瘤的大小、与周围组织的毗邻关系。CTA 重建的结果甚至可以在某种程度上取代数字剪影血管造影(DSA),CTA 可以对肿瘤和颈动脉血管进行多方位、立体观察,以及横断面观察,可以清晰地显示强化的肿瘤、颈内外动脉、血管的包绕和侵蚀情况,评价颅内循环的代偿情况,血管周围的淋巴组织等,为诊断和手术方案的制订提供更为丰富、可靠的资料。

血管造影目前仍然被认为是诊断颈动脉体瘤的黄金标准。在 20 世纪 80 年代以前,颈动脉体瘤的诊断主要依靠直接的颈动脉穿刺造影。血管造影可以显示颈动脉分叉部位的肿块,其内包含丰富的血管和血窦,颈动脉分叉呈杯状增宽或呈环抱状。同时,详细的双侧颈动脉系统评价,可以显示颈动脉硬化情况,侧支循环状况。

三、治疗

大多数颈动脉体瘤生长缓慢,表现为良性特征。即使不手术,患者也可以存活很长时间。但是,随着肿瘤的生长,就算是良性肿瘤,也会导致严重致残,甚至死亡。在未得到治疗的患者中,约有 8% 的死亡率。故此,颈动脉体瘤一旦诊断应手术切除。

根据肿瘤的大小,颈动脉体瘤分为:Ⅰ型:肿瘤相对较小,与颈部血管关系不密切;Ⅱ型:肿瘤相对较大,与颈部血管关系密切;Ⅲ型:肿瘤巨大,侵及颈动脉,往往需要颈内动脉切除和重建。

放射治疗不是常规的治疗手段,甚至术前的放射治疗会增加手术的难度。仅仅对于手术残留的瘤体有放疗的指征。化疗对颈动脉体瘤无效。

颈动脉体瘤手术时的解剖和技巧如同颈动脉内膜剥脱手术。胸锁乳突肌前缘切口有利于肿瘤切除。切口上沿,耳前切口,同时解剖游离腮腺、面神经,有利于显露颈内动脉远端。斜向耳后,可以增加颅底部位的显露。改良的 T 形切口更适合于巨大肿瘤的切除。术中二腹肌切断、茎突下颌韧带切断有利于显露肿瘤上极和颈内动脉远端。

由于血管造影的精确度和外科手术技巧的提高使得颈动脉体瘤手术后脑梗死和死亡的发生率大大降低,由以往的 30% 降低到了 5% 以内。总结北京协和医院病例,这一并发症的发生率为 3.74%。这一并发症的发生多和肿瘤巨大(ShamblinⅢ型),肿瘤侵及颈内动脉,或肿瘤位置极高,不易良好控制颈内动脉远端有关。因此,颈动脉体瘤一旦诊断,应早期手术治疗。

尽管脑梗死的几率因为手术技巧的提高而大大减低,可是脑神经的损伤却没有明显的下降,仍然在 20% 左右。正因为如此,有学者质疑颈动脉体瘤的手术指征。但是,小肿瘤的早期切除,其术后的并发症发生率却很低,因此,仍应早期手术治疗。回顾北京协和医院 100 余例的颈动脉体瘤切除手术,脑神经的损伤发生率为 14.9%。

(杨牧)

第六节　肾动脉狭窄及肾血管性高血压

肾血管性高血压(renovascular hypertension,RVH),是由肾动脉自身病变或病变累及肾动脉导致的继发性高血压。由肾动脉本身病变,如肾动脉炎、肾动脉血管粥样硬化、肾动脉血栓、外伤或肾动脉纤维肌性发育异常等疾病,或是肾动脉受压导致的肾动脉血管床阻塞所致的高血压。

RVH 发病是由神经、体液及机体降压机制共同参与的,其中肾脏肾素－血管紧张素－醛固酮系统分泌增多,激肽释放酶－激肽－前列腺素系统被抑制,在 RVH 的发病中起重要作用。临床数据也表明,肾血管血运重建之后,血浆肾素活性(plasma renin activity,PRA)降至正常的同时,患者血压也有改善,甚至降至正常。RVH 常被患者及临床医师忽视,往往是偶然体检发现血压明显偏高,且强化降压效果欠佳。

一、诊断

1. 肾血管性高血压的患者有以下临床特点,有助于诊断:

(1)舒张压升高明显,多大于 14.6kPa,收缩压＞26.7kPa。

(2)起病年龄异常,小于 30 岁,或大于 50 岁。

(3)高血压难以控制,对标准降压药物无效。

(4)上腹部、肋腹部或腰部血管杂音,杂音高调,占整个收缩期。

2.辅助检查可协助和明确诊断

(1)肾素测定:血肾素水平升高。有条件的可行经皮静脉穿刺,分别测定分肾的肾素水平,以及肾静脉开口上下的腔静脉肾素水平。

(2)B 超:提示肾脏形态变化,肾血管狭窄和肾血流速度变化。

(3)静脉肾盂造影:病肾显影慢,消失慢;病肾缩小。

(4)放射性核素肾脏扫描:肾脏灌注异常,肾功能受损。

(5)肾动脉造影:为诊断肾血管性高血压的最可靠方法,可以明确狭窄的部位,病变的范围,狭窄的程度,以及狭窄的原因、性质。

二、鉴别诊断

主要与原发性高血压鉴别,可测定肾素血管紧张素水平,进而行影像学检查,如 B 超、放射性核素、X 线造影等,如有肾脏血管床的问题,则可明确诊断。对于血压明显升高且药物难以控制的青少年儿童,极有必要明确是否为 RVH,可行进一步检查,明确是否存在肾血管相关的病变。为进一步明确肾动脉病变与患者高血压之间的关系,可行肾素水平的测定。

三、治疗

首先是纠正肾动脉的狭窄,以改善和保存肾脏功能;防止肾动脉狭窄的发展;同时控制高血压引起的并发症。随着介入技术的发展,传统的外科手术受到越来越多的挑战,但目前阶段介入并不能完全替代手术,对于介入失败或者血管病变复杂的病例,仍需手术治疗。

1.术式的选择

(1)血管重建手术:主-肾动脉旁路移植术,内脏动脉(脾动脉、肝动脉、髂动脉、肠系膜动脉)到肾动脉的旁路术,肾动脉再植术,病变切除及移植物置换术。

(2)肾自体移植术:主要用于肾动脉开口上下的腹主动脉受累,无法进行血管重建手术者。

(3)离体重建术:主要用于细小或分支的肾动脉狭窄的病例;游离肾门血管,暂时外置切下的肾脏,低温灌注保护肾脏,利用显微外科技术,分离肾动脉有关分支,解除病变,修补血管成形手术,然后行肾脏再移植术(肾窝原位或髂窝)。

(4)肾切除术。

2.肾血管介入治疗 包括球囊扩张和支架植入术,支架植入较单纯球囊扩张有更高的通畅率。但对有内膜增生的动脉而言,尤其累及肾血管的大动脉炎患者,支架植入的远期通畅率较单纯球囊扩张低。

3.药物治疗 药物治疗的主要目标是控制血压。

首选钙离子拮抗剂(CCB)、β-受体阻滞剂类降压药,由于利尿剂本身的肾脏损伤,不推荐使用利尿剂。由于 ACEI 和肾上腺素能受体结合剂(ARB)类降压药扩张出球小动脉的能力大于扩张入球小动脉,可降低肾小球滤过压,双侧肾血管病变引起的高血压不推荐使用

ACEI/ARB 降压,而对于单侧病变患者,由于健侧肾脏可代偿,较难早期发现和估计肾功能下降,故亦不作为首选。

无法接受介入或手术治疗的单侧或双侧血管病变的患者,对 CCB,β一受体阻滞剂反应差是很常见的,此时可试用 ACEI/ARB,在使用过程中严密监测肾功能[血清肌酐(Scr)、24 小时尿蛋白(U-pro)],对于单侧肾血管病变者最好能定期查核素肾动态显像以评估肾脏功能。

(杨牧)

第七节 肠系膜上动脉狭窄

一、病因

动脉粥样硬化是引起肠系膜上动脉(SMA)狭窄的主要病因,也可由于先天发育、自身免疫、创伤等原因所致。

二、临床表现及查体

1.慢性肠系膜缺血

(1)多见于女性,有吸烟史、恶病质。

(2)腹痛,多在餐后半小时左右发生,持续可达 3 小时消失。

(3)"惧食",体重减轻。

(4)听诊可闻及腹部血管杂音。

2.急性肠系膜缺血 肠系膜上动脉狭窄病变一般呈慢性病程,侧支容易代偿,少数血栓、栓塞者,有急性肠系膜缺血的表现,持续性剧烈腹痛,伴有呕吐、腹泻、腹胀及休克等表现,早期腹部体征轻微,晚期病情恶化,出现腹部压痛、腹肌紧张等腹膜刺激征,可有血性呕吐物或血便。

三、辅助检查

1.腹部 X 线平片、CT 平扫、内镜检查不敏感,但可除外其他病因如肿瘤引起的腹痛。

2.超声 是很好的筛查内脏血管狭窄、闭塞性疾病的工具。

3.CTA、MRA 可协助明确腹腔大动脉及脏器动脉粥样硬化、狭窄、闭塞等病变情况。

4.动脉造影 可协助确定超声所得结果,显示血管狭窄或阻塞的部位、性质、范围和程度以及侧支循环建立情况,并为进一步介入操作提供通路。

5.血液学检查 急性肠系膜缺血时可有白细胞升高、酸碱失衡等表现,但无特异性。

四、治疗

(一)慢性肠系膜缺血

慢性肠系膜缺血应积极行血运重建,缓解肠缺血症状,防止急性肠梗死。

1.保守治疗 适用于症轻者,治疗粥样硬化等内科病、少量多餐、扩血管等。

2.介入 球囊扩张或支架植入,由于其微创性,近来越来越替代传统手术成为一线治疗手段。

3. 手术　如患者经营养支持后一般状况改善者,仍应积极考虑手术治疗,术式包括:动脉内膜剥脱术、血管旁路术(人工或自体组织)及内脏血管再植术。

(二)急性肠系膜缺血

急性肠系膜缺血应迅速去除血管内的栓子,恢复血液灌注,同期切除失活的肠管。

1. 全身治疗　营养支持、抗感染、抗凝等,目的是提高手术的耐受性。

2. 外科手术　仍是主要手段,当有肠梗阻、腹膜炎症状时应果断开腹,肠切除术是基本,可行切开取栓术、旁路搭桥术。

3. 介入治疗　球囊扩张或支架植入、插管溶栓术等,是否能够替代外科手术的作用,仍有争议。

(杨牧)

第八节　颈动脉损伤

尽管血管外科诊断手段和治疗技术有了日新月异的长足发展,颈动脉损伤因其较高的致残率和死亡率,仍然是血管外科医师面临的挑战之一。

一、颈部血管损伤区域的划分

1969 年,Monson 提出颈部血管解剖三分区,对颈部血管损伤的治疗具有一定指导意义:

Ⅰ区:胸骨颈静脉切迹到锁骨头上方 1cm:包括颈总动脉、无名动脉及锁骨下动静脉。

Ⅱ区:锁骨头上方 1cm 到下颌角:包括颈总动脉、颈内静脉。

Ⅲ区:下颌角到颅底:包括颈内外动脉及伴行静脉。

二、病因

颈动脉损伤约占所有动脉损伤的 7%,颈部血管损伤的 22%,可见于 6% 的颈部穿通伤,患者人群不同于颈动脉狭窄患者,多为健康青年男性。

颈动脉损伤按照外伤原因可分为穿通伤和钝击伤。前者占 90% 以上,如枪击伤、刀刺伤,Ⅱ区最为多见,其他少见的原因有医源性损伤,如中心静脉穿刺、颈部肿瘤手术等,动脉壁划伤或部分断裂多见,而完全断裂、假性动脉瘤及动静脉瘘相对少见。后者不足 10%,常见于交通意外、高空坠落导致的减速伤、钝器打击等。由于发生钝击伤时,动脉外膜常保持完整,内膜和中层最易受损,造成动脉内膜撕裂、卷曲、漂浮,影响血流动力学以及形成血小板聚集,从而导致血栓形成、栓塞事件。需要注意的是,钝击伤的症状、体征可表现为迟发性,诊断时容易被忽略。

三、临床表现

1. 出血　穿通伤时会从伤口出现大量活动性甚至喷射性的出血,但钝击伤或伤口较小的穿通伤合并颈动脉破裂或断裂,甚至可以完全没有外出血的体征。8%~25% 的穿通伤患者表现为活动性出血、持续增大的血肿,甚至严重休克,约有 40% 的颈部血管损伤患者就诊时表现为休克征象。

2. 血肿　颈动脉损伤形成的血肿常见于Ⅱ、Ⅲ区。穿通伤时因动脉出血速度快、压力高,可在伤口周围组织内迅速形成扩张性血肿,于伤口周围可扪及搏动性包块,颈内动脉周围的血肿可向咽腔突出,一旦破裂大出血可直接导致死亡。如血肿增大明显,还可引起压迫症状,患者常伴有患侧头痛和耳鸣、放射性耳痛;压迫颈交感神经可引起同侧 Horner 综合征,压迫臂丛神经引起上肢运动、感觉障碍;由于颈部血管出血及血肿的扩大,以及气管或喉本身的损伤或继发的水肿,可引起呼吸困难、窒息。

颈动脉损伤出血可以被血肿或周围组织包裹,形成假性动脉瘤,查体伤口周围可扪及搏动性包块,听诊可闻及收缩期杂音;伴有静脉损伤形成动静脉瘘时,可闻及颈部连续性杂音,体表还可以摸到震颤,由于颅骨的传导作用,患者可听到连续的异响。

3.合并其他器官损伤　60%以上的颈动脉损伤可伴有周围组织、器官的损伤,包括喉、气管、食管、心脏、胸膜、肺、胸导管、神经等,最为多见的是合并颈静脉损伤。损伤累及颈Ⅰ区的血管如无名动脉或锁骨下动脉时,可于伤侧出现扩张性血肿、广泛皮下游血、周围皮肤肿胀,严重时伴有血气胸,查体可发现同侧肢端脉搏减弱或消失;损伤累及颈Ⅲ区时常伴有颅底骨折、脑损伤等。

4.神经系统症状　钝击伤时因初始症状、体征不明显,且多同时合并骨折、颅脑损伤、胸腹部脏器损伤、休克等,容易忽视颈动脉方面的检查。临床上将颈动脉损伤按照脑神经功能障碍的程度分为以下三种类型:

(1)不伴有脑神经功能不全症状。

(2)伴有轻度脑神经功能障碍,如单瘫、一过性脑缺血等,提示颈动脉血流未完全中断。

(3)伴有严重脑神经功能异常症状,如对侧偏瘫、昏迷、失语,提示颈动脉血流完全中断。

四、辅助检查

1.X线　对诊断具有一定的提示作用:上纵隔和咽后间隙阴影加宽、皮下或纵隔气肿、气管移位、血气胸可提示颈Ⅰ区的动脉损伤;颈胸部正、侧位X线可以了解颅骨、颈椎、锁骨等骨折、脱位的情况,明确体内是否存在弹片或异物及其与大血管的关系。

2.B超检查　对于检查颈动脉损伤有一定的指导意义,但对于颈Ⅰ、Ⅲ区的血管损伤由于条件所限阳性率相对较低。

3.CT平扫　可以明确发现脑挫伤、蛛网膜下腔出血、硬膜下出血,同时全身扫描可以评估颈椎是否脱位、骨折以及是否合并胸腹腔重要脏器损伤。

4.血管造影　是诊断颈部血管损伤的金标准,可以了解双侧颈动脉、椎动脉及颅内循环的情况,并能明确提示管腔狭窄,血管破裂、断裂及假性动脉瘤和动静脉瘘的病变部位和范围。

对于邻近大动脉的颈Ⅰ区、近颅底的颈Ⅲ区外伤,或出现进行性加重的脑神经功能障碍者,可以常规选择造影,但一定要在患者生命体征平稳、病情稳定、没有活动性出血的情况下进行。

五、诊断

根据患者外伤史,伤口活动性出血,扩张性血肿,可伴有搏动性包块、血管杂音及震颤,休克征象,脑神经功能障碍,远端动脉搏动消失或减弱,结合辅助检查,诊断并不困难。需要强调的有以下两点:

1. 对于辅助检查结果阴性,但临床高度怀疑血管损伤,例如横贯颈阔肌的伤口伴有局限性血肿,手术探查仍是最关键的步骤。

2. 钝击伤时易忽视漏诊颈动脉血管损伤,应争取早期诊断,并能在脑梗死之前及时处理。

六、治疗

颈动脉损伤治疗的原则是迅速控制出血、纠正休克、重建血运及预防并发症。

1. 术前处理

(1)迅速控制出血:手指或敷料压迫止血一般有效;如效果不明显切忌对深层的组织盲目地钳夹止血,不但达不到止血的目的,反而容易损伤重要的器官、组织,还会破坏血管结构,增加失血,同时为重建血运带来困难;暂时性球囊阻断可以有效控制、减少出血。

(2)迅速补充血容量、纠正休克,维持水电、酸碱平衡。

(3)全面系统的检查评估,尤其是头部、胸腹腔脏器,必要时与耳鼻喉、口腔科及胸外、基本外科协商处理。

(4)注射破伤风抗毒素、应用抗生素,预防感染。

(5)维持呼吸道通畅,如有呼吸道梗阻,须先行气管插管术。

(6)如患者条件允许,须完善影像学检查,明确动脉损伤的性质、范围,以制订合理详尽的手术方案。

2. 颈部血管损伤手术探查的适应证

(1)颈部伤口活动性出血,局部血肿进行性增大,休克难以纠正。

(2)查体发现双上肢血压差异明显,伤口局部有搏动性包块、收缩期杂音,震颤或连续性血管杂音。

(3)纵隔增宽、气管移位,呼吸道压迫症状。

(4)远端动脉如肢端动脉、颞浅动脉无搏动。

(5)脑神经系统的轻、中度功能障碍,或影像学检查明确诊断颈动脉血流受阻。

(6)横贯穿过颈阔肌的外伤。Sankran 等认为颈动脉损伤后,破口局部可能被血块暂时封闭,一旦血块脱落,可引起致命性大出血。

3. 手术方式

(1)颈 I 区血管损伤的处理:颈 I 区下方为粗大的主干血管如无名动静脉、锁骨下动静脉,处于胸廓后方、位置深在,因此该区域的手术操作极其困难、手术风险极大,一旦不能有效阻断远近端动脉,会发生难以控制的大出血而威胁生命。

良好的手术野是成功地止血及重建血管的关键。自胸锁乳突肌前缘至正中开胸的颈胸联合切口,可以完整显露出左侧锁骨下动脉以外的主动脉弓分支动脉;左侧第 3、4 肋间隙开胸可以显露左侧锁骨下动脉。

分离过程中注意保护迷走神经、喉返神经、膈神经,避免副损伤。根据术中探查结果决定手术方案,一般包括侧壁修补、补片修补、血管端端吻合、人造血管移植术。

(2)颈 II 区血管损伤的处理:采用胸锁乳突肌前缘斜行切口,可以完整暴露颈总动脉、颈内动脉、颈外动脉,分离过程中注意保护迷走神经、舌下神经。

根据术中探查情况决定不同的手术方案:颈动脉穿刺伤或小的破口,可在阻断下局部修补,缝合方向平行于颈动脉横轴,如为颈内动脉破口,可采用静脉补片扩大缝合,避免狭窄;如动脉缺损长度不超过 1.5cm,在张力不高的情况下可予以端端吻合术,注意修剪吻合口,切除损伤内膜,将正常内膜段对端吻合;如颈内动脉的近心端损伤严重,长度不足以进行对端吻合,可采用颈外动脉移位修复术,前提是颈总动脉及分叉处无损伤、颈外动脉条件良好。先行结扎颈内动脉近端,修补颈动脉分叉处,于吻合长度合适距离切断颈外动脉,与颈内动脉行端端吻合术;如动脉缺损段较长,可采用自体静脉或人工血管进行间位移植,首选自体静脉,尤其是创面暴露时间较长,存在感染风险的情况下,如预计吻合时间较长,可建立术中转流。

(3)颈Ⅲ区血管损伤的处理:该区域接近颅底,显露困难,颈内动脉断裂时会回缩至上方,更增加了手术难度及风险。

术前通过造影明确颅内循环开放的情况,评估结扎颈内动脉的可行性;通过乳突尖端沿胸锁乳突肌前缘切口,离断二腹肌,经颈静脉孔向下可以暴露颈动脉鞘。

4.腔内治疗　随着腔内治疗技术的进步,在颈动脉血管损伤的处理中,腔内治疗发挥着越来越重要的作用。对于难以控制的近段出血,可以采用球囊阻断的方法控制出血;对于颈动脉部分裂伤、假性动脉瘤、动静脉瘘,采用覆膜支架腔内隔绝的方法重建血流;对于分支动脉出血,予以弹簧栓塞。不仅减少手术创伤,缩短手术时间,还能有效减少术中出血,降低手术风险和并发症。

5.术后处理

(1)防止术后吻合口或移植物急性血栓形成,应用抗凝治疗。

(2)监测患者生命体征、尿量变化。

(3)观察患者意识状态,注意有无新发脑梗死,梗死后出血及过度灌注情况。

(4)防止感染。

(杨牧)

第九节　四肢动脉损伤

四肢动脉损伤占所有动脉损伤发生的 70%～80%,其中 90% 发生于一侧肢体,发生部位较为常见的依次是股动脉、肱动脉、腘动脉。早期对于四肢血管损伤多采用结扎的方法处理,因此导致极高的致残率,第二次世界大战期间,由于腘动脉损伤造成的截肢率高达 73%,近年来由于技术的进步,与肢体动脉损伤相关的截肢率低于 10%～15%。

一、病因

四肢动脉损伤按照致病原因可分为穿通伤和钝击伤。前者包括枪弹伤、刀刺伤等,多为开放性损伤;后者包括撞击、交通意外、坠落伤等,钝击伤导致骨折或关节脱位时可合并血管损伤,如肱骨中上 1/3 骨折时合并肱动脉损伤,胫骨平台骨折时合并腘动脉损伤,多为闭合性损伤,也可以是开放性损伤。

二、临床表现

1.出血　开放性四肢动脉损伤出血多为搏动性大出血,如损伤的血管位置较深,或穿通伤入口较小,仅可见鲜红色血液从伤口涌出。

2.血肿　闭合性四肢动脉损伤或开放性损伤于伤口局部形成血肿时,肢体损伤部位出现搏动性肿块；同时因血液流入组织间隙引起周围皮下肿胀、广泛皮下淤血；如动脉破口未完全封闭，出血压力较高继而形成假性动脉瘤、进行性增大的张力性血肿，严重时压迫动静脉及神经，造成远端肢体进一步缺血、肿胀、神经麻痹、疼痛，严重时甚至造成骨筋膜室综合征；合并静脉损伤时可能形成动静脉瘘，体表可扪及震颤，并可闻及血管杂音。

3.休克 严重大出血时患者会因血容量持续减少，出现低血压并导致休克，四肢动脉损伤时低血容量性休克的发生率高达 $35\%\sim38\%$。

4.肢体缺血 四肢动脉损伤时常因内膜片撕裂、动脉血流中断、远端血管血栓形成或栓塞、骨筋膜室综合征出现远端肢体缺血，表现为皮肤苍白、皮温下降、肢端动脉搏动减弱或消失、疼痛。需要注意的问题有以下两点：

(1)远端肢体发凉、苍白、脉弱或脉搏消失可能是肢体缺血，也可能是休克时低血容量的表现，应在补足容量、纠正休克的前提下再行观察，同时进行双侧对比。

(2)肢体远端脉弱不一定是动脉损伤，但搏动正常也不能除外动脉损伤。动脉内膜撕裂或动脉部分断裂时，动脉裂口由于外膜或血肿包裹，血流并未完全中断，肢端动脉仍可扪及，约 $20\%\sim30\%$ 的动脉损伤肢端仍可触及搏动。

三、辅助检查

1.X线检查发现骨折、关节脱位，特别是伤口局部出现高密度影，尤其要警惕动脉损伤的可能性。

2.B超作为一种无创的诊断方法，对于血管损伤的检查具有较高的易操作性和敏感性，文献报道其敏感性为 95%，准确性达 98%。

3.动脉造影可以明确血管损伤的部位、性质、侧支循环开放情况及远端动脉条件，具有无可替代的诊断价值，但因其属于有创性检查，可能造成严重的并发症如造影剂肾毒性、存在一定的假阴性或假阳性，所以目前一致公认对于四肢动脉损伤建议选择性的进行动脉造影：如肢端动脉搏动正常、踝肱比(ABI)$\geqslant 1.00$，不需要进行动脉造影检查；如肢端动脉搏动减弱或消失、ABI<1.00，则行动脉造影检查，临床研究表明选择性的动脉造影检查可诊断出超过 95% 的动脉损伤患者。

四、诊断

根据患者的病史、症状、查体及辅助检查，诊断并不困难。对于出现在四肢主干血管走行的穿刺伤、切割伤、骨折、脱位及挫伤、枪弹伤等，伴有切口出血、血肿、休克征象，查体发现搏动性包块、震颤、杂音，无论伴或不伴有远端肢体缺血症状，均应高度怀疑血管损伤的可能性。1995 年 HOOD 等提出了四肢血管损伤诊断流程，具有一定的指导意义。值得强调的是术中探查也许是最终的确诊手段，尽管有探查阴性的可能，但如漏诊或延误治疗，势必会造成肢体缺失甚或威胁生命，带来不可挽回的损失。

五、治疗

四肢动脉损伤的治疗原则，首先是要及时止血、补充血容量、纠正休克，挽救患者的生命；同时争取早期诊断，尽早重建血管，恢复肢体血运，以挽救肢体，避免致残。

1.手术适应证 在除外需要优先解决的胸腹腔重要脏器合并创伤、内出血的前提下，把握如下适应证：

(1)肢端动脉搏动减弱或消失，休克纠正后仍未改善，双侧对比差异明显，辅助检查明确诊断。

(2)伤口内持续活动性出血，局部张力性血肿进行性增大，休克不能有效改善。

(3)伤口局部查体发现震颤、杂音。

(4)主干血管走行部位神经、肌腱损伤。

(5)血管造影明确提示主干血管闭塞、假性动脉瘤、动静脉瘘形成。

2.术前处理

(1)四肢血管损伤伴有活动性出血时大多使用加压包扎可以有效止血，对于近端压力较高不能加压止血时，应立即使用止血带止血，但是如果止血带使用不当，可造成肢体不可逆的坏死、肾衰竭甚至死亡等，需要注意的是定期松解止血带恢复血供、动态观察肢体血运变化，如条件允许最好皮下注射肝素，避免远端肢体血管内血栓形成。

(2)对于当时无修复血管条件而需长途转运的患者，可先予以局部伤口彻底清创、直接结扎血管断端，包扎伤口，迅速转运至能够进行血管重建的上级医院，这些措施可以有效止血、减少感染的机会、避免长时间使用止血带造成的并发症。

(3)对于开放性伤口，术前使用抗生素、破伤风针；对于活动性出血、低血容量性休克的患者，迅速建立两条以上的静脉通路以监测中心静脉压力、补充血容量、输血治疗；保证呼吸道通畅；观察每小时尿量。

3.手术方式

(1)动脉侧壁修补术：适用于动脉穿刺伤或部分断裂伤。以无创动脉阻断钳阻断损伤部分的两端，肝素盐水反复冲洗管腔，去除凝血块，修剪动脉裂口，缝合时注意平行动脉横轴缝合，防止局部狭窄，如预计不能避免狭窄，可纵行扩大切口，加用自体静脉补片扩大成形的方法避免狭窄。

(2)血管对端吻合术：适用于动脉横断伤或修剪动脉边缘后两端距离不超过3mm者。跨关节的血管损伤吻合前需伸直关节，评估血管张力，吻合时弯曲关节，减少吻合张力。血管缝合时采用三点或两点固定缝合，避免血管扭曲、打折。

(3)血管移植术：动脉缺损过多或局部损伤严重难以分离，可采用血管转流重建血运，首选健侧大隐静脉，吻合时须将静脉倒置；如自体静脉条件不佳、局部污染不重、彻底清创后可使用人工血管。完成血管吻合术后，伤口内彻底止血，应用组织覆盖或注意肌皮瓣覆盖，避免血管外露以防止感染。当局部污染严重，软组织大量缺如时，可考虑行解剖外途径先行重建血运，待感染控制后再考虑恢复解剖途径。

(4)血管结扎术：血管结扎术后截肢率较高，因此，四肢主干血管损伤均应积极争取重建血管，恢复肢体血运，只有在如下情况下才考虑行血管结扎：组织损伤广泛、不能修复血管或即使修复后也不能保存肢体；病情危重、胸腹腔重要脏器损伤，不能耐受血管重建者；通过掌弓或足弓可以代偿者，如胫前动脉、胫后动脉或桡动脉、尺动脉之一损伤、难以修复时。

(5)腔内治疗：随着腔内技术的不断发展，腔内治疗四肢动脉损伤已得到更加广泛地应用，覆膜支架及动脉弹簧栓治疗主干血管穿刺伤、部分断裂伤、假性动脉瘤、动静脉瘘，具有微创、易操作、并发症少、手术时间及出血量明显减少的特点。

4.术中注意事项

（1）血管重建时关键的第一步在于控制近段血运，通过游离解剖并控制近段正常动脉，准备无损伤阻断钳以控制血流；如近段不易控制如股总动脉、腋动脉，可考虑先行介入预置球囊阻断；如局部粘连严重不易分离，可考虑球囊直接阻断破口。

（2）四肢血管伤约有 1/3 合并骨折，骨折端可摩擦、压迫、刺伤血管，引起血管断裂、内膜损伤、血栓形成或栓塞、痉挛。在修复血管的同时，彻底清创后先用内固定方法固定骨折，再进行血管重建；腘动脉损伤合并闭合性骨折时，在探查时一期给予复位，不可盲目对骨折进行闭合复位石膏固定，以免加重血管损伤。

（3）应用 Fogarty 导管取栓时，注意球囊大小不应超过相应动脉内径过多，避免内膜撕脱、翻转，同时应注意向远、近心端动脉尽可能取净血栓。

（4）骨筋膜切开减压是处理四肢动脉损伤的重要辅助治疗措施。当血运重建后，肢体再灌注损伤可表现为肌肉水肿，小腿和前臂深筋膜压力增高以至于压迫动脉造成远端循环障碍，及时切开减压可有效挽救肢体和生命。

5. 术后注意事项

（1）动态观察肢体血运变化，注意鉴别动脉痉挛和动脉血栓形成。如解除痉挛因素，解痉处理后仍不改善，应积极除外动脉急性血栓形成并及时处理。

（2）观察肢体有无再灌注损伤，必要时切开减压。

（3）观察肾功能变化，观察每小时尿量，避免肾衰竭。

（4）维持循环稳定，纠正高钾血症、酸中毒等。

（5）抗凝、抗血小板治疗。

（杨牧）

第十节　血栓性浅静脉炎

血栓性浅静脉炎（superficial thrombophlebitis），又称为浅静脉血栓形成，指皮下浅表静脉的急性无菌性炎症，伴有静脉内血栓形成及管腔闭塞。血栓可引起局部无菌性炎症，而炎症也可以加重血栓，两者互为因果。主要累及四肢浅静脉，也可见于胸腹壁浅静脉。可分为四肢血栓性浅静脉炎、胸腹壁血栓性浅静脉炎和游走性血栓性浅静脉炎，分述如下：

一、临床表现

1. 四肢血栓性浅静脉炎

（1）曲张静脉的血栓性浅静脉炎：为下肢浅静脉曲张的常见并发症，由于曲张静脉内血流缓慢淤滞、内膜不光滑或合并局部外伤等均可导致曲张静脉内血栓形成，伴静脉周围无菌性炎症。主要症状表现为患肢局部曲张静脉部位红肿、皮温高、疼痛、行走时加重、可触及痛性索状硬条或串珠样硬性结节。随着血栓的机化，炎症可自行好转。少数情况下也可以合并细菌感染，患者可以出现发热等症状。由于曲张静脉的存在，静脉炎可以反复出现并合并色素沉着。

（2）药物性血栓性浅静脉炎：多发生于四肢，由于向静脉内注射的药物有刺激性或浓度过高，致浅静脉内膜损伤合并血栓形成，常可累及整条浅静脉。主要临床表现为注射部位肢体疼痛、肿胀，沿静脉走行发红，可触及条索状物，有压痛，周围皮肤充血伴轻度水肿。炎症反应一般持续 1～2 周,而后可以自行消退,疼痛缓解,可遗留色素沉着,条索状物可延续到 2～4 周后消失。全身炎症反应轻,偶有发热。

2.胸腹壁血栓性浅静脉炎　又称为 Mondor 病,病因不明,部分合并有外伤史。多发生于青、中年肥胖及缺乏锻炼的女性。常见于胸、上腹壁静脉和侧胸静脉。主要表现为胸腹壁疼痛,上肢用力牵拉时明显。沿静脉走向皮肤略红肿,可触及条索状物,伴压痛。开始条索状物较柔软,随后变硬,可推动。上肢上举、外周或将皮肤绷紧后条索处有凹陷,呈弓弦状。病程为自限性,2 周左右可以自行消退,可遗留色素沉着,条索状物有时延续到 6～12 周后才消失。病程中全身炎症反应轻微。

3.游走性血栓性浅静脉炎　指不同部位反复出现此起彼伏的发作性浅静脉炎,病因不清。好发于青壮年男性,可在不同部位发病,以下肢多见。原因可能包括:内脏肿瘤(男性常为肺和胰腺肿瘤,女性常为生殖系统和胰腺肿瘤)、血栓闭塞性脉管炎和第Ⅻ因子缺乏。内脏肿瘤和血栓闭塞性脉管炎在早期均可伴有此病。除外上述情况后可诊断为原发性游走性血栓性浅静脉炎。主要表现为一处静脉走向红肿、疼痛,条索状物,伴压痛。全身反应轻微。1～3 周后炎症可自行消退,症状缓解,或遗留色素沉着或条索状物。发作均有间歇性、游走性和交替性等特点,可在全身其他各部位反复多次发病。

二、辅助检查

血栓性浅静脉炎一般不需要常规做辅助检查,检查的目的主要是为了除外其他一些可能合并血栓性浅静脉炎的特殊情况,这些检查主要包括以下内容:

1.血常规　根据白细胞和中性粒细胞升高的情况,判断是否合并存在细菌感染。

2.血管彩超　通过彩超检查明确静脉内血栓性炎症的范围,更重要的是对于肢体肿胀严重的患者,通过彩超检查可了解其肢体深静脉的通畅情况,有无深静脉血栓性疾病。

3.胸腹部影像学检查和肿瘤指标筛查　主要用于筛查游走性血栓性浅静脉炎患者是否合并肿瘤可能。可采用的手段包括胸片、胸腹部 CT、腹盆腔彩超、CA 系列(CA199、CA125)等。

三、诊断

明确诊断主要通过仔细询问患者病史,有无静脉药物输注,留置导管病史,有无外伤史,同时结合患者的临床表现以及体格检查,即可诊断。

四、鉴别诊断

鉴别诊断主要与丹毒、结节性红斑等疾病相鉴别。丹毒是皮肤及其网状淋巴管的急性炎症,好发于下肢和面部。其临床表现为起病急,局部出现界限清楚的片状红疹,颜色鲜红,并稍隆起,压之褪色。皮温高伴皮肤烧灼样痛,同时可伴高热、畏寒及头痛等。结节性红斑是一种真皮脉管和脂膜炎症所引起的急性炎症性疾病,多见于中、青年女性,常见于小腿伸侧,呈红色或紫红色疼痛性炎性结节,可为散在多发的,双侧肢体对称的。病程有局限性,易于复发。

五、治疗

血栓性浅静脉炎的治疗主要以保守治疗为主。症状明显者,可辅助药物治疗和手术治疗。

1. 保守治疗　急性期抬高患肢，避免久站、久坐、肢体下垂等，促进静脉回流。局部可采用热敷、物理治疗等，促进炎症吸收，缓解疼痛。

2. 药物治疗　如症状较重，可辅助药物治疗。可外用多磺酸黏多糖（喜辽妥）软膏、双氯芬酸（扶他林）软膏，内服活血片等活血化瘀药物。必要时，可采用低分子肝素或普通肝素皮下注射。对于同时合并细菌感染的血栓性浅静脉炎，可同时使用抗生素控制感染。

3. 手术治疗　局部血栓性浅静脉炎在急性炎症期消退后，如仍有条索状硬物伴疼痛，可考虑手术切除。如下肢静脉曲张合并血栓性浅静脉炎，可在炎症消退后行大隐静脉/小隐静脉高位结扎剥脱术。

（杨牧）

第十一节　静脉血栓栓塞症

深静脉血栓形成（deep venous thrombosis，DVT）与肺血栓栓塞症（肺栓塞，pulmonary embolism，PE）合称为静脉血栓栓塞症（venous thromboembolism，VTE）。深静脉血栓形成常急性发病，部位以下肢深静脉血栓形成最为常见，也可见发生于上肢深静脉、上腔静脉、下腔静脉等。高凝状态、血流淤滞、内皮损伤是导致静脉血栓形成的三大因素。

一、临床表现

1. 深静脉血栓形成的临床表现　DVT的临床表现可以根据血栓部位、血栓时间、侧支循环代偿情况、血栓进展程度、患者体位、治疗手段呈现不同的表现。患者可以从无症状到肢体肿胀，甚至肢体坏疽。常见的症状和体征主要有以下几项：

（1）肢体肿胀和张力升高：肢体可凹性肿胀是DVT常见的症状之一。肿胀同时可以伴有患肢张力升高。双侧肢体不对称性肿胀可能提示患侧肢体DVT可能。但是下腔静脉内血栓形成也可以引起双下肢对称性水肿，同理，上腔静脉内血栓形成也可以引起双上肢对称性水肿，需要与心衰、肾衰等原因导致的双侧肢体肿胀相鉴别。根据下肢肢体肿胀的平面可大致估计静脉血栓的上界：①小腿中部以下水肿为腘静脉；②膝以下水肿可能为股浅静脉；③大腿中部以下水肿为股总静脉；④臀部以下水肿为髂总静脉；⑤双侧下肢水肿为下腔静脉。如果治疗不及时，随着血栓的进展，静脉内血栓的上界可以逐渐上升，导致下肢肿胀程度加重，肿胀范围增加。卧床或抬高患肢可以使肿胀得到明显缓解。

（2）肢体疼痛：DVT引起的肢体疼痛多数不严重，主要为肢体沉重感或钝痛，可以通过卧床或抬高患肢得到缓解。查体时可以发现沿着深静脉走行出现深压痛、腓肠肌挤压痛（Neuhof征阳性）或患足背屈时腓肠肌疼痛（Homan征）。当肢体高度水肿、张力升高明显时，疼痛较为剧烈，尤其是由于张力极度升高影响动脉搏动时（股青肿、股白肿），肢体同时出现缺血表现，疼痛尤为剧烈，需要紧急手术处理挽救患肢。

（3）皮肤颜色、温度变化：DVT时由于肢体静脉血液回流淤滞，患肢皮肤多呈现紫红色，患肢皮肤温度略升高。如果同时合并感染，肢体皮温升高明显。当患肢张力极度升高影响动脉血供时，肢体皮肤可出现颜色苍白、发绀甚至花斑，同时伴有患侧肢体皮肤温度降低，以肢端为著，需要急诊手术处理。

（4）浅静脉怒张：深静脉回流受阻，浅静脉系统回流压力增加，会导致浅静脉怒张或皮下网状的小静脉扩张。如果深静脉长期回流受阻，浅静脉系统会出现代偿性浅静脉增多、曲张，需要与单纯性下肢静脉曲张相鉴别。一部分同时合并浅静脉炎或血栓性浅静脉炎的患者可出现局部疼痛、发热、皮肤颜色变化等表现。

（5）血栓后综合征（post－thrombosis syndrome，PTS）：下肢深静脉血栓形成后，由于长期深静脉梗阻所造成的血液回流障碍，以及血栓再通后由于瓣膜功能破坏导致的静脉血液反流，均可导致下肢静脉高压的相应症状及表现，统称为血栓后综合征表现。主要表现为肢体沉重不适、肿胀，久站或活动后多加重；可伴有间歇性静脉性跛行、浅静脉曲张、皮肤色素沉着、增厚粗糙、瘙痒、湿疹样皮炎，形成经久不愈的或反复发作的慢性溃疡等。

（6）曲张静脉的血栓性浅静脉炎：为下肢浅静脉曲张的常见并发症，由于曲张静脉内血流缓慢淤滞、内膜不光滑或合并局部外伤等，均可导致曲张静脉内血栓形成，伴静脉周围无菌性炎症。主要症状表现为患肢局部曲张静脉部位红肿、皮温高、疼痛、行走时加重、可触及痛性索状硬条或串珠样硬性结节。随着血栓的机化，炎症可自行好转。少数情况下也可以合并细菌感染，患者可以出现发热等表现。由于曲张静脉的存在，静脉炎可以反复出现并合并色素沉着。

2.肺血栓栓塞症的临床表现　表现为栓子阻塞肺动脉及分支，导致血流动力学改变的结果，其严重程度与肺动脉阻塞的范围以及患者原有的心肺功能状态有关。大多数肺栓塞为无症状性或症状表现轻微。小部分肺栓塞为症状性肺栓塞，可出现与肺梗死、呼吸功能受损或血流动力学变化相关的症状。常见的症状和体征包括以下内容：

（1）呼吸困难：为肺栓塞最常见的症状之一，约84％～90％的患者出现呼吸困难症状。尤以活动后明显，常于大便后、上楼梯时出现，静息时缓解，称为劳力性呼吸困难。呼吸困难程度与栓塞的大小范围有关。其成因与 V/Q 比值失调，气道痉挛有关。

（2）胸痛：是肺栓塞的常见表现，75％为胸膜样疼痛，突然发生，多与呼吸有关，咳嗽时加重，主要由于肺实质及其表面的胸膜水肿和炎症渗出引起，也可以由肺梗死或缺血所致。一般认为小栓子累积部位靠近周边，易出现胸膜受累。较大的栓子可引起剧烈的挤压痛，位于胸骨后，向肩和胸部放射，酷似心绞痛发作，可能与肺动脉高压、冠状动脉痉挛、心肌缺血有关。

（3）咯血：常提示肺梗死或肺不张引起的肺泡出血。多在梗死后 24 小时内发生，量不多，大咯血少见，鲜红色，数天后可变成暗红色。

呼吸困难、胸痛、咯血称为肺栓塞三联症。真正出现典型三联症表现的患者仅仅不到肺栓塞患者的 1/3，有症状性患者多数仅表现为其中一个或两个症状，而其中尤以原因不明的劳力性呼吸困难最为常见。

（4）发热：约43％的患者出现发热，常为低热。个别患者体温可达 39℃ 以上。可持续 1 周左右。其原因可能与肺梗死、肺出血、血管炎、肺不张或感染有关。

（5）晕厥、休克和猝死：肺栓塞时由于心排血量突然下降造成的一过性脑供血不足，可出现晕厥。肺栓塞所致休克类型属心外梗阻性，大块栓子阻塞肺血管床，加之强烈的肺血管痉挛引起心排血量急剧下降，血压下降，患者常大汗淋漓、焦虑，严重者出现猝死。其发生率约为 10％，此类患者检查时常可见肘静脉压力明显升高，但无心源性休克的体位、啰音等体征，故在临床上可借此与其他类型的休克相鉴别。

（6）其他临床表现：发绀与缺氧、低血压和体循环淤血有关；咳嗽：多为干咳，或有少量白痰，也可伴有喘息。恐惧：可能与胸痛或低氧血症有关。

（7）体征：查体时可发现患者呼吸频率增加、心率增快，听诊可闻及呼吸频率快，胸膜摩擦音、湿啰音或哮鸣音、呼吸减弱（多为胸腔积液、肺不张等所致），可出现肺动脉区第二心音亢进或主动脉和肺动脉区第二心音增宽，但在吸气相减弱。如为大块 PE，可产生急性右心室功能不全，伴颈静脉怒张，右心室抬举性搏动，室性前期（S_4）或舒张初期（S_3）奔马律，有时伴有低血压和周围血管收缩。

二、辅助检查

1.静脉加压超声（compression ultrasonography，CUS）是一种常用的、非常经济、无创的检查方法，可以作为检查深静脉血栓形成的首选且安全有效的方法，可直接探及病变部位静脉直径及腔内情况，了解血栓的大小及其所在部位，即静脉壁情况、彩色血流信号情况。通过局部加压，可以了解管腔被压扁的情况，进一步证实血栓的部位及大小。CUS 对症状性深静脉血栓的诊断敏感性为 90%～100%，特异性达到 95%～100%。

2.CT 血管造影（CT angiography） 通过静脉内注入造影剂，了解下肢静脉、下腔静脉以及肺动脉的管腔情况，明确诊断 VTE 的部位。CT 血管造影与静脉造影相比方便快捷，创伤小，而诊断符合率高，目前已被临床作为诊断 VTE 的重要方法。CTPA 还可以明确患者是否有 PE 以外的其他疾病存在。

3.静脉造影 顺行静脉造影曾被认为是诊断 DVT 的"金标准"。通过从足部静脉注入造影剂，止血带限制浅静脉显影，以充分显示深静脉系统。在静脉充分显影的本底基础上出现充盈缺损视为阳性结果。但是顺行静脉造影是有创检查，临床应用受到一定限制。

4.D－二聚体（D－dimer）检查 D－dimer 是纤维蛋白的降解产物，当 VTE 时，D－dimer 水平升高，其敏感度可达到 96.8%。但是 D－dimer 升高并非是 VTE 特异性的，诸多病理情况可导致 D－dimer 升高，如弥散性血管内凝血、恶性肿瘤、大手术后、感染、创伤等，D－dimer 诊断 VTE 的特异性仅为 35.2%。对于验前概率为低、中度的患者，D－dimer 正常则不必进行其他检查而可以排除 DVT。

5.肺通气/灌注扫描 肺通气/灌注扫描由于具有高度的敏感性曾经在 PE 诊断过程中起关键作用。但近年来其价值已逐渐被 CTPA 所替代，尤其是螺旋 CT 肺动脉造影。CTPA 同肺通气/灌注扫描相比具有以下特点：

（1）可以快速实施。

（2）很少需要再进行其他影像学检查。

（3）排除 PE 的患者可以提供其他正确诊断。

（4）大多数医院都可进行检查。

（5）更易安排急诊检查。

肺通气/灌注扫描仅用于无法进行 CTPA 检查或存在肾功能不全及对造影剂有不良反应的患者。多排 CT（MSCT）的出现使亚段 PE 的诊断率进一步提高，16 排 CT 对肺段及段下PE 的敏感性达到 94% 及 88%。

目前公认的下肢深静脉血栓形成危险因素分为遗传因素和环境因素两部分，环境因素包括：年龄>40 岁、长期卧床、肿瘤、胸腹盆腔下肢或骨科手术、肥胖、静脉曲张、心力衰竭、心肌梗死或脑卒中、糖尿病、骨折、炎症性肠病、肾病综合征、长期留置中心静脉导管、口服避孕药等。诊断深静脉血栓,首先要根据患者的症状、体征和可能的危险因素(表13—1)将患者分为低危、中危和高危人群,通过分级有助于诊断DVT。

表13—1 Wells评分—深静脉血栓的验前概率评分

项目	评分
活动性肿瘤(肿瘤治疗中或近6个月内的姑息疗法)	1
下肢瘫痪、制动	1
4周内卧床3天以上或4周内大手术史	1
沿深静脉系统走行的局部压痛	1
下肢肿胀	1
胫骨结节下方10cm处测量的小腿腿围较对侧增加3cm以上	1
可凹性水肿(症状侧为重)	1
浅静脉侧支(非静脉曲张)	1
其他比DVT更符合的诊断	—2

低危0～1分;中危2～6分;高危≥7分,其中≥4分VTE的可能性较大。验前概率的评估有利于医师从总体上把握患者患病的可能性,并且有利于选择合适的检查手段及对检查结果作出合理的解读。通过量化指标进行验前概率评估有利于减少经验性错误,提高诊断效率

三、诊断

诊断VTE,需要结合患者的症状、体征和可能的危险因素(Wells评分),以及辅助检查的结果,不难得出结论。

主要与以下疾病相鉴别:

(一)急性动脉栓塞

急性动脉栓塞时肢体无肿胀,主要表现为足及小腿皮温厥冷、剧痛、麻木、自主运动及皮肤感觉丧失,足背动脉、胫后动脉搏动消失,有时股—腘动脉搏动也消失。

(二)急性下肢弥散性淋巴管炎

发病也较快,肢体肿胀,浅静脉不曲张,常伴有寒战、高热,皮肤发红,皮温升高。

(三)其他疾病

淋巴水肿、急性小腿肌炎、急性小腿纤维组织炎、小腿肌劳损、小腿深静脉破裂出血及跟腱断裂等。

四、治疗

VTE患者主要的治疗目的是:预防致死性肺栓塞、防止复发性VTE以及防止血栓后综合征(post—thrombotic syndrome,PTS)。治疗手段主要包括:抗凝治疗、溶栓治疗、取栓治疗和放置腔静脉滤器。

(一)抗凝治疗

1.抗凝治疗指征和常用抗凝药物 抗凝治疗是VTE的主要治疗措施,可以有效防止血栓再形成和复发。对于确诊的急性DVT患者,以及临床高度疑似DVT的患者,建议除禁忌证以外,即刻开始抗凝治疗。常用的抗凝药物包括普通肝素、低分子量肝素(low molecular weight heparin,LMWH)和华法林。初始抗凝治疗可以采用静脉注射普通肝素、皮下注射普通肝素、皮下注射低分子肝素或皮下注射磺达肝素(fondaparinux)等。各种常用抗凝药物剂量及方法如下:

(1)静脉注射普通肝素:普通肝素通过与抗凝血酶Ⅲ(antithrombinⅢ,ATⅢ)结合,激活ATⅢ从而抑制凝血酶与活化的Ⅹ因子(activated factor Ⅹ,Ⅹa)。用法为先静脉推注负荷剂量(80U/kg),然后序贯持续静脉泵入[18U/(kg·h)]。肝素过量时可以应用鱼精蛋白抵抗。

1)肝素应用与APTT监测:相同剂量的肝素在不同的患者中抗凝效果是不同的,因此应用肝素时,必须要求监测其疗效,临床主要根据部分凝血活酶时间(activated partial thromboplastin time,APTT)调整肝素用量,要求APTT达到并维持与正常值上限的1.5～2.5倍。APTT的监测频率为:自开始给予肝素后4～6小时监测,以及每次调整肝素剂量后的4～6小时。当APTT达标并稳定后,可每天监测一次APTT。APTT在初始24小时内达到治疗标准,则VTE复发率仅为4%～6%,远远低于初始24小时不达标的患者(VTE复发率为23.3%)。根据体重设计的肝素抗凝用药剂量比常规的标准剂量更容易让APTT在24小时内尽快达到治疗目标。

2)肝素诱导的血小板减少症(heparin－induced thrombocytopenia,HIT):肝素抗凝的主要并发症包括出血、HIT和长期应用导致的骨质疏松等。出血风险将在下文中提及。肝素诱导的血小板减少症通常发生在肝素开始后的5～10天,很少于肝素治疗后2周出现。大约1%～2%接受肝素治疗的患者,会出现血小板计数低于正常范围或计数虽然正常,但数值较基础水平下降超过50%。严重的HIT会诱发动脉血栓或DVT。持续使用肝素的患者,应在开始应用肝素的3～5天、7～10天以及14天监测血小板计数。HIT诊断一旦明确,则必须停止应用各种类型的肝素。如果患者仍然需要继续抗凝治疗,则可以选取替代抗凝治疗措施,如达那肝素、来匹卢定(水蛭素)或凝血酶抑制剂阿加曲班等。患者血小板计数一般在停药后10天内逐渐恢复。

(2)皮下注射普通肝素:普通肝素还可以采取皮下给药的方式。剂量约为250U/kg,2次/日,注射6小时后监测APTT并根据APTT调整肝素用量,APTT需要达到正常值上限的1.5倍。初始24小时内APTT达到治疗标准,有助于减少VTE复发。

(3)皮下注射LMWH:LMWH与普通肝素相比,生物利用度更高(皮下注射的生物利用度>90%),半衰期更长,发生HIT几率低。而疗效与静脉用普通肝素等同。皮下注射LMWH,推荐剂量为100U/kg,2次/日。合并严重肾功能不全的患者,尤其是肌酐清除率<30ml/min者需慎用,如必须应用,则应减量并监测血浆抗Ⅹa因子活性。

(4)口服华法林:华法林是最常使用的长期口服抗凝剂,华法林起效往往较慢,因此,需与肝素重叠应用进行桥联抗凝。急性VTE患者建议普通肝素或LMWH抗凝当天即开始同时口服华法林,普通肝素或LMWH需要与华法林重叠至少5天以上,当连续24小时国际标准化比值(international normalized ratio,INR)超过2.0时,可停用LMWH。后续华法林的剂量需要根据INR监测值确定,INR目标值为2.0～3.0,高龄患者(>65岁)INR控制在1.8～2.5也是可以接受的。华法林过量时,如果合并出血,需立即停用华法林,必要时可补充维生素K,补充冰冻血浆和凝血酶等。如果INR明显升高,但不合并出血,可暂停华法林,随后将华法林减量。

2.抗凝治疗的出血风险　抗凝中的出血风险,除了与APTT和INR值相关以外,更重要的是与患者潜在的出血风险有关,临床中尤其应该注意并认识到这些潜在的出血风险,这些出血风险也是抗凝治疗的相对或绝对禁忌证:

(1)年龄超过65岁。

(2)大手术后2周以内的患者。

(3)3个月以内发生脑血管事件(脑梗、TIA、脑出血)。

(4)合并出血倾向。

(5)肝功能衰竭尤其是合并凝血功能障碍的患者。

(6)10天以内消化道出血病史;合并消化道溃疡、消化道恶性肿瘤等。

(7)3个月以内神经系统(颅内、脊髓)手术病史。

(8)3个月以内发生颅内创伤性疾病。

(9)10天以内心肺复苏病史。

(10)10天以内的重大非血管手术或创伤病史。

(11)未获良好控制的高血压患者:收缩压≥180mmHg,舒张压≥110mmHg。

(12)颅内肿瘤。

(13)近期眼外科手术病史。

(二)溶栓治疗

1.急性DVT溶栓治疗 对于急性近段性DVT,症状不超过14天,一般身体状况良好,预计出血风险小,可考虑溶栓治疗。溶栓可迅速开通静脉血管,缓解急性期症状,减少血栓后综合征(post－thrombotic syndrome,PTS)的发生。急性DVT的溶栓用药方法不推荐全身静脉溶栓,而建议导管溶栓(catherter directed thrombolysis,CDT)。如果有条件的话,导管溶栓应与其他机械性溶栓方法(如血栓破碎、抽吸)等结合。CDT后对于残存的静脉病变,可采用球囊扩张和支架的方式作为辅助处理措施。CDT后仍应积极给予抗凝治疗,抗凝治疗措施与未溶栓患者相同。

2.急性PE的溶栓治疗 与原来将肺栓塞分为"大面积PE"、"次大面积PE"、"非大面积PE"不同,2008年欧洲心脏病协会(European society of cardiology,ESC)急性肺栓塞诊疗指南明确提出对于急性肺栓塞患者按照死亡风险进行以下分级:

(1)高危:存在低血压或心源性休克,其PE相关的死亡风险>15%。

(2)中危:不伴有低血压或心源性休克,但是有右心室功能不全表现(心脏彩超提示右心室功能不全或胸部CT提示右心室增大)或合并心肌损伤(心脏肌钙蛋白升高,提示右心室微梗死),其PE相关的死亡风险为3%～15%。

(3)低危:PE相关死亡风险<1%。

高危的PE患者,除非存在较大的出血风险,建议立即进行溶栓治疗,这一点已获得大家共识。但是中危患者,是否需要溶栓治疗,目前尚存在争议。部分学者认为,中危的PE患者,如果经过评估出血风险较低,可以考虑溶栓治疗。笔者也赞同此观点,因为溶栓与单独抗凝治疗相比,能加速肺动脉内血栓的溶解,迅速开通闭塞的肺动脉血管,降低肺动脉压力,促进受损的右心室功能恢复,改善患者的临床结局,提高患者生活质量。而且如果溶栓前充分评估出血风险,除外出血风险较高的患者,溶栓的安全性从某种程度而言与单独抗凝是可比拟的,这也就是为什么一些随机对照研究中溶栓与单独抗凝相比并不增加出血风险的原因。溶栓用药途径目前仍然建议采用经外周静脉给药,而不是肺动脉置入导管直接给药。

3. 常用的溶栓药物　目前国内两种常用的溶栓药物为：尿激酶和重组型人组织纤溶酶原激活剂（recombinant human tissue—type plasminogen activator，rt—PA）。

（1）尿激酶：尿激酶可直接作用于内源性纤维蛋白溶解系统，催化裂解纤溶酶原成为纤溶酶，后者不仅能降解纤维蛋白凝块，亦能降解血循环中的纤维蛋白原、凝血因子 V 和凝血因子Ⅷ等，从而发挥溶栓作用。尿激酶首次负荷量约 25 万 U，之后尿激酶的实际用量需根据血栓负荷量、患者纤维蛋白原（fibrinogen，Fbg）水平、血栓溶解情况来确定。溶栓期间，需严格监控 APTT 和 Fbg，当 Fbg 下降至 1.5g/L 时谨慎溶栓，而 Fbg 低于 1.0g/L 则停止溶栓。

（2）重组型人组织纤溶酶原激活剂：rt—PA 与纤维蛋白结合后被激活，可诱导纤溶酶原转化为纤溶酶，导致纤维蛋白降解，血栓溶解。给药方式如下：

1）短程给药（如 2 小时灌注）比长程给药（如 24 小时持续灌注）疗效确切而出血风险少。

2）经肺动脉置入导管直接给药与经外周静脉给药相比，不会加速溶栓过程，缩短溶栓时间，但会增加插管部位的出血。因此，rt—PA 用于肺栓塞的治疗，建议 2 小时内给予 100mg，具体方式为：10mg 在 1～2 分钟内静脉推注，剩余 90mg 在 2 小时内静脉滴注。体重 65kg 以下患者，给药剂量不超过 1.5mg/kg。

4. 溶栓注意事项　溶栓治疗的同时，应给予静脉肝素抗凝，将 APTT 值调整控制于 1.5～2.5 倍。溶栓过程中要注意监测患者症状和体征变化，监测纤维蛋白原变化情况，根据溶栓情况还需要复查静脉造影，了解溶栓进展确定下一步溶栓计划。当纤维蛋白原低于 1.0g/dl 时应谨慎溶栓，当纤维蛋白原低于 0.5g/dl 时应停止溶栓。出血是溶栓的常见并发症，如发生导管周围渗血，可采取局部加压包扎的方式，如出血血红蛋白下降明显，或出现活跃性出血、消化道出血、脑出血等需尽快停止溶栓。

（三）取栓治疗

下肢深静脉血栓取栓适应证包括：股青肿、股白肿或其他症状严重的急性髂—股静脉血栓，症状不超过 7 天，一般身体状况良好。取栓禁忌证包括：病史过长或周围型血栓患者，既往有陈旧性血栓病史，一般情况较差无法耐受手术，患肢合并感染，合并凝血功能障碍或恶性肿瘤等患者。取栓手术目的主要是迅速开通静脉血管，缓解急性期症状，减少 PTS 的发生。取栓后仍应积极给予抗凝治疗，其抗凝治疗措施与非导管溶栓患者相同。

（四）放置腔静脉滤器

急性 DVT 患者不建议常规放置腔静脉滤器。但是如果患者存在抗凝禁忌，或者为严格抗凝基础上的复发血栓或 PE，建议放置腔静脉滤器。已经放置腔静脉滤器的患者，一旦出血风险消除建议继续抗凝治疗。

（杨牧）

第十四章　骨科创伤急救

第一节　多发骨与关节损伤

随着现代社会的飞速发展,尤其是工业、交通以及城市建设等事业的发展,致伤机会增加,多发严重损伤已成为城市人口致死或致残的主要原因之一。多发损伤(multiple trauma)的临床与基础研究已成为目前创伤外科研究重点之一。

多发损伤包括全身各个部位和各个系统的损伤,需要各专业医师的协同,如外科医师(创伤科、神经外科、胸外科、基本外科等),加强医疗专业医师(intensive care specialist),影像专业医师(radiologists)。其中创伤骨科医师的任务是处理其中骨关节部分。但是由于多发损伤中经常存在多发骨关节损伤(multiple bone and joint injuries),而这种情况在诊断与治疗方面也存在困难。

一、概述

(一)定义

将人体分为 24 个部位:头面、胸、骨盆、脊柱各为一个部位,其他如:肩(包括锁骨及肩胛骨)、肱骨干、肘、尺桡骨干、腕手部、髋、股骨干、膝、胫腓骨干及踝足部皆为双侧;每一侧各作为一个独立的部位。具备上述两个部位或以上的骨折与脱位者,称为多发骨关节损伤。在同一部位内的多处骨折脱位,如多个肋骨骨折或耻骨、坐骨骨折等,不计在内;由同一机制造成的损伤,如踝关节骨折合并腓骨近段骨折等按单一损伤计算。

(二)临床特点

1.创伤后周身反应严重。

2.创伤后病情复杂,漏诊率高。

3.休克发生率、开放骨折发生率、合并损伤以及脂肪栓塞发生率均较单处骨折高。

4.创伤处理的顺序易发生矛盾。

(三)伤因类型及特点

1.压砸伤　多为劳动中致伤。损伤部位以下肢多见;其次为脊柱骨折、肋骨骨折和骨盆骨折。

2.交通伤　车辆发生交通事故致伤。此类患者多数伤势严重,休克发生率最高。损伤部位以下肢最多,其中多数为股骨干或胫腓骨骨折;其次为头颅、胸及骨盆。

3.坠落伤　高处坠落致伤。多发生在高空作业的工人。由于多数先为足踝部着地,地面的反作用力向上传导,造成典型的足踝-下肢-脊柱-颅脑损伤。

4.机器伤　肢体被卷入运转中机器的滚轴、齿轮中,最易造成多发骨关节损伤。损伤部位多在上肢,软组织损伤甚为严重,开放骨折、神经和血管损伤的发生率均最高,且多合并较严重的皮肤撕脱伤。

5.生活伤　多见于老年人。

（四）分类

按骨折部位分为：

1.躯干骨折加肢体骨折　如脊柱或骨盆骨折加肢体的骨折。

2.同一肢体的多发骨折包括骨干骨折及关节损伤。

3.不同肢体的多发骨折.按有无颅脑或胸腹内脏伤分为：

（1）单纯多发骨与关节损伤：不伴有颅脑或胸腹内脏损伤。

（2）多发骨折并多发损伤：伴有颅脑或胸腹内脏损伤。

（五）并发症与合并损伤

多发骨关节损伤的主要并发症有休克和脂肪栓塞。合并损伤中最常见的是脑、脊髓和肺部损伤,其次为周围神经损伤、泌尿系统损伤、血管损伤和腹腔内脏损伤。

二、多发骨与关节损伤的检查与诊断

多发骨与关节损伤的检查方法步骤应与多发损伤相同,因为只有这样才能最大程度地保证诊断的准确性,不至于被一些容易查出的伤情所左右,而疏忽了隐蔽的严重损伤。

（一）对危重患者的初步观察

观察其神志、面色、呼吸、外出血、伤胶姿势、衣服撕裂和污染程度等,为需要进行急救措施提供重要依据。不能只注意开放伤,而忽略其他有价值的创伤征象。

（二）紧急情况下的重点检查

紧急情况下,全面细致的体格检查既无时间也无必要,但在急救开始或伤情稳定后,在明显外伤有初步诊断和处理后,必须迅速进行一次有重点的系统检查,以免漏诊和误诊。创伤医师可按以下方法检查：

1.按 A—F 检查　A：airway 呼吸道；B：breathing 呼吸；C：cardiac 心脏；D：digestion system 消化系统；E：excretion 排泄系统；F：fracture 骨折。

2.按 CRASH PLAN 字母顺序检查　C：cardiac 心脏；R：respiration 呼吸；A：abdomen 腹部；S：spine 脊柱；H：head 头部；P：Pelvis 骨盆；L：limbs 四肢；A：arteries 周围动脉；N：nerve 周围神经。

3.重危患者需急诊进行血常规、血型、血气分析等检验,以保证输血及输液的顺利进行。在最短的时间内,在不转动、不移动及不改变位置的条件下,摄 X 线片；超声检查有助于发现胸腹腔的自由液体聚集,并可以发现脏器损害（如肝脾、肾）和大血管破裂。

（三）病情稳定后的系统检查

经过早期的重点检查,明确外伤多已确诊,但不明显的隐蔽损伤仍有漏诊可能,因此在病情稳定后或伤后数日内,再进行一次系统而全面的检查,以纠正诊断和治疗上的错误。

（四）创伤严重程度的判断（院内评分）

伤员到达医院确立诊断后,根据其损伤诊断（即解剖指标）评定患者伤情的评分方案称为院内评分。目前通用的评分方案中以 AIS－ISS 应用最广,TRISS 和 ASCOT 最为新颖。以下作简要的介绍。

1. AIS－ISS　AIS(abbreviatedinjuryscore)评分使用国际疾病分类 9－临床医学(ICD9－CM)的诊断名称,并将面部单列,使全身分成 6 个部位。在计算 ISS 分值时则从 6 个部位中选出了 3 个最重者,再用 Baker 法计算出 ISS 分值。例如,某伤员诊断为:①左 4～7 肋骨骨折;②左血胸;③肝破裂;④左股骨干粉碎骨折;⑤左手挫裂伤。取胸、腹、四肢 3 个部位,其 AIS 分别为 3、4、3,ISS 为 $3^2+4^2+3^2=34$。如用 1988 年 Civil 等的精简伤情表即可迅速查出 AIS 分值,算出患者的 ISS(injury severity score)评分。文献表明,对单一部位可用 AIS,多部位多发伤必须用 ISS。ISS<16,为轻伤;ISS>16,为重伤;ISS>25,为严重伤。

2. TRISS 法　Bull 指出,除 ISS 外,年龄也是一个预后决定因素,并且提出不同年龄组半数死亡(LD50)ISS 分值:15～44 岁,LD50 的 ISS 为 40;45～60 岁,LD50 的 ISS 为 29;>60 岁,LD50 的 ISS 为 20。针对上述缺陷,Champion(1984 年)用北美 80 个创伤中心的 2.4 万例创伤病例资料,进行严重创伤结局研究(major trauma outcome study,MTOS),应用 TS、ISS 和年龄 3 项计算出严重创伤者生存概率(probability of survival,Ps),并以此做当代严重创伤救治质量的准绳。作者指出,PS>0.5 的伤员如已死亡,应查明其死因;PS<0.5 而实际存活者,则应总结其救治经验。这种兼用生理指标(TS),解剖指标(ISS)和年龄,以 MTOS 为准绳的伤员生存概率计算方法称为 TRISS 法。

三、多发骨关节损伤的治疗

对于多发损伤患者来说,如何固定骨折和选择最佳治疗时间是非常重要的,对处理患者的理解上的偏差和治疗次序的错误都可以使病情恶化。目前,在选择最佳骨折固定方法及准确判断与处理可能危险因素(严重脑损伤和胸外伤)方面仍存在争论。

二次世界大战后期,学者们逐渐认识到多发损伤最佳化治疗的重要性,其治疗的关键要点是早期控制大出血,而骨折稳定被推迟、延迟固定所导致的早期创伤后并发症则未被认识到。1985 年 Seibel 等对此方面开展了研究,随后,Bone 和 Bucholz 的研究表明早期治疗骨折的重要性。目前一期骨折固定成为公认的多发损伤治疗原则。

多发损伤患者处理的基本原则是:①伤情评价与急救同时进行;②全面的体格检查、诊断检查;③危及生命时应及时手术干预。

多发骨与关节损伤的处理分为四个阶段:①急性期/急救期(resuscitation period)(伤后 1～3 小时);②一期/稳定期(stabilization period)(伤后 1～72 小时);③二期/再生期(regeneration period)(伤后 3～8 天);④三期/恢复期(rehabilitation period)(伤后 6～8 天)。以下我们就根据这四期讨论多发骨关节损伤的治疗。

(一)急性期的骨折稳定

在急性期,首要的是器官腔的减压(如张力性气胸,心脏压塞等);其次为控制出血(胸腔、腹腔、骨盆)。

据文献报道,28%～47%多发损伤患者合并骨盆骨折,这是出血的主要原因,需要早期固定以控制出血,大约3%患者单纯因骨盆骨折引起危及生命的出血,因此必须在有临床表现后的最初几分钟内诊断骨盆出血,并且与腹腔内出血相鉴别。

治疗系统的应用有助于防止出血(图14-1)。关键步骤包括用骨盆钳固定后骨盆环。如果需要行剖腹探查术制止持续腹腔内出血,则应在手术结束前行前骨盆环的内固定或外固定。

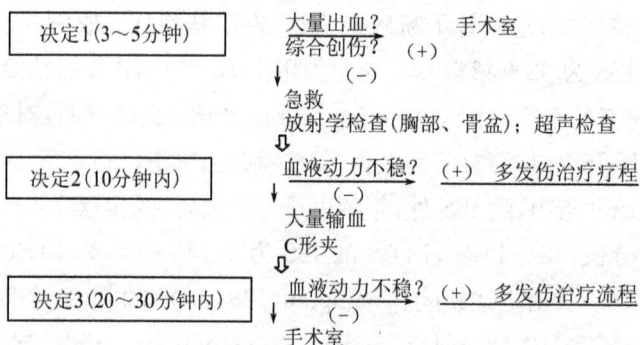

图14-1 不稳定型骨盆环骨折大量出血早期治疗流程图

(二)一期的骨折治疗

出血控制后,早期应重新评价患者一般状况,依据特殊标准以确定进一步手术治疗是否对患者有潜在危险(表14-1),并迅速选择骨折的固定方法(图14-2)。血液动力学持续稳定后,可以手术治疗次要损伤(second priority injury)(表14-2)。这一时期的手术又叫延迟一期手术或第一日手术(Day 1 surgery)。在此期,决定骨折的治疗顺序以及是否同时处理其他特殊损伤非常重要,因此需要慎重考虑以下四个重要问题:①在总的治疗方案中,特定的骨折或创伤的治疗次序是什么;②是否可以一期进行多学科同时治疗(骨科、神经外科、口腔外科等);③可否同时处理上下肢骨折;④手术过程的注意事项(体位、特殊消毒单、不同肢体的同时铺单、止血带的应用等)。

表14-1 一期初的再评价标准:限制治疗骨折的疾病

严重脑外伤:GCS<8,大量颅内出血或水肿

严重胸外伤(肺挫伤):持续的支气管内出血或水肿;临界呼吸衰竭

心脏失代偿(心肌梗死)

大量腹腔内或骨盆内出血治疗后,明显的凝血机制障碍

明显的低体温(肛温<32℃)

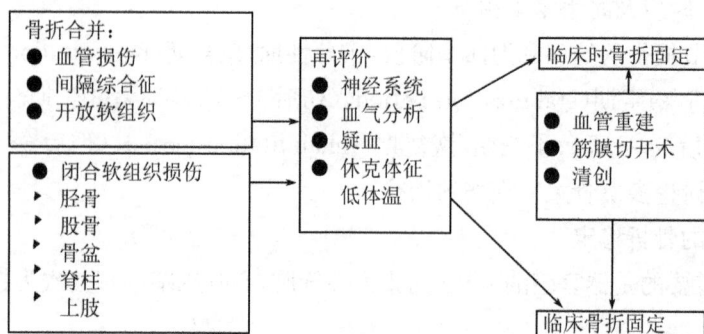

图14-2 危重患者的一期手术与软组织治疗一致

表 14-2 一期急救后手术治疗顺序

脑外伤

眼及面部外伤

进行性脊髓压迫

内脏损伤

肌肉骨骼损伤

    骨折 合并大血管损伤

        合并严重骨筋膜间隔综合征

        合并软组织损伤

        合并开放关节损伤

闭合骨干骨折

骨盆环损伤

不稳定型脊柱骨折

在此期,第一项决定应是对修复重建与截肢的选择。如果修复重建方案可行,必须首先治疗合并血管损伤或骨筋膜室综合征的骨折,其次是开放关节内和骨干骨折,然后是闭合骨折的固定。

1. 截肢与保肢 正确选择保肢与截肢可能会挽救患者生命。在严重创伤病例中,如果患者存在失血、体温下降等危险,那么在修复手术上浪费时间将加重病情,甚至危及生命。截肢与否必须依据软组织损害范围和创伤综合严重程度,为了提供可靠的资料,准确地评价软组织损害非常重要,通常寻找客观的判断依据很困难,合并损伤的严重程度有时很难用数字表达出来。伤残肢体评分(mangled extremity score)着眼于绝对和相对指征,同时考虑到合并损伤及综合损伤严重程度。

Hannover 骨折分级(Hannover fracture scale)目前已成为指导治疗的有价值的工具(表14-3)。在多发损伤患者,如果得分超过 15 分,可以考虑截肢手术。

表 14-3 Hannover 骨折分级

骨折	A 型				1
	B 型				2
	C 型				4
	骨缺损				0
	<2cm				1
	>2cm				2
软组织	皮肤(创口、挫伤、擦伤)			无	0
				<1/4 周长	1
				1/4~1/2	2
				1/2~3/4	3
				≥3/4	4
	软组织缺损			无	0
				<1/4 周长	1
				1/4~1/2	2

骨折	A 型				1
				1/2~3/4	3
				≥3/4	4
	软组织深度（肌肉、肌腱、关节囊、韧带）				
	挫伤、断裂、缺损			无	0
				<1/4	1
				1/4~1/2	2
				1/2~3/4	3
				≥3/4	4
	断肢	部分离断			1
		部分粉碎			2
		表全离断			3
		完全粉碎			4
循环情况	正常				0
	不完全缺血				1
	完全缺血	<4 小时			2
		4~8 小时			3
		>8 小时			4
神经系统	掌跖感觉	有			0
		无			~1
	指趾运动	有			0
		无			1
	异物	无			0
		少量			1
		大量			2
感染	细菌感染	无			0
		需氧菌	1 个集落		2
			≥1 个集落		3
		非需氧菌			2
		需氧菌－非需氧菌			4
合并损伤	单发				0
	二部分				1
	三部分				2
	四部位				3
	软组织评分≥2 的手术时间				
	伤后 6~12 小时				1
	伤后≥12 小时				3

2.合并血管损伤的骨折 合并血管损伤的骨折患者的预后取决于其缺血时间和再灌注失调程度。缺氧使多发损伤患者加重病情,迅速诊断与治疗血管损伤可以降低这些损害。首要处理的应是动脉损伤的重建,如果立即修补有困难,可采用临时分流术替代。

3.合并骨筋膜间隔综合征的骨折 骨筋膜间隔综合征可导致筋膜内压升高和继发的肌肉、神经和血管损伤,所以诊断它是非常重要的。在单发损伤中,间隔压力高于 20mmHg 为异常,超过这一数值(cut-off point)应立即行筋膜切开减压术;在多发损伤的患者,上面提及的界限不一定有效,因为广泛缺氧时低于此值就可以产生不可逆变化。高危患者(尤其是伴有复合足损伤或胫骨近/远端粉碎骨折)应严密监护防止骨筋膜间隔综合征的发生。如果采取保守治疗,有条件的情况下应持续监测间隔内压。

4.合并开放软组织损伤的骨折 所有的开放骨折都应在一期治疗,治疗措施包括广泛清创、血管探查和骨折的稳定。过去,多数学者常用外固定器治疗合并严重软组织损害的骨折。目前,则认为即使在治疗Ⅲb和Ⅲc开放骨折时采用非扩髓髓内针系统或经皮下钢板风险也很小。软组织损伤的治疗必须充分地覆盖骨外露和植入物,但是我们建议不一期闭合皮肤,因为在多发伤患者,相对缺氧导致软组织迟延愈合和感染易感性增加。最好的治疗办法是:一期用人工合成皮肤,待伤口边缘适应后 5~10 天,再完全闭合伤口(局部/游离皮瓣)。对伤口不能完全闭合病例,72 小时内必须行软组织重建。开放关节内骨折早期治疗包括清创、微创接骨稳定关节面及关节外固定。关节至骨干的内固定推迟至二期。

5.合并闭合软组织损伤的骨折 因为软组织易于继续损伤,所以下肢闭合骨折(股骨干和胫骨干)应立即固定。

多发闭合骨折治疗顺序为:①胫骨;②股骨;③骨盆;④脊柱;⑤上肢。处理同侧和对侧联合骨折时可根据具体情况选择方案。以下我们用同侧股骨和胫骨干骨折病例阐明如何选择上述治疗顺序,股骨骨折采用 AO 牵引器临时固定,非扩髓髓内针治疗胫骨骨折,然后再采用非扩髓髓内针固定股骨(表 14-4)。

表 14-4 根据患者状况的同侧股骨和胫骨骨折的治疗方案

	状态良好(+)	可疑状态?	危险状态(一)
第一步	股骨 UFN	股骨牵引,胫骨 UTN	股骨和胫骨外固定
第二步	胫骨 UTN	股骨→(+)UFN↓(一)牵引	
第三步(二期)	股骨 UFN		股骨 UFN 胫骨 UTN

注:UFN(非扩髓股骨髓内针);UTN(非扩髓胫骨髓内针)

所有患者都需要保持血液动力学和呼吸功能稳定。闭合长骨骨折(尤其是股骨)合并脑外伤或胸外伤(肺挫伤)需要选择治疗方案(图 14-3)。这种情况下,术中应连续进行呼吸功能、通气参数和肺血液力学的监测。

```
              ┌──────────┐
              │ 股骨骨折固定 │
              └──────────┘
┌────────┐    ┌────────┐    ┌──────────┐
│ 单发骨折 │    │ 多发损伤 │    │ 多发损伤   │
└────────┘    └────────┘    │ 生命垂危   │
                            └──────────┘
         ┌──────────────────────────────┐
         │           术中监测             │
         │  CCS<8            ICP          │
         │  AIS>4（胸部）    肺动脉导管     │
         └──────────────────────────────┘
┌────────┐    ┌────────┐    ┌────────┐
│ 外固定  │    │  UFN   │    │ 外固定  │
└────────┘    └────────┘    └────────┘
```

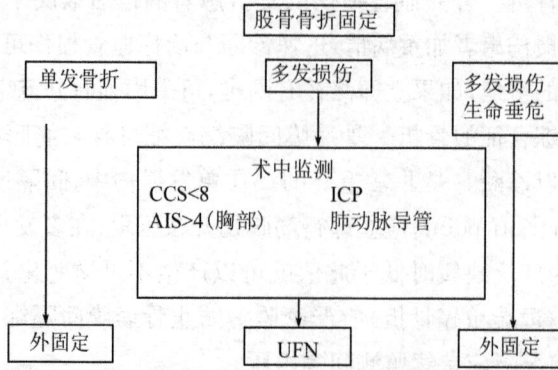

图 14－3　根据合并损伤（严重脑、胸外伤）和患者状态决定股骨骨折的治疗方法

注：GCS（Glasoow coma scale）；ICP（颅内压）；UFN（非扩髓肌骨髓内针）；AIS（简明创伤评分）。

6.不稳定骨盆骨折　长期以来，人们认识到骨盆不稳定所致的活动出血对患者的一般状况极为有害，因而，确实的骨盆环固定应作为第一日手术进行，并根据患者综合病情决定固定方法（图 14－4）。对于计划附加治疗，迅速的临床检查和全面的早期 X 线诊断十分重要，要根据对创伤机制的了解、不稳程度和骨折分类制定治疗方案。我们建议对后骨盆环损伤患者应一期行 CT 检查以便于早期诊断、早期治疗。内、外固定治疗方法都可应用。在存在经耻骨联合不稳时，应采用钢板固定，手术时机可以选在腹腔内损伤或尿道损伤修补术后。髋臼前上方外固定器应用于单纯经耻骨不稳定。如果有可能，后骨盆环的固定应在患者仰卧位条件下进行，侧前方入路可以充分暴露髂骨翼和骶髂关节。移位的骶骨骨折可以看作不稳定骨盆环损伤的一部分，这些患者可以二期做内固定。

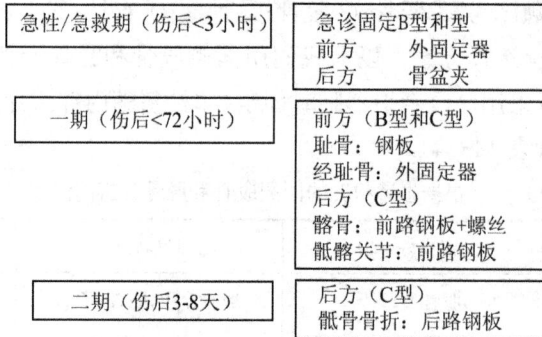

```
┌──────────────────────┐    ┌──────────────────────┐
│ 急性/急救期（伤后<3小时）  │    │ 急诊固定B型和型          │
└──────────────────────┘    │ 前方       外固定器       │
                            │ 后方       骨盆夹         │
                            └──────────────────────┘
┌──────────────────────┐    ┌──────────────────────┐
│ 一期（伤后<72小时）       │    │ 前方（B型和C型）         │
└──────────────────────┘    │ 耻骨：钢板                │
                            │ 经耻骨：外固定器          │
                            │ 后方（C型）               │
                            │ 髂骨：前路钢板+螺丝        │
                            │ 骶髂关节：前路钢板         │
                            └──────────────────────┘
┌──────────────────────┐    ┌──────────────────────┐
│ 二期（伤后3-8天）        │    │ 后方（C型）              │
└──────────────────────┘    │ 骶骨骨折：后路钢板        │
                            └──────────────────────┘
```

图 14－4　骨盆骨折治疗流程

复杂骨盆损伤经常伴发严重骨盆内或骨盆外损伤（骨盆外大血管、尿道、肛门括约肌）这些损伤中应着重治疗腹腔内脏器或腹腔外软组织损伤。盆腔外软组织大面积脱套伤（Morel－hvalle）可以明显影响预后，应早期清创。

7.危险期或临界危险期患者的特殊治疗方案　如患者处于危险期（或临界危险期），最初的手术治疗应中断，甚至取消。

然而，即使在这种情况下也应考虑周详，建立一个选择骨折治疗草案：危险期的手术治疗应与软组织治疗（血管重建，筋膜切开术，开放创口清创）和临时骨折治疗（多数情况用外固定器）保持一致。这种特殊情况下，最低限度的手术干预也只能待状态稳定后在 ICU 下进行。

（三）二期的骨折治疗

二期又叫再生期。血流动力学和呼吸的稳定是任何附加手术的前提,然而,为防止器官功能情况恶化,必须在这一期进行血肿评估、广泛清创坏死软组织和清除感染灶。在错误的时刻进行延期手术(关节重建或脊柱手术)可以诱发器官衰竭,因此,必须采用广为接受的评价标准详细评估患者病情,然后选择治疗方案(表14-5)。

表14-5 二期评定多发损伤患者术前临床状况标准

检查	症状
X线胸片	术前48小时内无肺实质浸润的发展证据
液体出入量	术前48小时平衡或负液体平衡
PaO_2/FiO_2	过去24小时内>250
肺动脉压	<C24mmHg
Pmax inspire,airway	<35cmH$_2$O
血小板计数	>95×10^9/L 或 80×10^9/L,且增加
白细胞计数	>2×10^9/L 且<12×10^9/L
颅内压	<15cmH$_2$O
头颅CT	无进展的水囊形成

手术治疗(包括重建手术)通常在第一周末开始,例如:伤口的二期闭合,软组织重建,颌面部损伤的治疗,上肢骨折接骨(尤其是前臂)及复杂关节重建等。

1. 广泛软组织缺损 72~96小时内必须覆盖软组织缺损,软组织重建术由伤口修复的时间而定,因而又叫二期观察手术(second look operation)(伤后48小时)。大面积软组织缺损要求治疗方法目的明确。骨骼、肌腱、神经的外露程度影响着软组织覆盖。骨膜缺损的骨骼需要用有血供的软组织覆盖。

局部皮瓣(如推移皮瓣或旋转皮瓣)是用于治疗小面积软组织缺损的经典方法;肌皮瓣和筋膜皮瓣常用于覆盖中等面积的缺损,方法简单、疗效可靠,当采用这些技术时,不仅应考虑到肌肉血供,也要考虑转移的允许范围。最常见的皮肤缺损是胫前皮肤缺损,我们建议使用腓肠肌、比目鱼肌肌皮瓣治疗;显微血管游离皮瓣有助于覆盖大面积皮肤缺损,目前多数学者推荐采用背阔肌皮瓣。

2. 上肢接骨术(前臂骨折) 如果在一期时患者病情不稳定,前臂骨折应推迟至二期处理,这是获得稳定接骨的最佳时机。多数学者过去常用钢板固定接骨,现在多采用髓内针系统治疗骨干骨折,以降低钢板固定的入路损害。

Monteggia骨折因其合并肱桡关节脱位,并且经常因误诊而导致尺骨短缩,这些损伤应在一期处理。

3. 复杂关节重建 复杂关节重建的原则是:关节面的解剖复位,关节部分到骨干的力线一致。如果单纯存在这些损伤,正常情况下入院后不久即可处理,但是对于多发损伤患者,这些浪费时间的手术应推迟到患者病情稳定、软组织消肿后进行。术前准备包括断层X线、螺旋CT等检查及去除外固定器。作者建议采用损伤小的入路,闭合复位,经皮插入植入物固定骨折。

(四)三期的骨折治疗

在此期,多发损伤患者其预后已经明朗,一些患者因其器官动能障碍进展和单/多器官衰竭(MOF)而不能考虑手术治疗;其他患者的恢复已经开始,已进行重建手术,例如大量骨缺损的骨移植、截肢伤口的闭合及二期被推迟的手术。

在此期,患者一般已脱离危险,已拔除气管插管,并且血流动力学已获稳定。患者应停用镇静药,可给予小剂量的止痛药。在医院应有计划开始体格恢复,并且持续到完全康复,回归社会。

(王峰)

第二节　骨筋膜室综合征

一、定义

筋膜间室综合征是发生在特定的筋膜间室内,由于各种原因引起筋膜间室内压升高导致筋膜间室内血运障碍,从而出现的一系列综合征。此综合征表现为肌肉坏死和神经坏死等(图14－5)。

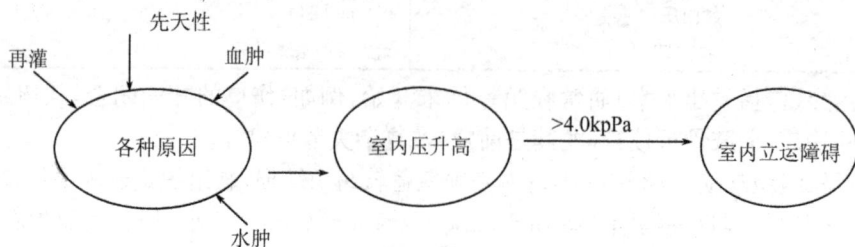

图14－5　筋膜间室综合征的发病机理示意图

二、常见病因

1.血管损伤后缺血再灌注　血管损伤后,由于筋膜间室内组织缺氧毛细血管基底膜通透性增高,胶体液自血管内流向血管外。再通后在短期内有大量液体自血管内流到组织间隙,使筋膜间室内压力迅速上升,导致筋膜间室综合征的发生。

2.出血。

3.水肿。

4.筋膜间室先天性缺陷。

三、诊断

诊断筋膜间室综合征有3个要点:①始终保持警惕的头脑。②依靠物诊得到诊断。③依靠软组织测压仪。

(一)早期诊断指标

1.与创伤不相称的疼痛　提示筋膜间室综合征即将发生,护理记录显示患者多次要求服用止疼药。

2.压痛明显　筋膜间室压力升高,压痛明显。但必须十分注意的是有些时候深筋膜间室肿胀并不十分明显,容易漏诊。另外,有些时候触诊不易分清压痛是由骨折引起亦由室内压升高引起,鉴别方法是在非骨折部位的筋膜间室远侧端按压仍有剧烈压痛,提示为筋膜间室压升高。

3.手指(脚趾)被动牵拉痛 此指标事实上反映了肌肉肿胀和局部缺血(有些骨折患者没有筋膜间室综合征也可有不同程度的牵拉痛)。被动牵拉痛是即将发生筋膜间室综合征的一个可靠指标。

以上3项是筋膜间室综合征即将发生或早期的表现,据此可以建立一个及时的诊断。

4.注意事项

(1)外周神经损伤可妨碍筋膜间室综合征的诊断。

(2)休克或多发性损伤:①多发性损伤特别是同时有脑外伤患者和休克患者出现意识障碍,影响对疼痛的感觉而影响筋膜间室综合征的诊断;此外,这种患者早期应用气管插管、麻醉药也影响病情的评价。②这类患者可在舒张压较低情况下发生筋膜间室综合征,这时就要应用筋膜间室测压计监测室内压。

(3)四肢远端动脉搏动与红白反应:在发生筋膜间室综合征时筋膜室压力的升高并不能达到完全阻断静脉所需的静脉压,只造成了动静脉的短路。因此,四肢远端动脉搏动可触及红白反应存在。

(4)开放性损伤:复杂的开放性损伤并不能排除发生筋膜间室综合征的可能性,有6%～9%的开放性胫骨骨折发生了筋膜间室综合征,筋膜间室综合征的发生与室内软组织损伤程度呈正相关。

(5)打击伤:打击伤患者开始叙述无明显疼痛,查体:肌肉软瘫,斑片状感觉缺失,这类创伤应以测压计连续监测,以防延迟诊断。

(二)筋膜间室测压计的应用

理论上,对每一个四肢远端骨折都进行压力测定对诊断筋膜间室综合征都是有益的。但在实际操作中并不能做到。对一个有明显筋膜间室综合征的早期症状和体征就不需测压而直接行切开减张。相反,如果患者只间室紧张,而缺少其他征象或有不寻常的无痛,就应当使用测压仪。具体来说有以下情况:①休克或多发损伤或合并脑外伤或有药瘾患者。②打击伤。③深筋膜间室的检查。④不能确诊筋膜间室综合征的可疑病例。⑤血管再通和观察筋膜间室切开减张术的疗效。

五、治疗

(一)一般治疗

去除肢体的覆盖物(石膏、绷带、衣物等)。抬高患肢至心脏水平。

(二)手术治疗

切开减张术就是要切开全部的已发生筋膜间室综合征或将要发生的筋膜间室,将皮肤、脂肪、筋膜全部切开,其中任何一层也不缝合。

1.手的筋膜间室综合征 手的筋膜间室综合征是少见的。它常发生于挤压伤和腕部骨折,发生于掌骨间隙,需行背侧沿长轴切开术(图14-6)。

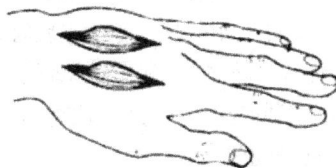

图14-6 手部筋膜间室综合征切口

2.前臂的筋膜间室综合征

(1)掌侧 Herry 切口:皮肤切口自肘窝一直延续到过腕横韧带。筋膜的切开自肘窝上1~2cm 至过腕横韧带。将桡侧腕屈肌和桡动脉拉向尺侧,肱桡肌和桡神经浅支拉向尺侧。因为前臂筋膜间室综合征大多涉及前臂深室,将深部各个肌肉—指深肌、拇长深肌等深室肌肉上覆盖的深筋膜切开是必要的。如果神经肿胀严重,应行神经松解术(图14—7)。

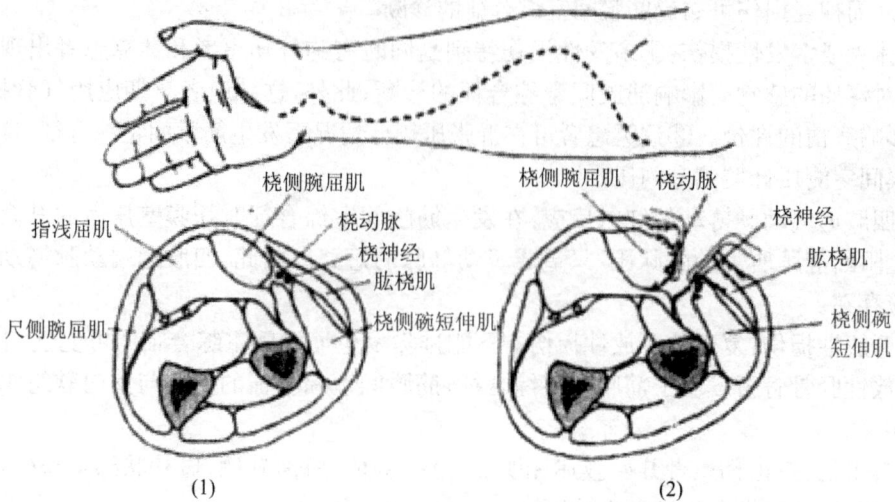

图14—7 掌侧 Herry 切口治疗前臂筋膜间室综合征(1)皮切口 (2)前臂剖面图

(2)掌侧尺侧切口(图14—8):自肘窝以近至腕过腕横韧带,切开后自尺侧腕屈肌与指浅屈肌之间进入,在指浅屈肌深面自桡侧向尺侧有尺神经和尺动脉,一定要小心分离和保护。然后深层筋膜打开。如果需要,在腕部松解正中神经和尺神经。

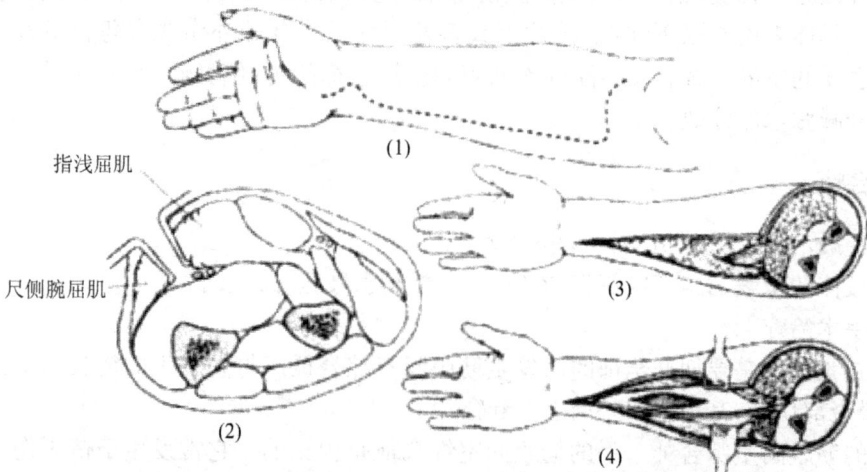

(1)皮切口 (2)切口截面图 (3)浅层显露 (4)深层显露
图14—8 掌侧尺侧切口治疗前臂筋膜间室综合征

(3)背侧途径(图14—9):掌侧切开减张后,就要判断是否需要行背侧切开减张术。测定筋膜间室内压就十分重要。如果背侧间室压力仍高,就需行切开减压。从外上髁至腕背侧行切开术。自尺侧腕伸肌和伸指总肌之间进入。

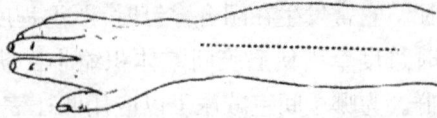

图 14－9　前臂背侧切口治疗筋膜间室综合征

3.小腿的筋膜间室综合征

(1)经腓骨周围途径(图 14－10):近端自腓骨小头,远端在踝关节平行腓骨切开。切开皮肤皮下后,其向两侧回缩,就会显露前侧肌群和外侧肌群的间隔,在筋膜隔前 1cm 切开前室,筋膜隔后 1cm 切开外室;向后稍分离就可看到由浅筋膜覆盖的后室,行筋膜切开。将腓侧间室拉向前方,后侧浅间室拉向后方,就暴露了后侧深间室,从腓骨后方到达骨间膜,切开骨间膜减压后侧深室。在切口上方必须十分小心,腓总神经有损伤的可能,特别是在损伤后,解剖关系有可能改变。

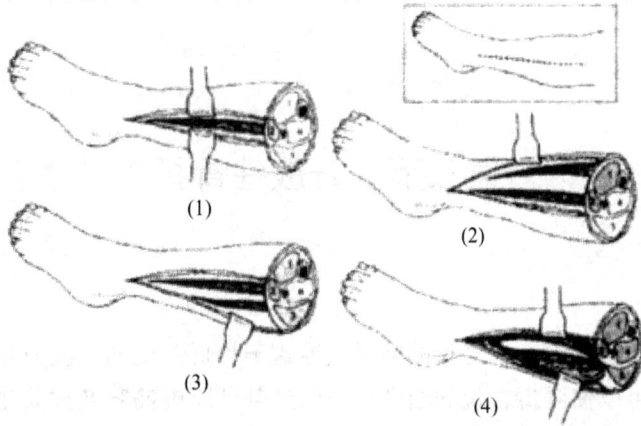

图 14－10　经腓骨周围途径治疗小腿筋膜间室综合征

(2)内、外侧切口减压(图 14－11):内外侧切口间必须相距 8cm,切口长度自膝至踝。在前外侧间室与外侧间室之间作第 1 个切口;第 2 个切口在胫骨后缘后 2cm。2 个切口操作简单。它的缺点是有 2 个切口,有时对创伤患者不适合,尤其是有骨、血管神经外露(图 14－11)。

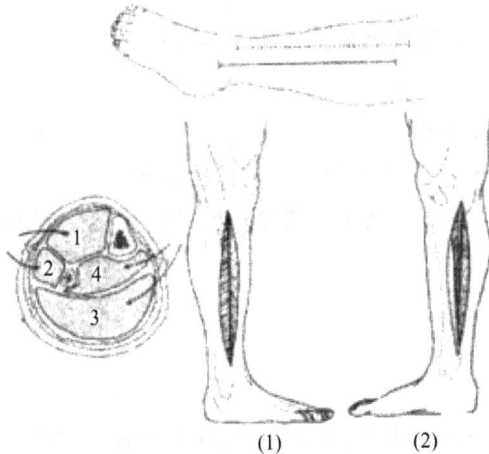

(1)小腿外侧切口　(2)小腿内侧切口

图 14－11　内、外侧切口治疗小腿筋膜间室综合征

4. 大腿的筋膜间室综合征　它常发生在闭合穿钉时,严重程度与损伤程度和大腿软组织损伤程度有关。在闭合穿钉时过度牵引使筋膜间室体积缩小。筋膜间室综合征在闭合穿钉时发生在股四头肌和内侧肌群。为哪个间室减压可以应用测压表。股四头肌间室受累,就行前外侧口减张,沿全长切开阔筋膜和股外侧肌筋膜,通过分开肌间隔就进入危险的间室。

5. 足的筋膜间室综合征　如果没有及时诊治,将形成爪形趾,这常发生在跟骨骨折、Lisfrance 骨折和足的较重的钝性伤中。在临床上,诊断往往不十分明确,很难区分局部压痛或肌紧张痛。同样牵拉痛也不再是一个可靠指标。因此诊断必须依靠测压表。因为没有一个正常的足部压力可用,临床上怀疑的患者就要行切开术。足的筋膜包括内室、外室、中间室和骨间室。背侧切口暴露骨间室,内侧切口暴露深屈肌。

(三)筋膜间室切开后骨折的处理

根据需要行钢板、绞锁钉或外固定。应选择对肢体破坏小、周围条件允许的技术因此,如果有条件提倡应用绞锁钉。

(王峰)

第三节　开放性骨折

一、病因

开放性骨折是由于外力造成骨折的同时使覆盖于骨折部位的皮肤或黏膜破裂,骨折处与外界相通。其外力可以使骨折移位的断端从内向外刺破肌肉筋膜及皮肤使断端暴露,也可以是外力使皮肤肌肉先破裂,再造成骨折,使断端暴露于外界。由于伤口的污染给骨折带来了感染的危险,因此,开放性骨折的治疗必须建立在如何预防感染的基础上。而防止伤口感染的最根本的措施是彻底的清创。

二、诊断要点

1. 骨折端经过软组织与皮肤或黏膜创口相通的骨折。

2. 常常是高能量损伤。

3. 暴力所致的创口常为污染伤口。

4. 骨折和组织愈合的环境差,对细菌增殖的抵抗力弱。

5. 与暴力的能量水平及骨骼和软组织所遭受的损伤成正比例的感染,迟缓愈合和不连接的危险也随之增加。

三、分型与分类

(一)分型

Custilo 所建议的分型对伤口大小、污染程度、软组织损伤和骨折伤的特点进行了综合评估,具有较高的概括性,判断预后较为准确。详见表 14—6。

表 14-6 开放性骨折的综合评估

类型	伤口(cm)	污染程度	软组织损伤	骨损伤	感染率(%)
Ⅰ	<1	清洁	轻	简单,轻度粉碎	2
Ⅱ	>1	中度	中度,部分肌肉损伤严重,有碾压	中度粉碎	7
ⅢA	一般>10	重	皮肤严重缺损	多粉碎,可能需软组织覆盖	7
ⅢB	一般>10	重	严重皮肤缺损	外露严重,常需软组织覆盖	10~50
ⅢC	一般>10	重	血管伤必须修复	骨折外露严重,常需软组织覆盖	25~50

（二）分类

1.自内而外的开放性骨折 又分为尖端穿出,钝端穿出及穿出合并撕裂。此类骨折皮肤损伤及污染程度相对较轻,但应重视非开放创口皮肤的损伤,应仔细观察,作出正确判断,如对皮肤挫灭估计不足,创缘切除往往不彻底。

2.自外而内的开放性骨折 穿入伤、钝器伤、撞击压砸伤、绞轧撕脱伤皆属于此范畴,特点为创口大、污染程度重、软组织及骨组织损伤严重。

3.潜在的开放骨折 因重力碾挫使皮肤广泛剥离,同时无伤口且造成骨折,皮肤坏死后出现骨外露。因此,对于尚未形成伤口的皮肤挫灭部分的判断尤为重要。

四、现场急救处理

1.全面检查 注意是否合并休克及其他部位损伤,以免误诊漏诊。致命伤优先处理,需将休克及危及生命的并发症做适当处理后,再进行手术清创,处理骨折。

2.伤口包扎 伤口用无菌棉垫包扎。相对较大的血管破裂、活动性出血可钳夹止血。外露骨折端清创前不宜还纳,原位包扎固定。

3.伤肢固定 运用夹板或木板固定,减少疼痛,防止骨折端活动造成再损伤。

4.预防感染 及时注射破伤风抗毒素及抗生素以预防感染。

5.输液、输血 用以防治休克。

五、局部处理

（一）充分清创

是防止感染的最根本手段。可相对彻底地消除有利于细菌生存和生长的条件。

1.刷洗 利用毛刷和肥皂水机械性清除伤肢皮肤上的污垢和污染的细菌。刷洗三次后以灭菌水冲洗创面,然后以碘酒、酒精消毒皮肤。

2.清创 切除受污染和失去生命力的组织。清创应按皮肤、皮下组织、筋膜、肌肉、肌腱、骨骼的顺序进行。

（1）皮肤的处理：皮肤创缘切除2mm即可。但凡皮下组织已挫灭或切除后新皮缘无渗血的皮肤,均应进一步清创。

（2）筋膜的处理：彻底清除碎裂、污染的筋膜组织。

（3）肌肉的处理：凡肌肉组织暗淡无光泽,且用手术镊夹之无反应者应切除。通过对肌肉的颜色、坚实度、收缩性、有无活动出血点(即4C法)的观察判断肌肉的失活与否。

（4）骨折端与碎骨片的处理：游离的碎片可以取出,应保留仍有骨膜连接的骨片以及较大的游离骨片,以免骨质缺损过大影响骨折愈合。

(5)血管的处理:对于不影响肢体存活的中小血管,甚至如尺动脉、桡动脉、胫前动脉或胫后动脉中单独一条损伤可以结扎,不必修复。影响肢体存活的动脉或较大动脉断裂应在清创同时予以修复。

(6)神经的处理:较大的神经干断裂,断端相距不远且断端整齐者,尽可能做一期缝合。如污染较重,断端相距较远者则不宜一期缝合,待伤口愈合后做二期缝合。

(7)异物的处理:原则上所有异物均应取出,但弥散在组织中的细小异物,完全取出的可能性不大,不应广泛探查,以免增加组织创伤与感染机会。

3.冲洗　清创结束后,用生理盐水冲洗创面,清除污血及碎骨,可减少细菌量。通过喷头以脉冲方式将无菌液冲入伤口效果最佳。

(二)骨折的固定

开放性骨折的固定可以消除骨折端对皮肤的威胁,减少污染扩散的机会,便于软组织损伤的处理,便于闭合伤口、消灭创面,有利于早期功能锻炼及骨折晚期的处理。

1.内固定

(1)斜形、螺旋形等简单骨折可以采用克氏针及加压螺钉内固定配合有限的石膏夹板或木制夹板固定。

(2)骨干骨折可采用加压钢板或限制接触性动力加压钢板固定,钢板表面以软组织(肌肉)覆盖。

(3)交锁髓内钉可用于治疗复杂的、不稳定的骨干骨折。绝大多数开放性胫骨骨折可采用不扩髓的交锁髓内钉固定。但对于胫骨开放骨折 Gustilo ⅢA 以上骨折,则不宜使用。

2.外固定　用于 Gustilo Ⅲ型以上骨折或就诊时间较晚的Ⅱ型骨折,便于严重软组织损伤的处理:

(三)妥善闭合伤口

经清创后的伤口均应争取一期闭合,尽可能使开放性骨折转化成闭合性骨折。以往认为开放骨折损伤闭合伤口的时限是 6～8h,现因外科技术的提高及抗生素的发展,时限已大为延长。应综合判断伤口的情况以决定是否一期闭合。有明显感染征的伤口,即使清创后也不应一期闭合。一般常用的闭合伤口的方法及适应症如下:

1.直接缝合　清创后无过多的皮肤缺损、皮缘血运良好者,均可直接缝合。切忌在有张力的情况下勉强缝合。

2.减张缝合　如缝合时张力较大,可将皮缘下进行一定范围的剥离松解,然后进行缝合。张力很大的伤口,可经伤口的内侧或外侧做一平行的减张切口,然后直接缝合原伤口,减张切口处另行植皮闭合创面。

3.游离植皮　清创后,皮肤缺损,凡无骨骼、肌腱、神经血管裸露之组织创面,皆可采用游离植皮闭合创面。也可选用肌瓣转移覆盖骨骼或内固定物,然后再行游离植皮闭合创面。

4.局部皮瓣转移　在一些非纵形的皮肤缺损,又有深层的骨骼等裸露部分,可根据创面的形状大小,设计相应的局部皮瓣覆盖创面。

5.游离皮岛移植　运用显微外科技术,移植带血管的皮瓣与受皮区血管相吻合,直接闭合创面。

(四)合理使用抗生素

1.尽早使用对革兰阴性杆菌敏感的抗生素,也可用广谱抗生素,可以延长伤口从污染发展到感染的时间。

2.清创前、后的细菌涂片、培养和药敏试验及时进行。

3.清创时的冲洗剂可加入抗生素，闭合伤口时可加入抗生素缓释剂。

4.抗生素液局部灌注。

5.切忌滥用抗生素，否则可能增加菌种的抗药性、交叉抗药性以及过敏反应。

（五）早期处理

1.根据分泌物培养和药物敏感试验选用抗生素和中药治疗；加强支持疗法，增强伤员抵抗力。

2.改善伤口引流及扩创。拆除缝线，使伤口充分引流；如仍引流不充分，则应切开使伤口外口足够宽大。如有坏死组织和异物，要彻底清除。小的死骨碎片应摘除，巨大骨片虽有感染，最好暂时不要取出。内固定物除有明显反应及妨碍软组织愈合者，一般应予以保留，可以较好的维持骨位、方便换药等。术后用纱布填充引流伤口。

3.骨折虽有感染，但移位骨折仍需复位，以外固定支架或牵引维持骨位。

4.严重感染的开放骨折，需以石膏或牵引妥善固定，以减轻疼痛，减少毒素吸收，防止感染扩散，维持骨折复位，方便功能活动。

（王峰）

第十五章　整形外科

第一节　面部除皱

一、概述

皱纹是面颈部皮肤老化的明显标志,其机制未完全明了。皮肤衰老在组织学上表现为:表皮基底层变薄,真皮的胶原纤维和弹力纤维在数量上减少,质量上弹力减弱,皮脂腺和汗腺分泌减少,毛囊功能衰退,筋膜变薄,肌肉松弛,皮下脂肪和深部脂肪总量减少。皱纹出现早晚及程度与人的年龄及其所处环境、工作性质、个人的心理情绪、营养状况等因素密切相关。皮肤老化一般从 30 岁开始,先在外眼角出现鱼尾纹,40 岁左右皱纹开始明显,50～60 岁以后,两侧面颈颊部开始凹陷,皮肤松弛,面颈部皱纹加深呈松垂状。

二、应用解剖

1. 面颈部表浅肌肉腱膜系统　面颈部浅表肌肉腱膜系统(SMAS)是面颈部由头至颈部的一个解剖层次,其组织结构包含有筋膜组织和肌肉纤维,将皮下脂肪层分为浅深两层,即 SMAS 浅层和深层。SMAS 向上越过颧弓和颞浅筋膜延续,向前上接眼轮匝肌、额肌,向下移行为颈阔肌。面颈部 SMAS 可分为腮腺区和颊区,在腮腺表面颈 SMAS 有较厚的纤维与腮腺嚼肌筋膜紧连,从腮腺的前缘向前变得较为薄弱,与笑肌相连,自腮腺下部向下与颈阔肌相连。SMAS 本身好似这些肌肉的腱膜,如形成 SMAS 瓣向上后方牵拉悬吊,则可将表情肌拉紧,从而展平面颈部皱纹,并减少皮肤缝合张力,使除皱效果更持久。

2. 面颈部皮肤支持韧带　面颈部皮肤支持韧带是皮肤深部组织的固定结构,主要有颧弓韧带、颈阔肌耳韧带、颈阔肌前韧带和下颌骨韧带。

(1)颧弓韧带:位于耳屏前约 4cm,起于颧弓下前缘,是颧小肌起始部后方的腱纤维,呈扇形进入真皮。在其深面颈有面颈神经颧支和颊脂肪垫,并含有小动脉,当牵拉皮肤时该处皮肤出现酒窝样改变。下面颈部除皱手术中,切断该韧带可提高皮肤 SMAS 提紧效果。

(2)颈阔肌耳韧带:位于颈阔肌后缘耳下方,固定颈阔肌耳下皮肤区位于腮腺上面颈,耳大神经皮支常与其交织在一起。彻底切断此韧带,并将其固定到乳突骨膜上,可有效地拉紧颊和颈部的皮肤。

(3)颈阔肌前韧带:位于颈阔肌前面颈,为结缔组织带,从颈阔肌连向真皮。颈阔肌与SMAS 互为延续,如果韧带不剪断,在形成 SMAS 瓣后牵拉时,相应皮肤区会出现酒窝样改变。

(4)下颌骨韧带:位于下颌骨前 1/3 段,除皱手术进入肌肉层。骨膜下分离术从眶骨、上颌骨、颧骨内侧、鼻骨上的骨膜下分离全部软组织,使前额、颊、鼻唇沟、外眦部、眉的软组织整体被上提拉紧,重建面颈年轻时的平衡关系,因而可提高除皱术效果和持久性。

三、入院评估

1.病史询问

(1)详细询问患者对面颈部皮肤皱纹的要求。

(2)年龄及其所处环境、工作性质、个人的心理情绪、营养状况等。

(3)了解有无精神疾病及糖尿病、心脏病等较严重的身体疾患。

(4)对要求用肉毒杆菌毒素治疗者,应排除其是否为妊妇、哺乳期妇女,是否患有重症肌无力、上睑下垂、多发性硬化等,是否服用氨基糖苷类抗生素,是否过敏体质或对白蛋白或对肉毒杆菌毒素过敏,是否患有严重心、肝、肾、肺疾病和患有结缔组织病等。

2.体格检查 除常规体格检查外,应仔细检查皱纹出现的部位、范围及皱纹的深浅,皱纹深浅与表情肌收缩的关系,牵拉时皱纹能否消失。检测皮肤的厚度、弹性及松弛程度。检查局部皮肤有无不适合除皱术的情况。

3.实验室检查 对要求手术除皱者,进行必要血液生化检测及特殊检查并对分析检测结果,以了解各重要脏器的功能,有无糖尿病、心脏病、营养不良等,是否能耐受手术。

四、病情分析

根据相关病史及体格检查,在面颈部有明显皱纹即可明确诊断:根据皱纹的部位及深浅、皱纹是否与表情肌收缩有关、皮肤弹性等鉴别面颈部皱纹的类型及老年化病损的程度。如额部皱纹、皱眉纹、眼睑皱纹、眼角皱纹、鼻唇沟皱纹、颊部皱纹、唇部皱纹等均为动力性皱纹,颈部皱纹为体位性皱纹一般来说,皱纹越深、皮肤弹性越差则皮肤老年化病损越严重。根据面颈部皱纹特点分为体位性皱纹、动力性皱纹、重力性皱纹。

1.体位性皱纹 如颈部的皱纹,为了颈部能自由活动,此处的皮肤会较为充裕、自然形成一些皱纹,甚至刚出生就有。早期的体位性皱纹不表示老化,只有逐渐加深、加重的皱纹才是皮肤老化的象征。

2.动力性皱纹 面颈部表情肌与皮肤相附着,表情肌收缩,皮肤在与表情肌垂直的方向上就会形成皱纹,即动力性皱纹。早期只有表情肌收缩,皱纹才出现,以后,表情肌不收缩,动力性皱纹亦不消失,如额部横纹、皱眉纹等。

3.重力性皱纹 40岁以后,由于皮肤、肌肉的松弛,在重力作用下,会逐渐下垂、局部折叠,形成重力性皱纹。常见的如眼袋、老年性上睑皮肤松垂、双下颌等。

除皱术,俗称拉皮术,又称上提术,是指由于面颈部皮肤松弛下垂,通过药物、物理等方法无效时,采取的使面颈部皮肤提紧、皱纹减轻或消除的面颈部年轻化手术。早在20世纪初,就有医生开始尝试做面颈部除皱术。但那时的除皱术是为贵族妇女或演员名角服务的。早期的除皱术只是将面颈部皮肤做梭形切除,效果不甚理想。到了1973年,Skoog医生通过解剖,提出了面颈部浅表肌肉腱膜系统(简称SMAS)的概念,认为只有将皮肤及SMAS一起提紧才能有效去除皱纹,开创了第二代除皱术。1988年,美国医生Psilla又提出随着年龄增大,颅骨的体积在缩小,面颈部的软组织也在整体松弛下移,故光拉紧皮肤筋膜还不足以彻底去除皱纹,还应将下垂的面颈部表情肌止点上移,据此提出了骨膜下除皱的概念,人称第三代除皱术。近20年来,随着医学人员对面颈部解剖结构的不断深入研究,除皱术式不断得到改进、发展,高新技术(激光、内窥镜等)也不断应用于除皱领域,使得除皱术越来越有针对性,选择的余地也越来越大。

面颈部除皱可采用的方法有：①外用护肤防皱霜；②化学剥皮术；③胶原注射除皱法；④磨削术；⑤肉毒杆菌毒素注射除皱法；⑥手术除皱法。其中手术除皱是目前治疗皮肤衰老非常明显时最好的方法。

五、治疗计划

除皱方式的选择应结合皱纹的深浅、美容求助者的年龄及工作性质、全身情况及局部条件等综合考虑。皮肤无下垂的早期较浅细的皱纹可采用外用护肤及防皱霜、化学剥皮术、胶原注射除皱、磨削术、肉毒杆菌毒素注射除皱等方法。有皮肤下垂的深大皱纹则应选择手术除皱法。

（一）非手术治疗

1.外用护肤、防皱霜　对于较浅细的皱纹可以利用各种嫩肤、除皱霜、蜜或凝胶。如抗氧化剂、防晒剂、保湿剂、营养剂、生物工程或高科技下的各种细胞因子等，但他们的疗效比较缓慢，也不太明显。

2.化学剥皮术　化学剥皮术是用高浓度酸性化学药物把表皮腐蚀、破坏，达到剥脱的效果，从而去除皱纹。化学剥皮术的配方可分为两类：一次性猛烈的化学剥皮术和多次性温和的化学剥皮术。猛烈性、一次性剥掉表面颈皮肤，患者需要住院、需要麻醉，痛苦较大，要有一段相当长的修复期。如果操作不当药物渗透过深，愈后会发生疤痕，会有色素沉着，而且应用不当药物经皮吸收会发生全身中毒。多次温和的化学剥皮术是采用甘醇酸水溶液将一次猛烈的化学剥皮分成4次来完成。高浓度甘醇酸嫩肤、除皱有一定疗效，安全性好，但需要有经过培训的专业人员来操作，此种方法化学剥皮术应用的患者例尚少，用的时间还短，究竟疗效如何还需要进一步观察。

3.胶原注射除皱法　美国1982年开始应用胶原注射除皱，这一方法属于软组织充填术，即把牛胶原注射到皱纹中，把皱纹充填起来，确实有"立竿见影"的效果。但由于牛胶原易被吸收，需要经常反复注射，而且它有诱发整形外科结缔组织病的可能。现在已开始应用人胶原来注射。

4.磨削术　磨削术有两种：一种是传统的皮肤磨削术。它是利用口腔科的牙钻对皮肤进行磨削，把皮肤皱纹磨掉，令其再长出新嫩的皮肤。这种治疗方法确实能除皱、嫩肤。但如果操作不当磨得太深会发生瘢痕。另一种方法是20世纪90年代以来广泛采用激光磨削术，亦称激光返老还童术，激光能非常精确地把皮肤磨削掉，它特别适用于皮肤磨削术、化学剥皮术达不到、不好操作部位的皱纹，激光磨削术对非黄种人有极佳的除皱疗效。但亚洲东方黄色皮肤人种磨削术后均会发生色素沉着，治疗上非常困难。

5.肉毒杆菌毒素注射除皱法　Carruthers等率先把肉毒杆菌毒素引进到美容医学的治疗上，肉毒杆菌毒素是一种神经毒素，注射局部后能阻断乙酰胆碱的释放，从而阻断了神经对肌肉的传导，使肌肉发生麻痹，这叫神经肌肉功能去神经。本方法主要用于早期皱纹的治疗，适用于30～35岁以下的女性，特别适用于面颈上半部的额头纹（抬头纹）、眉间纹和眼眶周围的鱼尾纹，也可用于面颈部以下的下颌和前颈部的皱纹。而对于下述人群应禁忌使用。①肉毒杆菌毒素虽无致畸性，但妊妇、哺乳期妇女最好不用；②患有神经肌肉系统疾病如重症肌无力、多发性硬化等不用；③患有上睑下垂的患者不能用；④服用氨基糖苷类抗生素的患者不能用;⑤非常瘦弱的患者不能用,因肌肉太薄注射后容易弥散到周围肌肉,容易发生副作用;⑥对自蛋白或对肉毒杆菌毒素过敏的患者和过敏体质的患者不用;⑦患有严重心、肝、肾、肺疾病和患有结缔组织病的患者不用。

通常注射肉毒杆菌毒素后 3～14d,平均 10d 后皱纹会慢慢地舒展、消失、皮肤变平坦。除皱的效果平均维持 3～6 个月,平均为 4 个月,一般一年内要注射 3～4 次。鱼尾纹的效果最好,抬头纹的效果稍差。在进行肉毒杆菌毒素注射时一般用 1ml 结核菌素注射器,30 号针头,严格设计好注射点,用甲紫标记出来,并严格掌握每一个注射点的剂量;在治疗时应注意:①患者在注射前 14 天停用阿司匹林和阿司匹林类药物;②注射当日要停止使用化妆品;③注射后不要按摩局部,以免疫苗毒素扩散。

肉毒杆菌毒素的注射是非常安全的,它对人的半致死量为 40U/kg,而用于美容除皱的剂量只为 5～50U,而且不需住院、麻醉和开刀。但注射肉毒杆菌毒素应注意下述并发症与副作用。①注射局部有疼痛感,少数女患者有头痛;②注射抬头纹不当时会发生睑下垂;③注射鱼尾纹处不当时会发生复视;④因注射剂量不准确,一侧多、一侧少会发生不对称的结果;⑤进针刺破血管偶尔发生出血或血肿;⑥肉毒杆菌毒素是一种免疫源性蛋白,它可以导致体内产生抗体,大剂量、反复注射可能会引起免疫反应性疾病;⑦肌肉麻痹的结果,不能做各种表情,有假面颈具样的感觉;⑧极少数患者可发生过敏性休克。

肉毒杆菌毒素注射除皱法既安全、疗效确切,而且快速、方便简捷,患者痛苦小,是目前所有除皱方法中较好的选择。但是,美国食品与药品管理局(FDA)并未批准用于除皱的适应证,还要经过大量病例的观察,按 GCP 标准进行Ⅲ期临床。确实明确疗效与安全性后才能增加这一适应证。

(二)手术除皱法

目前流行的各种除皱方法中仍以手术方法最常施行且效果最好。手术除皱最适合于面颈部皮肤折叠下垂而没有细小的皱纹,皮肤有弹性者,对皮肤萎缩干燥,鼻唇沟过深皱纹多而细小者,效果差些。一般主张眼睑皮肤松弛矫正与面颈部除皱的手术应分期分次进行。手术除皱后外貌可给人以年轻 10～20 岁的感觉,效果可维持 10 年左右,由于经济生活和文化素质的提高,除皱手术的年龄趋向年轻,且常有要求第 2 次、第 3 次的除皱手术。若除皱手术年龄过早,多次施行除皱手术会使皮肤变薄,表情呆板,一般认为 40 岁以上中年人可进行手术除皱,以后每 10～20 年可再作第 2 次、第 3 次手术。依据除皱部位不同,可选用不同的手术方法,目前采用的术式有下述几种:额部除皱术、颞部除皱术、颌颈部除皱术、面颈部除皱术、复合除皱术、骨膜下除皱术等。

1. 额部除皱术 额部除皱术是为改善前额部横纹、眉间直纹、鼻横纹,眉、上睑及鼻部皮肤松弛下垂而设计。当上述皱纹同时存在时,宜选此手术。上睑和下睑成形可分期在其后进行。改善前额、鼻横纹和眉间垂直纹的关键在于切断或切除部分额肌、降眉肌和皱眉肌。

该方法可采用局部麻醉或全身麻醉,根据患者的具体情况来决定。根据患者的具体情况和要求选择在发际内或发际缘作切口,额部较窄,发际较低者,额部切口可设计在发际内 5～6cm,相当于连接两侧耳轮脚冠状线部位;发际高者,额部切口应在发际处。无论发际高低,颞部切口均需设计在发际内,延伸至两侧耳轮前脚。沿切口线自头顶部切开头皮直达帽状筋膜下层,分别向两侧耳轮前脚延伸,在颞区分离深度为颞浅筋膜浅层,沿骨膜浅层及颞浅筋膜浅层向前分离,前额至眶上缘,鼻根部两侧分离到眉梢上外 2cm,前额部分离至眶上缘时也可在眶上缘上 1cm 切开骨膜,在骨膜下向眶上缘和鼻根部分离,以保护眶上神经血管束和前额血管,继续向前剥离至眉间区,在眉间骨膜浅层或深层解剖达鼻背上 1/2,切除部分眉间和鼻根部筋膜,显露皱眉肌和降眉肌,切断内侧两束肌肉或各自切除两块肌肉的部分肌肉,使其丧失收缩能力,展平眉间和鼻根的皱纹。再在前额眶上缘以上部分做 3 条平行切口,切断帽状腱膜和额肌,切除的额肌纤维分别在两个神经血管束中间和两个眶上神经血管束的外侧,共 3 处,切口间距约 1cm,使额部除皱效果更佳。在切除额肌和帽状腱膜时需均匀,不致术后前额凹凸不平,切除额肌的范围取决于横纹的深浅和多少。游离充分后牵拉头皮瓣至合适位置后,先用丝线固定几针,再将多余的头皮切除,然后依次缝合皮下和皮肤组织;术后放置油纱条以及纱布和棉垫,用绷带给予加压包扎。术中为减少出血,切口应分段进行。术中应用电凝器或结扎法仔细止血,以避免术后发生出血及血凝块,影响手术效果。

(常鹏)

第二节　体表肿物及病变整形

一、色素痣

色素痣是由痣细胞组成的良性新生物,又名色痣、细胞痣或黑痣。几乎每人都有,大多数 2 岁后出现,进展缓慢,无自觉症状。

1. 诊断标准

(1)进展缓慢,一般无自觉症状。

(2)数目可单一、数个或数十个。

(3)皮损为棕色、褐色、蓝黑色、黑色扁平或略隆起的斑疹、丘疹或结节;表面光滑,可有或无毛发,平坦或稍高于皮表。

(4)恶变体征:①体积突然增大;②颜色变深;③表面出现糜烂、渗出、出血、溃疡、肿胀;④自觉疼痛或瘙痒;⑤周围出现卫星病灶;⑥黑尿等。

(5)组织病理学分交界痣、混合痣和皮内痣三型。

2. 治疗原则

(1)一般不需治疗。

(2)手术切除。

①先天性色素痣,有发生黑色素瘤的可能,手术切除为好。

②发生在头皮、掌跖、腰围、腋窝、腹股沟等易摩擦部位,亦应考虑手术切除。

③若出现恶变体征,应立即手术切除。

④有碍美容,患者要求治疗时,也可手术切除。

⑤术后常规送病理检查,以明确诊断。

(3)冷冻、电灼、激光治疗易复发或增加恶变机会。

二、皮脂腺痣

皮脂腺痣是先天性局限性表皮、真皮及皮肤附属器所构成的器官样痣,但主要成分通常为皮脂腺。又称为先天性皮脂腺增生及皮脂腺错构瘤。

1. 诊断标准

(1)多于出生时或出生后不久发病。

(2)好发于头、颈部。多数为单发,少数为多发。

(3)皮疹为境界清楚、隆起的圆形小结节,淡黄色至灰棕色。

(4)儿童期皮损隆起不明显,呈蜡样外观;青春期皮损肥厚呈疣状,有密集乳头瘤样隆起;老年期皮损多呈结节状增殖,可继发其他皮肤附属器肿瘤。

(5)头皮损害表面无毛发生长。

2. 治疗原则

(1)手术疗法

1)切除缝合。

2)分次切除。

3)皮肤软组织扩张后再行肿物切除。

4)切除后皮片移植修复。

5)切除后皮瓣转移修复。

6)术后常规送病理检查,以明确诊断。

(2)非手术疗法:如电烧灼、激光等。

三、雀斑

雀斑是面部皮肤出现的一种浅褐色点状色素沉着斑,针尖至米粒大小。除有碍美容以外,并无任何主观感觉或其他影响。是常染色体显性遗传性色素沉着病。

1. 诊断标准

(1)针尖至米粒大的褐色小斑点,因其形状、颜色如麻雀卵上的斑点,故名雀斑。

(2)雀斑好发于颜面、颈部、手臂等日晒部位。

(3)雀斑数量多少不定,每个之间互不融合。

(4)一般幼年时就有,女性多于男性,常伴有家族史,无其他症状。

2. 治疗原则

(1)避免日晒。

(2)局部化学剥脱疗法。

(3)液氮冷冻。

(4)激光治疗。

(5)皮肤磨削治疗。

四、白癜风

白癜风是一种常见的限局性或泛发性皮肤黏膜色素脱失症。是一种原发性或获得性皮肤黏膜色素脱失症,影响美容,易诊断,难治疗。

1. 诊断标准

(1)白癜风在任何年龄均可发病,62.65%的患者发生在 10～30 岁之间。

(2)无自觉症状。

(3)皮损色素完全脱失,呈瓷白色斑,白斑大小不一,形态不规则,患处毛发可变白。

(4)任何部位皮肤均可发生,但好发于易受光照及摩擦损伤部位,如颜面部、颈部等。

(5)皮损数目可单发或多发,可相融成片。

(6)白癜风愈后复发倾向明显。

2.临床分期 白癜风临床分为进展期和稳定期。

3.临床分型 根据皮损范围和分布可将本病分为:局限型、泛发型和全身型。

4.治疗原则

(1)非手术疗法

1)光化学疗法。

2)光疗法。

3)氮芥乙醇外用。

4)糖皮质激素外用。

(2)手术疗法:自体表皮移植术适用于局限型稳定期患者。

五、皮肤乳头状瘤

皮肤乳头状瘤系表皮乳头样结构的上皮增生,同时向表皮下乳头状延伸,可恶变为皮肤癌。

1.诊断标准

(1)皮肤乳头状瘤一般无自觉症状,偶有瘙痒。

(2)皮损常首先发生于乳房间及背中部,以后逐渐扩散至乳房、上腹部、耻骨部、上背及低部。

(3)皮损初起为淡红色丘疹,直径 1～2mm,呈半球形或扁平形,以后渐增大,类似扁平疣。

(4)丘疹不断增多,互相融合成片状或网状,临床上易诊断为花斑癣;融合成圆形或卵圆形者,称为钱币状融合性网状乳头瘤病。

(5)病情缓慢发展,可倾向于稳定。

2.治疗原则

(1)激光、电灼、冷冻治疗。

(2)手术切除,常规送病理检查。

(3)药物治疗:内服或外用米诺环素(Minocycline)、咪唑类抗真菌药及维 A 酸类药物,部分病例有效。

六、疣

(一)导常疣、扁平疣、跖疣

疣是人类乳头瘤病毒(HPV)引起的以细胞增生反应为主的一类皮肤浅表性良性赘生物。常见的有四型,即寻常疣、扁平疣、跖疣及尖锐湿疣。

1.诊断标准

(1)一般无自觉症状。

(2)皮疹呈灰褐色、棕色或正常皮色。

(3)数目常较多,散在分布,或簇集成群。

(4)表面粗糙,角化过度,坚硬。

(5)发生在手背、手指、足缘、头面部等处呈乳头状为寻常疣。

(6)发生在足底呈胼胝样斑块或扁平丘疹样为跖疣。

(7)发生在颜面等部表面光滑的扁平丘疹样为扁平疣。

(8)病理检查可明确诊断。

2.治疗原则

(1)局部治疗

1)对数目少的病者可选用电灼、冷冻、激光、手术等治疗方法。

2)对数目多、不宜选用上述方法者,可选用局部药物治疗。

(2)全身疗法:对数目多或久治不愈者可选用,但疗效均难以评估。

(二)尖锐湿疣

尖锐湿疣是由人乳头瘤病毒所致的皮肤黏膜良性赘生物,主要通过性接触传染,也可通过间接接触传染和母婴传播,常发生在肛门及外生殖器等部位。

1.诊断标准

(1)有不洁性交史、配偶感染史或间接感染史。

(2)大部分患者无自觉症状。

(3)好发部位为外生殖器及肛门附近的皮肤黏膜湿润区。

(4)皮损为单个或多个散在的淡红色小丘疹,质地柔软,顶端尖锐。

(5)醋酸白试验或甲苯胺蓝试验阳性。

(6)皮损活检有 HPV 感染特征性空泡细胞的病理学变化特点,必要时皮损活检中抗原或核酸检测显示有 HPV。

2.治疗原则

(1)局部药物治疗。

(2)物理疗法激光、冷冻、电灼,可酌情选用。

(3)手术治疗适用于单发或巨大尖锐湿疣。

(4)全身疗法可用干扰素等治疗。

七、鸡眼

鸡眼是由于局部皮肤长期受压或摩擦而引起的局限性圆锥状角质增生性病损。

1.诊断标准

(1)站立或行走时可发生疼痛剧烈。

(2)好发于成年女性。

(3)足跖前中部、小趾外侧好发。

(4)皮损为针头至蚕豆大小、边界清楚的淡黄色角质性丘疹,可见圆锥形角质栓。

2.治疗原则

(1)保守治疗:去除施加于皮肤上的压迫和摩擦。

(2)非手术治疗

1)药物腐蚀如鸡眼膏等。

2)液氮冷冻。

3)激光治疗。

（3）手术切除:适应证:①对位于足跖负重部位,行走剧痛,经药物治疗无效者。②屡发感染者,在炎症消退后均应行手术切除。

（4）修复方法

1)切除缝合。

2)切除后植皮修复。

3)切除后皮瓣转移修复。

八、瘢痕疙瘩

瘢痕疙瘩为皮肤损伤后,大量结缔组织过度增生和透明变性而引起的良性皮肤肿物。患者多具有瘢痕体质和家族倾向,有色人种较易发病。分为原发型和继发型两大类。

（一）诊断标准

1.原发型瘢痕疙瘩

（1）无明显原因,自发生长。

（2）胸前或肩部好发。

（3）圆形、椭圆形或不规则形增生性瘢痕,隆出皮面。

（4）缓慢增大,呈蟹足状向外伸展。

2.继发型瘢痕疙瘩

（1）多继发于手术、烧伤、外伤。

（2）受伤部位形成增生性瘢痕。

（3）病损超过原损伤部位,瘢痕边缘明显突出于其界限外,呈蟹足状向外伸展。

（二）治疗原则

该病治疗较困难,部分患者于治疗数年后仍可复发。可酌情选用。

1.加压治疗。

2.外用药物治疗如糖皮质激素、维A酸霜可缓解症状。

3.皮损内注射糖皮质激素如得宝松。

4.损害早期,可选用X线放射治疗。

5.手术切除必须手术切除者,术后配合局部X线放射或注射糖皮质激素治疗可降低复发率。

九、腋臭

腋臭俗称狐臭,是腋窝部大汗腺分泌的一种特殊的有机物被分解而释放出的特殊臭味。大多与多汗有关,夏季加重,青春发育期臭味较重,随年龄增长而减轻。

1.诊断标准

（1）腋窝部具有特殊臭味,出汗时加重。

（2）青春发育期臭味较重,随年龄增长而减轻。

（3）夏季加重而冬季较轻。

（4）腋窝部皮肤正常,严重者皮肤糜烂、红斑、毛囊炎、疖等。

（5）可伴有全身性臭汗症,多见于大汗腺分布的部位。

2.治疗原则

(1)一般处理经常清洗局部,保持干燥。

(2)局部治疗。

①可外用具有收敛、止汗、消毒、杀菌作用的药物以减少汗液、抑制细菌为目的。

②肉毒素局部注射以减少汗腺分泌。

(3)手术治疗:汗腺切除术。

汗腺切除术包括汗腺刮除术、局部汗腺吸脂术、局部汗腺切除术、腋部有毛区皮肤汗腺切除术。

(4)激光脱毛后可使臭味明显减轻。

十、腋部多汗症

腋部多汗症指患者腋窝出汗过多。大多是由于交感神经过度兴奋引起汗腺过多分泌的一种疾病,也可继发于身体其他组织器官的疾病。

1.诊断标准

(1)发病年龄多为自幼开始,至青少年期加重并伴随终身。

(2)腋部出汗,可见汗水从腋窝往下滴淌,衣服常会被汗水浸湿,汗渍明显。

(3)腋窝部皮肤正常,严重者皮肤糜烂、红斑、毛囊炎、疖等。

(4)多伴有其他部位多汗如手掌、足跖、鼻尖、前额、阴部等。

(5)睡眠时无多汗。

2.治疗原则　同"腋臭"。

十一、黄色瘤

黄色瘤是脂质沉积在皮肤或肌腱部位的结果,表现为棕黄色或橙黄色皮肤肿瘤样病变。常伴有全身的脂代谢异常。

1.诊断标准

(1)多见于青壮年,女性多于男性。

(2)多有高脂蛋白血症病史,也可继发于慢性代谢性疾病。

(3)皮损为稍高起的扁平或圆形斑块或结节,呈淡黄色至淡棕色,局限或泛发,略高出皮肤表面,呈小片状或米粒大小的斑块,直径可达5cm。

(4)组织病理检查:真皮层内含有吞噬脂质的泡沫细胞(即黄色瘤细胞)。

2.临床分型　根据发病的部位和皮疹表现,临床常分为不同的类型,如结节性黄色瘤、扁平性黄色瘤、腱性黄色瘤、发疹性黄色瘤和睑黄色瘤等。

3.治疗原则

(1)治疗上无特效方法。

(2)合并高脂血症者,应控制饮食,予低脂饮食,同时服用降脂药物等。

(3)继发性者,同时治疗原发疾病。

(4)对皮疹数目少的病例可用电灼、激光、冷冻、外科手术切除。

十二、皮肤纤维瘤及纤维瘤样病变

(一)皮肤纤维瘤

皮肤纤维瘤是成纤维细胞或组织细胞灶性增生引致的一种真皮内的良性肿瘤。本病可发生于任何年龄,但中青年多见,女性多于男性。可自然发生或外伤后引起。病损生长缓慢,长期存在,极少自行消退。

1.诊断标准

(1)多见成人。

(2)好发于四肢,特别是小腿伸侧;一般为单发,偶或多发。

(3)通常无自觉症状,偶或有轻度疼痛感。

(4)皮损常持久存在,亦可数年后自行消退。

(5)临床特征:黄褐色或棕红色的皮内丘疹或结节。

(6)组织病理检查:符合皮肤纤维瘤病理改变。

2.治疗原则　一般不需治疗,若单个损害可行手术切除。

(二)带状纤维瘤

带状纤维瘤为腹肌外伤或产后修复性纤维瘤,常夹有增生的横纹肌纤维。非真性肿瘤,无淋巴和血液转移现象。无明显包膜,具有侵袭性、易复发性和局部破坏性,应完整切除。

1.诊断标准

(1)既往有妊娠生育史、腹部手术史及腹部外伤史。

(2)有多发性结肠息肉病家族史或有 Gardner 综合征。

(3)无转移征象,但有局部切除后多次复发史。

(4)腹壁有缓慢生长的无痛性或轻微疼痛肿块,呈椭圆形或长条形质硬,固定,边界不清楚,多数无压痛,Bouchocourt 征阴性(阳性可以确定为腹壁内肿块)。

(5)B超、CT 或 MRI 显示腹壁内有占位病变和浸润周围组织的图像。

(6)病理检查显示肿瘤中成纤维细胞增生,成纤维细胞常侵犯邻近正常结构。成纤维细胞无异型性,无病理性核分裂象。

2.治疗原则

(1)手术切除:肿瘤扩大切除术。常规送病理检查。

(2)放射治疗:对于切除边缘阴性的患者,不主张行放疗。

(3)辅助性化疗:化疗适用于手术和放射治疗失败的年轻人和儿童患者。

(三)纤维肉瘤

纤维肉瘤是由成纤维细胞和胶原纤维形成的低度恶性肿瘤,具假包膜,表面皮肤光滑,多见于躯干,切除后局部极易复发,多次复发恶性度增高,并可出现血行转移。

1.诊断标准

(1)30～70 岁高发;亦可见于婴儿,甚至出生时即有。

(2)生长较快;多见于躯干。

(3)纤维肉瘤表现为深在单发局限性硬结节,有时呈分叶状,绝大多数位于浅筋膜的深层,通常表面皮肤正常,可以移动,但侵犯邻近组织时则固定,可浸润至皮下脂肪、肌肉、筋膜等。

(4)反复切除后,仍常见复发。

(5)多次复发后可见于肺、骨骼和肝脏转移。

(6)B超有辅助诊断的作用。

(7)通过组织病理学检查确诊。

2.治疗原则

(1)手术原则:手术切除应包括足够的正常皮肤及足够的深度。常规送病理检查。

(2)辅助性治疗:放射疗法和化疗,但放疗一般不够敏感。

十三、囊性肿瘤及囊肿

(一)皮样囊肿

皮样囊肿属先天性疾患,属于错构瘤,浅表者好发于眉梢或颅骨骨缝处,可与颅内交通呈哑铃状。

1.诊断标准

(1)发病年龄早,多见于儿童,一般增长缓慢。

(2)浅表者好发于眉梢或颅骨骨缝处,也可以发生于眉弓、眶及结膜。

(3)皮样囊肿所在部位较深,基底部常和深部组织如筋膜或骨膜等粘连而不可移动,局部骨面上常形成压迹,表面皮肤可自由活动,质柔而韧,有较大张力。

(4)囊腔内为干酪样皮脂并混有角化物质、上皮碎屑、胆固醇结晶、毛发和较稠厚液体,呈白色或黄色,无气味。

(5)B超有辅助诊断作用。

2.治疗原则　治疗方法为手术彻底切除。手术摘除前应有充分的估计和准备。囊肿的基底若与骨面紧贴,宜连同该部骨膜一并切除。囊肿切除后,如有骨组织凹陷、缺损或变形等畸形,可根据创口有无沾染和无菌条件,即时或后期行组织移植,以恢复正常外貌。常规送病理检查。

(二)皮脂腺囊肿

皮脂腺囊肿俗称"粉瘤",是指因皮脂腺排泄受阻所致潴留性囊肿。这是最为多见的一种皮肤良性肿瘤。

1.诊断标准

(1)单发、偶见多发,柔软或稍坚实的球形肿物,直径 1～3cm 左右,位于皮肤或皮下组织内,与皮肤粘连,但基底可以移动。

(2)有时在皮脂腺口有一黑头粉刺样小栓,受挤压时可出白色泥状皮脂。

(3)皮肤颜色可能正常,也可能为淡蓝色,增大过快时,表面皮肤可发亮。

(4)囊腔内为白色豆腐渣样内容物。

(5)一般无其他不适,若继发感染时,呈现红肿,压痛,也可化脓溃破。

2.治疗原则

(1)手术切除:一经确诊后,均应手术将囊肿完整摘除。

(2)并发感染者应予口服抗菌药抗炎治疗,炎症消退后手术切除。

(3)有脓肿形成者应做切开引流。

(三)表皮样囊肿

表皮样囊肿常为明显或不明显的外伤将表皮植入真皮而成,囊肿壁由表皮组成,囊内容物为角化鳞屑,亦可由胚胎性异位引起。外伤性表皮样囊肿好发于手及足踝等易受外伤和压迫的部位。

1.诊断标准

(1)外伤性表皮样囊肿多见于从事手工操作的工人。

(2)外伤性表皮样囊肿指端和手掌较为常见,趾和跖部也属好发部位。

(3)为只有一个囊腔的单房性皮下囊肿,呈圆形或椭圆形,表面光滑,触之较韧而有张力,与表面皮肤无粘连,基底有移动性或无移动性。

(4)表皮样囊肿的囊壁没有皮肤附件。

(5)囊腔内仅有角化物质,不含毛发。

(6)B超有辅助诊断作用。

(7)病理组织学检查确诊。

2.治疗原则 治疗方法为手术将囊肿完整摘除。

(四)腱鞘囊肿

腱鞘囊肿发病原因不明。内含有无色透明或橙色、淡黄色的浓稠黏液,多发于腕背和足背部。患者多为青壮年,女性多见。

1.诊断标准

(1)患者多为青壮年,女性多见。

(2)腕背或足背部多发。

(3)无明显自觉症状或有轻微酸痛。

(4)半球样隆起于皮下浅表,表面皮肤可推动,无粘连,囊肿表面光滑,边界清楚,肿块坚韧,少数柔软,囊肿的根基固定,几乎没有活动。

(5)治疗后易复发。

2.治疗原则

(1)挤压或捶击,使腱鞘囊肿破裂,自行吸收。此法复发机会较多。

(2)穿刺抽出囊液,注入糖皮质激素或透明质酸酶,有一定疗效。

(3)手术切除腱鞘囊肿彻底完整切除,术后复发机会较少。

十四、神经纤维瘤

神经纤维瘤为发源于神经鞘细胞及神经膜结缔组织的一种皮肤及皮下组织良性肿瘤,常为多发。

1.诊断标准

(1)本病多发于躯干,有时出现于四肢及面部。

(2)单发的神经纤维瘤凸出于皮面,皮下也可触及,呈圆形、结节状或呈梭形不等。质软硬兼有,多数较软,成年发病较多,儿童较少发生。

(3)多发性神经纤维瘤,数目不定,大小不一,可松弛地悬挂于皮表,畸形明显。神经纤维瘤沿神经干的走向生长时呈念珠状,或蚯蚓状结节。

(4)牛奶咖啡色斑为神经纤维瘤的另一个重要体征。

(5)常合并其他脏器疾病。

(6)有家族聚集倾向。

2.治疗原则

(1)对症治疗。

（2）手术治疗：一般情况下，神经纤维瘤夹杂丰富的血管，手术要慎重。

下列情况下可以考虑手术：①仅当局限、单发的纤维瘤瘤体有较快生长速度并伴发疼痛或感染症状。②瘤体巨大严重影响正常生活。③瘤体巨大影响外部面容。④瘤体巨大对脏器造成压迫和功能损害。⑤医生通过病情分析后认为需要手术的。⑥如需备血，超声检查了解血管及血窦的分布情况，术前可行导管介入栓塞以减少术中出血等。⑦切除后常规送病理检查。

（3）激光治疗。

十五、体表血管瘤

血管瘤系胚胎发育过程中血管发育失常，血管过度发育或分化异常导致的血管畸形（错构瘤）。

（一）诊断标准

1.病因　先天性。

2.分类

（1）毛细血管瘤。

（2）海绵状血管瘤。

（3）蔓状血管瘤。

（4）混合型血管瘤。

3.临床表现

（1）毛细血管瘤：分草莓状血管瘤和鲜红斑痣（葡萄酒样痣）。

①鲜红斑痣多见于婴儿出生时；草莓状血管瘤多见于出生后不久。

②常见于面颈部和头皮。

③为表浅的毛细血管扩张、曲折、迂回而成。

④瘤体境界分明。

⑤压之可稍退色，放松后恢复红色。

（2）海绵状血管瘤：一般由小静脉和脂肪组织构成。

①形态和质地均像海绵。

②多数生长在皮下组织内，也可在肌肉内，少数可在骨或内脏等部位。

③皮下海绵状血管瘤可使局部轻微隆起，皮肤正常，或呈青紫色。

④挤压后可缩小。

⑤体位移动实验阳性。

⑥穿刺抽出凝全血。

⑦动脉或瘤腔造影显示肿瘤为血窦构成。

⑧B超有辅助诊断作用。

（3）蔓状血管瘤：又叫动静脉性血管瘤。

①多见于四肢。

②表面及周围有许多树枝状扩张的血管，迂回曲折呈蔓状，局部皮肤呈暗红色或蓝紫色。

③有时可摸到血管搏动。

④听诊吹风样杂音，压闭供血动脉杂音消失。

⑤体位移动实验阳性。

⑥穿刺抽出凝全血。

⑦血管造影示瘤区造影剂浓聚或血管畸形。

⑧B超有辅助诊断作用。

(二)治疗原则

1.手术切除。

2.冷冻治疗。

3.放射性核素治疗。

4.硬化剂治疗。

5.激光治疗。

6.血管瘤铜针疗法。

7.超声微介导疗法。

8.高频电极治疗技术。

十六、脂肪瘤

脂肪瘤是由成熟脂肪细胞形成的良性肿瘤。

1.诊断标准

(1)见于体表的任何部位,躯干、四肢多见。

(2)多见于 40~50 岁的成年人。

(3)多数为单发性,少数为多发性。

(4)瘤体大小不等,圆形或分叶状,质地柔软,位于皮下,可以推动;表面皮肤正常。

(5)生长缓慢,极少癌变,一般无疼痛等不适感觉。

(6)瘤体生长加快、增大,怀疑有恶变。

(7)通过组织病理学检查确诊。

2.治疗原则

(1)较小(直径 1cm 内),多发脂肪瘤,一般不需处理。

(2)影响功能、劳动和美观者,可考虑手术切除。

(3)近期内突然增大或发生破溃,则应手术切除。

(4)单发性较深脂肪瘤可恶变,应及时手术切除。

(5)切除后常规送病理检查。

十七、副乳

副乳(多乳房症)是指除正常的 1 对乳房外,另有 1 个或多个乳房,多见于女性。成年妇女行经、妊娠或哺乳时可出现胀痛,有时有乳汁分泌。

1.诊断标准

(1)副乳多位于腋窝前缘。

(2)随月经周期而有肿胀,或无症状。

(3)副乳可触及结节状较软的闭块组织,周界较清楚。

(4)腋窝的副乳多为较软的有分叶状或结节状不规则形组织块,周界与正常皮下组织无明显界限,与皮肤粘连而不与深部组织粘连。触之有腺体感。

2.治疗原则

(1)有周期性痛、不规律痛者,手术切除。

(2)影响美观,患者要求者,手术切除。

(3)疑副乳肿瘤者,手术切除。

(4)没有腺体,仅有乳头乳晕者,可不行手术。

(5)切除后常规送病理检查。

十八、男性乳房肥大症

男性乳腺增生称为男性乳房肥大症。好发于青春期前后及老年期。病理表现为腺管增生。

1.诊断标准

(1)好发于青春期前后及老年期。

(2)多为单侧,也有双侧者。

(3)乳晕区可见扁圆形肿块,肿块小者直径约 1～2cm,大者近乎成年妇女乳房。

(4)肿块多数无痛,部分病例可有疼痛及压痛。

(5)B超有辅助诊断的作用。

2.治疗原则

(1)一般不需治疗。

(2)停用含雌激素的药物。

(3)疼痛明显者口服甲基睾丸素。

(4)影响外貌者,可手术切除。

十九、乳腺肿物

(一)乳房纤维腺瘤

乳房纤维腺瘤是发生于乳腺小叶内纤维组织和腺上皮的混合性瘤,是乳房良性肿瘤中最常见的一种。本病的发生与内分泌激素失调有关。

1.诊断标准

(1)常见于青春发育期女性。

(2)多为单发,亦可多发。

(3)肿块生长较缓慢,妊娠期可迅速增大。

(4)肿块呈圆形或椭圆形,表面光滑,边界清楚,质韧,可推动,与皮肤和深部组织不粘连。

(5)腋窝淋巴结不肿大。

(6)乳房 X 线钼靶摄片、B 超、红外线热像仪、细针穿刺细胞学检查有助于诊断。

(7)通过组织病理学检查确诊。

2.治疗原则　手术切除是治疗乳房纤维腺瘤唯一有效的方法。切除后常规送病理检查。

(二)乳管内乳头状瘤

乳管内乳头状瘤为发生在乳管的一种良性肿瘤,恶变率为 6%～8%。临床主要表现是乳头溢血。

1.诊断标准

(1)本病好发于中老年女性。

(2)乳头经常有红色或咖啡样分泌物溢出,或在内衣上发现污渍。

(3)可在乳头、乳晕部触及肿块,可移动,质地软,不与皮肤粘连,挤压肿块时可有血性、浆液血性或浆液性分泌物溢出。

(4)乳腺导管造影及分泌物涂片细胞学检查可明确诊断。

(5)通过组织病理学检查确诊。

2.治疗原则　手术治疗是本病的首选治疗方法。

(1)如果为单发的乳腺导管内乳头状瘤,手术时将病变的导管系统切除即可。

(2)如果为多发的乳腺导管内乳头状瘤,因其较易发生恶变,则宜行乳腺区段切除。

(3)对于那些年龄在50岁以上者,造影显示为多发的乳腺导管内乳头状瘤,或经病理检查发现有导管上皮增生活跃甚至已有上皮不典型性改变者,则宜行乳房单纯切除。

(4)切除后常规送病理检查。

二十、黏膜白斑

黏膜白斑是指发生在口腔和外阴黏膜的增生性、白色角化性损害,可继发鳞癌,通常认为是一种癌前病变,但近年研究证明癌变率并不高,仅为 3%～6%。

1.诊断标准

(1)发生在口腔和外阴黏膜。

(2)为界限清楚的白色光滑斑点、斑片。

(3)口腔黏膜白斑一般无自觉症状,女阴黏膜白斑常伴瘙痒。

(4)黏膜白斑如有浸润、硬结、溃疡,且长期不愈,应考虑癌变可能。

(5)组织病理检查明确诊断。

2.治疗原则

(1)消除病因。

(2)定期复查。

(3)手术切除。切除后常规送病理检查。

二十一、鲍恩病

鲍恩病(Bowen disease)亦称原位鳞状细胞癌,为发生于皮肤或黏膜的表皮内鳞状细胞癌。

1.诊断标准

(1)本病可累及任何年龄,中老年人较多。

(2)好发于颜面、躯干及四肢远端。

(3)皮损为孤立性、境界清楚的暗红色斑片或斑块,圆形或不规则形。大小为数毫米至 10 余厘米不等,缓慢增大,表面常有鳞屑、结痂,除去鳞屑和结痂可露出暗红色颗粒状或肉芽状湿润面,很少出血或不出血。

(4)形成溃疡则提示侵袭性生长。

(5)无明显自觉症状,偶有瘙痒或疼痛感。约 5%患者可演变为鳞状细胞癌。

(6)有伴发其他原发性内脏和皮肤恶性肿瘤的可能。

(7)组织病理学检查明确诊断。

2.治疗原则

(1)手术切除,送病理检查。

(2)非手术治疗冷冻、电灼、微波或激光治疗。

二十二、佩吉特病

佩吉特病(Paget disease)又名湿疹样癌,临床上表现为湿疹样皮损,病理上表皮内有大而淡染的异常细胞为特点的一种特殊型皮肤癌。

1.诊断标准

(1)中老年人发病。

(2)皮损为湿疹样斑片,境界清楚,基底有浸润。

(3)病程缓慢,持久存在。

(4)按湿疹治疗无效。

(5)组织病理学检查明确诊断。

2.临床分型 佩吉特病可分为两型:乳房佩吉特病和乳房外佩吉特病。

(1)乳房佩吉特病,发生于乳头及乳晕部,常伴发乳腺癌。

(2)乳房外佩吉特病,常见于女性外阴、男性生殖器、肛周、腋窝等,男性发病率明显高于女性。

3.治疗原则

(1)乳房佩吉特病应进行乳房次全切除术,如伴发乳房内肿块,应进行乳房根治术。

(2)乳房外佩吉特病应进行广泛深切除,以免复发。

(3)切除后送病理检查。

二十三、基底细胞癌

基底细胞癌又称基底细胞上皮瘤、基底细胞瘤,源于皮肤或附属器基底细胞的肿瘤,分化较好,生长缓慢,呈浸润性生长,很少转移。

1.诊断标准

(1)30～70 岁为发病高峰。

(2)头面部好发,尤以鼻、眼睑及颊部最为常见。

(3)早期表现为局部皮肤略呈隆起、淡黄色或粉红色斑状丘疹或呈疣状突起;表皮菲薄,伴有毛细血管扩张,经数月或数年后,出现鳞片状脱屑、溃烂、渗血,溃疡形成。

(4)临床上分结节溃疡型、表浅型、硬化型、色素型、纤维上皮瘤型。

(5)基底细胞癌表现形式多样。

(6)组织病理学检查确诊。

2.治疗原则 治疗应根据年龄、损害的大小、深度和部位加以考虑。

(1)理想的疗法是切除缝合或切除植皮。切除的广度和深度由瘤体的大小、侵袭情况和部位而定。

(2)创面修复方法的选择

①对早期面积较小的病变,切除后创面可直接缝合。

②对范围较广、恶性程度较高或复发性病变,宜用皮片移植修复,以便术后及时发现癌肿复发。

③对确认病变已切除彻底者可用局部皮瓣修复。

④对有重要结构,如脑、大血管神经或骨软骨、关节等结构暴露的创面,必须用皮瓣修复。

(3)不能手术的患者可进行放射治疗、局部外用药物治疗。

(4)切除后送病理检查。

二十四、鳞状细胞癌

鳞状细胞癌简称鳞癌,由鳞状上皮细胞团块所组成,不规则地向真皮内浸润。此类癌肿恶性程度较基底细胞癌者为高。发展较快,破坏也较大。可通过淋巴管转移,甚至引起全身性转移。

1. 诊断标准

(1)多发于 50 岁以上的男性。

(2)常见于曝光部位。

(3)皮损初起为小而硬的红色结节,进而发展为菜花状、乳头状或溃疡状。

(4)组织病理学检查明确确诊。

2. 辅助检查

(1)胸部 X 线摄片检查。

(2)疑有骨质破坏时尚应做骨 X 线摄片。

(3)邻近淋巴结切除送病理检查。

3. 治疗原则　治疗应根据年龄,损害的大小、深度和部位加以考虑。

(1)手术治疗

1)参照基底细胞癌手术治疗原则,但切除范围要适度扩大。

2)区域淋巴结阳性者应清扫。

3)切除后常规送病理检查。

(2)放射治疗:不能手术的患者可进行放射治疗。

二十五、恶性黑色素瘤

恶性黑色素瘤简称恶黑,是来源于黑色素细胞的恶性肿瘤。多发生于皮肤,亦可见于眼脉络膜和软脑膜等处。恶性度大,转移发生早,死亡率高。

1. 诊断标准

(1)好发于中老年人,男性多发,男女发病率之比为 3∶2。

(2)下肢足部好发,其次是躯干、头颈部和上肢。

(3)症状主要为迅速长大的黑色素结节;初起为一色素斑,黑色加深,继之病变损害不断扩大,硬度增加,伴有痒、痛感觉。

(4)黑色素瘤的区域淋巴结可转移肿大,个别病例以区域淋巴结肿大就诊。

(5)晚期由血流转移至肺、肝、骨、脑诸器官。

(6)组织病理学检查明确诊断。

2.临床分型 根据临床表现,恶性黑色素瘤可分为原位恶性黑色素瘤和侵袭性恶性黑色素瘤。

(1)原位恶性黑色素瘤

①恶性雀斑样痣。

②浅表扩散性原位恶性黑色素瘤。

③肢端原位黑色素瘤。

(2)侵袭性恶性黑色素瘤

①恶性雀斑样黑色素瘤。

②浅表扩散性黑色素瘤。

③肢端黑色素瘤。

④结节性恶性黑色素瘤。

3.治疗原则 恶性黑色素瘤的恶性程度高,多数患者发现时就很快转移。目前主要采用尽早切除病变组织,配合化疗、放疗等综合治疗。

(1)手术治疗:外科手术切除病变是治疗本病的主要方法,一旦确诊,应尽快手术切除。切除范围、深度应根据肿瘤的类型及部位而定,已肯定受累的淋巴结应该切除。切除后送病理检查。

(2)化学疗法:对已转移的患者,可采用化疗或联合化疗。肢端黑色素瘤可采用局部灌注化疗。

(3)放射疗法:可缓解内脏及中枢神经系统转移灶的压迫症状,亦可缓解骨转移所致的疼痛。

(常鹏)

第三节 自体组织移植

一、皮肤组织移植

(一)皮肤组织切取

1.供皮区的选择

(1)尽量选择与植皮区色泽、质地相似,操作方便且隐蔽的部位。

(2)肉芽或污染创面植皮时供皮区一般应远离植皮区,避免交叉感染。

(3)刃厚皮片的供皮区广泛,常取自大腿、头皮、胸部和背部等部位。

(4)中厚皮片常取自大腿,以及侧胸部、腹部和腰背部等部位。

(5)全厚部位常取自锁骨上下、耳后、上臂内侧、腰腹部、侧胸部等部位。

2.皮片的种类

(1)按移植皮肤的形状分类:点状植皮、邮票状植皮、筛状植皮、网状植皮、微粒皮移植和大张植皮。

(2)按移植皮片的厚度分类:刃厚皮片、中厚皮片(薄中厚皮片和厚中厚皮片)、全厚皮片和带真皮下血管网皮片。

3.术前准备

(1)手术前一日按要求准备皮肤,供皮区必须无感染或皮疹。

(2)检查与熟悉滚轴式取皮刀和鼓式取皮刀的性能和特点。

4.注意事项

(1)供皮区手术野应较宽,以便切取足够的皮片。利多卡因、肾上腺素、生理盐水麻醉液局部浸润麻醉,若在髂部、季肋区凹凸不平的区域切取时可先于皮下注射生理盐水或0.1%~0.05%利多卡因溶液,使局部变平后切取皮片。

(2)用滚轴式取皮刀时将厚度调节旋钮调至相应刻度,供皮区涂抹少量凡士林或液体石蜡,助手用两块木板在取皮处两侧反向牵拉压住供皮区,使其尽量保持平整。切取时刀片与皮面呈15°~30°,来回移动并缓慢前移将皮片切下。

(3)用鼓式取皮刀时,如局部麻醉,进针点应位于切皮范围之外,以免渗液影响切皮。供皮区应事先用酒精或松节油反复擦拭以祛除皮肤油脂。鼓面贴敷双面胶或胶水。调整刻度后,将鼓面紧贴皮肤,缓慢拉动刀片逐步向前切下皮片。

(4)切下的皮片应妥善保管,可用冷生理盐水纱布包裹,置于干纱垫上,并以组织钳固定,或放入专用容器内,严防丢失、落地或损伤。

(5)供皮区用含有肾上腺素的生理盐水湿敷后,依次覆盖凡士林油纱、纱布和棉垫,加压包扎。若切取时过深至皮下脂肪时,应将遗留的皮下脂肪创面予以缝合或另取刃厚皮片覆盖。

5.术后处理

(1)禁止对供皮区创面做不必要的擦拭、止血、或其他接触。

(2)供皮区在大腿或下腹部者,卧床休息10~14天,将膝关节垫高,使略呈屈曲位。随时检查敷料有无松脱或移位,有无渗液或感染。

(3)术后供皮区首次更换敷料时间一般在6~8天,切取较厚的供皮区可延长至12天,敷料湿透可提前更换。亦可在早期施行半暴露治疗。有感染症状者应及早检查和处理。

(4)供皮区更换敷料时要小心,避免将新生上皮撕脱。若内层油纱与创面粘连紧密,不可强行揭除,可先湿敷或剪除翘起的敷料,或仅更换外层敷料即可;创面有部分潮湿或轻度感染时,应剪除潮湿部分的敷料予以更换,予以半暴露灯烤;若明显感染时,应及时湿敷引流,按感染创面处理。

(5)创面愈合后,继续敷料包扎固定1~2周,防止擦伤。

(6)移植后剩余的皮片及准备冷藏移植的皮片可将其肉面相对折叠(切忌将皮片卷成多层条状),用生理盐水纱布包裹放入无菌容器密封。容器外标明患者姓名、住院号、日期及皮肤大小、厚度,然后置于0℃~4℃冰箱中冷藏。冷藏期限一般为2周(最好在1周内应用)。

(二)皮肤组织移植

1.刃厚皮片移植术

(1)适应证

1)修复特大面积皮肤缺损。

2)肉芽创面或创面有感染时,在不影响功能与外观的部位进行采集。

3)暂时修复创面,预防感染,为进一步做较厚皮片或皮瓣移植创造条件。

4)修复黏膜缺损创面。

(2)术前准备

1)全身准备要求健康良好,一般血红蛋白不低于 90g/L,血浆蛋白不低于 64g/L(最好在 70g/L 以上),必要时准备术中输血。

2)新鲜创面的准备

①创伤后争取在 6～8 小时内(头面部可在 12 小时内)经彻底清创后植皮,但时间因素并不能作为绝对的依据,需考虑季节、受伤原因、受伤部位及污染情况等因素,个别情况可延至 24 小时。

②Ⅲ度烧伤创面,决定于焦痂切除范围和方法。

3)肉芽创面的准备

①彻底清除创面不健康组织,根据创面情况积极换药,进行创面准备。理想的肉芽创面是:颜色红润、无水肿,无过度增生,分泌物少。

②创面分泌物应做细菌培养,如有细菌生长需先用有效的抗生素溶液湿敷。

③一般肉芽创面可用含有庆大霉素生理盐水湿敷,换药 2～3 次/日,加压包扎,直至肉芽红润、平坦、无明显水肿时,方可植皮。肉芽有水肿时可用 2％高渗盐水湿敷,并加压包扎,抬高患肢,促使肉芽转为平坦结实。每次换药时消毒周围皮肤。

④手术前日必须检查肉芽创面是否适于植皮,手术日晨进手术室前应再换药 1 次。

(3)注意事项

1)新鲜创伤及无菌创面

①瘢痕切除及止血力求彻底,但避免裸露肌腱等。

②用湿盐水纱布覆盖创面,勿使干燥。

③注意皮片,要确保表皮面朝上,缝合皮片使与创缘密切吻合。小面积刃厚皮片移植(如点状或邮票植皮),可以不用缝合固定。

④适当加压包扎术区。

⑤四肢关节部位,再用夹板或石膏托制动。

2)肉芽创面

①根据创面大小,先切取皮片,切皮的器械应放在另一器械台上,与植皮区分开,防止污染供皮区。

②需待供皮区包扎后,再准备肉芽创面。肉芽创面及四周皮肤可用碘伏消毒。

③切除或刮除创面上的肉芽组织至其基底部的纤维板组织,可用锐刀或用刀柄刮除。肢体创面准备可在止血带下进行以减少出血。创面过大时如出血较多,应适量输血。

④大皮片边缘与创缘应缝合,小皮片边缘与创缘则不缝合。创面用大网眼纱布覆盖,固定后,再用盐水纱布、棉垫等加压包扎。尽可能避免或减少植皮区活动,肢体予以制动。

(4)术后处理

1)一般制动休息 7～10 天,避免植皮区过早活动。

2)污染创面与肉芽创面通常在术后 3～5 天首次检查并更换敷料,无菌创面可于术后 7～10 天检查。

3)如有明显感染症状,应提前检查。

4)在首次检查创面时,应逐层揭开敷料,特别注意在揭开最内层时不可移动或撕脱皮片。

5)供皮区与植皮区痊愈后,弹性绷带包扎 3～6 个月。

2.中厚皮片移植

(1)适应证

1)新鲜创伤的皮肤缺损,Ⅲ度烧伤焦痂切除后的创面等。

2)各种无菌手术创面,如瘢痕切除,肿瘤切除或整形手术所遗留的创面。

3)健康的肉芽创面。

(2)术前准备:同"刃厚皮片移植术"。

(3)注意事项:同"刃厚皮片移植术"。

(4)术后处理:同"刃厚皮片移植术"。

3.全厚皮片移植

(1)适应证:颜面、颈、手、足等部位的无菌创面修复及眉再造等。

(2)术前准备

1)供皮区的选择应遵照与植皮区距离接近、颜色及质地相似和不影响外观的原则,常用的供皮部位为锁骨上下、耳后、腰、腹及上臂内侧等。

2)供皮区和植皮区的准备同"刃厚皮片移植术"。

(3)术中注意事项

1)供皮区应争取直接缝合,如范围大不能直接缝合,应另取刃厚或中厚皮片移植覆盖创面。

2)眉再造时用全厚头皮必须包括毛囊根部,防止损伤。

(4)术后处理

1)供皮区直接缝合者,术后 10~14 天拆线。

2)植皮区于术后 8~10 天检查。

3)其他手术后处理同"刃厚皮片移植术"。

二、皮瓣移植术

(一)皮瓣的分类

1.按形态分类　皮瓣和皮管。

2.按结构层次分类　真皮下血管网皮瓣、传统皮瓣、肌皮瓣和复合组织瓣。

3.按移植方式分类　带蒂皮瓣和吻合血管的游离皮瓣。带蒂皮瓣还可以分为传统带蒂皮瓣、皮下组织蒂皮瓣、岛状皮瓣和肌皮瓣。

4.按血供分类　随意型皮瓣和轴型皮瓣。

(二)适应证

1.皮肤及皮下软组织缺损,伴有深部组织损伤及暴露(如骨、关节、肌腱、大的神经和血管等)不能直接游离植皮的新鲜创面。

2.皮肤及皮下软组织缺损,采用皮瓣修复可以获得良好外形与功能。

3.组织器官缺损,采用皮瓣移植再造。

4.洞穿性缺损的修复。

5.慢性溃疡、褥疮等营养不良创面的修复。

(三)术前准备

1.受区准备

(1)正确处理炎症创面,对于急性炎症创面要切开引流,对于慢性创面要彻底清创,反复消毒。

(2)对于挛缩性瘢痕所造成的功能异常和畸形者,应彻底松解挛缩瘢痕,矫正畸形后,再根据缺损情况设计皮瓣。

(3)恶性肿瘤切除后创面的修复,要在术中冰冻结果提示切缘及基底阴性后再行皮瓣移植。

(4)应用游离皮瓣进行修复和再造时,应在术前对供区和受区血管进行血管多普勒探查并标记血管走行。

2.皮瓣设计

(1)根据受区情况,选择皮肤质地、颜色和厚度相近的皮瓣,以局部、邻近皮瓣为首选,尽量避免不必要的延迟和间接转移。

(2)任意皮瓣的长宽比一般为(1~1.5):1,头面部可以3:1,躯干不超过2:1,四肢小于1.5:1,轴型皮瓣面积不要超过轴型血管的供血范围。

(3)皮瓣应根据其血液供应合理设计,随意皮瓣设计最好顺血管走行方向,蒂部在向心端,设计时应考虑到转移过程中避免蒂部过度扭转。

(4)术前应做逆行设计和剪裁试样,在供瓣区绘制拟做的皮瓣,皮瓣应较缺损面积大20%。

(四)注意事项

1.大型皮瓣移植时,术中应逆行设计及剪裁试样,然后确定皮瓣的位置和大小并绘出皮肤的切口设计线。

2.保护皮瓣组织,术中用爪钩或缝线牵引,避免暴力手捏、挤压等,并防止蒂部折叠和过度扭转,皮瓣缝合张力切忌过大。

3.术中随时注意皮瓣颜色的改变,如对皮瓣的血运有怀疑,应找出原因,予以相应处理,如解除扭转,拆除缝线,抬高皮瓣等。如仍无法恢复皮瓣血运,应停止手术,将皮瓣原位缝合,如缝回后仍有血运障碍,可将皮瓣修剪成全厚皮片,原位移植。

4.彻底止血,创口内放置引流片或引流管。

5.供瓣区缺损在6~8cm时能直接拉拢缝合,如不能缝合,可游离植皮修复。

6.术后术区应逐层覆盖油纱、纱布、棉垫,压力适当,蒂部避免受压,保持确实制动,防止撕脱及其他外伤。如要观察皮瓣血运可在敷料上开窗。

(五)术后处理

1.术中和术后常规应用抗生素预防感染,尤其是较大面积皮瓣的移植、手术时间长、术中出血多者,更应重视预防感染。

2.注意患者的休息、镇痛和营养等。如系双腿或双臂交叉皮瓣或其他强迫体位固定,尤应加强生活护理,劝说患者积极配合治疗。

3.除观察全身病情变化外,要经常观察皮瓣蒂部有无受压或过度扭转,皮瓣的颜色有无异常,其深面有无积血。吻合血管的游离皮瓣移植在术后常规给予扩容、抗凝和扩血管药物治疗,预防血管危象的发生。

4.术区引流根据具体情况于术后24~72小时拔除。

5.一般术后7~10天拆线,特殊部位可以提早或推迟。

6.皮瓣转移后如需断蒂,一般于术后3周进行,具体应根据皮瓣部位、大小、受区愈合情况而定,条件许可时可先行皮瓣蒂部血运阻断的训练。

(六)常见并发症及处理

1.皮瓣血运循环障碍　对于皮瓣血运障碍要充分分析其发生原因,动脉痉挛可以通过镇静止痛、保温、补充血容量、扩容、抗凝等措施来疏通微循环;对于静脉回流障碍、血液淤滞造成的皮瓣发绀,可采用适当加压包扎,抬高患肢促进静脉回流,必要时可以拆除部分缝线或剪开已结扎的创缘小静脉,用肝素盐水纱布反复擦拭,使皮瓣内淤积的血液流出,或者用手法按摩皮瓣促进回流。若经非手术处理仍无改善者,应及时行血管探查。

2.皮瓣下血肿　皮瓣下血肿可以造成皮瓣张力增加,影响静脉回流,另外其释放的毒素可以造成血管痉挛。发现皮瓣血运障碍后,要考虑是否存在血肿,可以剪除部分缝线,探查皮瓣下方情况,发现有活动性出血应予以结扎,同时皮瓣下应放置引流管,充分引流。

3.皮瓣撕脱　在术后应给予术区妥善包扎制动,一旦出现皮瓣撕脱需要重新缝合固定。

4.皮瓣感染　除全身合理应用抗生素外,局部处理更加重要,清除坏死组织,大量盐水、稀释过氧化氢及1∶1000苯扎氯铵清洗,必要时可拆除缝线,敞开伤口,充分引流,避免感染扩大。

三、软骨移植

(一)适应证

1.组织缺损后畸形的填充　如颅骨、额骨、上颌骨等皮下硬组织凹陷畸形,眼球摘除后眼眶凹陷等。

2.作为支架材料进行器官再造　如耳廓再造、阴茎再造、鼻再造等。

3.美容手术植入材料　如隆鼻、鼻尖延长等。

(二)注意事项

1.软骨的常用供区为耳廓、鼻中隔和肋软骨,术前应根据受区情况,设计切取范围,避免不必要的组织浪费。

2.耳软骨的切取可在耳廓后方做纵行切口,分开皮肤显露软骨,按需要分离软骨周围组织,仔细与软骨前方皮肤剥离后,切取软骨。耳后切口直接缝合。

3.切取鼻中隔软骨时在鼻小柱和鼻中隔顶端各0.6cm处,做经一侧黏膜和软骨的纵行切口,用剥离子在两侧黏膜与软骨间剥离、切取软骨。避免造成鼻中隔黏膜穿孔。

4.肋软骨切取常选择第6～9肋软骨,逐层切开皮肤、肌肉和软骨膜,用骨膜剥离子分离软骨膜,充分显露拟切取软骨后,在拟切断点软骨下方垫一刀柄或弯曲剥离器,将软骨切下。术中要仔细,不要动作粗暴,以免损伤胸膜,造成气胸。如发生气胸,应立即缝合,必要时做闭式引流术。

(三)术后处理

1.抗生素使用应该按照现行卫生部标准执行。

2.供区要予以包扎,定期换药,视局部情况按时拆线。

3.切取肋软骨后要观察患者有无胸闷、气短等情况,如发现异常应及时床旁胸片检查,排除是否存在气胸。

四、脂肪组织移植

(一)适应证

1.面部软组织凹陷畸形或眼周术后凹陷。

2.小乳症或乳房再造术后局部凹陷畸形。

3.四肢或躯干等处的小范围凹陷畸形。

（二）脂肪组织的获取及处理方法

根据获取的脂肪组织大小可以分为脂肪颗粒和脂肪组织块。

1.脂肪颗粒的获取 可选择腹部、大腿或臀部等脂肪丰富的部位，注射 $0.4\%\sim0.6\%$ 的含有肾上腺素的利多卡因脂肪稀释肿胀液，然后用 1.5 号～3 号粗细不等的吸脂针接于 20ml 注射器上，注射器抽至真空，于吸脂部位反复抽吸，将多管抽吸液收集，经沉降或离心等方法去除液体部分，获得较纯的脂肪颗粒。

2.脂肪组织块的切取 在上述脂肪组织供区切取皮下脂肪组织，用刀片或剪刀修剪成直径为 4～6mm 大小的脂肪组织块，用生理盐水冲洗，尽量减少对脂肪细胞的破坏。

（三）脂肪注射操作

脂肪颗粒可用细针头注射器将其注射到术区皮下脂肪层内，一般要过度矫正 $30\%\sim40\%$，注射后塑形加压包扎。每次注射量不可过多，一般部位不宜超过 50ml，隆胸时每侧每次在 100ml 左右。注射时应多点、多隧道、多层次，使脂肪组织均匀地分布到移植部位。

（四）术后处理

1.脂肪供区要加压包扎，根据切口情况按时拆线。

2.移植受区术后要塑形，加压包扎。术后半年视术区情况决定是否补充移植。

五、真皮组织移植

（一）适应证

1.颜面部凹陷畸形的矫正，以恢复丰满外形。

2.修复腹壁缺损或复发性疝，以增加局部张力。

3.硬脑脊膜瘘的修复。

（二）注意事项

1.真皮组织的获取部位常为毛发稀少和皮肤较厚的部位，如臀、肩、背和腹部等。

2.切除时可用鼓式取皮机先将表皮切除，然后按取全厚皮的技术将真皮取下，再将表皮缝回原位覆盖创面；也可做梭形皮肤全层切取，然后做反鼓去除表皮或将表皮和脂肪层剪除，创面直接拉拢缝合。

3.真皮组织移植时，可以单层移植，但往往厚度不够，需要将其折叠后移植，一般最多以 4 层为限，且各层面积依次缩小形成塔形，四周予以一定张力缝合固定。

（三）术后处理

1.供区要加压包扎固定或绷带固定及制动，避免因活动而造成皮片坏死或切口裂开。

2.受区同样要适度包扎和避免过度活动，面部受区时术后早期尽可能进流食，减少咀嚼。

3.因真皮移植后一般有 $15\%\sim20\%$ 的后期吸收，因此在术中常需适当过度矫正，一般在术后半年视局部形态决定是否需要进一步填充修复。

（常鹏）

第十六章 泌尿外科疾病

第一节 急性肾小球肾炎

急性肾小球肾炎(简称急性肾炎)是一组以急性肾炎综合征为主要临床表现,以血尿、蛋白尿、高血压和水肿为特征的肾脏疾病,可伴有一过性肾功能损害。大多数为链球菌感染后肾小球肾炎,本病是小儿时期最常见的一种肾脏病。年龄以 3～8 岁多见,2 岁以下罕见。

一、病因及发病机制

(一)病因

最常见的病因是与 β—溶血性链球菌 A 族中的致肾炎菌株感染有关。流行性感冒病毒、腮腺炎病毒、柯萨奇病毒 B_4 和埃柯病毒 9 等感染也可导致急性肾炎。其他真菌、钩端螺旋体、立克次体和疟原虫也可引起急性肾炎。

(二)发病机制

发病机制有:免疫复合物沉积于肾脏;抗原原位种植于肾脏;改变肾脏正常抗原,诱导自身免疫反应。

二、病情评估

(一)临床表现

发病前常有前驱感染,潜伏期为 7～21 天,一般为 10 天。皮肤感染引起者,潜伏期较呼吸道感染稍长。典型的临床表现为突发的血尿、蛋白尿、高血压,部分患者表现为一过性氮质血症。患者的病情轻重不一,轻者可无明显临床症状,仅表现为镜下血尿及血补体 C_3 的规律性变化,重者表现为少尿性急性肾衰竭。

1.尿液改变 几乎全部患者都有肾小球源性血尿,半数患者为肉眼血尿,血尿伴有轻、中度的蛋白尿,少数患者表现为肾病综合征水平的蛋白尿。尿常规一般在 4～8 周内大致恢复正常,残余镜下血尿或少量蛋白尿(可表现为直立性蛋白尿)可持续半年或更长。尿量减少者常见,但无尿很少发生,若持续出现,则提示可能发生了新月体肾炎或急性肾衰竭。

2.高血压 80%左右的患者会出现高血压,一般为轻、中度,其主要原因是水钠潴留,经利尿治疗可很快恢复正常,约半数患者需要降压治疗。只有少数患者会因为血压过高而出现高血压脑病。

3.水肿 70%～90%患者可发生水肿,常为多数患者就诊的首发原因。水肿的原因是水钠潴留。典型的表现是晨起时颜面浮肿或伴有双下肢水肿,严重者伴有腹水和全身水肿。通常 1～2 周内自行利尿、消肿。

4.心功能衰竭 是临床工作中需紧急处理的急症。表现为颈静脉怒张,奔马律,呼吸困难和肺水肿。

5.肾功能异常 部分患者在起病的早期由于肾小球的滤过率降低,尿量减少而出现一过性氮质血症。多数患者于利尿消肿数日后恢复正常。仅极少数患者发展成为急性肾功能衰竭。

(二)辅助检查

1.尿液检查 血尿为急性肾小球肾炎重要所见,或肉眼血尿或镜下血尿,此外,还可见红细胞管型,提示肾小球有出血渗出性炎症,是急性肾炎的重要特点。尿蛋白通常为+～++。

2.血常规 红细胞计数及血红蛋白可稍低,白细胞计数可正常或增高,此与原发感染灶是否继续存在有关。血沉增快,2～3个月内恢复正常。

3.血生化检查 临床常见一过性氮质血症。不限水量的患儿,可有轻度稀释性低钠血症。此外病儿还可有高血钾及代谢性酸中毒。血浆蛋白可因血液稀释而轻度下降,在蛋白尿达肾病水平者,血白蛋白下降明显,并可伴一定程度的高脂血症。

4.细胞学和血清学检查 急性肾炎发病后自咽部或皮肤感染灶培养出β溶血性链球菌的阳性率为30%左右,早期接受青霉素治疗者更不易检出。链球菌感染后可产生相应抗体,常借检测抗体证实前驱的链球菌感染。

5.血补体测定 除个别病例外,肾炎病程早期血总补体及C_3均明显下降,6～8周后恢复正常。此规律性变化为本病的典型表现。

三、治疗原则

目前还不能直接针对肾小球免疫病理过程进行特异性治疗。主要是通过对症治疗、纠正其病理生理过程(如水钠潴瘤、血容量过大)、防治急性期并发症、保护肾功能,使之自然恢复。

四、护理

(一)一般护理

1.休息 急性患者应绝对卧床休息,症状比较明显者需卧床休息4～6周,待水肿消退,尿量增多,肉眼血尿消失,血压恢复正常后,可在室内轻度活动,病情稳定后可以从事一些轻体力活动,但1～2年内应避免重体力活动和劳累。

2.皮肤护理 由于患者卧床休息,活动少,机体抵抗力下降,易发生皮肤感染,因此应加强对患者的皮肤护理,如勤翻身、勤洗澡、勤换衣服,床单被褥应保持清洁干燥,避免骨突部位皮肤受压。经常观察皮肤有无红肿、破损和化脓等情况发生,保持皮肤清洁,防止感染。

3.控制感染 有上呼吸道感染或皮肤感染者,应选用无肾毒性的抗生素治疗,如青霉素、头孢菌素等,一般不主张长期预防性使用抗生素。反复发作的慢性扁桃体炎,待病情稳定后行扁桃体摘除术,手术前后2周内应使用青霉素。

4.详细记录每日液体出入量 及时准确留标本送检,应用利尿剂时,应注意补钾,以防电解质紊乱,同时监测尿量变化,定期测量患者体重。

(二)对症护理

1.对水肿患者的护理 患者应注意衣着柔软、宽松、被褥平整。加强个人卫生,清洗皮肤时动作要轻柔。水肿患者肌内注射时,应先将水肿皮肤推向一侧后再进针,拔针后用无菌干棉球按压穿刺部位至无渗液为止,以防止局部感染,严重水肿者应避免肌内注射,可采用静脉输注,保证药物准确输入静脉内。水肿患者应卧床休息,以增加肾血流量和尿量,缓解水钠潴留。下肢水肿明显者,可抬高下肢以增加静脉回流,减轻水肿;出现胸水腹水致呼吸困难者,一般宜采取半卧位。另外,水肿患者应严格控制摄入量及液体滴速,以防发生心力衰竭或脑水肿。

2.对高血压患者的护理 严密观察血压的变化,每天测血压二次并做好记录,如血压突然升高,并有剧烈头痛及呕吐、嗜睡、神志不清,甚至惊厥昏迷时,应考虑合并有高血压脑病的可能。如高血压合并有心悸、气短、夜间哮喘、咳粉红色泡沫痰,时应考虑到合并左心衰竭,须立即报告医生。

3.对血尿患者的护理 血尿常为首要表现,故应嘱患者注意休息,避免劳累,注意观察尿量、颜色、尿比重的变化,血尿标本及时送检。

(三)饮食护理

急性期应严格限制钠的摄入,以减轻水肿和心脏负荷。一般每天盐的摄入量应低于 3g,病情好转,水肿消退、血压下降后,可由低盐饮食逐渐转为正常饮食。除了限制钠盐外还应控制水的摄入,尤其尿量明显减少者。另外,应根据肾功能调整蛋白质的摄入量,同时注意给予足够的热量和维生素。

(四)保健指导

经过治疗,患者康复后可适当参加体育活动,以增强体质,但应注意避免劳累。同时向患者介绍预防上呼吸道或皮肤感染的护理措施。嘱患者在患感冒、咽炎、扁桃体炎和皮肤感染后,应及时就医治疗。定期随访,监测病情,防止复发。

(田华)

第二节 急进性肾小球肾炎

急进性肾小球肾炎(简称急进性肾炎)是一组以少尿、血尿、蛋白尿、水肿和高血压等急性肾炎综合征为临床表现,肾功能急剧恶化,短期内出现急性肾衰竭的临床综合征。病理特点为肾小球囊腔内广泛新月体形成,故又称为新月体性肾小球肾炎。

一、病因及发病机制

(一)病因

由多种原因所致的一组疾病,包括:原发性急进性肾小球肾炎;继发性急进性肾小球肾炎;原发性肾小球疾病基础上形成的新月体性肾小球肾炎。

本节重点讨论原发性急进性肾小球肾炎。

(二)发病机制

急进性肾小球肾炎根据免疫病理可分为 3 型,其病因和发病机制各不相同:

Ⅰ型,又称抗肾小球基底膜型肾小球肾炎,由于抗肾小球基底膜抗体与肾小球基底膜(GBM)抗原相结合激活补体而致病。

Ⅱ型,又称免疫复合物型,因肾小球内循环免疫复合物的沉积或原位免疫复合物形成,激活补体而致病。

Ⅲ型,为非免疫复合物型,其发生可能与肾微血管炎有关,患者血清抗中性粒细胞胞浆抗体(ANCN)呈阳性。

二、病情评估

(一)临床表现

我国急进性肾炎以Ⅱ型为主,Ⅰ、Ⅲ型少见。Ⅰ型多见于青中年,Ⅱ型和Ⅲ型多见于中老年,男性较女性多见。本病起病较急,发病前常有上呼吸道感染史。临床表现类似于急性肾炎,可有尿量减少、血尿、蛋白尿、水肿和高血压。但随病情进展可迅速出现少尿或无尿,肾功能损害进展急速,多在数周至半年内发展为尿毒症,常伴中度贫血。少数患者起病隐匿,以原因不明的发热、关节痛、肌痛和腹痛等为前驱表现,直到出现尿毒症症状时才就诊,多见于Ⅲ型。Ⅱ型常伴肾病综合征。

(二)辅助检查

1.尿液检查　常为肉眼血尿,镜下可见大量红细胞、白细胞和红细胞管型。尿蛋白常呈阳性,程度＋～＋＋＋＋不等。

2.肾功能检查　血肌酐、血尿素氮进行性增高,内生肌酐清除率进行性下降。

3.免疫学检查　Ⅱ型可有血循环免疫复合物阳性,血清补体 C_3 降低;Ⅰ型可有血清抗肾小球基底膜抗体阳性;Ⅲ型常有 ANCN 阳性。

4.B超检查　双侧肾脏增大。

三、治疗原则

本病的治疗关键在于早期诊断和及时强化治疗,治疗措施的选择取决于疾病的病理类型和病变程度。

(一)强化治疗

1.冲击疗法　适用于Ⅱ、Ⅲ型急进性肾小球肾炎,对Ⅰ型疗效较差。首选甲基强的松龙 $10～30mg/(kg·d)$ 进行冲击治疗,3 天为 1 个疗程,两疗程间隔 3～5 天,共 2～3 个疗程,之后改为口服强的松和静脉注射环磷酰胺。强的松口服 2～3 个月后开始逐渐减至维持量,在维持治疗 6～12 个月后继续减量至停药。环磷酰胺每次 0.2～0.4g,隔天静脉注射,总量 6～8g。

近年来有人用环磷酰胺加甲基强的松龙行冲击疗法,随后口服强的松维持治疗。

2.血浆置换疗法　主要用于Ⅰ型急进性肾小球肾炎,但须早期施行。血浆置换疗法是指用血浆置换机分离患者的血浆和血细胞,弃去患者血浆后,以等量正常人血浆或血浆清蛋白与患者血细胞一起重新输入体内,每天或隔天 1 次,每次置换 2～4L,直至血中免疫复合物或抗基膜抗体转阴,一般需置换 10 次以上。此疗法需同时联合强的松及细胞毒药物口服治疗。

(二)替代疗法

急性肾衰竭符合透析指征的患者应急时行透析治疗。强化治疗无效而进入终末期肾衰竭的患者,应长期维持性透析治疗或在病情稳定 1 年后做肾移植。

(三)对症治疗

对症治疗包括利尿、降压、抗感染,纠正水电解质、酸碱平衡紊乱等。

四、护理

1.饮食护理　应严格限制钠的摄入,以减轻水肿和心脏负担。一般每天盐的摄入量应低于3g。病情好转,水肿消退、血压下降后,可由低盐饮食逐渐转为正常饮食。除了限制钠盐外,还应注意控制水和钾的摄入,尤其尿量明显减少者。另外,应根据肾功能调整蛋白质的摄入量,同时注意给予足够的热量和维生素。

2.用药护理 严格遵医嘱用药,密切观察激素、免疫抑制剂、利尿剂的疗效和不良反应。糖皮质激素可导致水潴留、血压升高、血糖上升、精神兴奋、消化道出血、骨质疏松、继发感染、伤口不愈合以及类肾上腺皮质功能亢进症的表现,如满月脸、水牛背、多毛、向心性肥胖等。对于肾脏疾病患者,使用肾上腺糖皮质激素后应特别注意有无发生水钠潴留、血压升高和继发感染,因这些不良反应可加重肾损害,导致病情恶化。此外,大剂量激素冲击疗法可明显抑制机体的防御能力,必要时需对患者实施保护性隔离,防止继发感染。

3.体液过多 与肾小球滤过率下降、大剂量激素治疗导致水钠潴留有关。应严格限制钠的摄入,以减轻水肿和心脏负担。注意皮肤保护,防止压疮发生。

4.有感染的危险 与激素、细胞毒药物的应用、血浆置换、大量蛋白尿致机体抵抗力下降有关。

5.潜在并发症-急性肾衰竭 密切观察病情变化,及时识别急性肾衰竭的发生。观察内容包括:①尿量,若尿量迅速减少或出现无尿,往往提示发生了急性肾衰竭。②血肌酐、血尿素氮及内生肌酐清除率:急性肾衰竭时可出现血肌酐、血尿素氮快速地进行性升高、内生肌酐清除率快速下降。③血清电解质:重点观察有无高钾血症,急性肾衰竭常可出现血钾升高,可诱发各种心律失常,甚至心脏骤停。④其他:有无食欲明显减退、恶心、呕吐;有无气促、端坐呼吸等。

五、健康指导

1.休息 患者应注意休息,避免劳累。急性期绝对卧床休息,休息时间较急性肾小球肾炎更长。

2.预防和控制感染 本病部分患者发病与上呼吸道感染和皮肤感染有关,且患病后免疫功能低下,易发生感染,故应重视预防感染,避免受凉、感冒,注意个人卫生。

3.用药指导 向患者及家属强调严格遵循诊疗计划的重要性,不可擅自更改用药和停止治疗;告知激素及细胞毒药物的作用、可能出现的副作用和服药的注意事项,鼓励患者配合治疗。

4.自我病情检测与随访的指导 向患者解释如何监测病情变化,告知病情好转后仍需较长时间的随访,以防止疾病复发及恶化。

(田华)

第三节 肾病综合征

肾病综合征是由各种肾脏疾病所致的,以大量蛋白尿(尿蛋白>3.5g/d)、低蛋白血症(血浆白蛋白<30g/L)、水肿、高脂血症为临床表现的一组综合征。

肾病综合征可分为原发性及继发性两大类。原发性肾病综合征诊断主要依靠排除继发性肾病综合征,继发性肾病综合征是指继发于全身性疾病或其他系统的疾病。原发性肾病综合征的发病机制为免疫介导性炎症所致的肾损害。

一、病情评估

（一）临床表现

典型原发性肾病综合征的临床表现如下：

1.大量蛋白尿　典型病例可有大量蛋白尿（尿蛋白＞3.5g/d）。

2.低蛋白血症　血浆白蛋白＜30g/L，主要为大量清蛋白自尿中丢失所致。

3.水肿　水肿是肾病综合征最突出的体征，其发生与原发性肾性钠潴留有关。严重水肿者可出现胸水、腹水和心包积液。

4.高脂血症　肾病综合征常伴有高脂血症。其中以高胆固醇血症最为常见。

（二）并发症

感染、栓塞性并发症、营养不良、急性肾衰竭等。

二、治疗原则

1.一般治疗　卧床休息至水肿消退，给予高热量、优质蛋白、低脂、高维生素、低盐及富含可溶性纤维的饮食。

2.对症治疗　利尿消肿，减少尿蛋白，降脂治疗。

3.主要治疗　抑制免疫与炎症反应。

4.并发症防治　肾病综合征的并发症是影响患者长期预后的重要因素，应积极防治。包括：①感染；②血栓及栓塞并发症；③急性肾衰竭；④营养不良。

三、护理

（一）休息

严重水肿、低蛋白血症者须卧床休息至水肿消退。但长期卧床会增加血栓形成机会，故应保持适度的床上及床旁运动。患者可在水肿消失、一般情况好转后，逐渐增加活动量，但应避免劳累。

（二）饮食护理

1.钠盐　限制钠的摄入，应低盐（＜3g/d）饮食。

2.液体　液体入量视水肿程度及尿量而定。若每天尿量达1000mL以上，一般不需严格限水，但不可过多饮水。若每天尿量小于500mL或有严重水肿者需限制水的摄入，量出为入，每天液体入量不应超过前一天24h尿量加500mL（不显性失水量）。液体入量包括饮食、饮水、服药、输液等各种形式或途径进入体内的水分。严格限水患者可口含冰块、薄荷片等减轻口渴。

3.蛋白质　给予正常量0.8～1.0g/（kg·d）的优质蛋白饮食，优质蛋白指富含必需氨基酸的动物蛋白。

为减轻高脂血症，应少食富含饱和脂肪酸（动物油脂）的饮食，多吃富含多聚不饱和脂肪酸（如植物油、鱼油）及富含可溶性纤维（如燕麦、米糠及豆类）的饮食。

4.热量　补充足够的热量以免引起负氮平衡，每日每公斤体重不应少于126～147kJ（30～35kcal）。

5.营养监测　记录饮食情况，评价饮食结构是否合理，热量是否充足，通过定期测量血浆白蛋白、血红蛋白、主观综合性营养评估等指标,评估机体的营养状态。

（三）症状护理

1.水肿的护理　①全身重度水肿应卧床休息,下肢明显水肿者,卧床休息时可抬高下肢,以增加静脉回流量,减轻水肿。阴囊水肿者可用吊带托起。②记录24h出入液量,监测尿量变化,每日晨起空腹测量体重。③观察水肿的发生时间、部位、程度、特点、消肿情况,观察有无胸闷、气促、腹胀等症状,注意有无胸水、腹水和心包积液的发生。

2.预防感染的护理　①保持环境清洁,病房定时开门窗通风换气,定期进行空气消毒,保持室内温度和湿度适宜。减少探视人数,防止呼吸道感染。②加强基础护理:协助患者加强全身皮肤、口腔黏膜和会阴部护理,防止皮肤和黏膜损伤、感染。③严格执行无菌技术操作原则,高度水肿患者在注射或穿刺后,应在注射或穿刺部位延长按压时间,以免穿刺部位渗液不止。④加强营养及休息,适当锻炼,增强抵抗力,遇寒冷季节注意保暖。⑤预防感染指导:让患者了解预防感染的重要性,掌握预防感染的各种措施。

3.防血栓的护理　①急性期卧床休息,给予双下肢按摩和被动锻炼,恢复期要活动与休息交替进行。②遵医嘱应用低分子肝素治疗。③观察有无肾静脉血栓,如腰疼,肾脏肿大,肾功能恶化等。④观察有无肺栓塞,如咯血、喘憋及心肌梗死、脑梗死等。

（四）用药护理

1.遵医嘱应用利尿剂,长期使用利尿剂应监测电解质和酸碱平衡情况。

2.向患者讲解按时用药的重要性,介绍药物的作用、服用方法、注意事项和不良反应,指导患者按时服药,不可随意停药或减药。

3.长期服用糖皮质激素的患者,应了解激素的副作用,注意钙剂的补充,预防感染和消化道溃疡等。

（五）病情观察

1.生命体征观察,尤其是血压,观察有无急性左心衰和高血压脑病的表现。

2.注意体温有无升高,观察有无咳嗽、咳痰、肺部干湿性啰音、尿路刺激征、皮肤红肿等感染征象。

（六）心理护理

由于该病病程长、病情容易反复和患者对疾病认识不足,极易出现紧张焦虑不安,应向患者介绍与本病有关的防治知识,帮助其树立战胜疾病的信心,积极配合治疗和护理。

（七）健康指导

1.休息和运动　注意休息,避免劳累,同时应适量活动,以免发生肢体血栓等并发症。

2.饮食指导　告知食用优质蛋白、高热量、低脂、高纤维和低盐饮食的重要性,合理安排每天的饮食结构。

3.预防感染　让患者了解预防感染的重要性,掌握预防感染的措施。

4.用药指导　介绍各类药物的使用方法、注意事项以及可能发生的不良反应,告诉患者不可随意停药或减药。

5.自我病情监测与随访的指导　注意监测体重、血压、尿量、尿蛋白和肾功能情况,观察水肿的消长。定期随访。

（田华）

第四节 急性肾衰竭

急性肾衰竭简称急性肾衰,是一组以肾小球滤过率迅速下降为特点的临床综合征。目前趋向于将急性肾衰竭改为急性肾损伤(acute kidney injury,AKI),以强调对该病的早期诊治。急性肾损伤的定义为:48h 内血肌酐上升>0.3mg/dL 或较原先水平增高 50%;和(或)尿量减少至<0.5mL/(kg·h)×6h(排除梗阻性肾病或脱水状态)。急性肾衰竭是一种涉及多学科的临床常见危重病症,由多种病因导致,患者死亡率达 50%左右。

一、病因及发病机制

1.肾前性(肾脏低灌注) 各种原因引起的心输出量减少和血容量不足而引起肾灌注量减少和肾小球滤过率下降,形成肾前性氮质血症。如严重脱水、失血、烧伤、急性溶血及感染性休克等。

2.肾实质性(肾脏本身疾病) 外源性毒素(感染、药物等)和内源性毒素(横纹肌溶解、血红蛋白等)。

3.肾后性(尿路梗阻) 发病机制因病因和病期不同而不同。

肾损伤时常伴有颅脑损伤、胸腹内脏器损伤、骨折等严重损伤。由于这些损伤的症状严重,常使人忽视了肾损伤的表现。

二、病情评估

(一)临床表现

临床表现依病因及肾损害程度而异,且常被原发病所掩盖。一般分 3 期,但小儿常无明显的分期界限。

1.少尿期或无尿期 一般持续 5~7 天,有时可达 10~14 天或更长。除少数病例尿量不减少外,大多以少尿起病。尿量急剧减少,甚至无尿(每日尿量少于 400mL 为少尿,每日尿量在 100mL 以下时称无尿)。患者精神萎靡、乏力,不同程度浮肿。常有恶心、呕吐、厌食,重症可出现惊厥、昏迷、出血、贫血等。

2.多尿期 一般持续 1~3 周。主要表现为尿量增多,若补液不及时可引起脱水和电解质紊乱。

3.恢复期 病后 1 个月左右进入恢复期,肾功能完全恢复需较长时间,少数患者肾功能迟迟不能恢复,发展为慢性肾功能衰竭。

(二)辅助检查

患者在少尿期尿量少而相对密度低。可有轻、中度贫血,血生化检查发现血钾、镁、磷增高而钠、钙、氯降低。二氧化碳结合力降低,尿素氮、肌酐随病程进展逐日增高。同时 CT 血管造影、MRI 或放射性核素检查对检测血管有无阻塞有帮助,但要明确诊断仍需进行肾血管造影。

三、治疗原则

治疗原则是去除病因,积极治疗原发病、减轻症状,改善肾功能,防止并发症的发生。

四、护理

(一)临床护理

1.病情观察　一旦急性肾衰竭的诊断成立后,应对患者进行临床监护。患者应绝对卧床休息以减轻肾脏负担,监测患者的神志、生命体征、尿量、尿常规、肾功能,注意电解质如血钠、血钾、血钙、血磷、血 pH 值等的变化,并及时对高钾血症进行紧急处理。观察有无头晕、乏力、心悸、胸闷、气促等高血压或急性左心衰竭的征象;有无出现水中毒或稀释性低钠血症的症状,如头痛、嗜睡、意识障碍、昏迷、抽搐等。

2.维持患者的水平衡　急性肾损伤少尿时,常发生水过多,因此少尿期应严格计算 24h出入液量,按照"量出为入"的原则补充入液量。但要注意体温、气温的影响。在临床,一般500mL 为基础补液量,加前一日的出水量。

下列几点可作为日常工作中观察补液量的指标:①皮下有无水肿或脱水征象;②每日体重若增加 0.5kg 或以上,提示补液过多;③血清钠浓度正常,若偏低,且无失盐基础,提示体液潴留;④中心静脉压若高于 8mmHg,提示体液过多;⑤胸部 X 射线片血管影若显示肺充血征象,提示体液潴留;⑥心率快、血压升高、呼吸加速,若无感染征象,应怀疑体液过多。

3.饮食护理　对于能进食的患者,给予高效优质蛋白 0.5g/(kg·d)以及含钠、钾含量较低的食物,并适量补充必需氨基酸。接受血液透析的患者给予高蛋白饮食 1~1.5g/(kg·d),腹膜透析蛋白量应为 0.8g/(kg·d)。同时给予高碳水化合物、高脂肪饮食,以供给充足的热量,保持机体的正氮平衡。必要时静脉补充营养物质。

4.对症护理　有恶心、呕吐的患者,遵医嘱用药,并做好口腔护理。观察患者有无上消化道出血的表现,如呕血、黑便等,并给予对症治疗及护理。

5.监测机体的营养改善情况,如体重、血浆清蛋白等。

6.感染　是急性肾衰少尿期的主要死亡原因,常见于呼吸道、尿路、血液、胆道、皮肤等部位的感染,且金黄色葡萄球菌、肠球菌等引起的院内感染日渐增多,故应在护理的各个环节预防感染的发生。尽量将患者安置在单人房间,做好病室的清洁消毒,避免不必要的检查。卧床及虚弱的患者应定时翻身,防止压疮和肺部感染的发生。做好患者的口腔护理,保持口腔清洁舒适以促进食欲,防止发生感染。一些因创伤引起肾损伤的患者,要做好局部创口的处理,按时换药,促进伤口早日愈合。协助患者做好全身皮肤黏膜的清洁,积极预防感染的发生。

7.心理护理　稳定患者情绪,避免不良刺激,积极配合治疗。

急性肾衰竭是急危重病之一,故应做好心理疏导,给患者以必要的心理支持,疾病相关知识指导,以减轻患者的不安情绪和恐惧感,耐心倾听患者的主诉,引导其正视现实,树立战胜疾病的信心。应指导患者通过听音乐、谈心、看书、看电视、休息等方式来分散注意力。

(二)健康指导

1.恢复期患者应加强营养,适当锻炼身体,增强体质;注意个人卫生,注意保暖,避免受凉;避免妊娠、手术、外伤等。定期门诊随访,监测肾功能、尿量和尿比重等。

2.注意疾病本身的预防　慎用氨基糖苷类抗生素;加强劳动防护,避免接触重金属、工业毒物等。误服或误食毒物，应立即进行洗胃或导泻，并采用有效解毒剂。

　　3. 由于急性肾损伤早期很难被诊断和分期，到了终末期常有水中毒、氮质血症、高血钾、酸中毒和低血钙的变化，以及一些突发外伤等原因，常能引起心、脑、肺等重要脏器的功能障碍，因此，护理上要严密观察生命体征的变化，认真执行各项基础护理。尽快帮助患者恢复健康。

（田华）

参考文献

[1]张忠涛.实用普通外科查房医嘱手册[M].北京:北京大学医学出版社,2013.

[2]胡俊,黄强,林先盛,刘臣海,谢放,杨骥.肝切除治疗肝胆管结石153例分析[J].肝胆外科杂志,2014(04):269—271.

[3]张永生,涂艳阳,冯秀亮.外科手术学基础[M].西安:第四军医大学出版社,2013.

[4]林锋,王文凭,马林,廖虎,沈诚,杨梅,刘伦旭.复杂性胸外伤成功救治一例[J].中国胸心血管外科临床杂志,2015(02):109.

[5]林擎天,黄建平.消化外科临床解剖与常用手术技巧[M].上海:上海交通大学出版社,2013.

[6]何帆,肖锡俊,李永波,唐红.胸部钝挫伤所致三尖瓣重度反流一例[J].中国胸心血管外科临床杂志,2014(05):648.

[7]戴尅戎,王忠.外科诊断与鉴别诊断学[M].北京:科学技术文献出版社,2014.

[8]李向毅.胰管结石的诊断与治疗:附25例报告[J].肝胆外科杂志,2014(06):440—442.

[9]尹文.新编创伤外科急救学[M].北京:军事医学科学出版社,2014.

[10]黄强,刘臣海.胆管损伤治疗的时机与术式选择[J].肝胆外科杂志,2014(06):403—405.

[11]DonaldB.Doty.心脏外科手术技巧 原书第2版[M].上海:上海科学技术出版社,2014.

[12]刘学礼,程平,刘安成,吴卫国,胡涛,张俊生.腹腔镜胆囊切除术中转开腹手术105例临床分析[J].肝胆外科杂志,2015(01):32—33.

[13]张新华.实用肝胆胰恶性肿瘤学[M].武汉:武汉大学出版社,2012.

[14]苗毅,李强.急性胰腺炎的综合治疗[J].中国普外基础与临床杂志,2015(01):1—4.

[15]陈孝平,易继林.普通外科疾病诊疗指南[M].北京:科学出版社,2014.

[16]颜晨,江勇,吴宝强,黄洪军,孙冬林.闭合性胰腺合并十二指肠损伤的急诊胰十二指肠切除术4例[J].肝胆胰外科杂志,2015(01):56—57.

[17]徐启武.颅底外科手术学[M].北京:科学出版社,2014.

[18]秦懿,费健,王建承,陈胜,吴卫泽,朱坚,许志伟,张俊,彭承宏.胰腺囊腺瘤和囊腺癌165例临床诊治分析[J].肝胆胰外科杂志,2015(01):9—11.

[19]叶章群.泌尿外科疾病诊疗指南[M].北京:科学出版社,2013.

[20]李留峥,彭联芳,向春明,徐雷升,俸家伟,王志萍,习源娇,于杰.胰头肿块型慢性胰腺炎手术治疗体会[J].肝胆胰外科杂志,2015(01):47—49.

[21]寇桂香,张瑜.外科护理技术操作指南[M].兰州:甘肃人民出版社,2013.

[22]王保起.左肝外叶切除联合胆道镜治疗左肝内胆管结石的疗效观察[J].肝胆胰外科杂志,2015(02):135－137.

[23]曹立瀛.肝胆外科急症与重症诊疗学[M].北京:科学技术文献出版社,2014.

[24]杨耀成,黄耿文,李宜雄,孙维佳.经皮穿刺置管引流治疗急性胰腺炎合并坏死感染的预后分析[J].肝胆胰外科杂志,2015(02):94－96＋99.

[25]韩秋生.整形外科手术要点图解[M].北京:中国医药科技出版社,2013.